Thieme

Referenz Basis-Techniken

Herausgegeben von

Stefan Kluge

Kai Zacharowski

Unter Mitarbeit von

Niels-Benjamin Adams
Christian Arndt
Daniel Bläser
Olaf Boehm
Leon van Bömmel
Olaf Boenisch
Ulrich Brauckmann
Platon Braun
Hans-Jörg Busch
Claas T. Buschmann
Laura Bühler
Peter Jan Chabiera
Suma Choorapoikayil
Da-Un Chung
Marisa Ferch
Katrin Fink
Dania Fischer
Moritz Flick
Armin Flinspach
Silke Fortenbacher
Michael Fries
Jannik Fritsch
Moritz Funke
Doreen Gehrels
Maximilian Per Geißler
Jörn Grensemann
Thomas Hachenberg
Holger Harbs
Geraldine de Heer
Tobias Hilbert
Lotta Hof
Angelo Ippolito
Uwe Janssens
Stefan John
Nikolai Kaltschmidt
Stephan Katzenschlager
Paul Kendlbacher
Johannes K. Knobloch
Othmar Kofler
Yvonne Kollrack
Jürgen Konczalla
Karim Kouz
Christoph Lenska-Mathar
Felix Liebold
Andreas Loth
Eva Kristin Lücke
Christoph Martin
Dirk Meininger
Lutz Johannes Heinrich Melzer
Patrick Meybohm
Christoph Nau
Holger Neb
Vanessa Neef
Manuel Obermaier
Alexandru Ogica
Benjamin Ondruschka
Erik Popp
Christian Reyher
Khaschayar Saadat-Gilani
Bernd Saugel
Dieter Schilling
Rolf Schlößer
Jan Schmitz
Robert Schöppe
Jens Schreiber
Philipp Sommer
Clara Stegmann
Andrea U. Steinbicker
Timo Stöver
Marcel A. Verhoff
Ingo Voigt
Christian Weber
Arved Weimann
Sabine Wicker
Stephan Willems
Boris Wittekindt

1. Auflage

332 Abbildungen

Georg Thieme Verlag
Stuttgart • New York

Bibliografische Information der Deutschen Nationalbibliothek
Die Deutsche Nationalbibliothek verzeichnet diese Publikation in der Deutschen Nationalbibliografie; detaillierte bibliografische Daten sind im Internet über http://dnb.d-nb.de abrufbar.

Georg Thieme Verlag KG
Oswald-Hesse-Straße 50, 70469 Stuttgart, Germany
www.thieme.com

Printed in Germany

Covergestaltung: © Thieme
Bildnachweis Cover: © Karl-Heinz Krauskopf, Wuppertal
Zeichnungen: Gay & Sender, Bremen
Redaktion: Vanessa Keinert, Neckargemünd
Satz: L42 GmbH, Berlin
Druck: Beltz Grafische Betriebe GmbH, Bad Langensalza

DOI 10.1055/b000000771

ISBN 978-3-13-244783-7 1 2 3 4 5 6

Auch erhältlich als E-Book:
eISBN (PDF) 978-3-13-244784-4
eISBN (epub) 978-3-13-244785-1

FSC
www.fsc.org
MIX
Papier | Fördert gute Waldnutzung
FSC® C089473

Wichtiger Hinweis: Wie jede Wissenschaft ist die Medizin ständigen Entwicklungen unterworfen. Forschung und klinische Erfahrung erweitern unsere Erkenntnisse, insbesondere was Behandlung und medikamentöse Therapie anbelangt. Soweit in diesem Werk eine Dosierung oder eine Applikation erwähnt wird, dürfen die Lesenden zwar darauf vertrauen, dass Autor*innen, Herausgeber*innen und Verlag große Sorgfalt darauf verwandt haben, dass diese Angabe dem Wissensstand bei Fertigstellung des Werkes entspricht.
Für Angaben über Dosierungsanweisungen und Applikationsformen kann vom Verlag jedoch keine Gewähr übernommen werden. Jede*r Benutzende ist angehalten, durch sorgfältige Prüfung der Beipackzettel der verwendeten Präparate und gegebenenfalls nach Konsultation eines/r Spezialist*in festzustellen, ob die dort gegebene Empfehlung für Dosierungen oder die Beachtung von Kontraindikationen gegenüber der Angabe in diesem Buch abweicht. Eine solche Prüfung ist besonders wichtig bei selten verwendeten Präparaten oder solchen, die neu auf den Markt gebracht worden sind. **Jede Dosierung oder Applikation erfolgt auf eigene Gefahr des Benutzenden.** Autor*innen und Verlag appellieren an alle Benutzenden, ihnen etwa auffallende Ungenauigkeiten dem Verlag mitzuteilen. Errata unter thieme.com/errata.
Marken, geschäftliche Bezeichnungen oder Handelsnamen werden nicht in jedem Fall besonders kenntlich gemacht. Aus dem Fehlen eines solchen Hinweises kann nicht geschlossen werden, dass es sich um einen freien Handelsnamen handelt.

Wo datenschutzrechtlich erforderlich, wurden die Namen und weitere Daten von Personen redaktionell verändert (Tarnnamen). Dies ist grundsätzlich der Fall bei Patient*innen, ihren Angehörigen und Freund*innen, z. T. auch bei weiteren Personen, die z. B. in die Behandlung von Patient*innen eingebunden sind.
Thieme Publikationen streben nach einer fachlich korrekten und unmissverständlichen Sprache. Dabei lehnt Thieme jeden Sprachgebrauch ab, der Menschen beleidigt oder diskriminiert, beispielsweise aufgrund einer Herkunft, Behinderung oder eines Geschlechts. Thieme wendet sich zudem gleichermaßen an Menschen jeder Geschlechtsidentität. Die Thieme Rechtschreibkonvention nennt Autor*innen mittlerweile konkrete Beispiele, wie sie alle Lesenden gleichberechtigt ansprechen können. Die Ansprache aller Menschen ist ausdrücklich auch dort intendiert, wo im Text (etwa aus Gründen der Leseleichtigkeit, des Text-Umfangs oder des situativen Stil-Empfindens) z. B. nur ein generisches Maskulinum verwendet wird.

Unsere Umwelt ist uns wichtig!
Papier aus nachhaltigen und kontrollierten Quellen. **Druck** in Deutschland mit kurzen Lieferwegen. **Druckereien** mit hohen Ansprüchen an Ökologie

Vorwort

Die ärztliche Tätigkeit und die „souveräne innere Ruhe“ leben vom sicheren Umgang mit grundlegenden Techniken. Sie bilden das Fundament unseres beruflichen Handelns – in der täglichen Routine ebenso wie in komplexen klinischen Situationen. Wer später souverän entscheiden und handeln will, muss die „Basics“ beherrschen: präzise, reflektiert und im Bewusstsein ihrer Bedeutung für die Patientensicherheit und Behandlungsqualität.

Dieses Lehrbuch „Basis-Techniken“ richtet sich an angehende Fachärztinnen und Fachärzte aller Disziplinen. Es vermittelt praxisnah das Handwerkszeug, das im ärztlichen Alltag unerlässlich ist.

Die Themen reichen von Punktions- und Katheterisierungstechniken über den sachgerechten Umgang mit Infusionen und Transfusionen, das Kreislaufmanagement, die Versorgung bei Notfällen bis hin zu einem effektiven Wundmanagement und der strukturierten Infektionsprophylaxe. Ergänzt wird dies durch Kapitel zu Gerinnungsmanagement, diagnostischen Verfahren, der ärztlichen Gesprächsführung und der Todesfeststellung – Techniken, die in ihrer Anwendung genauso essenziell wie voraussetzungsvoll sind.

Unser gemeinsames Ziel ist es, Ihnen nicht nur technische Abläufe zu vermitteln, sondern auch klinische Zusammenhänge, Indikationsstellungen und mögliche Komplikationen aufzuzeigen. Denn gute Technik allein genügt nicht – sie muss eingebettet sein in das ärztliche Wissen, Denken und Handeln.

Wir wünschen Ihnen viele Aha-Momente beim Lesen, Lernen und Nachschlagen – und vor allem Sicherheit und Routine bei der Umsetzung in der Praxis.

Herzlich
Stefan Kluge
Kai Zacharowski

Hinweis

Teile dieses Werkes wurden auf Grundlage der Beiträge aus Hengesbach S, Hinkelbein J, Genzwürker H, Neuhaus C, Kollrack Y, Knauß A, (Hrsg). Checkliste Medical Skills. 2. Auflage. Stuttgart: Thieme; 2019 erstellt.

Quellenhinweis: Hengesbach S, Hinkelbein J, Genzwürker H, Neuhaus C, Kollrack Y, Knauß A, Hrsg. Checkliste Medical Skills. 3., unveränderte Auflage. Stuttgart: Thieme; 2024. doi:10.1055/b000001057

Anmerkung

Dieses Werk ist Teil der fächerübergreifenden Referenz- Reihe, die speziell auf die Bedürfnisse klinisch tätiger Ärztinnen und Ärzte ausgerichtet ist. Im Rahmen von fachlichen Überschneidungen steht dieses Werk im inhaltlichen Austausch mit anderen Referenz-Werken.

Folgende Werke der Referenz-Reihe sind bereits erschienen oder im Druck und über Thieme Webshop erhältlich oder vorbestellbar (unter https://shop.thieme.de – Suchbegriff „Referenz“):

Anästhesie, Intensiv- und Notfallmedizin

- **Referenz Anästhesie** (Zacharowski, Marx)
- **Referenz Intensivmedizin** (Marx et al.)
- **Referenz Notfallmedizin** (Scholz et al.)

Chirurgie

- **Referenz Allgemein- und Viszeralchirurgie – Leber und Gallenwege** (Pratschke, Schmelzle)
- **Referenz Allgemein- und Viszeralchirurgie – Pankreas** (Grützmann)
- **Referenz Allgemein- und Viszeralchirurgie – Unterer Gastrointestinaltrakt** (Sailer et al.)
- **Referenz Herzchirurgie** (Ennker et al.)
- **Referenz Orthopädie und Unfallchirurgie – Becken und Hüfte** (Grützner et al.)
- **Referenz Orthopädie und Unfallchirurgie – Knie** (Roth et al.)
- **Referenz Orthopädie und Unfallchirurgie – Wirbelsäule** (Rauschmann et al.)

Dermatologie

- **Referenz Dermatologie** (Ludwig, Boehncke)

Gynäkologie, Geburtshilfe und Perinatalmedizin

- **Referenz Geburtshilfe und Perinatalmedizin** (Rath et al.)
- **Referenz Gynäkologie** (Fehm et al.)

Hals-, Nasen- Ohrenheilkunde

- **Referenz HNO-Heilkunde** (Guntinas-Lichius et al.)

Innere Medizin

- **Referenz Endokrinologie und Diabetologie** (Diederich et al.)
- **Referenz Gastroenterologie** (Riemann et al.)
- **Referenz Hämatologie** (Kreuzer)
- **Referenz Kardiologie** (Ertl, Frantz)
- **Referenz Nephrologie** (Alscher)
- **Referenz Pneumologie** (Kroegel et al.)

Neurologie und Psychiatrie

- **Referenz Neurologie** (Diener et al.)
- **Referenz Psychische Störungen** (Bauer et al.)

Pädiatrie

- **Referenz Pädiatrie** (Kerbl et al.)

Radiologie

- **Referenz Radiologie – Gastrointestinales System** (Brambs et al.)
- **Referenz Radiologie – Gefäße** (Grozdanovic)
- **Referenz Radiologie – Gehirn** (Forsting, Jansen)
- **Referenz Radiologie – Hand** (Schmitt, Grunz)
- **Referenz Radiologie – Herz** (Maintz)
- **Referenz Radiologie – Interventionen** (Waldeck)
- **Referenz Radiologie – Kinderradiologie** (Staatz)
- **Referenz Radiologie – Knochentumoren** (Uhl et al.)
- **Referenz Radiologie – Kopf/Hals** (Cohnen et al.)

Urologie

- **Referenz Urologie – Krankheitsbilder** (Merseburger et al.)
- **Referenz Urologie – Operationsmethoden** (Albers, Heidenreich)

Inhaltsverzeichnis

Punktions- und Katheterisierungstechniken

Autor*innenverzeichnis

Herausgeber

Prof. Dr. med. Stefan **Kluge**
https://orcid.org/0000-0001-8 391-3 988

Prof. Dr. Dr. Kai **Zacharowski**
https://orcid.org/0000-0002-0212-9 110

Autor*innen

Dr. med. Niels-Benjamin **Adams**

Dr. med. Christian **Arndt**

Dr. med. Daniel **Bläser**

PD Dr. med. Olaf **Boehm**

Dr. med. Leon **van Bömmel**
https://orcid.org/0000-0001-9775-9483

PD Dr. med. Olaf **Boenisch**

Dr. med. Ulrich **Brauckmann**
https://orcid.org/0009-0000-9419-5512

Dr. med. Platon **Braun**

Prof. Dr. med. Hans-Jörg **Busch**
https://orcid.org/0000-0002-3897-1908

Prof. Dr. med. Claas T. **Buschmann**
https://orcid.org/0000-0002-6161-3009

Dr. med. Laura **Bühler**
https://orcid.org/0000-0003-4913-4774

Peter Jan **Chabiera**
https://orcid.org/0000-0003-1645-9732

Dr. rer. nat. Suma **Choorapoikayil**
https://orcid.org/0000-0003-0817-3371

Dr. med. Da-Un **Chung**
https://orcid.org/0000-0001-6373-7382

Dr. med. Marisa **Ferch**
https://orcid.org/0009-0000-6911-9964

PD Dr. med. Katrin **Fink**
https://orcid.org/0000-0002-0001-5902

Prof. Dr. Dr. med. habil. Dania **Fischer**
https://orcid.org/0000-0003-2086-0107

Dr. med. Moritz **Flick**
https://orcid.org/0000-0003-4415-9956

PD Dr. med. habil. Armin **Flinspach**
https://orcid.org/0000-0003-2886-8947

Dr. Silke **Fortenbacher**

PD Dr. med. Michael **Fries**

Jannik **Fritsch**

Dr. med. Moritz **Funke**

Doreen **Gehrels**

Dr. med. Maximilian Per **Geißler**
https://orcid.org/0000-0003-4256-2151

PD Dr. Jörn **Grensemann**
https://orcid.org/0000-0002-3341-669X

Prof. Dr. med. Dr. med. sc. Thomas **Hachenberg**

Holger **Harbs**
https://orcid.org/0009-0002-7696-8459

Dr. med. Geraldine **de Heer**

Prof. Dr. med. Tobias **Hilbert**
https://orcid.org/0000-0002-2090-8812

Lotta **Hof**

Dr. med. Angelo **Ippolito**
https://orcid.org/0000-0003-4885-3646

Prof. Dr. med. Uwe **Janssens**

Prof. Dr. med. Stefan **John**
https://orcid.org/0000-0002-1902-7356

Nikolai **Kaltschmidt**
https://orcid.org/0009-0009-5714-6039

Dr. med. Stephan **Katzenschlager**
https://orcid.org/0000-0003-4977-7999

Dr. med. univ. Paul **Kendlbacher**

Prof. Dr. med. Stefan **Kluge**
https://orcid.org/0000-0001-8391-3988

Prof. Dr. med. Johannes K. **Knobloch**
https://orcid.org/0000-0002-2591-6387

Dr. med. Othmar **Kofler**
https://orcid.org/0000-0003-4279-6935

Dr. med. Yvonne **Kollrack**

Prof. Dr. Dr. Jürgen **Konczalla**

Dr. med. Karim **Kouz**
https://orcid.org/0000-0001-8107-6952

Dr. med. Christoph **Lenska-Mathar**

Felix **Liebold**
https://orcid.org/0000-0003-4684-7357

Dr. med. Andreas **Loth**
https://orcid.org/0000-0001-5221-6565

Dr. med. Eva Kristin **Lücke**

Dr. med. Christoph **Martin**
https://orcid.org/0000-0003-0767-4764

Prof. Dr. med. Dirk **Meininger**

Dr. med. univ. Lutz Johannes Heinrich **Melzer**

Prof. Dr. med. Patrick **Meybohm**
https://orcid.org/0000-0002-2666-8696

Prof. Dr. med. Christoph **Nau**

Dr. Holger **Neb**

PD Dr. med. Vanessa **Neef**
https://orcid.org/0000-0002-1793-2918

Dr. med. Manuel **Obermaier**
https://orcid.org/0000-0003-0881-4757

Dr. med. Alexandru **Ogica**
https://orcid.org/0000-0002-8934-9772

Prof. Dr. med. Benjamin **Ondruschka**

Prof. Dr. med. Erik **Popp**
https://orcid.org/0000-0001-6856-2059

Dr. med. Christian **Reyher**

Dr. med. Khaschayar **Saadat-Gilani**
https://orcid.org/0009-0002-6657-6830

Prof. Dr. med. Bernd **Saugel**
https://orcid.org/0000-0001-6619-0722

Prof. Dr. med. Dieter **Schilling**
https://orcid.org/0009-0006-2307-2906

Prof. Dr. med. Rolf **Schlößer**

Dr. med. Jan **Schmitz**
https://orcid.org/0000-0003-0282-097X

Dr. med. Robert **Schöppe**

Prof. Dr. med. Jens **Schreiber**

Prof. Dr. med. Philipp **Sommer**
https://orcid.org/0000-0002-3037-8704

Dr. med. Clara **Stegmann**

Univ.-Prof. Dr. med. Andrea U. **Steinbicker**
https://orcid.org/0000-0002-5237-961X

Prof. Dr. med. Timo **Stöver**
https://orcid.org/0000-0003-2877-000X

Prof. Dr. Marcel A. **Verhoff**
https://orcid.org/0000-0002-3095-1646

Dr. med. Ingo **Voigt**
https://orcid.org/0000-0001-6820-3005

Prof. Dr. Dr. med. habil. Christian **Weber**

Prof. Dr. med. Arved **Weimann**
https://orcid.org/0000-0001-5474-2171

Prof. Dr. Dr. Sabine **Wicker**
https://orcid.org/0000-0002-6726-1614

Prof. Dr. med. Stephan **Willems**

Dr. Boris **Wittekindt**

Prof. Dr. Dr. Kai **Zacharowski**
https://orcid.org/0000-0002-0212-9110

Teil I

Punktions- und Katheterisierungstechniken

I

1 Venöse Punktion und Blutentnahme

Kai Zacharowski, Leon van Bömmel

1.1 Steckbrief

Die venöse Punktion bedeutet zunächst nur das willentliche Einbringen eines Fremdkörpers in die Vene. Diese venöse Punktion kann zum Zweck einer Blutabnahme oder zur Anlage eines Katheters erfolgen. Eine Blutabnahme ist venös und arteriell möglich. Eine Blutabnahme kann als Einmalpunktion oder mithilfe eines Katheters erfolgen, der auch über die eigentliche Blutabnahme hinaus für andere Zwecke im Gefäß verbleibt. In diesem Kapitel soll es um die venöse Einmalpunktion zur Blutabnahme gehen. Die dafür genutzte Kanüle wird nach erfolgter Blutabnahme wieder aus der Vene entfernt. Die venöse Blutentnahme dient der Gewinnung von Blut zu diagnostischen Zwecken (z. B. Bestimmung von Blutbild, Gerinnung, Elektrolyten, Spezialuntersuchungen).

1.2 Synonyme

- Blutabnahme
- Blutentnahme (BE)
- venöse Punktion
- venöse Blutabnahme
- venöse Blutentnahme
- Blutabnahme durch (periphere) Venenpunktion
- Blutabnahme über einen intravenösen (i. v.) Zugang

1.3 Keywords

- Patient Blood Management (PBM)
- Butterfly
- Kanülen
- Probenröhren
- Monovetten
- Punktionsort
- Stauschlauch
- intravenöser (i. v.) Zugang
- Katheter

1.4 Überblick

- Die venöse Blutentnahme dient der Gewinnung von Blut zu diagnostischen Zwecken (z. B. Bestimmung von Blutbild, Gerinnung, Elektrolyten, Spezialuntersuchungen).
- Blutentnahme mit Monovetten des Herstellers Sarstedt (häufigstes Verfahren):
  - Die Blutentnahme erfolgt mit einer Kanüle, die über einen Adapter mit den Probenröhrchen verbunden ist.
    - Über einen Stempel wird das Blut manuell aufgesogen.
    - Zur Punktion werden heutzutage meist Sicherheitskanülen verwendet, die über eine Schutzklappe verfügen.
  - Die Entnahmeröhrchen sind farblich codiert und beinhalten verschiedene Zusatzstoffe zur Gerinnungshemmung oder -aktivierung.
  - Die Farben können je nach Hersteller unterschiedlich sein.

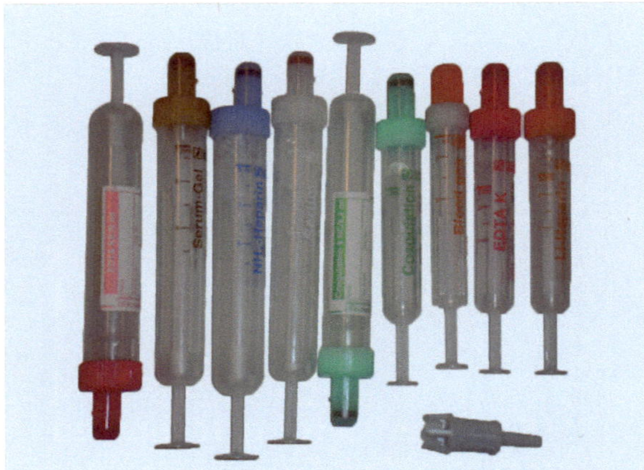

Abb. 1.1 Verschiedene Blutentnahmeröhrchen und Adapter. (Quelle: Kirschnick O. Pflegetechniken von A–Z. 4. Auflage. Stuttgart: Thieme; 2010)

  - Häufig verwendete Entnahmeröhrchen zeigt ▸ Abb. 1.1 (von links):
    - rot (groß, EDTA): Bestimmung der Blutgruppe oder des Blutbilds
    - braun (Serum-Gel): klinische Chemie, Immunologie
    - blau (Lithium-Heparin): klinische Chemie
    - weiß (kein Zusatz/Kunststoffkügelchen): Serologie/klinische Chemie
    - grün (Zitrat): Bestimmung von PTT/Quick/INR/D-Dimeren
    - Orange Blood Gas (Heparin): arterielles Blut für die Blutgasanalyse (BGA)
    - rot (EDTA): Bestimmung des Blutbilds
    - orange (Lithium-Heparin): Bestimmung von Laktat/Glukose
    - violett (Natriumzitrat): Blutsenkungsgeschwindigkeit (BSG, nicht abgebildet)
- Blutentnahme mit Vacutainer: Nach Punktion der Vene mit einer Kanüle saugen die anschließend aufgesteckten Probenröhrchen mittels eines Unterdrucks automatisch eine definierte Menge an Blut an (▸ Abb. 1.2a).
- Venenpunktion mit Butterfly-Kanüle (▸ Abb. 1.2b). Der flexible Schlauch der Butterfly-Kanüle zwischen Nadel und Spritzenanschluss sorgt für mehr Flexibilität beim Hantieren, allerdings ist die Fixierung der Nadel schwieriger.

Das sollten Sie wissen/können:

Die venöse Blutentnahme ist eine Routinetätigkeit. Sie müssen sie während des Studiums lernen und bis zum Ende des praktischen Jahres selbstständig beherrschen.

1.5 Indikationen

- Die venöse Blutentnahme dient der Gewinnung von Blut zu diagnostischen Zwecken (z. B. Bestimmung von Blutbild, Gerinnung, Elektrolyten, Spezialuntersuchungen).

1.6 Kontraindikationen

- Eine Blutabnahme gegen den Willen der (einwilligungsfähigen) Patienten und Patientinnen ist eine Körperverletzung.
  - Versichern Sie sich also der Zustimmung des Patienten bzw. der Patientin.
  - Bei nicht einwilligungsfähigen Personen ist in einer Notfallsituation von einer vermuteten Einwilligung auszugehen.
- Es sollte keine Blutentnahme aus einem gelähmten Arm, einem Dialyseshunt oder einem Arm mit Heparin-Perfusor erfolgen. Auch bei erfolgter axillärer Lymphknotenentfernung, z. B. bei Mammakarzinom, sollte auf der operierten Seite möglichst kein Blut abgenommen werden.

1.7 Aufklärung und spezielle Risiken

- Vor der venösen Punktion zur Blutabnahme muss über folgende Risiken aufgeklärt werden:
  - Infektion
  - Narbenbildung
  - arterielle Fehlpunktion
  - Gefäßverletzung
  - Blutungen
  - Blutergüsse
  - Nervenverletzung
  - chronische Schmerzen
  - Lähmungen
  - Lymphabflussstörungen
  - Thrombose
  - Embolie
- Die venöse Punktion am Hals erfordert die Aufklärung über Pneumothorax und andere Lungenverletzungen.
- Sollte die Maßnahme mit den damit verbundenen Risiken hinlänglich bekannt sein, kann im klinischen Alltag auf Wunsch des Patienten bzw. der Patientin auf eine ausführliche Aufklärung verzichtet werden.

1.8 Vorbereitende Diagnostik

- Es ist keine vorbereitende Diagnostik notwendig.

1.9 Anästhesie

- Für diese Methode ist keine Anästhesie notwendig.
- Für besondere Personengruppen kann durch eine EMLA-Creme eine transkutane Lokalanästhesie erfolgen.

1.10 Personal, Material und Einstelltechnik

- mehrere Punktionskanülen oder Butterfly-Kanülen → Fehlversuche einkalkulieren!
- Probenröhrchen (Sarstedt-Monovetten s. ► Abb. 1.1 oder Vacutainer s. ► Abb. 1.2a)
  - Wichtig: Achten Sie darauf, dass alle Röhrchen korrekt beschriftet sind, da unbeschriftete Röhrchen später nicht eindeutig zugeordnet werden können und verworfen werden müssen.
  - Im Sinne des Patient Blood Management (PBM) kann durch eine Volumenreduktion von Entnahmegefäßen der Blutverbrauch im gesamten Krankenhaus deutlich reduziert werden. Die Mortalität und Morbidität sinken dadurch signifikant [1].
- Adapter für Monovetten oder Vacutainer: Häufig werden auch extra Blutabnahmekanülen verwendet, bei denen der Adapter bereits auf der Kanüle steckt.
- Desinfektionsspray, reichlich nicht sterile Tupfer, Pflaster
- unsterile Handschuhe
- Stauschlauch oder Blutdruckmanschette
- Abwurfbox; Cave: Achten Sie darauf, dass die Abwurfbox nicht zu voll ist, um Nadelstichverletzungen beim Entsorgen der Nadel zu vermeiden!
- Ultraschall kann bei Patienten und Patientinnen mit schwierigem Venenstatus helfen, nicht sichtbare Venen zu lokalisieren und zu punktieren.

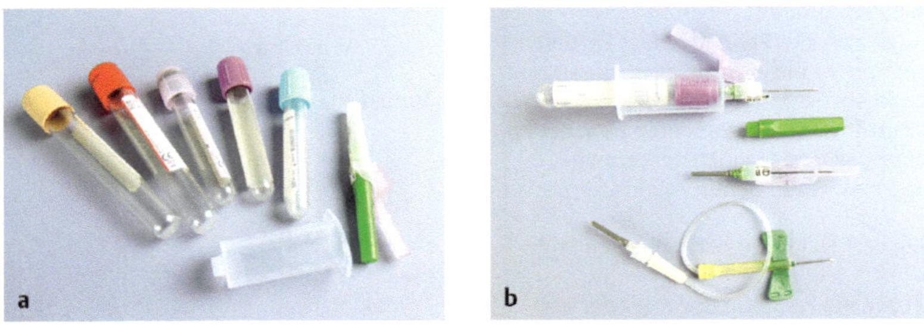

Abb. 1.2 Vacutainer und Butterfly-Kanüle.

a Verschiedene Vacutainer-Röhrchen mit Adapter und Kanüle.

b Von oben nach unten: Wenn die Vene punktiert wurde, wird das Röhrchen auf den Adapter aufgesteckt. Nach Ende der Punktion klappt man die rosa Schutzvorrichtung über die Nadel. Die Butterfly-Kanüle (unten) kann alternativ zur Punktion genutzt werden. Nach Punktion wird dann das gelbe Plastikteil als Schutzvorrichtung über die Kanülenspitze geschoben.

(Quelle: Hengesbach S, Hinkelbein J, Genzwürker H, Neuhaus C, Kollrack Y, Knauß A. Allgemeines. In: Hengesbach S, Hinkelbein J, Genzwürker H, Neuhaus C, Kollrack Y, Knauß A, Hrsg. Checkliste Medical Skills. 2., unveränderte Auflage. Stuttgart: Thieme; 2019)

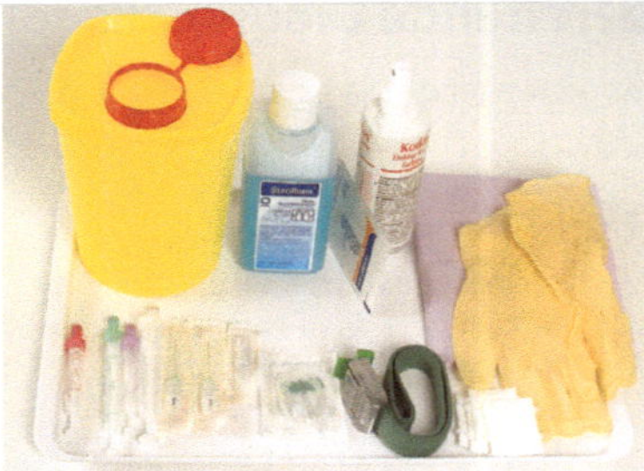

Abb. 1.3 Erforderliches Material zur venösen Blutentnahme. (Quelle: Hengesbach S, Hinkelbein J, Genzwürker H, Neuhaus C, Kollrack Y, Knauß A. Blutentnahme. In: Hengesbach S, Hinkelbein J, Genzwürker H, Neuhaus C, Kollrack Y, Knauß A, Hrsg. Checkliste Medical Skills. 2., unveränderte Auflage. Stuttgart: Thieme; 2019)

Praxistipp

- Lassen Sie sich das in der Klinik gebräuchliche Blutabnahmesystem zeigen und probieren Sie v. a. das Aufsetzen der Blutentnahmeröhrchen auf den Adapter mehrfach aus. Je nach System ist dabei eine Dreh- oder Druckbewegung nötig, die vor dem ersten Patientenkontakt getestet werden sollte.
- Lassen Sie sich auch die Blutabnahme mit Butterfly und starrer Nadel zeigen und lernen Sie den Umgang mit beiden Systemen.
- Um ein Gespür für den venentypischen Tastbefund zu entwickeln, können Sie bei sich oder einem Kollegen einen Stauschlauch anlegen. Im Gegensatz zu harten Sehnen sind die Venen als prallelastische Stränge tastbar. Je nach Toleranzschwelle können Sie auch an Freunden bzw. Freundinnen oder Kollegen bzw. Kolleginnen die ersten Blutabnahmen üben.

1.11 Vorbereitung

- Wenn möglich informieren Sie sich kurz, welche Werte aus welchem Grund kontrolliert werden sollen. So sind Sie auf berechtigte Rückfragen des Patienten bzw. der Patientin vorbereitet und können entsprechend Auskunft geben.
- Erklären Sie dem Patienten bzw. der Patientin, dass Sie Blut abnehmen möchten, und bitten Sie ihn, sich zu legen oder zu setzen und den Arm gestreckt abzulegen.
- Versichern Sie sich der Zustimmung des Patienten bzw. der Patientin. Eine Blutabnahme gegen den Willen des (einwilligungsfähigen) Patienten bzw. der Patientin ist eine Körperverletzung.
- Wichtig: Gehen Sie ruhig vor! Holen Sie sich ggf. einen Stuhl und setzen Sie sich.
- Tipp: Sollte der Patient bzw. die Patientin unruhig oder verwirrt sein, bitten Sie eine zweite Person zu Hilfe, die den Arm fixiert.
- Lagern Sie den gewählten Arm, wenn möglich tief, damit die Venen besser hervortreten. Beachte: Besonders am Anfang ist es hilfreich, Zellstoff unterzulegen, um die Bettwäsche nicht blutig zu machen.

Praxistipp

- Gut geeignet für Punktionen sind z. B. auch Venengabelungen, da die Venen hier nicht so leicht wegrutschen können.
- Gerade bei älteren Patientinnen und Patienten sieht man häufig oberflächliche Venen dunkelblau durch die Haut schimmern. Diese Venen sind jedoch häufig nicht zur Punktion geeignet, da sie sehr dünnwandig sind. Auch verhärtete Venen sind für die Blutentnahme ungeeignet. Tasten Sie deshalb lieber nach tiefer liegenden, prallelastischen Venen.
- Patienten und Patientinnen mit häufigen Blutentnahmen bei längeren Krankenhausaufenthalten können wertvolle Tipps zum eigenen Venenstatus geben. Diese sind insbesondere für noch ungeübte Anwender zu beachten.

1.12 Anatomie

- Der Aufbau der Venenwand ist typischerweise dreischichtig und unterteilt sich in Tunica interna (Intima), Tunica media (Media) und Tunica externa (Adventitia).
- Vor allem die Tunica media ist im Vergleich zu den arteriellen Gefäßen deutlich dünnwandiger, wodurch sich Füllungsunterschiede ausgeprägter auf den Gefäßdurchmesser auswirken.

1.12.1 Auswahl des Punktionsorts

- Geläufige Punktionsorte sind die Ellenbeuge, der Unterarm und der Handrücken (▸ Abb. 1.4).
- Suchen Sie eine geeignete Vene und verlassen Sie sich dabei eher auf die Palpation (prallelastischer Strang) als auf den ersten Eindruck einer Vene.
- Die Blutentnahme aus der V. jugularis externa, einer Fußrücken- oder der Femoralvene ist bei sehr schlechten Venenverhältnissen ebenfalls möglich, bleibt aber erfahrenen Kollegen bzw. Kolleginnen vorbehalten.
- Es sollte keine Blutentnahme aus einem gelähmten Arm, einem Dialyseshunt oder einem Arm mit Heparin-Perfusor erfolgen. Auch bei erfolgter axillärer Lymphknotenentfernung z. B. bei Mammakarzinom, sollte auf der operierten Seite möglichst kein Blut abgenommen werden.

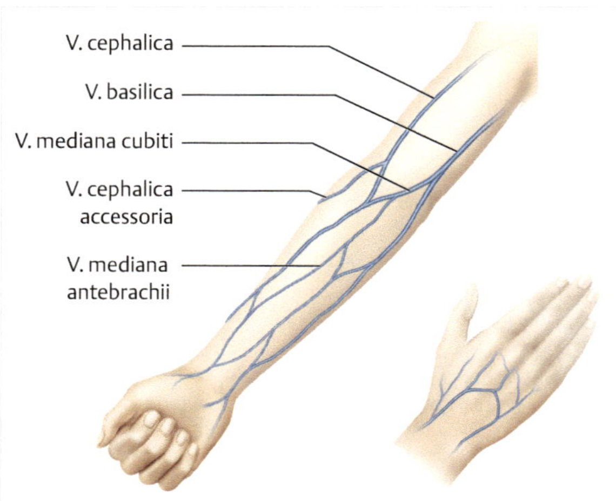

Abb. 1.4 Schematische Darstellung der Venen des Unterarms und des Handrückens. (Quelle: Hoehl M, Sitzmann F. Punktionsstellen. In: Schewior-Popp S, Sitzmann F, Ullrich L, Hrsg. Thiemes Pflege. 15. Auflage. Stuttgart: Thieme; 2020)

1.13 Durchführung

- Die venöse Punktion zur Blutabnahme sollte erst begonnen werden, wenn alle Materialien bereit liegen (▸ Abb. 1.3).
- Ein standardisierter Ablauf hilft beim Erlernen der Technik.
- Eiliges Arbeiten kann zur Nadelstichverletzungen und Vernachlässigung der Hygiene führen.

1.13.1 Lagerung

- Es empfiehlt es sich, optimale Platz-, Sicht-, und Lagerungsbedingungen zu schaffen.
- Bei erschwerten Punktionsverhältnissen lagern Sie die zu punktierende Extremität unterhalb der Herzebene, um einen bestmöglichen Füllungsstatus der Venen zu erreichen.

1.13.2 Durchführung Schritt für Schritt

Stauung

- Legen Sie den Stauschlauch an. Er sollte bei Punktion in der Ellenbeuge oder am Unterarm einige Zentimeter oberhalb des Ellenbogens, bei Blutabnahme am Handrücken am Unterarm angelegt werden.
- Wenn Sie den Stauschlauch festziehen, sollten Sie einen Finger zwischen Arm und Verschluss des Stauschlauchs legen, um ein schmerzhaftes Einklemmen der Haut zu vermeiden. Ziehen Sie den Stauschlauch nicht zu fest zu!
- Fordern Sie den Patienten bzw. die Patientin auf, eine Faust zu machen.
  - Dies begünstigt die Venenfüllung.
  - Auch leichtes Klopfen oder Reiben der Haut kann helfen.
- Stauen Sie moderat. Der systolische Blutdruck soll nicht überschritten werden, um den arteriellen Blutfluss nicht zu unterbrechen.
- Tipp: Viele Monitorsysteme mit automatischer Blutdruckmessung verfügen über eine Venenstaufunktion und können so den Stauschlauch ersetzen.

Merke M!

- Achten Sie darauf, nicht zu lange zu stauen (unter 1 min)!
  - Einige Blutwerte (z. B. Kalium) werden durch eine lange Stauung verfälscht.
  - Gerade wenn Sie noch unsicher sind und viel Zeit bei der Vorbereitung brauchen, kann es sinnvoll sein, schon alles vorzubereiten (Handschuhe anziehen, Kanüle aufstecken, Tupfer etc. bereitlegen), bevor Sie den Stauschlauch anlegen.
- Falls Sie in der Ellenbeuge keine geeignete Vene finden, können Sie zunächst am radialen Unterarm tasten. Hier finden sich häufig kräftige Venen, deren Punktion leichter und für den Patienten bzw. die Patientin weniger schmerzhaft ist als die Punktion am Handrücken.

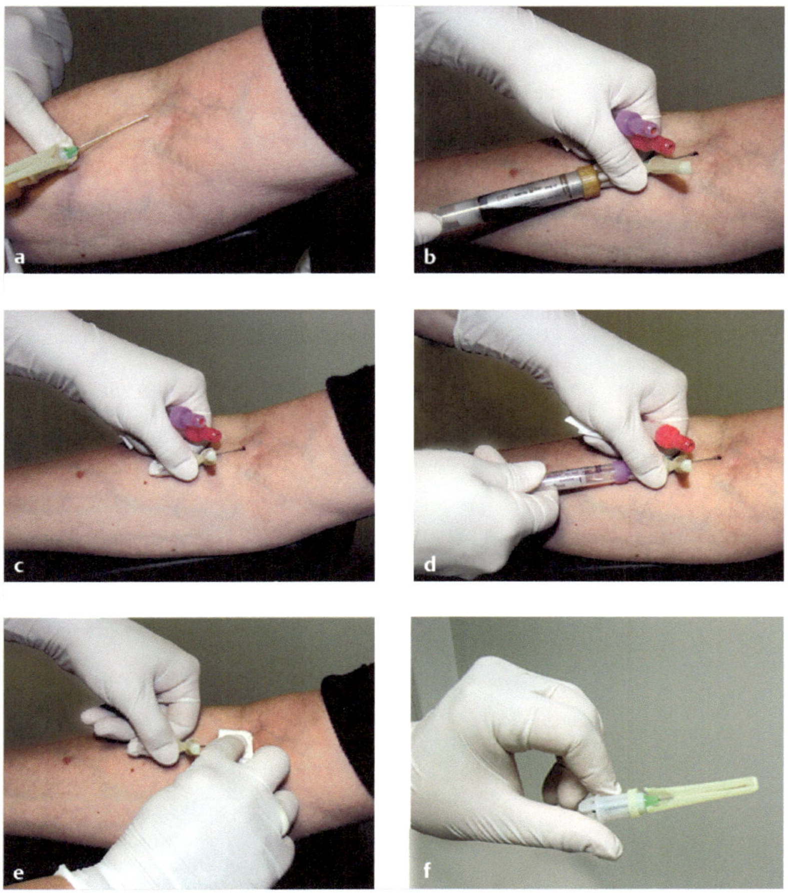

Abb. 1.5 Blutentnahme mittels Sicherheitskanüle.
a Punktion der Vene in flachem Winkel.
b Das Serumröhrchen wird als Erstes befüllt.
c Nadel bei Monovettentauch gut fixieren.
d Weitere Röhrchen befüllen.
e Nadel entfernen und dann Punktionsstelle komprimieren.
f Der gelbe Sicherheitsverschluss wird über die Nadelspitze geklappt.
(Quelle: Hengesbach S, Hinkelbein J, Genzwürker H, Neuhaus C, Kollrack Y, Knauß A. Allgemeines. In: Hengesbach S, Hinkelbein J, Genzwürker H, Neuhaus C, Kollrack Y, Knauß A, Hrsg. Checkliste Medical Skills. 2., unveränderte Auflage. Stuttgart: Thieme; 2019)

Punktion

- Einmalhandschuhe anziehen!
  - Wichtig: Gewöhnen Sie sich von Anfang an die Blutabnahme mit Handschuhen an, auch wenn ältere Kollegen bzw. Kolleginnen gern darauf verzichten.
  - Das Blut jedes Patienten und jeder Patientin ist potenziell infektiös (HIV, Hepatitis B und C) und insbesondere bei Unerfahrenen passiert eine Kontamination häufiger.
- Stecken Sie den Adapter und das erste Monovetten-Röhrchen auf die Kanüle. Mit einem Butterfly können Sie ohne Monovette punktieren und diese nach erfolgreicher Punktion aufstecken.
- Bei Punktion mit Vacutainer muss zunächst der Plastiktrichter auf die Kanüle geschraubt werden. Die Röhrchen werden erst nach erfolgter Punktion auf die Kanüle gesteckt.
- Desinfizieren Sie die Punktionsstelle.
  - Lassen Sie das Desinfektionsmittel ca. 30 s einwirken und wischen Sie die Stelle anschließend mit einem Tupfer trocken.
  - Punktieren Sie nicht durch eine „Desinfektionsmittelpfütze", dies ist sehr schmerzhaft.
- Klappen Sie die rosa Schutzvorrichtung der Kanüle zur Seite.
- Spannen Sie mit der linken Hand die Haut an der Punktionsstelle, damit die Venen fixiert werden, und bereiten Sie die Patientin bzw. den Patienten auf den stechenden Schmerz vor (z. B. „Achtung, gleich gibt es einen Stich in der Ellenbeuge!") (▶ Abb. 1.5).
- Der Schliff der Kanüle muss nach oben zeigen.
  - Durchstoßen Sie mit der Kanüle oder dem Butterfly die Haut in Richtung des Gefäßes (Winkel ca. 30°; ▶ Abb. 1.6).
  - Stichrichtung zum Herz
  - Achten Sie darauf, die Haut zügig zu durchstechen und die Kanüle nicht flach unter der Haut entlang zu schieben, da das Durchstechen der Haut den schmerzhaftesten Teil der Punktion darstellt.
- Schieben Sie die Nadel einige Millimeter parallel zum Gefäßverlauf vor. Cave: Behutsam vorgehen, sonst besteht die Gefahr, das Gefäß auf der Gegenseite zu durchstechen.
- Wenn Sie mit Butterfly punktieren, erscheint bei erfolgreicher Punktion im Schlauch etwas Blut (▶ Abb. 1.6). Sie können den Butterfly dann mit einem Pflasterstreifen an der Haut fixieren.

Befüllen der Röhrchen

- Füllen Sie nun die Monovetten, indem Sie die Spritzenkolben mit Gefühl herausziehen.
- Wichtig: Vacutainer-Röhrchen müssen beherzt auf den Adapter aufgesteckt werden, da das System sonst undicht werden kann und statt Blut auch Raumluft ansaugt. Das Röhrchen muss dann verworfen und die Abnahme wiederholt werden, wenn nicht die benötigte Mindestmenge Blut angesaugt wurde.
- Insbesondere beim Wechsel der Röhrchen muss die Kanüle oder der Butterfly gut fixiert werden, um eine Dislokation zu vermeiden (die scharfe Kanülenspitze befindet sich während der gesamten Blutentnahme innerhalb des Gefäßes).

Praxistipp

- Aspirieren Sie nicht zu stark, da es sonst zur Hämolyse kommen kann und Messwerte verfälscht werden.
- Füllen Sie die Röhrchen in einer bestimmten Reihenfolge [3]:
  - Zur Vermeidung von Probenkontaminationen wird empfohlen Blutkulturen bei Bedarf zu Beginn abzunehmen.
  - Werden keine Blutkulturen benötigt, sollten als erstes die Serumröhrchen (weiß und braun) gefüllt werden. Aus dem Serum wird nämlich das Kalium bestimmt, welches durch lange Stauung verfälscht werden kann.
  - Das EDTA-Röhrchen (rot) sollte ebenfalls zügig befüllt werden, da eine Hämolyse durch zu lange Stauung das Blutbild verändert.
  - Die Röhrchen für die Blutsenkung (lila) und die Gerinnung (grün) müssen vollständig gefüllt sein, da sonst das Mischungsverhältnis mit dem im Röhrchen befindlichen Zitrat nicht stimmt und Messwerte verfälscht werden.
    - Diese sollten also nicht als Erste abgenommen werden.
    - Dies gilt insbesondere bei der Abnahme mit Butterfly, da sich zunächst noch Luft im Schlauch befindet, die eine vollständige Füllung des Röhrchens verhindert.
- Dient die Blutentnahme der Bestimmung des Blutalkoholwertes, verwenden Sie ein alkoholfreies Desinfektionsmittel. Dazu wird aber in der Regel von der Polizei das gesamte Material in einem Karton angeliefert.

Punktionsende

- Lösen Sie, nachdem das letzte Röhrchen gefüllt und von der Kanüle abgedreht ist, die Stauung und entfernen Sie anschließend die Nadel ohne Winkeländerung, damit das Gefäß nicht verletzt wird.
- Komprimieren Sie die Punktionsstelle mit einem Tupfer für 1–2 min bei gestrecktem Arm, um die Gerinnung zu unterstützen und eine Hämatombildung zu vermeiden.
- Cave: Unter keinen Umständen darf die Einstichstelle mit einem Tupfer komprimiert werden, bevor die Nadel entfernt wurde. Ansonsten kann die dünne Venenwand gegen den Schliff der Nadel gedrückt werden, was bei deren Entfernen zum Aufschlitzen des Gefäßes in Längsrichtung führt.
- Klappen Sie bei Sicherheitskanülen die rosa Schutzvorrichtung über die Kanüle.
- Entsorgen Sie die Nadel sofort in die Abwurfbox, um die Gefahr von Nadelstichverletzungen gering zu halten! Wichtig: Stecken Sie niemals eine Schutzkappe auf eine benutzte Nadel (Recapping, Verletzungsgefahr!).

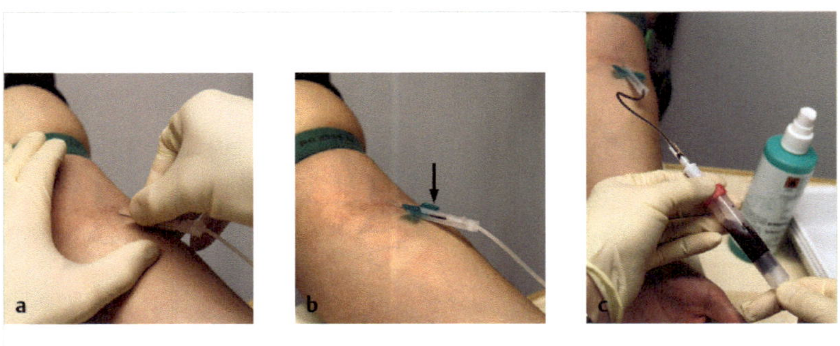

Abb. 1.6 Blutabnahme mittels Butterfly-Kanüle.
a Die gut fixierte Vene wird punktiert.
b Das Blut in der Kammer der Butterfly-Kanüle zeigt die intravasale Lage an (Pfeil).
c Nach Aufdrehen der Monovetten auf den Adapter werden diese befüllt.
(Quelle: Hengesbach S, Hinkelbein J, Genzwürker H, Neuhaus C, Kollrack Y, Knauß A. Allgemeines. In: Hengesbach S, Hinkelbein J, Genzwürker H, Neuhaus C, Kollrack Y, Knauß A, Hrsg. Checkliste Medical Skills. 2., unveränderte Auflage. Stuttgart: Thieme; 2019)

- Ziehen Sie die Kolben der Monovetten ganz heraus und brechen Sie sie ab.
- Schwenken Sie die gefüllten Röhrchen, um eine Durchmischung von Blut und Chemikalien zu gewährleisten.
- Decken Sie die Punktionsstelle ggf. mit einem Pflaster ab.

1.14 Mögliche Fehler und Fallstricke

1.14.1 Vorgehen bei Fehlpunktionen

- Ist die Blutentnahme an der beabsichtigten Stelle nicht möglich („Fehlpunktion"), versuchen Sie es an einer anderen Stelle noch einmal.
- Falls an der zweiten Stelle ebenfalls keine Blutentnahme möglich ist, verzichten Sie auf weitere Versuche und holen Sie einen erfahrenen Kollegen bzw. Kollegin zur Unterstützung.

1.14.2 Mögliche Probleme

- Es kommt kein oder nur wenig Blut:
  - Versuchen Sie die Nadelposition unter wiederholter Aspiration zu korrigieren, damit die Nadel wieder intraluminal zu liegen kommt.
  - Falls dies nicht gelingt, muss eine erneute Punktion erfolgen.
- Die Punktionsstelle wird dick:
  - Die Vene ist perforiert.
  - Eine erfolgreiche Blutentnahme ist nicht mehr möglich.
  - Lösen Sie den Stauschlauch, entfernen Sie die Nadel und komprimieren Sie die Einstichstelle.
- Hellrotes Blut pulsiert in das Blutentnahmeröhrchen:
  - Versehentlich haben Sie eine Arterie punktiert.
  - Bleiben Sie ruhig.
  - Lösen Sie die Stauung, entfernen Sie die Nadel und komprimieren Sie die Einstichstelle kräftig für etwa 5 min.
- Achten Sie darauf, nicht zu lange zu stauen (unter 1 min)!
  - Einige Blutwerte (z. B. Kalium) werden durch eine lange Stauung verfälscht.
  - Gerade wenn Sie noch unsicher sind und viel Zeit bei der Vorbereitung brauchen, kann es sinnvoll sein, schon alles vorzubereiten (Handschuhe anziehen, Kanüle aufstecken, Tupfer etc. bereitlegen), bevor Sie den Stauschlauch anlegen.

1.15 Mögliche Komplikationen

- Im normalen Klinikalltag ist die venöse Punktion zur Blutentnahme eine sehr komplikationsarme Maßnahme.
- Mögliche Komplikationen wären Infektion, Narbenbildung, arterielle Fehlpunktion, Gefäßverletzung, Blutungen, Blutergüsse, Nervenverletzung, chronische Schmerzen, Lähmungen, Lymphabflussstörungen, sowie Thrombose und Embolien.
- Die venöse Punktion am Hals kann zu einem Pneumothorax und anderen Lungenverletzungen führen.

1.16 Dokumentation

- Sollte die venöse Punktion zur Blutentnahme im perioperativen Setting stattfinden, erfolgt eine Dokumentation im Anästhesieprotokoll.

1.17 Postoperatives/ postinterventionelles Management

- Bei dieser Methode ist kein postoperatives/postinterventionelles Management notwendig.

1.18 Besonderheiten bei bestimmten Personengruppen

1.18.1 Besonderheiten bei Kindern und Jugendlichen

Blutentnahme bei Kindern und Säuglingen

- Die Blutentnahme bei Kindern ist meist Kinderärzten bzw. Kinderärztinnen vorbehalten.
  - Wichtig ist die Technik für Anästhesisten bzw. Anästhesistinnen und Notärzte bzw. Notärztinnen.
  - Viele Ärzte haben, meist aufgrund fehlender Routine, Probleme bei der Blutabnahme bei Kindern.
- Da Kinder durch Blutentnahmen leicht traumatisiert werden, besteht nur sehr selten (z. B. unter Narkose im OP) die Möglichkeit zum Üben.
- Generell wird die Indikation zur Blutentnahme bei Kindern strenger gestellt als bei Erwachsenen.
- Vorbereitung:
  - Erklären Sie der Patientin bzw. dem Patienten und den Eltern das geplante Vorgehen.
  - Beachte: Auch Kinder sind Patientinnen bzw. Patienten, denen wir mit Ehrlichkeit begegnen müssen!
    - Machen Sie den Patienten und Patientinnen niemals etwas vor („Das tut schon nicht weh…"), sondern erklären sie ihr Handeln.
    - Worte erzeugen Bilder in der Vorstellung. Daher empfiehlt es sich, offene oder positive Formulierungen zu benutzen, wie „Es kann sein, dass du etwas spürst", statt „Stich" oder „Pieks".
    - Verneinungen erzeugen gegenteiligen Effekt. Etwas „tut nicht weh" stellt sich ein Kind trotzdem als Schmerz vor.
  - Geeignete Punktionsstellen auswählen.
    - Diese sind bei Kindern meistens der Handrücken oder die Ellenbeuge.
    - Betrachten Sie aber auch die anderen möglichen Punktionsstellen (▸ Abb. 1.7).
  - Punktionen der Kopfvenen bei Säuglingen können für Außenstehende abschreckend erscheinen, obwohl sie für das Kind vergleichsweise schmerzarm sind. Erklären Sie dies den Eltern.
- erforderliches Material:
  - Kanülen mit 22G (blau), 24G (gelb) oder 25G (violett), je nach Alter des Kindes
  - eventuell EMLA-Creme zur transkutanen Lokalanästhesie
  - eventuell spezielle, kleinere pädiatrische Entnahmeröhrchen bzw. eine Eppendorf-Tube
  - übliches Material zur Blutentnahme
  - Infrarot-Venensucher mit Nahinfrarotlicht-Reflektion können helfen, Venen darzustellen [2].
- Durchführung der Punktion:
  - Größere Kinder sollten wie Erwachsene liegen, kleinere Kinder können zur Beruhigung auf dem Schoß der Eltern sitzen.
  - Bei Säuglingen und Kleinkindern werden keine Stauschläuche verwendet. Stauen Sie die Extremität, indem sie diese mit Daumen und Zeigefinger fest, aber dosiert umfassen.
  - Punktionsstelle nicht wie beim Erwachsenen desinfizieren, da sonst die Venen nicht mehr sichtbar sind. Stattdessen Des-

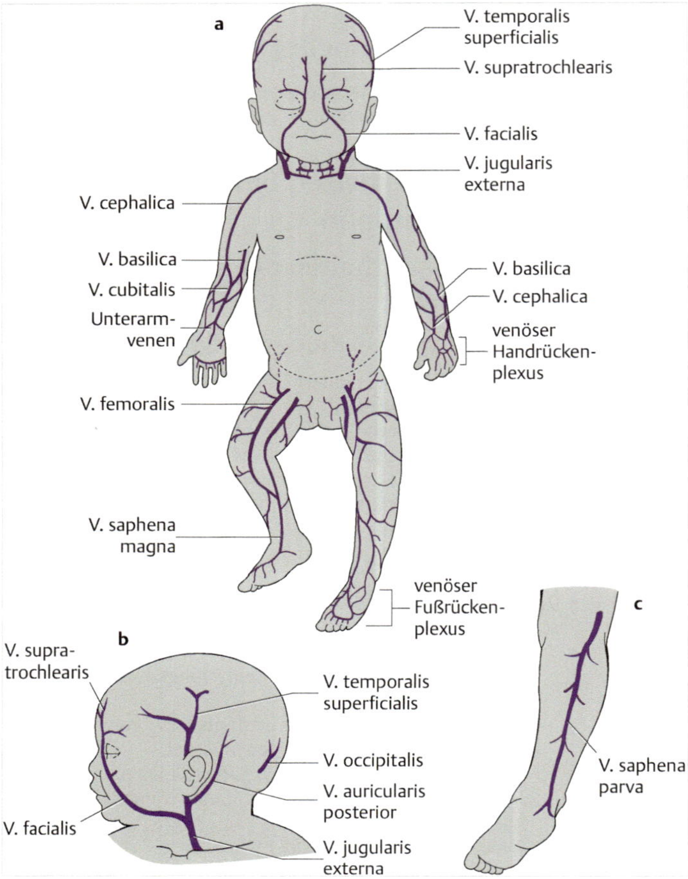

Abb. 1.7 Zur Punktion geeignete Venen beim Säugling.
a Übersicht.
b Kopf.
c Bein.
(Quelle: Kerbl R, Kurz R, Roos R, Wessel L, Reiter K. Lokalisationen geeigneter Venen. In: Kerbl R, Kurz R, Roos R, Wessel L, Reiter K, Hrsg. Checkliste Pädiatrie. 5., vollständig aktualisierte Auflage. Stuttgart: Thieme; 2015)

infektionsspray auf eine Kompresse sprühen und dann die Haut vorsichtig abwischen.
- Einmalhandschuhe anziehen
- Punktion mit der Kanüle oder Butterfly; sobald Blut sichtbar wird, lassen Sie es in das Probengefäß tropfen. Spritzen werden bei Säuglingen und Kleinkindern nicht verwendet.
- Nachdem alle Probenröhrchen gefüllt sind, Stauung öffnen, Nadel entfernen, Punktionsstelle komprimieren, Pflaster.
- Geizen Sie nicht mit Lob für das Kind nach erfolgreicher Punktion. Gummibärchen oder eine große Plastikspritze als Lohn für die Tapferkeit können dem Kind helfen, die Blutentnahme nicht in schlechter Erinnerung zu behalten.

Cave

- Viele Faktoren erschweren die Gefäßpunktion bei Kindern im Vergleich zu Erwachsenen.
  - Die Gefäße sind feiner, treten nicht aus der Haut hervor und sind somit schwieriger zu finden.
  - Kinder haben generell mehr Angst vor der Blutentnahme und den damit verbundenen Schmerzen.
  - Diese Angst kann ihnen auch durch Erklärungen nicht ganz genommen werden.
- Damit die Blutentnahme möglichst komplikationslos erfolgen kann, sollten sie immer zu zweit arbeiten. Nur so kann die zu punktierende Extremität oder das Kind sicher fixiert und ein Verrutschen der Nadel verhindert werden!

Praxistipp

- Die Eltern oder andere Bezugspersonen können eine beruhigende Wirkung auf Kinder haben. Beziehen Sie diese mit ein. Auch Kuscheltiere können Wunder wirken!
- Kinder sollten am besten von der Notwendigkeit der Punktion überzeugt und möglichst nicht gegen ihren Willen festgehalten werden, da dies eine gravierende Traumatisierung mit sich bringen kann.
- Bei heftiger Gegenwehr oder schwieriger Punktion sollten Sie eine Pause einlegen.
- Individuelle Ressourcen des Kindes erfragen. Filme oder Spiele auf einem mobilen Endgerät können ebenfalls genutzt werden.
- Bei Kleinkindern und Säuglingen kann etwas Zuckerlösung (z. B. Glukose 20 %) zur Beruhigung auf den Schnuller getropft werden, der dann die kleinen Patientinnen und Patienten ablenkt.
- Es gibt Rotlichtdioden, die bei Säuglingen durch das Gewebe scheinen und die Gefäße besser sichtbar machen (Illuminators). Diese können manchmal sehr hilfreich sein.

Besonderheiten bei Jugendlichen

- Für Jugendliche gibt es keine Besonderheiten zu berücksichtigen.

1.19 Literatur

Quellenangaben

[1] Hintereder G. Patient Blood Management – Labormedizinische Unterstützung und POCT. LaboratoriumsMedizin 2017; 41: 219–227

[2] Trieschmann U, Kaufmann J, Menzel C. Besonderheiten des Gefäßzugangs bei Kindern. Intensivmedizin up2date 2015; 11: 257–276

[3] Gurr E., Arzideh F., Brandhorst G u. a. „Musterstandardarbeitsanweisung Präanalytik/Exemplary standard operation procedure pre-examination/Arbeitsgruppe Richtwerte der Deutschen Vereinten Gesellschaft für Klinische Chemie und Laboratoriumsmedizin" LaboratoriumsMedizin, vol. 35, no. 1, 2011, pp. 55–60. https://doi.org/10.1515/JLM.2 011 003

I

2 Blutentnahme aus Kathetern

Kai Zacharowski, Leon van Bömmel

2.1 Steckbrief

Hat eine Patientin oder ein Patient einen dauerhaften Katheter in einem Gefäß, ist darüber oftmals eine Blutabnahme möglich. So kann eine erneute Punktion des Patienten bzw. der Patientin verhindert werden. Eine Blutabnahme kann aus periphervenösen Kathetern (PVK, Zugang), zentralvenösen Kathetern (ZVK) und arteriellen Kathetern (Arterie) erfolgen. Hygienisches Arbeiten hat höchste Priorität. Liegedauer und Durchmesser beeinflussen, wie lange über einen Katheter Blut aspiriert werden kann. Sollte eine Aspiration über einen Katheter möglich sein, muss eine ausreichende Menge an Blut aspiriert und verworfen werden, bevor die eigentliche Blutabnahme folgt. Falsche Laborergebnisse werden dadurch verhindert. Nach einer Blutabnahme muss der Katheter wieder gespült werden.

2.2 Synonyme

- Blutabnahme aus Kathetern
- venöse BGA (Blutgasanalyse)
- arterielle BGA (Blutgasanalyse)
- Blutabnehmen aus ZVK/Arterie
- Blutentnahme aus ZVK/Arterie

2.3 Keywords

- Patient Blood Management (PBM)
- ZVK (zentralvenöser Katheter)
- Arterie
- Port
- Aspiration

2.4 Indikationen

- Die Blutentnahme aus einem arteriellen oder einem zentralvenösen Kathetern ist bei schlechten Venenverhältnissen und häufigen Blutabnahmen indiziert.
- Im OP und auf der Intensivstation ist die Blutabnahme aus Kathetern daher Routine.

2.5 Kontraindikationen

- Die Blutabnahme aus einem Port oder einem Hickman-Katheter sollte grundsätzlich vermieden werden.
- Nur in Ausnahmefällen ist sie nach sorgfältiger Nutzen-Risiko-Abwägung als Ultima Ratio möglich.

2.6 Aufklärung und spezielle Risiken

- Verschaffen Sie sich anhand der abteilungsinternen Aufklärungsbögen einen ausführlichen Überblick über mögliche Komplikationen.
- Eine Blutentnahme aus einem Katheter ist immer eine potenzielle Eintrittsstelle für Keime.
  - Es kann zu Infektionen an der Einstichstelle und im Verlauf des Katheters kommen.
  - Selten sind auch lebensbedrohliche Blutvergiftungen (Sepsis) möglich.
- Die Blutabnahme über einen Port oder Hickman-Katheter kann im Fall einer Katheterinfektion die operative Explantation und Neuanlage zur Folge haben.
- Hickman-Katheter sind meistens mit einem Heparinbolus geblockt; dieser muss vor Benutzung aspiriert werden.

2.7 Personal, Material und Einstelltechnik

- Man benötigt einen Adapter, die Entnahmeröhrchen, eine leere 10-ml-Spritze, eine 10-ml-Spritze mit NaCl 0,9 %, einen Kombistopfen und einen Stauschlauch.
- Geschlossene Systeme ermöglichen eine kontaminationsfreie Blutentnahme, reduzieren den Blutverlust im Sinne des Patient Blood Management und haben sich als deutlich wirtschaftlicher erwiesen.

2.8 Vorbereitung

- Die sorgfältige Vorbereitung des notwendigen Materials in Reichweite ermöglicht kontaminationsfreies Arbeiten.

2.9 Durchführung

- Der Versuch einer Blutabnahme kann aus periphervenösen Kathetern (PVK, Zugang), zentralvenösen Kathetern (ZVK) und arteriellen Kathetern (Arterie) erfolgen.
- Laufende Infusionen sollten, wenn möglich, einige Minuten vorher gestoppt werden.
- Liegedauer und Durchmesser beeinflussen, wie lange über einen Katheter Blut aspiriert werden kann.
- Optimalerweise kann eine Blutabnahme auch im Rahmen einer PVK-Neuanlage erfolgen.
- Bei bereits länger liegenden Kathetern sind Injektionen und Infusionen häufig möglich, es kann aber kein Blut mehr aspiriert werden. Ein nicht rückläufiger PVK kann durch Anspülen mit NaCl 0,9 % wieder rückläufig werden.
- Eine Aspiration von Blut ist obligat. So werden falsche Laborergebnisse verhindert.
- Nach einer Blutabnahme muss der Katheter wieder gespült werden.
- Alternativ sind geschlossene Systeme zu verwenden. Sie ermöglichen eine kontaminationsfreie Blutentnahme, reduzieren den Blutverlust im Sinne des Patient Blood Management und haben sich als deutlich wirtschaftlicher erwiesen.

2.9.1 Lagerung

- Ist eine Aspiration an einem venösen Katheter nicht möglich, kann die Mobilisation durch vorsichtigen Zug und leichtes Bewegen des Katheters helfen.
- Die Blutabnahme über einen venösen Katheter der Extremität ist mitunter erst nach Anlage eines Stauschlauch möglich.

2.9.2 Durchführung Schritt für Schritt

Blutentnahme aus zentralem Venenkatheter (ZVK)

- Eine Blutentnahme aus einem ZVK sollte nur erfolgen, wenn die Patientin oder der Patient schlechte Venenverhältnisse hat oder sehr häufige Blutentnahmen notwendig sind, da ein ZVK immer eine potenzielle Eintrittsstelle für Keime ist und unnötige Manipulationen vermieden werden sollten.
- Die Verwendung geschlossener Systeme ist gegenüber offenen Systemen vorzuziehen. Geschlossene Blutaspiration und Spülung ermöglichen eine kontaminationsfreie Blutentnahme, reduzieren den Blutverlust im Sinne des Patient Blood Management und haben sich als deutlich wirtschaftlicher erwiesen.
- Bei einer Blutentnahme aus einem ZVK sollten Sie, wenn möglich, einen Schenkel wählen, über den keine Medikamente oder Infusionen verabreicht werden.
  - Laufende Infusionen vorher stoppen, wenn möglich.
  - Insbesondere Kalium- oder Heparininfusionen können die Blutwerte erheblich verändern.
- Durchführung:
  - Handschuhe anziehen
  - Beachte: Bei sitzenden Patientinnen und Patienten herrscht bei der Einatmung ein Sog in der V. jugularis interna, daher sollte das System über den 3-Wege-Hahn oder die Schlauchklemme beim Wechsel der Spritzen/Monovetten immer geschlossen sein.
  - Mit einer normalen Spritze werden zunächst 10 ml Blut abgezogen und später verworfen. Dies vermindert den Verdünnungseffekt durch laufende Infusionen.
  - Adapter auf Monovette drehen und statt der Spritze auf den ZVK stecken
  - 3-Wege-Hahn öffnen, Blut aspirieren, 3-Wege-Hahn schließen
  - Der benutzte Schenkel wird anschließend mit 10 ml NaCl 0,9 % durchgespült, kurz mit Desinfektionsmittel abgesprüht und mit einem sterilen Stopfen verschlossen.
  - Bei großlumigen Kathetern, wie Shaldon- oder Schockkathetern, schützen zusätzliche Klemmen vor evtl. erheblichen Blutverlusten. Achten Sie darauf, dass nach der Blutentnahme alle Stopfen und Klemmen korrekt angebracht sind.

Cave

Die Unterbrechung von laufenden Infusionen, z. B. Katecholaminen, kann für die Patientin bzw. den Patienten lebensgefährlich sein!

Blutentnahme aus Port

- Eine Blutentnahme aus einem Port ist als Ultima Ratio bei schlechten Venenverhältnissen möglich.
- Man sollte auf jeden Fall aber bedenken, dass bei Komplikationen im Rahmen der Blutentnahme, wie einer Thrombose, der Port operativ entfernt werden muss.
- Daher ist die Blutentnahme über den Port kein Routineverfahren.
- Punktion nur mit spezieller, atraumatischer Portnadel (Huber-Nadel) unter sterilen Kautelen

Blutabnahme aus arteriellem Katheter

- Die im Operationssaal oder auf der Intensivstation genutzten Katheter zur arteriellen Blutdruckmessung können ebenfalls zur Blutabnahme genutzt werden.
- Häufige Indikationen sind Blutgasanalysen, Blutabnahmen für Kreuzproben und Bedside-Tests zur Blutgruppenbestimmung.
- Geschlossene arterielle Systeme senken erwiesenermaßen die Infektionsgefahr, den Blutverlust (Patient Blood Management) und die Kosten. Sie sind gegenüber den offenen Systemen daher bevorzugt zu verwenden.

2.10 Mögliche Komplikationen

- Eine Blutentnahme aus einem Katheter ist immer eine potenzielle Eintrittsstelle für Keime.
  - Es kann zu Infektionen an der Einstichstelle und im Verlauf des Katheters kommen.
  - Selten sind auch lebensbedrohliche Blutvergiftungen (Sepsis) möglich.
- Die Blutabnahme über einen Port oder Hickman-Katheter kann im Fall einer Katheterinfektion die operative Explantation und Neuanlage zur Folge haben.

2.11 Dokumentation

- Die Neuanlage eines Katheters wird dokumentiert und die Ergebnisse der Blutentnahme sind im Krankenhausinformationssystem (KIS) einsehbar.
- In der Regel erfolgt aber keine zusätzliche Dokumentation jeder Blutabnahme aus Kathetern. Abteilungsinterne Standards sind natürlich zu beachten.

2.12 Besonderheiten bei bestimmten Personengruppen

2.12.1 Besonderheiten bei Schwangeren

- Bei Schwangeren gibt es nach derzeitigem Kenntnisstand keine Besonderheiten zu berücksichtigen.

2.12.2 Besonderheiten bei Kindern und Jugendlichen

- Blutabnahmen über einen Hickman-Katheter erhöhen das Infektionsrisiko.
- Sind Hickman-Katheter mit einem Heparinbolus geblockt, muss dieser vor Benutzung sorgfältig aspiriert werden.

3 Entnahme von Blut für Blutkulturen

Kai Zacharowski, Leon van Bömmel

3.1 Steckbrief

Blutkulturen dienen dem Nachweis von Bakterien und Pilzen im Blut, z. B. bei Sepsis, Endokarditis oder Fieber unklarer Genese. Sie werden häufig in der Inneren Medizin, der Intensiv- und Transplantationsmedizin angefertigt. Die Abnahme von Blutkulturen ist Teil des 1-Stunden-Bündels der Surviving Sepsis Campaign. Wenn möglich, sollten Blutkulturen vor Beginn der Antibiotikatherapie abgenommen werden. Steriles Arbeiten ist obligat, um eine Kontamination der Proben mit Hautkeimen zu vermeiden. Machen Sie sich eingehend mit dem streng aseptischen Vorgehen bei der Blutentnahme für Blutkulturen vertraut. Sie werden häufig Blutkulturen abnehmen und sind damit für die korrekte Durchführung verantwortlich.

3.2 Synonyme

- keine

3.3 Keywords

- Sepsis
- Blutkultur
- anaerobe Blutkulturflasche
- aerobe Blutkulturflasche

3.4 Indikationen

- Die Entnahme von Blutkulturen dient dem Erregernachweis vor dem Beginn einer kalkulierten Antibiotikatherapie.
- Die Entnahme von Blutkulturen ist indiziert bei:
  - Sepsis und septischem Schock im Kindes- und Erwachsenenalter
  - dem systemischen Verlauf einer lokalisierten Infektion
  - Endokarditis
  - Fieber unklarer Genese
  - dem Verdacht auf ZVK-assoziierte Blutstrominfektionen
  - systemischen Pilzinfektionen
  - Transfusionsreaktionen

3.5 Kontraindikationen

- Es gibt keine Kontraindikationen zur Entnahme von Blut für Blutkulturen.

3.6 Aufklärung und spezielle Risiken

- Vor der venösen Punktion zur Blutabnahme muss über folgende Risiken aufgeklärt werden:
  - Infektion
  - Narbenbildung
  - arterielle Fehlpunktion
  - Gefäßverletzung
  - Blutungen
  - Blutergüsse
  - Nervenverletzung
  - chronische Schmerzen
  - Lähmungen
  - Lymphabflussstörungen
  - Thrombose
  - Embolie
- Die venöse Punktion am Hals erfordert die Aufklärung über Pneumothorax und andere Lungenverletzungen.
- Sollte die Maßnahme mit den damit verbundenen Risiken hinlänglich bekannt sein, kann im klinischen Alltag auf Wunsch des Patienten bzw. der Patientin auf eine ausführliche Aufklärung verzichtet werden.

3.7 Personal, Material und Einstelltechnik

- 2 Blutkulturflaschen (▶ Abb. 3.1a):
  - Ein Blutkulturset besteht aus zwei Blutkulturflaschen, wobei eine dem Nachweis aerober und eine dem Nachweis anaerober Erreger dient.
  - Blutkulturflaschen enthalten nährstoffreiche, flüssige Kulturmedien, die das Wachstum der meisten Keime ermöglichen.
  - Die Flaschentemperatur sollte zwischen 20 und 37 °C betragen.
- eine 20-ml-Spritze
- 2 Kanülen (z. B. gelb)
- sterile Kompressen
- sterile Handschuhe, Hautdesinfektionsmittel, Stauschlauch
- Begleitscheine und Etiketten für den Versand
- Alternativ zur Technik mit Spritze und Kanülen stehen immer häufiger sogenannte Vakuumsysteme zur Verfügung.

3.8 Vorbereitung

- Beschriftung der Blutkulturflaschen mit dem Namen der Patientin bzw. des Patienten, Datum und Zeitpunkt der Abnahme, Abnahmeort (z. B. V. cubitalis li., V. femoralis re.)
- Schutzkappen von den Blutkulturflaschen abnehmen, ohne den Gummistopfen zu berühren, Gummistopfen desinfizieren (▶ Abb. 3.1b), Desinfektionsmittel trocknen lassen
- Punktionsstelle aufsuchen und großzügig mit Desinfektionsmittel absprühen, Einwirkzeit 30 s, Haut dann erneut mit Desinfektionsmittel absprühen und mit sterilen Kompressen abwischen, Punktionsstelle danach nicht mehr berühren!
- Kanüle auf Spritze aufstecken, sterile Handschuhe anziehen

3.9 Anatomie

- Bei Verdacht auf eine ZVK-assoziierte Blutstrominfektion müssen gepaarte (parallele) Blutkulturen zentralvenös am ZVK und periphervenös abgenommen werden [4].

3.10 Durchführung

- Punktion oder Abnahme über einen liegenden Katheter
- ordnungsgemäßes Befüllen der Blutkulturflaschen
- Probenversand

3.10.1 Durchführung Schritt für Schritt

Punktion

- Vene ohne erneute Palpation punktieren und 20 ml Blut abnehmen (▶ Abb. 3.1c)
- Stauung lösen, Kanüle entfernen, Punktionsstelle komprimieren

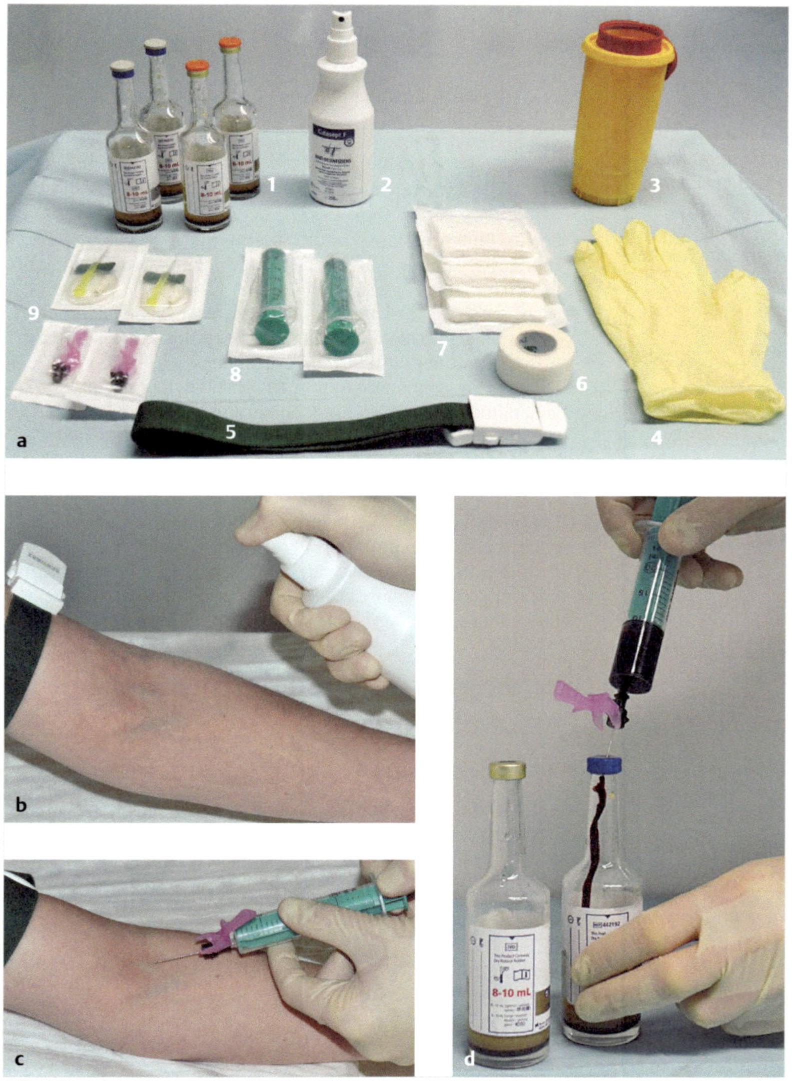

Abb. 3.1 Blutkulturentnahme.

a Materialien für eine Blutkulturentnahme. Initial zwei Blutkultursets (1), Hautdesinfektionsmittel (2), Kanülenabwurf (3), Einweghandschuhe (4), Stauschlauch (5), Pflaster (6), sterile Tupfer (7), 20-ml-Spritzen (8) und Sicherheitskanülen unterschiedlicher Größe (9).

b Die Punktionsstelle wird mit mehrmaligem Wechsel des sterilen Tupfers gründlich desinfiziert.

c Venenpunktion ohne erneute Palpation des Gefäßes.

d Die Blutkulturflaschen werden jeweils mit 8–10 ml Blut befüllt.

(Quelle: Borde J P, Ruhnke M, Küpper MF et al. Abnahme von Blutkulturen. Dtsch Med Wochenschr 2015; 140: 666–669)

Befüllen der Blutkulturflaschen

- Punktionskanüle verwerfen (Verringerung der Kontamination durch Hautkeime) und frische Kanüle auf die Spritze aufstecken
- In jede Blutkulturflasche wird etwa 10 ml Blut eingespritzt (▸ Abb. 3.1d). Dabei ist zu beachten, dass die Spritze beim Beimpfen der anaeroben Flasche nicht von der Kanüle genommen wird, sodass keine Luft in das Fläschchen eindringen kann.
- Bei manchen Systemen ist es erforderlich, die aerobe Flasche zu belüften, indem man die Spritze abnimmt und die Kanüle im Fläschchen stecken lässt.
- Alternative: Immer häufiger werden auch sogenannte Vakuumsysteme benutzt.
    - Hierbei wird mittels spezieller Butterfly-Kanüle die Vene punktiert und anschließend die Blutkulturflasche direkt über den Butterfly-Schlauch befüllt (▸ Abb. 3.2).
    - Wichtig ist es dabei, zunächst die aerobe (Luft im Schlauch!) und dann die anaerobe Blutkulturflasche aufzustecken.

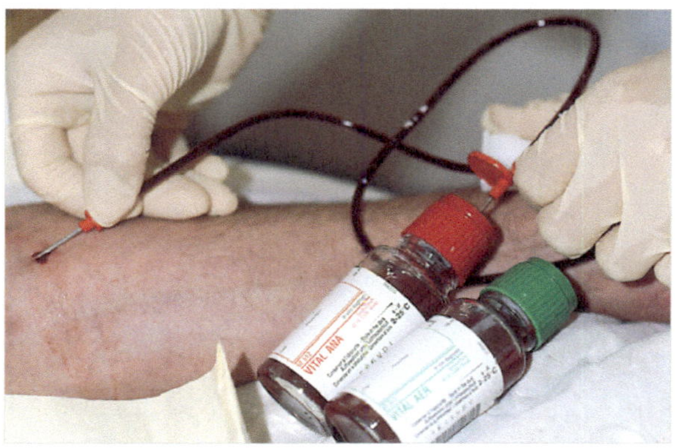

Abb. 3.2 Punktion mittels Butterfly-Kanüle. (Quelle: Schewior-Popp S, Sitzmann F, Ullrich L. Thiemes Pflege. 12. Aufl. Stuttgart: Thieme; 2012)

Probenversand

- Nachdem die Flaschen befüllt sind, werden sie kurz geschwenkt (nicht geschüttelt!), um eine Durchmischung von Blut und Nährmedium zu erreichen.
- Informationen zur Punktionsstelle, zur Grunderkrankung, zu den Symptomen und Risikofaktoren der Patientin bzw. des Patienten, der Verdachtsdiagnose und ggf. bisheriger antibiotischer Therapie auf dem Anforderungsschein vermerken
- Fläschchen sofort ins Labor schicken oder (falls ein sofortiger Transport nicht möglich ist) je nach Herstellerangaben inkubieren oder bei Raumtemperatur lagern

Cave

Blutkulturflaschen (Glas!) nicht mit Schienentransportsystemen ins Labor schicken.

3.11 Mögliche Fehler und Fallstricke

- Blutkulturen sollten möglichst nicht aus liegenden peripheren Venenverweilkanülen entnommen werden, da das Risiko einer Kontamination erhöht ist.
- Bei Anlage einer peripheren Venenverweilkanüle ist die Abnahme von Blutkulturen allerdings möglich, wenn das aseptische Vorgehen und die Hautantisepsis besonders sorgfältig beachtet werden. Das Verwerfen des ersten Milliliters reduziert die Rate an Kontamination.
- Zum Nachweis von Keimen im Blut sollten mehrmals täglich (Faustregel 2–4 Blutkulturen innerhalb von 24h) an verschiedenen Punktionsstellen entnommen werden.
- Soll eine Katheterinfektion nachgewiesen werden, müssen Blutkulturen zeitgleich aus einer peripheren Vene und über den liegenden Katheter abgenommen werden.
- Wird ein Katheter bei V. a. eine Katheterinfektion entfernt, wird die Katheterspitze zur mikrobiologischen Untersuchung eingesendet.
- Kontamination, nicht sachgerechte Lagerung und Transport sowie falsche Menge des eingebrachten Blutvolumens beeinflussen die Aussagekraft der Blutkulturen erheblich. Falsch positive Befunde durch Verunreinigung mit Hautkeimen führen zu nicht indizierten Antibiotikagaben und erhöhen die Krankenhauskosten [4].
- Grundsätzlich lassen sich Blutkulturflaschen auch mit anderen Substanzen beimpfen, z. B. Knochenmark.

Merke

Negative Blutkulturen schließen eine Sepsis nicht aus!

3.12 Mögliche Komplikationen

- Bei der Blutentnahme schützen aseptische Vorgehen und die Hautantisepsis vor möglichen Verunreinigungen mit Hautkeimen.
- Nicht sachgerechte Lagerung und Transport sowie falsche Menge des eingebrachten Blutvolumens beeinflussen ebenfalls die Aussagekraft der Blutkulturen erheblich.
- Falsch positive Befunde führen zu nicht indizierten Antibiotikagaben und erhöhen die Krankenhauskosten.

3.13 Dokumentation

- Die Neuanlage eines Katheters wird dokumentiert und die Ergebnisse der Blutkulturen sind im Krankenhausinformationssystem (KIS) einsehbar. In der Regel erfolgt aber keine zusätzliche Dokumentation jeder Abnahme von Blutkulturen. Abteilungsinterne Standards sind natürlich zu beachten.

3.14 Besonderheiten bei bestimmten Personengruppen

3.14.1 Besonderheiten bei Schwangeren

- Bei Schwangeren gibt es nach derzeitigem Kenntnisstand keine Besonderheiten zu berücksichtigen.

3.14.2 Besonderheiten bei Kindern und Jugendlichen

- Bei Kindern und Jugendlichen gibt es keine Besonderheiten zu berücksichtigen.

3.15 Literatur

Quellenangaben

[4] KRINKO. Prävention von Infektionen, die von Gefäßkathetern ausgehen. Hinweise zur Blutkulturdiagnostik. Informativer Anhang 1 zur Empfehlung der Kommission für Krankenhaushygiene und Infektionsprävention (KRINKO) beim Robert Koch-Institut. Bundesgesundheitsbl 2017; 60: 216–230

4 Kapilläre Blutentnahme

Kai Zacharowski, Leon van Bömmel

4.1 Steckbrief

Die kapilläre Blutentnahme ist eine unkomplizierte und wenig schmerzhafte Möglichkeit, kleinere Blutmengen, z. B. für die Blutzuckerbestimmung (BZ), die Elektrolytbestimmung oder eine Blutgasanalyse (BGA) zu gewinnen, wenn kein arterieller Katheter etabliert ist. Die kapilläre Blutentnahme ist eine Routinetätigkeit bei Diabetikern, in der Pädiatrie, im OP und auf der Intensivstation (gute Näherung für arterielle Blutgasanalyse), die häufig vom Pflegepersonal übernommen wird. Geeignete Punktionsstellen sind die Fingerbeere und das Ohrläppchen.

4.2 Synonyme

- kapilläre Blutentnahme
- kapilläre Blutabnahme
- umgangssprachlich „Sticksen"

4.3 Keywords

- Blutzucker (BZ)
- Blutgasanalyse (BGA)
- Lanzette

4.4 Überblick

- Bei der kapillären Blutabnahme wird statt einem Gefäß lediglich eine gut durchblutete und gut zugängliche Stelle am Körper punktiert.
- Das gewonnene kapilläre Blut hat im Gegenteil zum venösen Blut die Gewebepassage noch nicht vollständig passiert.
- Die Messwerte einiger Stoffe im Blut sind demnach teilweise höher als in einer venösen Blutabnahme.
- Bei einer kapillären Blutabnahme am hyperämisierten Ohrläppchen spricht man auch von „arterialisiertem" Blut, weil der O_2-Verbrauch des Ohrläppchens selbst so gering ist [5].

4.5 Indikationen

- Eine Indikation für die kapilläre Blutentnahme ist die Blutzuckerbestimmung (BZ), die Elektrolytbestimmung oder die Blutgasanalyse (BGA), wenn kein arterieller Katheter etabliert ist.
- Kapilläre Blutentnahmen können besonders dann durchgeführt, wenn nur wenige Tropfen Blut benötigt werden, wie im Rahmen der Point-of-Care-Diagnostik oder bei der Blutabnahme von Neugeborenen und Kleinkindern.
- Vorteilhaft ist die mehrfach durchführbare, einfache und schmerzarme Punktion.

4.6 Kontraindikationen

- Die kapilläre Blutabnahme eignet sich nicht als Standardmethode zur Beurteilung zentralisierter kritisch kranker Patientinnen oder Patienten im OP oder auf der Intensivstation.

4.7 Aufklärung und spezielle Risiken

- Bei ordnungsgemäßem Vorgehen ist die kapilläre Blutabnahme eine sehr risikoarme Maßnahme. Theoretisch kann es aber auch hier zu Infektionen, Blutungen und Nervenverletzungen kommen. Bei wachen, ansprechbaren und orientierten Patienten bzw. Patientinnen oder den Eltern von Kindern ist das mündliche Einverständnis einzuholen. Bei allen anderen Personen ist von einem vermuteten Einverständnis auszugehen.

4.8 Personal, Material und Einstelltechnik

- Lanzette oder Stechhilfe/Pen für Punktion: Vorteile einer Stechhilfe sind die standardisierte Eindringtiefe und die verminderte Gefahr einer Nadelstichverletzung.
- Glaskapillare für Blutentnahme (z. B. für BGA)
- Blutzuckermessgerät und Teststreifen für BZ-Analyse (▸ Abb. 4.1) → Wichtig: Achten Sie auf die korrekte Codierung und das Ablaufdatum der Teststreifen!
- Alkoholtupfer oder Tupfer und Desinfektionsspray
- unsterile Handschuhe, Pflaster, Abwurfbox

4.9 Vorbereitung

- Erklären Sie der Patientin bzw. dem Patienten das geplante Vorgehen.
- Geeignete Punktionsstellen sind die Fingerbeere und das Ohrläppchen.
  - Bei Kindern und Säuglingen ist die Ferse eine gute Punktionsstelle.
  - Cave: Punktieren Sie niemals infizierte oder verletzte Hautareale!
- Desinfektion der Punktionsstelle: Zuckerhaltige Speiserückstände an den Fingern können bei nachlässiger Desinfektion falschhohe Blutzuckerwerte verursachen.

4.10 Durchführung

- Die kapilläre Blutabnahme gliedert sich in Auswahl der Punktionsstelle, Desinfektion, Punktion und Materialgewinnung.

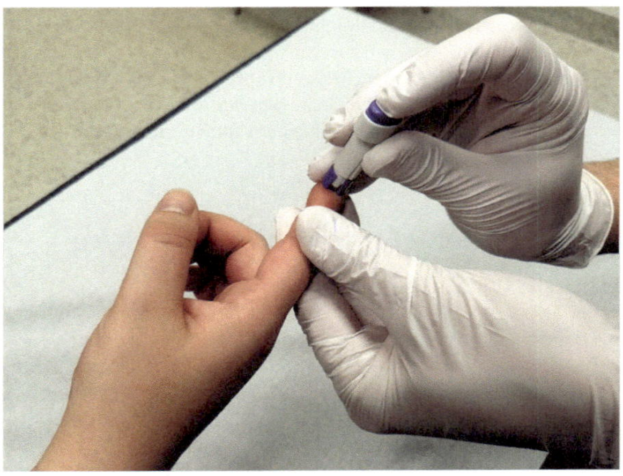

Abb. 4.1 Kapilläre Blutentnahme. (Quelle: Tiesmeier J, Grabowski A. Blutzuckermessung – Schritt für Schritt. retten! 2019; 8: 216–220)

4.10.1 Durchführung Schritt für Schritt

- Erklären Sie der Patientin bzw. dem Patienten das geplante Vorgehen.
- Geeignete Punktionsstellen sind die Fingerbeere und das Ohrläppchen.
- Bei Kindern und Säuglingen ist die Ferse eine gute Punktionsstelle.
- Desinfektion der Punktionsstelle.
- Punktion der seitlichen Fingerbeere mit Punktionshilfe/Pen oder Lanzette (▸ Abb. 4.2): Punktieren Sie nie in der Mitte der Fingerbeere, da dies sehr schmerzhaft ist und der Tastsinn beeinträchtigt werden kann.
- Beachte: Mit der Lanzette einmalig, aber beherzt einstechen → langsames „Bohren" verursacht unnötige Schmerzen!
- Lanzette oder Stechhilfe in geeignetem Abwurf entsorgen
- Wischen Sie den ersten Blutstropfen mit einem frischen Tupfer ab.
- Nehmen Sie die folgenden Blutstropfen mit der Kapillare oder dem BZ-Teststreifen auf.
  - Achten Sie darauf, dass keine Luftblasen in die Kapillare gelangen.
  - Sollte dies geschehen sein, saugen Sie mit einem Tupfer einen Teil des Bluts heraus und füllen Sie die Kapillare anschließend weiter.
- Am Ende der Blutentnahme Punktionsstelle mit Tupfer komprimieren, evtl. Pflaster anbringen.
- Kooperative Patientinnen und Patienten können die Kompression selbst übernehmen.
- Die Blutgasanalyse sollte unmittelbar erfolgen. Bei längerem Transportweg Kapillare luftdicht verschließen, um den Kontakt des Bluts mit Luft zu verhindern.
- Sonderfall:
  - Die Fersenblutentnahme beim Säugling erfolgt auf der medialen Seite der Ferse.
  - Es ist wichtig, das Bein gut zu fixieren, da der Einstich schmerzhaft ist.

Praxistipp

- Die Hautdurchblutung kann beispielsweise am Ohr durch spezielle Cremes (z. B. Finalgon) gesteigert werden.
  - Diese müssen mit ausreichender Einwirkzeit (10 min) aufgetragen werden.
  - Alternativ kann man durch Reiben versuchen, die kapilläre Durchblutung zu verbessern.
- Zu festes Drücken oder „Melken" führt zur Hämolyse und zu verfälschten Messwerten! Sollte der Blutfluss stoppen, können kleine Verkrustungen mit einem Tupfer entfernt werden.

4.11 Mögliche Fehler und Fallstricke

- Zu festes Drücken oder „Melken" führt zur Hämolyse und zu verfälschten Messwerten! Sollte der Blutfluss stoppen, können kleine Verkrustungen mit einem Tupfer entfernt werden.
- Die Blutgasanalyse sollte unmittelbar (< 15 min) erfolgen. Bei längerem Transportweg Kapillare luftdicht verschließen, um den Kontakt des Bluts mit Luft zu verhindern.

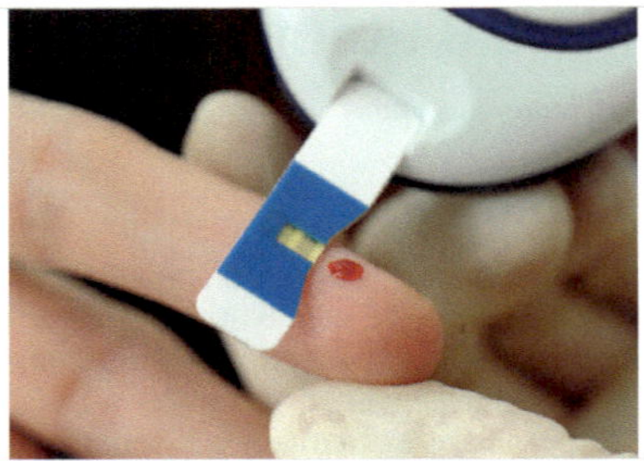

Abb. 4.2 Punktion der lateralen Fingerbeere zur Blutzuckerbestimmung. (Quelle: Hengesbach S, Hinkelbein J, Genzwürker H, Neuhaus C, Kollrack Y, Knauß A. Kapilläre Blutentnahme. In: Hengesbach S, Hinkelbein J, Genzwürker H, Neuhaus C, Kollrack Y, Knauß A, Hrsg. Checkliste Medical Skills. 2., unveränderte Auflage. Stuttgart: Thieme; 2019)

Cave

Punktieren Sie niemals infizierte oder verletzte Hautareale!

4.12 Mögliche Komplikationen

- Bei ordnungsgemäßem Vorgehen ist die kapilläre Blutabnahme eine sehr risikoarme Maßnahme. Theoretisch kann es aber auch hier zu Infektionen, Blutungen und Nervenverletzungen kommen.

4.13 Dokumentation

- In der Regel ist keine gesonderte Dokumentation dieser Maßnahme notwendig. Abteilungsinterne Standards sind natürlich zu beachten.

4.14 Besonderheiten bei bestimmten Personengruppen

4.14.1 Besonderheiten bei Schwangeren

- Bei Schwangeren gibt es nach derzeitigem Kenntnisstand keine Besonderheiten zu berücksichtigen.

4.14.2 Besonderheiten bei Kindern und Jugendlichen

- Sonderfall:
  - Die Fersenblutentnahme beim Säugling erfolgt auf der medialen Seite der Ferse.
  - Es ist wichtig, das Bein gut zu fixieren, da der Einstich schmerzhaft ist.

4.15 Literatur

Quellenangaben

[5] Grundmann F, Wilhelm W. Blutgasanalyse, Säure-Basen- Haushalt, O2-Versorgung und CO2-Elimination. Grundmann F, Wilhelm W. Praxis der Anästhesiologie. Heidelberg; Springer; 2018

5 Periphere Venenverweilkanüle

Kai Zacharowski, Leon van Bömmel

5.1 Steckbrief

Eine periphere Venenverweilkanüle (Braunüle, Viggo, umgangssprachlich auch „Zugang“) dient der intravenösen, auch wiederholten Applikation von Medikamenten und Infusionen; zusätzlich besteht die Möglichkeit zur Blutentnahme. Sie besteht aus einer geschliffenen Stahlkanüle (Stahlmandrin) und einem umgebenden Kunststoffkatheter, welcher nach Entfernung der Stahlkanüle letztlich im Gefäß verbleibt. Zusätzlich ist oftmals noch eine Zuspritzmöglichkeit integriert. Eine periphere Venenverweilkanüle zu legen ist eine Routinemaßnahme in fast allen Fachbereichen, insbesondere in der Notfallmedizin, Anästhesie und Intensivmedizin.

5.2 Synonyme

- Braunüle
- Viggo
- umgangssprachlich auch: „Zugang“

5.3 Keywords

- Venenverweilkanüle
- Braunüle
- Viggo
- Blutentnahme
- Punktion

5.4 Überblick

- Periphervenöse Zugänge werden von vielen Firmen in verschiedenen Ausführungen angeboten und sind in aller Regel farbig markiert (z. B. blau, rosa, grün, grau, orange, u. a. (▶ Abb. 5.1).
- Die verschiedenen Farben zeigen die Größe und die Durchflussraten der verschiedenen Kanülen (▶ Tab. 5.1). Beachte: Die Farbmarkierung ist nicht bei allen Herstellern einheitlich!
- Üblich sind heutzutage periphervenöse Zugänge mit speziellen Sicherungen, um Nadelstichverletzungen zu verhindern (▶ Abb. 5.2). Hierbei klappt, sobald der Stahlmandrin aus dem Kunststoffkatheter herausgezogen wird, eine Metallfeder über die Nadelspitze, sodass eine Stichverletzung ausgeschlossen wird.
- Alternativen zur periphervenösen Verweilkanüle:
    - Bei entsprechender Erfahrung bietet sich die Punktion einer großen Vene (z. B. Vena jugularis externa) an. Außerdem kann als Ultima Ratio auch die Anlage eines zentralvenösen Katheters durch einen erfahrenen Kollegen bzw. einer Kollegin in Erwägung gezogen werden.
    - Im Notfall (z. B. Reanimation) wird, falls die Anlage eines periphervenösen Zugangs nicht gelingt, die Anlage eines intraossären Zugangs empfohlen.
    - Peripher eingebrachte zentrale Venenkatheter (PICC) sind Katheter, die über eine periphere Vene der oberen Extremität eingebracht werden und bis in die V. cava superior verlaufen [7].
        - Genutzt wird diese noch sehr neue Methode zunehmend in der Onkologie.
        - Peripher eingebrachte zentrale Venenkatheter können im Vergleich zur peripheren Venenverweilkanüle länger genutzt werden, ermöglichen eine zentrale Medikamentengabe, ohne die aufwändige Anlage mit den möglichen Komplikationen eines zentralen Venenkatheters.
        - Im Vergleich zum zentralen Venenkatheter zeigt die Literatur bisher seltener einen Katheterverschluss, aber ein erhöhtes Risiko einer tiefen Venenthrombose.
        - Die allgemeine Datenlage ist noch gering.

Tab. 5.1 Größe und Flussgeschwindigkeit verschiedener periphervenöser Zugänge.

Farbe	Größe in Gauge	Außendurchmesser in mm	Durchfluss in ml/min
blau	22G	0,9	36
rosa	20G	1,1	61
grün	18G	1,3	96
weiß	17G	1,5	128
grau	16G	1,7	196
orange oder braun	14G	2,2	343

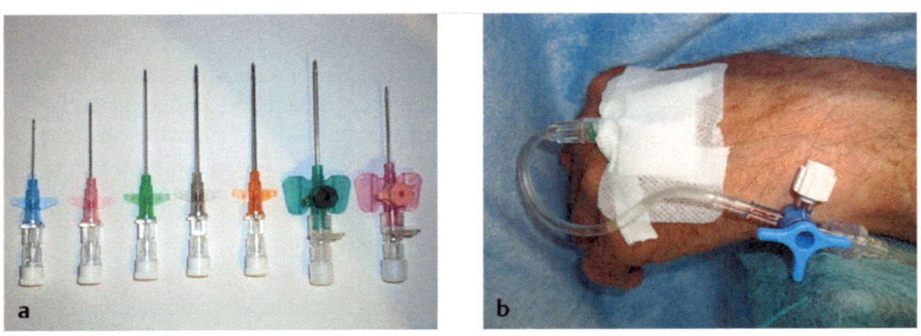

Abb. 5.1 Periphere Venenverweilkanüle.
a Venöse Zugänge verschiedener Größen.
b Bei den beiden Zugängen im Bild rechts besteht eine direkte Zuspritzmöglichkeit (s. Pfeil), bei den anderen Zugängen nicht. Hier muss ein 3-Wege-Hahn angeschlossen werden.
(Quelle: Hengesbach S, Hinkelbein J, Genzwürker H, Neuhaus C, Kollrack Y, Knauß A. Periphere Venenverweilkanüle. In: Hengesbach S, Hinkelbein J, Genzwürker H, Neuhaus C, Kollrack Y, Knauß A, Hrsg. Checkliste Medical Skills. 2., unveränderte Auflage. Stuttgart: Thieme; 2019)

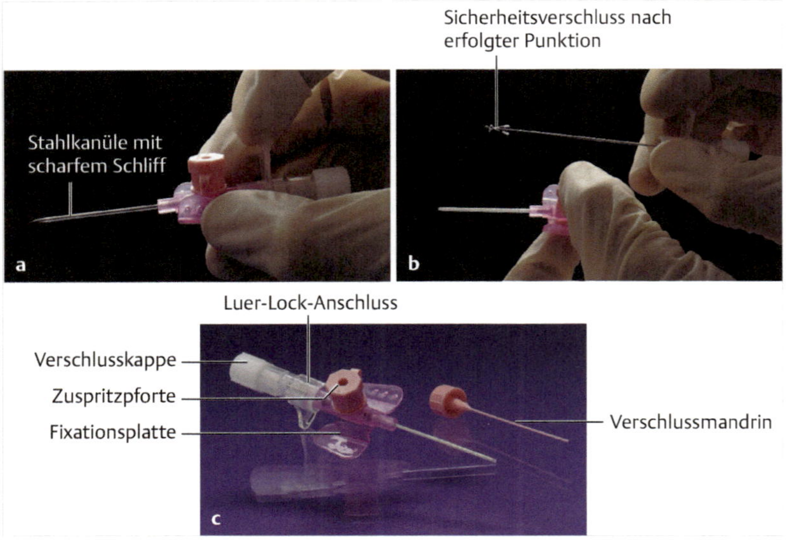

Abb. 5.2 Sicherheitsvenenverweilkanüle mit Luer-Lock-Anschluss.
a Stahlkanüle mit scharfem Schlif.
b Sicherheitsverschluss nach erfolgter Punktion.
c Luer-Lock-Anschluss.
(Quelle: Hengesbach S, Hinkelbein J, Genzwürker H, Neuhaus C, Kollrack Y, Knauß A. Periphere Venenverweilkanüle. In: Hengesbach S, Hinkelbein J, Genzwürker H, Neuhaus C, Kollrack Y, Knauß A, Hrsg. Checkliste Medical Skills. 2., unveränderte Auflage. Stuttgart: Thieme; 2019)

5.5 Indikationen

- Periphere Venenverweilkanülen dienen der intravenösen Medikamenten- und Flüssigkeitsgabe.
- Je nach Größe und Liegedauer ermöglichen periphere Venenverweilkanülen manchmal auch eine Blutentnahme.

5.6 Kontraindikationen

- Wenn möglich, sollte keine periphere Venenverweilkanüle an einen gelähmten Arm oder in einen Dialyseshunt gelegt werden.
- Auch ein operierter Arm nach erfolgter axillärer Lymphknotenentfernung, z. B. bei Mammakarzinom, sollte gemieden werden.

5.7 Aufklärung und spezielle Risiken

- Die Anlage einer peripheren Venenverweilkanüle gegen den Willen des (einwilligungsfähigen) Patienten bzw. der Patientin stellt eine Körperverletzung dar.
  - Versichern Sie sich also der Zustimmung der Patientin bzw. des Patienten.
  - Bei nicht einwilligungsfähigen Personen ist in einer Notfallsituation von einer vermuteten Einwilligung auszugehen.
- Vor der Anlage einer peripheren Venenverweilkanüle muss über folgende Risiken aufgeklärt werden:
  - Infektion
  - Narbenbildung
  - arterielle Fehlpunktion
  - Gefäßverletzung
  - Blutungen
  - Blutergüsse
  - Nervenverletzung
  - chronische Schmerzen
  - Lähmungen
  - Lymphabflussstörungen
  - Thrombose/Embolie
- Die Anlage einer peripheren Venenverweilkanüle in die V. jugularis externa erfordert eine ergänzende Aufklärung über das Risiko eines Pneumothorax. Sollte die Maßnahme mit den damit verbundenen Risiken hinlänglich bekannt sein, kann im klinischen Alltag auf Wunsch des Patienten bzw. der Patientin auf eine ausführliche Aufklärung verzichtet werden.

5.8 Vorbereitende Diagnostik

- Ultraschall mit farbcodiertem Doppler-Modus erleichtert die Anlage einer peripheren Venenverweilkanüle bei erschwertem Venenstatus.
- Für Säuglinge gibt es Rotlichtdioden, die durch das Gewebe scheinen und die Gefäße besser sichtbar machen (Illuminators, Venensucher).

5.9 Anästhesie

- Es kann eine vorherige Lokalanästhesie der Einstichstelle erfolgen.
- Das Lokalanästhestetikum kann als subkutane Quaddel oberhalb der Vene oder distal einer Venengabelung platziert werden.
- So ist eine schmerzfreie Punktion der Vene durch das subkutane Depot des Lokalanästhetikum möglich.

5.10 Personal, Material und Einstelltechnik

- mehrere periphere Venenverweilkanülen (Fehlversuche einkalkulieren!):
  - Die Größe richtet sich nach den Venenverhältnissen der Patientin bzw. des Patienten und dem Verwendungszweck.
  - In der Regel reicht für eine normale Infusionstherapie ein grüner 18-G-Zugang aus.
- Desinfektionsspray, reichlich nicht sterile Tupfer
- nicht sterile Handschuhe
- Stauschlauch oder Blutdruckmanschette
- Pflasterstreifen zum Fixieren
- In manchen Kliniken werden spezielle „Braunülen-Pflaster“ mit Klarsichtfolienanteil verwendet.
- Infusion zum Anschließen, Verschlussmandrin oder Kombistopfen
- falls keine Infusion angehängt wird, Kochsalzlösung zum Durchspülen

- Abwurfbox für Stahlkanüle
- Bei schwierigen Venenverhältnissen kann die Anlage ultraschallgesteuert erfolgen.

5.11 Vorbereitung

- Erklären Sie der Patientin bzw. dem Patienten, dass Sie einen venösen Zugang legen möchten, und bitten Sie ihn, sich zu legen oder zu setzen und den Arm gestreckt abzulegen.
- Wichtig: Gehen Sie ruhig vor. Setzen Sie sich.
- Lagern Sie den Arm möglichst tief, damit die Venen besser hervortreten.

Praxistipp

Testen Sie vor der Punktion kurz, ob sich der Stahlmandrin der Venenverweilkanüle leicht zurückziehen lässt. Es ist schade, wenn Sie später die Vene erfolgreich punktiert haben und sich dann der Mandrin nicht bewegen lässt.

5.12 Anatomie

- Der Aufbau der Venenwand ist typischerweise dreischichtig und unterteilt sich in Tunica interna (Intima), Tunica media (Media) und Tunica externa (Adventitia). Vor allem die Tunica media ist im Vergleich zu den arteriellen Gefäßen deutlich dünnwandiger, wodurch sich Füllungsunterschiede ausgeprägter auf den Gefäßdurchmesser auswirken.
- Mit Ausnahme der Lungenstrombahn transportieren Venen sauerstoffarmes Blut aus den Kapillaren zurück zum Herzen. Von peripher nach zentral nimmt der Durchmesser entsprechend zu.

5.13 Durchführung

- Die Anlage einer peripheren Venenverweilkanüle gliedert sich in Aufklärung, Lagerung, Stauung, Auswahl der Punktionsstelle, Punktion und Fixierung.

5.13.1 Lagerung

- Erklären Sie der Patientin bzw. dem Patienten, dass Sie einen venösen Zugang legen möchten, und bitten Sie ihn, sich zu legen oder zu setzen und den Arm gestreckt abzulegen.
- Wichtig: Gehen Sie ruhig vor. Setzen Sie sich.
- Lagern Sie den Arm möglichst tief, damit die Venen besser hervortreten.

5.13.2 Durchführung Schritt für Schritt

Stauung

- Legen Sie den Stauschlauch an und stauen Sie moderat. Wenn Sie den Stauschlauch festziehen, sollten Sie einen Finger zwischen Patientenarm und Verschluss des Stauschlauchs legen, um ein schmerzhaftes Einklemmen der Haut zu vermeiden.
- Fordern Sie die Patientin bzw. den Patienten auf, die Hand mehrfach zu öffnen und zu schließen.
  - Dies begünstigt die Venenfüllung.
  - Auch leichtes Klopfen oder Reiben der Haut kann helfen.
- Stauen Sie moderat. Der systolische Blutdruck soll nicht überschritten werden, um den arteriellen Blutfluss nicht zu unterbrechen.

Auswahl der Punktionsstelle

- Geläufige Punktionsorte sind der Handrücken und der Unterarm. Die Ellenbeuge sollte nur in Ausnahmefällen gewählt werden, da die mechanische Beanspruchung durch die Beugung des Arms stark ist.
- Palpieren Sie die Venen. Wenn sie sich als prallelastische Stränge tasten lassen, sind sie gut geeignet.
- Lassen Sie der Patientin bzw. den Patienten die Finger bzw. die Hand bewegen, um im Zweifel Sehnen von Venen unterscheiden zu können.
- Ungeeignete Punktionsstellen sind ein paretischer Arm, der Shunt-Arm und der Arm nach axillärer Lymphknotenentfernung, z. B. bei Mammakarzinom.

Merke

Vor manchen Untersuchungen oder OPs wird der intravenöse Zugang auf einer bestimmten Seite am Patienten bzw. an der Patientin benötigt. Erkundigen Sie sich danach!

Auswahl der peripheren Venenverweilkanüle

- Bei Kindern und schwierigen Venenstatus können kleine Größen (höhere Gauge) verwendet werden.
- Werden größerer Blutverluste oder Volumenverschiebungen erwartet, sollten mehrere großvolumige Venenverweilkanülen (niedrigere Gauge) platziert werden.

Punktion

- Einmalhandschuhe anziehen
- Desinfizieren Sie die Punktionsstelle.
  - Lassen Sie das Desinfektionsmittel ca. 30 s einwirken und wischen Sie die Stelle anschließend mit einem Tupfer trocken.
  - Punktieren Sie nicht durch eine „Desinfektionsmittelpfütze", dies ist sehr schmerzhaft.
- Spannen Sie mit der linken Hand die Haut an der Punktionsstelle, damit die Venen fixiert werden und bereiten Sie die Patientin bzw. den Patienten auf den Schmerz vor (z. B. „Achtung, gleich gibt es einen Stich an der Hand!") (▸ Abb. 5.3a).
- Fassen Sie die Nadel sicher.
  - Üblicherweise liegt hierfür der Zeigefinger der rechten Hand am vorderen Anteil der Zuspritzmöglichkeit, der Daumen an der Verschlusskappe.
  - Berühren sie nicht den Teil der Plastikkanüle, der in der Vene zu liegen kommt.
- Punktieren Sie nun zügig entlang des Gefäßverlaufs in einem Winkel von ca. 20° durch die Haut.
- Kippen Sie anschließend die Nadel etwas nach unten ab und schieben Sie sie innerhalb der Vene behutsam einige Millimeter vor, bis sich die Tropfkammer am Ende der Nadel mit Blut füllt (▸ Abb. 5.3). Da der innen liegende Stahlmandrin etwa 1–2 mm über den Plastikkatheter hinausragt, muss die Nadel auch nach Füllung der Tropfkammer noch 1–2 mm weitergeschoben werden (▸ Abb. 5.3b).
- Ziehen Sie den Stahlmandrin etwa 5 mm in die Plastikkanüle zurück und schieben Sie den periphervenösen Zugang vollständig ins Gefäß. Beachte: Bei korrekter Lage lässt sich die Kanüle schmerzfrei und ohne Widerstand vorschieben (▸ Abb. 5.3c).

Punktionsende

- Fixieren Sie anschließend die Kanüle mit mehreren Pflasterstreifen, wobei Sie an der Punktionsstelle ein steriles Pflaster verwenden sollten. Zwischen Verschlusskappe und Haut kann man eine kleine Kompresse legen.
- Nach der Fixierung drücken Sie die Vene proximal ab und entfernen Sie den Stahlmandrin [6]. Entsorgen Sie ihn sofort eigenhändig in eine Abwurfbox.
- Der periphervenösen Zugang sollte über den Luer-Lock-Anschluss mit Kochsalzlösung gespült werden oder es sollte eine Infusion angehängt werden.
  - Dies verhindert, dass sich Blutkoagel im Zugang bilden.
  - Außerdem prüft man so die Lage: Wird die Einstichstelle dick, liegt der periphervenöse Zugang paravasal, also außerhalb des Gefäßes, und muss entfernt werden.
- Soll keine Infusion angeschlossen werden, können farbige Verschlussmandrins, ein mit Kochsalz gespülter Mehrwegehahn oder ein Kombistopfen zum Verschluss genutzt werden (▸ Abb. 5.3d).
- Erklären Sie der Patientin bzw. dem Patienten, dass nur noch ein Kunststoffschlauch in der Vene liegt, die Nadel ist entfernt.
- Bei sorgfältiger Desinfektion vor der Punktion und guter Pflege kann der periphervenöse Zugang mehrere Tage belassen werden.

Praxistipp

- Gewöhnen Sie es sich im Laufe der Zeit an, den Stahlmandrin mit einer Hand zurückzuziehen und die Kanüle mit derselben Hand vorzuschieben. So können Sie mit der anderen Hand die Hautspannung kontinuierlich halten und verhindern, dass die Nadel disloziert.
- Ziehen Sie den Stahlmandrin nicht zu weit zurück, sondern nur etwa 5 mm. Ansonsten verliert die Plastikkanüle ihre Stabilität und lässt sich weniger leicht im Gefäß vorschieben.
- Möchten Sie nach erfolgter Punktion eine Infusion anschließen, achten Sie darauf, dass diese vor der Venenpunktion vorbereitet und die Infusionsleitung entlüftet wurde.
- Entsteht nach einem Punktionsversuch ein subkutanes Hämatom, belassen Sie den Zugang zunächst. So blutet es nicht aus der Punktionsstelle, und Sie können am selben Arm einen weiteren Punktionsversuch unternehmen.
- Ist die Anlage eines venösen Zugangs an der beabsichtigten Stelle nicht möglich („Fehlpunktion“), unternehmen Sie an einer anderen Stelle einen zweiten Punktionsversuch. Haben Sie hier ebenfalls keinen Erfolg, verzichten Sie auf weitere Versuche und holen Sie sich einen erfahrenen Kollegen zur Unterstützung.

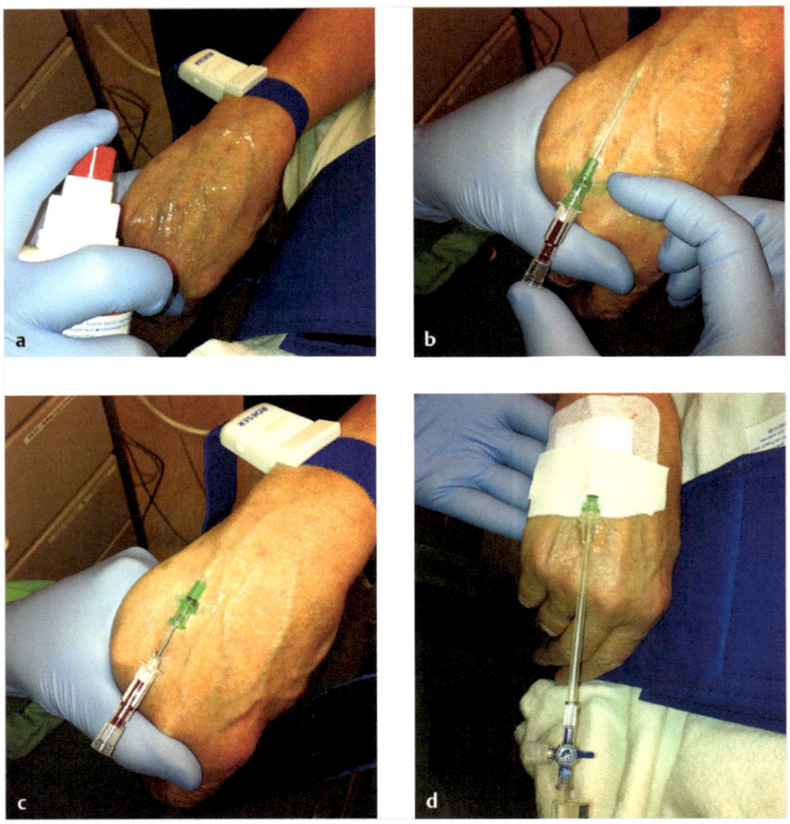

Abb. 5.3 Legen eines periphervenösen Zugangs.

- **a** Punktionsstelle Handrücken. Der Stauschlauch liegt an, die Haut wird gespannt und desinfiziert.
- **b** Nach erfolgreicher Punktion. Die Tropfkammer ist mit Blut gefüllt und die Nadel bereits im Venenverlauf 1–2 mm vorgeschoben.
- **c** Rückzug des Stahlmandrin.
- **d** Nach Pflasterfixierung und Anschluss eines gespühlten Mehrwegehahn mit Verlängerung ist die Anlage des periphervenösen Zugang abgeschlossen.

(Quelle: Hengesbach S, Hinkelbein J, Genzwürker H, Neuhaus C, Kollrack Y, Knauß A. Periphere Venenverweilkanüle. In: Hengesbach S, Hinkelbein J, Genzwürker H, Neuhaus C, Kollrack Y, Knauß A, Hrsg. Checkliste Medical Skills. 2., unveränderte Auflage. Stuttgart: Thieme; 2019)

5.14 Mögliche Fehler und Fallstricke

- Entsteht nach einem Punktionsversuch ein subkutanes Hämatom, belassen Sie den Zugang zunächst. So blutet es nicht aus der Punktionsstelle, und Sie können am selben Arm einen weiteren Punktionsversuch unternehmen.
- Ist die Anlage eines venösen Zugangs an der beabsichtigten Stelle nicht möglich („Fehlpunktion"), unternehmen Sie an einer anderen Stelle einen zweiten Punktionsversuch. Haben Sie hier ebenfalls keinen Erfolg, verzichten Sie auf weitere Versuche und holen Sie sich einen erfahrenen Kollegen zur Unterstützung.
- Die Tropfkammer der Kanüle füllt sich nicht mit Blut:
  - Die Nadel liegt noch nicht intravasal.
  - Korrigieren Sie die Richtung und Tiefe der Nadelspitze entsprechend dem Venenverlauf.
  - Geben Sie nicht vorzeitig auf, eine erfolgreiche Punktion ist immer noch möglich!
- Die Kanüle lässt sich nicht oder nur schwer und schmerzhaft vorschieben:
  - Sie liegt extravasal oder in der Wand der Vene.
  - Die Punktion muss abgebrochen werden.
- Cave: Schieben Sie niemals den spitzen Stahlmandrin wieder in die Plastikkanüle vor. Die Spitze der Plastikkanüle könnte abgeschert werden und in die Blutbahn abschwimmen!
- Die Punktionsstelle wird dick:
  - Die Vene ist perforiert. Belassen Sie den Zugang und starten Sie an anderer Stelle einen erneuten Punktionsversuch.
  - Die erste Kanüle muss am Ende der Punktion entfernt werden.
  - Dieses sogenannte Paravasat kann auch erst im Verlauf auftreten.
  - Daher ist das Gewebe um die periphere Venenverweilkanüle regelmäßig auf Schwellung zu kontrollieren, insbesondere intraoperativ bei plötzlich unzureichender Medikamentenwirkung.
- Hellrotes Blut pulsiert in die Tropfkammer oder aus dem Luer-Lock-Anschluss:
  - Versehentlich haben Sie eine Arterie punktiert.
  - Bleiben Sie ruhig.
  - Lösen Sie die Stauung, entfernen Sie die Kanüle und komprimieren Sie die Einstichstelle kräftig für etwa 5 min.

5.15 Mögliche Komplikationen

- Vor der Anlage einer peripheren Venenverweilkanüle muss über folgende Risiken aufgeklärt werden:
  - Infektion
  - Narbenbildung
  - arterielle Fehlpunktion
  - Gefäßverletzung
  - Blutungen
  - Blutergüsse
  - Nervenverletzung
  - chronische Schmerzen
  - Lähmungen
  - Lymphabflussstörungen
  - Thrombose/Embolie
- Die Anlage einer peripheren Venenverweilkanüle in die V. jugularis externa erfordert eine ergänzende Aufklärung über das Risiko eines Pneumothorax. Sollte die Maßnahme mit den damit verbundenen Risiken hinlänglich bekannt sein, kann im klinischen Alltag auf Wunsch des Patienten bzw. der Patientin auf eine ausführliche Aufklärung verzichtet werden.

5.16 Dokumentation

- Sollte die Anlage einer peripheren Venenverweilkanüle im perioperativen Setting stattfinden, erfolgt eine Dokumentation im Anästhesieprotokoll.
- Position und Größe (Gauge) werden angegeben.

5.17 Besonderheiten bei bestimmten Personengruppen

5.17.1 Besonderheiten bei Schwangeren

- Bei schwangeren Personen kann die Anlage einer peripheren Venenverweilkanüle durch Ödeme der Extremitäten erschwert sein. In der peripartalen Phase sollte mindestens eine 18 G Kanüle gelegt werden, um auf eine mögliche Blutungskomplikation vorbereitet zu sein.

5.17.2 Besonderheiten bei Kindern und Jugendlichen

- Vorbereitung:
  - Erklären Sie der Patientin bzw. dem Patienten und den Eltern das geplante Vorgehen.
  - Beachte: Auch Kinder sind der Patientinnen bzw. Patienten, denen wir mit Ehrlichkeit begegnen müssen!
    - Machen Sie den Patientinnen bzw. den Patienten niemals etwas vor („Das tut schon nicht weh …"), sondern erklären sie ihr Handeln.
    - Worte erzeugen Bilder in der Vorstellung.
    - Daher empfiehlt es sich offene oder positive Formulierungen zu benutzen wie „Es kann sein, dass du etwas spürst", statt „Stich" oder „Pieks".
    - Verneinungen erzeugen gegenteiligen Effekt. Etwas „tut nicht weh" stellt sich ein Kind trotzdem als Schmerz vor.
    - Nutzen Sie bildhafte Sprache wie „Tankstelle" oder „Schmetterling" für periphere Venenverweilkanülen.
  - Geeignete Punktionsstellen auswählen:
    - Diese sind bei Kindern meistens der Handrücken oder die V. saphena.
    - Betrachten Sie aber auch die anderen möglichen Punktionsstellen.
  - Mit einem EMLA-Pflaster (eutektische Mischung Lokalanästhetika) oder einer EMLA-Creme kann eine Oberflächenanästhesie der geplanten Einstichstelle erfolgen.
    - Die Mischung aus Lidocain und Prilocain ermöglicht eine schmerzfreie Hautpunktion.
    - Das Pflaster muss 15 min vor Punktion entfernt werden.
  - Eine inhalative Einleitung mit beispielsweise Sevofluran ermöglicht nach dem Bewusstseinsverlust die Anlage einer peripheren Venenverweilkanüle.
  - Die SpO_2-Ableitung distal einer peripheren Venenverweilkanüle hilft, rechtzeitig ein Paravasat zu erkennen, auch wenn die Punktionsstelle intraoperativ nicht kontinuierlich einsehbar ist.
  - Die Anlage einer peripheren Venenverweilkanüle bei Kindern ist meist Kinderärzten vorbehalten.
    - Wichtig ist die Technik ebenfalls für Anästhesisten und Notärzte.
    - Viele Ärzte haben, meist aufgrund fehlender Routine, Probleme bei der Anlage einer peripheren Venenverweilkanüle bei Kindern.
  - Da Kinder durch Punktionen leicht traumatisiert werden, besteht nur sehr selten (z. B. unter Narkose im OP) die Möglichkeit zum Üben.

5

  - Generell wird die Indikation zur Anlage einer peripheren Venenverweilkanüle bei Kindern strenger gestellt als bei Erwachsenen.
- Durchführung der Punktion:
  - Größere Kinder sollten wie Erwachsene liegen, kleinere können zur Beruhigung auf dem Schoß der Eltern sitzen.
  - Bei Säuglingen und Kleinkindern werden keine Stauschläuche verwendet. Stauen Sie die Extremität, indem sie diese mit Daumen und Zeigefinger fest, aber dosiert umfassen.
  - Punktionsstelle nicht wie beim Erwachsenen desinfizieren, da sonst die Venen nicht mehr sichtbar sind. Stattdessen Desinfektionsspray auf eine Kompresse sprühen und dann die Haut vorsichtig abwischen.
  - Einmalhandschuhe anziehen
  - Geizen Sie nicht mit Lob für das Kind nach erfolgreicher Anlage der peripheren Venenverweilkanüle. Gummibärchen oder eine große Plastikspritze als Lohn für die Tapferkeit können dem Kind helfen, die Blutentnahme nicht in schlechter Erinnerung zu behalten.
  - Nutzen Sie kindliche Motivpflaster zur Fixierung eines Verbands um die periphere Venenverweilkanüle.

Cave

- Viele Faktoren erschweren die Gefäßpunktion bei Kindern im Vergleich zu Erwachsenen.
  - Die Gefäße sind feiner, treten nicht aus der Haut hervor und sind somit schwieriger zu finden.
  - Kinder haben generell mehr Angst vor der Blutentnahme und den damit verbundenen Schmerzen.
  - Diese Angst kann ihnen auch durch Erklärungen nicht ganz genommen werden.
- Damit die Blutentnahme möglichst komplikationslos erfolgen kann, sollten sie immer zu zweit arbeiten. Nur so kann die zu punktierende Extremität oder das Kind sicher fixiert und ein Verrutschen der Nadel verhindert werden!

Praxistipp

- Die Eltern oder andere Bezugspersonen können eine beruhigende Wirkung auf Kinder haben. Beziehen Sie diese mit ein. Auch Kuscheltiere können Wunder wirken!
- Kinder sollten am besten von der Notwendigkeit der Punktion überzeugt und möglichst nicht gegen ihren Willen festgehalten werden, da dies eine gravierende Traumatisierung mit sich bringen kann.
- Bei heftiger Gegenwehr oder schwieriger Punktion sollten Sie eine Pause einlegen.
- Individuelle Ressourcen des Kindes erfragen. Filme oder Spiele auf einem mobilen Endgerät können ebenfalls genutzt werden.
- Bei Kleinkindern und Säuglingen kann etwas Zuckerlösung (z. B. Glukose 20 %) zur Beruhigung auf den Schnuller getropft werden, der dann die kleinen Patientinnen und Patienten ablenkt.
- Es gibt Rotlichtdioden, die bei Säuglingen durch das Gewebe scheinen und die Gefäße besser sichtbar machen (Illuminators). Diese können manchmal sehr hilfreich sein.

5.18 Literatur

Quellenangaben

[6] Hengesbach S, Hinkelbein J, Genzwürker H et al. Checkliste Medical Skills. 2. Aufl. Stuttgart: Thieme: 2019

[7] Johansson E, Hammarskjöld F, Lundberg D, Heibert Arnlind M. Advantages and disadvantages of peripherally inserted central venous catheters (PICC) compared to other central venous lines: A systematic review of the literature. Acta Oncologica 2013; 52: 886–892

6 Zentraler Venenkatheter (ZVK)

Christian Reyher, Kai Zacharowski

6.1 Steckbrief

Die zentralvenöse Kanülierung ist integraler Bestandteil moderner Anästhesie und Intensivmedizin. Mit entsprechenden anatomischen Kenntnissen und bei streng aseptischem Vorgehen können Katheter sicher und risikoarm intravasal platziert werden. Ernsthafte Komplikationen sind selten, können aber im Einzelfall auch lebensbedrohlich sein. Die Inzidenz von Komplikationen ist im Wesentlichen abhängig vom Punktionsort, von der Punktionstechnik, den Vorerkrankungen des Patienten und der Erfahrung des jeweiligen Anwenders. Mit der Verwendung ultraschallgestützter Verfahren konnte die Rate an Fehl- und Mehrfachpunktionen signifikant reduziert werden, sodass bereits einzelne Fachgesellschaften den routinemäßigen Einsatz bei der Punktion zentralvenöser Gefäße fordern.

6.2 Synonyme

- zentraler Zugang
- venöse Punktion
- zentraler Venendruck (ZVD)

6.3 Keywords

- hämodynamisches Monitoring
- venöse Gefäßpunktion
- venöser Zugang
- ZVK
- ZVD

6.4 Indikationen

- Die häufigste Indikation für die Anlage eines zentralvenösen Katheters (ZVK) ist das hämodynamische Monitoring (zentralvenöse Sauerstoffsättigung; unter bestimmten Umständen die Messung des zentralen Venendrucks) und die herznahe Applikation vasoaktiver Substanzen (z. B. Katecholamine).
- Der Vorteil gegenüber peripheren Zugängen liegt im schnelleren Wirkungseintritt und in der besseren Steuerbarkeit bei der Verwendung geringer Infusionsvolumina, außerdem bergen periphervenöse Zugänge die Gefahr der akzidentiellen paravasalen Infusion mit zum Teil deletären Folgen.
- Über ZVK können venenreizende Substanzen (Chemotherapie, parenterale Ernährung, hochkalorische Lösungen) sicher und über einen längeren Zeitraum verabreicht werden.
  - Mit der Verwendung mehrerer Lumen sind unterschiedliche Laufraten und die gleichzeitige Applikation verschiedener, auch inkompatibler Substanzen möglich.
  - Derzeit sind Katheter mit bis zu 5 Lumen erhältlich, jedoch erhöht sich mit steigender Anzahl der Lumina auch das Risiko thrombembolischer Komplikationen.
  - Ob sich die Infektionsrate mit steigender Lumenanzahl ebenfalls verändert, ist noch unklar.
- Zur schnellen Volumensubstitution sind zentrale Venenkatheter aufgrund des geringen Durchmessers der einzelnen Lumen sowie der Länge des Katheters in der Regel ungeeignet. Das zentralvenöse Einbringen großlumiger Zugänge (z. B. Shaldon-Katheter) erlaubt es jedoch in Kombination mit maschinellen Infusionssystemen, auch sehr große Volumenverschiebungen effizient auszugleichen.
- weitere Indikationen für die Anlage eines zentralvenösen Zugangs:
  - schlechter peripherer Venenstatus
  - Akutdialyse
  - spezielle operative Verfahren, beispielsweise die halbsitzende Lagerung für Eingriffe in der hinteren Schädelgrube mit der Gefahr von Luftembolien

6.5 Kontraindikationen

- Kontraindikationen für die zentralvenöse Punktion sind relativ und bei absoluter Indikation lediglich auf den Ort der Punktion beschränkt.
- So sollte beispielsweise bei chronischen Lungenerkrankungen wegen des erhöhten Pneumothoraxrisikos auf eine Subclavia-Punktion möglichst verzichtet werden. Ebenso sollte bei bekannten Gefäßanomalien ein alternativer Punktionsort gewählt werden.
- Weitere relative Kontraindikationen sind Gerinnungsstörungen und die Einnahme gerinnungshemmender Medikamente. In diesem Fall sollten gut komprimierbare Regionen für die Punktion gewählt werden.
- Eine akzidentielle arterielle Punktion, z. B. der A. carotis, kann zu einer Thrombembolie oder auch zu einer Dissektion des Gefäßes führen. Des Weiteren besteht bei höhergradigen Karotisstenosen potenziell die Gefahr, dass bei Blutungen mit entsprechendem Hämatom ein funktioneller Gefäßverschluss zu einer zerebralen Minderperfusion führen kann.

6.6 Aufklärung und spezielle Risiken

- Vor jeder elektiven Punktion muss der Patient über die verfahrensimmanenten Risiken, häufige Komplikationen und die geplante Vorgehensweise individuell und mit ausreichender Bedenkzeit aufgeklärt werden.
- Nur in Ausnahmefällen gilt die Geschäftsführung ohne Auftrag im Rahmen der Notfallindikation.
- aufgeklärt werden muss über:
  - Blutung
  - Infektion
  - Gefäß-/Nervenverletzung
  - Fehl-/Mehrfachpunktion
  - Katheterfehllagen
  - Gefäßverschluss, Embolie, Thrombose
  - Pneumothorax

6.7 Vorbereitende Diagnostik

- Die Sonografie ermöglicht die „Online-Visualisierung" anatomischer Strukturen. In verschiedenen Studien konnte der Vorteil gegenüber der Landmarkentechnik gezeigt werden.
- So können anatomische Variationen (Lage, Gefäßverlauf, Größe etc.) dargestellt oder für das Einbringen großlumiger Zugänge kann der Durchmesser des zu punktierenden Gefäßes beurteilt werden (▶ Abb. 6.1). Auch können potenzielle Punktionshindernisse (Thromben etc.) detektiert werden.
- Nachteilig ist der Preis für die Anschaffung der Geräte und dass diese im Klinikbetrieb nicht ubiquitär verfügbar sein können. Die Punktion nach Landmarkentechnik sollte daher unbedingt weiterhin gelehrt und gelernt werden.
- Es bestehen zwei Möglichkeiten der Punktion mit Sonografie:

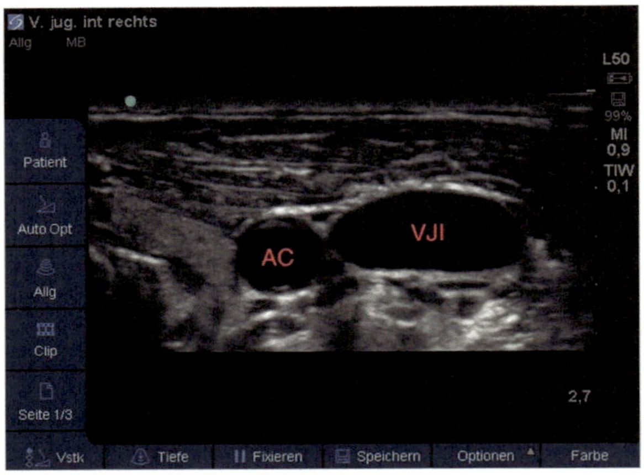

Abb. 6.1 Sonografischer Querschnitt. Dargestellt sind A. carotis (AC) und die V. jugularis interna (VJI) rechts in typischer anterolateraler Position. (Quelle: Reyher C. Zacharowski K. Venöse Zugänge. In: Marx G, Zacharowski K, Kluge S, Hrsg. Referenz Intensivmedizin. 1. Auflage. Stuttgart: Thieme; 2020)

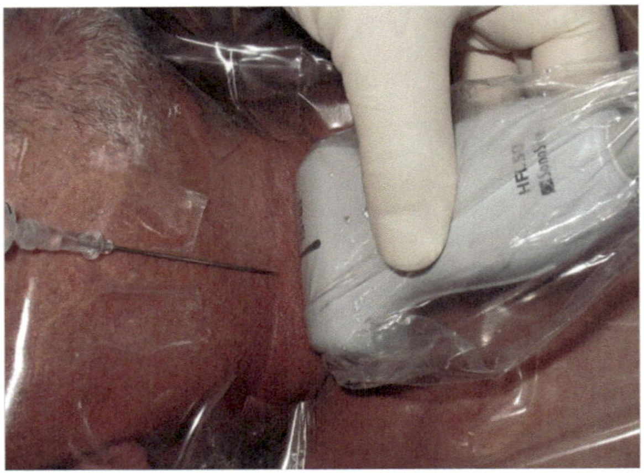

Abb. 6.2 Sonografie. Darstellung der Schallkopfposition bei Out-of-Plane-Technik. (Quelle: Reyher C. Zacharowski K. Venöse Zugänge. In: Marx G, Zacharowski K, Kluge S, Hrsg. Referenz Intensivmedizin. 1. Auflage. Stuttgart: Thieme; 2020)

  - In-plane: Die Punktion erfolgt in der Achse des Schallkopfs. Vorteil der Technik ist die direkte Visualisierung der Nadel und deren Verlauf im Gewebe bzw. deren Eindringtiefe.
  - Out-of-plane beschreibt die Punktion im rechten Winkel dazu. Zur Orientierung und Darstellung umgebender Strukturen ist diese Technik besser geeignet (▸ Abb. 6.2).
- Durch die Verwendung von Farbdopplern besteht die Möglichkeit, die Flussrichtung und die Flussgeschwindigkeit im Gefäß darzustellen. Dies kann im Einzelfall die Unterscheidung zwischen arteriell und venös erleichtern.

6.8 Anästhesie

- ggf. Lokalanästhesie bei wachen Patienten

6.9 Personal, Material und Einstelltechnik

- Händedesinfektion
- Haube, Mundschutz, sterile Handschuhe und steriler Kittel
- Hautdesinfektion mit Chlorhexidin- oder Octenidin-haltigen Desinfektionsmitteln als Wischdesinfektion
- großflächige Abdeckung (Lochtuch)
- NaCl 0,9 %
- Punktionsset
- steriler Wundverband
- Druckleitung und Druckaufnahmesystem
- kontinuierliches Infusionssystem
- EKG-Ableitung

6.10 Durchführung

- Heutzutage ist die 1953 von dem Radiologen Sven-Ivar Seldinger entwickelte Methode zum Einbringen von Angiografiekathetern die Standardmethode zur Gefäßpunktion.
  - Mit einer Hohlnadel wird zunächst das Gefäß unter Aspiration punktiert.
  - Bei sicher intravasaler Lage wird über die liegende Kanüle ein Führungsdraht eingebracht und die Kanüle dann zurückgezogen.
  - Mit einem Dilatator wird daraufhin der Stichkanal geweitet, was das Einführen des Katheters erleichtert und für die spätere Wundheilung vorteilhaft ist.
  - Über den einliegenden Draht wird nun der Katheter vorgeschoben.
- Der Vorteil der Seldinger-Technik liegt darin, dass Katheter mit weicheren Materialien verwendet werden können und diese durch ihre Führung entlang des Drahts nicht dislozieren bzw. nicht wie Katheter aus festen Materialien das Gefäß sekundär perforieren können.
- Nachteilig ist, dass durch einen zu tief eingebrachten Draht unter Umständen maligne Rhythmusstörungen ausgelöst werden können.
- Prinzipiell ist – wie beim Periduralkatheter – eine Katheterimplementierung direkt durch die Nadel möglich.
  - Dafür muss das Gefäß jedoch mit einer erheblich großlumigeren Nadel punktiert werden und der eingebrachte Katheter aus einem deutlich festeren Material gefertigt sein.
  - Außerdem besteht die Gefahr, dass der Katheter am scharfen Schliff der Punktionskanüle abschert, weswegen sich diese Methode zur ZVK-Anlage nicht durchsetzen konnte.

6.10.1 Zugangswege

- Zugangswege für die Punktion zentraler Venen (▸ Abb. 6.3):
  - V. jugularis interna
  - V. subclavia
  - V. femoralis
  - V. basilica
  - V. jugularis externa
  - V. cephalica
  - V. brachiocephalica (anonyma)

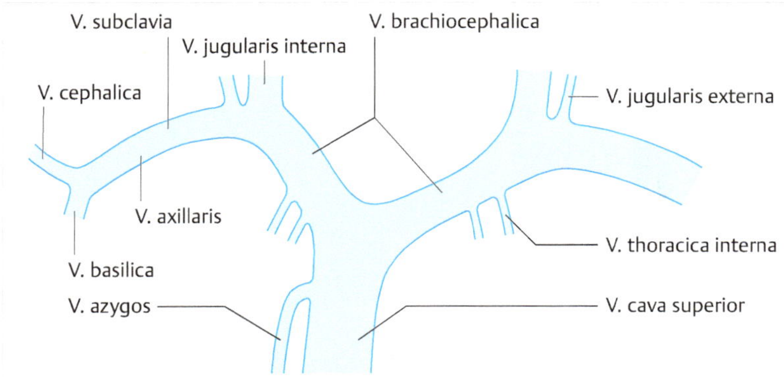

Abb. 6.3 Punktion zentraler Venen. Zugangswege. (Quelle: Reyher C, Zacharowski K. Venöse Zugänge. In: Marx G, Zacharowski K, Kluge S, Hrsg. Referenz Intensivmedizin. 1. Auflage. Stuttgart: Thieme; 2020)

V. jugularis interna

- Der optimale Zugangsweg ist umstritten.
- Die Punktion der V. jugularis interna bietet jedoch aus verschiedenen Gründen Vorteile.
  - Zum einen ist sie durch anatomische Landmarken häufig gut aufzufinden, zum anderen kommt es durch ihren geraden Verlauf seltener zu Katheterfehllagen.
  - Die rechte Seite ist dabei zu bevorzugen, da es hier nicht zu einer versehentlichen Punktion des linksseitig verlaufenden Ductus thoracicus kommen kann.
- Nachteile sind die im Vergleich zum Subclavia-Zugang erhöhte Infektionsrate und der etwas reduzierte Patientenkomfort.

V. jugularis externa

- Die V. jugularis externa ist eine einfach zu punktierende Alternative.
- Auch nach erfolgreicher Kathetereinlage besteht jedoch ein erhöhtes Risiko für eine sekundäre Perforation (insbesondere bei Verwendung von kurzen Verweilkanülen) mit entsprechendem Paravasat.
- Die Einstichstelle muss deshalb vor allem bei der zügigen Infusion großer Volumenmengen engmaschig kontrolliert werden.

V. subclavia

- Der entscheidende Vorteil des Subclavia-Zugangs ist die bindegewebige Fixierung der Vene, die selbst bei ausgeprägtem Volumenmangelschock nicht kollabiert.
- Ein erheblicher Nachteil ist die erhöhte Pneumothoraxgefahr und die Tatsache, dass bei akzidentieller arterieller Punktion das Gefäß schwieriger von extern zu komprimieren ist.
  - Bei Gerinnungsstörungen ist folglich primär ein anderer Zugangsweg zu bevorzugen.
  - Nach frustraner Punktion sollte eine Punktion der Gegenseite unterbleiben.

V. femoralis

- Die V. femoralis ist anatomisch relativ einfach lokalisierbar und wegen der fehlenden Nähe zu verletzlichen Strukturen als Notfallzugang gut geeignet.
- Dieser Zugangsweg birgt jedoch das größte Infektionsrisiko. Die Liegedauer von dort eingebrachten Kathetern sollte daher zeitlich begrenzt sein und deren Anlage Notfallindikationen vorbehalten bleiben.

V. basilica

- Mit peripher eingebrachten zentralvenösen Kathetern (PICC: „peripherally inserted central venous catheter") gibt es die Möglichkeit, ohne Kanülierung zentraler Strukturen herznah Medikamente zu applizieren und relativ genau hämodynamische Parameter zu erfassen (ZVD, zentralvenöse Sauerstoffsättigung).
- Aufgrund der Gefahr des Abknickens mit diskontinuierlicher Infusionslaufrate und des erheblich höheren Thromboserisikos werden diese jedoch nur selten eingesetzt.

6.10.2 Durchführung Schritt für Schritt

- Katheterinfektionen gehören zu den häufigsten nosokomialen Infektionen.
- Es ist daher essenziell, bei der Anlage auf ein streng aseptisches Vorgehen zu achten.
- Hierzu gehören:
  - hygienische Händedesinfektion
  - Verwendung von Haube, Mundschutz, sterilen Handschuhen und Kittel
  - Hautdesinfektion mit Chlorhexidin- oder Octenidin-haltigen Desinfektionsmitteln als Wischdesinfektion
  - großflächige Abdeckungen (Lochtuch)
  - Verwendung von sterilen Wundverbänden
- Des Weiteren muss die Verpackung auf Unversehrtheit und Haltbarkeit überprüft werden.
- Auch bei personellen Engpässen muss die Anlage von 2 Personen (Arzt und Assistenz) durchgeführt werden.
- Auf Höhe des Schildknorpels kann medial des M. sternocleidomastoideus die A. carotis getastet werden.
  - Die Punktion erfolgt leicht lateral unter Aspiration (▸ Abb. 6.4).
  - Das Einführen des Drahts sollte leicht und widerstandsfrei sein (▸ Abb. 6.5, ▸ Abb. 6.6).
- Nach erfolgreicher Anlage muss die korrekte intravasale Lage verifiziert werden.
  - Dazu werden alle Schenkel kurz aspiriert und wieder gespült.
  - Wichtig ist, dass das Blut nicht bis in den 3-Wege-Hahn zurückgezogen wird, da dies bereits nach kurzer Zeit zu Okklusionen und sekundären Infektionen führen kann.
  - Nach Aspirationskontrolle werden die 3-Wege-Hähne erneut steril mit Kappen verschlossen.

6

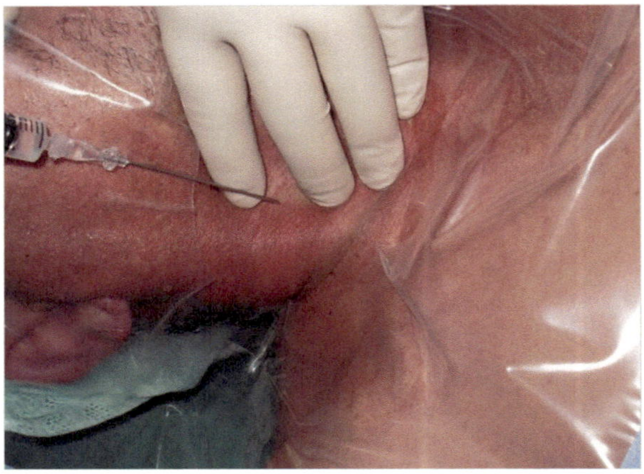

Abb. 6.4 Punktion nach Landmarkentechnik. (Quelle: Reyher C, Zacharowski K. Venöse Zugänge. In: Marx G, Zacharowski K, Kluge S, Hrsg. Referenz Intensivmedizin. 1. Auflage. Stuttgart: Thieme; 2020)

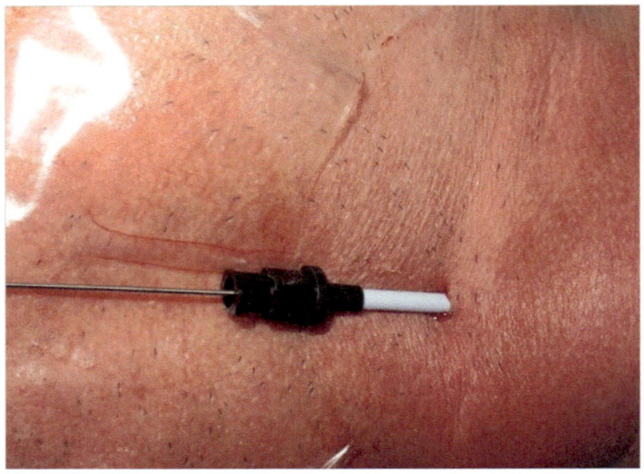

Abb. 6.5 Einführen des Gewebedilatators. Gegebenenfalls kann das Einführen des Gewebedilatators mittels kleiner Stichinzision erleichtert werden. (Quelle: Reyher C, Zacharowski K. Venöse Zugänge. In: Marx G, Zacharowski K, Kluge S, Hrsg. Referenz Intensivmedizin. 1. Auflage. Stuttgart: Thieme; 2020)

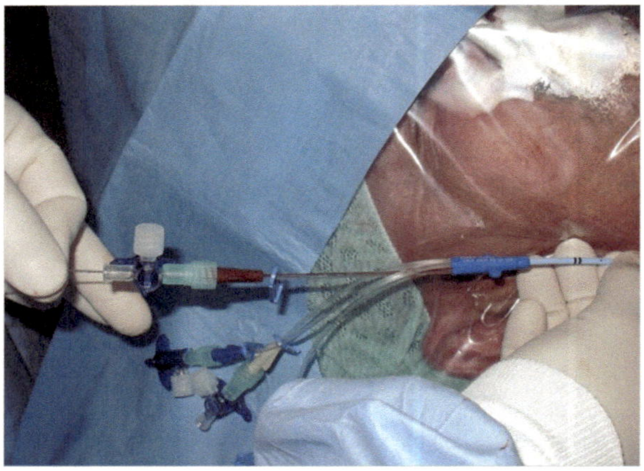

Abb. 6.6 Einführen des Katheters. Beim Vorschieben des Katheters über den Führungsdraht sollte dieser mit einer Hand fixiert werden, um eine Dislokation nach intravasal zu vermeiden. (Quelle: Reyher C, Zacharowski K. Venöse Zugänge. In: Marx G, Zacharowski K, Kluge S, Hrsg. Referenz Intensivmedizin. 1. Auflage. Stuttgart: Thieme; 2020)

Lagekontrolle

EKG

- Eine Verifizierung der Katheterlage ist vor Nutzung des Gefäßzugangs zwingend erforderlich. Durch einfache Aspiration aller Schenkel kann bereits während der Anlage die intravasale Lage überprüft werden.
- Die optimale Position des ZVK ist in der V. cava superior vor der Einmündung in den rechten Vorhof. Im Einzelfall ist eine tiefere Platzierung im rechten Vorhof indiziert (halbsitzende Lagerung).
- Die Positionierung kann mittels intrakardialem EKG erfolgen (▸ Abb. 6.7).
  - Unter Verwendung einer Extremitätenableitung (Einthoven I oder II) wird die Schulterelektrode (rot) mit der Katheterspitze verbunden. Entweder geschieht dies über die Konnektion am Seldinger-Draht oder mittels elektrisch leitender Infusionslösung (NaCl 20 %).
  - Anhand der Veränderung der P-Welle kann die genaue Positionierung vorgenommen werden.
  - Voraussetzung für dieses Vorgehen ist eine regelhafte Vorhoffunktion, bei Vorhofflimmern kann diese Methode somit nicht eingesetzt werden.
- Vorteil gegenüber der Röntgenaufnahme ist die Möglichkeit, Fehllagen bereits während der Anlage zu erkennen und zu korrigieren.

Röntgen

- Postinterventionell wird die Röntgenaufnahme des Thorax in der Regel im anterior-posterioren Strahlengang als Liegendaufnahme durchgeführt. Die optimale Position des ZVK ist in Projektion auf Höhe der Carina.
- Vorteil der Röntgenkontrolle ist der gleichzeitige Ausschluss von Pneumo-, Hämato- oder Infusothorax. Es ist allerdings zu beachten, dass sich diese auch erst mit einer gewissen zeitlichen Latenz entwickeln können und somit bei klinischem Verdacht die Röntgen-Thoraxaufnahme im Verlauf wiederholt werden muss.
- Eine generelle Empfehlung bezüglich der Kontrolle nach Anlage existiert nicht. Sinnvoll scheint eine Röntgenkontrolle, wenn kein alternatives Verfahren zur Verifizierung der Katheterposition zur Anwendung kam, nach Subclavia-Punktion oder nach erschwerter Punktion.
- Grundsätzliche Nachteile sind die Strahlenbelastung und die zusätzlichen Kosten.
- Verschiedene Zentren verzichten ganz auf Röntgenuntersuchungen nach zentralvenöser Punktion.

Sonografie

- Als strahlungsfreie Alternative gewinnt zunehmend die Lungensonografie an Bedeutung.
- Die Lagekontrolle erfolgt mittels intrakardialem EKG und Aspiration der einzelnen Schenkel.
- Der Ausschluss eines Hämato-/Pneumothorax erfolgt sonografisch.

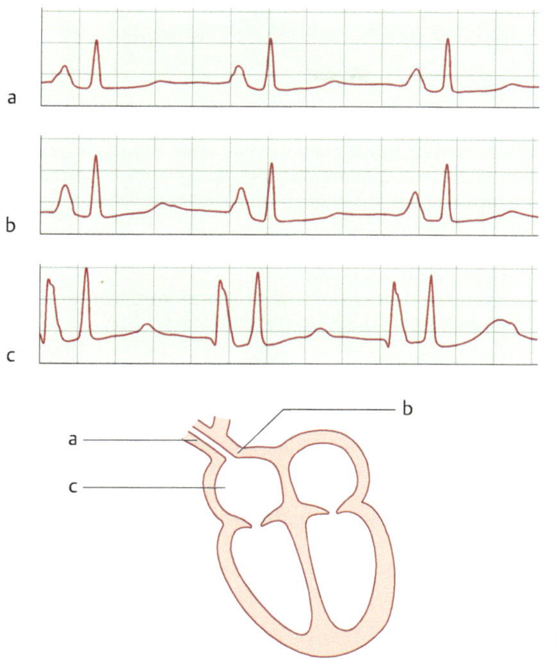

Abb. 6.7 Mit Alphacard-System eingebrachter ZVK. Schematische Darstellung eines mit Alphacard-System eingebrachten zentralen Venenkatheters. Die P-Wellen-Erhöhung (a-c) entspricht der Positionierung im rechten Vorhof. Für die korrekte Platzierung am Übergang zur V. cava superior muss der Katheter zurückgezogen werden, bis die P-Welle ihre Ausgangsgröße erreicht hat. (Quelle: Reyher C, Zacharowski K. Venöse Zugänge. In: Marx G, Zacharowski K, Kluge S, Hrsg. Referenz Intensivmedizin. 1. Auflage. Stuttgart: Thieme; 2020)

6.11 Mögliche Komplikationen

6.11.1 Komplikationen während der Durchführung

Arterielle Punktion

- Bei akzidentieller arterieller Punktion ist die Nadel zu entfernen und die Einstichstelle 5–10 min zu komprimieren.
- Die Unterscheidung zwischen korrekter venöser und arterieller Fehlpunktion ist jedoch nicht immer einfach, wie beispielsweise bei Oxygenierungsstörungen mit Hypoxämie oder bei Vorliegen einer Trikuspidalklappeninsuffizienz mit pulsatilem venösem Rückfluss. Auch eine Blutgasanalyse ist nicht immer eindeutig.
- Einzig die direkte Darstellung der Druckkurven kann eine sichere Unterscheidung ermöglichen. Hierfür kann über den liegenden Draht eine kleinlumige, periphere Venenverweilkanüle (20G) eingebracht oder die Druckleitung direkt an die Punktionsnadel angeschlossen werden.
- Keinesfalls darf im Zweifel der Dilatator bzw. der Katheter in das Gefäß eingebracht werden. Derartig fehlkanülierte arterielle Gefäße bedürfen meist einer gefäßchirurgischen Intervention.

Tab. 6.1 Katheterfehllagen in Abhängigkeit vom Zugangsweg.

Zugangsweg	Anzahl (n)	Katheterfehllagen (%)
V. jugularis interna	10 013	0,85
V. subclavia	20 451	5,96
V. jugularis externa	1637	11,06
V. basilica	8 058	9,47

Pneumothorax

- Das höchste Pneumothoraxrisiko besteht beim Subclavia-Zugang. Prinzipiell sollte nach einer Punktion in diesem Bereich ein Röntgenbild angefertigt werden.
- Beim beatmeten Patienten kann zur Risikominimierung kurz vor Punktion eine PEEP-Reduktion vorgenommen werden oder ggf. die Punktion in kurzer Apnoe erfolgen.

Merke M!

Für alle Zugangswege gilt, dass die Gefäße nur in Ausnahmefällen tiefer als 2–3 cm liegen. Mit zunehmender Punktionstiefe steigt das Risiko für Verletzungen umgebender Strukturen. Sogar endotracheale Fehllagen von zentralen Venenkathetern sind beschrieben.

Katheterfehllagen

- ► Tab. 6.1 zeigt Katheterfehllagen in Abhängigkeit vom Zugangsweg.

6.11.2 Komplikationen nach der Durchführung

Infektion

- katheterassoziierte Infektionen:
  - Die häufigste Spätkomplikation von zentralvenösen Zugängen ist die Infektion mit zum Teil schwerwiegenden gesundheitlichen Folgen für den Patienten.
    - Auf deutschen Intensivstationen werden pro Jahr ca. 6 000 Infektionen durch zentrale Venenkatheter verursacht.
    - Katheterassoziierte Infektionen sind somit die häufigsten nosokomialen Infektionen.
    - Eine individuelle Risiko-Nutzen-Abwägung ist daher vor jeder Anlage erforderlich.
  - Durch umfangreiche Maßnahmen kann die Rate infektassoziierter Katheterkomplikationen um 58 % gesenkt werden, was nicht zuletzt auch unter gesundheitsökonomischen Aspekten erhebliche Einsparungen zur Folge hat.
- Liegedauer:
  - Die Liegedauer zentralvenöser Systeme reicht von wenigen Tagen bis hin zu Monaten und Jahren (getunnelte Katheter, implantierte Portsysteme etc.).
    - Ein streng aseptisches Vorgehen ist daher für die Anlage essenziell.
    - In Notfallsituationen kann dies jedoch nicht immer sicher gewährleistet werden.

- Solche unter erschwerten Bedingungen etablierten Gefäßzugänge sollten maximal für 48h belassen werden.
   - Ein routinemäßiger Wechsel von elektiv eingebrachten Gefäßzugängen führte nicht zu einer Reduktion der Infektionsrate und ist somit nicht erforderlich.
- Krankenhaus-Infektions-Surveillance-System (KISS):
   - Mit der Einführung so genannter Krankenhaus-Infektions-Surveillance-Systeme konnten individuelle Risikokeime detektiert und kalkulierte antibiotische Therapieregime aufgrund der lokalen Resistenzlage etabliert werden.
   - Eine routinemäßige Antibiotikaprophylaxe zur ZVK-Anlage ist jedoch nicht sinnvoll und steigert lediglich unnötig den Selektionsdruck der Bakterien.
   - Antibiotische Beschichtungen von zentralen Venenkathetern zeigten zwar eine Reduktion der Infektionsrate, sind aber im Routinebetrieb nicht kosteneffizient.
   - Bei nicht beherrschbaren Infektionen ist deren Verwendung jedoch eine mögliche Option.
   - Auch die Verwendung von „lock solutions", Antibiotikalösungen, mit denen die Katheter geblockt werden können, wird für den Routinebetrieb nicht empfohlen.

Stenose und Thrombose

- Nahezu regelhaft bildet sich innerhalb von 24h nach Insertion ein Fibrinmantel um den Katheter.
   - Dieser führt in Kombination mit einer Flussminderung und der Reduktion des Gefäßdurchmessers zu einer lokalen Stase mit Gerinnungsaktivierung und der potenziellen Gefahr einer Thrombembolie.
   - Fehl- bzw. Mehrfachpunktionen erhöhen das Risiko muraler Thromben.
- Auch die Irritation des Gefäßendothels durch den einliegenden Katheter führt über Mikroverletzungen zur Gerinnungsaktivierung.
   - Daher gehen Zugangswege mit höherer mechanischer Beanspruchung (Subclavia-Zugang, PICC etc.) mit einem erhöhten Thromboserisiko einher.
   - Eine systemische Antikoagulation nach ZVK-Anlage wird jedoch nicht empfohlen.
- Ein thrombotischer Verschluss mit Okklusion des Katheters kann durch regelmäßiges Spülen der Schenkel verhindert werden, das „Blocken" z. B. mit unfraktioniertem Heparin zeigte jedoch keinen Vorteil in Bezug auf die Offenheitsrate.
- Einzig die Verwendung des Fibrinolytikums rt-PA als Spüllösung konnte das Risiko von Katheterdysfunktionen reduzieren. Dies ist jedoch nicht kosteneffizient und geht mit einem gesteigerten Blutungsrisiko vor allem nach operativen Eingriffen einher.

Materialfehler

- Bei längerer Liegedauer und mechanischer Beanspruchung kann es durch eine Materialermüdung oder bei vorbestehenden Materialfehlern zu Rissen am Katheter mit entsprechendem Paravasat kommen.
- Auch Katheterabrisse mit Dislokation nach zentral (Pulmonalarterie) wurden beschrieben.
- Vor Anlage ist daher jeder Katheter durch kurzes Anspülen der einzelnen Schenkel auf Unversehrtheit zu prüfen.

Katheterdislokation

- Nicht zuletzt führen auch dislozierte zentrale Venenkatheter mitunter zu erheblichen Komplikationen.
- Ist es beispielsweise bei laufender, hoch dosierter Katecholamintherapie nicht möglich, schnell genug einen erneuten Gefäßzugang zu etablieren, kann dies für den Patienten deletäre Folgen haben.
- Auch Subluxationen sind möglich, bei denen einzelne ZVK-Schenkel nicht mehr intravasal liegen und zu einem Paravasat führen.

6.12 Dokumentation

- Jede Intervention am Patienten bedarf der sorgfältigen und zeitnahen Dokumentation. Aus forensischen Gründen ist es erforderlich, den genauen Zeitpunkt der Anlage (Datum und Uhrzeit) und die die Intervention durchführenden Personen schriftlich zu fixieren.
- Außerdem sollten aseptisches Vorgehen, Hautreinigung und -desinfektion, Punktionsort, Punktionstechnik (z. B. sonografisch gesteuert), Fehl- bzw. Mehrfachpunktionen, Katheterart und Lumenanzahl, Art der Lagekontrolle, Fixationstiefe sowie aufgetretene Komplikationen (Blutung, Luftaspiration etc.) dokumentiert werden.
- Nur durch adäquate Dokumentation lassen sich Rechtsstreitigkeiten auf die tatsächlich beklagenswerten Punkte reduzieren und führen nicht bereits aufgrund von Dokumentationsmängeln zur Vermutung eines fehlerhaften Vorgehens.

7 Dialysekatheter

Olaf Boenisch

7.1 Steckbrief

Bei einem Teil der Patienten mit höhergradiger akuter Nierenschädigung ist die Einleitung einer Hämodialyse-Therapie erforderlich, wenn Wasser-, Elektrolyt- und Säure-Basen-Haushalt oder die Elimination harnpflichtiger Substanzen und Toxine erheblich gestört ist und eine konservative Therapie nicht ausreichend ist. Für eine effiziente Hämodialyse-Behandlung müssen größere Blutvolumina pro Zeiteinheit maschinell durch ein extrakorporales Schlauchsystem in einen Dialysefilter gepumpt und nach erfolgter Blutwäsche in den Patienten zurückgeführt werden. Im Dialysefilter wird das Blut durch diffusive und konvektive Prozesse von den zu eliminierenden Substanzen gereinigt. Zur Dialysebehandlung ist daher die Anlage eines speziellen Katheters in eine großlumige Vene erforderlich, über welchen die für die Behandlung notwendige Blutmenge pro Zeiteinheit fließen kann.

7.2 Synonyme

- Shaldon-Katheter

7.3 Keywords

- Nierenersatzverfahren
- Hämodialyse
- Hämofiltration
- Plasmapherese
- ZVK

7.4 Überblick

- Prinzipiell ist ein Dialysekatheter ein speziell für die Dialysebehandlung entwickelter zentraler Venenkatheter.
  - Auf Intensivstationen werden meist Dialysekatheter für den kurz- und mittelfristigen Einsatz (Tage bis wenige Wochen) verwendet, z. B. Shaldon-Katheter.
  - Zeichnet sich ein längerfristiger oder dauerhafter Dialysebedarf ab, sollte zunächst die chirurgische Anlage eines „permanenten“ getunnelten Dialysekatheters und nachfolgend einer arteriovenösen Dialysefistel als bester definitiver Dialysezugang erfolgen.
- Dialysekatheter lassen sich grundsätzlich wie konventionelle zentrale Venenkatheter verwenden, insbesondere bei notwendiger großvolumiger Infusion und/oder Transfusion.

7.5 Indikationen

- kontinuierliche oder intermittierende Nierenersatztherapie
- andere extrakorporalen Blutreinigungsverfahren (Plasmapherese, Immunadsorption etc.)

7.6 Kontraindikationen

- keine absoluten Kontraindikationen, wenn Dialysetherapie dringend notwendig ist
- Relative Kontraindikationen können sich aus erwarteten Punktionsschwierigkeiten (Gefäßthrombose, gestörte Gerinnungsfunktion, Hautinfektion im Punktionsgebiet etc.) ergeben.

7.7 Aufklärung und spezielle Risiken

- Es ist über die typischen Komplikationen der Anlage von zentralen Venenkathetern aufzuklären:
  - Verletzung von Gefäßen und/oder Nerven
  - Herzrhythmusstörungen durch den Seldinger-Draht
  - Blutungen
  - Pneumothorax
  - Thrombosen
  - Infektionen
  - Luftembolien

7.8 Vorbereitende Diagnostik

- Vor der Punktion sollte eine Gerinnungsdiagnostik (Thrombozyten, INR, aPTT, Fibrinogen) erfolgen, um Gerinnungsstörungen mit nachfolgend erhöhtem Blutungsrisiko zu erfassen.
- Zudem sollte das zu punktierende Gefäß vor und während der Punktion sonografisch dargestellt werden.

7.9 Anästhesie

- Es sollte eine Lokalanästhesie des Punktionsorts erfolgen, z. B. mit 5–10 ml Lidocain 1 %.
- Dabei ist durch wiederholtes Aspirieren sicherzustellen, dass das Lokalanästhetikum nicht versehentlich in ein Blutgefäß injiziert wird, da dies Herzrhythmusstörungen hervorrufen kann.

7.10 Personal, Material und Einstelltechnik

- Zur Akuttherapie von intensivmedizinisch behandelten PatientInnen mit dialysepflichtiger Nierenschädigung werden aus Polyurethan bestehende Katheter verwendet (▶ Abb. 7.1).
  - Diese werden ähnlich wie zentrale Venenkatheter angelegt, sind jedoch im Vergleich zu diesen großlumiger und besitzen in der Regel zwei Schenkel: einen „arteriellen“ (rot markiert), über den das Blut vom Patienten in den extrakorporalen Dialysekreislauf gepumpt wird, und einen „venösen“ (blau markiert), über welchen das gereinigte Blut zum Patienten zurückgeführt wird.
  - Die Luer-Anschlüsse des Dialyseschlauchsystems sind passend farblich gekennzeichnet.
  - Einige Dialysekatheter verfügen über einen dritten dünnlumigen Schenkel für die Verabreichung von Medikamenten oder parenteraler Ernährungslösungen.
- Für kontinuierliche Dialyseverfahren ist in der Regel ein Blutfluss von 100 ml/min ausreichend, intermittierende Verfahren benötigen hingegen einen Blutfluss von 200–300 ml/min. Neben Größe und Design des Katheterlumens ist auch das Design der Katheterspitze für den maximal erreichbaren Blutfluss (z. B. bei High-Flow-Kathetern mit bis zu 500 ml/min Fluss; s. ▶ Abb. 7.2) wichtig; letzteres auch zur Vermeidung von Rezirkulation, d. h. dem Wiedereintritt frisch gereinigten Bluts über den „arteriellen“ Schenkel, was die Effizienz der Dialyse mindert.
- Für den Fall, dass eine längerfristige Dialysetherapie (mehrere Wochen) erforderlich ist oder eine konventionelle perkutane Katheteranlage aufgrund der Gefäßverhältnisse nicht möglich ist, kann die chirurgische Anlage eines „permanenten“ Dialysekatheters (z. B. Demers- oder Broviac-Katheter) erfolgen.

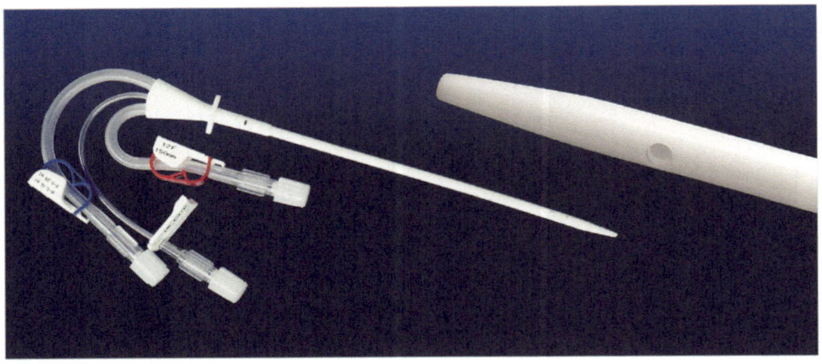

Abb. 7.1 Klassischer gebogener Dialysekatheter mit drei Lumina. (Quelle: Mit freundlicher Genehmigung von Achim Schulz-Lauterbach)

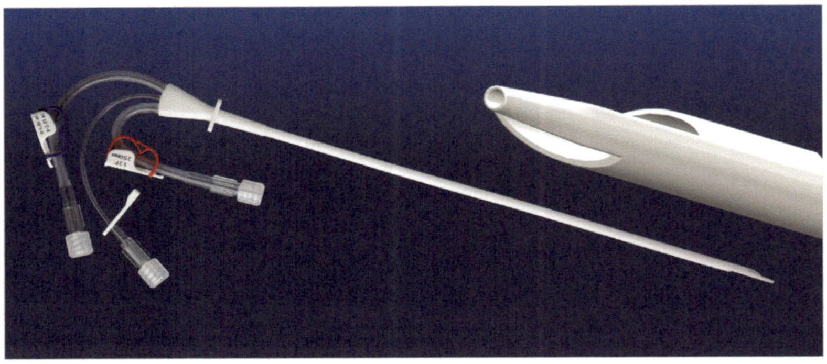

Abb. 7.2 High-Flow-Dialysekatheter mit speziellem Design der Katheterspitze. (Quelle: Mit freundlicher Genehmigung von Achim Schulz-Lauterbach)

  - Ein solcher getunnelter Katheter verläuft über eine Strecke von einigen Zentimetern subkutan, bevor er in das Blutgefäß eintritt.
  - Dadurch reduziert sich das Infektionsrisiko deutlich, jedoch ist vor Anlage eines solchen Katheters auf Infektfreiheit des Patienten/der Patientin zu achten.
  - Die meisten der chirurgisch implantierten Katheter besitzen eine Dacron-Muffe, die in das Subkutangewebe einwächst und somit die Gefahr der Katheterdislokation reduziert; für die Entfernung der Katheter ist dann jedoch ein kleiner chirurgischer Eingriff notwendig.
- Es existieren einlumige Dialysekatheter, die keine simultane, sondern nur eine sequenzielle Entnahme und Rückgabe von Blut erlauben. Dafür sind spezielle Programme des Dialysegeräts erforderlich und die Entgiftungsleistung ist deutlich schlechter, sodass diese nach Möglichkeit vermieden werden sollten.

Merke M!

Bitte beachten Sie zur Anwendung der Dialysekatheter unbedingt die jeweilige Gebrauchsanweisung des Herstellers!

7.10.1 Handhabung und Pflege des Dialysekatheters

- Wie alle zentralen Gefäßkatheter müssen auch Dialysekatheter mit äußerster hygienischer Sorgfalt behandelt werden, v. a. bei An- und Abschluss an/vom Schlauchsystem und Dialysegerät. Die Kathetereintrittsstelle sollte in regelmäßigen Abständen steril verbunden werden; dabei ist auf Zeichen einer Infektion (Hautrötung, Sekretion im Bereich der Kathetereintrittsstelle) zu achten.
- Eine Dislokation des Dialysekatheters muss durch feste Annaht und stabilen Verband vermieden werden, da diese zu einer massiven Blutung oder zu einer Luftembolie führen kann. Aus diesen Gründen ist auch auf sorgfältiges Schließen der Klemmen und sicheren Verschluss der Schenkel durch passende Verschlusskappen zu achten.
- Im Fall einer Katheterfehlfunktion (z. B. unzureichende Hergabe/unzureichender Blutfluss) können als kurzfristige Maßnahmen der Katheter gedreht oder die Schenkel getauscht werden (d. h. der rote Luer-Anschluss des Schlauchsystems an den blauen, „venösen" Katheterschenkel, der blaue Luer-Anschluss des Schlauchsystems an den roten, „arteriellen" Katheterschenkel), in der Regel wird jedoch eine Katheterneuanlage erforderlich werden.
- Zum Schutz vor Thrombosierung und Infektion sollte der Dialysekatheter „geblockt" werden, wenn er nicht benutzt wird.
  - Dazu werden die einzelnen Schenkel nach reichlichem Durchspülen mit NaCl 0,9 % mit einer dem Schenkellumen (auf den Schenkeln aufgedruckt, i. d. R. um 1,5 ml) entsprechenden Menge einer gerinnungshemmenden Heparin-, Zitrat-, Taurolidin- (die beiden letzteren sind auch antiinfektiv wirksam) oder einer Mischlösung aus diesen Substanzen versehen.
  - Vor erneuter Benutzung des Katheters soll die Blocklösung aspiriert werden, um eine systemische Wirkung zu vermeiden.

7.11 Vorbereitung

- Patientenaufklärung und Dokumentation derselbigen
- Gerinnungslabor
- Durchführung in einem Raum mit guten Lichtverhältnissen, ggf. OP-Lampe, und Möglichkeiten zum Patientenmonitoring

- Bereitstellen von Sonografiegerät und Zubehör (Gel, steriler Überzug für Ultraschallsonde)
- Bereitlegen des für die Katheteranlage notwendigen Materials auf geeigneter Fläche, z. B. Intrumentenzureichtisch mit steriler Unterlage
- Überwachung des Patienten: oszillometrische Blutdruckmessung, EKG-Monitor, Pulsoxymetrie
- steriler OP-Kittel, sterile Handschuhe, Mundschutz, Haube
- Organisieren einer Assistenzperson

7.12 Anatomie

- Die wichtigsten Gefäße für die Anlage eines Dialysekatheters sind die Venae jugulares internae und die Venae femorales.
- Die Punktionsstelle für die Vena jugularis interna befindet sich zwischen den beiden Köpfen des Musculus sternocleidomastoideus. Die minimal lateral der meist gut palpablen Arteria carotis gelegene V. jugularis interna kann mit leicht lateraler Stichrichtung, auf die ipsilaterale Mamille zu, meist gut punktiert werden.
- Die Punktionsstelle für die Vena femoralis findet sich wenige Zentimeter unterhalb des Leistenbands, medial der in der Regel gut palpablen Arteria femoralis (Mnemonic IVAN: innen – Vene – Arterie – Nerv).
- Bei der sonografischen Darstellung können Arterie und Vene entweder Doppler-sonografisch oder durch Kompression der Gefäße (Arterie nicht komprimierbar, Vene gut komprimierbar) gut voneinander unterschieden werden. Übermäßig großkalibrig darstellbare Venen müssen an eine distale Thrombosierung denken lassen.

7.13 Durchführung

7.13.1 Lagerung

- In der Regel wird die Anlage eines Dialysekatheters beim flach liegenden Patienten durchgeführt.
- Bei Punktion einer V. jugularis kann durch eine leichte Kopftieflagerung sowie ein Valsalva-Manöver die Venenfüllung verbessert und die Punktion erleichtert werden.
- Bei Punktion einer Vena femoralis empfiehlt sich eine leichte Abduktion des Beins.

7.13.2 Durchführung Schritt für Schritt

- Überprüfen der Gerinnung, ggf. Substitution von Thrombozyten und/oder Gerinnungsprodukten
- Implementierung eines Basismonitorings (EKG, Blutdruck, SpO_2)
- sonografische Auswahl der zu punktierenden Vene; Wahl eines geeigneten Katheters (Länge in Abhängigkeit von Körpergröße und ausgewähltem Zugangsweg)
- streng aseptisches Arbeiten:
  - steriler Kittel, sterile Handschuhe, Mundschutz, Kopfbedeckung
  - mehrmalige Hautdesinfektion im Punktionsareal, steriles Abdecken mit Lochtuch
- großzügige Lokalanästhesie (z. B. Lidocain 1 %)
- Vorbereitung aller benötigten Materialen und des Dialysekatheters (Befüllen aller Schenkel mit 0,9 % NaCl)
- Punktion der gewählten Vene unter sonografischer Kontrolle, Blutgasanalyse: venöses oder arterielles Blut (SpO_2? pO_2)?
- Einbringung eines Seldinger-Drahts durch die Punktionskanüle in das Blutgefäß, anschließend Entfernung der Punktionskanüle (Cave: Draht nicht mitentfernen); Draht muss locker im Gefäß vor- und zurückbewegt werden können
- Hautinzision mit Skalpell (nicht zu kurz und nicht zu oberflächlich, sonst höheres Gewebetrauma beim Einführen des Katheters)
- Auffädeln des Dilatators über den Seldinger-Draht und Dilatation von Haut, subkutanem Gewebe und Gefäß (oft zwei Dilatatoren mit unterschiedlichen Außendurchmessern: zuerst dünner, dann dicker Dilatator); Entfernung des dicksten Dilatators, dabei Draht sichern und Punktionsstelle komprimieren
- Auffädeln des Dialysekatheters über den Seldinger-Draht und komplettes Einführen in die Vene bis zum Fixierflügel/Katheterhub unter leicht drehenden Bewegungen; Cave: Draht sichern, um dessen Verlust in den Katheter oder in die Vene zu verhindern!
- Aspiration (Blut muss in allen Schenkeln „im Schwall" aspirabel sein) und nachfolgendes Spülen aller Schenkel mit 10 ml NaCl 0,9 % (muss ohne Widerstand möglich sein)
- Annaht und steriler Verband
- ggf. Lagekontrolle mittels Röntgen-Thorax (Vv. jugulares)
- Entfernung des Dialysekatheters:
  - Es empfiehlt sich eine Flach- oder leichte Trendelenburglagerung des Patienten.
  - Der Zug des Katheters sollte in Exspiration erfolgen.
  - Anschließend sollte die Punktionsstelle für mindestens 5 min komprimiert werden.

7.14 Mögliche Fehler und Fallstricke

- Typische Fehler bei der Anlage von Dialysekathetern sind Fehlpunktionen, insbesondere von benachbarten Arterien, daher sollte nach Punktion des Gefäßes stets eine Blutgasanalyse durchgeführt werden, mit deren Hilfe sich arterielles und venöses Blut in der Regel gut voneinander unterscheiden lassen.
- Der durch die Punktionskanüle eingeführte Seldinger-Draht muss während der Prozedur widerstandslos im punktierten Gefäß hin- und herzubewegen sein und nach Einbringen des Katheters unbedingt entfernt werden.
- Dazu ist es nötig, ihn während der Prozedur stets so zu sichern, dass er nicht vollständig im Katheter bzw. im Gefäß verloren geht.
- Kommt es zu einer arteriellen Fehlpunktion, ist die Punktionsstelle über mehrere Minuten zu komprimieren. Ist nach arterieller Fehlpunktion der Dialysekatheter bereits in die Arterie eingebracht worden, so darf dieser nicht einfach gezogen werden, sondern muss chirurgisch entfernt werden.
- Treten beim Einführen des Seldinger-Drahts, der Dilatatoren oder/und des Katheters Widerstände auf, so darf nicht mit grober Kraft vorgegangen werden, sondern es muss zunächst die korrekte Lage des Drahts im Gefäß sonografisch verifiziert werden. Eventuell ist eine Vergrößerung der Hautinzision erforderlich, ggf. auch eine leicht rotierende Bewegung beim Einbringen des Katheters.

7.15 Mögliche Komplikationen

- Verletzungen von Gefäßen und Nerven
- Pneumothorax
- Hämatome
- Herzrhythmusstörungen
- Blutungen (durch die großen Lumina deutlich erhöht)
- Infektionen
- Luftembolien
- Katheterthrombosen
- Gefäßthrombosen
- Fehlfunktion durch Kinking, zu enges Blutgefäß, ungünstige Position der Katheterspitze

7.16 Dokumentation

- Die Dokumentation sollte die Indikation der Katheteranlage, die grundsätzliche Vorgehensweise inkl. Punktionsort, Schritte zur Vermeidung von Komplikationen (z. B. streng aseptisches Vorgehen, BGA-Kontrolle, Sicherung des Seldinger-Drahts) sowie Maßnahmen zur Lagekontrolle enthalten.
- Die problemlose Katheteranlage sollte ebenso dokumentiert werden wie Schwierigkeiten und Komplikationen, z. B. arterielle Fehlpunktionen.

7.17 Postoperatives/ Postinterventionelles Management

- Bei Anlage eines Dialysekatheters über eine Halsvene ist die korrekte Lage durch ein Thorax-Röntgenaufnahme zu verifizieren, mit deren Hilfe auch ein Pneumothorax ausgeschlossen werden kann.
- Jede Manipulation am Dialysekathetern muss unbedingt unter sterilen Bedingungen erfolgen, um eine Katheter- bzw. Blutstrominfektion zu vermeiden.
- Auf Zeichen eines möglichen Katheterinfekts (z. B. Rötung oder Sekretion im Bereich der Kathetereintrittsstelle, aber auch Erhöhung von laborchemischen Entzündungszeichen, wie Leukozyten, C-reaktives Protein oder Procalcitonin) ist stets zu achten und der Katheter ggf. rasch zu entfernen.

7.18 Besonderheiten bei bestimmten Personengruppen

7.18.1 Besonderheiten bei Schwangeren

- Bei Schwangeren gibt es keine Besonderheiten zu berücksichtigen.

7.18.2 Besonderheiten bei Kindern und Jugendlichen

- Bis auf die ggf. notwendige Auswahl kleinerer Kathetergrößen gibt es bei Kindern und Jugendlichen keine Besonderheiten zu berücksichtigen.

8 Zentralvenöse Schleusen

Angelo Ippolito

8.1 Steckbrief

Die zentralvenöse Schleuse ist in Anästhesiologie und Intensivmedizin unverzichtbar für Flüssigkeitsinfusionen und hämodynamisches Management. Sie dient auch als Standardkatheter für spezielle Anwendungen wie das Einschwemmen von Kathetern. Die Inzidenz ernsthafter Komplikationen konnte durch ultraschallgestützte Verfahren deutlich gesenkt werden, weshalb Fachgesellschaften den regelmäßigen Einsatz ausdrücklich empfehlen. Trotz ihrer Nützlichkeit birgt die Schleuse ein erhöhtes Risiko für Gefäßverletzungen, erfordert daher sorgfältige Handhabung und Kompression nach der Entfernung. Das Einschwemmen von Kathetern birgt zusätzliche Risiken.

8.2 Synonyme

- venöse Schleuse
- Schleuse
- zentralvenöse Zugänge
- venöse Punktion

8.3 Keywords

- venöse Gefäßpunktion
- Volumentherapie
- hämodynamisches Monitoring
- Pulmonaliskatheter
- transvenöser Herzschrittmacher

8.4 Überblick

- Die zentralvenösen Schleusen sind in der Regel einlumig und unterscheiden sich hinsichtlich ihres Lumens, wobei zwischen großlumigen und kleinlumigen Varianten unterschieden wird (▸ Abb. 8.1, ▸ Tab. 8.1).
- Die Größe des Lumens spielt eine entscheidende Rolle bei der Kapazität zur Infusion großer Flüssigkeitsmengen sowie bei der Durchführung spezifischer invasiver Verfahren, wie dem Einschwemmen eines pulmonalarteriellen Katheters oder eines intravenösen Schrittmachers.

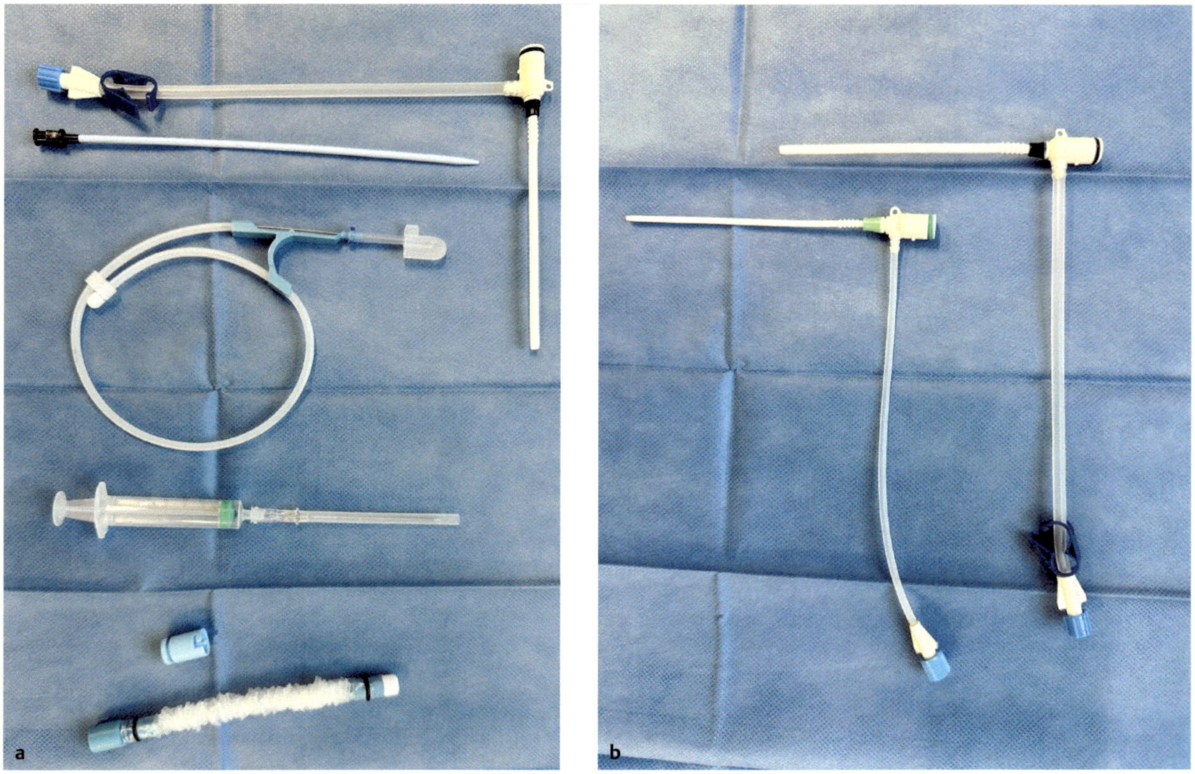

Abb. 8.1 Zentralvenöse Schleusen im Vergleich.

a Darstellung eines Standard-Punktionssets einer großlumigen Schleuse. 9,0-Fr-Schleuse mit Integriertem hämostatischem Ventil mit Seitenarm, Dilatator, Führungsdraht, Seldinger-Punktionsnadel, Schutzkappe, Sterile Schutzhülle (Konnektion mit hämostatischem Ventil möglich vor Einführung eines PAKs über die Schleuse).

b Großlumige (oben) und kleinlumige Schleuse (unten) im Vergleich.

Tab. 8.1 Zentralvenöse Schleusen im Überblick.

Modell	Durchmesser/Länge
kleinlumige Schleuse (transvenöser Sm)	6,0Fr/10 cm
großlumige Schleuse (PAK, Volumen)	9,0Fr/10 cm

Sm = Schrittmacher; PAK = pulmonalarterieller Katheter

8.5 Indikationen

- Die häufigste Indikation für die Anlage einer zentralvenösen Schleuse ist die Infusion großer Flüssigkeitsmengen zur schnellen Volumensubstitution, z. B. im Rahmen von Schockzuständen.
  - Die dadurch bedingten großen Volumenverschiebungen können durch den großen Durchmesser dieser Schleusen effizient ausgeglichen werden.
  - Somit dient die großlumige Schleuse standardmäßig als großer Volumenzugang bei allen Patienten mit voraussichtlich großem intraoperativem Blutverlust/Volumenumsatz.
- Die zentralvenöse Schleuse wird zum intraoperativen Einschwemmen eines pulmonalarteriellen Katheters (Swan-Ganz-Katheter) genutzt und ermöglicht dadurch die Etablierung eines erweiterten hämodynamischen Monitorings.
- Zudem dient die kleinlumige Schleuse als Standardkatheter zur Einschwemmung eines passageren, intravenösen Schrittmachers
- Ebenfalls denkbar wäre eine kurzzeitige herznahe Applikation vasoaktiver oder venenreizender Substanzen (Katecholamine, hochkalorische Lösungen, parenterale Ernährung).
  - Jedoch ist hierfür die Applikationen solcher Substanzen längerfristig über einen zentralvenösen Katheter die sicherste Variante.
  - Entscheidend hierfür ist das Vorhandensein mehrerer Lumen beim zentralvenösen Katheter, wodurch die gleichzeitige Applikation verschiedener, auch inkompatibler Substanzen problemlos gewährleistet ist.

8.6 Kontraindikationen

- Kontraindikationen für die Anlage einer zentralvenösen Schleuse sind relativ und bei absoluter Indikation lediglich auf den Ort der Punktion beschränkt.
- Bei elektiven Katheteranlagen können folgende Kontraindikationen auftreten:
  - Ablehnung durch den Patienten oder fehlende Aufklärung über den Eingriff
  - Bei Patienten mit chronischen Lungenerkrankungen sollte aufgrund des erhöhten Risikos für Pneumothorax idealerweise auf eine Subclavia-Punktion verzichtet werden. Ebenso ist bei bekannten Gefäßanomalien die Wahl eines alternativen Punktionsorts ratsam.
  - Weitere relative Kontraindikationen umfassen Gerinnungsstörungen und die Einnahme von gerinnungshemmenden Medikamenten. In solchen Fällen sollten gut komprimierbare Regionen für die Punktion bevorzugt werden.
  - Eine versehentliche arterielle Punktion, beispielsweise der A. carotis, kann zu Thrombembolien oder Gefäßdissektionen führen. Insbesondere bei höhergradigen Karotisstenosen besteht das Potenzial für eine zerebrale Minderperfusion aufgrund von Blutungen und Hämatomen.
  - Aufgrund des im Vergleich zu anderen Kathetern wie zentralen Venenkathetern (ZVKs) großen Lumens kann es nach Fehlpunktionen oder Entfernung der Schleuse zu einer relativ großen Gefäßverletzung kommen. Daher ist eine ausreichende Kompression notwendig, um die Bildung eines größeren Hämatoms zu vermeiden
  - Zusätzliche Kontraindikationen können sich durch das Einschwemmen von transvenösen Schrittmachern oder Pulmonaliskathetern ergeben und sollten berücksichtigt werden (beispielsweise das Vorhandensein eines mechanischen Trikuspidal- oder Pulmonalklappenersatzes).

8.7 Aufklärung und spezielle Risiken

- Vor jeder elektiven Punktion einer zentralvenösen Schleuse ist es entscheidend, den Patienten über die verfahrensimmanenten Risiken, häufige Komplikationen und die geplante Vorgehensweise individuell und mit ausreichender Bedenkzeit aufzuklären. Die Zustimmung des Patienten zur Durchführung des Eingriffs ist von großer Bedeutung und nur in Ausnahmefällen kann eine Geschäftsführung ohne Auftrag im Rahmen der Notfallindikation erfolgen.
- Der Aufklärungsprozess sollte Folgendes umfassen:
  - Blutung
  - Infektion
  - Gefäß- oder Nervenverletzung
  - Fehl- oder Mehrfachpunktion
  - Katheterfehllagen
  - Gefäßverschluss, Embolie, Thrombose
  - Pneumothorax
- Besonders wichtig ist es, den Patienten darauf hinzuweisen, dass aufgrund der Größe der Schleuse größere Gefäßverletzungen auftreten können.
  - Darüber hinaus müssen spezielle Risiken und Komplikationen, die mit der Anwendung eines transvenösen Schrittmachers oder eines pulmonalarteriellen Katheters verbunden sind, ausführlich erläutert werden.
  - Dies ermöglicht es dem Patienten, eine informierte Entscheidung zu treffen und das Risiko-Nutzen-Verhältnis des Eingriffs abzuwägen.

8.8 Vorbereitende Diagnostik

- Die Ultraschalluntersuchung erlaubt eine Echtzeit-Visualisierung von anatomischen Strukturen. In zahlreichen Untersuchungen wurde der Vorteil im Vergleich zur Landmarkentechnik deutlich aufgezeigt.
- Anatomische Variationen wie die Lage, der Verlauf von Gefäßen oder deren Größe können dargestellt werden (▶ Abb. 8.2).
  - Auch ist es möglich, den Durchmesser des zu punktierenden Gefäßes für die Platzierung großer Zugänge zu beurteilen.
  - Darüber hinaus können potenzielle Hindernisse für die Punktion, wie beispielsweise Thromben, erkannt werden.
- Ein Nachteil ist jedoch der hohe Anschaffungspreis der Geräte und die begrenzte Verfügbarkeit im klinischen Alltag. Aus diesem Grund sollte die Landmarkentechnik weiterhin gelehrt und angewendet werden.
- Es gibt zwei Möglichkeiten, die Punktion mittels Ultraschalls durchzuführen:
  - In-plane: Dabei erfolgt die Punktion entlang der Achse des Schallkopfs. Ein Vorteil dieser Technik ist die direkte Visualisierung der Nadel und deren Verlauf im Gewebe sowie die Einschätzung der Eindringtiefe.
  - Out-of-plane: Hierbei erfolgt die Punktion im rechten Winkel dazu. Diese Technik eignet sich besser zur Orientierung und Darstellung der umgebenden Strukturen.

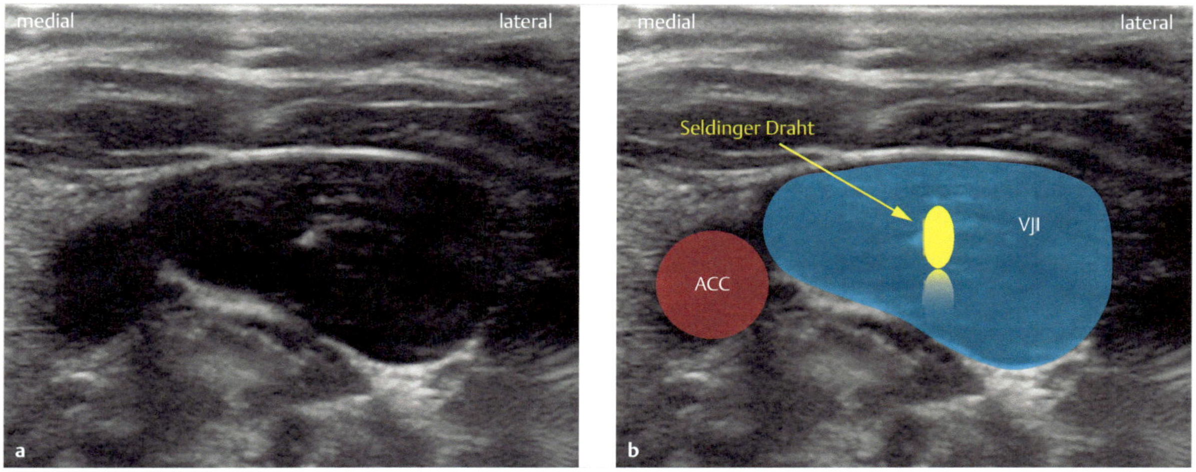

Abb. 8.2 Sonografischer Querschnitt.
a Native Sonoanatomie.
b Abgegrenzte Strukturen. ACC: A. carotis communis; VJI: V. jugularis interna.
(Quelle: Kuhlmann M, Delle C, Puschmann T. Methodik der V.-jugularis-interna-Punktion. In: Winterhalter M, Puschmann T, Hrsg. Standards in der Anästhesie. 1. Auflage, aktualisiert und erweitert 2023. Stuttgart: Thieme; 2021)

- Durch die Nutzung von Farbdopplern ist es möglich, die Flussrichtung und -geschwindigkeit im Gefäß darzustellen. Dies kann in Einzelfällen die Unterscheidung zwischen arteriellen und venösen Gefäßen erleichtern.

8.9 Anästhesie

- ggf. Lokalanästhesie bei wachen Patienten

8.10 Personal, Material und Einstelltechnik

- Händedesinfektion
- Haube, Mundschutz, sterile Handschuhe und steriler Kittel
- Hautdesinfektion mit Chlorhexidin- oder Octenidin-haltigen Desinfektionsmitteln als Wischdesinfektion
- großflächige Abdeckung (Lochtuch)
- NaCl 0,9 %
- Punktionsset bestehend aus zentralvenöser Schleuse, Punktionsnadel, Führungsdraht, Dilatator sowie Katheter-Kontaminationsschutz
- steriler Wundverband
- Druckleitung
- kontinuierliches Infusionssystem
- ggf. transvenöser Schrittmacher oder pulmonalarterieller Katheter

8.11 Vorbereitung

- Die Anlage einer zentralvenösen Schleuse sollte unter strikten aseptischen Bedingungen erfolgen und vorzugsweise nach der Seldinger-Technik durchgeführt werden.
- Ein Basis-Monitoring mit SpO_2, NIBP sowie kontinuierlicher EKG-Ableitung, einschließlich der Überwachung des QRS-Tons, ist unabdingbar.
- Die Verwendung von Ultraschall zur Echtzeit-Visualisierung der anatomischen Strukturen und zur präzisen Platzierung des Katheters wird dringend empfohlen.
- Es ist ratsam, dass mindestens eine geschulte Hilfsperson, wie etwa eine Fachkraft aus dem Bereich der Anästhesiepflege, während des Eingriffs in unmittelbarer Nähe zur Verfügung steht, um bei Bedarf zu unterstützen.
- Vor der Punktion ist eine gründliche sonografische Untersuchung des Zielgefäßes empfehlenswert, um die Anatomie und etwaige pathologische Veränderungen besser zu erfassen und so die Punktion sicherer und effektiver zu gestalten.

8.12 Anatomie

- In der Regel fungieren die venösen Gefäße des Körpers als Begleitvenen, was bedeutet, dass sie meist in der Nähe der entsprechenden Arterien verlaufen.
- Diese Anordnung erleichtert die Identifizierung in komplexen anatomischen Situationen und während der Punktion nach der sogenannten Landmarkentechnik.
  - Als Beispiel kann die Vena jugularis interna dienen, die sich üblicherweise in einem Dreieck zwischen dem Musculus sternocleidomastoideus, dem Kieferwinkel und dem Krikoid befindet.
  - Sie liegt typischerweise anterolateral zur A. carotis, was es erleichtert, ihre Position durch die Palpation der Arterie annähernd zu bestimmen.
  - Jedoch ist diese Methode aufgrund anatomischer Variationen oder unterschiedlicher Gefäßdurchmesser oft ungenau.

8.13 Durchführung

- Die Seldinger-Technik ist heute die gängige Methode für die Punktion von zentralen Venen.
- Dabei wird zunächst mit einer Hohlnadel das Gefäß unter Aspiration punktiert, um eine sichere intravasale Lage zu gewährleisten.
- Anschließend wird über die eingeführte Kanüle ein Führungsdraht eingeführt, bevor die Kanüle zurückgezogen wird.
- Durch die Verwendung eines Dilatators wird der Stichkanal erweitert, was das Einführen des Katheters erleichtert und die Wundheilung fördert.

- Schließlich wird der Katheter über den liegenden Draht vorgeschoben.
- Diese Methode ermöglicht eine sichere und präzise Platzierung des Katheters in der Zielvene.

8.13.1 Zugangswege

- Bei der elektiven Anlage einer zentralvenösen Schleuse, sei es groß- oder kleinlumig, als Volumenzugang oder für die Einschwemmung eines intravenösen Schrittmachers im Notfall oder eines pulmonalarteriellen Katheters (Swan-Ganz-Katheters), stehen verschiedene Zugangswege zur Auswahl:
    - V. jugularis interna rechts
    - V. jugularis interna links
    - V. subclavia rechts
    - V. subclavia links
    - Vv. femoralis
- Die Auswahl des Zugangswegs für die Anlage einer zentralvenösen Schleuse erfordert eine sorgfältige Abwägung verschiedener Faktoren.
    - Die Punktion der V. jugularis interna bietet jedoch aus verschiedenen Gründen Vorteile.
    - Zum einen ist sie aufgrund anatomischer Landmarken oft leicht zu lokalisieren, was die Durchführung erleichtert.
    - Darüber hinaus kommt es aufgrund ihres geraden Verlaufs seltener zu Katheterfehllagen.
    - Die Punktion auf der rechten Seite wird bevorzugt, da hier das Risiko einer versehentlichen Punktion des linksseitig verlaufenden Ductus thoracicus vermieden wird.
- Ein wesentlicher Vorteil des Subclavia-Zugangs ist die bindegewebige Fixierung der Vene, die selbst bei ausgeprägtem Volumenmangelschock nicht kollabiert.
    - Jedoch birgt dieser Zugangsweg auch erhebliche Risiken, wie eine erhöhte Gefahr für Pneumothorax und die Schwierigkeit, das Gefäß bei einer versehentlichen arteriellen Punktion von außen zu komprimieren.
    - Daher ist bei Patienten mit Gerinnungsstörungen ein anderer Zugangsweg vorzuziehen, und nach einer frustrierten Punktion sollte auf eine Punktion der Gegenseite verzichtet werden.
- Die V. femoralis ist anatomisch relativ einfach zu lokalisieren und eignet sich aufgrund der fehlenden Nähe zu verletzlichen Strukturen gut als Notfallzugang.
    - Allerdings geht mit diesem Zugangsweg das größte Infektionsrisiko einher.
    - Daher sollte die Liegedauer von über diesen Weg eingebrachten Kathetern zeitlich begrenzt sein, und die Anlage sollte vorzugsweise Notfallindikationen vorbehalten bleiben.
    - Hierbei ist jedoch zusätzlich zu beachten, dass insbesondere beim Einschwemmen eines intravenösen Schrittmachers oder eines pulmonalarteriellen Katheters die Verwendung eines C-Bogens (mobiles Röntgengerät) erforderlich ist, um die Positionierung über die Vv. femoralis zu ermöglichen.

8.13.2 Lagerung

- Die Punktion der Jugalarvenen sollte optimalerweise in Rückenlage mit leichter Trendelenburg-Lagerung (15–30° C „Kopftief"-Lagerung) erfolgen.
    - Der hydrostatische Druck bedingt einen vermehrten venösen Rückfluss und führt somit zu einer gesteigerten Gefäßfüllung.
    - Insbesondere bei intravasalem Volumendefizit kann in konventioneller Rückenlage oder bei „Oberkörperhoch-Lagerung" die Vene kollabieren und eine Punktion u. U. deutlich erschwert werden.
- Bei der Kanülierung einer V. subclavia oder der Femoralvenen ist eine spezifische Lagerung nicht erforderlich, da diese Venen fester im umliegenden Bindegewebe fixiert sind und ein Kollaps somit verhindert wird. Hierdurch sind sie, selbst in ausgeprägten Schockzuständen, meist gut darstellbar und bieten sich als Zugangsweg in Notfallsituationen an.

8.13.3 Durchführung Schritt für Schritt

- Es ist essenziell, bei der Anlage einer zentralvenösen Schleuse auf ein streng aseptisches Vorgehen zu achten, stets das Ultraschallgerät zur Punktion zu verwenden und die Anlage mit zwei Personen, einem Arzt und einer Assistenz, durchzuführen.
- Zudem ist eine großzügige Lokalanästhesie (Mepivacain 1 %, 5–10 ml) bei wachen Patienten erforderlich.
- hygienische Händedesinfektion
- Verwendung von Haube, Mundschutz, sterilen Handschuhen und Kittel
- Hautdesinfektion mit Chlorhexidin- oder Octenidin-haltigen Desinfektionsmitteln als Wischdesinfektion
- großflächige Abdeckungen (Lochtuch)
- Seitenarm der Schleuse mit 3-Wege-Hahn bestücken und über diesen die Schleuse mit sterilem NaCl füllen, Einführen des Dilatators über den hämostatischen Ventil in den Dilatator (▸ Abb. 8.3)
- ultraschallgesteuerte Punktion der V. jugularis interna unter ständiger Aspiration, Beobachtung der Fließeigenschaften des austretenden Bluts (arterielle Punktion? Farbe?)
- Einführung des Drahts mit anschließender sonografischer Lagelokalisation
- nach vorheriger Stichinzision Einbringen der Schleuse bis zur Einkerbung mit dem bereits eingeführten Dilatator

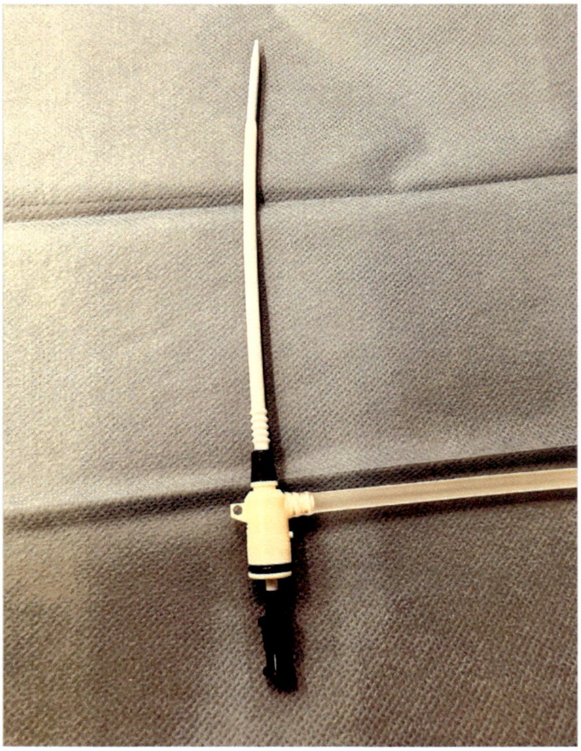

Abb. 8.3 Schleuse mit eingeführtem Dilatator.

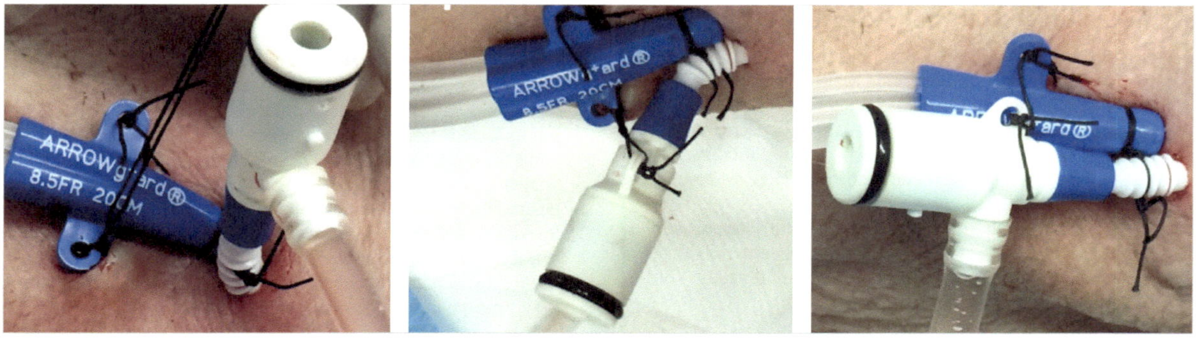

Abb. 8.4 Fixierung ZVK und Schleuse.

- Entfernung des Dilatators und des Führungsdrahts
- Nach erfolgreicher Platzierung der Schleuse ist es erforderlich, die korrekte intravasale Lage zu überprüfen.
  - Hierzu wird über den angeschlossenen 3-Wege-Hahn am integrierten Seitenarm kurz aspiriert und dann gespült.
  - Es ist wichtig, darauf zu achten, dass das Blut nicht bis in den 3-Wege-Hahn zurückgezogen wird, um Okklusionen und sekundäre Infektionen zu vermeiden.
  - Nach der Aspirationskontrolle wird der 3-Wege-Hahn sowie das hämostatische Ventil mit einem sterilen Kappen verschlossen.
- Die Fixierung an der Haut erfolgt punktionsnah über die hierfür vorgesehene Einkerbungsnaht.
- Für Patienten mit erwartetem erheblichem intraoperativem Blutverlust, wie etwa bei kardiochirurgischen Eingriffen, und einer geplanten intensiven Katecholamintherapie empfiehlt sich die Anlage einer zentralvenösen Schleuse als großer Volumenzugang sowie ein zentraler Venenkatheter.
  - In solchen Fällen erfolgt die Punktion der V. jugularis interna rechts im Doppelstichverfahren, gefolgt von der Platzierung eines zentralen Venenkatheters (ZVK) und einer zentralen Venenschleuse.
  - Dabei werden der ZVK und die Schleuse zunächst einzeln fixiert, gefolgt von der Befestigung der Schleuse (über die Öse) an einer der Flügelnähten des ZVKs, ohne dass ein zusätzlicher Einstich durch die Haut erforderlich ist (▸ Abb. 8.4).

Lagekontrolle

- Die anschließende Lagekontrolle der zentralvenösen Schleuse ist von entscheidender Bedeutung, insbesondere um eine Fehllage auszuschließen, vor allem eine arterielle Fehllage oder Punktion.
- Eine zu tiefe Lage im rechten Vorhof oder Ventrikel, wie es beispielsweise bei der ZVK-Anlage passieren kann, ist aufgrund der begrenzten Länge einer zentralvenösen Schleuse bei erwachsenen Patienten äußerst selten.
- Daher entfällt in der Regel die Positionierung mittels intrakardialem EKG.
- Die korrekte intravasale Lagekontrolle wird durch die Aspiration des Schenkels sowie durch sonografische Kontrolle sichergestellt.
- In einigen Fällen kann auch eine periinterventionelle Röntgenkontrolle in Betracht gezogen werden, insbesondere wenn eine kleinlumige Schleuse für das Einschwemmen eines passageren transvenösen Schrittmachers verwendet wurde.

Röntgen

- Es gibt keine allgemeine Empfehlung für eine Röntgenkontrollen nach der Anlage einer zentralvenösen Schleuse. Eine Röntgenkontrolle scheint sinnvoll, insbesondere wenn kein alternatives Verfahren zur Bestätigung der Katheterposition verwendet wurde oder nach einer Subclavia-Punktion oder erschwerten Punktion.
- Die Röntgenkontrolle bietet jedoch den Vorteil, gleichzeitig Pneumo-, Hämato- oder Infusothorax auszuschließen.
  - Es ist jedoch zu beachten, dass sich diese Komplikationen auch erst mit einer gewissen zeitlichen Verzögerung entwickeln können.
  - Daher ist es bei klinischem Verdacht ratsam, die Thoraxaufnahme im Verlauf zu wiederholen.
- Grundsätzliche Nachteile dieser Methode sind die Strahlenbelastung und die zusätzlichen Kosten.
  - In diesem Zusammenhang sei zu erwähnen, dass die Lungensonografie zunehmend an Bedeutung gewinnt – als Alternative ohne Strahlenbelastung zum Ausschluss eine Pneumothorax.
  - Jedoch ist zu beachten, dass die Untersuchung stark nutzerabhängig ist und von der Erfahrung des Untersuchers abhängt, was als möglicher Nachteil angesehen werden kann.

8.14 Mögliche Komplikationen

8.14.1 Komplikationen während der Durchführung

Arterielle Punktion

- Im Fall einer versehentlichen arteriellen Punktion ist es wichtig, die Nadel zu entfernen und die Einstichstelle für 5–10 min zu komprimieren.
- Die Unterscheidung zwischen einer korrekten venösen Punktion und einer arteriellen Fehlpunktion ist jedoch nicht immer einfach.
  - Besonders in Situationen wie Sauerstoffmangel oder einer undichten Trikuspidalklappe mit pulsierendem venösem Rückfluss kann dies herausfordernd sein.
  - Selbst eine Blutgasanalyse ist nicht immer eindeutig.
  - Die einzige zuverlässige Methode zur Unterscheidung ist die direkte Darstellung der Druckkurven. Dazu kann eine kleinlumige, periphere Venenverweilkanüle (20G) über den liegenden Draht eingeführt werden oder die Druckleitung direkt an die Punktionsnadel angeschlossen werden.

Katheterfehllage in der Arterie

- Wenn eine zentralvenöse Schleuse fälschlicherweise in eine Arterie platziert wurde, sind folgende Maßnahmen zu treffen:
  - Der Katheter sollte an seinem Platz belassen werden, um eine mögliche Verschlechterung der Situation zu vermeiden.
  - Es ist von entscheidender Bedeutung, die Gefäßchirurgie unverzüglich zu informieren und eine konsiliarische Bewertung anzufordern.
  - Das weitere Vorgehen sollte in Übereinstimmung mit den Empfehlungen der Gefäßchirurgie erfolgen, um eine angemessene Behandlung sicherzustellen und potenzielle Komplikationen zu minimieren.

Pneumothorax

- Das größte Risiko für einen Pneumothorax besteht bei der Verwendung des Subclavia-Zugangs. Grundsätzlich sollte nach einer Punktion in diesem Bereich sowie nach erschwerter Punktion eine Röntgenaufnahme durchgeführt werden.
- Bei beatmeten Patienten kann zur Minimierung des Risikos kurz vor der Punktion eine Reduktion des positiven endexspiratorischen Drucks (PEEP) vorgenommen werden oder die Punktion kann möglicherweise während einer kurzen Apnoe erfolgen.

8.14.2 Komplikationen nach der Durchführung

Infektionen

- Jeder zentralvenöse Katheter ist eine extrem invasive Maßnahme und erfordert eine genaue Nachsorge.
  - Generell sollte angestrebt werden, die Schleuse so früh wie möglich zu entfernen, wenn sie nicht mehr benötigt wird.
  - Wenn jedoch ein fortlaufender Bedarf besteht, sollte die elektiv platzierte Schleuse nicht routinemäßig nach einer bestimmten Liegedauer, sondern entsprechend dem individuellen Setup entfernt werden.
- Im Rahmen der Notfallversorgung angelegte Schleusen sollten innerhalb von 24h entfernt werden und durch einen anderen Katheter ersetzt werden. Es sollte auch evaluiert werden, ob möglicherweise die alleinige Anwesenheit eines zentralvenösen Katheters für die postoperative Versorgung ausreicht.

Katheterdislokationen

- Schleusendislokationen können verschiedene Ursachen haben und sind wichtige Komplikationen, die bei der Verwendung zentralvenöser Zugänge auftreten können.
  - Eine Dislokation tritt auf, wenn die Schleuse nicht mehr in der ursprünglichen, korrekten Position im Gefäß liegt.
  - Dies kann durch verschiedene Faktoren verursacht werden, darunter Bewegungen des Patienten, unzureichende Fixierung der Schleuse, anatomische Variationen oder das Vorhandensein von Begleitpathologien.
- Die Symptome einer Schleusendislokation können variieren, können aber Schmerzen, Schwierigkeiten beim Infusionsfluss oder einen plötzlichen Rückgang des venösen Rückflusses umfassen.
  - Eine frühzeitige Erkennung und Behandlung von Schleusendislokationen sind entscheidend, um potenzielle Komplikationen zu vermeiden.
  - In einigen Fällen kann eine erneute Positionierung der Schleuse durchgeführt werden, während in anderen Fällen der Austausch der Schleuse erforderlich sein kann.
- Die Prävention von Schleusendislokationen ist ebenfalls wichtig und kann durch eine sorgfältige Platzierung und Fixierung der Schleuse sowie durch regelmäßige Überprüfung und Überwachung des Zugangs erfolgen. Ein multidisziplinäres Team, bestehend aus Ärzten, Pflegekräften und anderen medizinischen Fachkräften, sollte zusammenarbeiten, um das Risiko von Schleusendislokationen zu minimieren und eine sichere Verwendung zentralvenöser Zugänge zu gewährleisten.
- Besonders bei der Volumengabe mit Druckinfusion besteht das Risiko von gefährlichen Paravasaten im Halsbereich.
  - Dabei kann es zu einer Komprimierung und Verschiebung wichtiger anatomischer Strukturen kommen, was ernsthafte Symptome und Folgen nach sich ziehen kann.
  - Eine sorgfältige Überwachung des Patienten während der Infusion ist daher unerlässlich, um solche Komplikationen frühzeitig zu erkennen und angemessen darauf zu reagieren.

Stenosen und Thrombosen

- Die Insertion einer zentralvenösen Schleuse führt oft innerhalb von 24h zur Bildung eines Fibrinmantels um den Katheter.
- Dieser kann zusammen mit einer verminderten Blutflussrate und der Verengung des Gefäßdurchmessers zu einer lokalen Stase führen, die das Risiko einer Thrombembolie erhöht.
- Mehrfachpunktionen können das Risiko von Thromben weiter erhöhen.
- Die Reizung des Gefäßendothels durch den Katheter kann ebenfalls zur Gerinnungsaktivierung beitragen.
- Daher sind Zugangswege, die einer höheren mechanischen Belastung ausgesetzt sind, wie der Subclavia-Zugang, mit einem erhöhten Thromboserisiko verbunden.
- Ein thrombotischer Verschluss mit Okklusion des Katheters kann vermieden werden, indem die Schenkel regelmäßig gespült werden.
- Dies hilft, die Durchgängigkeit des Katheters aufrechtzuerhalten und das Risiko einer Thrombose zu verringern.
- Eine routinemäßige systemische Antikoagulation nach der Anlage eines zentralen Venenkatheters wird jedoch nicht empfohlen.

8.15 Dokumentation

- Eine gründliche und zeitnahe Dokumentation jeder Intervention am Patienten ist unerlässlich.
  - Dies umfasst den genauen Zeitpunkt der Anlage, die beteiligten Personen sowie Details zur Durchführung, wie Punktionsort, -technik und mögliche Komplikationen.
  - Eine vollständige Dokumentation dient nicht nur forensischen Zwecken, sondern ermöglicht auch eine klare rechtliche Aufarbeitung und verhindert Missverständnisse aufgrund unzureichender Informationen.
- Es ist vor allem wichtig, das aseptische Vorgehen, die Hautvorbereitung und Desinfektion, den Punktionsort, die verwendete Punktionstechnik (z. B. sonografisch gesteuert), eventuelle Fehl- oder Mehrfachpunktionen, die Art des Katheters und die Anzahl der Lumina, die Methode der Lagekontrolle, die Tiefe der Fixation sowie alle aufgetretenen Komplikationen (wie Blutungen oder Luftaspiration) zu dokumentieren.

8.16 Postoperatives/ Postinterventionelles Management

- Bei dieser Methode ist kein postoperatives/postinterventionelles Management notwendig.

8.17 Besonderheiten bei bestimmten Personengruppen

8.17.1 Besonderheiten bei Schwangeren

- Bei Schwangeren gibt es keine Besonderheiten zu berücksichtigen.

8.17.2 Besonderheiten bei Kindern und Jugendlichen

- Bei Kindern und Jugendlichen gibt es keine Besonderheiten zu berücksichtigen.

8.18 Literatur

Literatur zur weiteren Vertiefung

[8] Pikwer A, Akeson J, Lindgren S. Complications associated with peripheral or central routes for central venous cannulation. Anaesthesia 2012; 67: 65–71

[9] Rupp SM, Apfelbaum JL, Blitt C. Practice guidelines for central venous access: a report by the American Society of Anesthesiologists Task Force. Anesthesiology 2012; 116: 539–557

[10] Wilhelm W, Larsen R, Pargger H et al. Hämodynamisches und respiratorisches Monitoring, intravasale Katheter. In: Burchardi H, Larsen R, Marx G, Muhl E, Schölmerich J, Hrsg. Intensivmedizin, Bd 11. Berlin/Heidelberg/New York: Springer; 2011

[11] Winterhalter M, Puschmann T, Hrsg. Standards in der Anästhesie. Stuttgart: Thieme; 2021

Wichtige Internetadressen

- www.springermedizin.de/emedpedia/detail/klinische-angiologie/zentralvenoese-katheter-und-deren-komplikationen?epediaDoi=10.1007%2F978-3-662-61379-5_21

I

9 Arterielle Zugänge

Christian Reyher, Kai Zacharowski

9.1 Steckbrief

Die arterielle Kanülierung ist integraler Bestandteil moderner Anästhesie und Intensivmedizin. Mit entsprechenden anatomischen Kenntnissen und bei streng aseptischem Vorgehen können Katheter sicher und risikoarm intravasal platziert werden. Ernsthafte Komplikationen sind selten, können aber im Einzelfall operative Revisionen erforderlich machen und schlimmstenfalls auch lebensbedrohlich sein. Die Inzidenz von Komplikationen ist im Wesentlichen abhängig vom Punktionsort, von der Punktionstechnik, den Vorerkrankungen des Patienten und der Erfahrung des jeweiligen Anwenders. Mit der Verwendung ultraschallgestützter Verfahren konnte die Rate an Fehl- und Mehrfachpunktionen signifikant reduziert werden, sodass bereits einzelne Fachgesellschaften den routinemäßigen Einsatz fordern. Die Sonografie bietet vor allem bei schwierigem Gefäßstatus oder Gefäßanomalien wesentliche Vorteile.

9.2 Synonyme

- Arterie
- arterielle Punktion
- invasive Blutdruckmessung

9.3 Keywords

- arterielle Zugänge
- hämodynamisches Monitoring
- Gefäßpunktion
- Arterie
- arterieller Zugang

9.4 Indikationen

- Die häufigste Indikation für die Anlage eines arteriellen Katheters ist das hämodynamische Monitoring (invasive Blutdruckmessung, Pulswellenanalyse etc.) sowie die Möglichkeit zur Entnahme arterieller Blutgasanalysen.
- Der Vorteil gegenüber diskontinuierlichen Verfahren (Messung nach Riva-Rocci) liegt neben der „Online-Visualisierung“ von Kreislaufschwankungen in zusätzlichen Informationen, z. B. Volumenstatus, elektromechanische Kopplung oder der Detektion von Klappeninsuffizienzen. Außerdem kann mit speziellen Verfahren (PiCCO: Pulse Contour Cardiac Output etc.) über die Analyse der Pulskontur und Schlagvolumenvarianz das hämodynamische Monitoring erweitert werden.
- In Kombination mit transpulmonaler Thermodilution wird die Messung dynamischer Kreislaufparameter ermöglicht, z. B. Herzzeitvolumen oder die Quantifizierung vaskulärer Widerstände. In Kombination mit arteriellen und venösen Druckparametern kann eine differenzierte Katecholamintherapie engmaschig verifiziert werden.

9.5 Kontraindikationen

- Kontraindikationen für arterielle Punktionen sind relativ und bei absoluter Indikation lediglich auf den Ort der Punktion beschränkt.
  - So genannte Endstromarterien (z. B. A. brachialis) sollten aufgrund der fehlenden Kollateralisierung nicht als primärer Punktionsort gewählt werden.
  - Ebenso sollte bei bekannten Gefäßanomalien (AV-Malformationen, Shunts etc.) oder Infektionen im Punktionsgebiet ein alternativer Punktionsort gewählt werden.
  - Eine Punktion der A. carotis ist obsolet.
  - Ebenfalls sollte von einer Punktion von Gefäßprothesen abgesehen werden.
  - Weitere relative Kontraindikationen sind Gerinnungsstörungen und die Einnahme von gerinnungshemmenden Medikamenten.

9.6 Aufklärung und spezielle Risiken

- Vor jeder elektiven Punktion muss der Patient über die verfahrensimmanenten Risiken, häufige Komplikationen und die geplante Vorgehensweise individuell und mit ausreichender Bedenkzeit aufgeklärt werden.
- Nur in Ausnahmefällen gilt die Geschäftsführung ohne Auftrag im Rahmen der Notfallindikation.
- Aufgeklärt werden muss über:
  - Blutung
  - Infektion
  - Gefäß-/Nervenverletzung
  - Fehl-/Mehrfachpunktion
  - Katheterfehllage
  - Gefäßverschluss, Embolie

9.7 Vorbereitende Diagnostik

9.7.1 Sonografie

- Die Sonografie ermöglicht die „Online-Visualisierung“ anatomischer Strukturen. In verschiedenen Studien konnte der Vorteil gegenüber der Landmarkentechnik gezeigt werden.
- So können anatomische Variationen (Lage, Gefäßverlauf, Größe etc.) dargestellt oder für das Einbringen großlumiger Zugänge kann der Durchmesser des zu punktierenden Gefäßes beurteilt werden. Auch können potenzielle Punktionshindernisse (Atherosklerose, Plaque etc.) detektiert werden.
- Nachteilig ist der Preis für die Anschaffung der Geräte und dass diese im Klinikbetrieb nicht ubiquitär verfügbar sein können. Die Punktion nach Landmarkentechnik sollte daher unbedingt weiterhin gelehrt und gelernt werden.
- Es bestehen zwei Möglichkeiten der Punktion mit Sonografie:
  - In-plane: Die Punktion erfolgt in der Achse des Schallkopfs. Vorteil dieser Technik ist die direkte Visualisierung der Nadel und deren Verlauf im Gewebe bzw. deren Eindringtiefe.
  - Out-of-plane beschreibt die Punktion im rechten Winkel dazu. Zur Orientierung und Darstellung umgebender Strukturen ist diese Technik besser geeignet.
- Durch die Verwendung von Farbdopplern besteht die Möglichkeit, die Flussrichtung und die Flussgeschwindigkeit im Gefäß darzustellen. Dies kann im Einzelfall die Unterscheidung zwischen arteriell und venös erleichtern.

9.7.2 Allen-Test

- temporäre Kompression der zuführenden A. radialis und A. ulnaris mit anschließender Messung der Rekapillarisierung über den Arcus palmaris zur Detektion von Durchblutungsstörungen
- Der diagnostische Wert gilt als umstritten. Verschiedene Fachgesellschaften empfehlen keine Durchführung.

9.8 Anästhesie

- Lokalanästhesie

9.9 Personal, Material und Einstelltechnik

- Händedesinfektion
- Haube, Mundschutz, sterile Handschuhe und steriler Kittel
- Hautdesinfektion mit Chlorhexidin- oder Octenidin-haltigen Desinfektionsmitteln als Wischdesinfektion
- Abdeckung (Lochtuch)
- Punktionsset
- steriler Wundverband
- Druckleitung und Druckaufnahmesystem
- kontinuierliches Spülsystem

9.10 Anatomie

- Zugangswege für die arterielle Punktion:
  - A. radialis
  - A. femoralis
  - A. brachialis
  - A. axillaris
  - A. ulnaris

9.11 Durchführung

9.11.1 Zugangswege

A. radialis

- Der optimale Zugangsweg ist umstritten.
- Die Punktion der A. radialis bietet jedoch aus verschiedenen Gründen Vorteile: Zum einen ist sie durch anatomische Landmarken häufig gut aufzufinden, zum anderen erfolgt bei Komplikationen in der Regel eine ausreichende Vaskularisierung über die A. ulnaris.
- Nachteilig ist, dass eine persistierende Minderperfusion mit ggf. bleibender Funktionseinschränkung oder Verlust der Extremität für die Patienten weitreichende Konsequenzen haben kann. Die nicht führende Hand ist bei einer arteriellen Punktion somit zu bevorzugen.

A. femoralis

- Die A. femoralis ist eine einfach zu punktierende Alternative. Als Landmarkentechnik bietet sich der Merksatz IVAN (innen: Vene, Arterie, Nerv) an. Die Punktion erfolgt unter Palpitation oder sonografisch.
- Gelegentlich liegen die Gefäße jedoch dicht beisammen, sodass bei Verwendung der Landmarkentechnik Katheter akzidenziell transvenös gelegt wurden.
- Zwar ist die A. femoralis ebenfalls Endstromarterie, aufgrund ihres großen Durchmessers sind Gefäßokklusionen durch intravasale Katheter jedoch selten.
- Vor allem als Notfallzugang ist sie durch die meist gute Palpabilität auch im Kreislaufschock gut geeignet, birgt aber das größte Infektionsrisiko. Die Liegedauer von dort eingebrachten Kathetern sollte daher zeitlich begrenzt sein.

A. brachialis

- Die A. brachialis ist als Endstromarterie mit (im Vergleich z. B. zur A. femoralis) reduziertem Gefäßdurchmesser nicht als primärer Punktionsort für intraarterielle Katheter geeignet.
- Des Weiteren kommt es bei wachen Patienten häufig zu Bewegungsartefakten.

A. axillaris

- Die A. axillaris ist anatomisch relativ einfach lokalisierbar.
- Dieser Zugangsweg birgt jedoch ebenfalls ein hohes Infektionsrisiko.
- Die Liegedauer von dort eingebrachten Kathetern sollte daher zeitlich begrenzt sein.

9.11.2 Lagerung

- Zur vereinfachten Punktion ist eine gestreckte oder z. B. im Fall der Arteria radialis leicht überstreckte Lagerung hilfreich.
- Hierzu können spezielle Unterlagen dienen, z. B. Rollen.
- Außerdem sollte die Extremität nach Möglichkeit leicht fixiert werden.
- Neben einer verbesserten Palpation ermöglicht dies zudem eine optimalere hygienische Desinfektion durch das Vermeiden von Hautfalten.

9.11.3 Durchführung Schritt für Schritt

- Katheterinfektionen gehören zu den häufigsten nosokomialen Infektionen.
- Es ist daher essenziell, bei der Anlage auf ein streng aseptisches Vorgehen zu achten. Hierzu gehören:
  - hygienische Händedesinfektion
  - Verwendung von Haube, Mundschutz, sterilen Handschuhen und Kittel
  - Hautdesinfektion mit chlorhexidin- oder octenidinhaltigen Desinfektionsmitteln als Wischdesinfektion
  - großflächige Abdeckungen (Lochtuch)
  - Verwendung von sterilen Wundverbänden
- Des Weiteren muss die Verpackung auf Unversehrtheit und Haltbarkeit überprüft werden.
- Auch bei personellen Engpässen muss die Anlage von 2 Personen (Arzt und Assistenz) durchgeführt werden.
- ▸ Abb. 9.1, ▸ Abb. 9.2, ▸ Abb. 9.3 und ▸ Abb. 9.4 zeigen zusammenfassend das praktische Vorgehen.

9

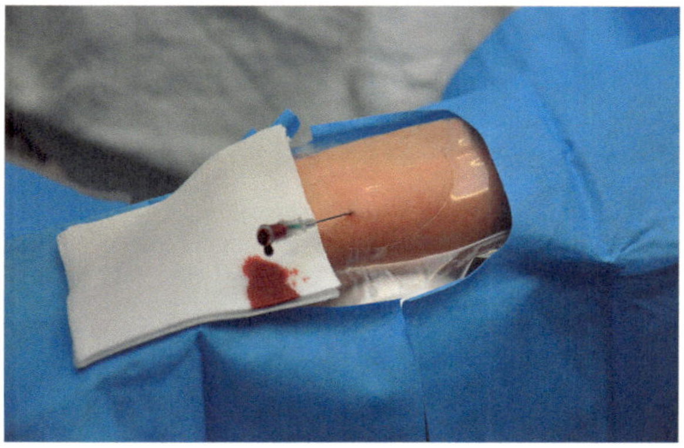

Abb. 9.1 Punktion der A. radialis nach Hautdesinfektion und steriler Abdeckung. Die Hand wird in leichter Extension gelagert. (Quelle: Reyher C, Zacharowski K. Arterielle Zugänge. In: Marx G, Zacharowski K, Kluge S, Hrsg. Referenz Intensivmedizin. 1. Auflage. Stuttgart: Thieme; 2020)

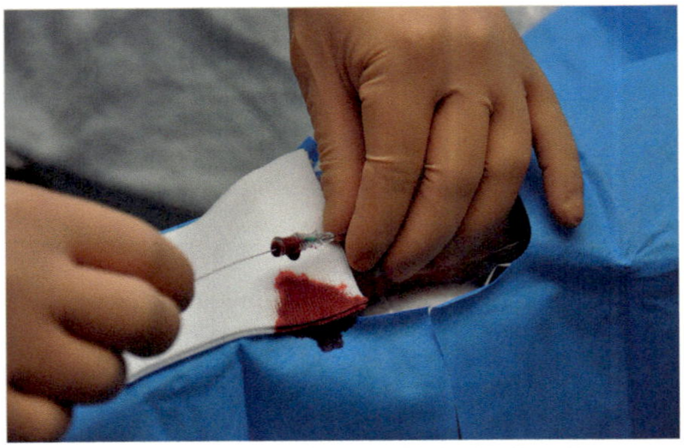

Abb. 9.2 Einbringen des Drahts in Seldinger-Technik. (Quelle: Reyher C, Zacharowski K. Arterielle Zugänge. In: Marx G, Zacharowski K, Kluge S, Hrsg. Referenz Intensivmedizin. 1. Auflage. Stuttgart: Thieme; 2020)

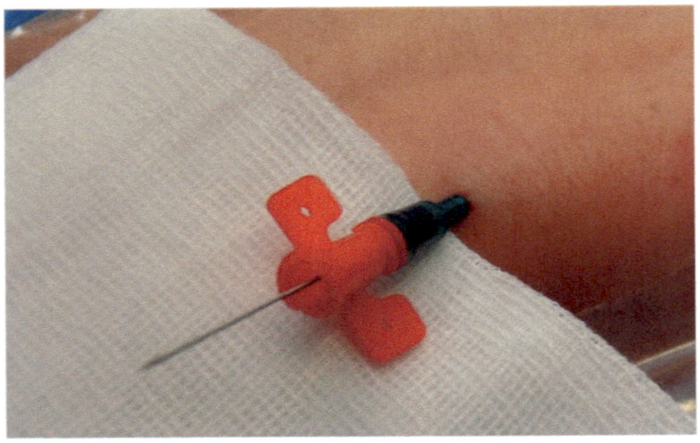

Abb. 9.3 Einliegender Katheter. (Quelle: Reyher C, Zacharowski K. Arterielle Zugänge. In: Marx G, Zacharowski K, Kluge S, Hrsg. Referenz Intensivmedizin. 1. Auflage. Stuttgart: Thieme; 2020)

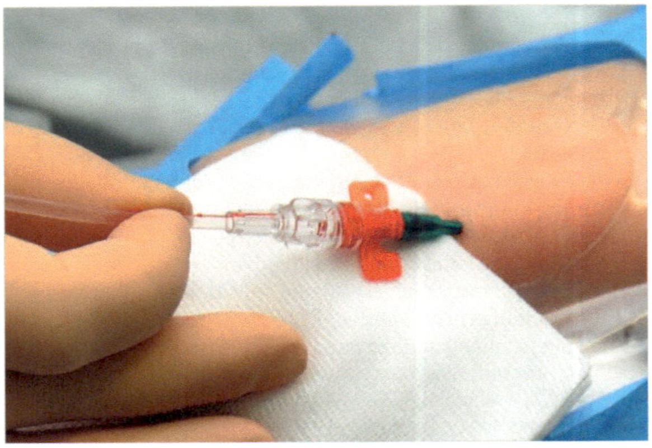

Abb. 9.4 Angeschlossene Druckleitung. (Quelle: Reyher C, Zacharowski K. Arterielle Zugänge. In: Marx G, Zacharowski K, Kluge S, Hrsg. Referenz Intensivmedizin. 1. Auflage. Stuttgart: Thieme; 2020)

9.12 Mögliche Fehler und Fallstricke

- Bei akzidentieller venöser Punktion ist die Unterscheidung zwischen korrekter arterieller und venöser Fehlpunktion nicht immer einfach.
- Bei Oxygenierungsstörungen mit Hypoxie und Kreislaufinstabilität ist selbst eine Blutgasanalyse nicht immer eindeutig.
- Einzig die direkte Darstellung der Druckkurven kann eine sicherere Unterscheidung ermöglichen.
- Die Sonografie kann hier ebenfalls hilfreich sein (▶ Abb. 9.5).

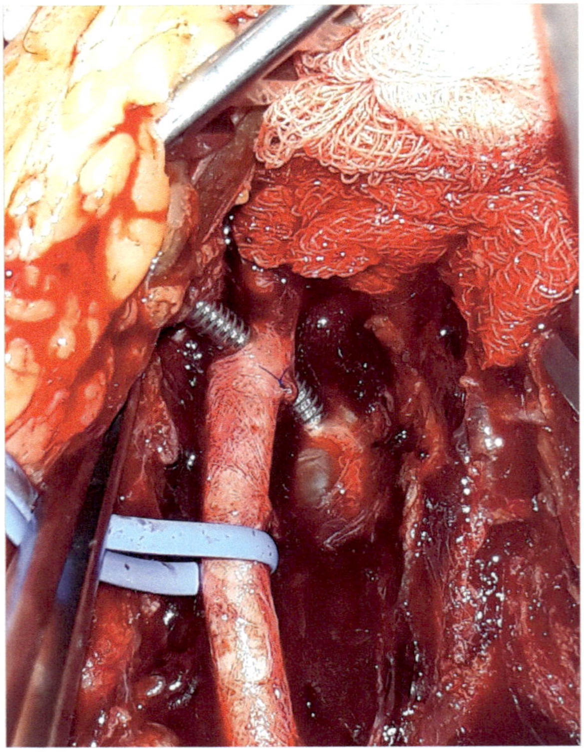

Abb. 9.5 Transarterielle venöse Fehlpunktion einer 7-F-Schleuse.

9.13 Mögliche Komplikationen

9.13.1 Komplikationen während der Durchführung

Gefäßverletzung

- Gefäßverletzungen sind eine häufige Komplikation. Selbst bei initial korrekter intravasaler Kanülierung sind sekundäre Perforationen mit unter Umständen ausgeprägten Hämatomen beschrieben.
- Nach Fehl- oder Mehrfachpunktionen steigt das Risiko von aneurysmatischen Gefäßausweitungen (Aneurysma spurium), die häufig operativ korrigiert werden müssen.
- Durch Einbringen des Seldinger-Drahts oder des Katheters kann es intermittierend zum Gefäßspasmus (Angiospasmus) kommen. Dieser kann zu Fehlmessungen, aber auch zu einer Ischämie des nachfolgenden Gewebes führen.
- Der intraarterielle Einsatz von vasodilatativen Substanzen oder Lokalanästhetika sowie Allgemeinmaßnahmen (Wärmezufuhr) sind therapeutische Optionen.

Akzidentielle arterielle Medikamentenapplikation

- Viele Medikamente führen bei fehlerhafter intraarterieller Applikation zu schweren Gewebeschäden im Endstromgebiet.
  - Oberstes Ziel ist daher die Prävention durch eindeutige Kennzeichnung der arteriellen Gefäßzugänge.
  - Auch von der Industrie angebotene unterschiedliche Konnektionsstellen können zur Risikominimierung beitragen.
- Des Weiteren kann mittels intraarterieller Lokalanästhetikagabe (z. B. Lidocain 2 %) der Gefäßspasmus reduziert werden und durch lokale Antikoagulation ein Gefäßverschluss verhindert werden.
- Eine periphere Leitungsblockade (z. B. axillärer Plexus) kann neben der Analgesie vor allem durch die induzierte Sympathikolyse die Durchblutung fördern.
- Ob Kortikoide eine therapeutische Option sind, ist unklar.
- Supportive Maßnahmen sind Lagerung und Wärme.
- Chirurgische Therapien (z. B. Thrombektomie, Bypass-OP, Fasziotomie) sollten ebenfalls erwogen werden.

Merke

M!

Bei akzidentieller Medikamentenapplikation muss die Injektion sofort gestoppt werden. Der Gefäßzugang sollte jedoch unbedingt belassen werden, um beispielsweise durch Verdünnung (Nachspritzen von NaCl 0,9 %) die Gewebekonzentration und damit unter Umständen auch die Gewebetoxizität zu reduzieren.

9.13.2 Komplikationen nach der Durchführung

Infektion

- katheterassoziierte Infektionen:
  - Die häufigste Spätkomplikation von intravasalen Zugängen ist die Infektion mit zum Teil schwerwiegenden gesundheitlichen Folgen für den Patienten.
    - Auf deutschen Intensivstationen werden pro Jahr ca. 6 000 Infektionen durch zentrale Venenkatheter verursacht.
    - Katheterassoziierte Infektionen sind somit die häufigsten nosokomialen Infektionen.
    - Eine individuelle Risiko-Nutzen-Abwägung ist daher vor jeder Anlage erforderlich.
  - Durch umfangreiche Maßnahmen kann die Rate infektassoziierter Katheterkomplikationen um 58 % gesenkt werden, was nicht zuletzt auch unter gesundheitsökonomischen Aspekten erhebliche Einsparungen zur Folge hat.
  - Die Infektionsrate intraarterieller Katheter ist insgesamt seltener und häufiger lokal. Dennoch gelten dieselben hygienischen Regeln bei Anlage, Nutzung und Pflege wie bei intravenösen Kathetern.
- Liegedauer:
  - Die Liegedauer arterieller Systeme reicht von wenigen Tagen bis hin zu Wochen.
    - Ein streng aseptisches Vorgehen ist daher für die Anlage essenziell.
    - In Notfallsituationen kann dies jedoch nicht immer sicher gewährleistet werden.
    - Solche unter erschwerten Bedingungen etablierten Gefäßzugänge sollten maximal für 48h belassen werden.
  - Ein routinemäßiger Wechsel von elektiv eingebrachten Gefäßzugängen führt nicht zu einer Reduktion der Infektionsrate und ist somit nicht erforderlich.
  - Generell gilt jedoch, dass ungenutzte oder nicht indizierte Katheter konsequent entfernt werden müssen.
- Krankenhaus-Infektions-Surveillance-System (KISS):
  - Mit der Einführung sogenannter Krankenhaus-Infektions-Surveillance-Systeme konnten individuelle Risikokeime detektiert und kalkulierte antibiotische Therapieregime aufgrund der lokalen Resistenzlage etabliert werden.
  - Eine routinemäßige Antibiotikaprophylaxe zur arteriellen Katheteranlage ist jedoch nicht sinnvoll und steigert lediglich unnötig den Selektionsdruck der Bakterien.

Stenose und Gefäßverschluss

- Nahezu regelhaft bildet sich innerhalb von 24h nach Insertion ein Fibrinmantel um den Katheter. Dieser führt in Kombination mit einer Flussminderung und der Reduktion des Gefäßdurchmessers zu einer lokalen Stase mit Gerinnungsaktivierung und der potenziellen Gefahr einer Thrombembolie.
- Fehl- bzw. Mehrfachpunktionen erhöhen das Risiko muraler Thromben.
  - Auch die Irritation des Gefäßendothels durch den einliegenden Katheter führt über Mikroverletzungen zur Gerinnungsaktivierung.
  - Daher gehen Zugangswege mit hoher mechanischer Beanspruchung mit einem erhöhten Embolierisiko einher.
  - Eine systemische Antikoagulation nach Anlage arterieller Katheter wird jedoch nicht empfohlen.
- Ein thrombotischer Verschluss mit Okklusion des Katheters kann durch kontinuierliches Spülen des Schenkels verhindert werden.
- Das Zusetzen von Antikoagulanzien in die Spüllösung, z. B. mit unfraktioniertem Heparin, zeigte keinen Vorteil in Bezug auf die Offenheitsrate.

Materialfehler

- Bei längerer Liegedauer und mechanischer Beanspruchung kann es durch eine Materialermüdung oder bei vorbestehenden Materialfehlern zu Rissen am Katheter mit entsprechendem Paravasat kommen.
- Auch Katheterabrisse mit Dislokationen wurden beschrieben.
- Vor Anlage ist daher jeder Katheter durch kurzes Anspülen auf Unversehrtheit zu prüfen.

9.14 Dokumentation

- Jede Intervention am Patienten bedarf der sorgfältigen und zeitnahen Dokumentation. Aus forensischen Gründen ist es erforderlich, den genauen Zeitpunkt der Anlage (Datum und Uhrzeit) und die die Intervention durchführenden Personen schriftlich zu fixieren.
- Außerdem sollten aseptisches Vorgehen, Hautreinigung und -desinfektion, Punktionsort, Punktionstechnik (z. B. sonografisch gesteuert), Fehl- bzw. Mehrfachpunktionen, Katheterart und -größe, Art der Lagekontrolle, Fixationstiefe sowie aufgetretene Komplikationen (z. B. Blutung) dokumentiert werden.
- Nur durch adäquate Dokumentation lassen sich Rechtsstreitigkeiten auf die tatsächlich beklagenswerten Punkte reduzieren und führen nicht bereits aufgrund von Dokumentationsmängeln zur Vermutung eines fehlerhaften Vorgehens.

9.15 Postoperatives/ Postinterventionelles Management

- Wie in vielen klinischen Bereichen ist eine gute Pflege entscheidend.
  - Durch ein entsprechendes fachgerechtes Vorgehen können Komplikationen (z. B. eine Katheterdislokation) vermieden und die Lebensdauer der eingebrachten Katheter deutlich erhöht werden.
  - In täglichen Visiten sollte der Nutzen von Gefäßkathetern kontinuierlich hinterfragt werden und diese bei fehlender Indikation zeitnah entfernt werden.

9.16 Ergebnisse

- Neben der individuellen Erfahrung sind eine sichere Indikationsstellung, eine gute Vorbereitung, die Nutzung möglicher Bildgebungsverfahren und die sachgerechte Durchführung Garant für eine erfolgreiche Gefäßpunktion.
- Insbesondere patienteneigene Faktoren wie Alter, Habitus oder Begleiterkrankungen spielen hierbei jedoch ebenfalls eine nicht unerhebliche Rolle.

9.17 Besonderheiten bei bestimmten Personengruppen

9.17.1 Besonderheiten bei Schwangeren

- keine Besonderheiten

9.17.2 Besonderheiten bei Kindern und Jugendlichen

- Insbesondere bei Kleinkindern und Säuglingen ist die arterielle Kanülierung u. U. äußerst anspruchsvoll.
- Aufgrund der speziellen Anatomie, des umgebenden Fettgewebes und des geringen Gefäßdurchmessers bedarf es spezieller Lagerungsvorbereitungen und Punktionssets.
- Auch hier kann die Sonografie mit speziellen Ultraschallköpfen sehr hilfreich sein oder die Punktion überhaupt erst ermöglichen.

9.17.3 Besonderheiten bei anderen Personen- bzw. Risikogruppen

- Bei Patienten mit höhergradiger peripherer arterieller Verschlusskrankheit (pAVK) kann die zunehmende Gefäßsklerose eine arterielle Punktion u. U. erheblich erschweren bis unmöglich machen.
- Insbesondere in diesem Patientenkollektiv ist aufgrund der erhöhten Komplikationsrate die Indikation streng zu stellen.
- Bei entsprechender Notwendigkeit kann eine Sonografie der entsprechenden Gefäße hilfreich sein, um z. B. eine möglichst optimale Punktionsstelle zu eruieren oder potenzielle Stenosen zu detektieren.

10 Knochenmarkpunktion

Platon Braun

10.1 Grundlagen

10.1.1 Steckbrief

Die Knochenmarkpunktion ist in der Diagnostik und Verlaufskontrolle hämatologischer Erkrankungen eine wichtige Methode. Hierbei wird mittels einer speziellen Nadel eine Probe aus dem Knochenmark entnommen, um die Ursachen von z. B. unklaren Blutbildveränderungen zu klären. Die entnommene Probe wird anschließend mithilfe mehrerer Methoden untersucht. Der Eingriff ist in der Regel ambulant unter Lokalanästhesie mit ggf. zusätzlicher Sedierung im Liegen durchführbar. Es kommt selten zu Komplikationen und die Methode ist relativ einfach erlernbar.

10.1.2 Synonyme

- Knochenmarkentnahme
- Knochenmarkbiopsie
- Yamshidi-Punktion
- KMP

10.1.3 Keywords

- Knochenmark
- Punktion
- Biopsie
- Beckenkamm
- Sternum

10.2 Durchführung der Knochenmarkpunktion

10.2.1 Überblick

- Zur weiteren Diagnostik und Verlaufskontrolle von Blut- u./o. Knochenmarkerkrankungen ist die Knochenmarkpunktion ein entscheidendes diagnostisches Mittel, was durch keine andere Methode ersetzt werden kann.

10.2.2 Indikationen

- diagnostisch:
  - V. a. eine Störung der Blutbildung bei unklarer Anämie, Thrombozytopenie, Panzytopenie, Agranulozytose und insgesamt unklare Hebung oder Senkung diverser Blutzellfraktionen
  - V. a. Leukämie, myelodysplastisches Syndrom, Knochenmarkmetastasierung, multiples Myelom, zur Diagnosesicherung und zum Staging von Lymphomen
- zur Verlaufskontrolle und Nachsorge hämatologischer Erkrankungen
- Verlaufs-/Erfolgskontrollen der Chemotherapie

10.2.3 Kontraindikationen

- Im Rahmen einer akuten Erkrankung mit dringendem Handlungsbedarf bestehen keine absoluten Kontraindikationen für die Durchführung einer Knochenmarkpunktion.
- relative Kontraindikation:
  - schwere Gerinnungsstörungen (Thrombozyten < 20 000/µl, INR > 1,5 bzw. Quick < 50 %, PTT > 50s)
  - lokale Infektion oder Entzündung

10.2.4 Aufklärung und spezielle Risiken

- insgesamt geringes Risiko, standardisiertes Vorgehen in Lokalanästhesie und wenn gewünscht auch Sedierung möglich; anschließend Kompression der Punktionsstelle
- Aufklärungsgespräch:
  - Das Aufklärungsgespräch erfolgt durch einen Arzt/eine Ärztin und beinhaltet folgende Aspekte:
    - Art, Umfang und Durchführung/Ablauf der Untersuchung
    - mögliche Folgen und Risiken des Eingriffs
    - Notwendigkeit, Dringlichkeit, Erfolgsaussichten und Alternativen
  - Besonderheiten:
    - Knochenmarkaspiration kann kurzzeitig sehr schmerzhaft sein.
    - Schmerzen an der Punktionsstelle können in den Beckenkamm, ins Bein und den unteren Rücken ausstrahlen.
- Komplikationen:
  - Blutung, Hämatom, Infektion
  - Verletzung benachbarter Organe, Gefäße oder Nerven
  - bei Sternalpunktion Pneumothorax, Verletzung von Herzbeutel, Herz und großen Gefäßen

10.2.5 Vorbereitende Diagnostik

- Gerinnungsstatus: Bestimmung von Quick bzw. INR, PTT und Thrombozyten vor Punktion
- venöse Blutentnahme: EDTA-Röhrchen, da zusätzlicher Ausstrich peripheren Bluts erforderlich ist

10.2.6 Anästhesie

- Der Eingriff erfolgt in Lokalanästhesie, üblicherweise mit Lidocain 2 % unter Betäubung des Stichkanals sowie in den tieferen Schichten, am knöchernen Widerstand, des besonders schmerzempfindlichen Periosts.
- Zu beachten ist außerdem genügende Einwirkzeit (mind. 5 min) sowie leichte fächernde Verteilung des Betäubungsmittels in der Tiefe.

10.2.7 Personal, Material und Einstelltechnik

- Prinzipiell reicht ein Arzt, der die Methode beherrscht, aus. Eine zusätzliche Assistenz durch eine Pflegekraft oder eine MFA erleichtert den Eingriff.
- venöse Blutentnahme: EDTA-Röhrchen, da ein zusätzlicher Ausstrich peripheren Bluts erforderlich ist
- erforderliches Material:
  - Spitzabwurfbehälter
  - steril abgedeckter Tisch für das Material (▶ Abb. 10.1)
  - Punktionsnadel für Aspirationszytologie und Biopsie (meist Jamshidi-Nadel als Einmalartikel)
  - Lokalanästhetikum mit Spritze und Kanüle
  - Hautdesinfektionsmittel, sterile Handschuhe, Mundschutz und Haube
  - sterile Abdecktücher (meist Lochtuch), sterile Kompressen und ein steriles Pflaster
  - ggf. Benzodiazepine (z. B. 2,5–5 mg Midazolam (Dormicum) auf 1 mg/ml verdünnt) zur Sedierung, sowie ein Antidot (Flumazenil (Anexate)) und zusätzlich Monitoring der Vitalparameter notwendig

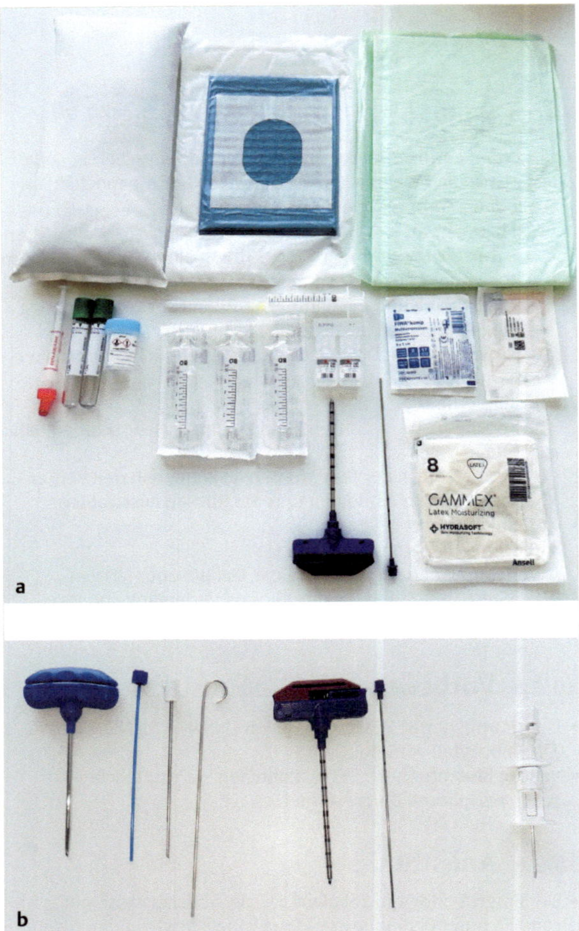

Abb. 10.1 Materialien für die Knochenmarkpunktion.
a Besteck.
b Verschiedene Punktionsnadeln.

- mindestens drei 10-ml-Spritzen, u. U. ein Skalpell und Sandsack
- mehrere Objektträger, eine Petrischale und ein Gefäß mit Fixationslösung für den Stanzzylinder und die entsprechenden Laborzettel
- mindestens drei Röhrchen für FACS, Zytogenetik und Zytomorphologie

10.2.8 Vorbereitung

- Checkliste:
  - Feststellung der richtigen Identität des Patienten/der Patientin
  - Gerinnungswerte des Patienten
  - periphere Blutentnahme: EDTA-Röhrchen
  - Lagerung des Patienten
  - Palpation der richtigen Punktionsstelle an der SIPS und Markierung mit einem spitzen Gegenstand
  - Falls in Sedierung punktiert werden soll, müssen die Vitalparameter überwacht werden und Patient/In nüchtern sein.
  - sterile Handschuhe, Abdecktuch, Mollbinde/wasserfeste Unterlage
  - ggf. OP-Maske
  - sterile Kompressen oder Tupfe, Pflaster, und Sandsack
  - mindestens 3 10-ml-Spritzen und eine lange Nadel für die lokale Betäubung
  - lokale Betäubung (z. B. Lidocain 2 %, 2 Ampullen)
  - 2 × Heparin-Röhrchen und 1 × EDTA-Röhrchen, für FACS, Zytogenetik, Zytomorphologie, ggf. Formalin-Röhrchen für die Stanzbiopsie (bitte vorher beim Labor informieren, welche Röhrchen benötigt werden)
  - Knochenmarkpunktionsnadel

10.2.9 Anatomie

- Knochenmarkpunktionen werden üblicherweise am Beckenkamm durchgeführt.
- Punktionen des Sternums sind die Ausnahme, da sie mit einem deutlich höheren Komplikationsrisiko verbunden sind.
- Außerdem erlaubt nur die Punktion des Beckenkamms die zusätzliche Entnahme eines Stanzzylinders.
- Im Folgenden wird daher nur das Vorgehen bei der Beckenkammpunktion erläutert.

10.2.10 Durchführung

- Wie bei jeder invasiven Maßnahme am Patienten, erfordert auch die Knochenmarkpunktion eine sorgfältige Vorbereitung.
- Vor der Punktion ist daran zu denken, ob der Patient/die Patientin für den Eingriff aufgeklärt worden ist, alle notwendigen Materialien vorliegen, der oder die Durchführende mit der verwendeten Punktionsnadel vertraut ist und nicht zuletzt, ob alles Notwendige für den Umgang mit Komplikationen vorliegt (z. B. bei einer zu tiefen Sedierung soll das antagonisierende Mittel bereitstehen).

Zugangswege

- Festlegung der Punktionsstelle:
  - Aufsuchen der Spina iliaca posterior superior (SIPS), indem man sich vom vorderen Beckenkamm nach dorsal tastet.
  - Die Spina iliaca posterior superior ist oft auch durch ein Hautgrübchen zu identifizieren, das lateral des Iliosakralgelenks zu sehen ist.
  - Wenn man die Hand mit dem Zeigefinger auf der Crista iliaca platziert, landet man ebenfalls meist schon mit dem Daumen auf der Spina iliaca posterior superior.
  - Markierung der Punktionsstelle mittels Stiftes oder Daumennagel (Patient vorwarnen!)
- Seitenlage mit angezogenen Beinen oder stabile Seitenlage, Bett flach gestellt; alternativ: Bauchlage mit Kissen unter dem Becken
- evtl. Prämedikation mit einem kurzwirksamen Benzodiazepin (z. B. 2,5–5 mg Dormicum i. v.), dabei erfolgt die Sedierung unter Vitalzeichenkontrolle sowie mit einer bereitstehenden Ampulle Flumazenil zur ggf. notwendigen Antagonisierung der Sedierung
- Als Alternative zur Beruhigung des Patienten eignet sich auch Lorazepam (z. B. 1–2,5 mg Tavor) p. o. oder sublingual.

Schnittführung

- Ein Schnitt/eine Stichinzision ist in der Praxis selten erforderlich.
- Falls eine Punktion ohne Schnitt nicht möglich ist, erfolgt eine kleine und vorsichtige Stichinzision.

Durchführung Schritt für Schritt

- s. ▶ Abb. 10.2.
- Hautdesinfektion und Lokalanästhesie:
  - Hautdesinfektion, Mundschutz, ggf. Haube, sterile Handschuhe anziehen, steril abdecken
  - lokale Betäubung des Stichkanals sowie Periosts, Auffächern des Anästhetikums in am/um Knochen; mind. 5 min Einwirkzeit abwarten
- Punktion:
  - senkrechte Stichinzision mit dem Skalpell (selten erforderlich) über der Spina iliaca posterior superior, unter Drehbewegung Vorschieben der Jamshidi-Nadel mit eingeführtem Mandrin in Richtung der Spina iliaca anterior superior bis zum knöchernen Widerstand an der Spina iliaca posterior superior
  - Unter weiterer druckvoller Drehbewegung wird die Kompakta des Knochens durchdrungen. Ein plötzlicher Widerstandsverlust zeigt die Lage im Markraum an.
  - Entfernung des Mandrins, Aufsetzen der 20- oder 10-ml-Spritze
  - zügige Aspiration von etwa 3 ml Knochenmark (sehr schmerzhaft, Patient vorwarnen!) für die Aspirationszytologie
    - Aspirat auf die Petrischale geben und Markblut ablaufen lassen
    - alternativ Befüllen von mindestens drei Entnahmeröhrchen für den anschließenden Laborversand
  - Das Knochenmark (kleine „Bröckelchen") wird nun auf insgesamt ca. 10–12 Objektträgern dünn ausgestrichen.
  - Für die Biopsie (Entnahme eines Stanzzylinders) wird die Punktionsnadel (nun ohne Mandrin) wiederum unter Drehbewegungen weitere 2–3 cm vorgeschoben.
  - Unter Anwinkeln und Drehen der Jamshidi-Nadel wird der Stanzzylinder abgeschert.
  - alternatives Vorgehen:
    - rasche Aspiration von ca. 6 ml, Befüllung eines Heparin-Röhrchens
    - Begutachtung des Aspirats, falls Bröckchen vorhanden, Befüllung der restlichen Röhrchen sowie Stanzbiopsie, falls notwendig
- Punktionsende:
  - Jamshidi-Nadel vorsichtig entfernen, wieder drehende Bewegung; am besten Kontakt mit der Haut mittels Zeigefinger halten, um ein zu ruckhaftes Entfernen der Punktionsnadel zu vermeiden
  - Ein eventueller Stanzzylinder wird mithilfe des zum Set gehörenden Mandrins/Drahts in das Gefäß mit der Fixationslösung gegeben. Ob das Stanzpräparat in einer Fixationslösung gelagert werden soll, sollte vorher mit dem entsprechenden Labor geklärt werden.
  - steriler Wundverband, Kompression mit Sandsack in Rückenlage für etwa 30 min
  - Spitze Gegenstände in den Abwurfbehälter entsorgen
- Kontrolle während und nach Punktion: bei Sedierung Überwachung von Vitalparametern empfohlen, Sauerstoffsättigung, Blutdruck und Puls

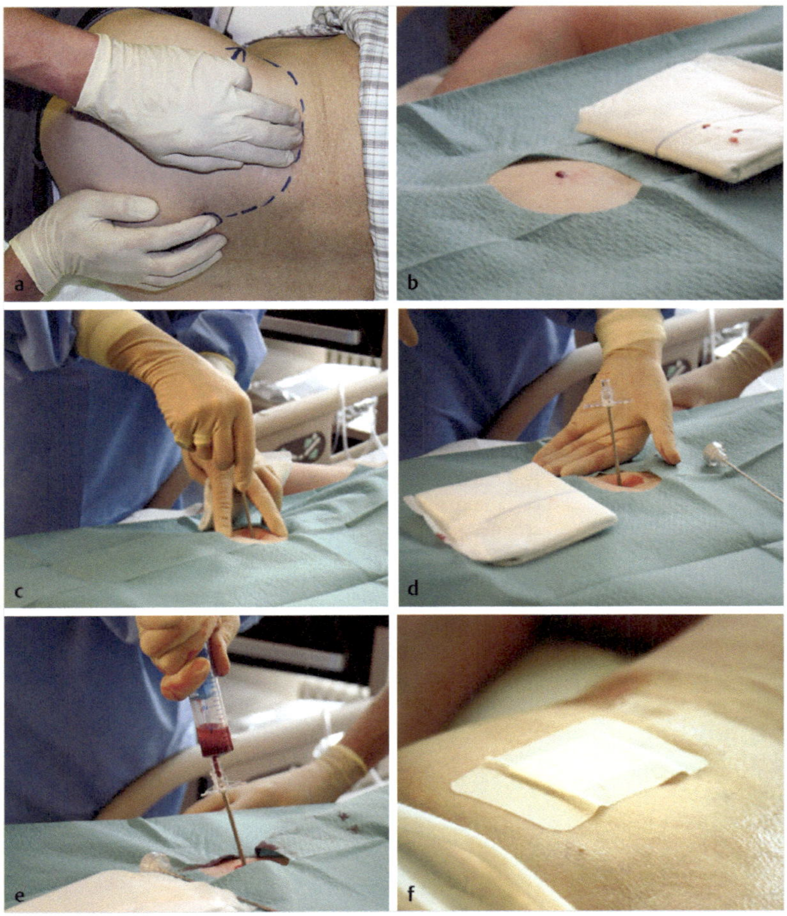

Abb. 10.2 Einzelschritte der Knochenmarkpunktion.
a Identifizierung der korrekten Punktionsstelle und -richtung.
b Lokale Betäubung und sterile Abdeckung der Punktionsstelle.
c Eine mögliche Art der Durchführung der Punktion.
d Erfolgreiche Punktion.
e Knochenmarkaspiration.
f Postpunktionelle Versorgung der entsprechenden Stelle.
(Quelle: Thiemes Pflege. Schewior-Popp S, Sitzmann F, Ullrich L, Hrsg. 15. Auflage. Stuttgart: Thieme; 2020)

10

- Für die Aspirationszytologie kann auch eine leere 20-ml-Spritze ohne Antikoagulanzien verwendet werden, da die Zusätze die Form der Zellen häufig verändern. Allerdings gerinnt das Blut dann sehr schnell und man hat wenig Zeit für das Anfertigen der Ausstriche.
- Natriumzitrat scheint grundsätzlich für die Markausstriche am besten geeignet zu sein, weil es die Form der Zellen weniger beeinflusst.
    - Sie können das Zitrat aus einer grünen Monovette nehmen, mit der sonst Blut für die Bestimmung von Quick/INR und PTT abgenommen wird.
    - Für immunzytologische oder zytogenetische Untersuchungen wird bevorzugt Heparin verwendet.
- Machen Sie auf den Laborzetteln möglichst präzise und ausführliche Angaben zu den bisherigen Befunden (insbes. Laborbefunde) bzw. zur klinischen Symptomatik. Dies ist für die Kollegen im Labor bei der Befundung sehr wichtig.

Cave

Um bei plötzlichem Nachlassen des Widerstands beim Durchdringen der Kompakta die Kontrolle über die Nadel nicht zu verlieren, legen Sie den Zeigefinger der Punktionshand ausgestreckt auf die Nadel. So begrenzen Sie die Eindringtiefe.

10.2.11 Mögliche Fehler und Fallstricke

- Bei adipösen Patienten ist die Identifikation der Spina iliaca posterior superior oft sehr schwierig.
    - In manchen Fällen hilft die Identifizierung der Punktionsrichtung mithilfe der Betäubungsspritze.
    - Alternativ kann eine Punktion der Spina iliaca anterior superior oder in Ausnahmefällen auch des Sternums erfolgen.
- Um bei plötzlichem Nachlassen des Widerstands beim Durchdringen der Kompakta die Kontrolle über die Nadel nicht zu verlieren, legen Sie den Zeigefinger der Punktionshand ausgestreckt auf die Nadel. So begrenzen Sie die Eindringtiefe.
- Ein häufiger Fehler ist die Aspiration von zu viel Material.
    - Je länger man Sog ausübt, desto mehr Blut wird aus den Knochenmarkgefäßen aspiriert.
    - Dies verdünnt die Knochenmarkzellen und erschwert die Diagnostik.
- Außer dem Ausstrich des Knochenmarkbluts wird immer noch ein Ausstrich des peripheren Bluts angefertigt. Zusätzliche venöse Blutentnahme (EDTA-Monovette) also nicht vergessen!
- Die Aussagekraft der Knochenmarkausstriche und des Stanzzylinders hängen entscheidend von der Qualität des Materials ab.
    - Man sollte also im Aspirat ausreichend „Knochenmarkbröckchen" und auch den Stanzzylinder gut erkennen.
    - Im Zweifelsfall lieber erneut punktieren, anstatt aufgrund des mangelhaften Materials einen Befund ohne Aussagekraft zu erhalten.

10.2.12 Mögliche Komplikationen

Komplikationen während der Durchführung

- Durchstoßungen und Verletzung benachbarter Organe, Gefäße oder Nerven
- bei Sternalpunktion Pneumothorax, Verletzung von Herzbeutel, Herz und großen Gefäßen
- Blutungen
- fehlende Vertrautheit mit der Art der Punktionsnadel
- sehr selten Knochenbrüche
- Abbrechen der Punktionsnadel im Knochen
- Allergien und Unverträglichkeiten (Sedierung, Desinfektion, Lokale Betäubung usw.) bis hin zum Schock und Multiorganversagen

Komplikationen nach der Durchführung

- Blutung, Hämatom
- Knocheninfektion bis hin zur Sepsis
- Schmerzen an der Punktionsstelle
- Risiken der Sedierung (zu tiefe/lange Sedierung, Atemdepression, Übelkeit und Erbrechen, Aspiration)
- vorübergehende Haut-, Gewebe- und/oder Nervenschäden durch Lagerung

10.2.13 Dokumentation

- Der Eingriff wird inklusive Lokalanästhesie in der Patientenakte dokumentiert.

10.2.14 Postoperatives/ Postinterventionelles Management

- Falls Sedierung erforderlich war, wird eine Überwachung der Vitalparameter mit häufigen Kontrollen durch die Pflege erforderlich.
- Sichtung der Punktionsstelle nach eine Ruhephase, Liegen auf dem Sandsack
- Bei ambulanten durchgeführten Punktionen in Sedierung darf keine aktive Teilnahme am Straßenverkehr erfolgen sowie keine gefahrenträchtige Tätigkeit ausgeübt werden.

10.2.15 Ergebnisse

- Nach dem Befüllen des ersten Röhrchens ist eine Sichtkontrolle des Punktats erforderlich.
    - Dabei sollen Knochenmarkbröckchen zu sehen sein. → Vorsicht, nicht mit einfachen Bläschen im Punktat verwechseln!
    - Sind Bröckchen vorhanden, können weitere Röhrchen befüllt werden.
    - Es ist wichtig die Erst-Aspiration mit ordentlichem Sog an der Spritze durchzuführen; davor unbedingt den Patienten vorwarnen, da es meistens der unangenehmste Part der Intervention ist.
- Wichtige Einflussfaktoren auf den Erfolg einer Knochenmarkpunktion sind:
    - unbeeinflussbare Faktoren: Alter (bröckelige Knochen, Osteoporose), Körperhabitus (viel Gewebe und eine längere Distanz zu überwinden, Schwierigkeiten sich an anatomischen Marken zu orientieren), Vorerkrankungen (besonders wenn eine Sedierung erforderlich ist)
    - beeinflussbare Faktoren: Erfahrung des durchführenden Arztes/Ärztin, Lagerung, Auswahl der richtigen Punktionsnadel
- Die Beurteilung der Punktionsqualität ist bereits vor Ort möglich. Im ersten Entnahmeröhrchen wird nach Knochenmarkbröckchen geschaut; erst, wenn diese eindeutig sichtbar sind, kann von einer gelungenen Punktion ausgegangen werden und es können weitere Röhrchen befüllt werden.

10.2.16 Besonderheiten bei bestimmten Personengruppen

Besonderheiten bei Schwangeren

- Schwangerschaft ist im Allgemeinen kein Hindernis für eine Knochenmarkpunktion.
- Besonders beachtet werden soll hier die Lagerung. So sollte auf eine rechtsseitige Lagerung in Spätschwangerschaften aufgrund der Möglichkeit des Auftretens eines Vena-Cava-Inferior-Syndroms (auch Kompressionssyndrom genannt) verzichtet werden.

Besonderheiten bei Kindern und Jugendlichen

- Bei Kindern und Jugendlichen ist insgesamt auf viel kleinere anatomische Verhältnisse zu achten.
- Insbesondere die Punktionstiefe soll dabei beachtet werden.
- Die Auswahl einer passenden Punktionsnadel ist dementsprechend sehr wichtig.
- Sedierende Medikamente sind entsprechend nach Gewicht zu dosieren.

Besonderheiten bei anderen Personen- bzw. Risikogruppen

- ältere Patienten:
  - Punktionen des Knochenmarks bei älteren Menschen können herausfordernd sein.
  - Zum einen kann sich häufiger eine Punctio sicca ergeben.
  - Zum anderen ist die Knochensubstanz oft durch Osteoporose bröckelig, was die Orientierung während der Punktion erschwert und ein Abgleiten oder Durchbrechen der Nadel möglich macht.
- immunsupprimierte Patienten:
  - Bei einer Immunsuppression ist ganz besonderes darauf zu achten, dass die Punktion unter sterilen Bedingungen abläuft.
  - Obgleich Infektionsraten nach der Knochenmarkpunktion niedrig sind, hat die Senkung dieses Risikos oberste Priorität.

10.2.17 Literatur

Literatur zur weiteren Vertiefung

[12] Bain BJ, Clark DM, Wilkins BS. Bone Marrow Pathology. 5. Aufl. Oxford: Wiley-Blackwell; 2019

[13] Foucar K. Diagnostic Pathology: Blood and Bone Marrow. 3. Aufl. Philadelphia: Elsevier; 2023

[14] Haferlach T. Taschenatlas Hämatologie: Mikroskopische und klinische Diagnostik für die Praxis. Stuttgart: Thieme; 2012: 33–39

Wichtige Internetadressen

- Entnahme von Knochenmark. Online-Informationen der Gesellschaft für Pädiatrische Onkologie und Hämatologie: www.kinderkrebsinfo.de
- Onkopedia Leitlinien (empfohlen durch die DGHO, Deutsche Gesellschaft für Hämatologie und Medizinische Onkologie e. V.): www.onkopedia.com/de/onkopedia/guidelines
- Hämatologische Diagnostik: www.onkopedia.com/de/onkopedia/guidelines/haematologische-diagnostik/@@guideline/html/index.html#ID0EAHAC
- Leitlinienprogramm Onkologie, der Arbeitsgemeinschaft der Wissenschaftlichen Medizinischen Fachgesellschaften e. V. (AWMF), der Deutschen Krebsgesellschaft e. V. (DKG) und der Deutschen Krebshilfe: www.leitlinienprogramm-onkologie.de/home

10.3 Durchführung der Befundung bei Knochenmarkpunktion

10.3.1 Steckbrief

Die bei der Knochenmarkpunktion entnommene Knochenmarkprobe wird für Laboruntersuchungen analysiert, um Informationen über die Anzahl und Beschaffenheit der Blutzellen sowie andere mögliche Anomalien zu erhalten. Es ist wichtig zu beachten, dass die genaue Durchführung und die verwendeten Instrumente je nach medizinischer Einrichtung und den spezifischen Anforderungen des Patienten variieren können. Generell kommen folgende Analysemethoden zum Einsatz: Zytomorphologie, FACS (Durchflusszytometrie, „fluorescence activated cell sorting"), Zyto- und Molekulargenetik sowie histopathologische Untersuchungen (= Stanzzylinderentnahme).

10.3.2 Wichtige Parameter für die Befundung bei Knochenmarkpunktion

- Für die Befundung sind keine speziellen Parameter zu beachten.

10.3.3 Vorgehen bei der Befundung bei Knochenmarkpunktion

Ablauf der Befundung

Zytomorphologie

- Zytomorphologie ist eine Basismethode der hämatologischen Diagnostik und dient weiterhin als Weichensteller für Einsatz weiterführender Methoden [15].
- Mithilfe unterschiedlicher Färbungsmethoden gelingt eine Beschreibung und Differenzierung maligner und gesunder Zellen ausgehend von ihren morphologischen Erscheinungsformen und Färbungsverhalten.
- Zu beachten ist, dass Heparin als Antikoagulans für zytomorphologische Untersuchung wegen Artefaktbildung nicht geeignet ist und dementsprechend für diese Untersuchung ein EDTA- oder Zitrat-Röhrchen genutzt werden soll (Untersuchungsdauer: < 60 min).

FACS

- In der Durchflusszytometrie wird das sogenannte Streulicht (Light Scatter) gemessen.
- Dieses Streulicht entsteht nach einer Bestrahlung der untersuchten Zellen mit einem Laser.
- So lässt sich die Verteilung der Zellpopulationen in einer Probe feststellen (Untersuchungsdauer: ca. 60 min) [18].

Zytogenetik

- Mit molekularzytogenetischen Methoden, wie der FISH-Analyse (Fluoreszenz-in-situ-Hybridisierung) werden der gesamte Chromosomensatz sowie einzelne Loci untersucht.
- So lassen sich chromosomale Regionen nachweisen, die ggf. bei einer im Verdacht stehenden Erkrankung verändert sein könnten.
- Die Feststellung solche Veränderungen ist prognostisch wichtig, häufig therapieentscheidend und erlaubt eine speziell gegen Zellen mit bestimmten Veränderungen gerichtete Therapie (Untersuchungsdauer: 3–15d) [20].

I

Molekulargenetik

- Die Molekulargenetik ist eine etablierte Methode, die der Diagnostik, Prognostik und Verlaufsbeobachtung hämatologischer Erkrankungen dient [19].
- Diese Methode basiert auf der Polymerasekettenreaktionen (PCR) bis hin zur vollständigen Untersuchung des ganzen Genoms inklusive Exome und Transkriptome mittels NGS (Next Generation Sequencing; Untersuchungsdauer: bis mehrere Wochen).

Histopathologie (= Stanzzylinderentnahme)

- Diese Methode empfiehlt sich bei Erstdiagnostik von multiplem Myelom, Knochenmarkkarzinose, Myelofibrose, bei Punctio sicca sowie weiteren hämatologischen Erkrankungen [16][17].
- Je nach Fragestellung erfolgen eine Färbung des Präparats sowie u. U. weitere immunhistochemische und molekulare Untersuchungen.
- Wichtig ist die Gewinnung eines ausreichend großen Stanzzylinders – mind. 1 cm, optimalerweise 2 cm – sowie ggf. eine Fixierung des Präparats in Formalin (Untersuchungsdauer: wenigen Stunden bis mehrere Tage).

10.3.4 Literatur

Quellenangaben

[15] Bain JB, Kreuzer KA: Das Blutbild (Übersetzung von: Blood cells: A practical guide). 5. Aufl. Berlin: de Gruyter; 2017

[16] Malcovati L, Hellström-Lindberg E, Bowen D et al. European Leukemia Net. Diagnosis and treatment of primary myelodysplastic syndromes in adults: recommendations from the European LeukemiaNet. Blood 2013; 122: 2943–2964

[17] Naeim F, Rao PN, Grody WW. Hematopathology. London: Elsevier; 2008

[18] Ortolani C. Flow cytometry of hematological malignancies. Chichester: John Wiley & Sons; 2011

[19] Provan D, Gribben J. Molecular Hematology. 2. Aufl. Oxford: Blackwell Publishing; 2005

[20] Swerdlow SH, Campo E, Harris NL et al. WHO classification of tumours of haematopoietic and lymphoid tissues. 4. rev. Aufl. Geneva: WHO Press; 2017

11 Nadeldekompression des Spannungspneumothorax

Marisa Ferch, Manuel Obermaier, Stephan Katzenschlager

11.1 Steckbrief

Die notfallmäßige Dekompression des Spannungspneumothorax erfolgt entweder in der Monaldi-Position im 2. ICR in der Medioklavikularlinie oder in der Bülau-Position im 4./5. ICR in der vorderen bis mittleren Axillarlinie. Hierfür wird eine Hohlnadel direkt oberhalb der Rippe eingestochen. Diese wird vorgeschoben, bis ein Widerstandsverlust zu spüren ist. In der Regel wird spätestens nach Entfernung der Nadel aus der Kanüle bzw. des Mandrins entweichende Luft hörbar sein. Zur Vermeidung eines erneuten Spannungspneumothorax sollte im Anschluss sofort eine Thorakostomie mit oder ohne Einlage einer Drainage in Bülau-Position durchgeführt werden. In manchen Situationen kann eine erneute Nadeldekompression notwendig sein.

11.2 Synonyme

- Entlastungspunktion eines Spannungspneumothorax
- Dekompression eines Spannungspneumothorax

11.3 Keywords

- Entlastungspunktion
- Dekompression eines Spannungspneumothorax

11.4 Überblick

- Die Nadeldekompression dient der notfallmäßigen Entlastung eines Spannungspneumothorax, bei dem es zu einer akuten respiratorischen und/oder hämodynamischen Kreislaufinstabilität kommt.
- Sie soll in der Akutsituation umgehend durchgeführt werden, wenn bei hochgradiger Kreislaufinstabilität die Thorakostomie nicht abgewartet werden kann oder die Durchführung zu lange dauert.
- Dies könnte beispielsweise aufgrund der längeren Vorbereitungszeit oder initial am Einsatzort noch fehlender Expertise in der Thorakostomie der Fall sein.
- Die Nadeldekompression ist lediglich eine Überbrückungsmaßnahme, mit einem Rezidiv des Spannungspneumothorax oder einer frustranen Nadeldekompression muss gerechnet werden und die Versorgung mit einer Thorakostomie sollte im besten Fall parallel vorbereitet werden.
- Eine Alternative zur Nadeldekompression ist die einfache unsterile Fingerthorakostomie, bei der nach Hautdesinfektion ein Hautschnitt in der Bülau-Position und die stumpfe Präparation bis in den Pleuraspalt mit dem Finger oder ggf. mithilfe einer Schere erfolgt [22].
  - Aufgrund hoher Versager- und Dislokationsraten der Nadeldekompression ist die Fingerthorakostomie ohne Einlage einer Thoraxdrainage vor allem im präklinischen Setting eine gute Alternative.
  - Dennoch muss bedacht werden, dass auch eine einfache Fingerthorakostomie in der Notfallsituation nur sinnvoll ist, wenn Expertise in der Durchführung dieser Technik vorhanden ist und so die Vorbereitungszeit kurzgehalten werden kann.
  - Eine endgültige Versorgung mit einer Thoraxdrainage kann auch nach der Stabilisierungsphase erfolgen, spätestens in der Klinik.

11.5 Indikationen

- Die Entlastungspunktion ist bei einem Spannungspneumothorax mit hochgradiger Kreislaufinstabilität indiziert.
- Der Spannungspneumothorax ist ein akut vital bedrohlicher Notfall und muss unverzüglich entlastet werden [23].
- Da bei einem Pneumothorax ohne Spannungskomponente zumeist keine akute Lebensgefahr besteht, soll die initiale (und endgültige) Entlastung des Pneumothorax ohne Spannungskomponente unter operativen Bedingungen und primär durch die Anlage einer Thoraxdrainage bzw. eines Pleurakatheters erfolgen.

11.6 Kontraindikationen

- Da es sich um eine Maßnahme in einer akut vital bedrohlichen Situation handelt, gibt es für die Nadeldekompression eines Spannungspneumothorax keine Kontraindikation.

11.7 Aufklärung und spezielle Risiken

- Wie bei allen invasiven Notfalltechniken orientiert sich der Umfang der Aufklärung am Zustand der Patienten*innen, in einer Peri-Arrest-Situation scheint diese von nachrangiger Bedeutung zu sein.
- Sofern der Patient*in wach und orientiert ist, sollte kurz über das Vorhaben und die wesentlichen Komplikationen (Schmerz, Infektion, Blutung, Läsion benachbarter Strukturen) informiert werden, allerdings darf deshalb die lebensrettende Dekompression des Spannungspneumothorax nicht verzögert werden.
- Bei einem sedierten oder bewusstlosen Patienten*in gilt der mutmaßliche oder geäußerte Wille des Patienten*in, im Zweifel erfolgt die Maßnahme gemäß dem Grundsatz „in dubio pro vita" im Rahmen einer „Geschäftsführung ohne Auftrag".

11.8 Vorbereitende Diagnostik

- Die Diagnose eines Spannungspneumothorax wird, da es sich um eine lebensbedrohliche Situation handelt, rein klinisch gestellt.
- Das Vorliegen eines Pneumothorax kann teilweise durch Auskultation gestellt werden, sicherer ist die Sonografie.
- Eine vorausgehende übermäßige Diagnostik mittels CT oder Röntgen vor der Dekompression führt zu einer nicht hinnehmbaren Zeitverzögerung, welche zu schweren gesundheitlichen Schäden bis hin zum Tod des Patienten*in führen kann.

11.9 Anästhesie

- Da es sich bei einem Spannungspneumothorax um eine absolute Notfallsituation mit einer vital bedrohlichen und rasch progredienten Kreislaufinsuffizienz handelt, ist aus Sicht der Autoren in dieser Situation eine Lokalanästhesie für die singuläre Entlastungspunktion von nachrangiger Bedeutung.
- Jedoch sollte nach der Nadeldekompression zur anschließenden Thorakostomie eine lokale Betäubung mit einem Lokalanästhetikum im Bereich der geplanten Intervention durchgeführt werden.
- Sofern unmittelbar verfügbar, kann eine intravenöse Analgosedierung erfolgen, z. B. mit Esketamin.

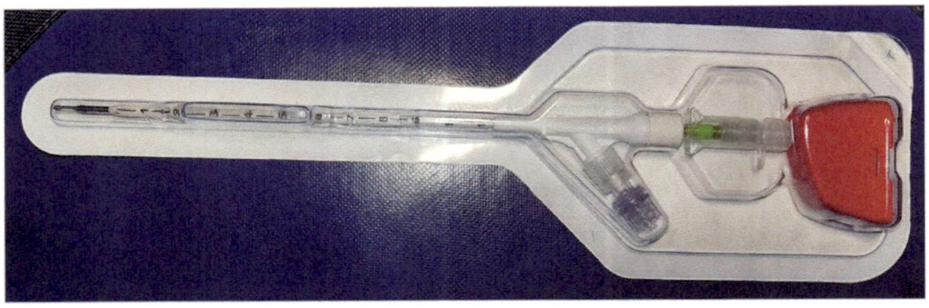

Abb. 11.1 Thoraxpunktionsnadel. Beispiel einer Thoraxpunktionsnadel mit einer Länge von 11 cm.

11.10 Personal, Material und Einstelltechnik

- Die Nadeldekompression erfolgt direkt bettseitig oder prähospital am Notfallort, wo sich der Patient*in in diesem Moment befindet.
- Parallel sollte ein Basismonitoring etabliert bzw. Reanimationsbereitschaft hergestellt werden.
- Eine ausreichende Beleuchtung der Punktionsstelle kann die Durchführung erleichtern.
- Die Methode sollte soweit möglich unter sterilen Kautelen durchgeführt werden.
- Eine sterile Abdeckung ist nicht zwingend, die Punktionsstelle sollte einmal großzügig desinfiziert werden.
- Zur Punktion wird kein zusätzliches Personal gebunden, es reicht eine durchführende Person aus.
- Für die Punktion in Bülau-Position wird eventuell eine zweite Person benötigt, um den ipsilateralen Arm über den Kopf des Patienten*in zu führen.
- Einmalhandschuhe
- Hautdesinfektionsmittel
- Hohlnadel oder falls nicht vorhanden periphere Venenverweilkanüle (14G, mind. 5 cm lang)
  - Sofern verfügbar, sollte die Nadeldekompression mit einer längeren und eigens für diesen Zweck gefertigten Hohlnadel (▶ Abb. 11.1) und nicht mit einer Venenverweilkanüle erfolgen, da bei dieser die Wahrscheinlichkeit zu verstopfen oder abzuknicken geringer ist.
  - Durch die Nadeldekompression kann die Luft im Pleuraspalt, welche mit jedem Atemzug in Form eines Ventilmechanismus zunimmt, durch die Hohlnadel bzw. Kanüle entweichen.
  - Es kommt zur Druckentlastung des Spannungspneumothorax, sodass die intrathorakale Druckerhöhung abnimmt und sich wieder ein physiologisches Druckniveau intrathorakal einstellen kann.
- ggf. Fixierung (Klebepflaster, Klebeband)

11.11 Anatomie

- Der Thorax besteht aus der Thoraxwand und der Thoraxhöhle mit den intrathorakalen Organen.
- Die Thoraxwand besteht aus 12 Rippenpaaren, 12 Brustwirbeln und dem Sternum.
- Nach kranial wird der Thorax von der oberen Thoraxapertur durch die 1. Rippe, den 1. Brustwirbel und das Jugulum sterni begrenzt, die kaudale Begrenzung an der unteren Thoraxapertur ist das Zwerchfell.
- Die Thoraxwand bildet sich aus Knochen, Bändern, Gelenken und Muskulatur.
- Die Thoraxhöhle gliedert sich in das Mediastinum mit den meisten intrathorakalen Strukturen und die Pleurahöhle.
- Die Lunge liegt als einziges intrathorakales Organ in der Pleurahöhle und ist von der Pleura visceralis bedeckt.
- Die Thoraxwand ist mit der Pleura parietalis ausgekleidet.

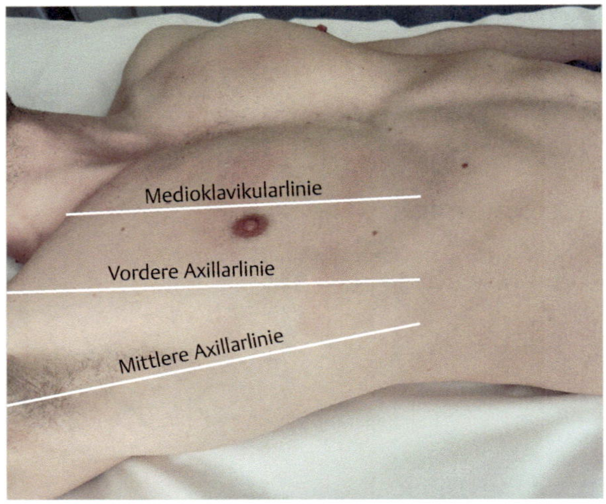

Abb. 11.2 Darstellung der anatomischen Linien am Thorax. Darstellung der Medioklavikularlinie sowie der vorderen und mittleren Axillarlinie.

- Zwischen der Pleura visceralis und der Pleura parietalis befindet sich der sogenannte Pleuraspalt.
- Für die Entlastungspunktion gibt es zwei Punktionsorte:
  - die Monaldi-Position im 2. ICR in der Medioklavikularlinie
  - die Bülau-Position im 4. oder 5. ICR in der vorderen bis mittleren Axillarlinie (▶ Abb. 11.2)
- In Studien wurde computertomografisch die Dicke der Thoraxwand an den verschiedenen Punktionsorten gemessen.
  - Die Thoraxwand zeigte sich mit durchschnittlich 43 mm in der Medioklavikularlinie im 2. ICR dicker als im 4./5. ICR in der vorderen Axillarlinie mit 34 mm bzw. in der mittleren Axillarlinie mit 40 mm [25].
  - Die Wahrscheinlichkeit, mit einer Venenverweilkanüle mit einer Länge von 5 cm die Pleurahöhle zu erreichen, ist somit im 4./5. ICR in der vorderen Axillarlinie am größten.
  - Aus diesem Grund sollte die Bülau-Position als Punktionsort bevorzugt werden.

Praxistipp

Die erste Rippe ist nicht tastbar, die zweite Rippe setzt am Angulus sterni an, der Ansatz ist gut zu tasten.

11.12 Durchführung

- Es wird die Bülau-Position im 4. oder 5. ICR in der vorderen Axillarlinie empfohlen, da in der Monaldi-Position Versagerraten bis zu 40 % beschrieben wurden [24].
- Der Patient*in sollte auf dem Rücken gelagert werden.
- Bei der bevorzugten Anlage in Bülau-Position sollte der Arm des Patienten*in auf der betroffenen Seite nach oben gelegt und die Hand des Patienten*in oberhalb des Kopfs (oder unter dem Kopf) fixiert werden.
- Anschließend erfolgt die Hautdesinfektion an der ausgewählten Punktionsstelle der betroffenen Seite.
- Die Nadeldekompression soll vorzugsweise mit einer mindestens 5–8 cm langen Hohlnadel (mit aufgesetzter 5-ml-Spritze unter Aspiration oder ganz ohne aufgesetzte Spritze) durchgeführt werden.
- Die Punktionsrichtung erfolgt im 90°-Winkel, also senkrecht zur Haut, am Oberrand der kaudal gelegenen Rippe, die den ausgewählten ICR begrenzt.
- Die Nadel wird so weit vorgeschoben, bis ein Widerstandsverlust zu spüren und ggf. Luftaustritt zu hören ist.
- Bei aufgesetzter Spritze sollte die Nadel unter kontinuierlicher Aspiration vorgeschoben werden, bis Luft aspiriert werden kann.
- Eine evtl. aufgesetzte Spritze muss danach direkt entfernt werden, um den Luftaustritt zu gewährleisten.
- Die Kanüle kann mit Fixierpflaster bis zur Thorakostomie befestigt werden.
- Parallel sollte die respiratorische und kardiozirkulatorische Situation des Patienten*in reevaluiert werden.
- Des Weiteren sollte umgehend die endgültige Versorgung mit einer Thorakostomie erfolgen.

Praxistipp

In der Praxis ist meist die Verwendung einer peripheren Venenverweilkanüle 14G mit einer Länge von 5 cm üblich, da diese schnell zugänglich ist. Es sollte dann aber zwingend in der Bülau-Position im 4. oder 5. ICR in der vorderen Axillarlinie punktiert werden.

11.12.1 Zugangswege

- Es wird die Bülau-Position im 4. oder 5. ICR in der vorderen Axillarlinie empfohlen.

11.12.2 Lagerung

- Der Patient*in sollte auf dem Rücken gelagert werden.
- Bei der bevorzugten Anlage in Bülau-Position sollte der Arm des Patienten*in auf der betroffenen Seite nach oben gelegt und die Hand des Patienten*in oberhalb des Kopfs (oder unter dem Kopf) fixiert werden.

11.12.3 Durchführung Schritt für Schritt

- Lagerung des Patienten*in
- Aufsuchen der Punktionsstelle (▸ Abb. 11.3a)
- Desinfektion der Punktionsstelle (▸ Abb. 11.3b)
- Händedesinfektion, Schutzhandschuhe anziehen
- Punktion mit einer Hohlnadel (ggf. mit einer aufgesetzten 5-ml-Spritze) oder einer großen peripheren Venenverweilkanüle (14G); Kanüle im 90°-Winkel zur Haut am Oberrand der kaudal gelegenen Rippe entlang vorschieben (▸ Abb. 11.3c, ▸ Abb. 11.3d), bis ein Widerstandsverlust zu spüren ist, ggf. kann ein Entweichen/Zischen der Luft nach Entfernen des Mandrins bzw. Nadel zu hören sein oder es kann mit einer aufgesetzten Spritze Luft aspiriert werden (▸ Abb. 11.3e)
- Kanüle/Nadel ggf. fixieren und bis zur Thorakostomie belassen
- Reevaluation der respiratorischen und hämodynamischen Situation
- Vorbereitung der Thorakostomie

11.13 Mögliche Fehler und Fallstricke

- Nach der erfolgreichen Nadeldekompression des Spannungspneumothorax sollte umgehend die endgültige Versorgung mittels Thorakostomie mit oder ohne Einlage einer Thoraxdrainage erfolgen.
- Die einliegende Hohlnadel bzw. Kanüle kann jederzeit verstopfen, abknicken oder dislozieren.
- Sollte es nach der Dekompression erneut zu einem Spannungspneumothorax kommen und kann nicht sofort eine Thoraxdrainage gelegt werden, sollte zur Überbrückung eine erneute Nadeldekompression durchgeführt werden.

Merke

Man sollte sich in keinem Fall nach erfolgter Nadeldekompression und wegen einliegender Hohlnadel oder Kanüle in falscher Sicherheit wiegen, es kann jederzeit zu einem Rezidiv-Spannungspneumothorax kommen.

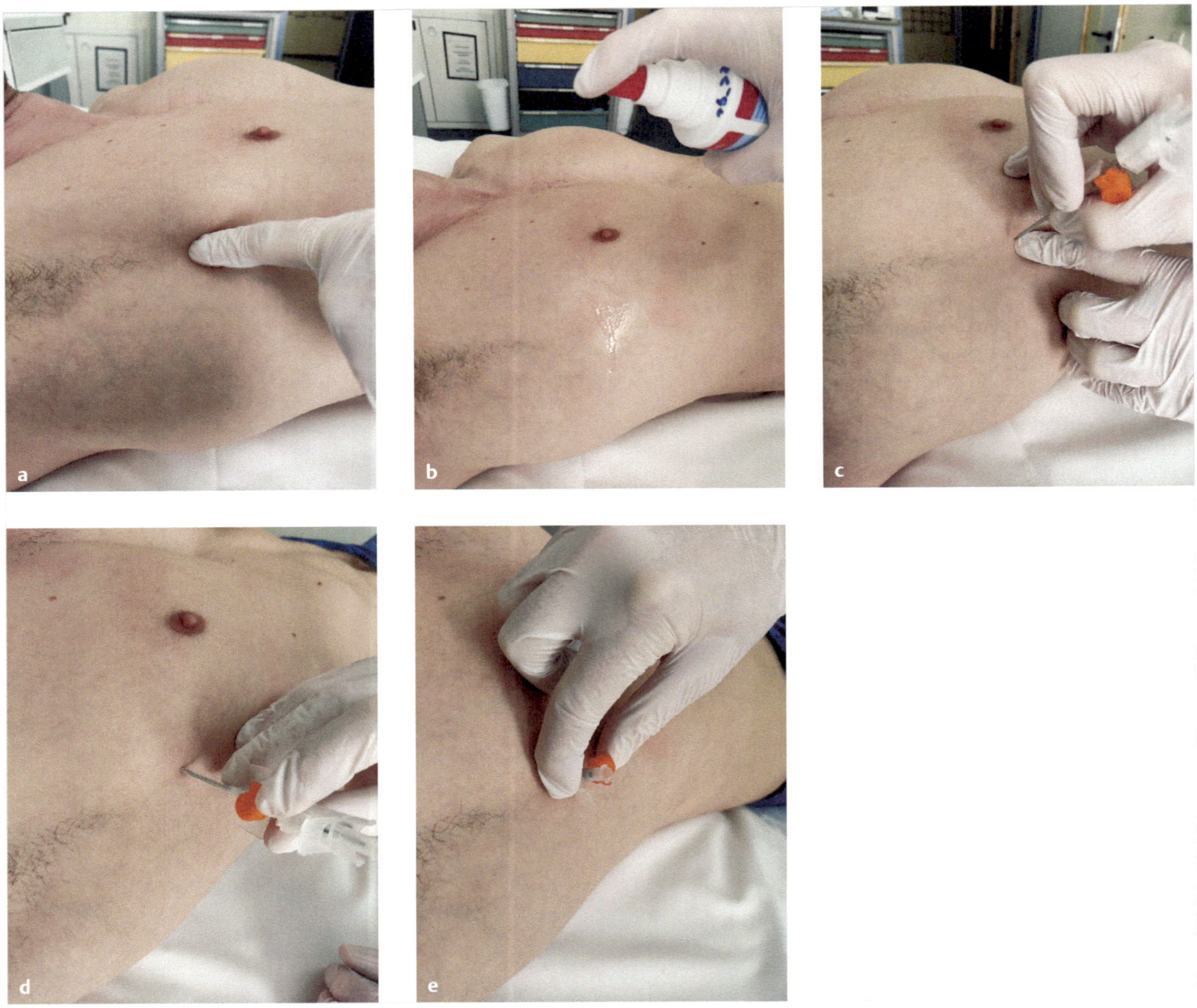

Abb. 11.3 Durchführung der Nadeldekompression.

- **a** Aufsuchen des Punktionsorts. Bülau-Position in vorderer bis mittlerer Axillarlinie im 5. ICR.
- **b** Desinfektion des Punktionsorts. Großflächige Hautdesinfektion.
- **c** Punktion oberhalb der Rippe. Die Punktion erfolgt am Oberrand der kaudal gelegenen Rippe, um Gefäß- und Nervenschäden zu vermeiden.
- **d** Punktion 90° zur Haut. Die Punktion erfolgt im 90°-Winkel zur Haut oberhalb der Rippe.
- **e** Luftaustritt bei erfolgreicher Nadeldekompression. Nach spürbarem Widerstandsverlust wird die Nadel aus der Kanüle entfernt. Evtl. ist der Luftaustritt hörbar. Die Kanüle ggf. fixieren bis zur endgültigen Thorakostomie.

11.14 Mögliche Komplikationen

11.14.1 Komplikationen während der Durchführung

Gefäßpunktion

- Es kann während der Punktion zu einer akzidentellen Gefäßpunktion kommen, dies wird offensichtlich, wenn Blut aspirabel ist oder Blut aus der Nadel tritt.
- In diesem Fall sollte die Nadel entfernt und die Punktionsstelle für 5–10 min komprimiert werden.
- Eine Gefäßpunktion kann am besten verhindert werden, wenn streng oberhalb der kaudal gelegenen Rippe punktiert wird.

Verletzung von intrathorakalen Strukturen

- Die Nadeldekompression sollte vorzugsweise im 4./5. ICR in der vorderen Axillarlinie im sogenannten „Triangle of Safety“ erfolgen; hier ist die Gefahr intrathorakale Strukturen zu verletzen am geringsten.
- Die Hohlnadel oder Kanüle sollte am besten unter ständiger Aspiration nur so weit vorgeschoben werden, bis der Widerstandsverlust zu spüren ist und ggf. Luft aspiriert wird.

Verstopfen der Hohlnadel oder Kanüle

- Das Verstopfen der Hohlnadel oder Kanüle ist eine häufige Komplikation.
- Dies kann passieren durch die erste Hautstanze, wenn die Nadelspitze durch die Haut dringt, durch Blut oder angrenzendes Lungengewebe.

- Bei vermuteter Verstopfung sollte die Kanüle entfernt und eine neue Kanüle verwendet oder ggf. mit NaCl durchgespült werden.

Versagen der Methode

- Bei einer zu kurzen Nadel ist es möglich, dass die Pleurahöhle nicht erreicht wird, sodass keine Dekompression stattfindet.
- Deshalb sollte bei Erwachsenen am besten eine mind. 5–8 cm lange Hohlnadel für die Nadeldekompression verwendet werden.

11.14.2 Komplikationen nach der Durchführung

Infektion

- Eine Infektion nach Nadeldekompression ist selten, dennoch sollte auf ausreichende Hautdesinfektion und steriles Arbeiten geachtet werden.
- Entsteht eine Infektion, ist es wahrscheinlicher, dass diese aufgrund einer nachfolgenden Drainagenanlage entstanden ist.
- Infektionen können zu einem Pleuraempyem oder einer Sepsis führen.

Nervenschädigung

- Eine Nervenschädigung durch die Nadeldekompression ist selten.
- Es kann zu einer Interkostalneuralgie kommen oder Hypästhesie in dem Bereich entstehen.
- Aus diesem Grund sollte die Punktion strikt oberhalb der kaudalen Rippe erfolgen.

Dislokation der Hohlnadel oder Kanüle

- Da eine Fixierung nur eingeschränkt möglich ist, kann es unter Bewegung, z. B. beim Umlagern oder Transport des Patienten*in, schnell zur Dislokation oder zum Abknicken der Hohlnadel bzw. Kanüle kommen, sodass der Pleuraspalt nicht mehr drainiert wird und die Gefahr eines Rezidivs entsteht.

Rezidiv des Spannungspneumothorax nach Entlastung

- Da der Spannungspneumothorax nach einer Nadeldekompression noch nicht endgültig versorgt ist, besteht die Gefahr einer Dislokation oder Verstopfung der Nadel bzw. Kanüle.
- Dies kann zu einem erneuten Spannungspneumothorax führen.

11.15 Dokumentation

- Da es sich zwar um eine einfache, aber dennoch invasive Maßnahme handelt, sollte die Nadeldekompression und deren Indikation sorgfältig dokumentiert werden, je nach Begebenheit im Notarztprotokoll, der Krankenakte oder als Verlaufseintrag.
- Dazu sollten die Indikation und das konkrete Vorgehen kurz schrittweise beschrieben werden – unter Angabe des Durchführenden und ggf. aufgetretener Komplikationen.
- Auch Veränderungen der respiratorischen und hämodynamischen Situation des Patienten*in nach der Maßnahme sollten dokumentiert werden.

11.16 Postoperatives/ Postinterventionelles Management

- Nach der Nadeldekompression sollte direkt im Anschluss die Thorakostomie erfolgen.
- Ein Patient*in sollte nach Entlastung eines Spannungspneumothorax weiterhin als Notfallpatient*in betrachtet und intensivmedizinisch überwacht werden.
- Die Kanüle oder Hohlnadel sollte bis zur definitiven Versorgung im Patienten*in belassen werden, um weiterhin den Luftaustritt zu ermöglichen.
- Dennoch sollte die belassene Kanüle nicht dazu verleiten, die Situation als sicher zur bewerten, da sich der Spannungspneumothorax jederzeit erneut bilden kann.
- Eine radiologische Kontrolle sollte zur Dokumentation des Behandlungserfolgs bzw. Indikation weiterer Interventionen sowie der späteren Verlaufskontrolle erfolgen.
- Je nach Entstehungsmechanismus bzw. zugrunde liegendem Verletzungsbild kann eine CT indiziert sein.

11.17 Ergebnisse

- Stabilisiert sich die respiratorische bzw. kardiozirkulatorische Situation nach Durchführung einer Nadeldekompression, kann davon ausgegangen werden, dass die Entlastung des Spannungspneumothorax erfolgreich war.
- Dennoch kann es jederzeit zu einem Rezidiv kommen.
- Deshalb ist die endgültige Versorgung mit einer Minithorakotomie mit Anlage einer Thoraxdrainage (prähospital ggf. auch ohne Drainagenanlage) als obligat anzusehen.
- Die Nadeldekompression sollte lediglich als eine Überbrückungsmaßnahme angesehen werden.
- Die Versager- und Rezidivrate aufgrund von zu kurzen Nadeln bzw. Kanülen, Dislokation, Verstopfen oder Abknicken wird als hoch angenommen.

11.18 Besonderheiten bei bestimmten Personengruppen

11.18.1 Besonderheiten bei Schwangeren

- Bei Schwangeren sollte beachtet werden, dass das Zwerchfell höher steht.
- In Bülau-Position muss explizit auf eine sichere Punktionshöhe oberhalb der 5. Rippe geachtet werden, um eine versehentliche Punktion von Bauchorganen zu vermeiden.

11.18.2 Besonderheiten bei Kindern und Jugendlichen

- Bei Kindern und Jugendlichen konnte gezeigt werden, dass die Gefahr einer Verletzung von intrathorakalen Strukturen (z. B. Herz, Thymus) in der Monaldi-Position am größten ist.
- Es sollte als Punktionsstelle die Bülau-Position im 4. ICR in der vorderen Axillarlinie bevorzugt werden.
- Zusätzlich sollte beachtet werden, dass die Thoraxwand dünner ist [26].
- Demnach sollte die Entlastungspunktion mit einer kürzeren Hohlnadel oder Kanüle durchgeführt werden.
- Alternativ kann die Eindringtiefe an die dünnere Thoraxwand angepasst werden, da sonst die Gefahr besteht, intrathorakale Strukturen zu verletzen.

I

11.18.3 Besonderheiten bei anderen Personen- bzw. Risikogruppen

- Bei adipösen Patienten*innen sollte bestenfalls direkt eine chirurgische Thorakostomie mit oder ohne Einlage einer Thoraxdrainage erfolgen, da die Versagerrate der Entlastungspunktion aufgrund der dickeren Thoraxwand hoch ist.
- Zudem konnte bei adipösen Patienten*innen gezeigt werden, dass die Thoraxwand in der Monaldi-Position dünner und dementsprechend die Wahrscheinlichkeit für eine erfolgreiche Entlastung höher ist [21].

11.19 Literatur

Quellenangaben

[21] Azizi N, Ter Avest E, Hoek AE et al. Optimal anatomical location for needle chest decompression for tension pneumothorax: A multicenter prospective cohort study. Injury 2021; 52: 213–218

[22] Deakin CD, Davies G, Wilson A. Simple thoracostomy avoids chest drain insertion in prehospital trauma. J Trauma 1995; 39: 373–374

[23] Deutsche Gesellschaft für Thoraxchirurgie. S 3-Leitlinie: Diagnostik und Therapie von Spontanpneumothorax und Spannungspneumothorax. Im Internet: https://register.awmf.org/assets/guidelines/010-007k_S 3_Spontanpneumothorax-postinterventioneller-Pneumothorax-Diagnostik-Therapie_2018-03_01.pdf; Stand: 04.06.2024

[24] Inaba K, Branco BC, Eckstein M et al. Optimal positioning for emergent needle thoracostomy: a cadaver-based study. J Trauma 2011; 71: 1099–1103

[25] Laan DV, Vu TDN, Thiels CA et al. Chest wall thickness and decompression failure: A systematic review and meta-analysis comparing anatomic locations in needle thoracostomy. Injury 2016; 47: 797–804

[26] Terboven T, Betka I, Weiss C et al. Sonographie assessment of pediatric chest wall thickness and width of the intercostal space: correlation with anthropometric data and implications for needle decompression. J Ultrasound 2021; 13: 25

Literatur zur weiteren Vertiefung

[27] Deutsche Gesellschaft für Kinderchirurgie e. V. S 2k-Leitlinie: Polytraumaversorgung im Kindesalter. Im Internet: https://register.awmf.org/de/leitlinien/detail/006-120; Stand: 04.06.2024

[28] Deutsche Gesellschaft für Unfallchirurgie e.V. S 3-Leitlinie Polytrauma/Schwerverletzten-Behandlung. Im Internet: https://register.awmf.org/assets/guidelines/187-023l_S 3_Polytrauma-Schwerverletzten-Behandlung_2023-02.pdf; Stand: 04.06.2024

[29] Garner A, Poynter E, Parsell R et al. Association between three prehospital thoracic decompression techniques by physicians and complications: a retrospective, multicentre study in adults. Eur J Trauma Emerg Surg 2023; 49: 571–581

[30] Obermaier M, Katzenschlager S, Kofler O et al. Advanced and Invasive Cardiopulmonary Resuscitation (CPR) Techniques as an Adjunct to Advanced Cardiac Life Support. J Clin Med 2022; 11: 7 315

[31] Obermaier M, Katzenschlager S, Schneider NRE. Diagnostik und invasive Maßnahmen beim Thoraxtrauma. Anästhesiol Intensivmed Notfallmed Schmerzther 2020; 55: 620–633

Wichtige Internetadressen

- Life in the Fastlane [LITFL]: https://litfl.com/intercostal-catheter-chest-drain/
- Clinical Skills (Oxford Medical Education [OME]): https://oxfordmedicaleducation.com/clinical-skills/procedures/intercostal-drain/

12 Pleuraentlastungspunktion

Manuel Obermaier, Stephan Katzenschlager, Marisa Ferch

12.1 Steckbrief

Die Pleuraentlastungspunktion dient der Entlastung von einem Pleuraerguss. Es soll die respiratorische und/oder hämodynamische Situation verbessert und gegebenenfalls eine weiterführende Diagnostik ermöglicht werden. Die Punktion erfolgt unter sterilen Bedingungen über dem Bereich, an dem der größte Durchmesser des Ergusses gemessen wird. Eine Hohlnadel wird unter sonografischer Kontrolle direkt am Rippenoberrand eingestochen. Die Kanüle wird vorgeschoben, bis die Spitze sicher im Bereich des Ergusses darstellbar ist. Anschließend wird über die Hohlnadel ein Pleurakatheter vorgeschoben, was ebenfalls sonografisch verifiziert wird. Danach wird der Katheter fixiert und der Erguss kann mit einer Spritze aktiv abgezogen werden oder passiv in einen Auffangbeutel laufen.

12.2 Synonyme

- Pleurapunktion
- Pleurazentese
- Pleura-Parazentese
- Thorakozentese

12.3 Keywords

- Pleura
- Erguss
- Interkostalraum
- Punktion
- Dekompression

12.4 Überblick

- Die Pleuraentlastungspunktion dient der Entlastung eines Pleuraergusses mit dem Ziel, die respiratorische und/oder hämodynamische Situation zu verbessern bzw. deren drohende Insuffizienz abzuwenden und gegebenenfalls eine weiterführende mikrobiologische, laborchemische und/oder zytologische Diagnostik zu ermöglichen.
- Die Punktion erfolgt unter sterilen Bedingungen über dem Bereich, an dem der größte Durchmesser des Ergusses gemessen wird.
  - Häufig entspricht dies der Bülau-Position im 4./5. ICR in der vorderen bis mittleren Axillarlinie.
  - Hierzu wird eine Hohlnadel unter sonografischer Kontrolle am oberen Rand der entsprechenden Rippe eingestochen.
  - Die Nadel wird vorgeschoben, bis die Spitze sicher im Bereich des Ergusses darstellbar ist, häufig geht das Durchdringen der Pleura parietalis mit einem Widerstandsverlust einher und der Konus füllt sich mit Punktat.
  - Anschließend wird über die Hohlnadel der Pleurakatheter vorgeschoben, was ebenfalls sonografisch verifizierbar ist, und die Nadel vorsichtig zurückgezogen.
  - Über den Katheter kann ein 3-Wege-Hahn konnektiert und der Erguss mit einer Spritze aktiv abgezogen werden oder passiv in einen Auffangbeutel laufen.
  - Hinsichtlich der maximalen Menge, von der in einem definierten Zeitraum entlastet werden soll und deren Bedeutung für ein mögliches Reexpansionslungenödem, gibt es widersprüchliche Ansichten.
  - Ein Hustenreflex in der sich reexpandierenden Lunge ist nicht ungewöhnlich.
  - Schließich wird der Katheter mittels Pflaster fixiert, regelhaft erfolgt eine Annaht.
- Während die Nadeldekompression eine Punktion zur Entlastung des vital bedrohlichen Spannungspneumothorax darstellt, dient die Pleuraentlastungspunktion der Evakuation eines Pleuraergusses. Über die therapeutischen Zwecke hinaus kann die Gewinnung von Punktat in Zusammenschau mit klinischen, laborchemischen und sonografischen bzw. radiologischen Befunden der Diagnosefindung dienen.
- Im Unterschied zur Thoraxdrainage, welche prinzipiell sowohl bei einem Pneumo- bzw. Hämatothorax als auch einem Pleuraerguss angelegt werden kann, gilt die Pleuraentlastungspunktion mit oder ohne Einlage eines Pleurakatheters als die weniger invasive Methode. Aufgrund des größeren Lumens wird bei einem hämorrhagischen Erguss die Thoraxdrainage gegenüber eines Pleurakatheters vorgezogen, da bei letzterem die Gefahr der Obstruktion durch Blutkoagel größer ist.
- In manchen Fällen ist ein Erguss septiert, was beispielsweise beim Pleuraempyem, bei malignen Ergüssen oder bei einem Hämatom durch solide Anteile von Koageln vorkommen kann.
  - Hier könnten möglicherweise weder Punktion mit Kathetereinlage noch Thorakostomie mit Drainagenanlage eine ausreichende Entlastung gewährleisten.
  - In diesen Fällen könnte eine Saug-Spül-Drainage oder eine operative Entlastung mittels (videoassistierter) Thorakoskopie (VATS) oder explorativer Thorakotomie erforderlich werden.
  - Auch eine persistierende Blutung bzw. Drainagenförderung könnte eine solche Therapieeskalation indizieren.

12.5 Indikationen

- Eine Pleuraentlastungspunktion ist insbesondere dann indiziert, wenn durch den Pleuraerguss die Atmung im Sinne einer Dyspnoe oder die Hämodynamik im Sinne eines (beginnenden) obstruktiven Schocks beeinträchtigt werden. Möglicherweise kann versucht werden, einen Pleuraerguss ohne drohende respiratorische bzw. kardiozirkulatorische Kompromittierung zunächst konservativ zu behandeln, beispielsweise mittels nicht invasiver Ventilation und Negativbilanzierung.
- Darüber hinaus kann die Einsendung der entnommenen Flüssigkeit zur mikrobiologischen, virologischen und pathologischen Diagnostik zur Diagnosefindung bzw. -sicherung beitragen.

12.6 Kontraindikationen

- Die Pleuraentlastungspunktion ist nicht unter akuter vitaler Bedrohung oder beim traumatisch bedingten Erguss indiziert, in diesen Fällen erfolgt die Thorakostomie und Drainagenanlage, beim Spannungspneumothorax gegebenenfalls nach vorangegangener Nadeldekompression.
- Kontraindiziert ist eine Punktion, wenn der Erguss aufgrund seiner Lokalisation (kritische Strukturen im Punktionsweg) oder Ausdehnung (< 100 ml) nicht sicher mit einer Punktionskanüle erreicht werden kann.
  - Da erst ab einer Entlastung von > 500 ml Erguss mit einer klinisch relevanten respiratorischen und/oder hämodynamischen Verbesserung zu rechnen ist, werden kleinere Ergüsse häufig als „nicht punktionswürdig“ erachtet.

- Beidseitige Ergüsse sollten aus Vorsichtserwägungen nicht gleichzeitig punktiert werden, sondern zunächst der relevantere (meist größere) Erguss und erst am Folgetag die Gegenseite.
- Aufgrund des Verlaufs der Interkostalgefäße entlang des Punktionsgebiets gelten nicht korrigierte Koagulopathien als Kontraindikation.
  - Hierunter sind sowohl endogene (z. B. Hämophilie, Thrombozytopenie bzw. -pathie) als auch exogene Ursachen (z. B. medikamentös, disseminierte intravasale Koagulopathie (DIC)) zu beachten.
  - Die Evidenzlage hinsichtlich solider Cut-off-Werte ist unübersichtlich, prinzipiell scheinen weitläufig Thrombozyten < 50–70/nl, partielle Thromboplastinzeit (PTT) < 50 s oder Quick-Wert < 50 % als Kontraindikation akzeptiert zu sein.
  - Eine Therapie mit unfraktioniertem Heparin sollte vor der Punktion für 4–6h und mit niedermolekularem Heparin für 8–12h (prophylaktische Dosis) bzw. 24h (therapeutische Dosis) pausiert werden.
  - Hinsichtlich des Umgangs mit direkten oralen Antikoagulanzien oder anderen gerinnnungsaktiven Medikamenten kann die Leitlinie zur rückenmarknahen Regionalanästhesien unter antithrombotische Medikation Orientierung bieten, wenngleich diese eigentlich für eine andere Fragestellung verfasst wurde.
- Bei aktiven Blutungen ist eine Thoraxdrainage vorzuziehen, da bei dieser aufgrund des größeren Lumens die Gefahr einer Obstruktion, beispielsweise durch Blutkoagel, geringer ist.
- Floride Infektionen im Punktionsgebiet gelten als Kontraindikation für eine Punktion an dieser Stelle.
- Kontraindikationen sind septierte Ergüsse, da hierbei durch die Adhäsionen der Pleura an der Lunge das Lungenparenchym verletzt werden kann, was in einem iatrogenen Pneumothorax oder Lungenparenchymblutungen resultieren könnte. In diesen Fällen könnten eine Saug-Spül-Drainage, möglicherweise ergänzt um eine Spülung mit Streptokinase zur Lysierung etwaiger fibrinöser Septen, oder die thoraxchirurgische Exploration mittels Thorakoskopie bzw. -tomie erforderlich werden.
- Als allgemeingültige Kontraindikation sind fehlende Einwilligung, nicht vorhandene Überwachungsmöglichkeit, ungeeignetes Equipment und unzureichende Expertise zu nennen.

12.7 Aufklärung und spezielle Risiken

- Wie bei allen invasiven Notfalltechniken orientiert sich der Umfang der Aufklärung an der Dringlichkeit.
  - Sofern der Patient wach und orientiert ist, müssen das Vorhaben sowie die verfahrenstypischen und schwerwiegenden Komplikationen (Schmerz, Infektion, Läsion benachbarter Strukturen einschließlich Pneumothorax und Blutung) mit den sich hieraus ergebenden Konsequenzen (Notwendigkeit einer Drainagenanlage oder Operation) erläutert werden.
  - Hierfür ist eine unter Würdigung der Dringlichkeit ausreichende Bedenkzeit zu gewähren, bei elektiven Eingriffen hat die Aufklärung spätestens am Vortag zu erfolgen.
  - Die Schriftform ist weder für die Dokumentation des Aufklärungsgesprächs noch für die Einverständniserklärung zwingend vorgeschrieben, unter medikolegalen Aspekten jedoch unbedingt anzuraten.
- Bei einem sedierten oder bewusstlosen Patienten gilt der geäußerte oder mutmaßliche Patientenwille, welcher durch ein vorheriges Gespräch mit dem Patienten oder, wenn dies nicht möglich war, mithilfe des gesetzlichen Vertreters bzw. der Angehörigen ermittelt wird.
  - Kann dies nicht rechtzeitig geklärt werden, erfolgt im Zweifel die Maßnahme gemäß dem Grundsatz „in dubio pro vita" im Rahmen einer „Geschäftsführung ohne Auftrag".
  - In diesem Fall sollten die Erwägungen und Entscheidungsfindung sorgfältig dokumentiert werden.

12.8 Vorbereitende Diagnostik

- Bereits die aufmerksame körperliche Untersuchung unter Würdigung der klinischen Symptomatik kann den Verdacht auf einen Pleuraerguss lenken: Auf der betroffenen Seite findet sich über dem Erguss ein reduziertes Atemgeräusch und ein hyposonorer Klopfschall.
- In den im intensivmedizinischen Umfeld häufig inflationär angefertigten Röntgenbild des Thorax zeigt sich ein Erguss durch eine basale Verschattung über der betroffenen Seite (▶ Abb. 12.1).
- Die Sonografie (▶ Abb. 12.2) oder – falls indiziert – Schnittbildgebung (▶ Abb. 12.3) ermöglichen nicht nur den Nachweis eines Ergusses, sondern darüber hinaus auch die Planung und Durchführung der Therapie:
  - Anders als im konventionellen Röntgenbild werden beispielsweise ein septierter Erguss oder solide Anteile sichtbar, welche ein anderes therapeutisches Vorgehen implizieren würden.
  - Sowohl die Planung des Zugangswegs als auch die Steuerung der Punktion können sonografisch oder ggf. computertomografisch erfolgen.
- Vor einer Punktion sollten insbesondere die möglichen Differenzialdiagnosen bedacht und ggf. bestätigt oder ausgeschlossen werden:
  - Als Ursache für eine Dyspnoe mit oder ohne Kreislaufdepression kommt prinzipiell auch ein Hämatothorax mit hypovolämischem, hämorrhagischem Schock in Frage.
  - In diesen Fällen könnte beispielsweise eine Thorakotomie bzw. Thorakoskopie zur Identifikation der Blutungsquelle, Blutstillung und Ausräumung indiziert sein.

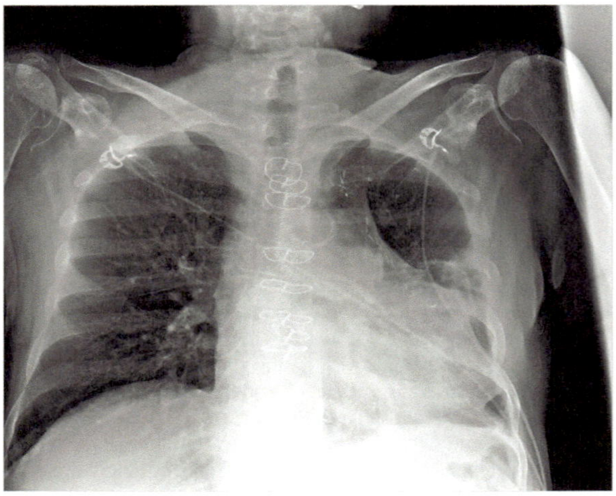

Abb. 12.1 Pleuraerguss im Röntgen-Thorax. Die a. p.-Projektion im Liegen zeigt einen Pleuraerguss auf der linken Seite, basal sind Herzschatten und Zwerchfell nicht sicher abgrenzbar. Die einliegenden Cerclagedrähte nach Sternotomie sind deutlich zu erkennen, ebenso kleine Titanclips, welche die abgesetzten Seitenäste eines aortokoronaren Bypass-Graft verschließen, sowie die oberen Extremitätenableitungen des Überwachungs-EKG.

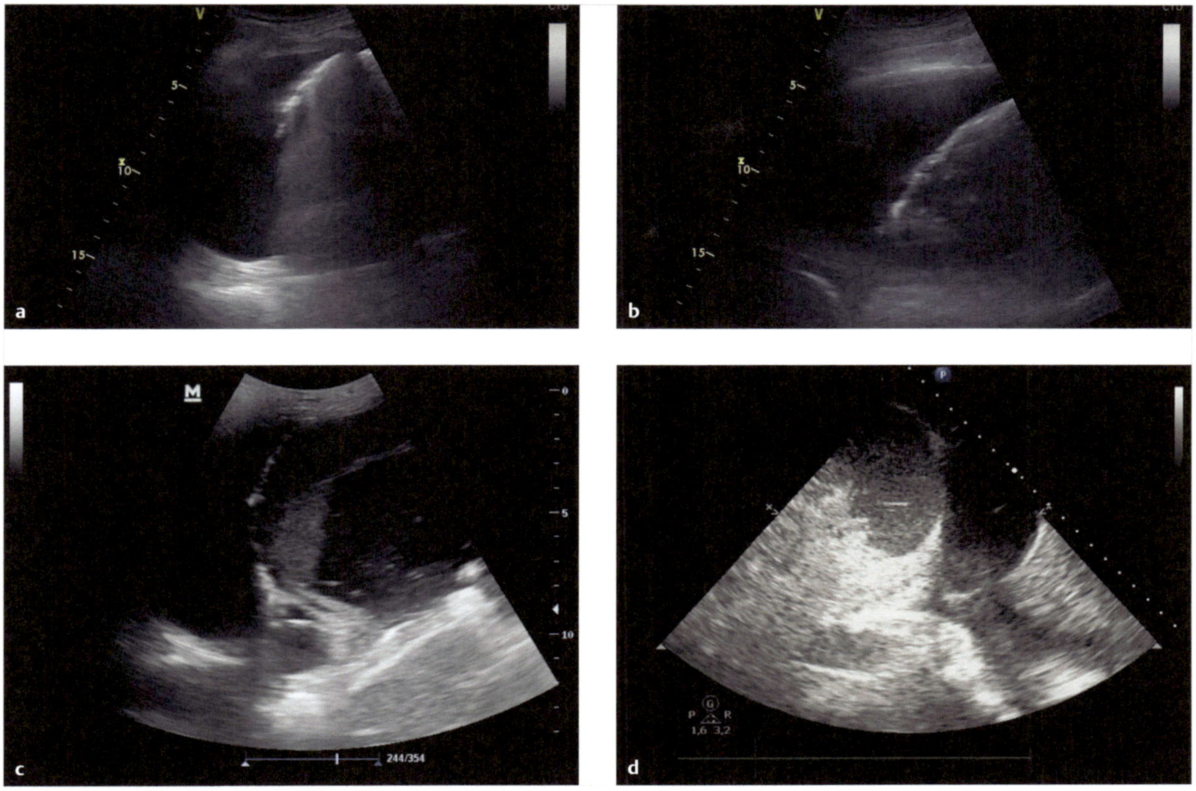

Abb. 12.2 Pleuraerguss in der Sonografie. Sonografische Darstellung verschiedener Pleuraergüsse.

a Pleuraerguss auf der rechten Seite kranial (im Bild links) der Leber.

b Pleuraerguss auf der rechten Seite kranial (im Bild links) der Leber. In der unteren Bildmitte ist ein Teil der atelektatischen Lunge zu erkennen.

c Pleuraerguss auf der rechten Seite kranial (im Bild links) der Leber.

d Pleuraerguss auf der linken Seite kranial (im Bild rechts) der Milz. Das Bild wirkt überstrahlt, was durch Reduzieren der Verstärkung („Gain") korrigiert werden kann.

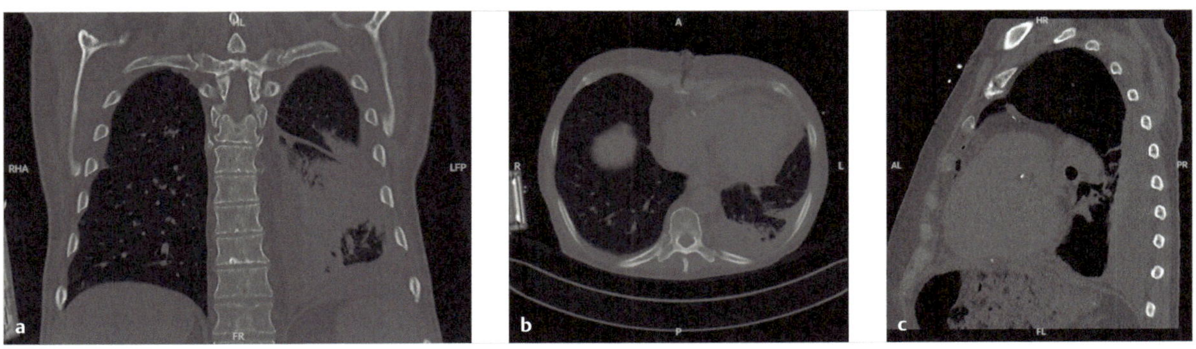

Abb. 12.3 Pleuraerguss in der Schnittbildgebung. Computertomografische Darstellung eines gekammerten Pleuraergusses links.

a Koronale (frontale) Ebene.

b Axiale (transversale) Ebene.

c Sagittale Ebene.

12.9 Anästhesie

- Um die Anlage sicher zu gestalten ist eine Basisüberwachung einschließlich Pulsoxymetrie, nicht invasivem Blutdruck mit kurzen, automatischen Intervallen und EKG-Ableitung notwendig.
- Ein bis zwei sichere intravenöse Zugänge sind für die Applikation der Medikamente notwendig sowie eine balancierte kristalloide Infusion als Trägerlösung.
- Eine suffiziente Lokalanästhesie im Punktionsbereich des betroffenen ICR einschließlich Periost und Pleura, beispielsweise mit Mepivacain 2 %, ist unabdingbare Voraussetzung für die Durchführung einer Pleuraentlastungspunktion. Hierbei kann der Erguss häufig bereits punktiert werden, die Stichrichtung und -tiefe sollten für die anschließende Intervention im Hinterkopf behalten werden.
- Bei Bedarf kann darüber hinaus eine intravenöse Analgosedierung zur Anwendung kommen, beispielsweise mit Propofol in Kombination mit kurzwirksamen Opioiden oder mit Esketamin.
- Nicht nur bei begleitender respiratorischer Symptomatik kann eine Sauerstoffinsufflation über eine Maske stattfinden. Wird der Eingriff unter Analgosedierung durchgeführt, kann über spezielle Masken mit einem zusätzlichen Anschluss zudem eine Kapnografie abgeleitet werden.

12.10 Personal, Material und Einstelltechnik

- Die Pleuraentlastungspunktion erfolgt unter Überwachung der Vitalfunktionen (mindestens EKG, Blutdruck, Sauerstoffsättigung) am Monitor. Nicht nur bei respiratorischer bzw. hämodynamischer Symptomatik müssen Sauerstoffversorgung und ggf. notfallmäßig erforderliche endotracheale Intubation mit invasiver Beatmung sowie Reanimation einschließlich Defibrillation und Applikation von Medikamenten sichergestellt sein.
- Die Punktion und das Vorbringen des Katheters werden unter sterilen Kautelen („Wäschepaket", steriles Punktionsset) und sonografisch gesteuert unter Verwendung eines Linearschallkopfs durchgeführt.
  - Das Punktionsset sollte Spritzen (5–10 ml, 50 ml), Kanülen zur Lokalanästhesie (26G subkutan, 20G Stichkanal) und Punktion (ab ca. 16G) sowie den Pleurakatheter mit 3-Wege-Hahn und Auffangbeutel enthalten.
  - Je nach gewünschter Diagnostik sind weitere Spritzen oder Monovetten (EDTA für Zellzahlen, Serum für klinische Chemie, 20-ml-Spritzen für Mikrobiologie oder Zytologie) erforderlich.
- Eine zweite Person, welche unsteril bleibt, unterstützt bei der Überwachung des Patienten, Durchführung der Punktion, Supervision, sterilem Anreichen des Materials, Verband oder Optimierung der Einstellungen am Ultraschallgerät. Je nach klinischer Situation kann weiteres Fachpersonal zur parallelen Durchführung weiterer Therapiemaßnahmen oder zur Unterstützung des Patienten erforderlich sein.

12.11 Vorbereitung

- Sicherheitscheck: Patient, Seite, Indikation, Aufklärung, Gerinnung?
- Material und Personal verfügbar
- Überwachung und ggf. Notfallmaßnahmen sichergestellt, suffizienter intravenöser Zugang
- Kenntnis über Lokalisation und Ausdehnung des Pleuraergusses (sonografische bzw. radiologische Befunde)
- bei sonografischer Diagnostik Markierung des Punktionsorts, z. B. durch geeignete Hautstifte oder behelfsmäßig mittels Druck auf die Haut mit einem Verschlusskonus
- Weiterverarbeitung eventuell zu entnehmender Proben gewährleistet
- Lagerung
- sterile Kautelen

12.12 Anatomie

- Der Thorax besteht aus der Thoraxwand und der Thoraxhöhle mit den intrathorakalen Organen (▸ Abb. 12.4).
  - Die Thoraxwand besteht aus 12 Rippenpaaren, 12 Brustwirbeln und dem Sternum.
  - Nach kranial wird der Thorax von der oberen Thoraxapertur durch die 1. Rippe, den 1. Brustwirbel und das Jugulum sterni begrenzt, die kaudale Begrenzung an der unteren Thoraxapertur ist das Zwerchfell.
  - Die Thoraxwand bildet sich aus Knochen, Bändern, Gelenken und Muskulatur.
  - Die Thoraxhöhle gliedert sich in das Mediastinum mit den meisten intrathorakalen Strukturen und die Pleurahöhle.
- Als Besonderheit ist auf das Gefäß-Nerven-Bündel (▸ Abb. 12.5) hinzuweisen, welches an der Innenseite am kaudalen Rand der Rippe anliegt. Aus diesem Grund ist die Punktion entlang des kranialen Rippenrands anzustreben.
- Die Pleura besteht aus zwei Blättern:
  - Die Lunge liegt als einziges intrathorakales Organ in der Pleurahöhle und ist vom inneren Pleurablatt, der Pleura visceralis („Lungenfell"), umhüllt.
  - Die Thoraxwand ist mit der Pleura parietalis („Rippenfell") ausgekleidet, welche als äußeres Blatt die Thoraxwand von innen auskleidet.
  - Kaudal endet die Pleura etwa in Höhe der 8. (ventral) bis 12. (dorsal) Rippe.
- Zwischen den beiden Pleurablättern befindet sich der Pleuraspalt, der physiologisch mit einer ca. 5–20 ml seröser Flüssigkeit gefüllt ist.
- Um die geeignete Punktionsstelle identifizieren zu können, ist die fundierte Kenntnis der Topografie des Thorax unabdingbar (▸ Abb. 12.6).
- Ein Pleuraerguss bildet sich in der Regel entsprechend der Schwerkraft basal im Thorax aus, beginnend von den Recessi costodiaphragmatici aus ansteigend.
  - Dementsprechend befinden sich kaudal des Ergusses regelhaft die Zwerchfelle und darunter die abdominellen Organe, insbesondere Leber und Milz.
  - Kranial und medial des Ergusses ist Lungenparenchym zu erwarten, je nach Ausprägung kann sich medial auch bereits das Mediastinum befinden.
- Zur Festlegung der vorderen Axillarlinie (VAL) wird eine vertikale Linie durch die vordere Achselfalte gezogen, die mittlere Axillarlinie (MAL) findet man, in dem man sich eine vertikale Linie entlang der höchsten Stelle der Axilla vorstellt und die hintere Axillarlinie (HAL) entsprechend durch die hintere Achselfalte.
  - Der ICR einer Rippe befindet sich per definitionem unterhalb der entsprechenden Rippe.
  - Die erste Rippe ist nicht tastbar, die zweite findet man am besten am Angulus sterni, hier setzt sie am Sternum an.
  - Ab der zweiten Rippe können diese nach kaudal durchgezählt werden.
  - Die Interkostalgefäße und -nerven verlaufen am Unterrand der Rippen, deshalb ist es wichtig, die Punktion im Interkostalraum oberhalb der kaudalen Rippe durchzuführen, um eine Gefäß- oder Nervenverletzung zu vermeiden.

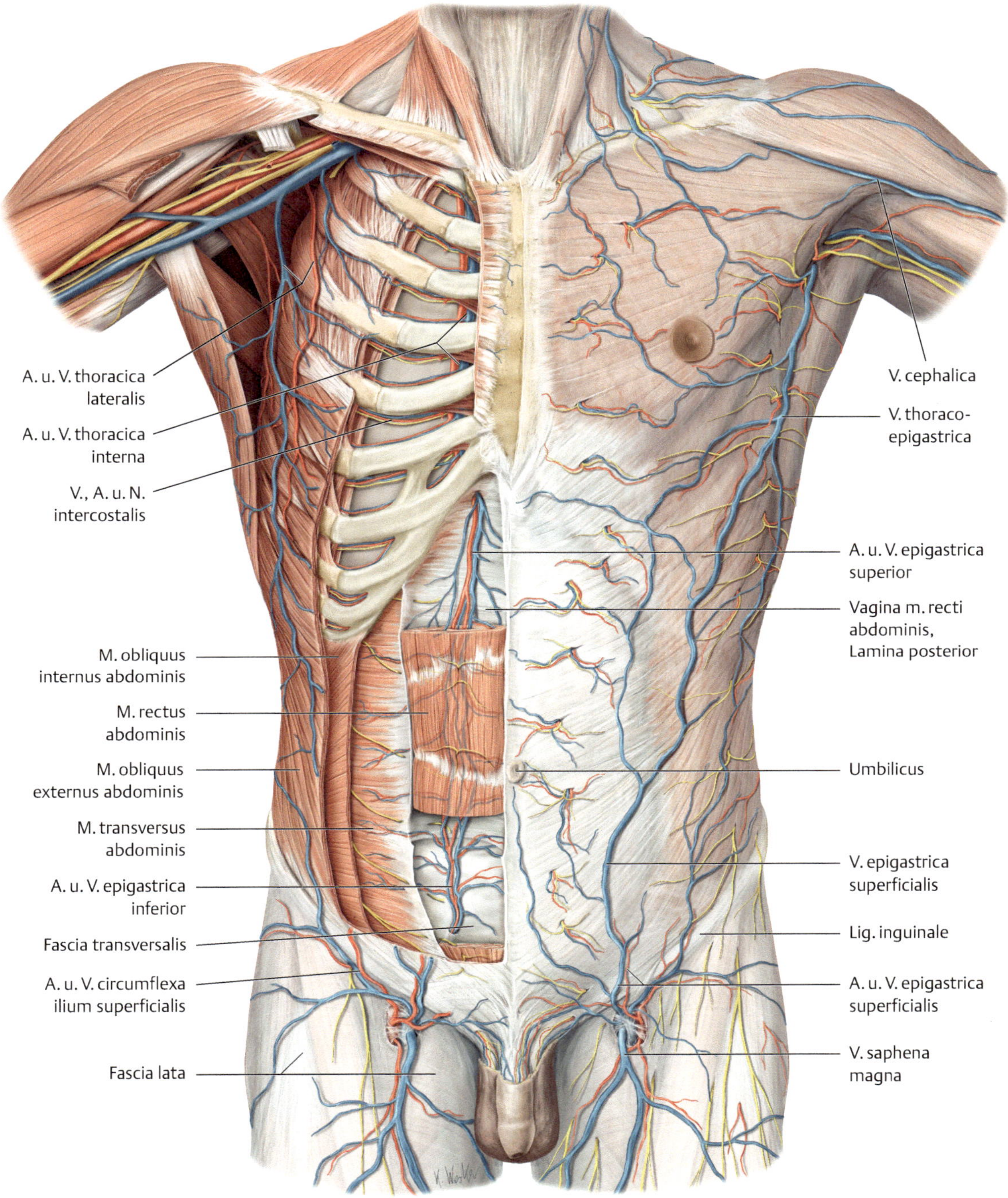

Abb. 12.4 Anatomische Darstellung des Thorax. Leitungsbahnen der Vorderseite der ventralen Rumpfwand. An der linken Rumpfhälfte sind die epifaszialen (subkutanen), an der rechten die tiefen (subfaszialen) Leitungsbahnen dargestellt. Hierzu wurden auf der rechten Seite die Mm. pectorales major u. minor vollständig, die Mm. obliquii externus u. internus abdominis teilweise entfernt. Zur Darstellung der Vasa epigastrica inferiora sind Teile des rechten M. rectus abdominis entfernt bzw. durchsichtig gezeichnet. Um den Verlauf der Vasa intercostalia und der Nn. intercostales zu verdeutlichen, wurden die Zwischenrippenräume gefenstert. Darunter grau schattiert befindet sich die Pleura parietalis. (Quelle: Schünke M, Schulte E, Schumacher U, Voll M, Wesker K. 5.5 Ventrale Rumpfwand: Übersicht und klinisch bedeutsame Lage einiger Leitungsbahnen. In: Schünke M, Schulte E, Schumacher U, Voll M, Wesker K, Hrsg. Prometheus LernAtlas – Allgemeine Anatomie und Bewegungssystem. 5., vollständig überarbeitete Auflage. Stuttgart: Thieme; 2018)

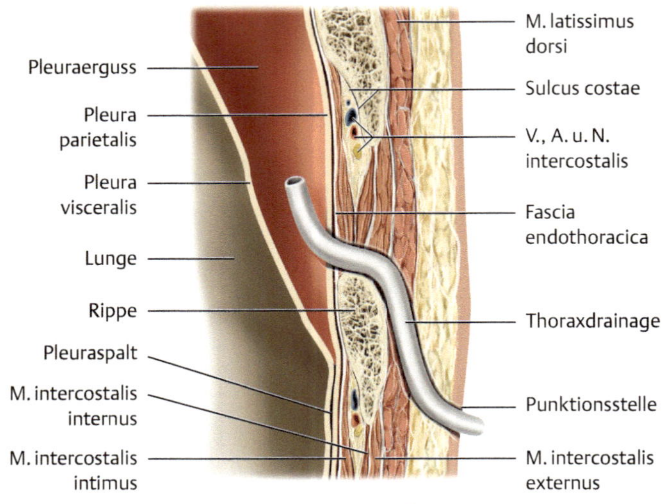

Abb. 12.5 Klinisch bedeutsame Lage von A., V. und N. intercostales bei Thoraxdrainage und Pleurapunktion. Längsschnitt durch die Brustwand auf Höhe der hinteren Axillarlinie bei Vorliegen eines Pleuraergusses. Hier zu sehen ist eine Thoraxdrainage, die Position für einen Pleurakatheter würde ggf. anders gewählt werden. (Quelle: Schünke M, Schulte E, Schumacher U, Voll M, Wesker K. 5.5 Ventrale Rumpfwand: Übersicht und klinisch bedeutsame Lage einiger Leitungsbahnen. In: Schünke M, Schulte E, Schumacher U, Voll M, Wesker K, Hrsg. Prometheus LernAtlas - Allgemeine Anatomie und Bewegungssystem. 5., vollständig überarbeitete Auflage. Stuttgart: Thieme; 2018)

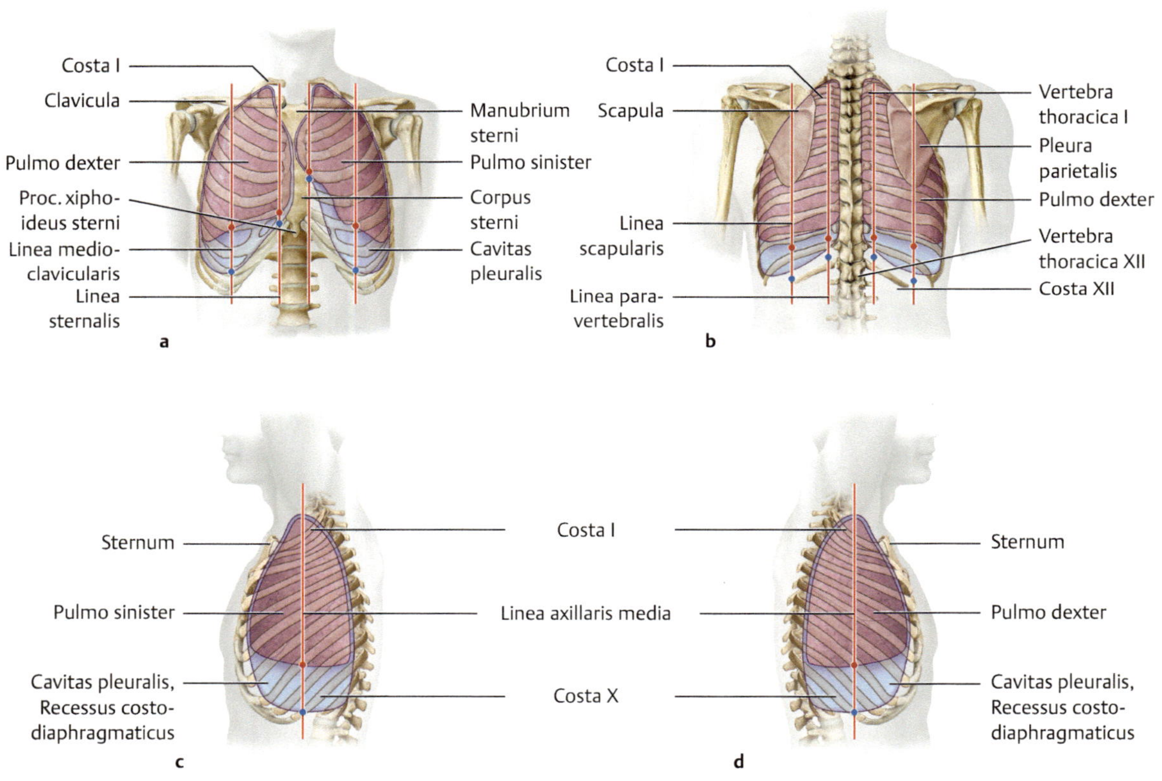

Abb. 12.6 Projektion der Lungen- und Pleuragrenzen auf den knöchernen Thorax. Dargestellt sind die Grenzen der Pleura parietalis und zur Orientierung die Lungen. Die Pleura parietalis überzieht die Innenwand des knöchernen Thorax und projiziert sich dabei auf tast- oder sichtbare knöcherne Strukturen. Die Verbindung dieser Projektionsorte ergibt die Grenzen der Pleura parietalis, was zur Interpretation von Pleuraergüssen im Röntgenbild von Bedeutung ist. Beachte: Durch die asymmetrische Lage des Herzens ist die linke Pleurahöhle ventral etwas kleiner als die rechte, sodass die Grenzen der Pleura parietalis auf Höhe des Herzens links weiter lateral liegen als rechts (s. a).

a Ventrale Ansicht.
b Dorsale Ansicht.
c Laterale Ansicht von links.
d Laterale Ansicht von rechts.

(Quelle: Schünke M, Schulte E, Schumacher U, Voll M, Wesker K. 4.3 Pleura- und Lungengrenzen. In: Schünke M, Schulte E, Schumacher U, Voll M, Wesker K, Hrsg. Prometheus LernAtlas - Innere Organe. 4. Auflage. Stuttgart: Thieme; 2015.)

12.13 Durchführung

- Idealerweise erfolgt die Durchführung am sitzenden Patienten, beispielsweise am Bettrand, was jedoch aufgrund der begleitenden Symptomatik nicht regelhaft möglich ist.
  - Im Sitzen erfolgt die Punktion am leicht nach vorn gebeugten Rücken („Katzenbuckel").
  - Der ipsilaterale Arm kann dann durch den Patienten selbst nach ventral vor den Bauch gehalten werden, möglicherweise erleichtert ein beidseitiges Abstützen der Arme die Durchführung und eine geeignete Polsterung den Komfort.
- Sollte das Sitzen unmöglich sein, ist die Durchführung auch in Seitenlage möglich, wenngleich jedoch erschwert.
  - Der Patient sollte auf die betroffene Seite mit dem Rücken an die Bettkante und mit möglichst weit angestelltem Oberkörper gelagert werden.
  - Der ipsilaterale Arm kann auf den Bauch oder nach oben gelegt und die Hand oberhalb des Kopfs (oder alternativ unter dem Kopf) fixiert werden.
- Anschließend erfolgt die Hautdesinfektion an der ausgewählten Punktionsstelle der betroffenen Seite, das sterile Einkleiden und Abdecken sowie die Lokalanästhesie.
- Die Pleuraentlastungspunktion sollte mit einer geeigneten Hohlnadel, idealerweise als Bestandteil eines Punktionssets, und unter sonografischer Kontrolle durchgeführt werden.
  - Die Punktionsrichtung erfolgt im 90°-Winkel senkrecht zur Haut, am kranialen Rand der darunterliegenden Rippe, die den ausgewählten ICR nach kaudal begrenzt.
  - Die Nadel wird vorgeschoben, bis die Kanülenspitze die gewünschte Position innerhalb des Ergusses erreicht, ggf. kann bei Durchdringen der Pleura parietalis ein Widerstandsverlust bemerkbar sein.
- Der einliegende Mandrin wird entfernt und der Pleurakatheter unter sonografischer Kontrolle bis zur gewünschten Position eingebracht (▶ Abb. 12.7).
- Anschließend wird der Katheter mit dem ableitenden System konnektiert, über das der Erguss aktiv mithilfe einer Spritze abgezogen werden oder passiv in einen Sammelbeutel fließen kann.
- Schließlich erfolgen die Fixierung des Katheters und der sterile Verband.

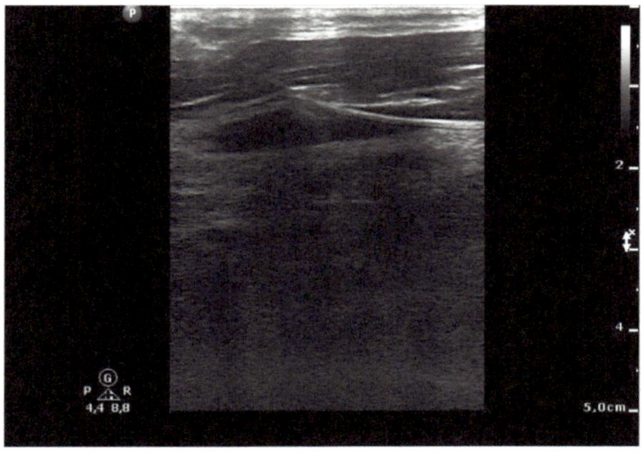

Abb. 12.7 Sonografische Lagekontrolle eines Pleurakatheters über ein Schallfenster in einem Interkostalraum. Ein Pleurakatheter wird unter sonografischer Kontrolle vom oberen linken Bildrand aus durch Haut, subkutanes Fettgewebe und Interkostalmuskulatur in einen Pleuraerguss eingebracht. Der Erguss zeichnet sich in ca. 1,5 cm Tiefe echoarm ab.

Praxistipp

Die Punktion streng entlang des kranialen Rands der darunterliegenden Rippe verringert das Risiko einer iatrogenen Verletzung des Gefäß-Nerven-Bündels, welches kaudal der jeweiligen Rippe verläuft.

Cave

Parallel zur Prozedur wird insbesondere die respiratorische und kardiozirkulatorische Situation des Patienten kontinuierlich reevaluiert.

12.13.1 Zugangswege

- Die „klassischen" Zugangswege zum Thorax, nämlich die Monaldi-Position im 2. ICR in der Medioklavikularlinie und die Bülau-Position im 4. oder 5. ICR in der vorderen bis mittleren Axillarlinie, sind zwar prinzipiell auch für eine Pleuraentlastungspunktion möglich, aber aufgrund der hohen Variabilität von Pleuraergüssen hinsichtlich Ausprägung und anatomischem Bezug häufig nicht zielführend.
- Vielmehr erfolgt die Punktion an der Stelle, an dem der Durchmesser des Ergusses maximal ist und sich keine kritischen Strukturen in unmittelbarer Nähe zum Stichkanal befinden.
- Damit sind zwar keine präzisen Punktionsorte definiert, dennoch lassen sich zwei prinzipielle Zugangswege unterscheiden:
  - Der dorsale Zugang erfolgt mittig im entsprechenden Hemithorax zwischen HAL und einer Handbreit lateral der Wirbelsäule, im Bereich der Skapularlinie. Dieser Zugangsweg erfordert jedoch eine sitzende Lagerung, ggf. mit Unterstützung.
  - Sollte ein Sitzen nicht möglich sein, ist alternativ auch ein dorsolateraler Zugangsweg möglich, was in etwa der HAL (zwischen VAL und Skapularlinie) entspricht und auch in Seitenlage, idealerweise mit möglichst weit aufgerichtetem Oberkörper, durchgeführt werden kann. Hierbei ist zu berücksichtigen, dass sich die Abdominalorgane schwerkraftbedingt weiter kranial projizieren als im Sitzen.
- Je nach Lage und Ausbreitung des Ergusses können auch hiervon abweichende Zugangswege notwendig werden.
  - Prinzipiell sollte zur Vermeidung einer akzidentellen Punktion der Lunge etwa 1–2 ICR Abstand zur oberen Begrenzung des Ergusses gehalten werden.
  - Um die Gefahr einer iatrogenen Läsion abdomineller Organe zu reduzieren, sollte jede Punktion kaudal des 8. ICR möglichst vermieden werden.
  - Idealerweise werden möglichst große Sicherheitsabstände zu kritischen Strukturen (Interkostalgefäße, Lunge, Mediastinum, Abdomen) eingehalten, insbesondere in Stichrichtung.
- Zur Festlegung des bestmöglichen Punktionswegs müssen mehrere Faktoren bedacht werden:
  - Einerseits sollte der Erguss im Zielgebiet den größtmöglichen Durchmesser haben, um eine iatrogene Läsion benachbarter Strukturen zu vermeiden.
  - Andererseits sollte der Zugangsweg möglichst kurz sein und sich in dessen unmittelbarer Umgebung keine kritischen Strukturen (Gefäße, Organe, insbesondere Lungenparenchym) befinden.
  - Aufgrund des Verlaufs der Gefäß-Nerven-Strukturen am Unterrand der jeweiligen Rippe muss auf eine Punktion entlang des oberen Rands der darunterliegenden Rippe geachtet werden.

12

Praxistipp

Häufig gelangt man auf diese Weise in den Bereich des 7. oder 8. ICR auf Höhe der HAL bzw. Skapularlinie, wobei der ideale Punktionsort stets individuell festzulegen ist.

12.13.2 Lagerung

- Idealerweise erfolgt die Punktion am sitzenden Patienten. Ist dies nicht möglich, kann auch im Liegen mit möglichst erhöhtem Oberkörper punktiert werden, was jedoch die Optionen für die Zugangswege einschränkt und die Durchführung erschweren kann.
- Der Arm sollte beim sitzenden Patienten nach ventral vor den Bauch gehalten werden. Beim liegenden Patienten ist auch die Lagerung des Arms über dem Kopf praktikabel.

12.13.3 Schnittebenen

- Die sonografische Kontrolle erfolgt im Interkostalraum mit der Schnittebene parallel zum Verlauf der Rippen.

12.13.4 Durchführung Schritt für Schritt

- Sicherheitscheck: Patient, Seite, Indikation, Aufklärung, Gerinnung?
- Überwachung der Vitalparameter und intravenöser Zugang
- Mundschutz, OP-Haube
- Händedesinfektion
- Patientenlagerung
- Lagerung des ipsilateralen Arms
- orientierende Sonografie, Identifikation und Markierung der Punktionsstelle
- 2 × Hautdesinfektion
- chirurgische Händedesinfektion
- steriles Einkleiden (Handschuhe, Kittel, Lochtuch)
- sterile Abdeckung der Punktionsstelle
- 3. Hautdesinfektion
- Lokalanästhesie
- sonografische Darstellung des Zugangswegs
- Information des Patienten über bevorstehende Punktion, ggf. Atemkommandos
- Punktion mit der Parazentesekanüle unter sonografischer Kontrolle
- Entfernung des Mandrin
- Vorbringen des Katheters
- Verifikation der korrekten Katheterlage
- vorsichtige Aspiration zur Funktionsprüfung
- Konnektion des Ablaufsystems (ggf. Spritze oder Auffangbeutel)
- Annaht bzw. Fixierung
- steriler Verband
- Händedesinfektion
- Reevaluation der respiratorischen und hämodynamischen Situation
- Ausschluss eines postinterventionellen Pneumothorax (sonografisch möglich)
- bei Infektionsverdacht Antibiose nach Probenasservierung (falls nicht bereits früher indiziert)

12.14 Mögliche Fehler und Fallstricke

- Eine iatrogene Läsion benachbarter Strukturen kann zu weitreichenden Konsequenzen wie einem Pneumothorax, möglicherweise mit Spannungskomponente, oder einer aktiven Blutung führen. Das Verständnis der anatomischen Zusammenhänge und deren Korrelation mit den sonografischen Bildern sind für eine erfolgreiche und sichere Intervention unabdingbar.
- Wie bei jeder „Catheter-over-needle"-Technik darf niemals der soeben eingeführte Katheter durch die noch einliegende Punktionskanüle zurückgezogen werden, da es hierbei zum Abscheren an der geschliffenen Nadelspitze kommen kann. Zuerst wird die Kanüle über den nun einliegenden Katheter zurückgezogen und erst wenn diese entfernt ist, darf die Katheterlage korrigiert und ein ggf. zu tief liegender Katheter zurückgezogen werden.

Cave

Ein Katheter darf niemals durch die Punktionskanüle zurückgezogen werden, da er an der geschliffenen Nadelspitze abscheren kann.

12.15 Mögliche Komplikationen

- Wie bei jeder invasiven Technik stehen sind auch bei der Pleuraentlastungspunktion die potenziellen Komplikationen Blutung, Infektion und Läsion benachbarter Strukturen mit den sich daraus ergebenden Konsequenzen zu bedenken.

12.15.1 Komplikationen während der Durchführung

Blutung

- Es kann zu einer akzidentellen Gefäßpunktion kommen, was offensichtlich wird, wenn Blut aspirabel ist oder aus der Kanüle tritt bzw. wenn eine initial klare Ergussflüssigkeit zunehmend blutig tingiert erscheint.
- In diesem Fall sollte eine noch einliegende Kanüle entfernt und die Punktionsstelle für 5–10 min komprimiert werden.
- Bei bereits einliegendem Katheter und persistierender Blutung oder ausbleibender Verbesserung der respiratorischen bzw. hämodynamischen Symptomatik sollte die Ausdehnung des Ergusses sonografisch oder ggf. mittels Schnittbildgebung kontrolliert werden, um ggf. notwendige Maßnahmen in die Wege zu leiten.
- Eine akzidentelle Gefäßpunktion kann am besten verhindert werden, indem streng entlang des oberen Randes der kaudal gelegenen Rippe punktiert wird.

Verletzung des Gefäß-Nerven-Bündels

- Es ist auf eine Punktion streng entlang des kranialen Rippenrandes zu achten, um eine iatrogene Schädigung von Gefäßen oder Nerven zu vermeiden.
- Eine interkostalarterielle Blutung kann hämodynamisch relevant werden und eine thoraxchirurgische oder radiologische Intervention erforderlich machen.

Verletzung von intrathorakalen Strukturen

- Die Punktion sollte möglichst sonografisch gesteuert erfolgen, um die Gefahr zu minimieren, intrathorakale Strukturen zu verletzen.
- Ein Pneumothorax kann eine Drainagenanlage über eine Thorakostomie erforderlich machen.
- Kommt es gar zu einer Spannungskomponente, kann schnell eine vital bedrohliche Situation entstehen, die eine kurzfristige Nadeldekompression erforderlich macht.
- Je nach Ausmaß der Läsion könnte eine herz-/thoraxchirurgische Exploration notwendig werden.

Anaphylaxie

- Das verwendete Material oder die applizierten Medikamente (insbesondere Lokalanästhetika) können allergische Reaktionen bis hin zum anaphylaktischen Schock auslösen.

Versagen der Methode

- Bei einer zu kurzen Nadel ist es möglich, dass der Erguss nicht erreicht wird, sodass keine Entlastung stattfinden kann.
- Ein kommerziell gefertigtes Punktionsset mit geeigneten Kanülen und passenden Kathetern kann zur problemlosen und erfolgreichen Punktion beitragen.

12.15.2 Komplikationen nach der Durchführung

Obstruktion des Katheters

- Insbesondere bei soliden Bestandteilen des Ergusses oder durch Koagelbildung bei einer Blutung kann es zum Verstopfen des Pleurakatheters kommen.
- Auch (im Verlauf bei abnehmendem Erguss) an der Katheterspitze anliegendes Lungengewebe kann zur Obstruktion beitragen.
- Gegebenenfalls kann eine sonografische Reevaluation zur Ursachenfindung beitragen.
- Ein verstopfter Katheter ist oftmals nach vorsichtigem Anspülen mit Kochsalzlösung zumindest vorübergehend wieder durchgängig.
- Bei progredienter Symptomatik sollte die Notwendigkeit einer Drainagenanlage über eine Thorakostomie in Betracht gezogen werden.

Infektion

- Wie alle einliegenden Fremdmaterialien kann auch der Pleurakatheter eine Eintrittspforte für Keime darstellen.
- Infektionen können potenziell weitreichende Konsequenzen wie ein Pleuraempyem oder eine Sepsis nach sich ziehen.
- Eine kalkulierte systemische antiinfektive Therapie könnte notwendig werden.

Nervenschädigung

- Eine direkte Nervenschädigung ist durch eine Punktion prinzipiell möglich, wenn auch selten.
- Es kann zu einer Interkostalneuralgie kommen oder es können Dys- bzw. Hypästhesien in diesem Bereich entstehen.
- Aus diesem Grund sollte die Punktion strikt am oberen Rand der kaudal gelegenen Rippe erfolgen.

Dislokation

- Bei Bewegung oder medizinischen Maßnahmen kann es bei Unachtsamkeit zur Dislokation des Pleurakatheters kommen, sodass dieser den Erguss nicht mehr erreicht oder im Verlauf komprimiert wird bzw. abknickt.
- Auch eine primär intrakutane Lage kann vorkommen, insbesondere bei adipösen Personen.
- Ein Thorax-Röntgen kann dazu beitragen, die Fehllage als Ursache einer sistierenden Förderung zu identifizieren.

Rezidiv nach Entlastung

- Da der Pleuraerguss durch die Pleuraentlastungspunktion zwar drainiert wird, aber die Ursache für den Erguss nicht unbedingt kausal behoben wird, besteht die Gefahr eines Rezidivs.

Reexpansionslungenödem

- Die Bedeutung dieser Entität hinsichtlich Kausalität und Relevanz wird kontrovers diskutiert.
- Es wird angenommen, dass eine zu schnell erfolgte Entlastung von > 1000–1500 ml/d zu einer Ödembildung in der sich nun entfaltenden Lunge führen kann.
- Kritiker bemängeln die fehlende Evidenz für eine Beschränkung der zu drainierenden Flüssigkeitsmenge hinsichtlich der Häufigkeit und Ausprägung eines postinterventionellen Lungenödems.

Schmerzen durch den Pleurakatheter

- Hypästhesien und Interkostalneuralgie können auftreten.
- Hierbei kann ein Regionalanästhesieverfahren helfen, um eine suffiziente Atemmechanik zu erhalten.

12.16 Dokumentation

- Wie bei jeder invasiven Maßnahme sollten die Indikation und Durchführung der Pleuraentlastungspunktion sorgfältig in der Krankenakte, einem Verlaufseintrag oder idealerweise einem Interventionsprotokoll dokumentiert werden.
- Dazu sollten die Indikation und das konkrete Vorgehen einschließlich Anästhesieverfahren kurz schrittweise beschrieben werden, unter Angabe des Durchführenden, der Dauer und ggf. aufgetretenen Komplikationen.
- Eventuelle Abweichungen vom standardisierten Vorgehen sollten nachvollziehbar begründet werden.
- Auch Veränderungen des Patientenzustands bzw. der respiratorischen und Kreislaufsituation nach der Maßnahme sollten dokumentiert werden.
- Die sonografisch angefertigten Bildschleifen können meist im Bildarchivierungs- und Kommunikationssystem der Klinik gespeichert und mit dem Datensatz des Patienten verknüpft werden.

12.17 Postoperatives/ Postinterventionelles Management

- Unmittelbar nach erfolgter Pleuraentlastungspunktion sollte der Patient insbesondere hinsichtlich Pneumothorax oder Blutungszeichen überwacht werden.
  - Auch eine einliegende Pleuradrainage sollte nicht dazu verleiten, sich in falscher Sicherheit zu wiegen, da diese auch dislozieren oder obstruieren kann.
  - Der Behandlungserfolg bzw. die Indikation weiterer Interventionen sowie eine spätere Verlaufskontrolle kann meist

  - bereits sonografisch mit hinreichender Sicherheit dokumentiert werden.
  - Je nach vermuteter Ursache kann eine weiterführende Diagnostik oder Therapie indiziert sein.
- Nach der Punktion ist die Durchführung eines Thorax-Röntgen in zwei Ebenen üblich, um die korrekte Lage zu dokumentieren.
  - Sowohl dies als auch der oftmals angeführte Ausschluss eines postinterventionellen Pneumothorax sind jedoch auch sonografisch möglich, mitunter sogar mit höherer Sensitivität und Spezifität als beim konventionellen Röntgen.
  - Andererseits ermöglicht das Thorax-Röntgen eine einfache Verlaufskontrolle.
  - Die Auskultation ergänzt die Dokumentation der Belüftung beider Lungen.
- Einer Mobilisation steht die Durchführung einer Pleuraentlastungspunktion mit oder ohne Katheteranlage nicht im Wege; im Gegenteil könnte die Mobilisation unter qualifizierter Überwachung sogar durch eine verbesserte Umverteilung zu einer Entlastung beitragen.
- Sollte Pleurakatheter eingelegt werden, bleibt dieser in der Regel so lange liegen, bis die Förderung sistiert bzw. unter 200 ml/d abfällt.
  - Dann kann der Pleurakatheter gezogen werden, zum Wundverschluss reicht häufig ein dicht angebrachter Verband aus.
  - Häufig wird hierzu eine desinfizierende Salbe auf eine Kompresse gegeben und mit Pflastern luftdicht verklebt.
  - Zusätzlich könnte eine Einzelkopfnaht der Punktionsstelle durchgeführt werden.
- Nach Drainagezug wird üblicherweise, mit denselben Überlegungen wie unmittelbar nach Punktion, ein Thorax-Röntgen durchgeführt. Auch hier gelten die Hinweise zur hervorragenden Sensitivität und Spezifität der Sonografie.
- Sonografische Verlaufskontrollen können bei der Entscheidung zur Entfernung eines einliegenden Katheters oder einer im weiteren Verlauf erneut erforderlichen Entlastungspunktion beitragen.
- Mit Abschluss der Wundheilung nach ca. 10–12d können einliegende Fäden wieder entfernt werden.

12.18 Ergebnisse

- Nach der Pleuraentlastungspunktion ist eine direkte Erfolgskontrolle durch die abfließende Ergussflüssigkeit möglich. Stabilisiert sich zudem die respiratorische bzw. kardiozirkulatorische Situation und die subjektive bzw. objektive Stressreaktion nach Durchführung, kann davon ausgegangen werden, dass die Entlastungspunktion zielführend war.
- Dennoch sind Rezidive möglich, beispielsweise durch Dislokation oder Obstruktion des einliegenden Pleurakatheters. Auch wird die mitunter belastende Symptomatik meist schnell und deutlich verbessert.
- Allerdings wird die zugrunde liegende Ursache für den Erguss durch dessen alleinige Entlastung noch nicht behoben, sodass je nach vermuteter Entität eine mikrobiologische, laborchemische und/oder zytologische Diagnostik sinnvoll sein kann.

12.19 Besonderheiten bei bestimmten Personengruppen

12.19.1 Besonderheiten bei Schwangeren

- Die im Verlauf der Schwangerschaft höherstehenden Zwerchfellkuppeln sind bei der Wahl der Punktionsstelle zu berücksichtigen.
  - Mit der Drehung des Fötus ab der 34. Schwangerschaftswoche (SSW) erreichen diese ihren höchsten Punkt.
  - Hierdurch ist die Gefahr einer akzidentellen Punktion abdomineller Organe erhöht.
  - Die Nutzung der Sonografie könnte möglicherweise zur besseren Identifikation einer geeigneten Punktionsstelle und der sicheren Durchführung beitragen.
- Durch die höherstehenden Zwerchfelle reduziert sich die funktionelle Residualkapazität (FRC) bei gleichzeitig erhöhtem Sauerstoffverbrauch (gesteigerte Atemarbeit durch reduzierte Thoraxcompliance), sodass ein Pleuraerguss schneller und ausgeprägter als bei Nichtschwangeren zu einer respiratorischen oder kardiozirkulatorischen Dekompensation führen kann.
  - Die FRC kann so weit verringert sein, dass sie kleiner als die Closing Capacity (Verschlusskapazität der kleinsten Atemwege) wird, sodass es bereits bei physiologischer Atmung zu einem Ventilations-Perfusions-Mismatch kommen kann.
  - Die Gefahr einer Hypoxie, insbesondere bei gleichzeitiger Analgosedierung, ist erhöht und sollte bedacht werden.

12.19.2 Besonderheiten bei Kindern und Jugendlichen

- Fundierte Kenntnisse der anatomischen Besonderheiten eines Kindes und deren Entwicklung im Wachstumsverlauf sind für eine sichere Punktion unabdingbar.
  - Die kindlichen Abdominalorgane liegen im Vergleich mit Erwachsenen deutlich kranialer, was bei der Punktion zwingend berücksichtigt werden muss.
  - Hierdurch ist die Gefahr einer akzidentellen Punktion abdomineller Organe erhöht.
  - Die im Vergleich mit Erwachsenen dünnere Thoraxwand erfordert eine Anpassung der Eindringtiefe und ggf. spezielle Punktionssets mit kürzeren Punktionskanülen für Kinder.
  - Die Nutzung der Sonografie könnte möglicherweise zur besseren Identifikation einer geeigneten Punktionsstelle und der sicheren Durchführung beitragen.
- Säuglinge haben einen höheren Sauerstoffverbrauch bezogen auf ihr Körpergewicht als Erwachsene, sodass respiratorische Einschränkungen schneller zur Dekompensation führen können.
  - Die alveoläre Ventilation ist bei vergleichbarer FRC deutlich höher als bei Erwachsenen, sodass die kindlichen Sauerstoffreserven schneller erschöpft sind.
  - Die Closing Capacity (Verschlusskapazität der kleinsten Atemwege) ist größer als die FRC, sodass es bereits bei physiologischer Atmung zu einem Ventilations-Perfusions-Mismatch kommen kann.
  - Die Gefahr einer Hypoxie, insbesondere bei gleichzeitiger Analgosedierung, ist erhöht und sollte bedacht werden.
- Bei fehlender Kooperationsfähigkeit, insbesondere bei kleinen Kindern, könnte möglicherweise eine zusätzliche (Analgo-)Sedierung erforderlich werden.

12.19.3 Besonderheiten bei anderen Personen- bzw. Risikogruppen

- Mit zunehmendem Alter kommt es zu einem Deszensus der Abdominalorgane und damit der Zwerchfelle, was bei der Punktion berücksichtigt werden sollte.
- Bei adipösen Patienten kann die Pleuraentlastungspunktion aufgrund der Dimensionen der Thoraxwand erschwert sein und spezielle Punktionskanülen oder eine Entlastung mittels Thorakostomie und Drainagenanlage erfordern.

- In allen genannten Fällen könnte die Nutzung der Sonografie möglicherweise zur besseren Identifikation einer geeigneten Punktionsstelle und der sicheren Durchführung beitragen.

12.20 Literatur

Quellenangaben

[32] Berg D, Berg K, Riesenberg LA et al. The development of a validated checklist for thoracentesis: preliminary results. Am J Med Qual 2013; 28: 220–226

[33] Havelock T, Teoh R, Laws D et al. Pleural procedures and thoracic ultrasound: British Thoracic Society Pleural Disease Guideline 2010. Thorax 2010; 65 (Suppl. 2):ii61–76

[34] Knapp J. Funktionelle Residualkapazität (FRC) – Verständlich … (19.01.2017). Im Internet: https://news-papers.eu/?p=3517; Stand: 04.06.2024

[35] Obermaier M, Do TD. Hämodynamisch relevante intrathorakale Blutung nach CPR: Fallbericht über eine reanimationsassoziierte Verletzung von Interkostalarterien mit Notwendigkeit einer arteriellen Transkatheter-Embolisation. Notarzt 2022; 39: 27–31

[36] Orlando A, Cordero J, Carrick MM et al. Comparing complications of small-bore chest tubes to large-bore chest tubes in the setting of delayed hemothorax: a retrospective multicenter cohort study. Scand J Trauma Resusc Emerg Med 2020; 28: 56

[37] Tanizaki S, Maeda S, Sera M et al. Small tube thoracostomy (20–22 Fr) in emergent management of chest trauma. Injury 2017; 48: 1884–1887

[38] Yoshioka Y, Ishikura H. Chest Trauma Management with Small-Bore Chest Tube. J Emerg Trauma Shock 2020; 13: 318–319

Literatur zur weiteren Vertiefung

[39] Deutsche Gesellschaft für Anästhesiologie und Intensivmedizin e. V. (DGAI). S1-Leitlinie Rückenmarknahe Regionalanästhesien und Thromboembolieprophylaxe/antithrombotische Medikation. Im Internet: https://register.awmf.org/de/leitlinien/detail/001-005; Stand: 04.06.2024

[40] Deutsche Gesellschaft für Kinderchirurgie e. V. S2k-Leitlinie: Polytraumaversorgung im Kindesalter. Im Internet: https://register.awmf.org/de/leitlinien/detail/006-120; Stand: 04.06.2024

[41] Deutsche Gesellschaft für Unfallchirurgie e.V. S3-Leitlinie Polytrauma/Schwerverletzten-Behandlung. Im Internet: https://register.awmf.org/assets/guidelines/187-023l_S3_Polytrauma-Schwerverletzten-Behandlung_2023-02.pdf; Stand: 04.06.2024

[42] Obermaier M, Katzenschlager S, Kofler O et al. Advanced and Invasive Cardiopulmonary Resuscitation (CPR) Techniques as an Adjunct to Advanced Cardiac Life Support. J Clin Med 2022; 11: 7315

[43] Obermaier M, Katzenschlager S, Schneider NRE. Diagnostik und invasive Maßnahmen beim Thoraxtrauma. Anästhesiol Intensivmed Notfallmed Schmerzther 2020; 55: 620–633

Wichtige Internetadressen

- Perioperative Interactive Education [PIE] (Toronto General Hospital Department of Anesthesia): http://pie.med.utoronto.ca/POCUS/POCUS_content/lungUS.html
- Clinical Skills (Oxford Medical Education [OME]): https://oxfordmedicaleducation.com/clinical-skills/procedures/intercostal-drain/
- Lungeninformationsdienst (Helmholtz Zentrum München, Deutsches Zentrum für Lungenforschung [DZL]): www.lungeninformationsdienst.de

12

I

13 Thoraxdrainage

Stephan Katzenschlager, Marisa Ferch, Manuel Obermaier

13.1 Steckbrief

Die Einlage der Thoraxdrainage dient dem Abfluss von Luft und Flüssigkeit aus dem Pleuraspalt. Hierbei wird ein kleiner Schnitt in die laterale Thoraxwand auf Höhe des 3.–5. ICR anterior der mittleren Axillarlinie gemacht. Stumpf, mittels Finger oder stumpfer Klemme wird die Muskulatur präpariert und die Pleura parietalis penetriert. Anschließend wird über diesen Zugangsweg mittels Klemme eine Drainage eingelegt. Der initial benutzte Finger dient als Schiene damit die Drainage nicht versehentlich subkutan platziert wird. Nach korrekter Drainagenanlage erfolgt eine luftdichte und zugfeste Annaht, Konnektion der Drainage mit einem Wasserschloss und ggf. Wandsog [46].

13.2 Synonyme

- Pleuradrainage
- Entlastung eines Pneumothorax
- Entlastung eines Hämatothorax

13.3 Keywords

- Thoraxdrainage
- Pneumothorax
- Hämatothorax
- Thoraxentlastung
- Trauma

13.4 Überblick

- Die Thoraxdrainage dient dem Ablassen von Flüssigkeit und/oder Luft aus dem Pleuraspalt [51].
  - Die Einlage der Drainage kann nach notfallmäßiger Fingerthorakostomie erfolgen, oder als geplante Prozedur.
  - In der Notfall- und Intensivmedizin besteht die Indikation bei einem relevanten Pneumo- oder Hämatothorax, während im perioperativen Setting eine Thoraxdrainage nach einem elektiven Eingriff im Thorax stattfindet.
  - Hierbei wird die Anlage in der Notfall- und Intensivmedizin beleuchtet.
- Anstelle einer Thoraxdrainage kann für die Entlastung eine Pleuraergusses oder Hämatothorax auch eine Pleuradrainage eingelegt werden.
  - Diese wird durch eine perkutane Nadelpunktion durchgeführt, welche weniger invasiv ist.
  - Ein wesentlicher Unterschied liegt darin, dass bei einer Thoraxdrainage der Diameter der Drainage größer ist im Vergleich zu einer Pleuradrainage.
  - Hierdurch können Koagel und Blut besser abfließen, ohne dass es zu einer Obstruktion kommt.
  - Wenn aufgrund der Anamnese und Klinik ein nicht hämorrhagischer Erguss vermutet wird, ist die Anlage einer Pleuradrainage ausreichend.
- Notfallmäßig kann eine Fingerthorakostomie zur Pleuradekompression durchgeführt werden.
  - Hierbei kann Luft und, sofern in großer Menge vorhanden, Flüssigkeit abfließen.
  - Als definitive Versorgung ist jedoch die Thoraxdrainage anzusehen [44][47].

13.5 Indikationen

- Eine Thoraxdrainage ist bei einem Pneumo- oder Hämatothorax mit respiratorischer und/oder hämodynamischer Kompromittierung indiziert [44][47].
- Dies ist unabhängig von der örtlichen Gegebenheit und soll bei passender Indikation auch prähospital oder in einer Zentralen Notaufnahme (ZNA) durchgeführt werden.

13.6 Kontraindikationen

- Kontraindikationen sind gekammerte Ergüsse. Hierbei kann das Lungenparenchym verletzt werden und es kann zu einem zusätzlichen iatrogenen Pneumothorax oder Lungenparenchymblutungen kommen.
- Als weitere Kontraindikation ist fehlendes Equipment und fehlende Expertise zu sehen.

13.7 Aufklärung und spezielle Risiken

- Bei der Prozedur kann es sich um einen lebensrettenden Eingriff handeln, in diesem Fall ist keine Aufklärung einholbar. Risiken von iatrogenen Verletzungen und Blutungen, sowie einer Infektion sind dennoch gegeben.
- Wenn eine Thoraxdrainage als elektiver Eingriff durchgeführt wird, ist eine vorherige Aufklärung und Einwilligung zwingend notwendig.
  - Diese sollte mindestens potenzielle iatrogene Verletzungen von Lunge, Gefäßen und Nerven, Blutungen, Infektionen und Mehrfachpunktionen beinhalten.
  - Zusätzlich sollte über postprozedurale Schmerzen durch die Drainage aufgeklärt werden.

13.8 Vorbereitende Diagnostik

- Der Goldstandard für die Detektion und das Ausmaß von Pneumo- und Hämatothorax ist die Computertomografie.
- Bei Nichtverfügbarkeit oder Zeitmangel kann die Sonografie valide Aufschluss über das Vorliegen eines Pneumothorax sowie das ungefähre Ausmaß eines Hämatothorax geben.
- Ein Röntgen kann z. B. einen gekammerten Pleuraerguss nicht sicher darstellen und hat eine geringere diagnostische Genauigkeit als die Sonografie.

13.9 Anästhesie

- Um die Anlage sicher zu gestalten ist eine Überwachung mittels SpO_2, nicht invasivem Blutdruck mit kurzen, automatischen Intervallen und EKG-Ableitung notwendig.
- Zusätzlich kann über eine Sauerstoffmaske eine O_2-Insufflation stattfinden.
- Die Anlage der Thoraxdrainage erfolgt in Form einer Analgosedierung mit zusätzlicher Lokalanästhesie des betroffenen ICR.
- Hierbei eignet es sich, ein $etCO_2$-Monitoring über die Sauerstoffmaske zu verwenden.
- Ein bis zwei sichere venöse Zugänge sind für die Applikation der Medikamente notwendig sowie eine kristalloide Infusion als Trägerlösung.
- Für die Analgosedierung können schwach wirksame Opiate (z. B. Piritramid) oder kurzwirksame Opiate (z. B. Alfentanil) in einer Kombination mit Propofol verwendet werden. Alternativ zu dem Opiat kann Esketamin zum Einsatz kommen.

13.10 Personal, Material und Einstelltechnik

- Neben der Überwachung inkl. anästhesiologischem Fachpersonal benötigt es zwei weitere Assistenzpersonen.
- Eine sterile Abdeckung und ausreichend Beleuchtung sind notwendig.

13.11 Vorbereitung

- radiologische Untersuchung
- sterile Vorbereitung der Materialien
- Lagerung des ipsilateralen Arms über den Kopf
- Desinfektion des Areals
- ggf. sterile Lokalanästhesie des ICR
- Nahtmaterial zur Fixierung
- Klebepflaster, Klebeband

13.12 Anatomie

- Die Anatomie ist deckungsgleich mit jener der Pleuraentlastungspunktion des Spannungspneumothorax.
  - Es wird die Bülau-Position im beschriebenen Sicherheitsdreieck angestrebt (▸ Abb. 13.1).
  - Um die geeignete Punktionsstelle identifizieren zu können, ist die fundierte Kenntnis der Topografie des Thorax unabdingbar.
  - Zur Festlegung der vorderen Axillarlinie (VAL) wird eine vertikale Linie durch die vordere Achselfalte gezogen, die mittlere Axillarlinie (MAL) findet man, in dem man sich eine vertikale Linie entlang der höchsten Stelle der Axilla vorstellt und die hintere Axillarlinie (HAL) entsprechend durch die hintere Achselfalte.
  - Der ICR einer Rippe befindet sich per definitionem unterhalb der entsprechenden Rippe.
  - Die erste Rippe ist nicht tastbar, die zweite findet man am besten am Angulus sterni, hier setzt sie am Sternum an.
  - Ab der zweiten Rippe können diese nach kaudal durchgezählt werden.
  - Die Interkostalgefäße und -nerven verlaufen am Unterrand der Rippen, deshalb ist es wichtig, die Punktion im Interkostalraum oberhalb der kaudalen Rippe durchzuführen, um eine Gefäß- oder Nervenverletzung zu vermeiden.
- Das Sicherheitsdreieck wird anatomisch begrenzt von: (1) lateralem Anteil des Musculus pectoralis major, (2) Axillia mit der mittleren Axillarlinie, (3) lateralen Anteil des Musculus latissimus dorsi und (4) fünften Interkostalraum.
- Als Besonderheit ist auf das Gefäß-Nerven-Bündel hinzuweisen.
  - Dieses liegt an der Innenseite am inferioren Rand der Rippe (▸ Abb. 13.2).

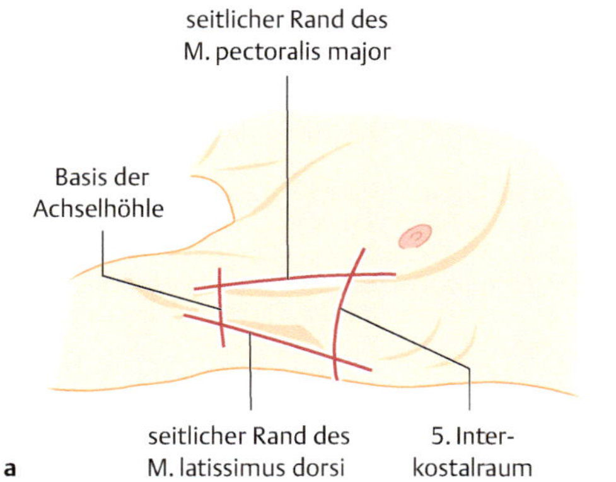

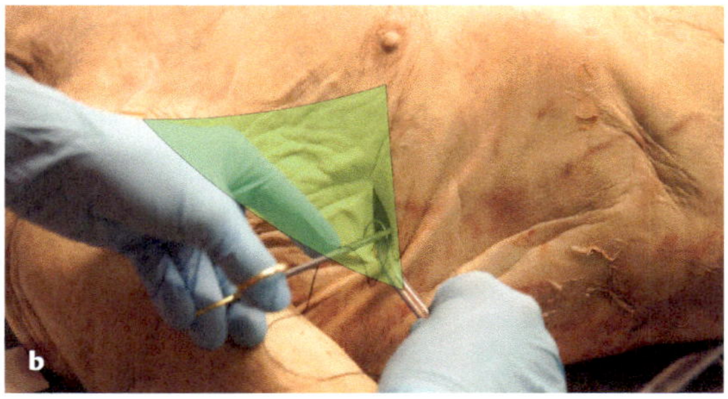

Abb. 13.1 Sicherheitsdreieck.
a Schematische Zeichnung.
b Am Patienten.

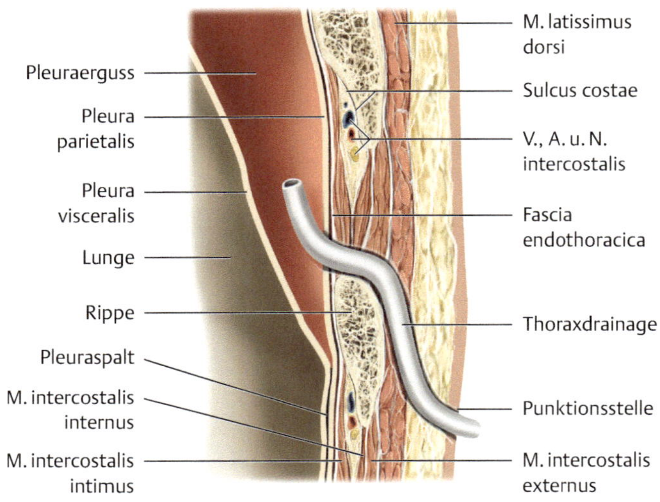

Abb. 13.2 Gefäß-Nerven-Bündel der Rippe. (Quelle: Schünke M, Schulte E, Schumacher U, Voll M, Wesker K. 5.5 Ventrale Rumpfwand: Übersicht und klinisch bedeutsame Lage einiger Leitungsbahnen. In: Schünke M, Schulte E, Schumacher U, Voll M, Wesker K, Hrsg. Prometheus LernAtlas - Allgemeine Anatomie und Bewegungssystem. 5., vollständig überarbeitete Auflage. Stuttgart: Thieme; 2018)

  - Aus diesem Grund ist ein Zugang am anterioren Rippenrand anzustreben, wenngleich die Größe des ICR meist limitiert und es zu Kontakt mit den anterioren und inferioren Rippenrändern kommt.

13.13 Durchführung

- Nach den vorbereitenden Maßnahmen wird eine 2–3 cm lange Inzision entlang der Rippe durchgeführt.
- Mit einer stumpfen Schere oder Klemme oder dem sterilen Finger wird auf die Rippe präpariert.
- Sobald Kontakt mit der Rippe hergestellt wird, präpariert man in den ICR oberhalb der Rippe.
- Dadurch wird eine Verletzung des Gefäß-Nerven-Bündels vermieden.
- Die Durchtrennung der Pleura kann ebenfalls mittels stumpfen Instruments oder Fingers erfolgen.
- Für die gesamte Präparation von Muskulatur, Bindegewebe und Pleura mittels stumpfen Instruments sollte das Instrument in geschlossenem Zustand eingeführt, geöffnet und dann retrahiert werden.
- Dieser Vorgang ist so lange zu wiederholen, bis man die Pleura durchtrennt hat.
- Bei korrekter Dekompression des Pleuraspalts durch Eröffnung der Pleura parietalis entweicht initial ein Luftstoß.
- Mit dem Finger können durch eine 360°-Drehbewegung etwaige Adhäsionen getastet und gelöst werden.
- Anschließend wird entlang des Fingers, welcher eine Schiene bildet, die Thoraxdrainage eingeführt.
- Eine übliche Einführtiefe bei erwachsenen Personen ist 14–15 cm bis Hautniveau.
- Die Größe der Thoraxdrainage ist entsprechend zu wählen, man geht bei erwachsenen Menschen davon aus, dass 20–22Fr Drainage ausreichend sind [50][52].

Praxistipp

Schnitt und Präparation auf die Rippe verhindern eine Verletzung des Gefäß-Nerven-Bündels.

Cave

Eine spitze Präparation mittels Trokar ist nicht empfohlen und kann zu Schäden an Herz, Lunge, Leber oder Milz führen.

13.13.1 Zugangswege

- Der präferierte Zugangsweg befindet sich im 4.–5. ICR etwas anterior der MAL in der Bülau-Position.
- Hierbei ist auf die dorsale Begrenzung durch die Mamille zu achten.

13.13.2 Lagerung

- Die Anlage der Thoraxdrainage wird an der liegenden Patient*in durchgeführt.
- Der ipsilaterale Arm wird dabei über dem Kopf fixiert.
- Der Gedanke hierbei ist, dass eine Erweiterung der ICR erreicht wird.
- Bei Bedarf kann ein Keilkissen unterhalb des Patient*in gelegt werden, um eine leichte Schräglage zu erreichen.

13.13.3 Schnittführung

- Die Schnittführung erfolgt entlang der entsprechenden Rippe.
- Die stumpfe Präparation wird initial direkt auf der Rippe durchgeführt und danach stumpf über den oberen Rippenrand entlang weitergeführt.
- Hierdurch wird eine potenzielle Verletzung des Gefäß-Nerven Bündels vermieden.

13.13.4 Schnittebenen

- Im Anschluss an die Durchführung sollte ein Röntgen zur Lagekontrolle durchgeführt werden.

13.13.5 Durchführung Schritt für Schritt

- Lagerung der Person, ipsilateraler Arm über Kopf fixiert
- Aufsuchen des Sicherheitsdreiecks
- großflächige sterile Abdeckung und Desinfektion
- 2–3 cm Inzision entlang der Rippe (▶ Abb. 13.3)
- stumpfe Präparation auf die Rippe zu

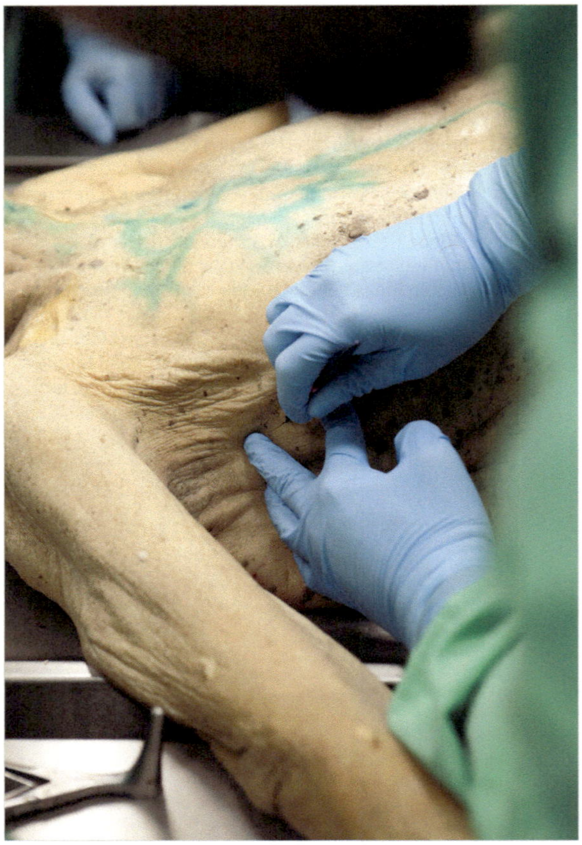

Abb. 13.3 Schnittinzision.

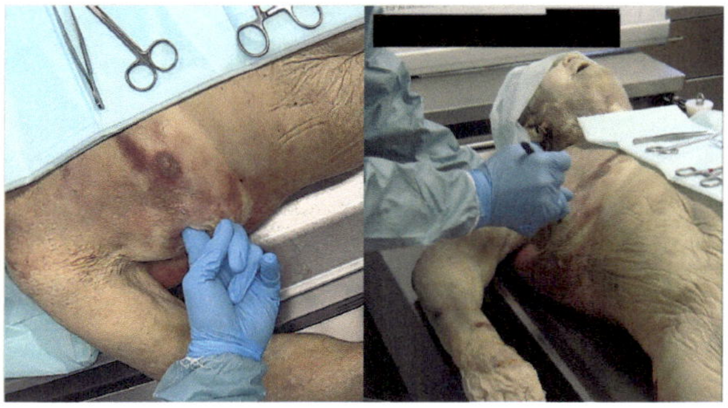

Abb. 13.4 Fingersweep.

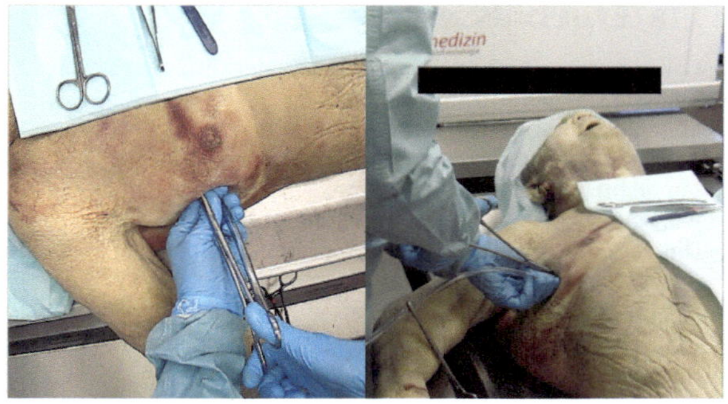

Abb. 13.5 Drainageneinlage.

- stumpfe Präparation oberhalb der Rippe, bis Pleura parietalis eröffnet ist
- intrathorakal 360°-„Fingersweep“, um Adhäsionen zu lösen (▸ Abb. 13.4)
- Einführen der Drainage (▸ Abb. 13.5)
- indirekte Zeichen: Beschlagen der Drainage, Entweichen von Flüssigkeit
- Konnektion der Drainage an ein Wasserschloss
- Annaht nach Hausstandard inkl. Fixierungspflaster

13.14 Mögliche Fehler und Fallstricke

- Bei adipösen Personen kann sich die subkutane Schicht nach der Lagerung nochmals verschieben, sodass eine erneute Überprüfung der Inzisionsstelle notwendig ist.
- Ein Verlust des Präparationskanals ist möglich mit fehlerhafter Einführung der Drainage. Aus diesem Grund dient der Finger als Schiene für die Drainage und sollte intrathorakal belassen werden, bis die Drainage vorgeschoben wurde.
- Eine Verletzung des Gefäß-Nerven-Bündel kann auch bei vorsichtiger Technik passieren, wenn der ICR sehr schmal ist und es unweigerlich zu Kontakt mit der Unterkante der Rippe kommt.

13.15 Mögliche Komplikationen

13.15.1 Komplikationen während der Durchführung

Gefäß-/Nervenverletzung

- Hierbei ist vor allem das Gefäß-Nerven-Bündel betroffen.
- Sollte die Blutung persistieren und die Drainage frischblutig fördern, so ist ein*e Thoraxchirurg*in hinzuzuziehen.

Infektion

- Trotz steriler Arbeitsweise kann eine Infektion an der Eintrittsstelle oder Entlang der Drainage vorkommen.
- Daraus kann ein Pleuraempyem oder eine Wundinfektion resultieren.
- Eine kalkulierte systemische Antibiotikagabe kann notwendig sein [45].

Extrathorakale Fehllage

- Vor allem bei adipösen Personen kann eine intrakutane Lage der Drainage vorkommen.
- Diese beschlägt nicht, fördert keine Flüssigkeit und keine Luft.
- Ein Röntgen-Thorax kann die Fehllage identifizieren.
- Über denselben Inzisionskanal kann eine Reposition erfolgen.

13.15.2 Komplikationen nach der Durchführung

Obstruktion der Drainage

- Drainagen mit blutig-serösem Inhalt können koagulieren und die Drainage verstopfen.
- Eine Spülung der Drainage mit 10–20 ml steriler Flüssigkeit kann diese Obstruktion auflösen.

Dislokation bei unzureichender Annaht

- Ein zu dünner Faden kann durch die Desinfektion oder durch Blut bzw. bei längerer Liegedauer durch ständige Manipulation reißen.
- Auch eine initial zu lockere Annaht kann zu einer Dislokation führen. → Vor dem Pflasterverband nochmals von der Festigkeit der Naht überzeugen!

Schmerzen durch die Drainage

- Hypästhesien und Interkostalneuralgie können auftreten.
- Hierbei kann ein Regionalanästhesieverfahren helfen, um eine suffiziente Atemmechanik zu erhalten.

13.16 Dokumentation

- Die Dokumentation sollte neben der Indikation alle wichtigen Schritte umfassen und eventuelle Abweichung des standardisierten Vorgehens begründen.
- Die Anlagedauer sowie die hierzu verwendete Anästhesie ist ebenfalls zu dokumentieren.

13.17 Postoperatives/ Postinterventionelles Management

- Nach der Anlage der Thoraxdrainage sollte ein Röntgen zur Lagekontrolle der Drainage erfolgen. Dieses kann als Verlaufskontrolle über die nächsten zwei bis drei Tage fortgesetzt werden.
- Anhand des Wasserschlosses kann die Drainagemenge abgelesen werden. Diese sollte analog zur restlichen Bilanz nach dem Hausstandard dokumentiert werden.
- Eine Reevaluierung der Notwendigkeit der Drainage ist täglich durchzuführen, bei Bedarf ist diese wieder zu entfernen [49].

13.18 Ergebnisse

- Der Erfolg zeigt sich in einer Besserung der respiratorischen und hämodynamischen Situation.
- Erste Besserungen können sich bei einem ausgedehnten Pneumo- oder Hämatothorax bereits initial zeigen.
- Vor allem bei einem Hämatothorax kommt es im Verlauf zu einer Abnahme des Ergusses und Entfaltung der Lunge.
- Hinweisend auf einen ersten Erfolg kann die objektive und subjektive Besserung der Atemarbeit im Sinne einer geringeren Atemfrequenz und weniger Stress sein.
- Zusätzlich kann eine Verbesserung der Oxygenierung in der Blutgasanalyse beobachtet werden.

13.19 Besonderheiten bei bestimmten Personengruppen

13.19.1 Besonderheiten bei Schwangeren

- Bei Schwangeren sollte beachtet werden, dass das Zwerchfell höher steht.
- Es muss explizit auf eine sichere Inzision oberhalb der 5. Rippe geachtet werden, um eine versehentliche Punktion von Bauchorganen zu vermeiden.

13.19.2 Besonderheiten bei Kindern und Jugendlichen

- Bei Kindern und Jugendlichen soll beachtet werden, dass die Thoraxwand dünner und somit ein geringer Weg zu überwinden ist.
- Die ICR sind kleiner, dadurch ist eine geringere Drainagegröße notwendig.
- Auch die Lage der Drainage zum Hautniveau ist anzupassen.

13.19.3 Besonderheiten bei anderen Personen- bzw. Risikogruppen

- Bei adipösen Personen kann sich nach der Lagerung die Inzisionsstelle verschieben.
- Vorsicht ist geboten bei Personen mit Rippenfraktur auf der betroffenen Seite. Hierbei ist der Selbstschutz zu beachten und eine stumpfe Klemme/Schere für die Präparation zu bevorzugen.

13.20 Literatur

Quellenangaben

[44] Bertoglio P, Guerrera F, Viti A et al. Chest drain and thoracotomy for chest trauma. J Thorac Dis 2019; 11 (Suppl. 2): S 186–S 191

[45] Bosman A, de Jong MB, Debeij J et al. Systematic review and meta-analysis of antibiotic prophylaxis to prevent infections from chest drains in blunt and penetrating thoracic injuries. Br J Surg 2012; 99: 506–513

[46] Feenstra TM, Dickhoff C, Deunk J. Systematic review and meta-analysis of tube thoracostomy following traumatic chest injury; suction versus water seal. Eur J Trauma Emerg Surg 2018; 44: 819–827

[47] Leenen LPH. Penetrating trauma and invasive management of thorax trauma. Eur J Trauma Emerg Surg 2018; 44: 803–804

[48] Orlando A, Cordero J, Carrick MM et al. Comparing complications of small-bore chest tubes to large-bore chest tubes in the setting of delayed hemothorax: a retrospective multicenter cohort study. Scand J Trauma Resusc Emerg Med 2020; 28: 56

[49] Paydar S, Ghahramani Z, Ghoddusi Johari H et al. Tube Thoracostomy (Chest Tube) Removal in Traumatic Patients: What Do We Know? What Can We Do? Bull Emerg Trauma 2015; 3: 37–40

[50] Tanizaki S, Maeda S, Sera M et al. Small tube thoracostomy (20–22 Fr) in emergent management of chest trauma. Injury 2017; 48: 1884–1887

[51] Venuta F, Diso D, Anile M et al. Chest Tubes: Generalities. Thorac Surg Clin 2017; 27: 1–5

[52] Yoshioka Y, Ishikura H. Chest Trauma Management with Small-Bore Chest Tube. J Emerg Trauma Shock 2020; 13: 318–319

Literatur zur weiteren Vertiefung

[53] Deutsche Gesellschaft für Unfallchirurgie e.V. S3-Leitlinie Polytrauma/Schwerverletzten-Behandlung. Im Internet: https://register.awmf.org/assets/guidelines/187-023l_S3_Polytrauma-Schwerverletzten-Behandlung_2023-02.pdf; Stand: 04.06.2024

[54] Obermaier M, Katzenschlager S, Schneider NRE. Diagnostik und invasive Maßnahmen beim Thoraxtrauma. Anasthesiol Intensivmed Notfallmed Schmerzther 2020; 55: 620–633

Wichtige Internetadressen

- Clinical Skills (Oxford Medical Education [OME]): https://oxfordmedicaleducation.com/clinical-skills/procedures/intercostal-drain/
- Life in the Fastlane [LITFL]: https://litfl.com/intercostal-catheter-chest-drain/

14 Lumbalpunktion

Lutz Johannes Heinrich Melzer

14.1 Grundlagen

14.1.1 Steckbrief

Die Lumbalpunktion ist ein wichtiges diagnostisches Verfahren in der Neurologie, bei dem eine Nadel in den Raum zwischen den Wirbeln im Bereich des unteren Rückenmarkskanals eingeführt wird, um eine Probe Zerebrospinalflüssigkeit zu gewinnen. Dies dient der Diagnose und Behandlung von Erkrankungen des zentralen Nervensystems, z. B. Meningitis, Enzephalitis, Blutungen, multiple Sklerose, neurodegenerative Erkrankungen, Ausbreitung maligner Erkrankungen im Liquorraum, Liquordruckmessung.

14.1.2 Synonyme

- Liquorpunktion (LP)
- Liquordiagnostik
- Spinalpunktion

14.1.3 Keywords

- Liquor
- Subarachnoidalraum
- Meningitis
- Enzephalitis
- multiple Sklerose

14.1.4 Überblick

- Die Lumbalpunktion gehört neben der Anamnese und der klinisch-neurologischen Untersuchung zu den regelmäßig anzuwendenden Fertigkeiten einer jeden Neurologin und eines jeden Neurologen.
- Sie hat trotz immer besserer Möglichkeiten der bildgebenden Diagnostik und Blut- sowie Urinanalyse einen hohen Stellenwert, kann doch nur über eine Lumbalpunktion eine z. B. infektiöse Erkrankung – wie eine Meningitis/Enzephalitis oder eine bildmorphologisch inapparente Subarachnoidalblutung – gesichert diagnostiziert werden.

14.2 Durchführung der Lumbalpunktion

14.2.1 Indikationen

- diagnostisch:
  - V. a. Infektion (z. B. Meningitis, Enzephalitis) durch Bakterien, Viren oder Pilze
  - Subarachnoidalblutung (Liquor blutig durch Ruptur eines intrakraniellen Aneurysmas oder nach Trauma).
  - Tumorerkrankung, Autoimmunerkrankung (z. B. Encephalomyelitis disseminata)
  - Liquordruckmessung
- therapeutisch:
  - Entlastung bei z. B. Normaldruckhydrozephalus durch Ablassen größerer Mengen Liquor (30–50 ml)
  - intrathekale Gabe von Medikamenten (u. a. Lokalanästhetika oder Chemotherapeutika)

14.2.2 Kontraindikationen

- Hirndruckerhöhung; Cave: Bei Punktion Gefahr der zerebralen Herniation durch die plötzliche Druckentlastung!
- Gerinnungsstörungen (Thrombozyten < 50 000/µl, INR > 1,5 bzw. Quick < 50 %, PTT > 50s)
- Entzündungen im Bereich der Punktionsstelle

14.2.3 Aufklärung und spezielle Risiken

- Aufklärungsgespräch: Im Aufklärungsgespräch gilt es, die zu untersuchende Person über den Ablauf der Untersuchung und wichtige Verhaltensweisen während der Punktion zu informieren sowie auf unten aufgeführte mögliche Komplikationen hinzuweisen.
- Komplikationen:
  - Blutung, Infektion
  - postpunktioneller Kopfschmerz durch Liquorverlust, Auftreten v. a. beim Aufrichten/Stehen
  - Schmerzen insbesondere bei Kontakt zu einer Nervenwurzel bzw. zum Periost
  - selten Einklemmungserscheinungen

14.2.4 Vorbereitende Diagnostik

- Gerinnungsstatus:
  - Bestimmung von Quick bzw. INR, PTT und Thrombozyten vor Punktion
  - Nach Absetzen vom Marcumar sollte die letzte Gabe eines niedermolekularen Heparins mindestens 8–12h vor der Punktion erfolgt sein.
  - Nach Absetzen eines DOAK (direktes orales Antikoagulans) kann in der Regel nach 48h eine Lumbalpunktion erfolgen (bitte Fachinformation der jeweiligen Medikation beachten!).
  - Bei einer elektiven Lumbalpunktion können Thrombozytenaggregationshemmer (z. B. ASS, Clopidogrel), falls vertretbar, vorher abgesetzt werden.
- bei geringstem Verdacht Hirndruck ausschließen: Schädel-CT (alternativ MRT), evtl. Spiegelung des Augenhintergrunds (v. a. in höherem Lebensalter unsicher!)
- venöse Blutentnahme:
  - wichtig für die Proteindiagnostik, Blutzucker- und Laktatbestimmung zur Korrelation mit entsprechenden Werten im Liquor
  - bei V. a. Meningitis auch Abnahme von Blutkulturen vor antiinfektiver Therapie

14.2.5 Anästhesie

- Auf Patientenwunsch kann bedarfsweise die oberflächennahe subkutane Infiltration von Lokalanästhesie erfolgen.
- Gelegentlich durch Kontakt mit der Kortikalis ausgelöste Schmerzen können hierdurch jedoch nicht vermieden werden, weshalb bei der rein diagnostischen Lumbalpunktion in der Regel auf eine Lokalanästhesie verzichtet werden kann.

14.2.6 Personal, Material und Einstelltechnik

- Personal:
  - Die Lumbalpunktion ist streng ärztliche Aufgabe und von ärztlichem Personal bzw. angehendem ärztlichen Personal unter Anleitung durchzuführen.
  - Es empfiehlt sich, eine bei der Punktion assistierende Person hinzuzuziehen.

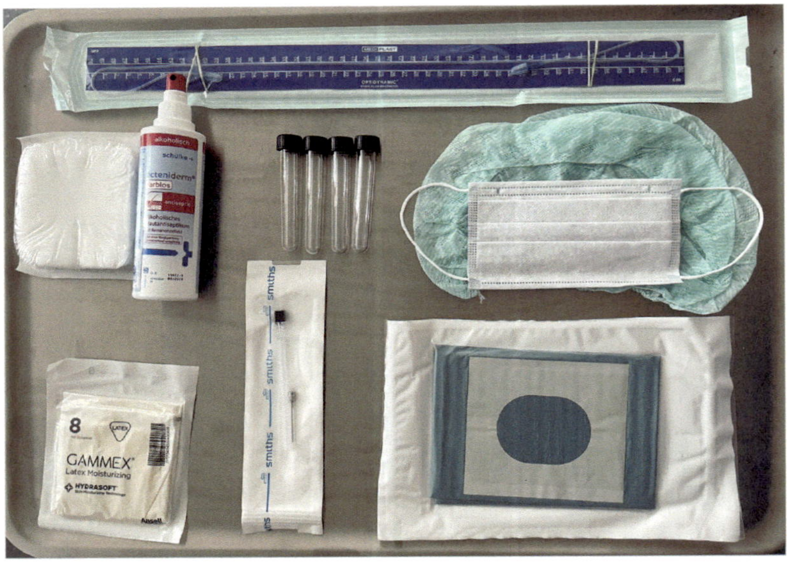

Abb. 14.1 Materialien zur Durchführung einer Lumbalpunktion.

- erforderliches Material (▶ Abb. 14.1):
  - bevorzugt atraumatische Punktionskanüle (Sprotte, 20 oder 22G, 8–10 cm lang)
  - ggf. Lokalanästhetikum mit Spritze und Kanüle
  - Hautdesinfektionsmittel, sterile Handschuhe, Mundschutz
  - sterile Abdecktücher, sterile Kompressen und ein steriles Pflaster
  - Probenröhrchen und ggf. Blutkulturflaschen (aerob und anaerob) sowie die entsprechenden Laborzettel/-etiketten
  - ggf. Steigrohr zur Messung des Liquoreröffnungsdrucks

14.2.7 Vorbereitung

- Checkliste:
  - Durchsicht aktueller Gerinnungsdiagnostik
  - Materialien: sterile Tupfer, sterile Handschuhe, Mundschutz, Desinfektionsmittel, Lochtuch, bevorzugt atraumatische Punktionskanüle mit Introducerkanüle, Probenröhrchen, ggf. Steigrohr
  - Schaffen einer möglichst ruhigen und sauberen Umgebung als Grundvoraussetzung der Untersuchung
  - flach horizontale(s) Patientenbett/Untersuchungsliege
  - Unterstützung der Patientin/des Patienten durch eine weitere Person insbesondere für den Fall eines periprozeduralen synkopalen Ereignisses oder Rumpfinstabilität
  - Es empfiehlt sich, nach optimaler Patientenlagerung mit nach ventral flektierter Wirbelsäule („Katzenbuckel") die avisierte Punktionsstelle mittels z. B. einer Monovette vor der Hautdesinfektion zu markieren.

14.2.8 Anatomie

- Tasten der Darmbeinkämme
- Auf Höhe der gedachten Verbindungslinie zwischen den Darmbeinkämmen und eine Etage darunter sind zwischen jeweils zwei tastbaren Processus spinosus mögliche Punktionsstellen (L3/L4 oder L4/L5; ▶ Abb. 14.2).

14.2.9 Durchführung

Zugangswege

- Idealerweise findet die Punktion auf Höhe des lumbalen Segments L3/L4 oder auch L4/L5 statt.
- Ggf. ist auch eine Punktion auf Höhe L2/L3 möglich, dies allerdings unter Berücksichtigung der anatomischen Nähe zum Conus medullaris.

Lagerung

- am besten sitzend, mit gekrümmtem Rücken und gebeugtem Nacken, die Füße leicht erhöht; Patient kann sich auf ein großes Kissen auf seinem Schoß stützen
- bei bettlägerigen Patient*innen in Seitenlage die Beine anziehen lassen, Rücken krümmen (▶ Abb. 14.2b)
- Lagerung am besten mithilfe assistierenden Personals durchführen

Durchführung Schritt für Schritt

Aufsuchen der Punktionsstelle

- Tasten der Darmbeinkämme
- Auf Höhe der gedachten Verbindungslinie zwischen den Darmbeinkämmen und eine Etage darunter sind zwischen jeweils zwei tastbaren Processus spinosus mögliche Punktionsstellen (L3/L4 oder L4/L5).
- Punktionsstelle z. B. mittels Monovette markieren (Patient*in vorwarnen!)

Hautdesinfektion und Lokalanästhesie

- großzügige und dreimalige gründliche Hautdesinfektion
- Mundschutz, sterile Handschuhe anziehen und Punktionsbereich steril abdecken
- eventuell Lokalanästhesie der Haut mit ca. 2 ml einer 1–2 %igen Lidocainlösung; Cave: Ungewollte Spinalanästhesie durch zu tiefe Applikation des Lokalanästhetikums möglich!

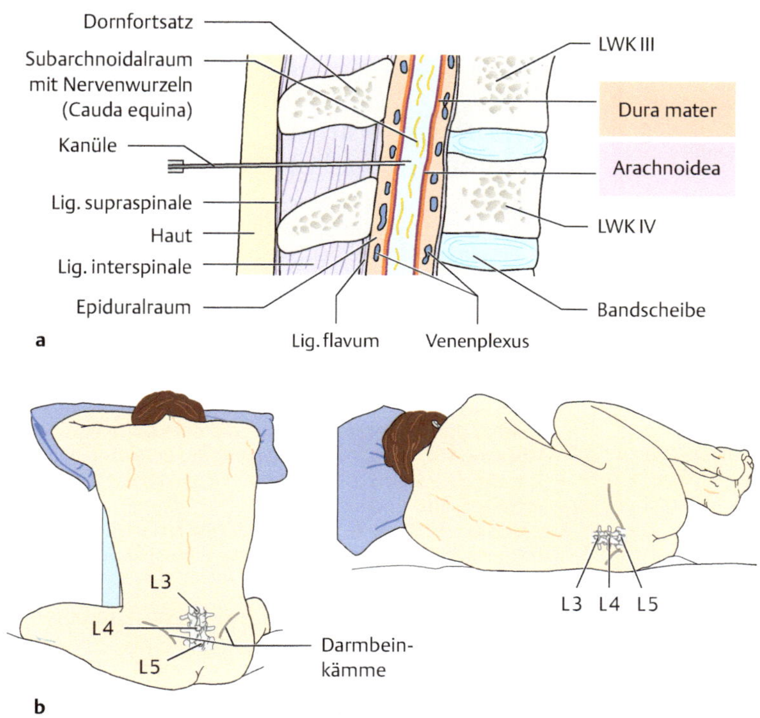

Abb. 14.2 Lumbalpunktion.
a Lumbalpunktion – anatomische Verhältnisse. (Quelle: Schünke M, Schünke G. Lumbalpunktion. In: Schünke M, Faller A, Hrsg. Der Körper des Menschen. 18., unveränderte Auflage. Stuttgart: Thieme; 2020)
b Lagerung für die Lumbalpunktion im Liegen und im Sitzen. (Quelle: Hahn J. Lumbalpunktion. In: Hahn J, Hrsg. Checkliste Innere Medizin. 9., vollständig überarbeitete Aufl. Stuttgart: Thieme; 2023)

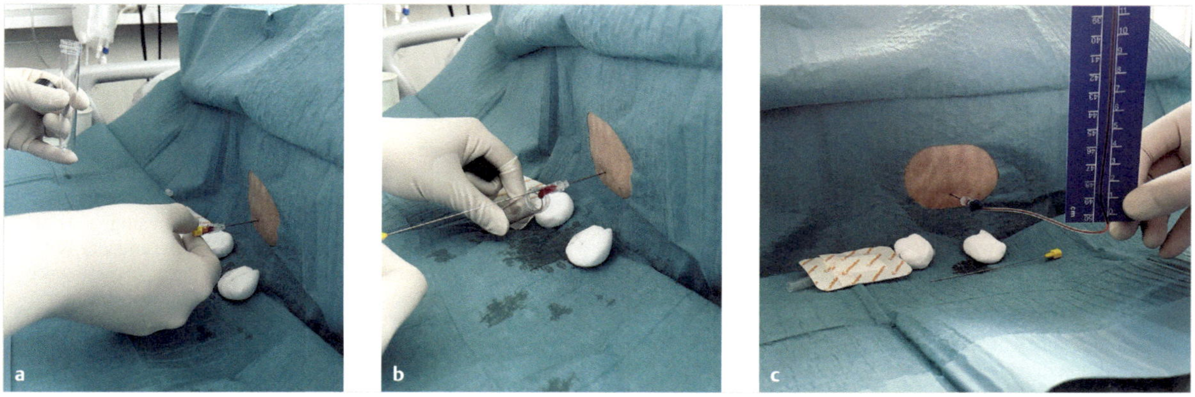

Abb. 14.3 Punktion bei SAB in Linksseitenlage.
a Blutiger Liquor bei noch einliegendem Mandrin.
b Entfernen des Mandrin und Auffangen des Liquors in Probengefäß.
c Ggf. Messung des Liquoröffnungsdrucks mit Steigrohr.

Punktion

- Punktionskanüle streng median, leicht nach kranial gerichtet vorschieben, dabei mit Ring- und Kleinfinger am Körper des Patienten abstützen (▶ Abb. 14.3)
- Kanüle vorschieben, bis ein mäßiger Widerstand plötzlich überwunden wird (Lig. flavum)
- gelegentlich den Mandrin zurückziehen, um zu prüfen, ob Liquor drainiert wird
- bei Erfolg Liquor in Probenröhrchen abtropfen lassen (▶ Abb. 14.3a)
- In der Regel werden drei sterile Röhrchen (klinische Chemie, Zytologie, Mikrobiologie) mit jeweils 1–2 ml Liquor befüllt.
- Falls die Punktion nicht gelingt, ist eine Änderung der Stichrichtung erforderlich, nachdem die Punktionskanüle bei liegendem Mandrin fast bis auf Hautniveau zurückgezogen wurde.

Punktionsende

- Einführen des Mandrins (▶ Abb. 14.3b), Punktionskanüle entfernen
- steriler Pflasterverband, Rückenlagerung des Patienten

- unmittelbar nach der Punktion Transport der Proben in das entsprechende Labor mit den ausgefüllten Scheinen; für Aussagekraft der zytologischen Untersuchung ist ein schnelles Eintreffen im Labor sehr wichtig!
- In der aktuellen Literatur wird teils unter Berücksichtigung des Infektionsrisikos empfohlen, auf das Einführen des Mandrins in die Kanüle nach Punktion zu verzichten und die Kanüle direkt zu entfernen.

Praxistipp

- Das Risiko der Entwicklung eines postpunktionellen Kopfschmerzes wird durch die Verwendung atraumatischer, feinkalibriger Punktionsnadeln (Fasern der Dura mater werden „auseinandergedrängt" statt perforiert) deutlich gesenkt. Der Nutzen prophylaktischer Bettruhe ist, wenn auch häufig praktiziert, nicht erwiesen.
- Ein mittlerer Nadeldurchmesser (20–22G) ist ein guter Kompromiss zwischen zügiger, erfolgsversprechender Punktion und mäßigem Risiko eines postpunktionellen Kopfschmerzes.
- Ob eine Lokalanästhesie verwendet wird, ist eine individuelle Entscheidung (etwa 2 ml einer 1–2 %igen Lidocainlösung), diese sollte allerdings in jedem Fall nur oberflächennah erfolgen.
- Bei wegen ausgeprägter degenerativer Wirbelsäulenveränderungen erschwerter Punktion kann ein paramedianer Zugangsweg gewählt werden; in vielen Kliniken wird als Ultima Ratio in der Radiologie auch eine durchleuchtungsgesteuerte Lumbalpunktion angeboten.
- Sollte der Patient/die Patientin im Verlauf der Punktion Parästhesien angeben (elektrisierendes Gefühl in einem Bein), ist die Nadel zu weit nach lateral abgewichen und hat eine Nervenwurzel berührt. Ziehen Sie die Nadel bis auf Hautebene zurück und punktieren Sie streng median.

14.2.10 Mögliche Fehler und Fallstricke

- Steriles Arbeiten hat höchste Priorität, da eine iatrogen verursachte Meningitis unter allen Umständen vermieden werden muss.
- Der Conus medullaris reicht in 94 % der Fälle bis LWK 1/2. Vermeiden Sie daher eine Punktion oberhalb LWK 2/3.
- Besteht der Verdacht auf erhöhten Hirndruck, muss dies vor der Punktion durch ein Schädel-CT (alternativ MRT) ausgeschlossen werden. Die Spiegelung des Augenhintergrundes ist insbesondere bei älteren Patienten ein unsicheres diagnostisches Verfahren und die Aussagekraft ist im Vergleich zu einer Bildgebung des Gehirns gering.

14.2.11 Mögliche Komplikationen

Komplikationen während der Durchführung

- Blutung

Komplikationen nach der Durchführung

- Infektion
- postpunktioneller Kopfschmerz durch Liquorverlust, Auftreten v. a. beim Aufrichten/Stehen
- selten Einklemmungserscheinungen

14.2.12 Dokumentation

- Ein Vermerk in der Patientenakte sollte nach erfolgter Lumbalpunktion erfolgen.

14.2.13 Postoperatives/ Postinterventionelles Management

- Im Anschluss an die Untersuchung empfiehlt es sich, 1–2h Bettruhe in Rückenlage einzuhalten, um eine lumbale Liquorleckage und ein konsekutives postpunktionelles Syndrom zu vermeiden.
- Die Wertigkeit dieser Maßnahme ist umstritten.

14.2.14 Ergebnisse

- Schon direkt während der Lumbalpunktion und vor laboranalytischer Untersuchung ist z. B. anhand des makroskopischen Aspekts eine erste grobe Einschätzung des Befunds möglich.
- So weist ein gelblich trüb verfärbter Liquor am ehesten auf eine bakterielle Infektion hin.
- Mittels der 3-Gläser-Probe lässt sich eine artifizielle Blutbeimengung von einer subarachnoidalen Blutung differenzieren.

14.2.15 Besonderheiten bei bestimmten Personengruppen

Besonderheiten bei Schwangeren

- Bei schwangeren Patientinnen ergeben sich neben der im späteren Verlauf der Schwangerschaft eingeschränkten Möglichkeit der Anteflexion der Wirbelsäule aufgrund des zunehmenden Bauchumfangs keine Besonderheiten.

Besonderheiten bei Kindern und Jugendlichen

- Bei Kindern und Jugendlichen gilt es entsprechend der anatomischen Verhältnisse auf eine geringe Insertionstiefe der Kanüle zu achten.
- Auch muss insbesondere bei jüngeren Kindern aufgrund des noch nicht ausgeprägt erfolgten Längenwachstums der Wirbelsäule und dem dementsprechend im Vergleich zu ausgewachsenen Personen weiter kaudal gelegenen Conus medullaris Rechnung getragen werden.

Besonderheiten bei anderen Personen- bzw. Risikogruppen

- Es ergeben sich bezüglich der Durchführung einer Lumbalpunktion keine Besonderheiten bzw. keine Risikogruppen.

14.3 Durchführung der Befundung bei Lumbalpunktion

14.3.1 Steckbrief

Die Lumbalpunktion ist ein wichtiges diagnostisches Verfahren in der Neurologie, bei dem eine Nadel in den Raum zwischen den Wirbeln im Bereich des unteren Rückenmarkskanals eingeführt wird, um eine Probe Zerebrospinalflüssigkeit zu gewinnen. Dies dient der Diagnose und Behandlung von Erkrankungen des zentralen Nervensystems, z. B. Meningitis, Enzephalitis, Blutungen, multiple Sklerose, neurodegenerative Erkrankungen, Ausbreitung maligner Erkrankungen im Liquorraum, Liquordruckmessung.

14.3.2 Wichtige Parameter für die Befundung bei Lumbalpunktion

- Altersabhängig bestehen leicht unterschiedliche Referenzbereiche bei der Bestimmung des Liquorlaktats, wobei diese in der Befundung im klinischen Alltag eine untergeordnete Rolle spielen.
- Geschlecht, Medikation, Bewusstseinszustand und Voroperationen wirken sich nicht relevant auf die zu befundenden Parameter aus

14.3.3 Vorgehen bei der Befundung bei Lumbalpunktion

Ablauf der Befundung

- makroskopische Beurteilung:
  - normal: wasserklar
  - pathologisch:
    - blutig (iatrogen durch Punktion, Subarachnoidalblutung)
    - Xantochrom (rotbrauner/gelber Liquor durch Abbau von Erythrozyten frühestens 2h nach Beginn der Blutung, DD bei starkem Ikterus/Hyperbilirubinämie)
    - trüb bei erhöhter, insbesondere bakteriell bedingter Leukozytenzahl (infektiös)
  - 3-Gläser-Probe:
    - Verteilung des Liquors auf drei verschiedene Probengefäße
    - artifizielle Blutbeimengung: Abnahme der Intensität der blutigen Färbung
    - Subarachnoidalblutung: gleichmäßige blutige Färbung in allen Probengefäßen

Beschreibung der Befunde

Auswertungsparameter und Befundkriterien

- s. ▸ Tab. 14.1

Fehlerquellen bei der Befundung

- Eine mögliche Fehlerquelle bei der Liquorbefundung ist die erhöht gemessene Zellzahl sowie erhöht gemessenes Liquoreiweiß und Immunglobuline bei artifizieller Blutbeimengung.

14.3.4 Literatur

Literatur zur weiteren Vertiefung

[55] Hufschmidt A, Lücking CH, Rauer S et al. Neurologie compact. 7. Aufl. Stuttgart: Thieme; 2017

Wichtige Internetadressen

- www.DGN.org

14.4 Befunde der Lumbalpunktion

14.4.1 Normalbefunde, Normvarianten und Grenzbefunde der Lumbalpunktion

- makroskopische Beurteilung (▸ Tab. 14.2):
  - normal: wasserklar
  - pathologisch:
    - blutig (iatrogen durch Punktion, Subarachnoidalblutung)
    - Xantochrom (rotbrauner/gelber Liquor durch Abbau von Erythrozyten frühestens 2h nach Beginn der Blutung, DD bei starkem Ikterus/Hyperbilirubinämie)
    - trüb bei erhöhter, insbesondere bakteriell bedingter Leukozytenzahl (infektiös)
  - 3-Gläser-Probe:
    - Verteilung des Liquors auf drei verschiedene Probengefäße
    - artifizielle Blutbeimengung: Abnahme der Intensität der blutigen Färbung
    - Subarachnoidalblutung: gleichmäßige blutige Färbung in allen Probengefäßen

14.4.2 Pathologische Leitbefunde der Lumbalpunktion

- s. ▸ Tab. 14.3

Tab. 14.1 Auswertungsparameter bei Lumbalpunktion.

relevante Parameter	wichtige Aspekte	Hinweis auf...	Fehlerquellen
Zellzahl/µl	Zelldifferenzierung, pathologische Zellen	Infektion/Inflammation	artifizielle Blutbeimengung
Eiweiß	Liquor/Serum-Quotient, Ig-Synthese, OKB	Blut-Liquor-Schrankenstörung	teils früh im Krankheitsverlauf falsch niedrig
Laktat	–	Infektion/Inflammation	
Glukose	Liquor/Serum-Quotient	Infektion/Inflammation, erhöhten Hirndruck	
Liquoreröffnungsdruck (< 20 cmH_2O)	Referenzwerte nur in Seitenlage		Messung im Sitzen

I

Tab. 14.2 Normalbefunde, Normvarianten und Grenzbefunde der Liquoruntersuchung.

Parameter	Referenzwerte und Material	Bedeutung	Indikationen	↑ (mögliche Ursachen)	↓ (mögliche Ursachen)
Farbe/Aussehen	wasserklar				
Zellzahl	< 4/µl (entspricht 12/3 Zellen bei Auszählung in der Fuchs-Rosenthal-Kammer) > 5/µl: Pleozytose Beachte: Nativer Liquor muss rasch ins Labor gebracht und untersucht werden aufgrund der schnellen Autolyse.		ZNS-Erkrankungen aller Art	infektiöse Erkrankungen des Gehirns und der Hirnhäute, Guillain-Barré-Syndrom, multiple Sklerose, Neuroborreliose, Apoplex, Hirntumoren, Meningiosis carcinomatosa	keine klinische Bedeutung
Zelldifferenzierung					
neutrophile Granulozyten	keine	höchste Zellzahlen bei bakterieller Meningitis: Granulozyten können zur Trübung des Liquors führen	s. Zellzahl	bakterielle Meningitis, Anfangsphase einer viralen Meningitis, Hirnabszesse bei Malignomen und Subarachnoidalblutung als Zeichen einer akuten meningealen Reaktion	
Lymphozyten	6–70 % der Leukozyten		s. Zellzahl	virale, tuberkulöse oder durch Pilze verursachte Meningitiden, im Verlauf von bakteriellen Meningitiden, Hirnabszessen, Toxoplasmose, Leptospirose multiple Sklerose (chronische meningeale Reaktion)	keine klinische Bedeutung
eosinophile Granulozyten	keine			Parasitosen, tuberkulöse Meningitis	keine klinische Bedeutung
Fortsetzung weitere Parameter					
Eiweiß	< 500 mg/l; nativer Liquor	V. a. Albumin → Beurteilung der Blut-Liquor-Schrankenfunktion Beachte: unspezifisch, eher als Verlaufsparameter geeignet	s. Farbe/Aussehen	Störung der Blut-Liquor-Schranke, z. B. durch Meningitiden, Zirkulationsstörung des Liquors, Tumorerkrankungen und Metastasen, Traumata, Apoplex	keine klinische Bedeutung
Glukose	60–85 mg/dl bzw. > 50 % der Serumglukose; nativer Liquor	Die Glukose im Liquor steht normalerweise in einem festen Verhältnis zur Glukose im Serum. Eine erniedrigte Liquorglukose lässt häufig auf einen Mehrverbrauch z. B. durch Bakterien oder Tumoren schließen.	besonders zur Unterscheidung zwischen bakterieller und viraler Meningitis/Meningoenzephalitis	normal bei viraler Meningitis	bakterielle und tuberkulöse Meningitis, Infektion mit Kryptokokken, Hirntumoren
Laktat	< 2,0 mmol/l; nativer Liquor		besonders zur Unterscheidung zwischen bakterieller und viraler Meningitis/Meningoenzephalitis	bakterielle Meningitis, bei viraler Meningitis nicht oder nur wenig erhöht	keine klinische Bedeutung

Tab. 14.3 Pathologische Leitbefunde der Lumbalpunktion allgemein.

pathologischer Befund	mögliche Diagnosen	Abgrenzungskriterien
granulozytäre Pleozytose > 1000/µl Laktaterhöhung Glukosereduktion	bakterielle Meningitis	Erregerisolation mikrobiologisch/mittels PCR
lymphozytäre Pleozytose < 1000/µl	virale Meningitis, Autoimmunenzephalitis	Erregerisolation mikrobiologisch/mittels PCR onkoneuroale Antikörper
milde lymphozytäre Pleozytose < 30/µl	multiple Sklerose, virale Meningitis, Reizpleozytose, Meningeosis	oligoklonale Banden, MRZ-Reaktion, Erregerisolation mittels PCR, Zytologie
erhöhtes Tau-Protein erhöhtes Phospho-Tau-Protein reduziertes Beta-Amyloid	Alzheimer-Demenz	keine Angabe

Tab. 14.4 Pathognomonische Befunde und Befundkonstellationen bei bakterieller Meningitis.

pathognomonischer Befund	Beschreibung	Abgrenzungskriterien
Zellzahl > 1000 µl, Laktaterhöhung, Glukoseerniedrigung	bakterielle Meningitis/Meningoenzephalitis	Erregerisolation

Literatur

Literatur zur weiteren Vertiefung

[56] Hufschmidt A, Lücking CH, Rauer S et al. Neurologie compact. 7. Aufl. Stuttgart: Thieme; 2017

Wichtige Internetadressen

- www.DGN.org

14.4.3 Befunde der Lumbalpunktion bei einzelnen Krankheitsbildern/Läsionen

Befunde der Lumbalpunktion bei Meningitis

Befundbeschreibung

- Eine Meningitis/Meningoenzephalitis kennzeichnet sich liquoranalytisch in erster Linie durch eine Pleozytose aus.
- Hierbei kann eine stark erhöhte Zellzahl ab circa 500–1000/µl auf eine bakterielle, eine niedrigere Zellzahl auf eine mögliche virale oder andere infektiöse bzw. ggf. autoimmune/paraneoplastische Genese hinweisen.
- Die Werte sollten allerdings keinesfalls als strenge Grenzwert, sondern eher als Richtwert zur orientierenden Einschätzung gelten.
- Unterstützende Hinweise für eine bakterielle Infektion sind neben dem betont granulozytären Zellbild, welches makroskopisch den oft gelblich-trüben Aspekt bedingt, ein erhöhtes Liquorlaktat und eine reduzierte Liquorglukose.
- Der Befund der viralen Infektion des Gehirns bzw. der Hirnhäute zeichnet sich hingegen eher durch ein lymphozytäres Zellbild mit allenfalls mildem Laktatanstieg und normwertiger Glukose aus.
- Generell geht eine Entzündung häufig mit einem erhöhtem Proteingehalt aufgrund einer Schrankenstörung der Blut-Liquor-Schranke einher.
- Zur sicheren Differenzierung dient letztlich die Erregerisolation mittels Kultur bzw. PCR bzw. auch die Bestimmung entsprechender Autoantikörper.

Pathognomonische Befunde und Befundkonstellationen

- s. ▸ Tab. 14.4

Interpretation und klinische Bewertung

- Eine massive Liquorpleozytose granulozytären Zellbilds einhergehend mit Laktatanstieg und Glukoseabfall lässt auf eine bakterielle Meningitis/Meningoenzephalitis rückschließen.
- Klinisch zeigt sich entsprechend meist ein ausgeprägter Meningismus einhergehend mit Fieber Übelkeit/Erbrechen aufgrund der meningealen Reizung bis hin zu epileptischen Anfällen und/oder einer Bewusstseinsstörung.

Die nächsten Schritte

- Schon im Fall des anhand der erhobenen Anamnese und des klinischen Befunds gestellten Verdachts auf eine Meningitis gilt es möglichst schnell antiinfektiv zu therapieren.
- Bei entsprechender Liquorbefundung sollte die polypragmatische antiinfektive Therapie bis zur Erregerisolation fortgeführt und ggf. angepasst werden.
- Insbesondere bei Verdacht auf eine Meningokokkeninfektion sollte zudem frühzeitig die Medikation mit Dexamethason etabliert werden.

I

Tab. 14.5 Pathognomonische Befunde und Befundkonstellationen bei multipler Sklerose.

pathognomonischer Befund	Beschreibung	Abgrenzungskriterien
milde Pleozytose (< 30/µl), OKB positiv	OKB nicht MS-spezifisch, aber hoch sensitiv	in Abgrenzung zu anderen autoinflammatorischen Prozessen ggf. MRZ-Reaktion

OKB: oligoklonale Banden; MRZ: Masern, Röteln, Zoster

Befunde der Lumbalpunktion bei multipler Sklerose

Befundbeschreibung

- Der Liquorbefund bei multipler Sklerose äußert sich in der Regel durch eine allenfalls milde Liquorpleozytose bis 30 Zellen/µl sowie eine mäßige Blut-Liquor-Schrankenstörung.
- Eine Untersuchung auf eine intrathekale Immunglobulinsynthese einschließlich Bestimmung der oligoklonalen Banden ist zur liquordiagnostischen Diagnosesicherung obligat.
- Ergänzend kann in Abgrenzung verschiedener in erster Linie autoimmunentzündlicher ZNS-Erkrankungen die Bestimmung der MRZ-Reaktion richtungsweisend sein.

Pathognomonische Befunde und Befundkonstellationen

- s. ▶ Tab. 14.5

Interpretation und klinische Bewertung

- Im Fall einer milden Pleozytose eher lymphozytären Zellbilds sowie positiven isoliert im Liquor vorliegenden oligoklonalen Banden ist aufgrund der hohen Sensitivität letztgenannter die Diagnose einer multiplen Sklerose sehr wahrscheinlich.
- Entsprechend der aktuellen Leitlinien fußt die Diagnose einer multiplen Sklerose auf einer Kombination klinischer und bildmorphologischer Aspekte sowie der ergänzenden Liquorbestimmung.

Die nächsten Schritte

Aus einer mit Unterstützung der Liquoranalytik gestellten Diagnose einer multiplen Sklerose lässt sich noch keine spezifische Therapie ableiten. Diese ist individuell abhängig von der Gesamtkonstellation u. a. der Anamnese, dem klinischen Befund, der mittels bildgebender Verfahren ermittelten Läsionslast sowie vom Krankheitsverlauf.

Literatur

Literatur zur weiteren Vertiefung

[57] Hufschmidt A, Lücking CH, Rauer S et al. Neurologie compact. 7. Aufl. Stuttgart: Thieme; 2017: 108

Wichtige Internetadressen

- www.DGN.org

15 Externe Ventrikeldrainage und lumbale Liquordrainage

Maximilian Per Geißler, Moritz Funke, Jürgen Konczalla, Paul Kendlbacher

15.1 Durchführung der externen Ventrikeldrainage

15.1.1 Steckbrief

Die externe Ventrikeldrainage (EVD) wird mit einem Einmalset auf der Intensivstation angelegt. Hierbei wird zunächst der Kocher-Punkt als sichere Eintrittsstelle markiert. Über einen kleinen Schnitt wird die Bohrlochtrepanation durchgeführt und die Dura mater durchstoßen, die Ventrikeldrainage wird nun im entsprechenden Trajekt bis etwa 6 cm in die Tiefe vorgeschoben. Es sollte sich Liquor entleeren und die Drainage kann an das Ableitungssystem angeschlossen werden.

15.1.2 Synonyme

- Überlaufdrainage
- Ventrikeldrainage
- EVD

15.1.3 Keywords

- EVD
- externe Ventrikeldrainage
- Hydrozephalus
- Hirndruck

15.1.4 Indikationen

- Die häufigste Indikation ist ein akuter obstruktiver Hydrozephalus, also eine Verlegung der Liquorabflusswege mit konsekutivem Aufstau, beispielsweise durch
  - eine Subarachnoidalblutung mit ubiquitärer Behinderung der Liquorresorption
  - intraventrikuläre Blutungen mit Blutgerinnselbildung und Verlegung der Foramina im Ventrikelsystem
  - Infarkte, vor allem in der hinteren Schädelgrube, welche durch Schwellung die Abflusswege abklemmen
  - Tumoren
- EVDs können auch bei diffusem Schädel-Hirn-Trauma oder anderweitigen Hirnschwellungen angelegt werden, um eine Hirndrucküberwachung zu gewährleisten.
  - Als Alternative ist hier eine rein parenchymale Drucksonde (sogenannte ICP-Sonde) zu nennen.
  - Der Vorteil der EVD ist die relative Kostengünstigkeit, geringe Fehleranfälligkeit und die Möglichkeit zur gleichzeitigen therapeutischen Liquordrainage bei erhöhtem Hirndruck.

15.1.5 Kontraindikationen

- Tumoren, arteriovenöse Malformationen oder dergleichen im Zugangsweg; häufig kann die kontralaterale Seite zur Anlage verwendet werden
- Eine derangierte Blutgerinnung ist eine relative Kontraindikation. Bei vitalen Bedrohungen sollte dennoch die EVD-Anlage erwogen werden.

15.1.6 Aufklärung und spezielle Risiken

- EVDs finden zumeist als notfällige Intervention statt. Der Patient, soweit er ansprechbar ist, oder die Angehörigen sollten kurz über die wichtigsten Komplikationen und Risiken aufgeklärt werden.
- Zu den häufigsten Risiken und Komplikationen gehören:
  - Blutung in den Ventrikel
  - Blutung in das Hirnparenchym
  - Infektionen mit Ausbreitung auf das Ventrikelsystem (Ventrikulitis, Meningitis)
  - Fehllage und Verletzung von funktionellem Hirnparenchym (Thalamus, Basalganglien, Capsula interna)
  - Verletzung von großen Blutleitern mit Massenblutung (z. B. Sinus sagittalis superior)

15.1.7 Vorbereitende Diagnostik

- Vor der Anlage einer EVD oder einer LLD sollte eine Bildgebung des Neurokraniums erfolgen – in den meisten Fällen ist dies ein CT des Schädels (cCT). Ohne eine solche Bildgebung kann keine Indikation für eine EVD gestellt werden und vor einer lumbalen Ableitung muss eine proximale Verlegung der Liquorräume ausgeschlossen werden.
- Zusätzlich zur Indikationsstellung ist eine cCT-Bildgebung hilfreich, um bei der Anlage einer EVD etwaige anatomische Besonderheiten darzustellen. Beispielsweise muss bei einem spitz zulaufenden Schädel oder einer Mittellinienverlagerung der Einstichwinkel ggf. angepasst werden.

15.1.8 Anästhesie

- Zur Anlage einer EVD sollte eine Allgemeinanästhesie mit entsprechender Analgesie erfolgen.
- Die Bohrlochtrepanation kann in Ausnahmefällen auch mit Lokalanästhesie durchgeführt werden, wenn Gründe gegen die Durchführung einer Allgemeinanästhesie sprechen.

15.1.9 Personal, Material und Einstelltechnik

- Hände- und geeignete Hautdesinfektion
- OP-Haube, Mundschutz, steriler OP-Kittel und sterile Handschuhe
- ggf. Lokalanästhesie
- sterile Abdeckungen und ausreichend große Lochtücher
- Handbohrer mit Einsatz
- EVD (8,5Ch, bei intraventrikulären Blutanteilen 10Ch)
- Skalpell
- Annahtmaterial
- dünner Venenkatheter zur Punktion der Dura mater
- EVD-Ableitsystem

15.1.10 Vorbereitung

- Das aktuelle cCT sollte gut sichtbar auf einem Bildschirm geöffnet sein oder ein entsprechender Ausdruck vorliegen
- Oberkörperhochlagerung um etwa 20°
- feste Fixierung des Kopfs bspw. mit Klebeband
- Ausmessen des Kocher-Punkts und Markierung mit Hautstift
- Rasur der Eintrittsregion

15.1.11 Anatomie

- Das Hirnventrikelsystem besteht aus den beiden paarig angelegten Seitenventrikeln, welche über das mittig gelegene Foramen intraventriculare (auch bekannt als Foramen monroi) mit dem unpaaren dritten Ventrikel verbunden sind.
  - Dieser liegt im Zwischenhirn unterhalb des Corpus callosum und steht nach dorsokaudal über einen schmalen Kanal, den Aquaeductus mesencephali in Verbindung mit dem vierten Ventrikel, welcher sich dorsal des Hirnstamms zwischen Rautengrube und Kleinhirn aufspannt.
  - Schlussendlich mündet der vierte Ventrikel über die beiden seitlichen Aperturae laterales ventriculi quarti (Foramina luschkae) und die Apertura mediana ventriculi quarti (Foramen magendii) in die äußeren Liquorräume, und setzt sich als schmaler Zentralkanal im Rückenmark fort (▶ Abb. 15.1) [59].

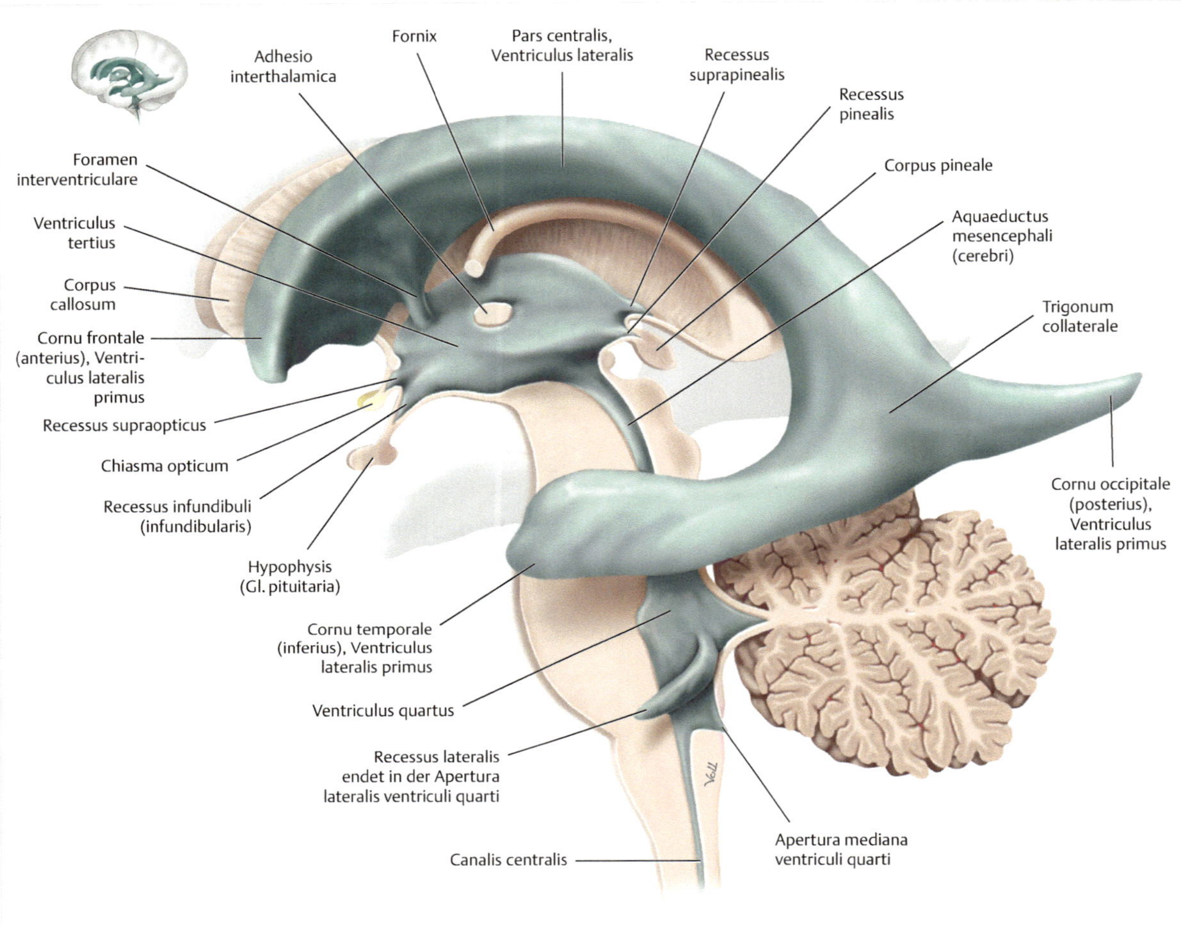

Abb. 15.1 Übersicht über das Ventrikelsystem und angrenzende Strukturen. Ansicht von links. Das Ventrikelsystem im Gehirn und der Zentralkanal (Canalis centralis) im Rückenmark entstehen aus dem Hohlraum des Neuralrohrs. Topografisch bilden sie den inneren Liquorraum. Die komplexe Form der Ventrikel resultiert aus der Entwicklung der Hirnbläschen. Ventrikel und Zentralkanal sind mit einem spezialisierten Epithel, dem Ependym (s. Abb. D Blut-Hirn- und Blut-Liquor-Schranke), ausgekleidet, das einen direkten Kontakt zwischen dem intraventrikulären Liquor cerebrospinalis und dem umgebenden Hirngewebe verhindert. Man unterscheidet den I. und II. Ventrikel (Ventriculi laterales primus und secundus, die paarigen Seitenventrikel), die jeweils durch das Foramen interventriculare mit dem unpaaren III. Ventrikel (Ventriculus tertius) verbunden sind, der wiederum durch den Aquaeductus mesencephali (cerebri) mit dem ebenfalls unpaaren IV. Ventrikel (Ventriculus quartus) in Verbindung steht; dieser hat Verbindungen zum Subarachnoidalraum, der auch als äußerer Liquorraum bezeichnet wird. Den größten Hohlraum bilden die Seitenventrikel, die grob in Vorder-, Unter und Hinterhorn und Zentralteil unterteilt werden. Bestimmte Abschnitte des Ventrikelsystems lassen sich definierten Hirnanteilen zuordnen: das Vorderhorn (Cornu frontale, -anterius) dem Frontallappen, das Unterhorn (Cornu temporale, -inferius) dem Temporallappen, das Hinterhorn (Cornu occipitale, -posterius) dem Okzipitallappen, der III. Ventrikel dem Zwischenhirn (Diencephalon), der Aquaeductus dem Mittelhirn (Mesencephalon) und der IV. Ventrikel dem Rautenhirn (Rhombencephalon). Die Nachbarschaftsbeziehungen des Ventrikelsystems werden auch in Frontal- und Horizontalschnitten deutlich. Der Liquor wird hauptsächlich vom Plexus choroideus gebildet, einem Adergeflecht, von dem in jedem der vier Ventrikel Anteile vorhanden sind, z. T. aber auch vom Ependym. Bei bestimmten Erkrankungen (z. B. bei Verminderung der Gehirnsubstanz bei der Alzheimer-Demenzerkrankung; innerer Hydrozephalus = Wasserkopf) ist das Ventrikelsystem krankhaft vergrößert. Zur Diagnostik dieser Erkrankungen wird die Ausdehnung des Ventrikelsystems in Schnittbildern des Gehirns beurteilt. (Quelle: Schünke M, Schulte E, Schumacher U, Voll M, Wesker K. 5.1 Übersicht. In: Schünke M, Schulte E, Schumacher U, Voll M, Wesker K, Hrsg. Prometheus LernAtlas - Kopf, Hals und Neuroanatomie. 6. Auflage. Stuttgart: Thieme; 2022)

- Die Seitenventrikel erstrecken sich von frontal bis okzipital durch das gesamte Telencephalon und sind an einigen Stellen sicher punktierbar.
  - Da punktuelle Schädigungen des Frontallappens vor der Zentralregion klinisch gut toleriert werden, ist der übliche Eintrittspunkt für eine Punktion der Seitenventrikel der sogenannte Kocher-Punkt.
  - Er ist definiert als ein Punkt 1 cm vor der Sutura coronalis (Koronarnaht) und 3 cm parallel der Mittellinie (rechts wie links) und liegt sicher vor der Zentralregion.
  - Ausgemessen wird der Kocher-Punkt üblicherweise vom Nasion nach dorsal, wobei die Distanz bei 11 cm liegt [58].
  - Wenn eine gedachte Linie in Längsrichtung durch die Nase und eine weitere von einem Gehörgang zum nächsten gelegt wird, so ist der Schnittpunkt dieser beiden Geraden der Zielpunkt der Ventrikeldrainage. Nach dem Hautschnitt und der Bohrlochtrepanation des Kraniums wird zunächst die Dura mater und danach die Hirnoberfläche mitsamt Pia mater durchstochen.
  - Die Ventrikeldrainage gleitet danach durch das Hirnparenchym, durchstößt das Ependym des Seitenventrikels und kommt dort zu liegen.

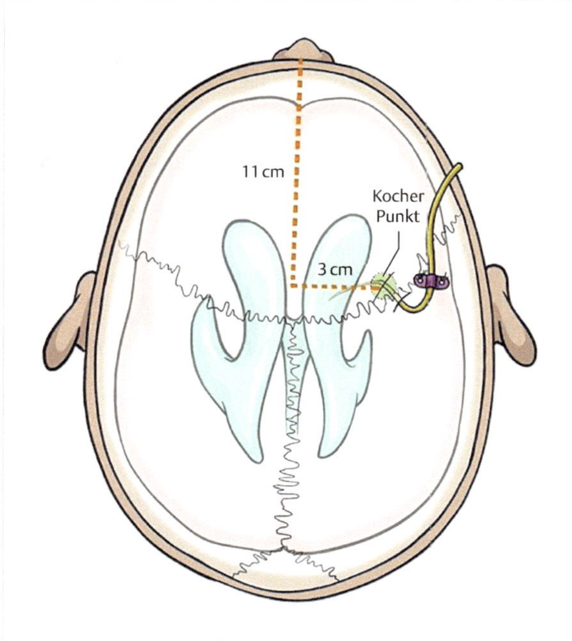

Abb. 15.2 Externe Ventrikeldrainage am Kocher-Punkt. Typische Lage einer externen Ventrikeldrainage (EVD) am Kocher-Punkt 11 cm ab Nasion und 3 cm nach lateral rechts (zum Schutz der Sprachregion). (Quelle: Kimberly Ohm, Berlin. Torney O, Vajkoczy P. Versorgung von Kopfverletzungen. OP-Journal 2021; 37: 226–237)

15.1.12 Durchführung

- Vor der Anlage der externen Ventrikeldrainage sollten die vorhergehend besprochenen Punkte durchgearbeitet werden.
- Insbesondere ist eine aktuelle Bildgebung wichtig sowie das Vorhandensein des entsprechenden Materials.

Lagerung

- Lagerung des Kopfs auf einer harten Unterlage, beispielsweise einer umgedrehten Nierenschale aus Pappe
- Der Kopf wird dann mit Klebeband an den Bettgittern fixiert, sodass er sich in Nullstellung befindet.
- Hochlagerung des Kopfteils um etwa 20–30°, sodass eine gute Arbeitsposition erreicht wird

Durchführung Schritt für Schritt

- Ausmessen des Kocher-Punkts:
  - vom Nasion ausgehend in der Mittellinie 11 cm nach dorsal und 3 cm paramedian
  - Der ausgemessene Punkt liegt etwa in der Mediopupillarlinie (▶ Abb. 15.2).
- ausreichende Rasur um den Kocher-Punkt, sodass etwa 2 cm neben der Eintrittsstelle die Drainage ausgestochen werden kann
- Hautdesinfektion
- Setzen eines 2 cm langen Schnittes parallel zur Mittellinie. Die Haut wird bis zum Knochen geschnitten.
- Abschaben der Galea mit bspw. dem geschlossenen Nadelhalter
- Ansetzen des Bohrers
  - erster Widerstand an der Tabula externa
  - relativ einfaches Bohren in der Spongiosa
  - zweiter Widerstand an der Tabula interna, ab hier vorsichtiges Bohren
  - Sobald der Widerstand verschwindet, vorsichtiges Entfernen des Bohrers. Die Dura Mater sollte nun freiliegen.
  - Cave: Der Bohrer muss in einem orthograden Trajekt zur Schädeloberfläche gehalten werden. Ein schräges Bohrloch kann mitunter zum unbewussten Abweichen der EVD in der Tiefe führen.
- Mit einem dünnen Venenkatheter (bspw. einer peripheren Venenverweilkanüle) wird die Oberfläche der Dura mater ertastet und durchstoßen. Knochenspähne können mit etwas Kochsalz ausgespült werden.
- Der Ventrikelkatheter mit einliegendem Mandrin wird nun vorgeschoben. Das Trajekt wird so gewählt, dass der Zielpunkt der Schnittpunkt zweier gedachten Geraden durch die Mittellinie und von einem Gehörgang zum anderen ist.
- Die Tiefenmarkierungen auf der EVD werden abgelesen. Bei einer Tiefe von etwa 5 cm sollte ein leichter Widerstandsverlust zu spüren sein.
- Nun wird der Mandrin zurückgezogen und die EVD bis 6–7 cm vorgeschoben. Bei korrekter Lage entleert sich Liquor.
- Cave: Ein zu tiefes Vorschieben mit einliegendem Mandrin kann zu Verletzungen von eloquenten Strukturen führen.
- Die EVD wird auf den Ausleitungsspieß gesteckt und 2 cm neben dem Eintrittspunkt ausgeleitet.
- Die EVD wird mit einem nicht resorbierbaren polyfilen Faden angenäht.
- Verschluss der Haut mit Einzelknopfnähten
- Anschluss der EVD an das gespülte Ableitungssystem

15.1.13 Mögliche Fehler und Fallstricke

- Die Eintrittsstelle der Ventrikeldrainage muss sorgfältig abgemessen werden und es muss darauf geachtet werden, dass nach Markierung des Eintrittspunkts die sehr bewegliche Kopfhaut nicht verschoben wird (beispielsweise beim Lagern des Kopfs und Befestigung von Klebebändern).
- Wird der Eintrittspunkt zu weit medial gewählt, wird nicht nur der Ventrikel verfehlt, sondern im schlimmsten Fall der Sinus sagittalis superior getroffen, was zu lebensbedrohlichen Blutungen führen kann.

- Aufgrund des langen Katheters können schon geringe Winkelabweichungen zu Fehlpunktionen in der Tiefe führen.
- Dies ist unbedingt zu vermeiden, da eine Schädigung eloquenter Strukturen – wie der Capsula interna oder dem Thalamus – zu schweren Funktionsausfällen führen kann.

15.1.14 Mögliche Komplikationen

Komplikationen während der Durchführung

- falsches Trajekt und Fehlpunktion mit Schädigung von eloquenten Strukturen: kann durch sorgfältiges Ausmessen und Markieren sowie die Einbehaltung des korrekten Trajekts verhindert werden
- Einblutung in den Ventrikel, in das Parenchym oder in den Subduralraum:
  - Bei derangiertem Gerinnungsstatus sollten die entsprechenden Korrekturmaßnahmen getroffen werden.
  - Sollte es während der Durchführung des Eingriffs zu ungewöhnlich starken Blutungen kommen, sollte der Eingriff abgebrochen und im Operationssaal fortgeführt werden.
- Ggf. muss eine sofortige Bildgebung des Schädels an die Anlage angeschlossen werden.

Komplikationen nach der Durchführung

- Dislokation der EVD, beispielsweise beim Umlagern oder bei Pflegemaßnahmen: Durch sorgfältiges Annähen und Untertunnelung vorm Ausstechen kann das Risiko für eine akzidentelle Dislokation minimiert werden.
- Verstopfen der EVD durch Blutgerinnsel oder Hirnparenchymanteile:
  - Dies kann beispielsweise bei intraventrikulären Blutungen passieren.
  - Mit steriler Kochsalzlösung kann unter größter Vorsicht und kleinen Mengen von 1–2 ml die EVD nach proximal und distal gespült werden.
  - Sollte dies nicht zu einer Besserung führen, sollte über eine Neuanlage nachgedacht werden, ggf. auf der Gegenseite.
- Liquorraumentzündung (Ventrikulitis bzw. Meningitis): In solchen Fällen muss die einliegende Drainage gezogen oder gewechselt werden und mit einer breiten, ZNS-gängigen Antibiotikatherapie begonnen werden.

15.1.15 Dokumentation

- Die Anlage einer externen Ventrikeldrainage wird als Operation gewertet und erfordert eine detaillierte Beschreibung, in der Regel in der Form eines Operationsberichts.
- Hier sollten die Diagnose, die zur Operation führende Indikationsstellung, die Durchführung des Eingriffs und ggf. aufgetretene Komplikationen beschrieben werden.

15.1.16 Postoperatives/ Postinterventionelles Management

- Eine adäquate ICP-Welle auf dem Überwachungsmonitor deutet auf eine korrekte Lage der EVD hin.
- Das Drainagenmanagement sollte eingehend mit dem Pflegepersonal besprochen werden, beispielsweise ein festes Förderregime oder eine rein druckgesteuerte Ableitung.
- Im Zweifel ist eine cCT-Bildgebung indiziert, um die korrekte Lage der EVD festzustellen.
- Es sollten regelmäßig Liquoruntersuchungen auf Leukozytenzahl, Gesamtprotein, Laktat und Glukose durchgeführt werden, um eine eventuelle Ventrikulitis frühzeitig zu entdecken.

15.2 Durchführung der lumbalen Liquordrainage

15.2.1 Steckbrief

Die lumbale Liquordrainage (LLD) wird analog der Technik der Lumbalpunktion durchgeführt. Sobald der spinale Liquorraum getroffen wurde, wird die dünne Lumbaldrainage eingelegt und an das Ableitungssystem angeschlossen.

15.2.2 Synonyme

- Lumbaldrainage
- LLD

15.2.3 Keywords

- lumbale Drainage
- Lumbaldrainage

15.2.4 Indikationen

- LLDs können bei Liquorresorptionsstörungen eingesetzt werden, beispielsweise im Rahmen von Subarachnoidalblutungen. Dies kann entweder gemeinsam mit einer EVD (welche dann zur Hirndrucküberwachung dient) oder alleinig beim wachen Patienten geschehen.
- zur effektiven Senkung des gesamten Liquordrucks, beispielsweise bei kranialen Liquorlecks zur vereinfachten Wundheilung
- zur Messung des spinalen Liquordrucks, um die Aufrechterhaltung eines spinalen Perfusionsdrucks bei akuten Querschnittssyndromen zu überwachen

15.2.5 Kontraindikationen

- Ein proximaler Verschluss der Liquorabflusswege oberhalb des Foramen magnum ist eine absolute Kontraindikation. Durch den entstehenden Unterdruck einer lumbalen Drainage kann es zu einer Kaudalbewegung des Hirnstamms und somit zu lebensbedrohlichen Herniationssyndromen kommen.
- Wie bei den externen Ventrikeldrainagen ist eine derangierte Gerinnung eine relative Kontraindikation.

15.2.6 Aufklärung und spezielle Risiken

- Die Anlage von lumbalen Liquordrainagen erfolgt zumeist nicht in einer hochakuten Notfallsituation, sodass eine eingehende Aufklärung möglich ist.
- Zu den häufigsten Risiken und Komplikationen gehören:
  - Blutung in den Spinalkanal
  - Infektionen mit Ausbreitung in den Liquorraum
  - Verletzung von Spinalnerven mit entsprechender Ausfallsymptomatik, bzw. Schmerzen
  - Verletzung des Rückenmarks durch Vorschieben des Katheterschlauchs

15.2.7 Vorbereitende Diagnostik

- Vor der Anlage einer EVD oder einer LLD sollte eine Bildgebung des Neurokraniums erfolgen – in den meisten Fällen ist dies ein CT des Schädels (cCT). Ohne eine solche Bildgebung kann keine Indikation für eine EVD gestellt werden und vor einer lumbalen Ableitung muss eine proximale Verlegung der Liquorräume ausgeschlossen werden.

15.2.8 Anästhesie

- Eine lumbale Liquordrainage sollte mit einer entsprechenden Lokalanästhesie durchgeführt werden, wobei nicht nur eine oberflächliche, sondern auch eine tiefe Instillation des Anästhetikums bis zum Knochen erfolgen sollte.

15.2.9 Personal, Material und Einstelltechnik

- Hände- und geeignete Hautdesinfektion
- OP-Haube, Mundschutz, steriler OP-Kittel und sterile Handschuhe
- ggf. Lokalanästhesie
- sterile Abdeckungen und ausreichend große Lochtücher
- Handbohrer mit Einsatz
- Lumbaldrainagenset
- Skalpell
- Annahtmaterial
- dünner Venenkatheter zur Punktion der Dura mater

15.2.10 Vorbereitung

- Aufsetzen des Patienten an die Bettkante bzw. strenge Seitlagerung, wenn dies nicht möglich ist
- Ertasten beider Cristae iliacae und Markieren des Zwischenwirbelraums auf der Höhe der Verbindungslinie. Dies entspricht meist der Höhe von LWK 4 bzw. dem Zwischenwirbelraum LWK 4/5 (sogenannte „Tuffier-Linie").
- Lokalanästhesie

15.2.11 Anatomie

- Üblicherweise wird eine Lumbaldrainage analog der Lumbalpunktion im Zwischenwirbelraum LWK 4/5 angelegt.
- Hierdurch wird der Conus medullaris, der letzte Ausläufer des eigentlichen Rückenmarks, sicher vermieden, welcher beim Erwachsenen meist auf Höhe von LWK 1 liegt.
- Die Dornfortsätze sind in der unteren lumbalen Wirbelsäule meist nur gering überlappend, sodass die Punktionsrichtung nur leicht nach kranial gewinkelt werden muss.
- Um den Spinalraum zu erreichen, wird zunächst die Haut, dann die Subkutis, das Fettgewebe, das Ligamentum supraspinale, das Ligamentum interspinosum, das Ligamentum flavum mit dem angrenzenden Epiduralraum und schlussendlich die spinale Dura mater durchstochen.

15.2.12 Durchführung

Lagerung

- Der Patient sitzt an der Bettkante und stellt die Füße auf einem Stuhl ab, sodass er sie zu sich ziehen kann und seinen Rücken in eine Kyphosestellung bringt („Katzenbuckel machen"). Gegebenenfalls ist die Assistenz einer weiteren Person zur Sicherstellung einer bequemen Haltung notwendig.
- Alternativ wird die Punktion in strenger Seitenlage durchgeführt, beispielsweise beim sedierten oder intubierten Patienten.

Cave

Liegt der Patient bei der Seitenlage nicht streng gerade, so wird die Mittellinie leicht verschätzt.

Durchführung Schritt für Schritt

- Die Crista iliaca wird beidseits getastet und der Mittelpunkt der sie verbindenden Linie getastet. Der hier befindliche Zwischenwirbelraum entspricht meist LWK 4/5.
- In den meisten Fällen lässt sich der Eintrittspunkt zwischen den Processus spinosi tasten. Es empfiehlt sich, den Punkt beispielsweise durch Eindrücken eines Fingernagels zu markieren.
- Hautdesinfektion und Lokalanästhesie
- Cave: Bei der Lokalanästhesie sollte darauf geachtet werden, dass auch die tieferen Regionen bis auf die Knochenoberfläche infiltriert werden, da besonders das Periosteum schmerzempfindlich ist.
- Zum Eintritt durch die Haut wird die Nadel gerade gehalten und der Schliff zeigt nach kranial. Der Eintrittspunkt liegt in der Mittellinie genau zwischen den Processus spinosi.
- Sobald die Subkutis durchstochen ist, wird die Nadel nach kranial gewinkelt, um den Vorschub zwischen den Processus spinosi zu erleichtern.
- Einige Zentimeter in der Tiefe tritt ein Widerstandsverlust auf, es entleert sich Liquor.
- Cave: Einschießende, einseitige Beinschmerzen sprechen für eine zu laterale Punktionsrichtung.
- Die eigentliche Lumbaldrainage wird vorgeschoben, bis die letzten Markierungsstreifen (je nach System in der Regel 10 cm) unter der Haut verschwinden.
- Die Drainage wird mit einem nicht resorbierbaren polyfilen Faden angenäht und mit Kompressen und Pflastern abgedeckt zur Flanke hingeführt.
- Anschluss der Drainage an das gespülte Ableitungssystem

15.2.13 Mögliche Fehler und Fallstricke

- Bei der Anlage der Lumbaldrainage kann zum einen bei übergewichtigen Patienten die Crista iliaca teilweise nicht adäquat getastet werden, was zu Fehllokalisierungen führt.
- Zum anderen kann eine unzureichende Kyphosehaltung des thorakolumbalen Übergangs verhindern, dass der Zwischenwirbelraum getroffen wird.
- Wird die Punktion des Spinalraums im Liegen durchgeführt, so muss unbedingt darauf geachtet werden, dass die Mittellinie richtig getastet wird. In Seitenlage wird die Lage der Mittellinie oft verschätzt.

15.2.14 Mögliche Komplikationen

Komplikationen während der Durchführung

- Punktion in falscher Höhe und Schädigung des Conus medullaris: Die Crista iliaca sollte in jedem Fall getastet werden, um die richtige Höhenlokalisierung bei LWK 4/5 bzw. LWK 3/4 zu gewährleisten.
- Die Punktion führt auch bei korrekter Durchführung nicht zum Zurückfließen von Liquor, wodurch eine sichere Anlage nicht gewährleistet ist (sogenannte Punctio sicca): In diesem Fall sollte bei dringenden Indikationsstellungen die CT-gesteuerte Anlage oder als Alternative eine EVD erwogen werden.

Komplikationen nach der Durchführung

- Dislokation der LLD: Durch sorgfältiges Annähen und Abkleben durch Pflaster kann eine Dislokation verhindert werden.
- Liquorraumentzündung (Ventrikulitis bzw. Meningitis): In solchen Fällen muss die einliegende Drainage gezogen oder gewechselt werden und mit einer breiten, ZNS-gängigen Antibiotikatherapie begonnen werden.

15.2.15 Dokumentation

- Die Anlage einer lumbalen Liquordrainage sollte sorgfältig dokumentiert werden.

15.2.16 Postoperatives/ Postinterventionelles Management

- Das Drainagenmanagement sollte eingehend mit dem Pflegepersonal besprochen werden, beispielsweise ein festes Förderregime oder eine rein druckgesteuerte Ableitung.
- Es sollten regelmäßig Liquoruntersuchungen auf Leukozytenzahl, Gesamtprotein, Laktat und Glukose durchgeführt werden, um eine eventuelle Ventrikulitis frühzeitig zu entdecken.

15.3 Literatur

Quellenangaben

[58] Morone PJ, Dewan MC, Zuckerman SL et al. Craniometrics and Ventricular Access: A Review of Kocher's, Kaufman's, Paine's, Menovksy's, Tubbs', Keen's, Frazier's, Dandy's, and Sanchez's Points. Oper Neurosurg (Hagerstown) 2020; 18: 461–469

[59] Shenoy SS, Lui F. Neuroanatomy, Ventricular System. Treasure Island: StatPearls Publishing; 2023

Literatur zur weiteren Vertiefung

[60] Czosnyka M, Czosnyka Z, Momjian et al. Cerebrospinal fluid dynamics. Physiol Meas 2004; 25: R51

[61] Deutsche Gesellschaft für Neurologie e. V. S 1-Leitlinie Intrakranieller Druck (ICP), Version 5.0, 14.02.2023. Im Internet: https://register.awmf.org/de/leitlinien/detail/030–105; Stand: 05.06.2024

[62] Greenberg MS. Greenberg's Handbook of Neurosurgery. 10. Aufl. New York: Thieme Medical Publishers; 2023

[63] Rhoton AL. Rhoton cranial anatomy and surgical approaches. Philadelphia: Lippincott Williams & Wilkins; 2003

[64] Schünke M, Schulte E, Schumacher U. PROMETHEUS Kopf, Hals und Neuroanatomie. 6. Aufl. Stuttgart: Thieme; 2022

16 Peritonealpunktion – Aszitespunktion

Ulrich Brauckmann

16.1 Steckbrief

Das Auftreten von freier Flüssigkeit in der Peritonealhöhle signalisiert in der Regel eine schwere Erkrankung. Bei der Peritonealpunktion wird die Bauchhöhle zur Gewinnung dort befindlicher freier Flüssigkeit für diagnostische und/oder therapeutische Zwecke punktiert. Neben der oft wegweisenden Anamnese sollte eine diagnostische Punktion regelhaft bei neu aufgetretenem Aszites zur genauen Abgrenzung der Ursache erfolgen. In Abhängigkeit von Krankheitsbild und Symptomatik kann es erforderlich sein, diese zeitnah zur differenzialdiagnostischen Abklärung und Einleitung therapeutischer Konsequenzen durchzuführen. Der routinemäßige Einsatz der Sonografie macht die Peritonealpunktion zu einem sicheren und komplikationsarmen Verfahren. Flüssigkeiten können mithilfe der Sonografie sehr gut von organischen Strukturen differenziert werden. Dadurch wird das Auffinden eines geeigneten Punktionsorts erheblich erleichtert.

16.2 Synonyme

- Parazentese
- Aszitespunktion
- Peritonealpunktion

16.3 Keywords

- Leberzirrhose
- Peritonealkarzinose
- Herzinsuffizienz
- spontane bakterielle Peritonitis (SBP)
- Hämatoperitoneum

16.4 Überblick

- Durch größere Mengen an Flüssigkeit in der Bauchhöhle, welche sich gegen das muskuläre Verspannungssystem (bestehend aus M. rectus abdominis, Mm. obliquus externus et internus abdominis, M. transversus abdominis) der Bauchwand ausdehnt (▶ Abb. 16.1), steigt reflektorisch der Tonus der Bauchmuskulatur[75].
  - Hierdurch entsteht ein deutlich erhöhter intraabdomineller Druck.
  - Aus diesem Grund kann der Aszites nach Punktion mit einer Kanüle nach außen abfließen.
  - Hierbei reduziert sich mit zunehmendem Ablauf wieder der intraabdominelle Druck bis zum fast vollständigen Ablauf des Aszites.
  - Ein geringer Rest verbleibt (immer) in der Bauchhöhle.
- Auch unter physiologischen Bedingungen befindet sich eine geringe Menge seröser Flüssigkeit im Peritoneum, um ein Gleiten von Peritoneum parietale und viszerale aufeinander zu gewährleisten.
- Ursachen von in der Bauchhöhle vorkommender freier Flüssigkeit können hepatisch, kardial, renal oder maligne sein (▶ Tab. 16.1).
  - Selten kommt auch ein Hämatoperitoneum vor, z. B. nach abdominellem Trauma, Operationen oder Tumorarrosionsblutungen in die Bauchhöhle.
  - Klinisch imponiert dieses dann häufig mit einem Brett harten Bauch (einem sogenannten akuten Abdomen), da Blut in der Bauchhöhle einen starken peritonealen Reiz verursacht.

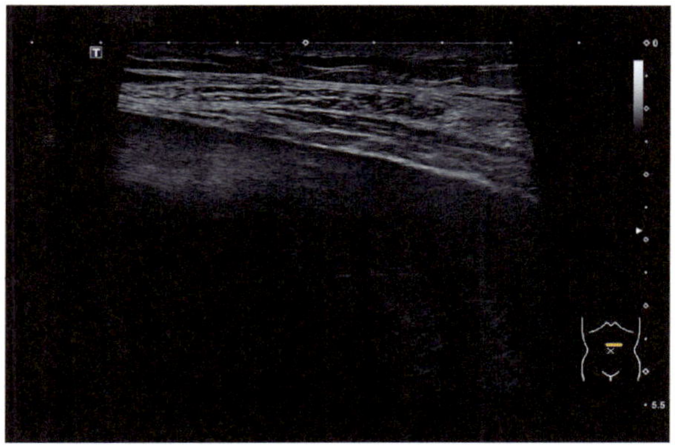

Abb. 16.1 Sonografische Darstellung der Bauchdecke mit darunter liegender freier Flüssigkeit. Sonografische Darstellung der Bauchdecke mit darunter liegender freier Flüssigkeit in der Bauchhöhle (von außen nach innen: Kutis, Subkutis, gerade und schräge Bauchmuskeln, innere Bauchfaszie und Peritoneum parietale sowie Aszites.)

  - Zusätzlich kann es durch den Blutverlust zu einer hämodynamischen Instabilität kommen.
- Die Peritonealpunktion hat durch ihren hohen diagnostischen und therapeutischen Stellenwert daher eine große innerklinische Relevanz.
  - Ob in der Notaufnahme, auf der Intensivstation oder i.R. eines Aufenthalts auf Normalstation ist sie eine wertvolle invasive Untersuchungstechnik zur diagnostischen Weichenstellung, z. B. mit mikrobiologischer Diagnostik bei V. a. Sepsis i.R. einer spontanen bakteriellen Peritonitis (SBP), aber auch zur Symptomlinderung, z. B. bei ausgeprägtem Spannungsaszites mit abdominellen Schmerzen und Dyspnoe.
  - Daher ist es wichtig, dass das ärztliche Personal diese invasive Untersuchungstechnik sicher beherrscht und in der Lage ist, diese jederzeit durchzuführen.

16.5 Indikationen

- Eine Peritonealpunktion ist in folgenden Fällen indiziert [68]:
  - im Rahmen der diagnostischen Punktion bei Patienten mit neu aufgetretener freier Flüssigkeit zur Klärung der Ätiologie
  - bei allen Patienten mit Leberzirrhose und neu aufgetretenen Komplikationen
    (z. B. bei Dekompensation, Hepatoenzephalopathie, Infektzeichen, Verschlechterung der Leberfunktionsparameter oder der Retentionswerte, abdominellen Schmerzen), zum Ausschluss einer spontanen bakteriellen Peritonitis, die undiagnostiziert mit einer erhöhten Letalität, je nach begleitenden Risikofaktoren, von 10–50 % einhergeht
  - zur Differenzierung einer SBP von einer sekundären bakteriellen Peritonitis
    (z. B. Perforation im Bereich des Magen-Darm-Trakts oder bei abdominellen Abszessen), die nach Diagnostik in der Regel operiert werden muss, insbesondere, da die Letalität der unbehandelten sekundären bakteriellen Peritonitis bei rund 50–80 % liegt

Tab. 16.1 Genese freier Flüssigkeit in der Peritonealhöhle und deren mögliche Ursachen [68]

Genese der Flüssigkeitsansammlung	mögliche Ursachen	
hepatisch 75 %	Leberzirrhose	Alkohol (am häufigsten) infektiöse Ätiologie, z. B. Hepatitis C, B u. D, autoimmune Lebererkrankungen: autoimmune Hepatitis (AIH), primär sklerosierende Cholangitis (PSC), primär biliäre Zirrhose (PBC) und Mischformen, sogenannte Overlap-Syndrome u. a. hereditäre Lebererkrankungen: Alpha-1-Antitrypsin-Mangel, Hämochromatose, Morbus Wilson Fettleberhepatitis/NASH (nicht alkoholische Steatohepatitis)
	akute Leberschädigung	
	vaskuläre Ursachen	Budd-Chiari-Syndrom (BCS) sinusoidales Obstruktionssyndrom
maligne 10 %	Peritonealkarzinose Tumorarrosionsblutung	
kardial	Rechtsherzinsuffizienz globale Herzinsuffizienz Pericarditis constrictiva	
entzündlich	spontane bakterielle Peritonitis (SBP) sekundäre Peritonitis (z. B. Magen- oder Darmperforation, Peritonealtuberkulose) Pankreatitis Lupus-Peritonitis (aseptisch)	
biliär	Gallenblasenperforation	
traumatisch	Hämatoperitoneum im Rahmen einer Leber-/Milzruptur, Aortenruptur, Gefäßarrosion durch eine Pankreatitis Uroperitoneum	
postoperativ	Leberpunktion Gallengangsfistel nach Gallenblasen-/Gallengangoperation Lymphfistel Nieren- oder Harnleiteroperation	
osmotisch	Eiweißmangelzustände, z. B. bei nephrotischem Syndrom, Hypoalbuminämie, andere Ursachen	

  - zur therapeutischen Aszitespunktion bei respiratorischer Beeinträchtigung durch große Aszitesvolumina oder beim Spannungsaszites mit abdominellen Schmerzen, Übelkeit und Erbrechen, Verschlechterung inguinaler/umbilikaler Hernien

16.6 Kontraindikationen

- absolut: keine
- relativ:
  - disseminierte intravasale Koagulopathie: Nutzen-Risiko-Abwägung durch individuelle Risikostratifizierung und ggf. Substitution von Gerinnungsfaktoren (aber keine prophylaktische Substitution mit Fresh Frozen Plasma (FFP)!)
  - eingeschränkter perkutaner Zugangsweg zum Aszites (z. B. Zystennieren, Hepatosplenomegalie, ausgeprägte Darmdistension, adhärente Darmschlingen an der Bauchwand (▸ Abb. 16.2), mangelnde Kooperation des Patienten)
  - Niereninsuffizienz mit erhöhten Kreatininwerten (ab > 6 mg/dl) und konsekutiver Blutungsgefahr (z. B. durch eine verminderte Thrombozytenfunktion)

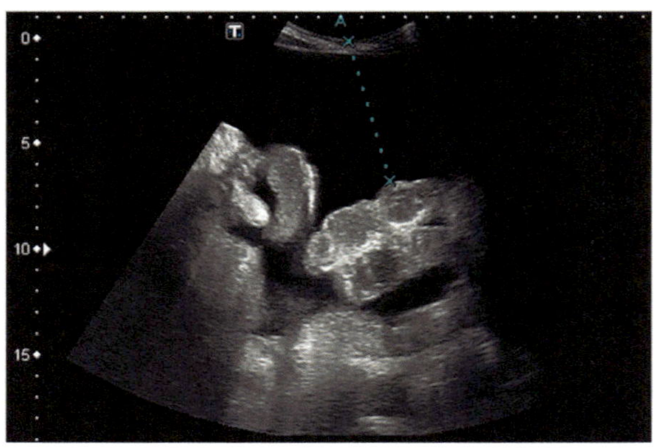

Abb. 16.2 Sonografische Ermittlung einer geeigneten Punktionsstelle. An der Bauchwand anliegende Darmschlingen. Durch Umlagerung kann zwischen adhärenten und frei-schwimmenden Darmschlingen unterschieden werden. (Quelle: Parazentese – Peritonealpunktion – Aszitespunktion. In: Bernhard M, Gräsner J, Hrsg. Notfalltechniken Schritt für Schritt. 1. Auflage. Stuttgart: Thieme; 2016)

16.7 Aufklärung und spezielle Risiken

- Der Patient muss bei einer elektiv geplanten Peritonealpunktion über die allgemeinen und seine eventuell zusätzlich bestehenden individuellen Risiken mit ausreichender Bedenkzeit aufgeklärt werden. Um den Nachweis der stattgehabten Aufklärung erbringen zu können, hat diese idealerweise schriftlich, mit ggf. handschriftlichen Ergänzungen zum Aufklärungsgespräch zu erfolgen.
- Sollte im Rahmen der Grunderkrankung keine Geschäftsfähigkeit vorliegen und auch keine Gesundheitsfürsorge durch den Patienten erteilt worden sein, ist zur Erlangung der Einwilligung die Anregung zur Einleitung einer Eilbetreuung beim Betreuungsgericht erforderlich.
- Der von Gericht eingesetzte Betreuer ist dann über die geplante Peritonealpunktion aufzuklären.
- In Notfällen, wenn die Peritonealpunktion unaufschiebbar ist und der Arzt die Einwilligung nicht rechtzeitig einholen kann, darf er sie ohne Einwilligung durchführen, wenn sie dem mutmaßlichen Willen des Patienten entspricht. Diesen Willen gilt es im Vorfeld der Maßnahme zu ermitteln, beispielsweise durch Gespräche mit Angehörigen [74].
- Aufgeklärt werden muss über:
  - Blutung
  - Blutdruckabfall
  - hepatorenales Syndrom
  - Peritonitis/Bauchdeckenabszess
  - Fehl-/Mehrfachpunktion
  - protrahierten Austritt von Aszites

16.8 Vorbereitende Diagnostik

- Grundsätzlich erhalten alle Patienten mit gastroenterologischen Erkrankungen in der Klinik des Autors im Rahmen ihres stationären Aufenthalts eine Abdomensonografie zur Erfassung abdomineller Pathologika.
- Die Abdomensonografie ist die Methode der Wahl zum Nachweis von freier Flüssigkeit in der Peritonealhöhle. Ist die Indikation für eine Punktion gestellt, kann mit ihr im nächsten Schritt ein geeigneter Punktionsort gesucht werden.

16.9 Anästhesie

- Für die therapeutische Punktion wird lediglich eine lokale Infiltrationsanästhesie mit einem Lokalanästhetikum, z. B. Lidocain 1 %, benötigt. Mit diesem wird das Gewebe im Bereich der geplanten Punktionsstelle infiltriert.
- Bei der diagnostischen Punktion wird meistens auf eine lokale Anästhesie verzichtet, da eine deutlich kleinere Punktionskanüle verwendet wird.

16.10 Personal, Material und Einstelltechnik

- Die Peritonealpunktion sollte idealerweise mithilfe einer Assistenz durchgeführt werden, sodass ggf. zusätzlich benötigtes Material unter sterilen Kautelen angereicht werden kann.
- Voraussetzung zur Durchführung einer Peritonealpunktion ist (natürlich) das Vorhandensein eines Ultraschallgeräts. Dieses sollte mit einem hochauflösenden Schallkopf (mit störungsarmem Nahbereich) mit den Frequenzen 5 oder eher 7,5MHz ausgestattet sein.
- Zur diagnostischen Punktion können dünnkalibrige Kanülen verwendet werden.
- Bei therapeutischen Punktionen können Venenverweilkanülen, Pigtail-Katheter oder speziell für Peritonealpunktionen entwickelte Punktionsnadeln mit mehreren Seitlöchern verwendet werden.
  - Letztere haben den Vorteil einer hohen Knickstabilität und guter Befestigungsmöglichkeit an der Bauchdecke.
  - Mehrere Seitlöcher gewährleisten meist ein kontinuierliches und (fast) vollständiges Drainieren des Aszites.
  - Aus diesem Grund werden in der Klinik des Autors überwiegend spezielle industriell gefertigte Punktionsnadeln verwendet (Nachteil: Kostenfaktor, Verfügbarkeit).
  - Bei der Anwendung von Venenverweilkanülen müssen die Nachteile der höheren Knickinstabilität und der häufiger notwendigen Repositionierung (nur eine distale Öffnung) bedacht werden (Vorteile: Kostenfaktor, hohe Verfügbarkeit).
  - Eine effektive oder suffiziente Entlastung gelingt hiermit häufig nicht.
- Folgende Materialien werden zur Peritonealpunktion benötigt:
  - sterile Handschuhe
  - steriles Lochtuch
  - Lokalanästhesie (1 % Lidocain)
  - Auffangbehälter für Punktionsmaterial
  - 10–50-ml-Spritzen
  - Punktionskanüle
  - Bakterienkulturflaschen
  - Röhrchen für Blutbild und klinische Chemie
  - Drainagebeutel
  - Fixierungsmaterial

16.11 Vorbereitung

- Bei der Vorbereitung ist zu beachten, dass die Peritonealpunktion nach den Richtlinien für Krankenhaushygiene und Infektionsprävention unter sterilen Bedingungen zu erfolgen hat!
- Die Vorbereitung der Peritonealpunktion umfasst folgende Arbeitsschritte:
  - Vorbereiten und Funktionskontrolle des benötigten Materials
  - Ermitteln des Punktionsorts
  - Markieren der Punktionsstelle
  - Abdecken des Punktionsareals und Desinfektion.

16.12 Anatomie

- Die Auskleidung der Innenseite der Bauchhöhle nennt man Peritoneum.
  - Zur Bauchwand hin wird es als Peritoneum parietale bezeichnet.
  - Nur dieses ist sensibel innerviert und leitet Schmerzempfindungen weiter.
  - Der über den Organen liegende Überzug wird als Peritoneum viszerale bezeichnet, der dazwischen liegende Raum ist die Peritonealhöhle. Hier befindet sich der Aszites [75].
- Sonografisch sollten vor der Punktion durch den zusätzlichen routinemäßigen Einsatz der farbcodierten Doppler-Sonografie (FKDS, kurz: Farbdoppler) arterielle und venöse Blutgefäße im Bereich der geplanten Punktionsstelle ausgeschlossen werden. Im Bereich der häufig benutzten Punktionsorte, dem linken und dem rechten unteren lateralen Quadranten verlaufen jeweils die Arteria und Vena epigastrica superficialis.
- Bei einer Punktion in der Nähe des Bauchnabels ist an das Cruveilhier-Baumgarten-Syndrom (CBS) zu denken.
  - Bei diesem kommt es durch die portale Hypertension im Rahmen einer (fortgeschrittenen) Leberzirrhose zu einer Rekanalisation der Paraumbilikalvenen.
  - Je nach Ausmaß der portalen Hypertension können diese eine beachtliche Größe erreichen.

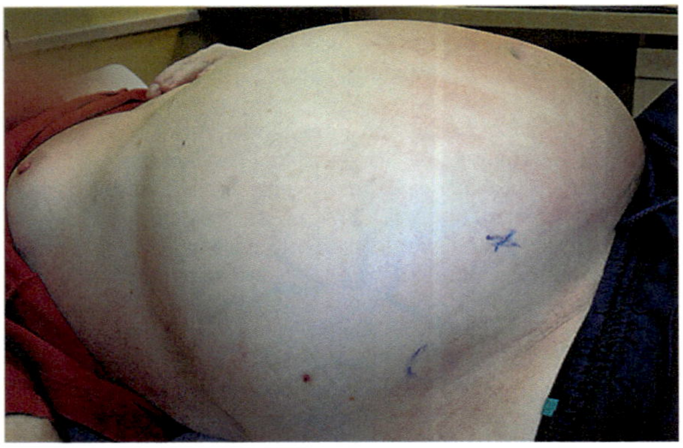

Abb. 16.3 Peritonealpunktion. Markierte Punktionsstelle. (Quelle: Parazentese – Peritonealpunktion – Aszitespunktion. In: Bernhard M, Gräsner J, Hrsg. Notfalltechniken Schritt für Schritt. 1. Auflage. Stuttgart: Thieme; 2016)

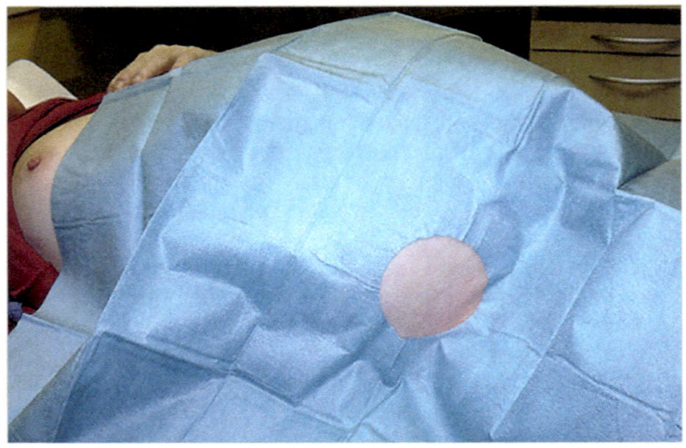

Abb. 16.4 Peritonealpunktion. Abgedecktes Punktionsareal. (Quelle: Parazentese – Peritonealpunktion – Aszitespunktion. In: Bernhard M, Gräsner J, Hrsg. Notfalltechniken Schritt für Schritt. 1. Auflage. Stuttgart: Thieme; 2016)

- Sind abdominelle Voroperationen (z. B. Appendektomie, Hemikolektomie u. a.) bekannt oder lassen Narben diese erahnen, ist zu bedenken, dass hier häufig adhärente Darmschlingen vorhanden sein können (▶ Abb. 16.2). Eine Punktion in diesen Bereichen sollte nicht erfolgen!

16.13 Durchführung

16.13.1 Durchführung Schritt für Schritt

Allgemein

- **Schritt 1: Ermitteln des Punktionsorts**
  - Die Punktionsstelle wird sonografisch ermittelt. Geeignete Punktionsstellen finden sich im linken oder rechten unteren lateralen Quadranten in leichter Schräglage zur Punktionsseite hingedreht sowie auf einer gedachten Linie zwischen Bauchnabel und Spina iliaca superior anterior im lateralen Drittel.
  - Bei nur geringer Punktionsmenge kann auch unter direkter sonografischer Kontrolle punktiert werden oder in Knie-Ellenbogen-Position kaudal des Bauchnabels.
    - Bei einer Punktionsstelle im rechten unteren Quadranten kann gelegentlich ein überblähtes Zökum oder eine Narbe nach Appendektomie eine sonografisch gestützte Punktion erschweren.
    - Lässt sich sonografisch keine geeignete Stelle finden, so sollte im linken lateralen Unterbauch eine geeignete Stelle gesucht werden.
  - Berücksichtigt werden sollte bei der Wahl des Punktionsorts außerdem der wahrscheinliche Verlauf der epigastrischen Gefäße und bei Vorhandensein von Kollateralvenen auch deren Verlauf.
- **Schritt 2: Markieren der Punktionsstelle:** Die zuvor sonografisch und im Farbdoppler infrage kommende Punktionsstelle wird markiert (hier im rechten Unterbauch liegend) (▶ Abb. 16.3).
- **Schritt 3: Abdecken des Punktionsareals und Desinfektion:** Abschließend erfolgt das sterile Abdecken des Punktionsareals (▶ Abb. 16.4) sowie die lokale Desinfektion mittels Hautantiseptikum (Einwirkzeit abwarten).

Punktionstechnik

- Der Einstich erfolgt unter sterilen Bedingungen ohne vorherige Lokalanästhesie bei der diagnostischen und bevorzugt mit Lokalanästhesie bei der therapeutischen Punktion.
- Die Punktion erfolgt unter Aspiration in einem Einstichwinkel von 45° oder in Z-Durchstichtechnik zur Vermeidung einer Einstichfistel durch Retraktion der Haut nach kaudal vor und während der Punktion.

Diagnostische Punktion

- Die diagnostische Peritonealpunktion umfasst folgende Arbeitsschritte:
  - Vorbereiten und Funktionskontrolle des benötigten Materials
  - Ermitteln des Punktionsorts
  - Markieren der Punktionsstelle
  - Abdecken des Punktionsareals und Desinfektion
  - Vorbereiten der Punktion
  - Aufsetzen der Punktionsnadel
  - Vorschieben der Punktionsnadel
  - Inspizieren des Aszites
- **Schritt 4: Vorbereitung der Punktion und Aufsetzen der Punktionsnadel**
  - Für die Punktion wird eine zuvor mit 2–3 ml Kochsalzlösung gefüllte Spritze verwendet. Vor dem Aufsetzen der Nadel wird die Haut gestrafft (▶ Abb. 16.5a).
  - Zur Verhinderung eines protrahierten Austritts von Aszites nach Punktion durch den Stichkanal wird ein schräger Stichkanal gewählt (▶ Abb. 16.5b).
- **Schritt 5: Peritonealpunktion**
  - Vorschieben der Punktionsnadel und Erreichen der Peritonealhöhle
  - Die Punktionsnadel wird unter leichtem Sog vorgeschoben (▶ Abb. 16.6a). Erster Aszites zeigt das Erreichen der Peritonealhöhle an (▶ Abb. 16.6b).
- **Schritt 6: Inspektion des Aszites**
  - Die Inspektion des ersten Aszites ist wichtig zur Beurteilung, ob bereits initial hämorrhagischer Aszites vorliegt (z. B. im Rahmen einer Peritonealkarzinose) oder sich im weiteren Verlauf möglicherweise punktionsbedingt entwickelt hat.
  - Bei blutigem Aszites empfiehlt sich die Bestimmung des Hämoglobinwerts, um einen hämorrhagischen Aszites von einer intraabdominellen Blutung (Leber, Milzruptur) abzugrenzen.

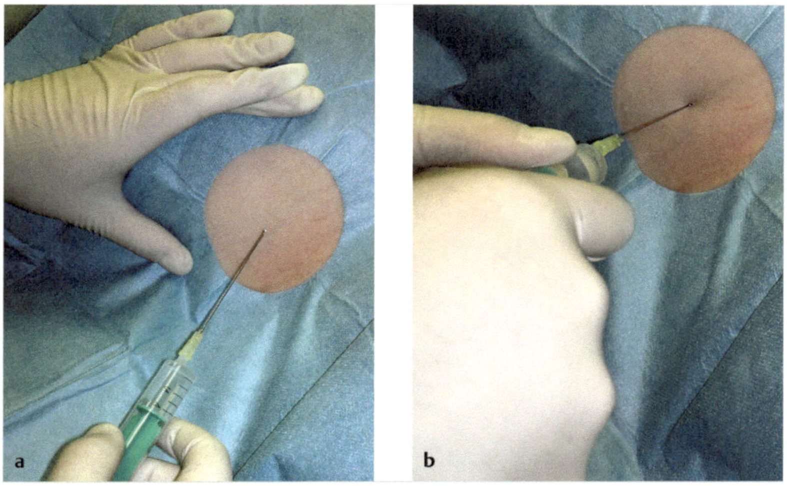

Abb. 16.5 Peritonealpunktion.
a Straffung der Haut.
b Aufsetzen der Punktionsnadel.
(Quelle: Parazentese – Peritonealpunktion – Aszitespunktion. In: Bernhard M, Gräsner J, Hrsg. Notfalltechniken Schritt für Schritt. 1. Auflage. Stuttgart: Thieme; 2016)

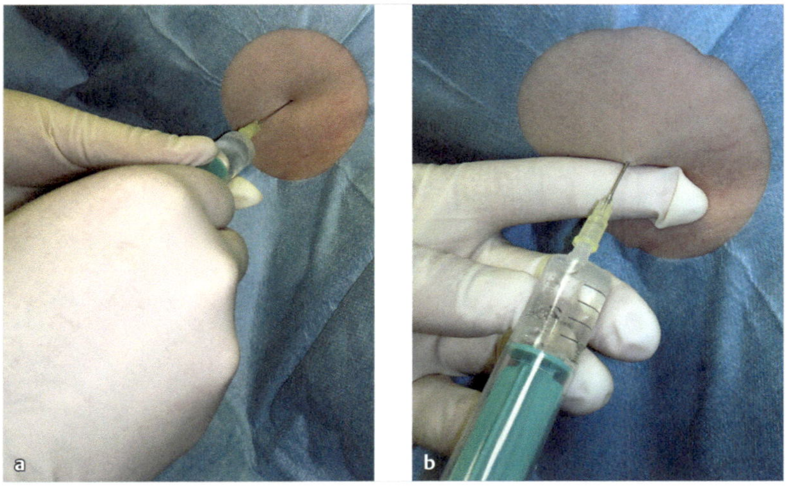

Abb. 16.6 Peritonealpunktion.
a Vorschieben der Punktionsnadel.
b Erreichen der Peritonealhöhle.
(Quelle: Parazentese – Peritonealpunktion – Aszitespunktion. In: Bernhard M, Gräsner J, Hrsg. Notfalltechniken Schritt für Schritt. 1. Auflage. Stuttgart: Thieme; 2016)

  - weitere Aspiration für diagnostische Zwecke und hierfür ggf. Befüllung weiterer Spritzen; anschließend kann die Punktionsnadel gezogen werden.
  - Zum sicheren Verschluss sollte eine manuelle Kompression mit einem sterilen Tupfer für ca. 10 min. erfolgen. Abschließend wird die Punktionsstelle mit einem sterilen Pflaster versorgt.
- Diagnostik aus dem Aszites bei:
  - V. a. spontane bakterielle Peritonitis
    - Bestimmung Zellzahl und Zelldifferenzierung
    - segmentkernige Granulozyten
    - Beimpfung von Blutkulturflaschen
    - Gesamteiweiß im Aszites
  - V. a. sekundäre bakterielle Peritonitis
    - Eiweißgehalt im Aszites > 1 g/l
    - Glukose < 2,7 mmol/l
    - Aszites-LDH oberhalb des Normbereichs der Serum-LDH
  - V. a. hämorrhagischen Aszites: Bestimmung des Hb-Werts im Aszites
  - V. a. malignen Aszites: Zytologie

Therapeutische Punktion

- Die therapeutische Punktion umfasst folgende Arbeitsschritte:
  - Vorbereiten und Funktionskontrolle des benötigten Materials
  - Ermitteln des Punktionsorts
  - Markieren der Punktionsstelle
  - Abdecken des Punktionsareals und Desinfektion
  - Lokalanästhesie
  - Aufsetzen der Punktionsnadel
  - Vorschieben der Punktionsnadel
  - Rückziehen des Mandrins
  - Vorschieben des Verweilkatheters
  - Austreten von Aszites
  - Anschließen des Drainagebeutels
  - Lagekorrektur
  - Abdecken der Punktionsstelle
  - Fixieren der Drainage
  - Ablaufen des Aszites
  - Verarbeiten des Punktats und Diagnostik
- **Schritt 4: Lokalanästhesie und Aufsetzen der Punktionsnadel**
  - Das Lokalanästhetikum wird injiziert (z. B. Lidocain 1 %) (► Abb. 16.7a).

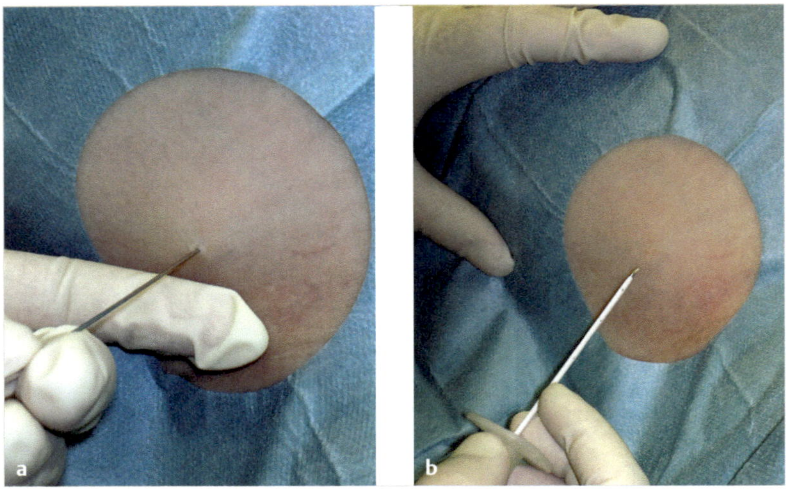

Abb. 16.7 Peritonealpunktion.
a Injektion eines Lokalanästhetikums (z. B. Lidocain 1 %).
b Aufsetzen der Punktionsnadel.
(Quelle: Parazentese – Peritonealpunktion – Aszitespunktion. In: Bernhard M, Gräsner J, Hrsg. Notfalltechniken Schritt für Schritt. 1. Auflage. Stuttgart: Thieme; 2016)

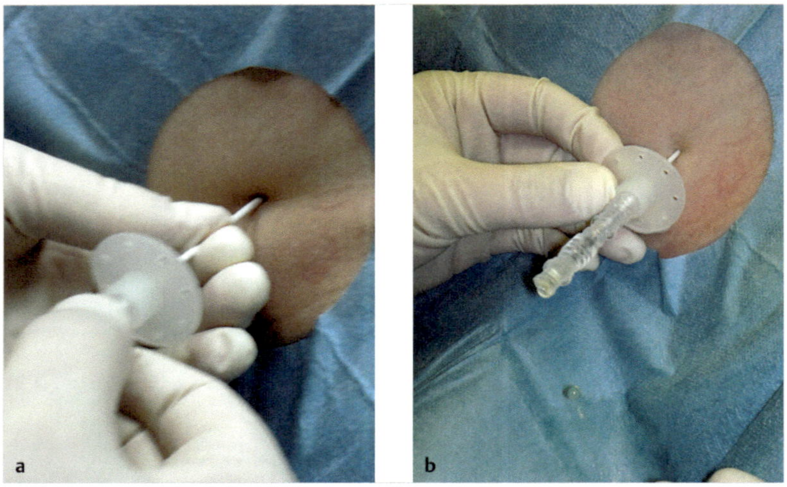

Abb. 16.8 Peritonealpunktion.
a Vorschieben der Punktionsnadel.
b Austritt von Aszites.
(Quelle: Parazentese – Peritonealpunktion – Aszitespunktion. In: Bernhard M, Gräsner J, Hrsg. Notfalltechniken Schritt für Schritt. 1. Auflage. Stuttgart: Thieme; 2016)

 - Zur Verhinderung eines protrahierten Austritts von Aszites nach der Punktion durch den Stichkanal wird ein schräger Stichkanal mit der Punktionsnadel gewählt (▸ Abb. 16.7b).
- **Schritt 5: Vorschieben der Punktionsnadel und Austritt von Aszites**
  - Die Punktionsnadel wird durch die Haut- und Fettgewebsschichten vorgeschoben (▸ Abb. 16.8a).
  - Der Austritt von Aszites am Ende des Mandrins zeigt das Erreichen der Peritonealhöhle an (▸ Abb. 16.8b).
  - Hierbei erfolgt die erste Beurteilung des Aszites (z. B. bereits initial hämorrhagischer Aszites oder erst im Verlauf punktionsbedingt entwickelt).
- **Schritt 6: Zurückziehen des Mandrins und Vorschieben des Verweilkatheters:** Der Mandrin wird zurückgezogen (▸ Abb. 16.9a). Anschließend wird der Verweilkatheter mit Halteplatte vorgeschoben und der Mandrin vollständig entfernt (▸ Abb. 16.9b).
- **Schritt 7: Austreten von Aszites und Anschluss des Drainagebeutels**
  - Aufgrund des intraabdominellen Druckes tritt spontan Aszites aus (▸ Abb. 16.10a).
  - Im nächsten Schritt wird das Drainagebeutelset angeschlossen (▸ Abb. 16.10b).
- **Schritt 8: Lagekorrektur und Abdecken der Punktionsstelle**
  - Falls nötig, wird dann die Lage korrigiert (▸ Abb. 16.11a).
  - Die Punktionsstelle des intraabdominell verbleibenden Verweilkatheters wird auf Höhe der Halteplatte mit Schlitzkompressen steril abgedeckt (▸ Abb. 16.11b).
- **Schritt 9: Fixieren der Drainage und Ablaufen des Aszites**
  - Die Drainage wird mit Klebefolie fixiert (▸ Abb. 16.12a).
  - Der Aszites läuft in den Drainagebeutel ab (▸ Abb. 16.12b).
    - Er wird erneut begutachtet und ggf. zu diagnostischen Zwecken weiterverwendet.
    - Hierfür befindet sich bei einigen Sets ein Ablassventil am Beutelboden.
  - Nach vollständigem Ablauf kann der Verweilkatheter gezogen werden. Ein Verbleib des Verweilkatheters über mehrere Tage sollte aufgrund des hohen Infektionsrisikos nicht erfolgen.
  - Zum sicheren Verschluss sollte eine manuelle Kompression mit einem sterilen Tupfer für ca. 10 min. erfolgen. Abschließend wird die Punktionsstelle mit einem sterilen Pflaster versorgt.
- **Schritt 10: Verarbeiten des Punktats und Diagnostik**
  - Die Gewinnung des Aszites ermöglicht eine gezielte ätiologische Diagnostik unter Berücksichtigung der Vorerkrankungen, Klinik, Anamnese und Dringlichkeit.

- Bei akutem Krankheitsbild steht die Differenzierung einer SBP zur sekundär bakteriellen Peritonitis und bei hämorrhagischem Aszites der Ausschluss einer akuten intraabdominellen Blutung im Vordergrund.

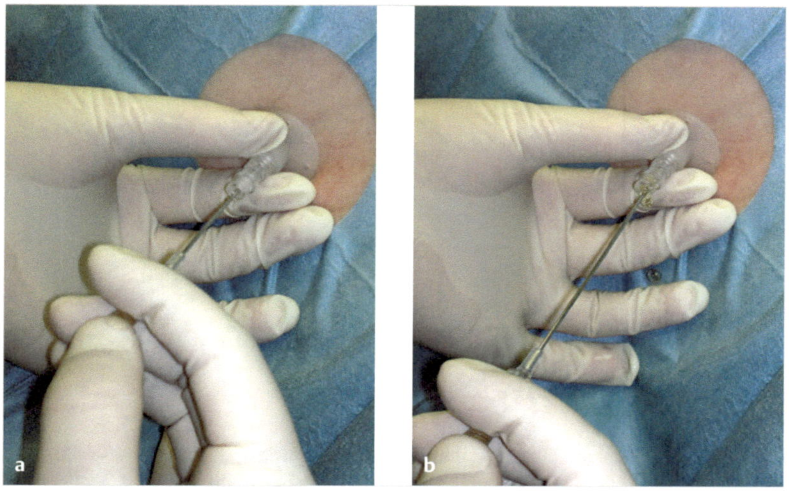

Abb. 16.9 Peritonealpunktion.
a Rückzug des Mandrins.
b Vorschieben des Verweilkatheters.
(Quelle: Parazentese – Peritonealpunktion – Aszitespunktion. In: Bernhard M, Gräsner J, Hrsg. Notfalltechniken Schritt für Schritt. 1. Auflage. Stuttgart: Thieme; 2016)

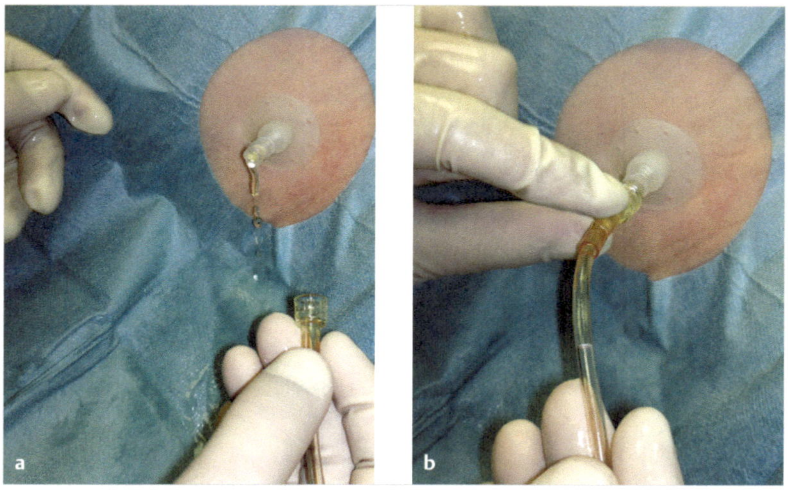

Abb. 16.10 Peritonealpunktion.
a Spontaner Austritt von Aszites.
b Anschluss des Drainagebeutels.
(Quelle: Parazentese – Peritonealpunktion – Aszitespunktion. In: Bernhard M, Gräsner J, Hrsg. Notfalltechniken Schritt für Schritt. 1. Auflage. Stuttgart: Thieme; 2016)

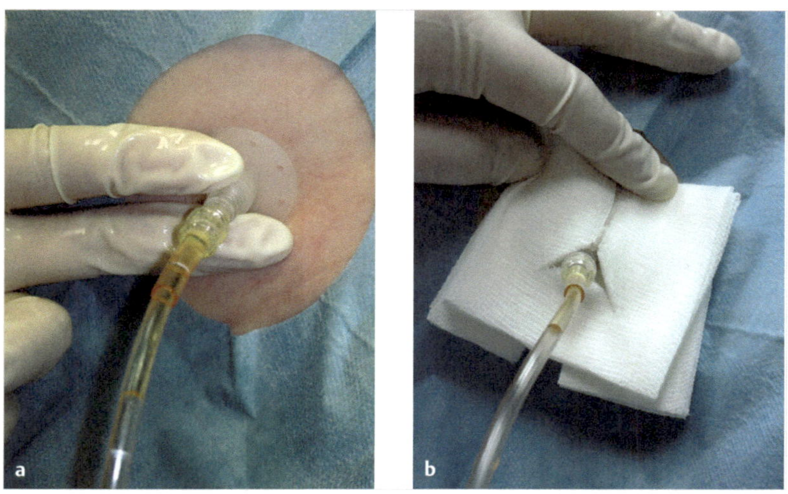

Abb. 16.11 Peritonealpunktion.
a Ggf. Lagekorrektur (hier nicht erforderlich).
b Steriles Abdecken der Punktionsstelle.
(Quelle: Parazentese – Peritonealpunktion – Aszitespunktion. In: Bernhard M, Gräsner J, Hrsg. Notfalltechniken Schritt für Schritt. 1. Auflage. Stuttgart: Thieme; 2016)

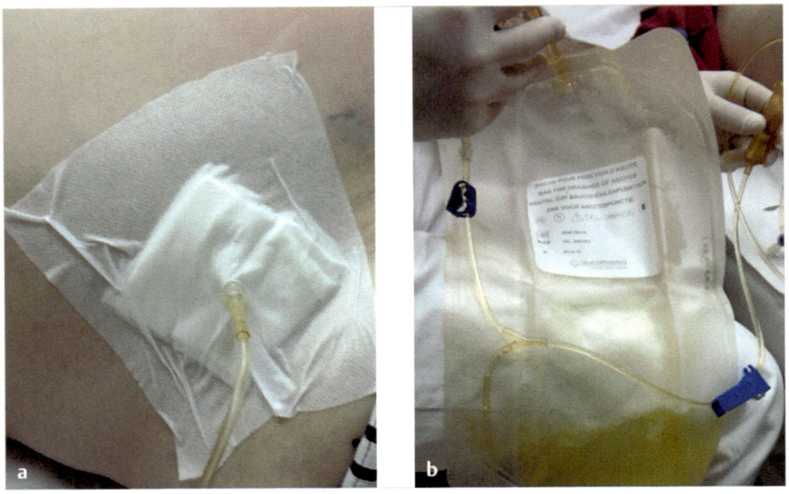

Abb. 16.12 Peritonealpunktion.
a Fixierte Drainage.
b Abgelaufener Aszites im Drainagebeutel.
(Quelle: Parazentese – Peritonealpunktion – Aszitespunktion. In: Bernhard M, Gräsner J, Hrsg. Notfalltechniken Schritt für Schritt. 1. Auflage. Stuttgart: Thieme; 2016)

16.14 Mögliche Fehler und Fallstricke

- unzureichende Aufklärung
- fehlende Indikation
- zu geringe Aszitesmenge
- Auswahl einer ungeeigneten Punktionsstelle
- Verzicht auf den Einsatz eines Farbdopplers
- Auswahl einer Venenverweilkanüle für eine therapeutische Punktion
- zu geringer Punktionswinkel bzw. keine Z-Durchstichtechnik
- Unterlassung der Gabe einer (adäquaten) Humanalbuminsubstitution nach großvolumigem Ablaufen lassen von Aszites
- fehlende, unzureichende Dokumentation

16.15 Mögliche Komplikationen

- Schwerwiegende Komplikationen treten seit Einführung der sonografisch gesteuerten diagnostischen Peritonealpunktion extrem selten auf. Bis zum routinemäßigen Einsatz des Ultraschalls (US) lag die Komplikationsrate bei ca. 2,9 % [68].
- Therapeutische Peritonealpunktionen haben eine höhere Komplikationsrate, wobei auch hier die schwerwiegenden Komplikationen selten sind (< 1 % lebensbedrohliche und < 5 % leichtere, nicht lebensbedrohliche Komplikationen) [65][66][71][72].

16.15.1 Komplikationen während der Durchführung

- Einblutungen in die Bauchdecke oder intraperitoneale Blutungen 0,2–1 % während der Peritonealpunktion (Verletzungen epigastrischer Gefäße oder abdomineller Kollateralvenen) [66]
- residuale abgerissene Katheterteile intraperitoneal/intrakutan
- lebensbedrohliche Blutungen nur vereinzelt beschrieben [71]:
  - Selbst bei verlängerter PTT bis zum 2-Fachen des oberen Normwerts und einer Thrombozytopenie unter 50 000/µl ist die Peritonealpunktion ein sicheres Verfahren.
  - Eine Gerinnungsoptimierung durch Gabe von Fresh Frozen Plasma (FFP)/Thrombozytenkonzentraten ist bei einer INR > 2,5 oder Thrombozyten < 20 000/ml laut Leitlinie zu erwägen.
  - In der Klinik des Autors erfolgt bei einer INR > 2,5 oder Thrombozyten < 20 000/µl die Gabe von FFP bzw. Thrombozytenkonzentraten.
- Ein Kreatininwert > 6 mg/dl wurde als Risikofaktor für Blutungskomplikationen beschrieben [67][73].

16.15.2 Komplikationen nach der Durchführung

- protrahierter Austritt von Aszites aus dem Stichkanal (5 % der therapeutischen Peritonealpunktionen) [66]
- Peritonitis/Bauchdeckenabszess nach Darmperforation bei ca. 0,4 % der Peritonealpunktionen [70]
- kasuistisch postprozedurale Blutungen bis zu 7d nach großvolumigem Ablaufenlassen von Aszites (ohne Korrelation zu Koagulopathie/Thrombozytopenie) [65]
  - Postpunktionell kann es im Rahmen großvolumigem Ablaufenlassen von Aszites (> 5l) zu einem Blutdruckabfall kommen.
  - Daher ist in einem solchen Fall eine inter- und postinterventionelle Überwachung der Patienten inklusive der Vitalparameter angezeigt und sollte schon im Vorfeld geplant werden.
- Die Gefahr des Auftretens eines hepatorenalen Syndroms bei großvolumigem Ablaufenlassen von Aszites (ab > 5l) kann durch die intravenöse Humanalbuminsubstitution (6–8 g Albumin/l Aszites) vermieden werden [69].
  - Aus Praktikabilitätsgründen erhalten die Patienten in der Klinik des Autors pro Liter abgelassenen Aszites 50 ml einer 20 %igen Albuminlösung (ca. 10 g Albumin).
  - Bei Aszitesmengen < 5 l ist keine Gabe von Albumin notwendig [69].

16.16 Dokumentation

- Folgende Aspekte sollen in der Dokumentation der Peritonealpunktion nicht fehlen:
  - ob vor Untersuchungsbeginn eine gültige Aufklärung vorlag, einschließlich deren schriftliche Dokumentation
  - genauer Zeitpunkt der Durchführung (Datum u. Uhrzeit)
  - Ziel der Untersuchung: diagnostisch versus therapeutisch
  - Angabe zu Fehl- und Mehrfachpunktionen
  - bei insgesamt frustraner Intervention (selten): Grund, warum diese mutmaßlich nicht möglich war
  - Angabe des Punktionsorts (z. B. re. oder li. Unterbauch), bei Wahl eines eher ungewöhnlichen Punktionsorts, z. B. im Mittelbauch, Angabe des Grunds hierfür (z. B. bedingt durch

bestehende OP-Narben mit Verwachsungen und Gefahr der Fehlpunktion)
  - visuelle Beurteilung des Aszites (klar, bernsteinfarben, hämorrhagisch, blutig, trüb, eitrig)
  - abgenommene/abgelassene Menge des Aszites
  - Besonderheiten während und unmittelbar nach der Untersuchung, z. B. Schmerzen, Bauchdeckenhämatom, Blutung usw.
  - weitere erforderliche Diagnostik oder Therapie
  - bei Komplikationen Empfehlung zur Vorstellung des Patienten in der (interventionellen) Radiologie zum Coiling eines blutenden Gefäßes oder in der Allgemein- und Viszeralchirurgie
- Nur durch eine sorgfältige und zeitnahe Dokumentation lassen sich im Fall von Rechtsstreitigkeiten unbegründete Forderungen abwenden.

16.17 Postoperatives/ Postinterventionelles Management

- Nach einer diagnostischen Peritonealpunktion sollte für ca. 2h Bettruhe eingehalten werden, bei therapeutischer Peritonealpunktion bis ca. 4h nach Beendigung des Ablassens des Aszites und nach Laborkontrolle (Blutbild).
- Bei großvolumigen Parazentesen (> 5l) ist aufgrund eines möglichen Blutdruckabfalls eine peri- und postinterventionelle Überwachung mit Monitoring des Patienten schon im Vorfeld zu planen.

16.18 Ergebnisse

- Das Ablassen größerer Mengen Aszites führt in der Regel zu einer unmittelbaren klinischen Besserung.
  - Ein Erfolg kann allerdings nicht garantiert werden.
  - Abhängig von den in der abgelassenen Flüssigkeit erhobenen Befunden und ob erneut Flüssigkeit in die Bauchhöhle nachläuft, sind eine erneute Punktion(en), weitere Behandlungsmaßnahmen notwendig, z. B. Anpassung der diuretischen Therapie und Kontrolluntersuchungen.

16.19 Besonderheiten bei bestimmten Personengruppen

16.19.1 Besonderheiten bei Schwangeren

- Bei den Ursachen von Aszites in der Schwangerschaft ist zwischen schwangerschaftsabhängigen und -unabhängigen Ursachen zu unterscheiden. Die Abklärung geschieht meistens in Absprache zwischen den Gynäkologen/Neonatologen für die schwangerschaftsabhängigen und den Gastroenterologen für die schwangerschaftsunabhängigen Ursachen.
- Auch bei einer normalen Schwangerschaft kann es zum Auftreten von geringen Mengen freier Flüssigkeit kommen. Diese kann z. B. durch die stattfindende hormonelle Umstellung mit Elektrolytverschiebungen verursacht sein.
- Bei Aszites bedingt durch eine vorbestehende Leberzirrhose bedeutet eine Schwangerschaft eine zusätzliche Belastung für die Leber.
  - Dann kann es gerade zum Ende der Schwangerschaft zum Auftreten von Aszites kommen.
  - Ist dieser ausgeprägt, sollte dieser erst kurz vor der Geburt punktiert werden, um eine Überdehnung der Bauchmuskulatur unter der Geburt zu vermeiden.
  - Nach Punktion sollte der Schwangeren zusätzlich Albumin und Flüssigkeit zugeführt werden, da es sonst leicht zu einer Dehydration kommen kann.

16.19.2 Besonderheiten bei Kindern und Jugendlichen

- Bei Erwachsenen ist die Leberzirrhose der häufigste Grund für Aszites, bei Kindern stehen andere Erkrankungen im Vordergrund, z. B. Peritonitis, Appendizitis o. ä.
- Die Durchführung ist vergleichbar mit Erwachsenen.
- Allerdings wird bei Kindern auch bei einer diagnostischen Punktion eine Lokalanästhesie durchgeführt.

16.19.3 Besonderheiten bei anderen Personen- bzw. Risikogruppen

- außer bei Einschränkungen der Blutgerinnung keine wesentlichen Besonderheiten

16.20 Literatur

Quellenangaben

[65] Arnold C, Haag K, Blum HE et al. Acute hemoperitoneum after large-volume paracentesis. Gastroenterology 1997; 113: 978–982

[66] de Gottardi A, Thevenot T, Spahr L et al. Risk of complications after abdominal paracentesis in cirrhotic patients: a prospective study. Clin Gastroenterol Hepatol 2009; 7: 906–909

[67] Eberst ME, Berkowitz LR. Hemostasis in renal disease: pathophysiology and management. Am J Med 1994; 96: 168

[68] Gerbes AL, Labenz J, Appenrodt B et al. Aktualisierte S2k-Leitlinie der DGVS „Komplikationen der Leberzirrhose". Z Gastroenterol 2019; 57: 611–680

[69] Gines A, Fernandes-Esparrach G, Monescillo A et al. Randomized trial comparing albumin, dextran 70, and polygeline in cirrhotic patients with ascites treated by paracentesis. Gastroenterology 1996; 111: 1002–1010

[70] Mallory A, Schaefer JW. Complications of diagnostic paracentesis in patients with liver disease. JAMA 1978; 239: 628–630

[71] McVay P, Toy PT. Lack of increased bleeding alfter paracentesis and thoracocentesis in patients with mild coagulation abnormalities. Transfusion 1991; 31: 164–171

[72] Minocha A. A fatal case of paracentesis. Am J Gastroenterol 1999; 94: 856

[73] Molino D, De Lucia D, Gaspare De Santo N. Coagulation disorders in uremia. Semin Nephrol 2006; 26: 46

[74] Pramann O. Einwilligung des Patienten: Rechtliche Details, die Ärzte kennen sollten. Dtsch Arztebl 2017; 114: 2

[75] Schiebler TH, Korf HW Anatomie, Histologie, Entwicklungsgeschichte, makroskopische und mikroskopische Anatomie, Topographie. 10. vollst. überarb. Aufl. Berlin/Heidelberg: Springer; 2007

Wichtige Internetadressen

- Deutsche Gesellschaft für Gastroenterologie, Verdauungs- und Stoffwechselkrankheiten:www.dgvs.de
- Deutsche Leberhilfe e. V., Übersicht von Selbsthilfegruppen für Lebererkrankungen: www.leberhilfe.org/selbsthilfegruppen

17 Intrakutane Injektion

Kai Zacharowski, Leon van Bömmel

17.1 Steckbrief

Bei der intrakutanen Injektion wird ein Stoff in die Haut injiziert, z. B. bei Allergietests, Tuberkulintests oder lokaler Quaddelung mit Lokalanästhetika zur Schmerztherapie. Da die applizierte Menge sehr gering ist (ca. 0,1–0,5 ml), sollten Feindosierungsspritzen (z. B. 1 ml) verwendet werden.

17.2 Synonyme

- Quaddeln (umgangssprachlich)
- Quaddeltherapie

17.3 Keywords

- intrakutan
- Botox
- Neuraltherapie

17.4 Überblick

- Die Haut besteht aus Epidermis (Oberhaut), Dermis (Lederhaut) und der darunter liegenden Subkutis (Unterhaut/ Unterhautfettgewebe). Epidermis und Dermis nennt man Kutis. Die intrakutane Injektion erfolgt in die Dermis.
- Aufgrund der feinen dermalen Blutgefäße werden Medikamente nur langsam resorbiert. Mehr Durchblutung bedeutet also schnellere Resorption.
  - So steigert sich bei anderen parenteralen Applikationswegen („am Darm vorbei") schrittweise die Durchblutung des Gewebes und damit die Resorptionsgeschwindigkeit.
  - Subkutane Injektionen (s. c.) in das etwas mehr durchblutete subkutane Fettgewebe werden immer noch langsam und gleichmäßig dem Körper zur Verfügung gestellt, aber ermöglichen eine von medizinischen Laien durchführbare Injektion eines deutlich größeren Volumens, daher bezeichnet man sie auch als Depotpräparate (▸ Abb. 17.1b).
  - Bei nochmals gesteigerter Durchblutung wirken intramuskulär (i. m.) verabreichte Medikamente deutlich schneller als subkutane Injektionen (▸ Abb. 17.1b).
  - Bei einer intravenösen (i. v.) Gabe kommt es dann bei idealer Durchblutung zu einer sofortigen Wirkung der Medikamente.
- Die Auswahl der parenteralen Injektionsart richtet sich also nach der gewünschten Zeit der Wirkung, dem zu applizierenden Volumen, der Gewebeverträglichkeit des Medikaments und dem Aufwand der Injektion, besonders bei repetitiven Gaben.

17.5 Indikationen

- Die intrakutane Injektion findet Anwendung bei Allergietests, in der Tuberkulosediagnostik, in der Schmerztherapie, der Behandlung übermäßiger Schweißproduktion, der Neuraltherapie und der Faltenunterspritzung.

17.6 Kontraindikationen

- Kontraindikationen wären eine bekannte Allergie gegen das zu injizierende Medikament, mögliche Blutungsneigungen, Verbrennungen, Verletzungen oder Infektionen im betreffenden Hautareal.

17.7 Aufklärung und spezielle Risiken

- Die Maßnahme darf nur mit Einverständnis der Patienten und Patientinnen erfolgen.
- Wie bei jeder Injektion kann es zur allergischen Reaktion, Infektion, Nerv- und Gefäßverletzung kommen.

17.8 Vorbereitende Diagnostik

- Es ist keine vorbereitende Diagnostik notwendig.

17.9 Anästhesie

- Es ist keine Anästhesie notwendig, sondern ist selbst eine Form der Lokalanästhesie.
- Mit einem EMLA-Pflaster (Eutektische Mischung Lokalanästhetika) oder einer EMLA-Creme kann aber bei Bedarf eine Oberflächenanästhesie der geplanten Einstichstelle erfolgen.

17.10 Personal, Material und Einstelltechnik

- Einmalhandschuhe (nicht steril), Tupfer/Kompressen, Desinfektionsspray
- Kanüle für die Punktion (sehr fein)
- Feindosierungsspritze mit Medikament
- Abwurfbox

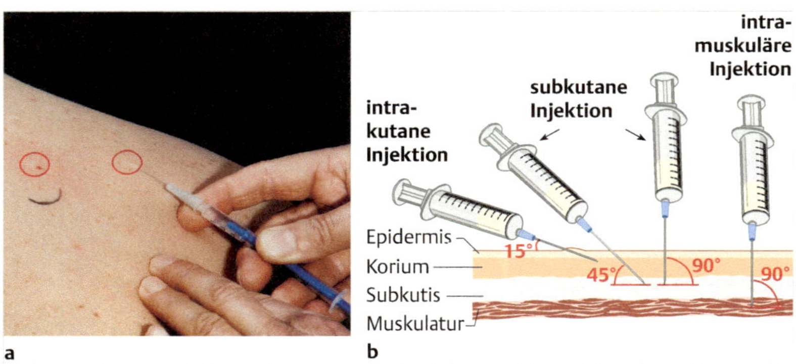

Abb. 17.1 Intrakutane Injektion.
a Intrakutane Injektion (Allergietest). Es entstehen die typischen weißen Hautquaddeln. Entgegen der Darstellung wird das Tragen von Einmalhandschuhen empfohlen. (Quelle: Moll I. Duale Reihe Dermatologie. 7. Aufl. Stuttgart: Thieme; 2010)
b Schema verschiedener Injektionstiefen. (Quelle: Schewior-Popp S, Sitzmann F, Ullrich L. Thiemes Pflege. 12. Aufl. Stuttgart: Thieme; 2012)

17.11 Vorbereitung

- Patientinnen und Patienten über das Vorhaben informieren
- geeignete Punktionsstelle suchen:
  - Wenn möglich, sollte ein mechanisch wenig beanspruchtes Areal zur Injektion genutzt werden, z. B. der Rücken bei Allergietests oder der Unterarm beim Tuberkulintest.
  - Auch jede andere Stelle des Körpers, z. B. zur Analgesie vor schmerzhaften Punktionen (kutane Quaddel).
- Einmalhandschuhe anziehen
- Punktionsstelle desinfizieren, ca. 30 s einwirken lassen und mit einer Kompresse einmalig trockenwischen
- Die gründliche Vorbereitung vor Injektion hat im Sinne der Patientensicherheit, des Eigenschutzes und der Hygiene oberste Priorität.
- Vergewissern sie sich über die Richtigkeit des Medikaments.

17.12 Anatomie

- Die Haut besteht aus der Kutis, die sich in Epidermis (Oberhaut) und Dermis (Lederhaut) gliedert und der darunter liegenden Subkutis (Unterhaut).
- Wenn möglich, sollte ein mechanisch wenig beanspruchtes Areal zur Injektion genutzt werden, z. B. der Rücken bei Allergietests oder der Unterarm beim Tuberkulintest. Auch jede andere Stelle des Körpers eignet sich z. B. zur Analgesie vor schmerzhaften Punktionen (kutane Quaddel).

17.13 Durchführung

- Bei erfolgreicher intrakutaner Injektion ist eine weiße Hautquaddel mit deutlich vergröbertem Porenrelief sichtbar.

17.13.1 Durchführung Schritt für Schritt

- Patientinnen und Patienten über das Vorhaben informieren
- geeignete Punktionsstelle suchen:
  - Wenn möglich, sollte ein mechanisch wenig beanspruchtes Areal zur Injektion genutzt werden, z. B. der Rücken bei Allergietests oder der Unterarm beim Tuberkulintest.
  - Auch jede andere Stelle des Körpers, z. B. zur Analgesie vor schmerzhaften Punktionen (kutane Quaddel).
- Einmalhandschuhe anziehen
- Punktionsstelle desinfizieren, ca. 30 s einwirken lassen und mit einer Kompresse einmalig trockenwischen
- Haut mit einer Hand an der Punktionsstelle spannen und Patientin bzw. Patienten auf den Schmerz vorbereiten (z. B. „Achtung, gleich gibt es einen Stich und es kann brennen!")
- Die Haut in einem sehr flachen Winkel (ca. 15°, ▸ Abb. 17.1) punktieren (▸ Abb. 17.1).
- Cave: Schieben Sie die Nadel nur 2–3 mm weit vor, damit Sie nicht in die Subkutis injizieren.
- Bei einer Menge von 0,1–0,2 ml sollte eine weiße Hautquaddel mit deutlich vergröbertem Porenrelief sichtbar sein.
- Wölbt sich die Haut lediglich vor, ohne dass sie weiß erscheint, liegt die Injektion subkutan und muss (an anderer Stelle) wiederholt werden.
- nach Injektionsende Nadel sofort eigenhändig in geeigneten Abwurfbehälter entsorgen

17.14 Mögliche Fehler und Fallstricke

- Bei einer Menge von 0,1–0,2 ml sollte eine weiße Hautquaddel mit deutlich vergröbertem Porenrelief sichtbar sein.
- Wölbt sich die Haut lediglich vor, ohne dass sie weiß erscheint, liegt die Injektion subkutan und muss (an anderer Stelle) wiederholt werden.

17.15 Mögliche Komplikationen

- Es kann zur allergischen Reaktion, Infektion, Nerv- und Gefäßverletzung kommen.

17.16 Dokumentation

- Dokumentation nach hauseignen Standards.

17.17 Besonderheiten bei bestimmten Personengruppen

17.17.1 Besonderheiten bei Schwangeren

- Das Medikament sollte hinsichtlich Verträglichkeit in der Schwangerschaft geprüft werden (www.embryotox.de)

17.17.2 Besonderheiten bei Kindern und Jugendlichen

- Erklären Sie der Patientin bzw. dem Patienten und den Eltern das geplante Vorgehen.
- Beachte: Auch Kinder sind der Patientinnen bzw. Patienten, denen wir mit Ehrlichkeit begegnen müssen!
  - Machen Sie den Patientinnen bzw. den Patienten niemals etwas vor („Das tut schon nicht weh …"), sondern erklären sie ihr Handeln.
  - Worte erzeugen Bilder in der Vorstellung.
  - Daher empfiehlt es sich offene oder positive Formulierungen zu benutzen wie „Es kann sein, dass du etwas spürst", statt „Stich" oder „Pieks".
  - Verneinungen erzeugen gegenteiligen Effekt. Etwas „tut nicht weh" stellt sich ein Kind trotzdem als Schmerz vor.
  - Nutzen Sie bildhafte Sprache
- Mit einem EMLA-Pflaster (eutektische Mischung Lokalanästhetika) oder einer EMLA-Creme kann eine Oberflächenanästhesie der geplanten Einstichstelle erfolgen. Die Mischung aus Lidocain und Prilocain ermöglicht eine schmerzfreie Hautpunktion.
- Größere Kinder sollten wie Erwachsene liegen, kleinere können zur Beruhigung auf dem Schoß der Eltern sitzen.
- Geizen Sie nicht mit Lob für das Kind nach erfolgreicher Punktion.
- Nutzen Sie kindliche Motivpflaster zur Fixierung eines Verbands.

Praxistipp

- Die Eltern oder andere Bezugspersonen können eine beruhigende Wirkung auf Kinder haben. Beziehen Sie diese mit ein. Auch Kuscheltiere können Wunder wirken!
- Kinder sollten am besten von der Notwendigkeit der Punktion überzeugt und möglichst nicht gegen ihren Willen festgehalten werden, da dies eine gravierende Traumatisierung mit sich bringen kann.
- Bei heftiger Gegenwehr oder schwieriger Punktion sollten Sie eine Pause einlegen.
- Individuelle Ressourcen des Kindes erfragen. Filme oder Spiele auf einem mobilen Endgerät können ebenfalls genutzt werden.
- Bei Kleinkindern und Säuglingen kann etwas Zuckerlösung (z. B. Glukose 20 %) zur Beruhigung auf den Schnuller getropft werden, der dann die kleinen Patientinnen und Patienten ablenkt.

18 Subkutane Injektionen

Kai Zacharowski, Leon van Bömmel

18.1 Steckbrief

Bei der subkutanen Injektion wird ein Medikament, z. B. Heparin oder Insulin, in das subkutane Fettgewebe injiziert. Dies wird meist vom Pflegepersonal übernommen.

18.2 Synonyme

- s. c.-Injektion

18.3 Keywords

- subkutane Injektion
- Depotpräparate
- parenterale Medikamentengabe

18.4 Überblick

- Die Haut besteht aus in Epidermis (Oberhaut), Dermis (Lederhaut) und der darunter liegenden Subkutis (Unterhaut/ Unterhautfettgewebe).
- Die subkutane Injektion erfolgt in die Subkutis. Die Subkutis enthält größere Blutgefäße, Nerven und Sinneszellen.
- Bei parenteralen Applikationswegen („am Darm vorbei") bedeutet mehr Durchblutung eine schnellere Resorption. Betrachtet man die Injektionsarten beginnend von der Hautoberfläche, werden intrakutan injizierte Medikamente aufgrund der feinen dermalen Blutgefäße nur sehr langsam resorbiert.
- In der Subkutis steigert sich dann die Durchblutung und damit die Resorptionsgeschwindigkeit.
  - Subkutane Injektionen (s. c.) werden also etwas schneller resorbiert als intrakutane Injektionen und ermöglichen die Injektion eines deutlich größeren Volumens in Fett und lockeres Bindegewebe.
  - Daran ist vorteilhaft, dass dem Körper größere Mengen eines Medikaments über einen längeren Zeitraum gleichmäßig zur Verfügung gestellt werden können.
  - Daher bezeichnet man subkutan injizierte Medikamente auch als Depotpräparate.
  - Die subkutane Gabe ist leicht zu erlernen, komplikationsarm und daher eine geeignete Maßnahme, die auch von medizinischen Laien durchführbar ist.
- Bei nochmals gesteigerter Durchblutung wirken intramuskulär (i. m.) verabreichte Medikamente deutlich schneller als subkutane Injektionen (▸ Abb. 17.1b).
- Der Ort bester Durchblutung sind natürlich die Venen selber. Bei einer intravenösen (i. v.) Gabe kommt es also zu einer sofortigen Wirkung der Medikamente.
- Die Auswahl der parenteralen Injektionsart richtet sich somit nach der gewünschten Zeit der Wirkung, dem zu applezierenden Volumen, der Gewebeverträglichkeit des Medikaments, dem Aufwand der Injektion und den Kompetenzen des Personals, besonders bei repetitiven Gaben.

18.5 Indikationen

- Die subkutane Injektion ist relativ unkompliziert von Pflegepersonal oder von der Patientin bzw. vom Patienten selber durchführbar.
- Sie eignet sich besonders für repetitive Gaben und Depotpräparate, wie Insulin, Impfstoffe, Antikörper, palliative Opiate, Lokalanästhetika und die Thromboseprophylaxe.

18.6 Kontraindikationen

- Kontraindikationen wären eine bekannte Allergie gegen das zu injizierende Medikament, mögliche Blutungsneigungen, Verbrennungen, Verletzungen, Infektionen, Lymphabflussstörungen, Ödeme, Hämatome oder Paresen im betreffenden Hautareal.

18.7 Aufklärung und spezielle Risiken

- Die Maßnahme darf nur mit Einverständnis der Patientin bzw. des Patienten erfolgen.
- Wie bei jeder Injektion kann es zur allergischen Reaktion, Infektion, Nerv- und Gefäßverletzung kommen.

18.8 Vorbereitende Diagnostik

- Es ist keine vorbereitende Diagnostik notwendig.

18.9 Anästhesie

- Es ist keine Anästhesie notwendig.

18.10 Personal, Material und Einstelltechnik

- Da die applizierte Menge bei Heparin oder Insulin sehr gering ist (0,05–0,1 ml), sollten Feindosierungsspritzen (Gesamtvolumen 1 ml, Unterteilung 0,01 ml) mit dünnen und kurzen Nadeln (30G, 8 mm Länge) verwendet werden (▸ Abb. 18.1a).
- Für die Insulinapplikation gibt es auch fertige Pens, die über eine mehrfach verwendbare Kanüle verfügen (▸ Abb. 18.1b).
- Kurze, spitze Nadeln, ein Volumen < 0,8 ml, langsame Injektion, isotonische und pH-neutrale Substanzen verursachen weniger Schmerzen bei subkutaner Injektion.
- Einmalhandschuhe (nicht steril), Tupfer/Kompressen. Desinfektionsspray
- Feindosierungsspritze mit dünner Kanüle und Medikament
- Abwurfbox
- evtl. Pflaster

18.11 Vorbereitung

- Die gründliche Vorbereitung vor Injektion hat im Sinne der Patientensicherheit, des Eigenschutzes und der Hygiene oberste Priorität.
- Kommunizieren Sie mit der Patientin bzw. dem Patienten, legen Sie das komplette erforderliche Material vor Beginn der Injektion bereit, vergewissern sie sich über die Richtigkeit des Medikaments und wählen Sie die Punktionsstelle aus.

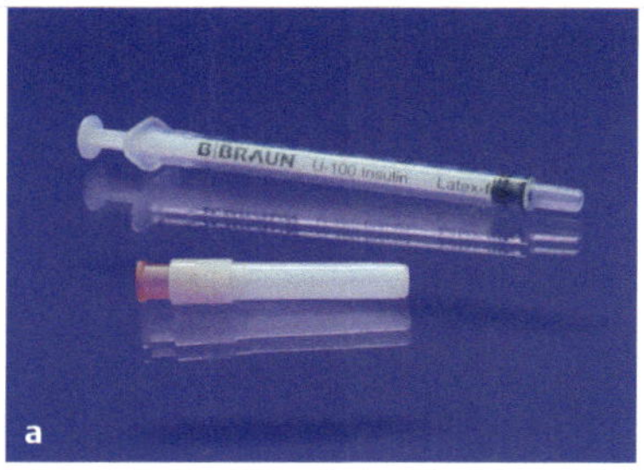

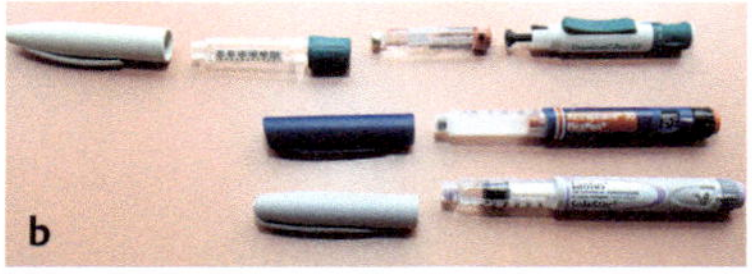

Abb. 18.1 Erforderliches Material für subkutane Injektion.
a Insulinspritze U100 mit Kanüle. (Foto: Paavo Blåfield. Quelle: Hengesbach S, Hinkelbein J, Genzwürker H, Neuhaus C, Kollrack Y, Knauß A. Subkutane Injektionen. In: Hengesbach S, Hinkelbein J, Genzwürker H, Neuhaus C, Kollrack Y, Knauß A, Hrsg. Checkliste Medical Skills. 2., unveränderte Auflage. Stuttgart: Thieme; 2019)
b Verschiedene Insulinpens. (Quelle: Fischer M, Osterbrink B, Pöhler N, Schöning D. Insulin-Pen. In: Schewior-Popp S, Sitzmann F, Ullrich L, Hrsg. Thiemes Pflege. 15. Auflage. Stuttgart: Thieme; 2020)

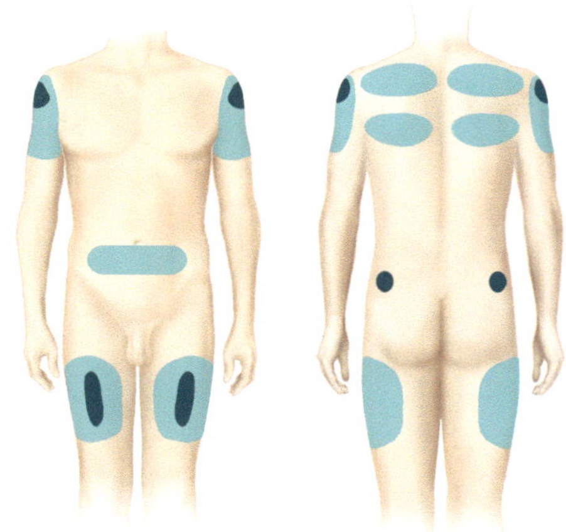

Abb. 18.2 Mögliche Injektionsbereiche für subkutane und intramuskuläre Injektionen. (Quelle: Hoehl M, Sitzmann F. Injektionsstellen. In: Schewior-Popp S, Sitzmann F, Ullrich L, Hrsg. Thiemes Pflege. 15. Auflage. Stuttgart: Thieme; 2020)

18.12 Anatomie

- Grundsätzlich eigenen sich alle Körperregionen mit ausgeprägtem Unterhautfettgewebe (▶ Abb. 18.2), wobei die Injektionsorte der ersten Wahl der Unterbauch und der laterale Oberschenkel sind.
- Um den Nabel herum sollte ein ca. 2 cm großes Areal ausgespart werden, da sich hier die Linea alba befindet.

18.13 Durchführung

- Führen Sie die Injektion gerade am Anfang gemäß der Anleitung Schritt für Schritt und in Ruhe durch.
- Vernachlässigen Sie auch bei zunehmender Erfahrung nicht das hygienische Arbeiten.

18.13.1 Lagerung

- Die Lagerung richtet sich nach der Punktionsstelle und der Mobilität der Patientinnen und Patienten.

18.13.2 Durchführung Schritt für Schritt

- Patienten informieren und geeignete Punktionsstelle aussuchen (▶ Abb. 18.2)
  - Grundsätzlich eigenen sich alle Körperregionen mit ausgeprägtem Unterhautfettgewebe, wobei die Injektionsorte der ersten Wahl der Unterbauch und der laterale Oberschenkel sind.
  - Um den Nabel herum sollte ein ca. 2 cm großes Areal ausgespart werden, da sich hier die Linea alba befindet.
- Einmalhandschuhe anziehen
- Kanüle auf Spritze stecken
- Punktionsstelle desinfizieren!
- Beachte: In medizinischen Einrichtungen sollte eine alkoholische Hautdesinfektion vor jeder subkutanen Injektion durchgeführt werden, auch wenn langjährige Erfahrungen bei subkutanen Injektionen durch die Patientin und den Patienten selbst keine Infektkomplikationen zeigen.
- Bilden Sie mit der linken Hand eine Hautfalte. Bereiten Sie den Patientinnen und Patienten auf den stechenden Schmerz und einen möglichen Dehnungsschmerz bei Applikation eines größeren Volumens vor („Achtung, gleich gibt es einen Stich und es kann brennen!“).
- Punktieren Sie die Haut zügig. Bei Kanülen bis 12 mm Länge wählen Sie einem Winkel von 90°, ansonsten einen Winkel von 45° (▶ Abb. 18.3).
- Es ist keine Aspiration vor Injektion notwendig.
- Ziehen Sie nach erfolgter Injektion die Nadel zurück.
- Nadel sofort eigenhändig in geeigneten Abwurfbehälter entsorgen
- Die Injektionsstelle kann mit einem Tupfer abgewischt, sollte aber nicht massiert werden (Gefahr der Hämatombildung).
- Sollte ein Blutstropfen an der Einstichstelle austreten, können Sie ein Pflaster aufkleben.

Cave

Punktieren Sie nicht in bestehende Hämatome, Ödeme, Wunden oder Narben. Auch entzündliche Hautveränderungen oder Regionen mit Lymphabflussstörungen sowie paretische Gliedmaßen sind ungeeignet.

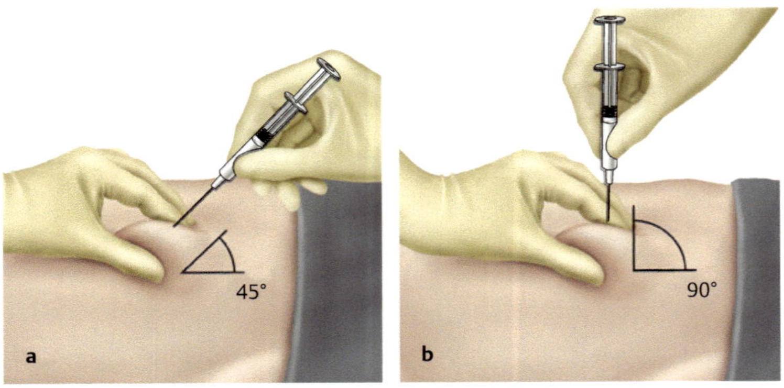

Abb. 18.3 Technik der subkutanen Injektion. (Quelle: Hoehl M, Sitzmann F. Durchführung. In: Schewior-Popp S, Sitzmann F, Ullrich L, Hrsg. Thiemes Pflege. 15. Auflage. Stuttgart: Thieme; 2020)

18.14 Mögliche Fehler und Fallstricke

- Falls eine Patientin bzw. ein Patient häufige subkutane Injektionen erhält, sollte ein festes Rotationsschema gewählt werden, bei dem die verwendeten Hautareale regelmäßig gewechselt werden. So kann eine subkutane Sklerosierung verhindert werden.
- Das Desinfektionsmittel muss vor der Injektion vollständig getrocknet sein, damit es nicht nach subkutan gelangt.

18.15 Mögliche Komplikationen

- subkutane Sklerosierung
- Eine Hämatombildung bei Heparininjektion lässt sich fast nicht vermeiden. Erklären Sie dem Patienten diese häufige, aber harmlose Nebenwirkung.

18.16 Dokumentation

- Dokumentation nach hauseignen Standards.

18.17 Besonderheiten bei bestimmten Personengruppen

18.17.1 Besonderheiten bei Schwangeren

- Das Medikament sollte hinsichtlich Verträglichkeit in der Schwangerschaft geprüft werden (www.embryotox.de).

18.17.2 Besonderheiten bei Kindern und Jugendlichen

- Erklären Sie der Patientin bzw. dem Patienten und den Eltern das geplante Vorgehen.
- Beachte: Auch Kinder sind der Patientinnen bzw. Patienten, denen wir mit Ehrlichkeit begegnen müssen!
  - Machen Sie den Patientinnen bzw. den Patienten niemals etwas vor („Das tut schon nicht weh …"), sondern erklären sie ihr Handeln.
  - Worte erzeugen Bilder in der Vorstellung.
  - Daher empfiehlt es sich offene oder positive Formulierungen zu benutzen wie „Es kann sein, dass du etwas spürst", statt „Stich" oder „Pieks".
  - Verneinungen erzeugen gegenteiligen Effekt. Etwas „tut nicht weh" stellt sich ein Kind trotzdem als Schmerz vor.
  - Nutzen Sie bildhafte Sprache
- Mit einem EMLA-Pflaster (eutektische Mischung Lokalanästhetika) oder einer EMLA-Creme kann eine Oberflächenanästhesie der geplanten Einstichstelle erfolgen. Die Mischung aus Lidocain und Prilocain ermöglicht eine schmerzfreie Hautpunktion.
- Größere Kinder sollten wie Erwachsene liegen, kleinere können zur Beruhigung auf dem Schoß der Eltern sitzen.
- Geizen Sie nicht mit Lob für das Kind nach erfolgreicher Punktion.
- Nutzen Sie kindliche Motivpflaster zur Fixierung eines Verbands.

Praxistipp

- Die Eltern oder andere Bezugspersonen können eine beruhigende Wirkung auf Kinder haben. Beziehen Sie diese mit ein. Auch Kuscheltiere können Wunder wirken!
- Kinder sollten am besten von der Notwendigkeit der Punktion überzeugt und möglichst nicht gegen ihren Willen festgehalten werden, da dies eine gravierende Traumatisierung mit sich bringen kann.
- Bei heftiger Gegenwehr oder schwieriger Punktion sollten Sie eine Pause einlegen.
- Individuelle Ressourcen des Kindes erfragen. Filme oder Spiele auf einem mobilen Endgerät können ebenfalls genutzt werden.
- Bei Kleinkindern und Säuglingen kann etwas Zuckerlösung (z. B. Glukose 20 %) zur Beruhigung auf den Schnuller getropft werden, der dann die kleinen Patientinnen und Patienten ablenkt.

18.18 Literatur

Literatur zur weiteren Vertiefung

[76] Usach I, Martinez R, Festini T, Peris JE. Subcutaneous Injection of Drugs: Literature Review of Factors Influencing Pain Sensation at the Injection Site. Adv Ther 2019; 36: 2986–2996

Teil II

Alternative Applikationsformen

II

19 Maßnahmen bei Nadelstichverletzung

Niels-Benjamin Adams

II

19.1 Steckbrief

Die Nadelstichverletzung (NSV) zählt zu den häufigsten Arbeitsunfällen unter medizinischem Fachpersonal und ist eine potenzielle Gefährdung durch Stich, Schnitt- oder Kratzverletzungen mit medizinischem Instrumentarium oder durch blutige Kontamination von Schleimhäuten oder Hautdefekten. Neben der Infektionsgefahr mit dem Hepatitis-B-Virus (HBV), dem Hepatitis-C-Virus (HCV) oder Humanen Immundefizienz-Virus (HIV) sollten auch andere Faktoren – wie die allgemeine Wundversorgung, Tetanusprophylaxe und seltenere Infektionen – bedacht werden. Im Fall einer Nadelstichverletzung steht die primäre Wundversorgung und Desinfektion für eine schnelle Keimreduktion im betroffenen Bereich im Vordergrund. Im Anschluss sollte zeitnah die Einnahme einer Postexpositionsprophylaxe erwogen und die Verletzung zeitnah durch einen Durchgangsarzt (D-Arzt) dokumentiert und versorgt werden. Zusätzlich soll der aktuelle serologische Infektionsstatus bestimmt und eine Impfung in Betracht gezogen werden.

19.2 Synonyme

- Schnittverletzung
- Stichverletzung
- Kratzverletzung

19.3 Keywords

- Nadelstichverletzung (NSV, NSTV)
- Postexpositionsprophylaxe
- Arbeitsunfall
- Impfung

19.4 Überblick

- Die NSV ist eine im Klinikalltag regelmäßig anzutreffende Verletzung, die ein standardisiertes Vorgehen erfordert.
- Das Hauptrisiko der NSV liegt üblicherweise nicht in der (meist kleineren) Verletzung selbst, sondern in der potenziellen Infektion mit verschiedenen Erregern durch die Kontamination mit Blut einer Indexperson (▸ Tab. 19.1) [81][85].
  - Zu diesen Erregern zählen vor allem das Hepatitis-B-Virus (HBV), das Hepatitis-C-Virus (HCV) und das Humane Immundefizienz-Virus (HIV).
  - Daneben sollten jedoch auch seltenere Erreger, wie bspw. C. tetani, Rabiesvirus, Hepatitis-A-Virus, Hepatitis-D-Virus oder das Eppstein-Barr-Virus bedacht werden.
  - Das Risiko einer Infektion bei unklarem serologischem Status der Indexperson lässt sich näherungsweise durch die Prävalenz und die Serokonversionsrate der Erkrankung bestimmen [3].
    - Die Serokonversionsrate (also die Übertragung bei positiver Indexperson) für HBV wird auf 30–90 %, für HCV auf 3 % und für HIV < 0,3 % geschätzt [82][83][84].
    - Umgangssprachlich wird dies auch als sogenannte „3er-Regel" bezeichnet.
- Die Wahrscheinlichkeit der Infektion wird von mehreren unabhängigen Faktoren bestimmt, die in der individuellen Zusammenschau ein Gesamtrisiko aufzeigen (▸ Tab. 19.2). Insbesondere die Verletzungsart, die übertragene Menge infektiöser Flüssigkeit, die Wundtiefe, die Erregerkonzentration und das Vorhandensein einer Postexpositionsprophylaxe oder Impfung bestimmen das individuelle Infektionsrisiko.

Tab. 19.1 Prävalenz und Serokonversionsrate für HBV, HCV und HIV [82][83][84].

Virus	Prävalenz (für die deutsche Allgemeinbevölkerung)	Serokonversionsrate
HBV	0,3 %	30–90 %
HCV	0,3 %	3 %
HIV	0,1 %	0,3 %

Tab. 19.2 Faktoren, die das Infektionsrisiko HIV-Infektion beeinflussen [79].

Expositionsform	Veränderung des Risikos im Verhältnis zum Mittleren Risiko von 0,3 %
tiefe Stich- oder Schnittverletzung	16-fach höher
hohe Erregerlast im Blut der Indexperson	6-fach erhöht
sichtbare, frische Blutspuren auf verletzendem Instrumentarium	5-fach erhöht
verletzende Kanüle war vor NSV in Arterie oder Vene platziert	5-fach erhöht
Exposition von Schleimhaut	4-fach erniedrigt
Exposition entzündlich veränderter Hautpartien	10-fach niedriger

19.5 Indikationen

- Jede fragliche Verletzung oder Exposition von Schleimhäuten oder verletzten Hautoberflächen mit potenziell infektiösem Material sollte als potenzielle NSV behandelt werden.

19.6 Kontraindikationen

- Eine absolute Kontraindikation existiert nicht.

19.7 Aufklärung und spezielle Risiken

- Das allgemeine Risiko entsteht durch die NSV selbst und die damit verbundenen üblichen Risiken einer Verletzung (Blutung, Nervenschäden etc.).
- Ein spezielles Risiko entsteht durch möglicherweise im Rahmen der NSV erworbene Infektionserkrankungen durch den Kontakt mit potenziell infektiösem Material.
- Die im Anschluss an eine NSV notwendigen Blutuntersuchungen bringen das übliche Risiko einer Blutabnahme mit sich.

19.8 Personal, Material und Einstelltechnik

- Für die sofortige Hilfe bei Nadelstichverletzungen sind folgende Materialien zu verwenden:
  - Eigenschutz (Einmalhandschuhe anziehen, ggf. Schutzkittel und Schutzbrille)
  - spitzen Gegenstand sichern und ggf. im Kanülenabwurf entsorgen
  - Desinfektionsmittel, Seife, Augenspüllösung, sterile Kompressen, Verbandsmaterial, ggf. chirurgisches Besteck
- Für die nachfolgende Blutabnahme empfiehlt sich ein Standard-Blutabnahmeset (Stauschlauch, sterile Tupfer, Desinfektionsmittel, Kanüle, Blutabnahmeröhrchen, Pflaster, Kanülenabwurf).

19.9 Vorbereitung

- Jede Nadelstichverletzung sollte in der Notaufnahme eines Krankenhauses oder im Fall eines Arbeitsunfalls einem Durchgangsarzt vorgestellt werden.
- Hier sollten u. a. Einmalhandschuhe, Schutzkittel, Verbandsmaterialien, Desinfektions- und Spüllösungen und chirurgische Bestecke vorgehalten werden.
- Darüber hinaus sollte es die Möglichkeit der Blutabnahme der betroffenen Person und bei Zustimmung der Indexperson geben.
- Zusätzlich sollte die Möglichkeit zur standardisierten Dokumentation und Anamnese vorbereitet sein.

19.10 Anatomie

- Die menschliche Haut ist durch den Aufbau aus Epidermis, Dermis und Subcutis im gesunden und gepflegten Zustand eine sichere Schutzbarriere vor Krankheitserregern. Wird die intakte Hautbarriere verletzt, besteht die Möglichkeit des Eindringens von Pathogenen und der Infektion mit einer Vielzahl von Erregern.
- Auch die menschliche Schleimhaut ist eine wirkungsvolle Barriere gegen Erreger. Im Vergleich zur Haut kann die Schleimhaut jedoch durch fehlendes verhorntes Plattenepithel der Epidermis leichter verletzt und damit durchlässig werden [80].

19.11 Durchführung

- Bei einer Nadelstichverletzung steht zuerst die Wundversorgung im Vordergrund und im Anschluss die ärztliche Begutachtung und Entscheidung über eine Postexpositionprophylaxe.

19.11.1 Durchführung Schritt für Schritt

- Folgende Sofortmaßnahmen sind bei Nadelstichverletzungen je nach Kontaminationsart zu beachten [77]:
  - Verletzung mit offener Wunde:
    - Bluten lassen für ca. 1 min, keine Kompression des umliegenden Gewebes
    - ausgiebige Desinfektion von Wunde und Stichkanal
  - Kontamination von Augen und Schleimhäuten: schnellstmögliches Spülen mit sauberem Wasser, NaCl-Lösung 0,9 % oder verdünnter Jodlösung (1:4)
  - Kontamination geschädigter Haut: ausgiebige Reinigung mit Wasser und Seife, im Anschluss Reinigung mittels Hautantiseptikum und steriler Tupfer bei Nadelstichverletzung
- im Anschluss:
  - Entscheidung über HIV-PEP, Immunglobulingabe, Impfung
  - zügige Vorstellung beim D-Arzt
  - Wundversorgung + Blutabnahme zur Klärung des aktuellen serologischen Status
  - Erwäge: Blutabnahme bei Indexperson (Cave: nur mit Zustimmung)
- Nach erfolgter Sofortmaßnahme sollte die NSV unverzüglich durch einen D-Arzt versorgt und dokumentiert werden.
  - Dies dient einerseits der Wundversorgung und andererseits der Dokumentation als Arbeitsunfall.
  - Gleichzeitig sollte der serologische Status der exponierten Person mittels Anti-HBs + Anti-HBc (nur bei unklarem HBV-Impfstatus), Anti-HCV und Anti-HIV-1/2 erhoben werden.
  - Bei vorliegendem dokumentiertem Einverständnis und Aufklärung der Indexperson kann zusätzlich der serologische Status mittels HBsAg, Anti-HCV und Anti-HIV-1/2 erhoben werden, um das potenzielle Risiko genauer einschätzen zu können.

Postexpositionsprophylaxe und Impfung

HBV

- Da für das HBV eine gut wirksame Impfung verfügbar ist und mittlerweile für Kinder im Impfkalender der Ständigen Impfkommission (STIKO) empfohlen wird, sollte die postexpositionelle Impfung gegen HBV in Abhängigkeit einer erfolgreichen Impfung und der Bestimmung des letzten Impftiters erfolgen.
- Bei vollständiger Grundimmunisierung der exponierten Person und einer positiven Titerkontrolle (Anti-HBs > 100IE/L) innerhalb der letzten 10 Jahre sind keine weiteren Maßnahmen erforderlich.
- Bei unsicherem, unvollständigem oder unklarem Impfstatus der exponierten Person sollten postexpositionelle Maßnahmen wie Impfung oder die Gabe von Immunglobulin innerhalb der ersten 48h anhand der aktuellen STIKO-Empfehlungen bzw. Leitlinie erwogen werden [82].

Cave

Jeweils aktuelle Einzelheiten und Impfindikationen hierzu sollten den Leitlinien und den Empfehlungen des Robert-Koch-Instituts entnommen werden.

Tab. 19.3 Zusammenfassende Empfehlung zur Indikationsstellung einer PEP aus der HIV-PEP-Leitlinie 2022 [79].

Verletzungsart	Indexperson > 50 HIV- RNA Kopien/ml oder unbekannte Viruslast	Indexperson < 50 HIV-RNA Kopien/ml
(blutende) perkutane Stichverletzung mit Injektionsnadel oder anderer Hohlraumnadel; Schnittverletzung mit kontaminiertem Skalpell, Messer o.ä.	empfehlen	anbieten
oberflächliche Verletzung (z. B. mit chirurgischer Nadel) ohne Blutfluss, Kontakt von Schleimhaut oder verletzter/geschädigter Haut mit Blut, BAL-Spritzer ins Auge	anbieten	nicht indiziert
perkutaner Kontakt mit anderen Körperflüssigkeiten als Blut (wie Urin, Kot oder Speichel), Kontakt von intakter Haut mit Blut, Haut- oder Schleimhautkontakt mit Körperflüssigkeiten wie Urin und Speichel	nicht indiziert	nicht indiziert

Tab. 19.4 Maßnahmen bei einer Nadelstichverletzung im Verlauf [77].

Zeitpunkt nach der Exposition	HBV [82]	HCV [78]	HIV [78]
sofort nach Exposition	bei unsicherer Immunität (unvollständige Impfung, letzter Impftiter > 100IE/L vor über 10 Jahren): Anti-HBc + Anti-HBs bei unsicherer Immunität der exponierten Person und unklarem oder unsicherem Infektionsstatus der Indexperson: Erwäge Immunglobulin-Gabe + Impfung innerhalb von 48h (immer anhand aktueller STIKO-Empfehlung)	Anti-HCV keine Postexpositionsprophylaxe	HIV-Screeningtest bei HIV-positiver Indexperson oder Risikofaktoren darauf: Erwäge HIV-PEP für 4 Wochen (Einnahme je früher desto besser, spätestens nach 72h)
nach 6 Wochen	Anti-HBs: bei erfolgter Booster-Impfung bei unsicherer Immunität: HBsAg + Anti-HBc (früher Infektionsmarker)	Anti-HCV	HIV-Screeningtest (bei HIV-PEP Verzögerung 10 Wochen nach Exposition)
nach 12 Wochen	bei unsicherer Immunität: Anti-HBc + Anti-HBs	Anti-HCV	HIV-Screeningtest (bei HIV-PEP Verzögerung 16 Wochen nach Exposition)
nach 6 Monaten	bei unsicherer Immunität: Anti-HBc + Anti-HBs	Anti-HCV	HIV-Screeningtest

HCV

- Die Therapie und die Prognose einer HCV-Infektion haben sich mit der Einführung neuer antiviraler Medikamente seit 2014 stark geändert.
- Aktuell ist im Fall einer beruflichen Exposition keine Postexpositionsprophylaxe (PEP) empfohlen (▶ Tab. 19.3).
- Dies ist am ehesten darauf zurückzuführen, dass einerseits die HCV-Infektion eine Spontanheilungsrate von 15–40 % zeigt und andererseits effiziente Therapiemöglichkeiten zur Verfügung stehen [78][83].

HIV

- Im Fall einer NSV mit dem Verdacht auf eine HIV-infizierte Indexperson sollte eine HIV-PEP frühzeitig (bestenfalls innerhalb der ersten 2h) und spätestens nach 72h eingenommen werden (▶ Tab. 19.4).
- Derzeit existieren verschiedene orale Medikamentenregime, deren frühzeitige Einnahme eine Infektionswahrscheinlichkeit um 80–90 % reduzieren kann.
- Die jeweils aktuell empfohlenen Regimes können der aktuellen Leitlinie entnommen werden [79].
- Üblicherweise ist die HIV-PEP in den Notaufnahmen der Krankenhäuser vorrätig oder muss im Einzelfall über die Apotheke erworben werden.
- Ein Beginn der PEP-Einnahme > 72h nach der Exposition wird aktuell nicht empfohlen [79][84].

19.12 Mögliche Fehler und Fallstricke

- Auch wenn das Infektionsrisiko bei einer Nadelstichverletzung insgesamt eher gering ausfällt, ist ein regelmäßiges Hinterfragen der eigenen Sicherheitsvorkehrung einzeln und im Team unbedingt zu empfehlen.
- Folgende Besonderheiten sollten bedacht werden:
  - Bei Verdacht auf eine NSV sollte immer eine zügige Desinfektion bzw. Spülung durchgeführt werden
  - Nach jeder NSV sollte die zügige Einnahme einer PEP erwogen werden.
  - Eine NSV ist keine Bagatellverletzung, sondern sollte vom D-Arzt aufgenommen und versorgt werden.
  - Eine regelmäßige Aktualisierung des eigenen Impfstatus anhand der STIKO-Empfehlungen ist unerlässlich.
  - Das Tragen der persönlichen Schutzausrüstung, insbesondere von (doppelten) Handschuhen, sollte im Umgang mit potenziell infektiösem Material immer bedacht werden.

- Eine gute Kommunikation und Atmosphäre im Team kann die Anzahl an NSV und anderen Komplikationen verringern.
- Es sollten regelmäßige Hautpflegeprodukte verwendet werden, um die Barrierefunktion der Haut aufrecht zu erhalten.

19.13 Dokumentation

- Die Dokumentation einer Nadelstichverletzung sollte im Verbandbuch und durch einen Arztbrief eines Durchgangsarztes erfolgen.

19.14 Literatur

Quellenangaben

[77] Berufsgenossenschaft für Gesundheitsdienst und Wohlfahrtspflege. Stich- oder Schnittverletzungen Leitfaden zum Vorgehen bei potenziell infektiösen Verletzungen oder Kontaminationen. Im Internet: www.bgw-online.de/bgw-online-de/service/medien-arbeitshilfen/medien-center/nadelstichverletzungen-leitfaden-zum-vorgehen-bei-potenziell-18 154; Stand: 05.06.2024

[78] Cornberg M, Sandmann L, Protzer U et al. S3-Leitlinie der Deutschen Gesellschaft für Gastroenterologie, Verdauungs- und Stoffwechselkrankheiten (DGVS) zur Prophylaxe, Diagnostik und Therapie der Hepatitis-B-Virusinfektion. Z Gastroenterol 2021; 59: 691–776

[79] Deutsche Aidsgesellschaft D et al. Deutsch-Österreichische Leitlinie zur medikamentösen Postexpositionsprophylaxe (PEP) nach HIV-Exposition (Version 2022). Im Internet: https://register.awmf.org/assets/guidelines/055-004l_S2k_Medikamentoese-Postexpositionsprophylaxe-PEP-nach-HIV-Exposition_2022-06.pdf; Stand: 05.06.2024

[80] Moll I, Bahmer FA, Bahmer J et al. Duale Reihe Dermatologie. Stuttgart: Thieme; 2016

[81] Riddell A, Kennedy I, Tong CYW. Management of sharps injuries in the healthcare setting. BMJ 2015; 351

[82] Robert-Koch-Institut (RKI). RKI-Ratgeber – Hepatitis B und D. Im Internet: www.rki.de/DE/Content/Infekt/EpidBull/Merkblaetter/Ratgeber_HepatitisB.html; Stand: 05.06.2024

[83] Robert-Koch-Institut (RKI). RKI-Ratgeber – Hepatitis C. Im Internet: www.rki.de/DE/Content/Infekt/EpidBull/Merkblaetter/Ratgeber_HepatitisC.html; Stand: 05.06.2024

[84] Robert-Koch-Institut (RKI). RKI-Ratgeber – HIV-Infektion/AIDS. Im Internet: www.rki.de/DE/Content/Infekt/EpidBull/Merkblaetter/Ratgeber_HIV_AIDS.html; Stand: 05.06.2024

[85] Wicker S, Gottschalk R, Rabenau HF. Risk of needlestick injuries from an occupational medicine and virological viewpoint. Dtsch Arztebl 2007; 104: 1–8

19

20 Gastrointestinale Sonden

Geraldine de Heer, Alexandru Ogica, Arved Weimann

20.1 Steckbrief

Gastrointestinale Sonden gehören zu den am häufigsten in der Intensivmedizin zum Einsatz kommenden Zugängen. Sie dienen der Zufuhr von enteraler Ernährung und Medikamenten bzw. werden auch als Ablaufsonden für Mageninhalt, d. h. zur gastralen Dekompression, verwendet. Im klinischen Alltag erfolgt die vorübergehende Zufuhr enteraler Nährlosungen oder die Gabe von Medikamenten meist über eine nasogastrale Sonde oder, mit spezieller Indikation, über eine nasojejunale Sonde. Nur in Ausnahmefällen, z. B. Operationen oder Traumata des Mittelgesichts, erfolgt die Anlage einer orogastralen Sonde. Dieser Zugang stellt jedoch eher eine kurzfristige Lösung für analgosedierte Patient:innen dar.

20.2 Synonyme

- transnasale Magensonde
- nasogastrale Sonde
- orogastrale Sonde
- nasojejunale Sonde
- perkutane Sonde (PEG)

20.3 Keywords

- Magensonde
- Jejunalsonde
- perkutane Sonde
- enterale Ernährung
- gastrale Dekompression

20.4 Überblick

- Wache und nicht schluckgestörte Patient:innen benötigen, außer zur gastralen Dekompression, in der Regel keine gastrointestinale Sonde.
- Für die enterale Ernährung, die Gabe von Medikamenten und eine Ableitung von Mageninhalt eignen sich gastrointestinale Sonden.
- Diese Sonden, die über die Nase (selten und nur kurzfristig den Mund) eingebracht werden und im Magen oder hinter dem Pylorus bzw. jejunal enden), verfügen über eine vom Hersteller angegebene maximale Liegedauer, die in der Regel 4–6 Wochen beträgt.
- Nach dieser Zeit steigt die Rate an Komplikationen (z. B. Sinusitis).
- Sonden, die für eine längerfristige Ernährung geeignet sind, werden über die Bauchdecke meist endoskopisch als perkutane endoskopische Gastro- bzw. Jejunostomie (PEG bzw. PEJ) oder als perkutane endoskopische Gastrostomie mit postpylorischem Sondenende (sogenannte Jet-PEG) eingebracht.
- Weniger häufig erfolgt die Anlage dieser Sonden mittels radiologischer (PRG bzw. PRJ) bzw. sonografischer Techniken.
- Im Gegensatz dazu handelt es sich bei der Feinnadelkatheter-Jejunostomie (FKJ) um einen vielfach eingesetzten Ernährungszugang, der operativ angelegt wird und deshalb gerade beim postoperativen Kostaufbau zum Einsatz kommt.

20.5 Indikationen

- kurzfristige (Wochen) Applikation von enteraler Ernährung sowie Kontrolle des gastralen Residualvolumens zur Steuerung des Kostaufbaus bzw. zum Monitoring der gastrointestinalen Motilität
- Applikation von Medikamenten
- Ableitung des Mageninhalts bzw. Magendekompression:
  - gastrale bzw. intestinale Motilitätsstörung
  - rezidivierendes Erbrechen und Aspirationsgefahr
  - postoperative Atonie des oberen Gastrointestinaltrakts
  - Aspirationsprophylaxe vor Intubation (sogenannte „Ileus-Einleitung“)
  - Entlastung des Magens bei Aerophagie (z. B. unter nicht invasiver Beatmung, High-Flow-Sauerstofftherapie)
  - Diagnostik und Monitoring einer oberen gastrointestinalen Blutung (wenig Spezifizität und Sensibilität)
- transpulmonale Druckmessung (Optimierung von Beatmungseinstellungen)
- Schienung von Anastomosen nach Ösophaguschirurgie

20.6 Kontraindikationen

- Ösophagusstrikturen
- Ösophagusverletzungen, z. B. nach Ingestion von Laugen oder Säuren, postoperativ nach Anlage einer frischen Anastomose (Neuanlage)
- ausgeprägte Gerinnungsstörungen mit erhöhtem Risiko einer Epistaxis
- höhergradige Ösophagusvarizen, wenn Notfall-Endoskopie nicht verfügbar (Datenlage nicht eindeutig)
- Läsionen der kribriformen Platte
- ausgeprägte Schädelbasisfrakturen
- ausgeprägte Mittelgesichtsverletzungen

20.7 Aufklärung und spezielle Risiken

- Außerhalb der intensivmedizinischen Notfallversorgung ist die Anlage einer Magensonde als elektiver Eingriff zu sehen, der bei vorhandener medizinischer Indikation immer auch der Zustimmung der Patient:innen bzw. der Vertreter:innen bedarf.

20.8 Anästhesie

- Eine lokale Anästhesie mittels Gels oder Sprays (z. B. Lidocain) ist bei wachen Patienten unverzichtbar.
- Die analgetische und auch vasokonstriktive Wirkung entfaltet sich im ganzen Nasen-Rachen-Raum.

20.9 Personal, Material und Einstelltechnik

- Sonden aus Polyvinylchlorid (PVC):
  - Einlumige Sonden werden kurzfristig zur enteralen Ernährung oder zur Dekompression des Magens verwendet.
  - Zweilumige Sonden verfügen jeweils über ein zusätzliches Lumen, das der Be- bzw. Entlüftung des Systems (Druckausgleich) dient, um im Fall des Abfließens von Mageninhalt das Anhaften der Sonde an die Magenwand zu verhindern. Sie

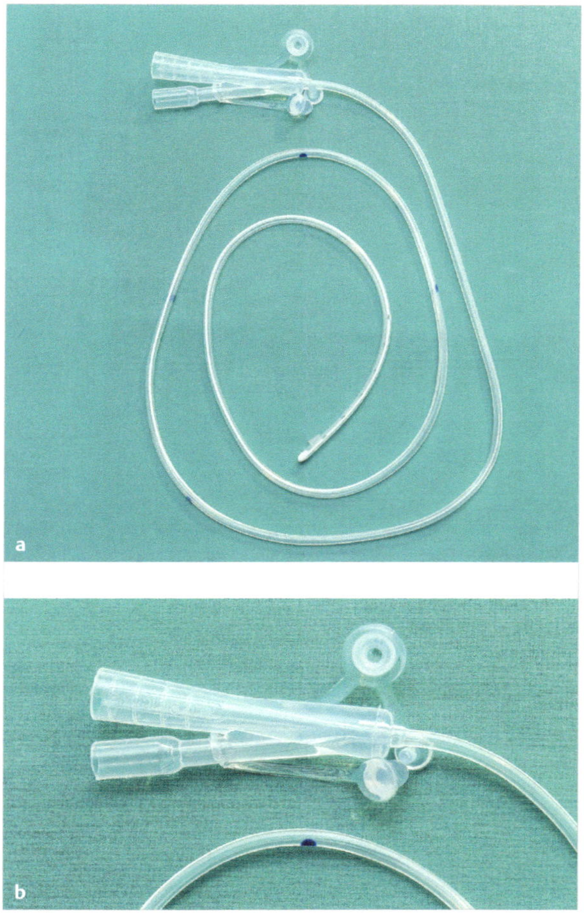

Abb. 20.1 Gastrointestinale Sonden.
a Nasogastrale Sonde.
b Ausschnitt.
(Quelle: Mit freundlicher Genehmigung von Axel Kirchhof)

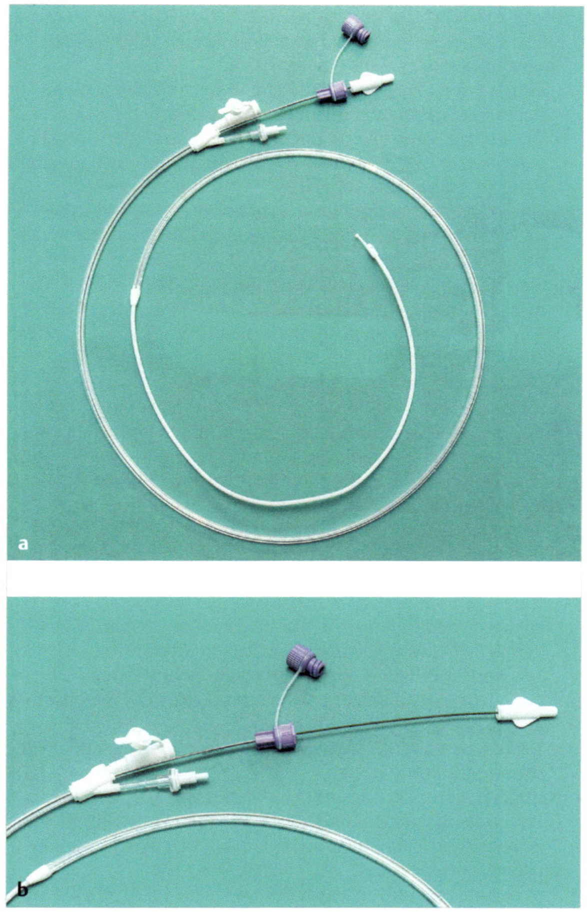

Abb. 20.2 Postpylorische Sonde.
a Nasojejunale, 3 -lumige Sonde.
b Ausschnitt.
(Quelle: Mit freundlicher Genehmigung von Axel Kirchhof)

kommen oftmals als perioperative Entlastungssonden, insbesondere bei viszeralchirurgischen Eingriffen, zum Einsatz.
  - Nach 24–72h verlieren PVC-Sonden ihren Weichmacher (Phthalat), werden steifer und können so zu Schleimhautverletzungen führen, z. B. Druckulzerationen. Sie sind daher für einen längeren Einsatz, z. B. eine mehrwöchige stationäre Ernährungstherapie, nicht geeignet.
- Sonden aus Silikon oder Polyurethan (▶ Abb. 20.1):
  - Dieses Material ist deutlich weicher und behält auch bei mehrwöchiger Liegezeit seine Elastizität.
  - Solche Sonden sind somit für eine längerfristigen Einsatz bestens geeignet, wie im Fall einer Ernährungstherapie.
- Unabhängig von den unterschiedlichen Materialeigenschaften sind die meisten Sonden in verschiedenen Größen (6–18Ch) verfügbar.
  - Die Größe wird üblicherweise anhand des Außendurchmessers in Charrière (Ch) angegeben, wobei 1Ch ⅓mm entspricht.
  - Bei Kindern kommen meist Sonden von 10–14Ch, bei Erwachsenen 14–18Ch zur Anwendung.
  - Die Länge der Sonden variiert von ca. 60–120 cm.
  - Oftmals sind röntgenologisch sichtbare Markierungen vorhanden, die bei der Lagekontrolle hilfreich sein können.
  - Die Auswahl der Magensonde sollte in Abhängigkeit von der Indikation erfolgen, wobei großlumige Sonden eher für die Ableitung von Mageninhalt geeignet sind, kleinere, dünnere für die Applikation von Ernährung (kleinere Sonde → größerer Tragekomfort → höhere Toleranz).
  - Bei kleineren Sonden steigt das Risiko einer Okklusion, insbesondere, wenn darüber auch Medikamente verabreicht werden.
- Nasojejunale Sonden werden für die postpylorische Ernährungstherapie verwendet.
  - Die Sonden sind meistens aus Polyurethan und haben ein oder mehrere Lumina.
  - Einlumige Sonden sind mit den in der Regel eher kleinerem Außendurchmesser für eine enterale Ernährung oder für die Applikation von Medikamenten geeignet.
  - Eine Ableitung von Darminhalt, beispielsweise über ein aktives Drainagesystem, wäre wegen des kleinen Lumens und des fehlenden Druckausgleichslumens praktisch kaum möglich.

II

- Wenn zusätzlich zur postpylorischen Ernährung auch Mageninhalt abgeleitet werden soll, wäre die Anlage einer zusätzlichen nasogastralen Sonde erforderlich.
  - Einige zweilumige postpylorische Sonden verfügen genau über einen gastralen und einen postpylorischen Zugang.
  - Dreilumige Sonden verfügen, neben dem gastralen Entlastungslumen und dem postpylorischen Zuführlumen, über ein Belüftungslumen (▸ Abb. 20.2).
  - Die Anlage dieser komplexen Ernährungssonden ist im Vergleich zu einer klassischen gastralen Sonde deutlich aufwändiger.
  - Sie erfolgt in der Regel mittels einer Endoskopie, oder wird direkt intraoperativ gelegt.
  - Wie bei den meisten postpylorischen bzw. jejunalen Sonden sind die Lumina klein (ca. 6–9Ch), sodass Sondenokklusionen nicht selten sind.
  - Meist ist dann eine Neuanlage der Sonde erforderlich, was eine zusätzliche Belastung für Patient:innen und einen erhöhten Zeit- und Materialaufwand darstellt.
- Der sachgerechte Umgang bzw. die Pflege der Sonden ist von entscheidender Bedeutung.
  - So sollte vor einer Medikamentengabe bei gleichzeitiger enteraler Ernährung die Ernährungszufuhr unterbrochen werden und das Ernährungslumen mit 30–50 ml kohlensäurefreiem Wasser gespült werden.
  - Die zu applizierenden Medikamente sollten, je nach Galenik gemörsert bzw. suspendiert werden, in eine Spritze aufgezogen und einzeln über die Sonde verabreicht werden.
  - Nach jedem Medikament sollte mit 10–20 ml Wasser nachgespült werden.
  - Nach dem letzten Spülen der Sonde kann die Sondennahrung wieder gestartet werden.
- Nasogastrale Ernährungssonden werden von ärztlichem bzw. pflegerischem Personal nach ärztlicher Anordnung gelegt. Postpylorische Sonden werden meist ärztlich platziert (endoskopisch, perioperativ).
- Sogenannte „self-advancing“ oder auch selbstplatzierende Sonden, werden über die Nase in den Magen vorgeschoben, werden zusätzlich stündlich um etwa 10 cm vorgeschoben, um dann mithilfe der gastralen Motilität den Pylorus zu passieren.
  - Kleine Laschen an der Außenseite der Sonden verhindern ein Zurückrutschen der Sonde in der gastralen Entspannungsphase.
  - Die Gabe von Prokinetika (z. B. Metoclopramid, Erythromycin) oder Luftinsufflation erleichtern die Migration der Sonde.
- Für Sonden, die mittels sogenannter IRIS-Technologie eingebracht werden, benötigt man einen Monitor, der über eine Steckverbindung mit der Sonde verbunden ist, sodass das Einführen der Sonde in Echtzeit verfolgt werden kann.
  - Weitere Optionen sind die Anlage unter sonografischer Kontrolle oder mittels elektromagnetischer Darstellung der Sonde auf einem Monitor.
  - Auch diese Sonden bestehen aus Polyurethan, Silikon oder Polyvinylchlorid (▸ Abb. 20.3).
  - Die transnasalen Sonden sind flexibel, ein- bis mehrlumig, mit einem Durchmesser von 8–16Ch und einer Länge bis 270 cm.
  - Einige Sondentypen verfügen über einen Einführungsdraht, der die postpylorische Platzierung erleichtert, z. B. bei einer bettseitigen oder endoskopischen Anlage.
- Patient:innen sollten zur Anlage möglichst in sitzender Position gelagert werden.
- Alle Hilfsmittel, z. B. eine Absaugvorrichtung, Schutztuch bzw. Nierenschale etc., sollten unmittelbar verfügbar sein, um unnötige Unterbrechungen während des Eingriffs zu vermeiden.

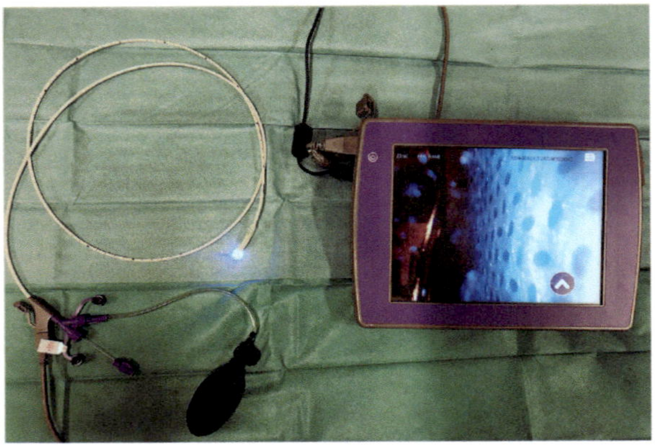

Abb. 20.3 IRIS-Sonde.

20.10 Vorbereitung

- Für diese Methode ist keine spezielle Vorbereitung notwendig.

20.11 Anatomie

- Die Nasenlöcher sind die äußere Öffnung der Nasennebenhöhlen.
- 5–7 cm hinter den Nasenlöchern gibt es eine Verbindung zum Nasopharynx, der in den Oropharynx übergeht.
- Die Pharynxlänge von der Schädelbasis bis zum Beginn der Speiseröhre beträgt etwa 12– 14 cm.
- Der Ösophagus beginnt am oberen Ösophagussphinkter und verläuft auf einer Länge von etwa 25 cm durch das Zwerchfell zum Magen hinunter.
- Der Magen ist eine stark dehnbare Struktur und kann daher in seiner Länge variieren, der leere Magen ist jedoch in der Regel etwa 25 cm lang.
  - Bei einer Magensondenanlage, bei der die Spitze der Sonde im Bereich des Magenkorpus bzw. -antrums platziert werden sollte, sollten etwa 55 cm des Schlauchs eingeführt werden.
  - Das Einführen der Sonde kann durch die Nasenmuscheln erschwert werden und sollte zur Vermeidung von Verletzungen behutsam eingeführt werden.

20.12 Durchführung

20.12.1 Lagerung

- Die Anlage einer nasogastralen Sonde sollte möglichst in sitzender Position bzw. in Oberkörperhochlagerung (20–30°) erfolgen.

20.12.2 Durchführung Schritt für Schritt

- wache, kooperative Patient:innen:
  - Vor der Anlage sollte nasal ein Lokalanästhetikum als Spray mit entsprechender Einwirkzeit appliziert werden.
  - Auf die Sonde bzw. in die Nase sollte ein Gleitmittel appliziert werden.
  - Bei sitzenden, geradeaus schauenden Patient:innen wird die Sonde zunächst waagerecht eingeführt, bei Berührung der hinteren Pharynxwand sollte der Kopf leicht nach vorne gekippt werden.
    - Aktives Schlucken, ggf. von etwas Wasser, erleichtert nun das Vorschieben der Sonde durch den Ösophagus in den Magen.

- Besonders bei starkem Hustenreiz sollte aufgrund einer möglichen Fehlplatzierung der Sonde nach endotracheal der Vorgang abgebrochen und neu gestartet werden.
- sedierte, intubierte Patient:innen:
  - Bei ausreichend tiefer Sedierung kann auf eine nasale Lokalanästhesie, nicht jedoch auf Verwendung eines Gleitmittels, verzichtet werden. Das Vorschieben der Sonde bei Berührung der Pharynxwand am liegenden Patienten wird durch Anheben und Inklination des Kopfs erleichtert.
  - Bei einliegendem Beatmungstubus bzw. Trachealkanüle verhindert ein geblockter Cuff eine endotracheale Fehllage nicht, der warnende Hustenreiz kann bei tiefer Analgosedierung fehlen.
  - Durch die Sondenanlage „unter Sicht“ mittels einer Laryngoskopie kann eine endotracheale Fehllage in der Regel verhindert werden.
  - Gekühlte Sonden (Gefrierfach) sind etwas steifer und lassen sich leichter vorschieben.
- Fixierung der Sonde:
  - Häufig kommen hypoallergene Pflaster zur Anwendung. Ggf. sollte vor Fixierung eine alkoholische Hautreinigung erfolgen.
  - Verwendung spezieller Halterungen, z. B. Kunststoffclips
- Die Anlage einer gastrointestinalen Sonde ist eine invasive Maßnahme, bei der es u. a. zu einer vermehrten Aerosolexposition kommen kann. Das Verhindern einer Sondendislokation ist für Patient:innen und Behandler:innen gleichermaßen wichtig.
- Postpylorische Sonden werden in der Regel endoskopisch oder intraoperativ unter Sicht eingeführt, sodass die Kontrolle gleichzeitig mit der Platzierung erfolgt.

20.13 Mögliche Fehler und Fallstricke

- Bei der Anlage gastrointestinaler Sonden kann es bei Missachtung der Kontraindikationen zu teils schweren Blutungen im Bereich des Nasen-Rachen-Raums kommen.
- Ebenso möglich sind Fehllagen und Schlaufenbildungen, weshalb eine radiologische Lagekontrolle unbedingt erforderlich ist (▸ Abb. 20.4).

20.14 Mögliche Komplikationen

20.14.1 Komplikationen während der Durchführung

- Stressreaktion, Schmerzen
- Epistaxis mit Blutaspiration
- Erbrechen und Aspiration
- Fehllagen: Schlaufenbildung bzw. Aufrollen der Sonde im Mund, Pharynx, Hypopharynx oder Ösophagus
- endotracheale Fehllage mit Hypoxie
- Ösophagusvarizenblutung
- Perforation, Verletzung der Ösophagus- oder der hinteren Pharyngealwand
- Pneumothorax, Hydrothorax (selten)

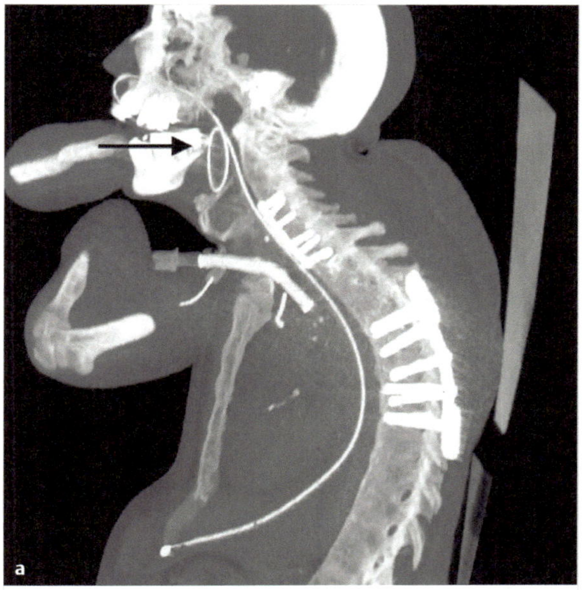

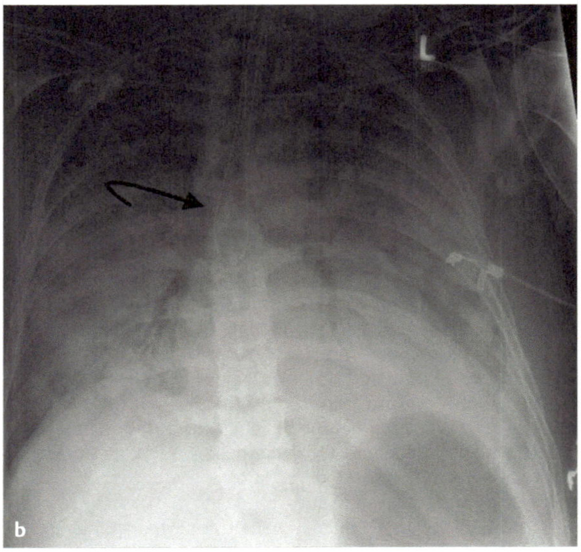

Abb. 20.4 Sondenfehllagen.
a CT mit Darstellung einer pharyngealen Sondenfehllage.
b Röntgen-Thorax mit ösophagealer Sondenfehllage.

20.14.2 Komplikationen nach der Durchführung

- Sinusitis
- Ösophagitis
- ösophageale, gastrale oder duodenale Erosionen, Ulzerationen, Blutungen
- Dislokation, Umschlagen der Jejunalsonde in den Magen
- Okklusion, Abknicken

20.15 Dokumentation

- Die Anlage der gastrointestinalen Sonde sowie die Lagekontrolle und das Auftreten von Komplikationen während der Anlage sollten schriftlich festgehalten werden.
- Die pflegerische Überprüfung der Sondenlage im Verlauf sowie die Liegedauer sind ebenfalls zu dokumentieren.

20.16 Postoperatives/ Postinterventionelles Management

- Bei dieser Methode ist kein postoperatives/postinterventionelles Management notwendig.

20.17 Ergebnisse

- Eine thorakale Röntgenaufnahme, möglichst mit Darstellung der Magenregion, um den Verlauf bzw. das Ende der Sonde abzubilden, ist der Goldstandard zur Lagekontrolle bei präpylorischen gastralen Sonden – ein aufwendiges Verfahren mit zusätzlicher Strahlenbelastung, welches jedoch die größte Sicherheit bietet. Es empfiehlt sich, die Anlage einer Magensonde möglichst vor einer geplanten Röntgenkontrolle durchzuführen.
- In der täglichen Praxis sind Inspektion und ggf. Austasten der Rachenhinterwand sowie das rasche Einbringen von etwa 30–50 ml Luft über die einliegende Sonde und zeitgleiche Auskultation des Magens (Luftaustritt meist hörbar) übliche Verfahren zur Lagekontrolle.
    - Mittels dieser Methoden kann jedoch weder eine pulmonale noch eine ösophageale Fehllage sicher ausgeschlossen werden.
    - Die Aspiration von Mageninhalt mit nachfolgender pH-Bestimmung mittels Indikatorpapiers ist ebenfalls eine verbreitete Technik zur Überprüfung der gastralen Sondenlage.
    - Auch hierbei können Fehllagen, z. B. durch verminderte Säurebildung unter PPI-Therapie oder durch vorhergehende pulmonale Aspiration von Mageninhalt, nicht mit der erforderlichen Verlässlichkeit vermieden werden.
- Alternative bildgebende Verfahren, wie die Ultraschall-Visualisierung der Sonde am gastroösophagealen Übergang mit Längs- und Winkelsonografie des Epigastriums, sind möglich, aber oftmals bei Meteorismus oder postoperativ nur eingeschränkt durchführbar.
- Bei Einführung der Sonde mittels Echtzeit-Darstellung kann auf eine anschließende Röntgenaufnahme zur Sicherstellung der gastralen Lage verzichtet werden, eine Schlaufenbildung im Bereich des Pharynx oder des Ösophagus kann mit dieser Technik jedoch nicht ausgeschlossen werden.

20.18 Besonderheiten bei bestimmten Personengruppen

20.18.1 Besonderheiten bei Schwangeren

- Bei Schwangeren sollte nach Möglichkeit auf eine Methode zurückgegriffen werden, bei der auf eine Röntgenuntersuchung verzichtet werden kann.

20.18.2 Besonderheiten bei Kindern und Jugendlichen

- Bei Kindern und Jugendlichen gibt es keine Besonderheiten zu berücksichtigen.

20.19 Literatur

Literatur zur weiteren Vertiefung

[86] Aktar R, Clark B, Eskell M et al. The Use of Nasogastric Tube Bridle Kits in COVID-19 Intensive Care Unit Patients. JCOM 2021; 28: 280–284

[87] Alkhawaja S, Martin C, Butler RJ et al. Post-pyloric vs gastric tube feeding for preventing pneumonia and improving nutritional outcomes in critically ill adults. Cochrane Database Syst Rev 2015; CD008 875

[88] Bloom L, Seckel MA. Placement of nasogastric feeding tube and post-insertion care review, AACN Adv Crit Care 2022; 33: 68–64

[89] Chauhan D, Varma S, Dani M et al. Nasogastric Tube Feeding in Older Patients: A Review of Current Practice and Challenges Faced. Curr Gerontol Geriatr Res 2021; 2021: 6 650 675

[90] Ellett ML. What is known about methods of correctly placing gastric tubes in adults and children. Gastroenterol Nurs 2004; 27: 253–259

[91] Harvey SE, Parrott F, Harrison DA et al. Trial of the route of early nutritional support in critically ill adults. N Engl J Med 2014; 371: 1673–1684

[92] Herrnandez-Socorro CR, Marin J, Ruiz-Santana S et al. Bedside sonographic-guided versus blind nasoenteric feeding tube placement in critically ill pacients. Crit Care Med 1996; 24: 1690–1694

[93] Hu B, Ye H, Sun C et al. Metcoclopramie or domperidone improves post-pyloric placement of spiral nasojejunal tubes in critically ill patients: a prospective, multicenter, open-laber, randomized, controlled clinical trial. Crit Care 2015; 19: 61

[94] Judd M. Confirming nasogastric tube placement in adults, Nursing 2020; 50: 43–46

[95] Li Z, Qi J, Zhao X et al. Risk-benefit profile of gastric vs transpyloric feeding in mechanically ventilated patients: a meta-analysis. Nutr Clin Pract 2016; 31: 91–98

[96] McClave SA, Taylor BE, Martindale RG et al. Guidelines for the provision and assessment of nutrition support therapy in the adult critically ill patient: Society of Critical Care Medicine (SCCM) and American Society for Parenteral and Enteral Nutrition (A.S.P.E.N.). JPEN J Parenter Enteral Nutr 2016; 40: 159–211

[97] Metheny NA, Meert KI. Effectiveness of an electromagnetic feeding tube placement device in detecting inadvertent respiratory placement. Am J Crit Care 2014, 23: 240–247

[98] Mizzi A, Cozzi S, Beretta L et al. Real-time image-guided nasogastric feeding tube placement: A case series using Kangaroo with IRIS Technology in an ICU. Nutrition 2017; 37: 48–52

[99] Preiser JC, van Zanten AR, Berger MM et al. Metabolic and nutritional support of critically ill patients: consensus and controversies. Crit Care 2015; 19: 35

[100] Reintam Blaser A, Starkopf J, Alhazzani W et al. Early enteral nutrition in critically ill patients: ESICM clinical practice guidelines. Intensive Care Med 2017; 43: 380–398

[101] Schroder S, van Hulst S, Claussen M et al. Postpyloric feeding tubes for surgical intensive care patients. Pilot series to evaluate to two methods for bedside placement. Anesthesist 2011; 60: 214–220

[102] Sigmon DF, An J. Nasogastric tube. Stat Peals. Treasure Island (FL): StatPearls Publishing; 2023

[103] Silk DB, Quinn DG. Dual-purpose gastric decompression and enteral feeding tubes rationale and design of novel nasogastric and nasogastrojejunal tubes. JPEN J Parenter Enteral Nutr 2015; 39: 531–543

[104] Tiancha H, Jiyong J, Min Y. How to promote bedside placement of the postpyloric feeding tube: a network meta-analysis of randomized controlled trials. JPEN J Parenter Enternal Nutr 2015; 39: 521–530

[105] Weimann A, Braga M, Carli F et al. ESPEN guideline: clinical nutrition in surgery. Clin Nutr 2017; 36: 623–650

[106] Weimann A, Braunert M, Muller T et al. Feasibility and safety of needle catheter jejunostomy for enteral nutrition in surgically treated severe acute pancreatitis. JPEN J Parenter Enteral Nutr 2004; 28: 324–327

21 Perkutane endoskopische Gastrostomie (PEG)

Dieter Schilling

21.1 Steckbrief

Die PEG (perkutane endoskopische Gastrostomie) ist ein von Kinderärzten eingeführtes Verfahren zur langfristigen enteralen Ernährung bei Patienten, die eine künstliche Ernährung benötigen und bei denen keine Passagestörung im Gastrointestinaltrakt im Sinne einer Stenose oder im Sinne einer Motilitätsstörung vorliegt. Sie ist mit weniger infektassoziierten Komplikationen im Langzeitverlauf behaftet als ein wie auch immer gearteter zentralvenöser Zugang und deshalb auch in der Intensivmedizin eine gängige Maßnahme. Im Folgenden werden Indikation, Kontraindikation, Anlagetechniken und Komplikationen besprochen.

21.2 Synonyme

- PEG

21.3 Keywords

- endoskopische Gastrostomie
- PEG
- Sondenernährung
- endoskopische Enterostomie
- perkutane endoskopische Jejunostomie (PEJ)

21.4 Indikationen

- alle Indikationen zur künstlichen enteralen Ernährung; dies sind bei Intensivpatienten vor allem:
  - Intubation oder Tracheotomie bei Beatmung
  - neurogene Schluckstörungen
  - Tumoren, welche die Passage behindern
  - mangelernährte Patienten
  - Patienten mit Kurzdarmsyndrom mit mehr als einem Meter Restdünndarmlänge

21.5 Kontraindikationen

- Ulzera und Tumoren im Bereich der Magenvorderwand
- Fehlende Passage in den nachgeschalteten Dünn- bzw. Dickdarmabschnitten sind absolute Kontraindikationen, ebenso wie manifeste schwere Gerinnungsstörungen oder eine notwendige Antikoagulation, die eine Punktion unmöglich machen.
- Patienten mit Malabsorptionssyndromen sind ebenfalls keine Kandidaten für eine wie auch immer geartete enterale Ernährung.

21.6 Aufklärung und spezielle Risiken

- Die Aufklärung muss die Komplikationen der PEG-Anlage, aber auch die chronischen Komplikationen nach PEG-Anlage beinhalten.
- Ferner ist gerade in Grenzsituationen auf die künstliche Ernährung als potenziell lebensverlängernde Maßnahme einzugehen.
- Unterschieden werden muss zwischen akuten (sozusagen intra- und perioperativ) und chronischen Komplikationen der PEG.
- akute Komplikationen:
  - leichte Komplikationen:
    - lokale Rötung
    - passageres Pneumoperitoneum, wenn Faden und Sonde nicht ausreichend bei der Anlage auf Zug gehalten werden
  - schwere Komplikationen:
    - Perforation eines zwischen Magenvorderwand und vorderer Bauchwand liegenden Hohlorgans (Colon transversum, Dünndarm)
    - Milz- oder Aortenverletzungen
    - Fistelbildung
    - Peritonitis in der Folge der Hohlorganverletzung
    - Blutungen bei Punktion der epigastrischen Gefäße
- chronische Komplikationen:
  - leichte Komplikationen:
    - Leckagen
    - Hypergranulationen
  - schwere Komplikationen: v. a. das sogenannte Buried-Bumper-Syndrom, also das Einwachsen der inneren Halteplatte in die Mukosa der Magenvorderwand durch fehlende regelmäßige Mobilisation der inneren Halteplatte
  - chronische Infektionen an der Einstichstelle
  - Aspiration von Sondenkost bei fehlender Magenmotilität oder fehlerhafter Patientenlagerung

21.7 Vorbereitende Diagnostik

- Auf jeden Fall sollte vor der PEG-Anlage eine Sonografie des Abdomens durchgeführt werden.
- Bei präinterventionellem Vorliegen eines Aszites kann dann entschieden werden, ob primär eine endoskopisch geführte Gastropexie durchgeführt werden sollte, damit keine Peritonitis direkt nach der Anlage entsteht.
- Bei fehlendem präinterventionellem Aszitesnachweis ist davon auszugehen, dass ein auftretender Aszites direkt im Zusammenhang mit dem Eingriff steht.

21.8 Anästhesie

- Der Eingriff wird in der Regel in Propofol-Sedierung durchgeführt, wie auch sonst mehr als 90 % aller gastrointestinalen Endoskopien in einer Propofol-Sedierung erfolgen. Hier sei auch auf die Leitlinie „Sedierung in der gastrointestinalen Endoskopie" der Deutschen Gesellschaft für Verdauungskrankheiten und Gastroenterologie verwiesen.
- Zusätzlich erfolgt eine Lokalanästhesie, die auch das Peritoneum erreichen sollte.

21.9 Personal, Material und Einstelltechnik

- Auf einem sterilen Tisch sollten folgende Materialien gerichtet sein:
  - Lochtuch
  - Kompressen
  - Spritze mit Lokalanästhetikum und langer 1er-Nadel
  - Skalpell Nr. 1
  - PEG-Set, in dem Punktionsnadel eine PEG-Sonde, äußere Halteplatte und Faden enthalten sind

21

21.10 Vorbereitung

- Wenn eine mobile endoskopische Videoeinheit zur Verfügung steht, kann die PEG-Anlage bettseitig auf der Intensivstation erfolgen. Wichtig sind eine Monitoranlage mit EKG sowie pulsoxymetrisches und Blutdruckmonitoring.
- Die Anforderungen an die Sterilität sind vergleichbar mit denen bei der Anlage eines zentralen Venenkatheters. Der Assistent, der die gastrale Punktion durchführt, muss steril gekleidet sein.
- Es müssen die unterschriebene Einverständniserklärung des Patienten oder dessen gesetzlichen Betreuers vorliegen.
- Weiterhin müssen die aktuellen Gerinnungswerte und die Sonografie des Abdomens vorliegen.
- Es ist auszuschließen, dass eine akute, systemische Infektion besteht. Der Patient muss eine perioperative Antibiotikaprophylaxe erhalten haben.
- Das Epigastrium sollte bei starker Behaarung rasiert werden.

21.11 Anatomie

- Die Vorderwand des Magens muss der Bauchwand anliegen, was mit der Diaphanoskopie zu bestätigen ist. Die Punktion sollte nicht in der Mittellinie erfolgen, da hier die epigastrischen Gefäße verlaufen.

21.12 Durchführung

- Die Anlage erfolgt in Rückenlage, die Atemwegeund die Oxygenierung sollten kontinuierlich überwacht werden. Die Sedierungsleitlinie der Deutschen Gesellschaft für Gastroneterologie und Verdauungskrankheiten empfieht in diesem Kontext auch die Kapnografie.

21.12.1 Zugangswege

- Suche einer geeigneten Punktionsstelle mittels Endoskopie im Bereich der vorderen Magenwand, optimalerweise im Bereich Korpus-Antrum-Übergang

21.12.2 Lagerung

- Bei einer perkutanen Gastrotomie befindet sich der Patient in Rückenlage.

21.12.3 Durchführung Schritt für Schritt

- Der Patient liegt in Rückenlage. Abgesehen von der Position wird ansonsten alles in Analogie zu einer Ösophago-Gastroduo-Duodenoskopie (ÖGD) durchgeführt.
- Die Sedierung erfolgt in der Regel beim nicht intubierten Patienten mit fraktionierter Propofolapplikation. Sauerstoffinsufflation und Monitoring sind obligat.
- Während der Endoskopiker das Gerät einführt und zunächst eine diagnostische ÖGD durchführt, um Kontraindikationen für eine PEG-Anlage auszuschließen, desinfiziert der Assistent großzügig und deckt steril ab.
- Der Endoskopiker sucht eine geeignete Punktionsstelle im Bereich der vorderen Magenwand, optimalerweise im Bereich Korpus-Antrum-Übergang.
- Im leicht abgedunkelten Raum wird dann überprüft, ob Diaphanie besteht. Wenn bei positiver Diaphanie noch der positive Fingerdruckversuch nachweisbar ist, kann an dieser Stelle, die vom Assistenten mittels Nadel markiert werden sollte, sicher punktiert werden.
- Nach lokaler Anästhesie der Haut und aller Schichten der Bauchwand wird unter Aspiration der Magen punktiert. Bei der Anästhesie ist hier vor allem auf ausreichende Lokalanästhesie der Kutis, aber auch der vorderen und hinteren Bauchwandfaszie zu beachten.
- Bei eingeschränkter Diaphanie sollte der Nadelaspirationstest mit einer kochsalzgefüllten Spritze durchgeführt werden.
  - Lässt sich vor Erreichen der Nadel im Magenlumen Luft aspirieren, muss die Punktion abgebrochen werden, da davon auszugehen ist, dass die Luft aus dem Magen, aufliegenden Dünndarm oder Kolon stammt.
  - Wird Luft erst mit Erreichen des Magenlumens aspirierbar, ist alles in Ordnung.
- Die Spritze wird abgezogen, die Nadel belassen und unmittelbar an der Einstichstelle der Nadel eine ca. 5 mm weite Inzision mit dem Skalpell durchgeführt. Durch diese Inzision wird nun die Trokarnadel in paralleler Stichrichtung wie die Anästhesienadel eingeführt, bis auch der Trokar im Magenlumen erkennbar ist.
- Nach Entfernen des Stahlmandrins wird der doppelt liegende Faden in den Magen vorgeschoben.
  - Dieser Faden wird mittels einer Biopsiezange oder Fasszange gefasst, ein wenig in den Arbeitskanal des Endoskops hineingezogen, um dann das Endoskop insgesamt zurückzuziehen.
  - Nach Entfernung des Endoskops wird der aus dem Mund ragende Faden mit der PEG-Sonde verbunden.
- Anschließend zieht der Assistent die PEG-Sonde durch den Mund und Ösophagus in den Magen. Den Eintritt des Sondenkonus in die Trokarspitze bemerkt man durch Widerstandserhöhung.
- Zuletzt wird der Konus an der PEG-Sonde abgeschnitten, die äußere Halteplatte, die Klemme und das Ansatzstück werden über die Sonde geschoben und befestigt.
- Abschließend erfolgt die Fixation der äußeren Halteplatte und der Verband.

21.13 Mögliche Komplikationen

- Unterschieden werden muss zwischen akuten (sozusagen intra- und perioperativ) und chronischen Komplikationen der PEG.

21.13.1 Komplikationen während der Durchführung

- akute Komplikationen:
  - leichte Komplikationen:
    - lokale Rötung
    - passageres Pneumoperitoneum, wenn Faden und Sonde nicht ausreichend bei der Anlage auf Zug gehalten werden
  - schwere Komplikationen:
    - Perforation eines zwischen Magenvorderwand und vorderer Bauchwand liegenden Hohlorgans (Colon transversum, Dünndarm)
    - Milz- oder Aortenverletzungen
    - Fistelbildung
    - Peritonitis in der Folge der Hohlorganverletzung
    - Blutungen bei Punktion der epigastrischen Gefäße

21.13.2 Komplikationen nach der Durchführung

- chronische Komplikationen:
  - leichte Komplikationen:
    - Leckagen
    - Hypergranulationen
  - schwere Komplikationen: v. a. das sogenannte Buried-Bumper-Syndrom, also das Einwachsen der inneren Halteplatte in die Mukosa der Magenvorderwand durch fehlende regelmäßige Mobilisation der inneren Halteplatte
  - chronische Infektionen an der Einstichstelle
  - Aspiration von Sondenkost bei fehlender Magenmotilität oder fehlerhafter Patientenlagerung

21.14 Dokumentation

- Das Protokoll sollte folgende Angaben enthalten:
  - Diaphanie
  - eventuelle Probleme bei der Punktion
  - eventuelle Blutung, auch nur passager
- Aus diesen Aspekten heraus kann entschieden werden, mit welcher Latenz nach dem Eingriff die enterale Ernährung über die PEG-Sonde beginnen kann.

21.15 Postoperatives/ Postinterventionelles Management

- 4–6h nach der PEG-Anlage können Flüssigkeit und Sondenkost über die PEG appliziert werden.
- Der Kostaufbau erfolgt nach einem standardisierten Protokoll und bei Intensivpatienten unter sonografischer Kontrolle der Motilität oder einem Aspirationstest nach Applikation einer definierten Menge an Sondenkost. Da bei Intensivpatienten der PEG-Anlage meist eine Sondenernährung vorausgeht, ist die Motilitätsfrage des Gastrointestinaltrakts meist schon beantwortet.
- Nach 12–24h erfolgt der erste Verbandswechsel. Hierbei sollte auch erstmals die Halteplatte gelockert und dann wieder angezogen werden; nach Desinfektion der Einstichstelle, Drehung der Sonde um 360 Grad und ca. 4 cm Vorverlagern nach intragastral; abschließend Heranziehen der Halteplatte mit sanftem Druck.
- Der Verbandswechsel sollte täglich erfolgen, bis von einem stabilen Trakt auszugehen ist, was nach ca. 8d zu erwarten ist. Danach sind Verbandswechsel zweimal pro Woche ausreichend, allerdings auch dann regelmäßig mit Mobilisation der Halteplatte.

21.16 Besonderheiten bei bestimmten Personengruppen

21.16.1 Besonderheiten bei Schwangeren

- Bei Schwangeren gibt es keine Besonderheiten zu berücksichtigen.

21.16.2 Besonderheiten bei Kindern und Jugendlichen

- Bei Kindern und Jugendlichen gibt es keine Besonderheiten zu berücksichtigen.

21.17 Literatur

Literatur zur weiteren Vertiefung

[107] Gauderer MW, Ponsky JL, Izant RJ. Gastrostomy without laparotomy: a percutaneous endoscopic technique. J Pediatr Surg 1980; 15: 872–875

[108] Grund KE, Konigsrainer I, Zipfel A. Endoskopische gelegte Ernährungssonden: technische Tipps und Tricks. Endoskopie heute 2006; 19: 98–105

[109] Lipp A, Lusardi G. Systemic antimicrobial prophylaxis for percutaneous endoscopic gastrostomy. Cochrane database Syst Rev 2013; 11: CD 005 571

[110] Lucendo AJ, Friginal-Ruiz AB. Percutaneous endoscopic gastrostomy: an update on its indications management, complications and care. Rev Esp Enferm Dig 2014; 8: 529–539

[111] Rosenbaum A, Riemann JF, Schilling D. Die perkutane endoskopische Gastrostomie. Dtsch Med Wochenschr 2015; 140: 1072–1076

22 Transurethraler Blasenkatheter

Yvonne Kollrack

II

22.1 Steckbrief

Ein transurethraler Blasenkatheter ist ein über die Harnröhre eingebrachter Schlauch, der dem kurzzeitigen Ableiten des Harns und dem Entleeren der Harnblase dient. Blasenverweilkatheter dürfen nur nach strenger ärztlicher Indikationsstellung gelegt werden und sind frühestmöglich wieder zu entfernen. Katheterisierungen dürfen nur von demjenigen durchgeführt werden, der regelmäßig geschult wurde, mit der Technik und der notwendigen Hygiene vertraut ist und katheterassoziierte Komplikationen erkennen kann.

22.2 Synonyme

- DK
- Urinkatheter
- Dauerkatheter
- Harnkatheter
- Blasenverweilkatheter

22.3 Keywords

- Einmalfertigsets
- Katheterauswahl
- (Schleimhaut-)geeignetes Desinfektionsmittel
- Blockerspritze

22.4 Überblick

- Routinemaßnahme, die allerdings häufig das Pflegepersonal durchführt
- Nutzen Sie dennoch jede Gelegenheit, einen transurethralen Katheter zu legen. Oft werden Sie im Dienst mit diesem Problem konfrontiert, da bei schwieriger Anlage dann häufig doch der Arzt/die Ärztin dazu gerufen wird.
- Lassen Sie sich auch zeigen, wie ein transurethraler Katheter unter aseptischen Kautelen angespült werden kann, falls er nicht mehr fördert, weil er z. B. durch Koagel verstopft ist.

22.5 Indikationen

- diagnostisch:
  - mikrobiologische Untersuchung
  - Sammelurin
  - Bilanzierung, z. B. auch perioperativ
- therapeutisch:
  - mechanische und neurologische Harnentleerungsstörungen
  - Spül- und Instillationsbehandlung
- akuter Harnverhalt
- Notwendigkeit der Bilanzierung bei schwer kranken Patienten
- kurzfristiger Einsatz im Zusammenhang mit bestimmten operativen Eingriffen
- Patienten mit urologischen Operationen
- Förderung der Wundheilung im Bereich der äußeren Genitale bei Harninkontinenz
- Verbesserung der Lebensqualität bei im Sterben liegenden Patienten/auf Wunsch in der Palliativmedizin
- KEINE Indikation:
  - Verordnung in Pflegeeinrichtungen nur aufgrund einer Harninkontinenz des Patienten
  - unnötige Verlängerung der Katheterliegedauer

22.6 Kontraindikationen

- Bei Verdacht auf eine Verletzung der Urethra, z. B. im Rahmen einer Beckenfraktur, darf man auf keinen Fall blind einen transurethralen Blasenkatheter legen! Warnhinweise einer Urethraverletzung: Blutaustritt aus der Urethra, hochstehende Prostata bei der rektalen Untersuchung
- Kontraindikationen können auch sein: Prostataerkrankungen, Tumore, Stenosen
- Lässt sich der Katheter nicht vorschieben, darf nicht gewaltsam vorgegangen werden.
- Auch auftretende Schmerzen sind eine Kontraindikation zur weiteren Anlage. Hier muss weitere Diagnostik erfolgen.

22.7 Aufklärung und spezielle Risiken

- Eine mündliche Aufklärung des Patienten über das Verfahren sollte erfolgen, eine schriftliche Aufklärung ist beim transurethralen Blasenkatheter nicht üblich.
- Der Patient sollte über das Verhalten mit Blasenkatheter aufgeklärt werden.
- Insbesondere sollte der Patient auch über das Risiko einer nosokomialen Infektion und die nötige Hygiene informiert werden.

22.8 Vorbereitende Diagnostik

- in der Regel keine
- Bei Vorerkrankungen an den unteren Harnwegen oder dem V. a. Verletzungen kann eine Urethrografie indiziert sein.
- Ein Ultraschall zur Feststellung der Blasenfüllung ist nicht regelhaft notwendig. Die korrekte Lage des Ballons kann im Ultraschall dargestellt werden.

22.9 Anästhesie

- Ein Betäubungsverfahren – abgesehen vom Gleitgel – ist nicht notwendig.

22.10 Personal, Material und Einstelltechnik

- Es besteht ein direkter Zusammenhang zwischen der fachlichen Expertise des Katheterisierenden und der Häufigkeit von Infekten und Komplikationen. Erforderlich sind regelmäßige Schulungen in praktischem Training und Komplikationsmanagement.
- Es sollte die kleinste Kathetergröße verwendet werden, um Verletzungen der empfindlichen Schleimhaut zu verhindern und Strikturen vorzubeugen.
- Katheterarten:
  - Einmalkatheter: zur einmaligen Entlastung der Blase oder Gewinnung von Urin zur Diagnostik.
  - Dauerkatheter: mit Blockballon, verschiedene Formen mit unterschiedlich stark gebogener Spitze, am häufigsten Nelaton und Tiemann (▸ Abb. 22.1), verschiedene Größen (14–18Ch).

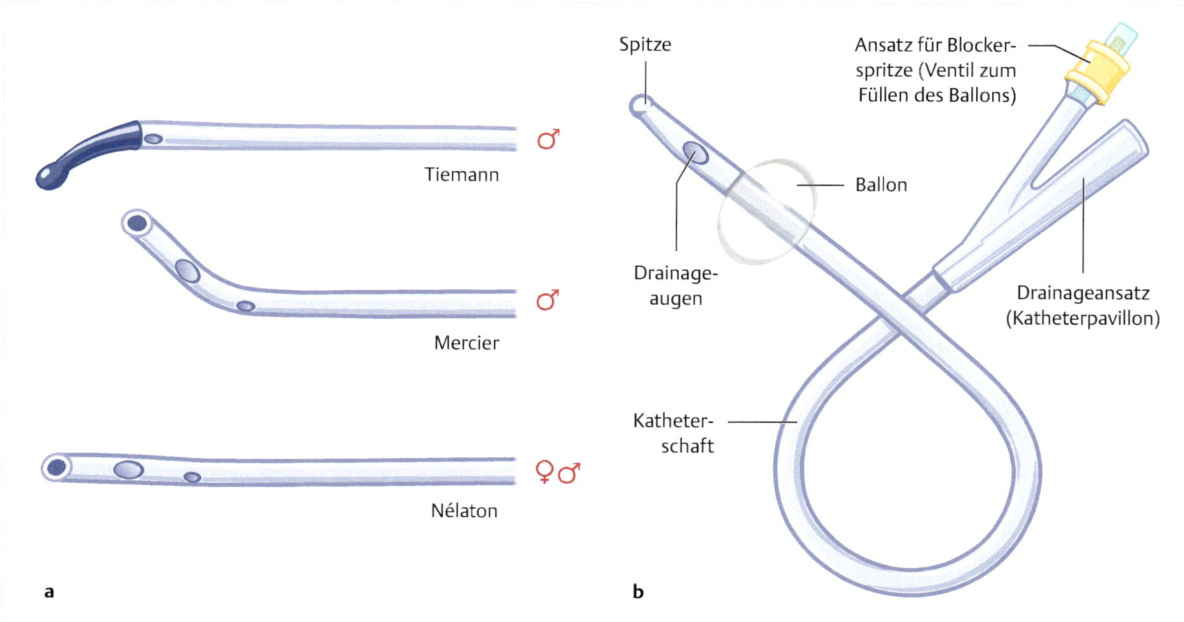

Abb. 22.1 Katheterformen.
a Verschiedene Katheterspitzen.
b Bestandteile eines Blasenkatheters.

22

- Kathetermaterial:
  - PVC (Einmalkatheter)
  - beschichteter Latex (preisgünstige Katheter, Kurzzeitdrainage, raue Oberfläche, begünstigt Verkrustungen und Schleimhautirritation, Latexallergie)
  - Silikon (beste Biokompatibilität und Stabilität) – zur Langzeitdrainage
  - antimikrobielle Beschichtung kontrovers diskutiert, noch nicht empfohlen
- Katheterstärke:
  - 12-Ch-Katheter ausreichend
  - Katheterstärke sollte 18Ch nicht übersteigen
  - je größer der Außendurchmesser desto höher das Risiko traumatischer oder entzündlicher Harnröhrenkomplikationen.
- Spülkatheter: zusätzlicher Spülkanal (z. B. zur Spülung mit Kochsalzlösung bei Blutkoageln in der Harnblase)
- erforderliches Material:
  - vorgepacktes, steriles Set mit sterilen Tupfern, kleiner Klemme/Pinzette zum Fassen der Tupfer, Auffangbehälter mit Kammer für das Desinfektionsmittel, Abdecktuch (▶ Abb. 22.2)
  - sterile Handschuhe
  - steril verpacktes anästhesierendes Gleitmittel, z. B. Instillagel
  - Blockerspritze, 10 ml Aqua dest. zum Probefüllen des Ballons
  - 10-ml-Spritze mit 8–10 % Glyzerin-Wasserlösung
  - nicht alkoholisches Schleimhautantiseptikum
  - steriler Katheter der gewählten Größe
  - Urinauffangbeutel
  - ggf. Probengefäß für Mikrobiologie

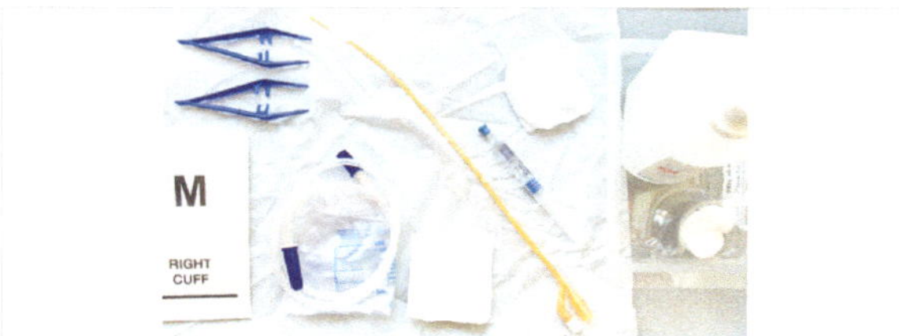

Abb. 22.2 Material zum Legen eines Katheters. (Quelle: Hoehl M, Jochum S, Kuno E, Nies C, Sitzmann F. Urin – Pflegemaßnahmen auswählen, durchführen und evaluieren. In: Schewior-Popp S, Sitzmann F, Ullrich L, Hrsg. Thiemes Pflege. 15. Auflage. Stuttgart: Thieme; 2020.)

22.11 Vorbereitung

- Patienten über die geplante Katheteranlage aufklären
- erklären, dass wegen des betäubenden Gleitgels keine Schmerzen zu befürchten sind, die Katheteranlage aber trotzdem als unangenehm empfunden werden kann
- auf eine ausreichende Wahrung der Intimsphäre des Patienten achten
- alle Materialien bereitlegen, ggf. Assistenz zum Anreichen erbitten

22.12 Anatomie

- Der transurethrale Blasenkatheter liegt in der Harnröhre und wird in der Harnblase geblockt. Er liegt somit im unteren Harntrakt.

- Beim Mann befindet sich die Öffnung der Harnröhre gut sichtbar auf der Glans penis, wenn die Vorhaut zurückgezogen ist.
- Bei der Frau kann das Auffinden der Harnröhre schwieriger sein.
  - Zunächst müssen die Labien gespreizt werden.
  - Die Öffnung der Urethra liegt hinter der Klitoris und vor der Vagina.
  - Diese 3 Strukturen liegen normalerweise in einer Linie, können sich aber durch das Spreizen der Labien verziehen.

22.13 Durchführung

22.13.1 Zugangswege

- Der transurethrale Blasenkatheter wird durch die Harnröhre in die Blase eingebracht.

22.13.2 Lagerung

Frau

- Rückenlage
- Hüften und Knie leicht gebeugt nach außen fallen lassen und Fersen aneinanderlegen
- Eine Assistenzperson kann die Lagerung stabilisieren oder auch beim Spreizen der Schamlippen helfen (bei Adipositas z. B.).

Mann

- Rückenlage

22.13.3 Durchführung Schritt für Schritt

Frau

- Desinfektion und steriles Abdecken:
  - Zunächst wird das Set auf einer Ablagefläche geöffnet.
    - Meist sind Handschuhe enthalten.
    - Öffnet man die Verpackung liegen diese meist oben auf.
  - sterile Handschuhe anziehen
  - Tupfer mit Desinfektionsmittel übergießen
  - Füllen der Blasenblockerspritze mit Kochsalzlösunng
  - prüfen, ob der Ballon beim Blocken dicht ist und funktioniert
  - Arbeitsbereich steril abdecken
  - Der Rechtshänder spreizt mit der linken (dann unsterilen) Hand die großen und kleinen Schamlippen.
  - Mit der rechten (sterilen) Hand wird mit mindestens zwei getränkten Tupfern von ventral nach dorsal desinfiziert (▸ Abb. 22.3).
  - Der 3. Tupfer wird nach Desinfektion vor dem Vaginaleingang belassen.
- Gleitmittel zu einem Drittel (während der Katheter von einer Hilfsperson angereicht wird, dabei hält die Person den Katheter in seiner Umhüllung und nur die Spitze ist offen) auf die sterile Katheterspitze applizieren lassen
- Katheter einführen:
  - Katheter mit der rechten Hand spitzennah fassen und unter leicht drehenden Bewegungen in die Harnröhrenöffnung einführen
  - Wenn Urin zurückfließt, Katheter noch etwas weiter vorschieben.
- Blocken:
  - Ballon mit 5–10 ml Aqua dest. blocken (beachte Herstellerangaben) und Katheter zurückziehen, bis er leicht federt. So wird getestet, ob der Katheter gegen ein unerwünschtes Herausrutschen gesichert ist.
  - Treten Schmerzen beim Blocken auf, prüfen, ob der Ballon noch in der Harnröhre liegt.
  - Auffangbeutel anschließen oder zuvor mikrobiologische Probe entnehmen
  - Kontrolliere, wie viel Urin in den Beutel läuft. Bei einer sehr vollen Blase oder bei Harnverhalt sollten nicht mehr als 500 bis max. 800 ml abgelassen werden, sonst kann es zu einem Blasenkollaps kommen.
- Entfernung des Katheters: Ballon vollständig entblocken, Katheter vorsichtig entfernen

Mann

- Desinfektion und steriles Abdecken:
  - Zunächst wird das Set auf eine Ablagefläche geöffnet.
    - Meist sind Handschuhe enthalten.
    - Öffnet man die Verpackung liegen diese meist oben auf.
  - sterile Handschuhe anziehen
  - Tupfer mit Desinfektionsmittel übergießen
  - Füllen der Blasenblockerspritze mit Kochsalzlösunng
  - prüfen, ob der Ballon beim Blocken dicht ist und funktioniert
  - Arbeitsbereich steril abdecken
  - Ein Assistent hebt den dazu ggf. Penis kurz an, das sterile Tuch wird um den Penis gelegt.
  - Der Rechtshänder zieht mit der linken (dann unsterilen) die Vorhaut zurück und hält den Penis fest.
  - Mit der rechten (sterilen) Hand wird mit mindestens zwei getränkten Tupfern an der Eichel vom Rand nach innen desinfiziert (▸ Abb. 22.4).
  - Der 3. Tupfer desinfiziert die Öffnung der Urethra.
  - Die linke Hand wird dabei unsteril und verbleibt die passive Haltehand.
- Installation des Gleitmittels: Nachdem das restliche Gleitgel vorsichtig instilliert wurde, sollte die Haltehand den Penis etwas zudrücken, damit das Gleitmittel nicht zurückläuft und seine anästhesierende Wirkung entfalten kann (ausreichende Einwirkzeit beachten!).
- Katheter einführen:
  - Katheter mit der rechten Hand ca. 5 cm distal der Spitze fassen und ohne Druck in den senkrecht nach oben gestreckten Penis einführen.
    - Alternativ kann der Katheter auch mit einer Pinzette gefasst werden.

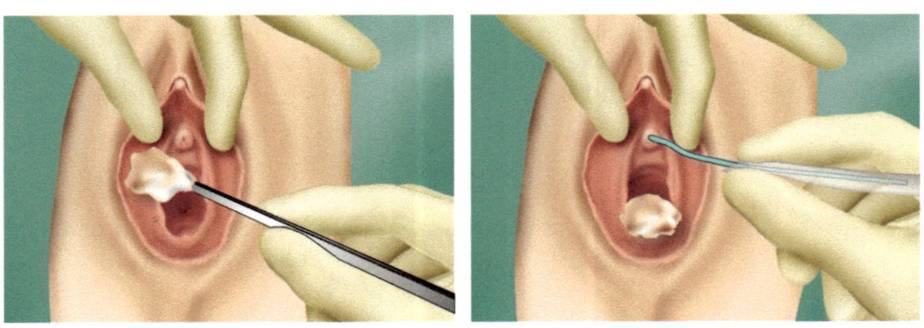

Abb. 22.3 Katheterisieren der Frau. (Quelle: Hoehl M, Jochum S, Kuno E, Nies C, Sitzmann F. Komplikationen. In: Schewior-Popp S, Sitzmann F, Ullrich L, Hrsg. Thiemes Pflege. 15. Auflage. Stuttgart: Thieme; 2020)

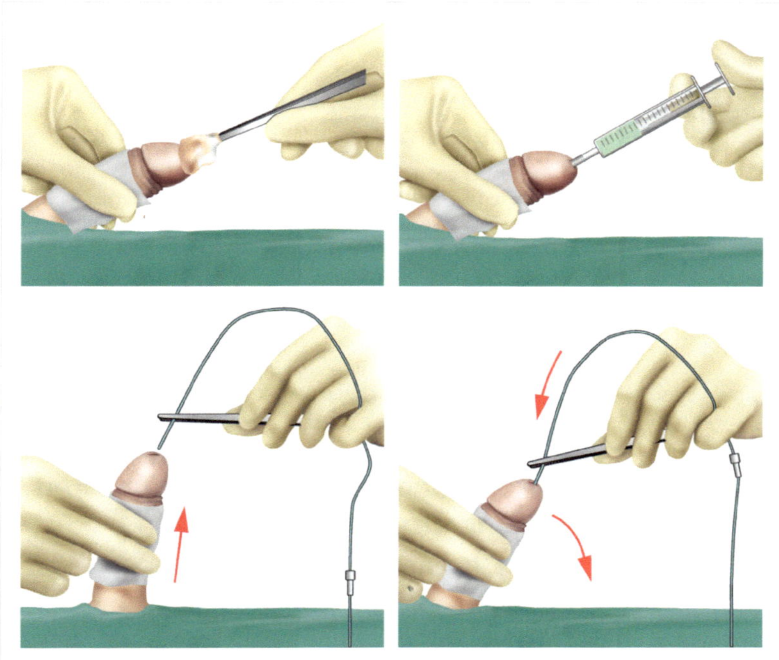

Abb. 22.4 Katheterisieren des Mannes. (Quelle: Hoehl M, Jochum S, Kuno E, Nies C, Sitzmann F. Komplikationen. In: Schewior-Popp S, Sitzmann F, Ullrich L, Hrsg. Thiemes Pflege. 15. Auflage. Stuttgart: Thieme; 2020)

- Dann wird das Ende des Katheters dabei zwischen Ring- und Kleinfinger gehalten.
- Damit wird eine Kontamination des langen Katheters vermieden.
  - Bei Mann muss der Katheter 2 Richtungswechsel überwinden: beim Eintritt in den Schambereich und Eintritt ins Becken
  - Eine mögliche Engstelle ist der Bereich der Prostata.
  - Nach etwa 10 cm tritt ein erster leichter Widerstand auf, der durch den äußeren Urethrasphinkter verursacht wird.
  - nun den Penis unter leichtem Zug absenken und den Katheter unter Nachfassen weiter vorschieben, bis Urin in die Auffangschale abfließt
  - Der Katheter sollte sich stets leicht vorschieben lassen.
  - Gegebenenfalls kann die Lage des Penis dazu verändert werden.
  - Verursacht die Einlage Schmerzen oder ist ein unüberwindbarer Widerstand zu spüren, so muss abgebrochen werden.
  - Katheter noch etwas weiterschieben, bis er anschlägt oder Widerstand erreicht wird
- Blocken:
  - Ballon mit 5–10 ml Aqua dest. blocken (beachte Herstellerangaben) und Katheter zurückziehen, bis er leicht federt. So wird getestet, ob der Katheter gegen ein unerwünschtes Herausrutschen gesichert ist.
  - Treten Schmerzen beim Blocken auf, prüfen, ob der Ballon noch in der Harnröhre liegt.
  - Auffangbeutel anschließen oder zuvor mikrobiologische Probe entnehmen
  - Wichtig: Vorhaut reponieren!
  - Kontrolliere, wie viel Urin in den Beutel läuft. Bei einer sehr vollen Blase oder bei Harnverhalt sollten nicht mehr als 500 bis max. 800 ml abgelassen werden, sonst kann es zu einem Blasenkollaps kommen.

22.14 Mögliche Fehler und Fallstricke

- Bei Verdacht auf eine Verletzung der Urethra, z. B. im Rahmen einer Beckenfraktur, darf man auf keinen Fall blind einen transurethralen Blasenkatheter legen! Warnhinweise einer Urethraverletzung: Blutaustritt aus der Urethra, hochstehende Prostata bei der rektalen Untersuchung
- Gelingt die Anlage nicht, zunächst dünneren Katheter oder Katheter mit gebogener Spitze verwenden. Bei operierten Patienten ggf. Kollegen oder auch Pflegekräfte der Urologie hinzubitten.
- Katheter nie mit Gewalt vorschieben!
- bei Harnverhalt Urin fraktioniert ablassen, d. h. nicht mehr als 500 ml auf einmal, da ansonsten eine Entlastungsblutung der Harnblasenschleimhaut oder eine Synkope durch den Vagusreiz auftreten können
- Transurethrale Blasenkatheters sollten möglichst weniger als 5d liegen. Zwar gibt es keine festen Wechselintervalle, er sollte jedoch mindestens alle 2 Wochen gewechselt werden. Ausnahme: Silikonkatheter können 3 Monate belassen werden.

22.15 Mögliche Komplikationen

- aufsteigender Harnwegsinfekt:
  - Inzidenz steigt mit der Liegedauer und liegt bei ca. 5 %/d, daher sind eine streng aseptische Anlage und eine strenge Indikationsstellung erforderlich.
  - Eine prophylaktische Antibiotikagabe ist nicht indiziert.
- Verletzungen der Harnwege, Blasenspasmus
- beim Mann Verletzung z. B. der Prostata bei Durchstoßen der Harnröhre („via falsa“)
- Falls ein Blasenkatheter verstopft, kann unter aseptischen Bedingungen vorsichtig versucht werden, mit einer Spülspritze und Kochsalz anzuspülen.

22.15.1 Komplikationen während der Durchführung

- Verletzung der Urethra oder Blutung: Abbruch, urologisches Konsil

- unüberwindbare Hindernis und Widerstand beim Vorschieben: Abbruch, urologisches Konsil
- Es kommt kein Urin?
  - ggf. Katheter weiter vorschieben (vorher entblocken), eventuell sonografische Kontrolle des Füllungszustands der Blase
  - bei V. a. Fehllage sofortiges Entfernen des Katheters, urologisches Konsil
- Es kommt viel Urin?
  - fraktioniertes Ablassen von ca. 500 mm Liter Urin
  - nicht mehr als 800 ml Urin auf einmal Ablassen, sonst droht ein Blasenkollaps

22.15.2 Komplikationen nach der Durchführung

- häufigste Komplikation: aufsteigender Harnwegsinfekt, nosokomiale Harnwegsinfektion, → tägliche Überprüfung der Notwendigkeit des Katheters und stets beachten der Katheterhygiene
- Verstopfen des Katheters: prüfen, ob die Indikation noch besteht, gegebenenfalls unter Beachtung der Hygiene vorsichtiges Anspülen
- Schmerzen/Dyskomfort des Patienten: Lage Überprüfung, Prüfung der Indikation
- nach Ziehen eines geblockten Katheters (z. B. durch unkooperativen, deliranten Patienten): Beobachtung, Kontrolle Blutung, Überprüfung Spontanmiktion, gegebenenfalls urologisches Konsil

22.16 Dokumentation

- Dokumentation der (komplikationslosen) Anlage und des Anlagedatums in der Patientenkurve oder z. B. im Anästhesieprotokoll
- ggf. Dokumentation, mit wie viel Milliliter der Ballon geblockt wurde

22.17 Postoperatives/ Postinterventionelles Management

22.17.1 Umgang mit dem transurethralen Blasenkatheter und Katheterpflege

- Der ständige Urinabfluss muss gewährleistet sein, ein Abknicken des Katheters und des Drainageschlauches sollen vermieden werden.
- Der Auffangbeutel muss stets ohne Bodenkontakt freihängen und immer unter Blasenniveau positioniert sein.
- Katheter und Drainageschlauch nicht ohne spezifische Indikation diskonnektieren
- wenn diskonnektiert werden muss, dann unter sterilen Bedingungen mit Wisch-/Sprühdesinfektion der Verbindungsstelle davor und danach
- rechtzeitige Entleerung des Drainagebeutels, bevor Urin mit Rückflusssperre in Kontakt kommt; dabei zum Eigenschutz Einmalhandschuhe tragen
- bei Entleerung des Drainagebeutels auf Spritzschutz achten, Nachtropfen verhindern
- Ablassstutzen nicht mit Auffanggefäß in Kontakt kommen lassen
- patientenbezogener Einsatz des Auffanggefäßes, anschließende desinfizierende Reinigung
- Reinigung des Genitales mit Wasser und Seifenlotion ohne antiseptische Zusätze im Rahmen der normalen täglichen Körperpflege
- wenn nötig, schonende Entfernung von Inkrustationen am Meatus urethrae

22.17.2 Liegedauer, Wechsel, Probengewinn

- Liegedauer auf das Minimum begrenzen
- Katheterwechsel-Intervalle (z. B. bei Infektion, Inkrustation, Obstruktion, Verschmutzung, technischem Defekt) individuell
- bei Katheterwechsel das gesamte System tauschen
- Zur Probengewinnung bietet das Drainagesystem Entnahmestellen.
  - diese desinfizieren und steril Probe entnehmen
  - dabei Indikation beachten (nicht routinemäßig)
- Eine routinemäßige Antibiotikaprophylaxe ist nicht indiziert.
- Ein Blasentraining ist heutzutage obsolet (erhöhte Infektionsrate).

22.18 Besonderheiten bei bestimmten Personengruppen

22.18.1 Besonderheiten bei Schwangeren

- besonders vorsichtiges Vorgehen, sonst idem
- möglichst Einmalkatheter

22.18.2 Besonderheiten bei Kindern und Jugendlichen

- strenge Indikationsstellung
- Information der Eltern und des Kindes; prüfen, ob Einmalkatheter möglich ist

22.18.3 Besonderheiten bei anderen Personen- bzw. Risikogruppen

- unkooperative Patienten: Gefahr, dass der Patient den geblockten Katheter eigenständig zieht

22.19 Literatur

Literatur zur weiteren Vertiefung

[112] Deutsche Gesellschaft für Urologie e. V. S 1-Leitlinie Die Harndrainage (2015). Im Internet; www.urologenportal.de/fachbesucher/fuer-urologen/leitlinien/s1-die-harndrainage-2015.html; Stand: 06.06.2024

[113] Deutsche Gesellschaft für Urologie e. V. Management und Durchführung des Intermittierenden Kahteterismus (IK) bei neurogener Dysfunktion des unteren Harntraktes. Im Internet: https://register.awmf.org/assets/guidelines/043-048l_S 2k_Management-Durchfuehrung-Intermittierender-Katheterismus-neurogene-Dysfunktion-unterer-Harntrakt_2020-02_1_01.pdf; Stand: 06.06.2024

[114] Piechota HJ, Pannek J. Katheterdrainage des Harntrakts. Urologe [A] 2003; 42: 1060–1069

[115] Höfert R. Blasenkatheter. In: Hygiene – Pflege – Recht. Berlin/Heidelberg: Springer; 2014

[116] Rücker G. Blasenkatheter. In: Bildatlas Notfall- und Rettungsmedizin. Berlin/Heidelberg: Springer; 2012

Wichtige Internetadressen

- www.inkontinenz-selbsthilfe.com

23 Suprapubischer Blasenkatheter (SPK)

Yvonne Kollrack

23.1 Steckbrief

Der suprapubische Blasenkatheter (SPK) ist ein direkter perkutaner Zugang zur Blase zum längerfristigen oder dauerhaften Ableiten des Harns und Entleeren der Harnblase. In der Regel wird sonografisch gestützt punktiert, während einer Abdominaloperation auch unter Sicht/Palpation. Die Anlage suprapubischer Katheter wird häufig von den Kollegen der Urologie übernommen. In der Chirurgie erfolgt der Eingriff häufig intraoperativ (s. ▶ Abb. 23.1).

23.2 Synonyme

- Blasenpunktion
- suprapubischer Dauerkatheter
- suprapubischer Katheter
- transkutane Harnableitung

23.3 Keywords

- Indikationsstellung
- Gerinnungsstatus
- Aufklärung
- Katheterset
- Asepsis
- lokale Anästhesie
- Kompressionsverband
- Sicherung des Katheters

23.4 Überblick

- Die Anlage suprapubischer Katheter wird oft von den Kollegen der Urologie übernommen. In der Chirurgie erfolgt der Eingriff häufig intraoperativ.
- Vorteile im Vergleich zum transurethralen Blasenkatheter:
  - Umgehung der Harnröhre
  - keine Gefahr einer Urethritis, Prostatitis, Epididymitis
  - keine Gefahr der Entwicklung einer Harnröhrenstruktur
  - deutliche Reduktion nosokomialer Harnwegsinfektionen
  - Spontanmiktion sowie Restharnbestimmung möglich
  - gute Patientenakzeptanz
  - geringer Pflegeaufwand
  - weitere Diagnostik möglich, z. B. antegrades oder retrogrades Urethrogramm
- Nachteile des suprapubischen Blasenkatheters:
  - zwingend ärztlicher, aufklärungspflichtiger Eingriff
  - wenn Komplikationen auftreten, dann sind diese eher schwerwiegend
  - zum Teil erforderliche weitere Maßnahmen (Blasenauffüllung vor der Punktion, Probepunktion, Lokalanästhesie
- nach dem Eingriff Katheterhygiene mit Wasser und Seife, gegebenenfalls Wasserstoffperoxid 3 %ig, Anlage eines trockenen Verbands, aber kein Okklusionsverband
- Durch die Entwicklung moderner Punktionssysteme ergibt sich eine gute Handhabung, das Blutungsrisiko ist minimiert und das Komplikationsrisiko sehr gering.
- Für die Intensivmedizin stehen Katheter mit integrierter Temperaturmessung zum Monitoring zur Verfügung.
- Selbshaltende Ballonkatheter müssen nicht durch eine Annaht fixiert werden.

23.5 Indikationen

- diagnostisch: mikrobiologische Untersuchung
- therapeutisch: längerfristig (> 5d) erforderliche Urinableitung
  - gestörte Blasenentleerung, Harnverhalt oder hohe Restharnbildung
  - z. B. bei neurologischen Erkrankungen
  - Inkontinenz mit gestörter Blasenentleerung
  - Inkontinenz bei pflegebedürftigen oder bettlägerigen Personen mit Risiko für Dekubitus
  - längerfristig erforderliche Harnableitung nach kardiogener, neurogener oder traumatischer Erkrankung (Intensivstation)
  - unmöglicher transurethraler Katheteranlage, z. B. wegen Strikturen, Prostatahyperplasie
  - Verletzung der Harnröhre
  - längerfristige Harnableitung beim jungen Patienten

23.6 Kontraindikationen

- Gerinnungsstörungen (Quick < 50, Thrombozyten < 50 000/µl, PTT > 50 s, INR > 1,5)
- Makrohämaturie
- Hauterkrankungen im Punktionsbereich

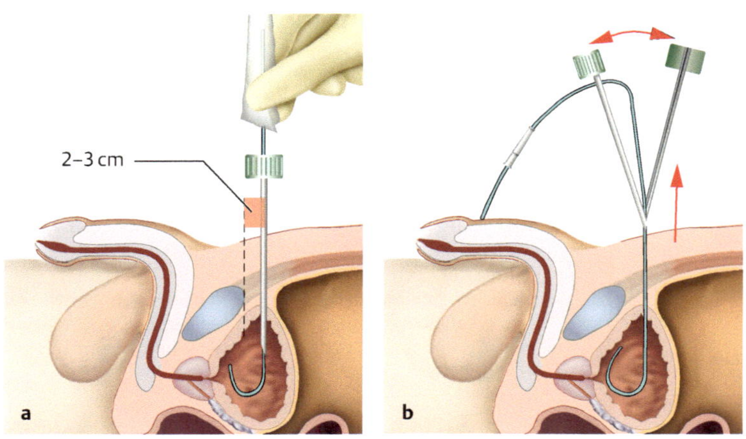

Abb. 23.1 Schematische Darstellung der Anlage eines SPK.
a Senkrechte Punktion der Blase ca 2 QF cranial der Symphyse, nach Widerstand nach 2.3 cm weiterschieben bis Urin zurückfliesst.
b Nach sicherem Einbringen des Katheterschlauchs, zurückziehen des Trokars bei fixiertem Katheter und öffnen der Spaltkanüle
(Quelle: Hoehl M, Jochum S, Kuno E, Nies C, Sitzmann F. Durchführung. In: Schewior-Popp S, Sitzmann F, Ullrich L, Hrsg. Thiemes Pflege. 15. Auflage. Stuttgart: Thieme; 2020)

- Abdominaltumor mit Verdrängung der Harnblase, Vorsicht bei Meteorismus, Darmüberblähung, Ileus
- Schwangerschaft ist eine relative bis absolute Kontraindikation.
- Vernarbungen oder Verbrennungen oberhalb der Symphyse (relativ)
- Adipositas, Anasarka, Lymphödem (relativ)
- nicht ausreichende Blasenfüllung
- Peritonealkarzinose, Blasenkarzinom, Blasentumor, Raumforderungen in der Blase
- massive intraabdominelle Verwachsungen, Gefahr der Verlagerung oder Vorlagerung von Peritoneum oder Darmschlingen vor den Zugang
- ungenügend gefüllte Harnblase (< 150 ml, besser > 300 ml)
- große Leisten- und Bauchwandhernien (relativ)

23.7 Aufklärung und spezielle Risiken

- Erklärung des grundsätzlichen Ablaufs der Anlage eines suprapubischen Katheters (lokale Betäubung, Sonografie, Punktion), evtl. auch mit ergänzenden erklärenden Zeichnungen auf dem Aufklärungsbogen
- Erläuterung möglicher Komplikationen
- Verletzung intraabdomineller Organe
- Peritonitis

23.8 Vorbereitende Diagnostik

- Wichtig ist die Kontrolle des Gerinnungsstatus sowie die Kontrolle der ausreichenden Blasenfüllung.
  - Dies kann sonografisch geschehen.
  - Eventuell ist eine Diuresesteigerung vor dem Eingriff sinnvoll.
  - Im Einzelfall möglich ist auch das Auffüllen der Blase über einen Einmalkatheter mit körperwarmer isotonischer Kochsalzlösung.
- Zur sauberen Indikationsstellung ist die Sonografie unbedingt indiziert, um die ausreichende Blasenfüllung zu bestätigen und Raumforderungen in der Blase oder Pathologien (z. B. vorgelagerte Darmschlingen) im Zugangsweg auszuschließen

23.9 Anästhesie

- entweder im Rahmen eines operativen Eingriffes unter Regionalanästhesie/Allgemeinanästhesie und oder beim offenen abdominalchirurgischen Eingriff auch unter Sicht
- meistens perkutan als eigenständiger Eingriff unter lokaler Anästhesie, beispielsweise 10 ml Scandicain 1–2 %ig o. ä.
  - zunächst Setzen einer Hautquaddel und dann tiefe Infiltration
  - dabei Probepunktion mit langer feiner Injektionsnadel als Aspirationsprobe

23.10 Personal, Material und Einstelltechnik

- Katheterset mit Punktionskanüle und Urinbeutel (z. B. Cystofix)
- Sonografiegerät
- ggf. Einmalrasierer
- sterile Handschuhe, steriles Abdecktuch, sterile Tupfer, sterile Kompressen
- Mundschutz, Haube, steriler Kittel
- Lokalanästhetikum (10 ml Lidocain 1 %, Scandicain 1–2 % o. ä.), Hautdesinfektionsmittel
- Blockerspritze, 5 ml Aqua dest. (Ballongröße beachten!)
- ggf. Probengefäß für mikrobiologische Untersuchung

23.11 Vorbereitung

- Rasur?
- Lokalanästhesie (Allergien beachten)
- Ausschluss von Kontraindikationen
- sonografische Überprüfung der Indikation
- Asepsis
- Überprüfung der Indikation

23.12 Anatomie

- Bei einer gut gefüllten Blase wird das am Blasendach anhängende Peritoneum nach kranial geschoben.
- Dann lagert sich die nicht vom Peritoneum bedeckte Blasenvorderseite oberhalb der Symphysenoberkante der Bauchwand an.
- Bei ganz sicher ausreichend gefüllter Blase findet sich die optimale Punktionsstelle in der Medianlinie zwischen Symphysenoberkante und Bauchnabel etwa 2 Querfinger oberhalb der Symphysenoberkante.
- Markierung mit einem Stift oder durch Eindruck mit dem Fingernagel.

23.13 Durchführung

23.13.1 Zugangswege

- bei ausreichend gefüllter Blase etwa 2 Querfinger oberhalb der Symphysenoberkante in der Medianlinie Richtung Bauchnabel nach sonografischer Kontrolle und Markierung

23.13.2 Lagerung

- Rückenlage
- leichte Kopftieflage kann helfen, die nicht vom Peritoneum bedeckte Blasenvorderseite weiter über die Symphysenoberkante zu schieben

23.13.3 Schnittführung

- senkrechte Stichinzision durch die Haut, etwas größer als der Trokardurchmesser

23.13.4 Schnittebenen

- Stichinzision und Einführen des Trokars senkrecht zur Haut bzw. der Blasenvorderwand

23.13.5 Durchführung Schritt für Schritt

Vorbereitung

- zwingend sonografische Darstellung einer ausreichend gefüllten Blase; Cave: Vorliegende Darmschlingen, intravesikale Raumforderungen oder andere Kontraindikationen müssen sonografisch ausgeschlossen werden.
- Ausschluss von Kontraindikationen und Gerinnungsstörungen
- Ist die Blase nicht ausreichend gefüllt, kann über einen evtl. liegenden transurethralen Blasenkatheter steril eine retrograde Füllung mit Kochsalzlösung erfolgen.
- Aufsuchen und Markierung der optimalen Punktionsstelle ca. 2 cm oberhalb der Symphyse in der Medianlinie
- Sono-Gel abwischen, evtl. Rasur der Punktionsregion (► Abb. 23.2a).

Hautdesinfektion und Lokalanästhesie

- gründliche Hautdesinfektion, sterile Handschuhe anziehen
- steriles Abdecken um die markierte Punktionsstelle
- Lokalanästhesie mit einer langen Punktionskanüle (ca. 70 mm, ab 20G)
- nach Anlegen einer subkutanen Quaddel Einspritzen des Lokalanästhetikums unter Aspiration bis zur Blasenwand (Tiefe je nach Dicke der Bauchdecke 4–5 cm, ▸ Abb. 23.2b)
- bei Aspiration von Urin Kanüle zur Markierung belassen
- Hinweis: Wenn Sie unsicher sind und ein steriler Überzug für den Schallkopf vorhanden ist, können Sie auch unter direkter sonografischer Kontrolle punktieren.
- erneute Desinfektion
- Die Anlage der Lokalanästhesie kann auch zunächst ohne sterile Abdeckung nach Desinfektion erfolgen, dann muss allerdings die Punktionskanüle entfernt werden. Anschließend wird steril abgedeckt und erneut desinfiziert.

Punktion

- Die folgenden Schritte erfolgen zwingend unter sterilen Bedingungen!
- Vorbereitung des erforderlichen Materials, meistens im Set: Spaltkanüle mit entsprechendem blockbarem Dauerkatheter, 11er Stichskalpell, steriles Verbandsmaterial mit ausreichend Tupfern und Kompressen, gefüllte Spritze zum Blocken des Katheters, Urinablaufbeutel
- Bei noch liegender Kanüle diese entfernen, Stechrichtung und -tiefe merken
- Stichinzision im Bereich der markierten Stelle (ausreichend tief, bis zum Anschlag des 11er-Skalpells, dann entspricht auch die Breite des Einstiches ungefähr dem Durchmesser der Spaltkanüle) mit der Punktionskanüle (Stahlkanüle/Spaltkanüle mit eingeführtem Katheter, zum Einführen des Katheters in die Kanüle kann auch etwas steriles Gleitgel verwendet werden, um das Einführen und Herauslösen des Katheters zu erleichtern und Affektionen des Katheters zu vermindern)
- Die Spitze der Kanüle muss den Katheter überragen, an der stumpfen Seite der Kanüle kann der Katheter vorsichtig abgeknickt und gehalten werden. Dadurch wird ein Verrutschen des Katheters verhindert, ebenso das Auslaufen von Urin nach erfolgreicher Punktion
- senkrechte Punktion der Blase, bis Urin zurückfließt (▸ Abb. 23.2c). Die Blasenwand ist meist als Widerstand zu spüren, danach müssen noch ca. 2–3 cm passiert werden.
- nach sicherem Erreichen des Blasenlumens Katheter vorschieben und dann Katheter fixieren
- bei fixiertem Katheter Stahlkanüle zurückziehen, zurückgezogene Spaltkanüle aufreißen und durch seitliches weiteres Aufreißen entfernen

Blocken

- Ballon mit 5–10 ml Aqua dest. blocken (bzw. nach Anleitung) und Katheter zurückziehen, bis er leicht federt (▸ Abb. 23.2d)
- Urinauffangbeutel anschließen, evtl. zuvor Probe zur mikrobiologischen Untersuchung entnehmen
- sterile Versorgung der Wunde
- ggf. Kompression des Einstichkanals über mehrere Minuten
- insbesondere nach akutem oder chronischem Harnverhalt Beachten einer fraktionierten Blasenentleerung, bei einer abrupten kompletten Entleerung von mehr als 500 ml kann es zu Schleimhautblutungen kommen, welche eventuell durch Koagelbildung den Katheter verstopfen können

Verband

- steriler Verband mit trockener Schlitzkompresse
- darüber Fixierplatte, damit das unsterile Außenteil des Katheterschlauchs nicht nach innen disloziert oder hineingeschoben wird
- ggf. Unterlage zweier Tupfer unterhalb der Schlitzkompresse zur weiteren Kompression (Cave: rechtzeitiges Entfernen, Druckstellen)
- Der Verbandwechsel sollte innerhalb der ersten Woche täglich, dann alle 2–3d durchgeführt werden.

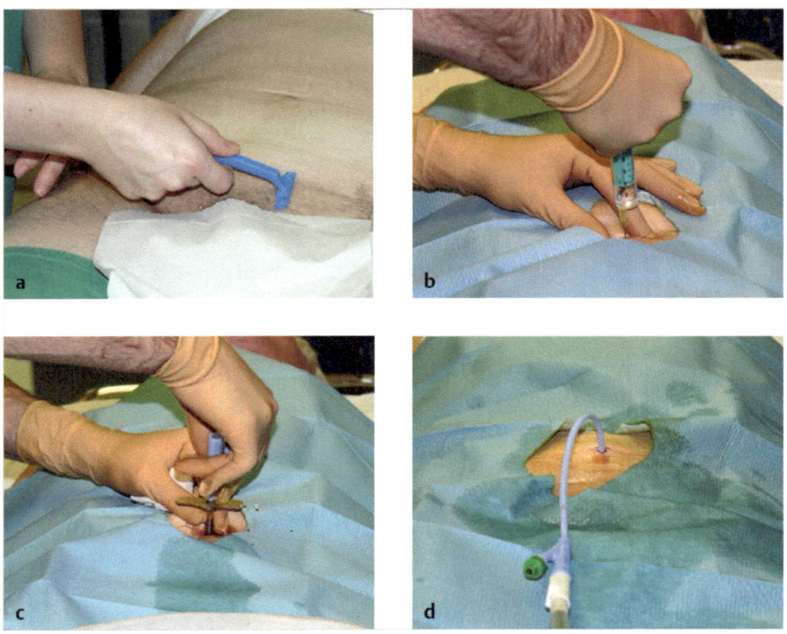

Abb. 23.2 Anlage eines suprapubischen Blasenkatheters.
a Rasur des Punktionsgebiets.
b Tiefe Lokalanästhesie unter Aspiration.
c Punktion mit Stahlkanüle: Urin fließt zurück.
d Der Katheter wurde über die Punktionskanüle vorgeschoben, die Punktionskanüle entfernt.
(Quelle: Hengesbach S, Hinkelbein J, Genzwürker H, Neuhaus C, Kollrack Y, Knauß A. Material und praktisches Vorgehen. In: Hengesbach S, Hinkelbein J, Genzwürker H, Neuhaus C, Kollrack Y, Knauß A, Hrsg. Checkliste Medical Skills. 2., unveränderte Auflage. Stuttgart: Thieme; 2019)

23.14 Mögliche Fehler und Fallstricke

- Bei Ausschluss von Kontraindikationen, ausreichendem Gerinnungsstatus und vor allem sorgfältiger präoperativer Sonografie ist das Komplikationsrisiko sehr gering.

23.15 Mögliche Komplikationen

- Verletzung intraabdomineller Organe
- Peritonitis
- Nachblutung
- Katheterfehllage

23.15.1 Komplikationen während der Durchführung

- Blutung
- Verletzung intraabdomineller Organe, Fehlpunktion

23.15.2 Komplikationen nach der Durchführung

- Nachblutung: Kompression, ggf. Laborkontrollen, klinische Kontrolle
- Dislokation des Katheters: Entfernung, Neuanlage
- Verstopfen des Katheters: Spülung, Wechsel, ggf. in Seldinger-Technik

23.16 Dokumentation

- Da es sich um einen operativen Eingriff handelt, sollte eine ausführliche Dokumentation, am besten in Form eines OP-Berichts, erfolgen.

23.17 Postoperatives/ Postinterventionelles Management

- regelmäßige Entleerung des Beutels
- regelmäßiger Beutelwechsel unter reinen Bedingungen und Desinfektion ca. alle 14d
- bei sehr mobilen Patienten eventuell auch Versorgung mit Ventilstöpsel und/oder Nachtbeutel
- im Verlauf oft kein Verband mehr erforderlich, allenfalls eine Abdeckung
- Katheterwechsel in ca. 4–8 (individuell) wöchentlichen Abständen, bis zur Epithelialisierung des Stichkanals und ausreichendem Lumen nur durch erfahrenen Arzt und über Seldinger-Technik, dabei sterile Bedingungen
- bei Schmerzen oder Zeichen eines akuten Abdomens klinische Untersuchung und niedrigschwellige Sonografie/CT

23.18 Ergebnisse

- in der Regel gut – mit guter Lebensqualität und hoher Akzeptanz

23.19 Besonderheiten bei bestimmten Personengruppen

23.19.1 Besonderheiten bei Schwangeren

- Schwangerschaft ist mindestens eine relative Kontraindikation, eine Anlage sollte nur Ausnahmefällen vorenthalten bleiben.
- durch Lageveränderung durch Druck/Zug des Uterus und Raumverdrängung nur streng indiziert und unter ständiger sonografischer Kontrolle

23.19.2 Besonderheiten bei Kindern und Jugendlichen

- Andere Möglichkeiten der Harnableitung sind zu favorisieren.
- Dabei sollte jedoch ein transurethraler Dauerkatheter möglichst ebenso nicht zur Anwendung kommen, da es hierbei durch Verletzungen der Harnröhre zu bleibenden Strikturen kommen kann.

23.19.3 Besonderheiten bei anderen Personen- bzw. Risikogruppen

- bei bettlägerigen und immobilen Patienten permanente Harnableitung über einen großen Speicherbeutel
- Bei teilmobilen Patienten kann ein Beinbeutel verwendet werden.
- Bei sehr mobilen Patienten kann ein Ventilstöpsel bei erhaltener Kontinenz und ausreichendem Blasenvolumen verwendet werden.

23.20 Literatur

Literatur zur weiteren Vertiefung

[117] Deutsche Gesellschaft für Urologie e. V. S 1-Leitlinie Die Harndrainage (2015). Im Internet; www.urologenportal.de/fachbesucher/fuer-urologen/leitlinien/s1-die-harndrainage-2015.html; Stand: 06.06.2024

[118] Deutsche Gesellschaft für Urologie e. V. Management und Durchführung des Intermittierenden Kahteterismus (IK) bei neurogener Dysfunktion des unteren Harntraktes. Im Internet: https://register.awmf.org/assets/guidelines/043–048l_S2k_Management-Durchfuehrung-Intermittierender-Katheterismus-neurogene-Dysfunktion-unterer-Harntrakt_2020-02_1_01.pdf; Stand: 06.06.2024

[119] Sachs S. Suprapubischer Dauerkatheter. In: Korenkov M, Hünermund J, Purr J, Hrsg. Allgemeinchirurgische Patienten in der Hausarztpraxis. Berlin/Heidelberg: Springer; 2016

[120] Sökeland J, Brühl P, Hertle L, Piechota H. Katheterdrainage der Harnblase heute. Dtsch Arztebl 2000; 97: A-168/B-139/C-135

Wichtige Internetadressen

- www.inkontinenz-selbsthilfe.com

Teil III

Infusionen und Transfusionen

III

24 Anlegen von Infusionen

Kai Zacharowski, Leon van Bömmel

24.1 Steckbrief

Eine Infusion anzulegen, bedeutet eine Flüssigkeit intravenös (i. v.) zu verabreichen. Diese Flüssigkeit kann bereits das gewünschte Medikament selbst sein oder kann als Trägerlösung dienen, in der das eigentliche Medikament aufgelöst wird. Infusionen werden über ein sogenanntes Infusionsbesteck (Schlauchsystem mit Tropfkammer) mit dem intravenösen Zugang verbunden. Infusionen folgen der Schwerkraft und müssen daher deutlich über Patientenniveau hängen, damit der hydrostatische Druck im Infusionsbehälter höher ist als der Blutdruck in der Vene. Infusionsbehälter gibt es aus Glas und aus Plastik. Größte Sorgfalt gilt der Kommunikation mit der Patientin bzw. dem Patienten, Gabe des korrekten Medikaments, der luftfreien Infusion, der vorherigen Abfrage bekannter Allergien und der Überwachung möglicher unerwünschter Nebenwirkungen.

24.2 Synonyme

- Infusion richten
- Infusion anlegen
- Infusion anhängen

24.3 Keywords

- Infusionsbesteck
- Infusionssystem
- Vollelektrolytlösung
- hydrostatischer Druck

24.4 Überblick

- Eine Infusion anzulegen, bedeutet eine Flüssigkeit aus einem Infusionsbehälter intravenös (i. v.) zu verabreichen.
  - Die Flüssigkeit läuft hierbei angetrieben durch den hydrostatischen Druck durch die Schwerkraft passiv aus dem Infusionsbehälter in die Vene.
  - Medikamente können so langsam und im Tempo über ein Drehrad kontrolliert verabreicht werden.
- Die schnellste Wirkung erreicht man bei der intravenösen Gabe eines Medikaments direkt am venösen Zugang, z. B. über einen angeschlossenen 3-Wege-Hahn. In diesem Fall benötigt man eine angeschlossene Infusion oder eine Kochsalzspritze zum Nachspülen.
- Präzisere Gaben einer Infusion ermöglichen sogenannte Infusomaten.
  - Dabei wird die Infusion apparategestützt aktiv gepumpt, indem die Infusionsleitung im Infusomaten wellenförmig gegen ein Widerlager gequetscht wird [121].
  - Dadurch kann eine definierte Förderrate eingestellt werden.
- Noch präziser arbeitet eine Spritzenpumpe (Perfusor).
  - Statt einem Infusionsbehälter wird eine großvolumige Spritze (meistens 50 ml) genutzt.
  - Ein Motor treibt den fixierten Spritzenkolben an [121].
  - Moderne Apparate sind zusätzlich mit Sensoren für Luft und Druck ausgestattet.

24.5 Indikationen

- Gründe zum Anlegen einer Infusion sind intravenöse Medikamentengaben und der intravenöse Ausgleich von Flüssigkeitsdefiziten.

24.6 Kontraindikationen

- Absolute Kontraindikation ist eine bekannte Allergie gegen das zu verabreichende Medikament.

24.7 Aufklärung und spezielle Risiken

- Infusionen können allergische Reaktionen, Blutdruckabfälle, Gewebsnekrosen, Luftembolien, Schmerzen, Schwellungen und Entzündungen auslösen.
- Über mögliche Risiken muss vorab informiert werden.
- Im Rahmen eines stationären Krankenhausaufenthalts mit häufiger Infusionsgabe kann die Aufklärung an das individuelle Informationsbedürfnis der Patientinnen und Patienten angepasst werden.
- Meistens genügt dann vorab die Nennung des Namens oder des Nutzens der jeweiligen Infusion.

24.8 Vorbereitende Diagnostik.

- Es ist keine vorbereitende Diagnostik notwendig.

24.9 Personal, Material und Einstelltechnik

- erforderliches Material (▶ Abb. 24.1a):
  - Infusionslösung, Infusionsbesteck
  - einige unsterile Kompressen
  - Einmalhandschuhe, Desinfektionsspray
  - ggf. 3-Wege-Hahn
  - ggf. Infusionshalterung bzw. Aufhängevorrichtung
  - evtl. Filzstift (falls Medikamente zugesetzt werden)

24.10 Vorbereitung

- Beim Vorbereiten einer Infusionslösung ist sauberes und möglichst aseptisches Arbeiten essenziell.
- Die Infusion sollte erst unmittelbar vor der Applikation vorbereitet werden, um eine Kontamination zu vermeiden!

24.11 Anatomie

- Infusionen werden intravenös verabreicht.

24.12 Durchführung

- Größte Sorgfalt gilt der Kommunikation mit den Patientinnen und Patienten, der Gabe des korrekten Medikaments, der luftfreien Infusion, der vorherigen Abfrage bekannter Allergien und der Überwachung möglicher unerwünschter Nebenwirkungen.

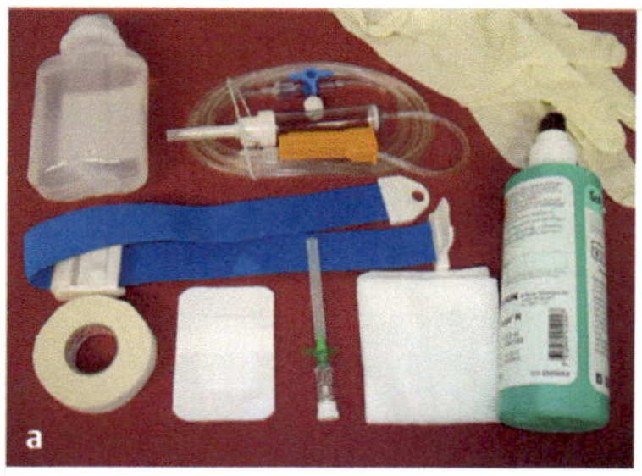

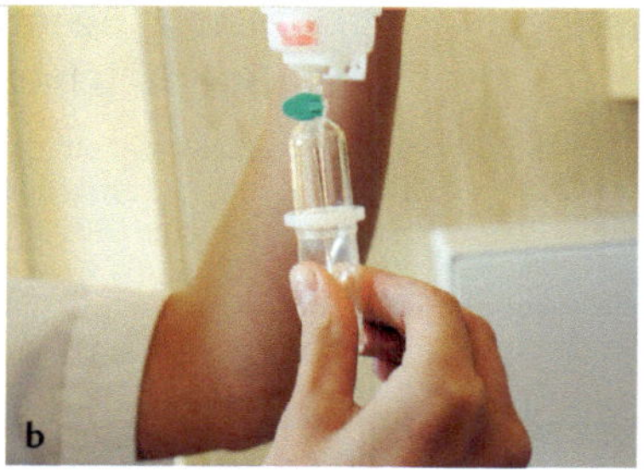

Abb. 24.1 Infusion.
a Erforderliches Material zur Vorbereitung einer Infusion.
b Füllen der Tropfenkammer durch mehrmaliges Zusammendrücken.
(Quelle: Hengesbach S, Hinkelbein J, Genzwürker H, Neuhaus C, Kollrack Y, Knauß A. Anlegen einer Infusion. In: Hengesbach S, Hinkelbein J, Genzwürker H, Neuhaus C, Kollrack Y, Knauß A, Hrsg. Checkliste Medical Skills. 2., unveränderte Auflage. Stuttgart: Thieme; 2019)

24.12.1 Lagerung

- Infusionen folgen der Schwerkraft und müssen daher deutlich über Patientenniveau hängen, damit der hydrostatische Druck im Infusionsbehälter höher ist als der Blutdruck in der Vene.
- Nur dann fließt das Medikament von dem Infusionsbehälter in die Vene

24.12.2 Durchführung Schritt für Schritt

- Einmalhandschuhe anziehen
- Stellen Sie die Infusionsflasche auf eine feste Unterlage und halten Sie sie mit der linken Hand fest.
  - Entfernen Sie die Schutzkappe von der Infusionsflasche.
  - Prüfen Sie das Verfallsdatum der Infusion!
- Medikamente oder andere Zusätze können durch den Gummistopfen einer Infusionsflasche eingespritzt werden. Wichtig: Beschriftung der Flasche mit Patientennamen und Medikament nicht vergessen!
- Nehmen Sie das Infusionsbesteck aus der Verpackung und ziehen Sie die Schutzkappe vom Dorn ab. Drehen Sie das Stellrad zu.
- Stecken Sie den Dorn des Infusionsbestecks durch den Gummistopfen der Infusionslösung.
- Hängen Sie die Infusionsflasche deutlich über Patientenniveau auf und füllen Sie die Tropfenkammer des Infusionsbestecks bis etwa zur Hälfte mit der Infusionslösung, indem Sie die Kammer mehrmals vorsichtig zusammendrücken (▸ Abb. 24.1b).
- Bei Glasflaschen sollten Sie das kleine grüne Ventil oberhalb der Tropfenkammer öffnen, damit kein Unterdruck in der Flasche entsteht.
- Entfernen Sie die Schutzkappe vom Ende des Infusionsschlauchs.
- Entlüften Sie den gesamten Schlauch, indem Sie das Stellrad so lange aufgedreht lassen, bis Flüssigkeit aus dem Schlauchende läuft. Beachte: Das Leitungssystem muss bei der Vorbereitung immer entlüftet werden, da eine Luftembolie potenziell lebensbedrohlich ist.
- Schließen Sie den Infusionsschlauch an den vorhandenen Zugang an. Durch Drehen des Rädchens können Sie die richtige Infusionsgeschwindigkeit einstellen.
- Nach dem Anschließen der Infusion achten Sie darauf, ob der Arm der Patientin bzw. des Patienten dick wird, und fragen Sie nach Schmerzen an der Infusionsstelle.
  - Im Zweifelsfall sollte der Zugang mit NaCl angespült werden, um die korrekte Lage zu überprüfen.
  - Es ist auch möglich, die Infusion kurz unterhalb des Körpers zu halten: Kommt es zu einem Rückfluss von Blut, liegt der Zugang richtig und die Infusion funktioniert. Dieser Test ist bei der Verwendung von Rückschlagventilen allerdings nicht durchführbar.
- Fixieren Sie den Schlauch des Infusionssystems mit einem Pflaster am Arm der Patientin bzw. des Patienten.
- Dokumentieren Sie die Gabe der Infusion in der Patientenakte.
- Sobald die Flasche leer ist, muss das Drehrad verschlossen, das Infusionsbesteck abgestöpselt und der Venenzugang mit einem Kombistopfen verschlossen werden.

Cave

Wenn Sie Infusionen mit Chemotherapeutika vorbereiten, sollten Sie immer adäquate Schutzmaßnahmen (Handschuhe, Schutzbrille, Mundschutz) ergreifen!

Hypertone sowie osmotisch wirksame Infusionen (z. B. hochprozentige Glukoselösung), alkalische oder saure Infusionen (z. B. mit Medikamenten) und Chemotherapeutika können Gewebenekrosen verursachen, wenn sie versehentlich paravasal appliziert werden.

24.13 Mögliche Fehler und Fallstricke

- Wenn Sie Infusionen mit Chemotherapeutika vorbereiten, sollten Sie immer adäquate Schutzmaßnahmen (Handschuhe, Schutzbrille, Mundschutz) ergreifen!
- Hypertone sowie osmotisch wirksame Infusionen (z. B. hochprozentige Glukoselösung), alkalische oder saure Infusionen (z. B. mit Medikamenten) und Chemotherapeutika können Gewebenekrosen verursachen, wenn sie versehentlich paravasal appliziert werden.
- Infusion tropft nicht oder nur sehr langsam:
  - Drehrad geschlossen? Infusion nicht entlüftet? Venenverweilkanüle nicht durchläufig?
  - Eine normale Schwerkraftinfusion sollte nach dem Anlegen kontinuierlich tropfend laufen.
  - In Abhängigkeit vom Innendurchmesser der Venenverweilkanüle ist die maximale Durchflussrate allerdings begrenzt.
  - Manchmal kann es helfen, die Venenverweilkanüle ein kleines Stück zurückzuziehen und in dieser Position mit einem Pflaster zu befestigen oder die Kanüle mit NaCl durchzuspülen.
- Beachten Sie, dass die Temperatur der Infusion die Körperkerntemperatur beeinflusst.
  - Das kann unbeabsichtigt zu Hypothermie führen.
  - Man kann es sich aber auch nutzen, indem z. B. bei Hypothermie vorgewärmte Infusionen verabreicht werden.

III

24.14 Mögliche Komplikationen

- Schmerzen bei der Infusion:
  - Möglicherweise liegt eine Thrombophlebitis (Entzündung der Vene) oder ein Paravasat vor.
  - In beiden Fällen sollte die Venenverweilkanüle entfernt und eine neue an anderer Stelle gelegt werden.
- zunehmende Schwellung an der Injektionsstelle während der Infusion:
  - Es liegt wahrscheinlich ein Paravasat vor.
  - Die Infusion muss sofort gestoppt und die Venenverweilkanüle entfernt werden.
- Applikation von Luft (→ mögliche Luftembolie)
- Hypothermie

24.15 Dokumentation

- Die Dokumentation erfolgt nach hauseigenen oder stationseigenen Standards.

24.16 Besonderheiten bei bestimmten Personengruppen

24.16.1 Besonderheiten bei Schwangeren

- Bei Schwangeren muss das verabreichte Arzneimittel vorab auf mögliche Embryotoxizität kontrolliert werden. Dazu eignen sich Datenbanken wie www.embryotox.de.

24.16.2 Besonderheiten bei Kindern und Jugendlichen

- Da Kinder ein geringes Körpergewicht haben, sollten nur geeignete Infusionslösungen in kleinen Flaschen verwendet werden, um eine Überinfusion zu vermeiden.
- Alternativ kann man eine Infusionstherapie – besonders bei Säuglingen – auch mittels Perfusor durchführen.
- Die genaue Dosis muss gewichtsadaptiert errechnet werden.

24.17 Literatur

Quellenangaben

[121] Hochschule Esslingen. Infusionstherapie – Varianten. Im Internet: www2.hs-esslingen.de/~johiller/infusionstherapie/varianten.htm; Stand: 06.06.2024

25 Transfusionen

Vanessa Neef, Kai Zacharowski

25.1 Steckbrief

Die gängigsten transfundierten Blutprodukte sind Erythrozytenkonzentrate, Thrombozytenkonzentrate und gefrorenes Frischplasma. Die Transfusion von Blutprodukten ist durch das Transfusionsgesetz, die Richtlinie Hämotherapie sowie die Querschnittsleitlinie zur Therapie mit Blutkomponenten und Plasmaderivaten der Bundesärztekammer geregelt. Eine Transfusion muss AB0-kompatibel und möglichst auch Rhesus-D-verträglich erfolgen. Vor der eigentlichen Transfusion sind serologische Verträglichkeitsproben, eine genaue Indikationsstellung, Patientenidentifikation, patientenseitige AB0-Identitätsbestimmung (Bedside-Test) und eine lückenlose Dokumentation unabdingbar. Eine Transfusion kann mit schwerwiegenden Transfusionsrisiken einhergehen. Somit ist beim Einsatz von Bluttransfusionen ein besonders sorgfältiges und umsichtiges Vorgehen erforderlich.

25.2 Synonyme

- Bluttransfusion
- Fremdbluttransfusion

25.3 Keywords

- Blutprodukte
- AB0-Blutgruppe
- Bedside-Test

25.4 Überblick

- Bei einer Bluttransfusion wird Blut von einem Blutspender auf einen Empfänger übertragen, es handelt sich somit um eine Fremdbluttransfusion.
  - Die Transfusion von Blutprodukten ist in Deutschland streng reguliert.
  - Aus Spenderblut werden Vollblutkonserven gewonnen und in Blutkomponenten (Erythrozytenkonzentrate, Thrombozytenkonzentrate und Plasma) aufgetrennt.
- Die Weltgesundheitsorganisation beschreibt eine Anämie als eine Hb-Konzentration < 12 g/dl für Frauen und < 13 g/dl für Männer.
  - Eine Anämie beschreibt den Mangel an Erythrozyten bzw. Hb und kann unter Umständen zu einer Sauerstoffunterversorgung lebenswichtiger Organe führen.
  - Durch die verminderte Anzahl an roten Blutkörperchen gelangt weniger Sauerstoff zu den Zellen [134].
- Durch eine anämische Hypoxie könnten organspezifisch verschiedene physiologische Transfusionstrigger in Erscheinung treten.
  - Dies sind z. B. Tachykardie, Hypotension, Dyspnoe und eine Hypotonie (kardiopulmonale Symptome), neu aufgetreten ST-Strecken-Hebungen und Senkungen, Herzrhythmusstörungen (Ischämie-typische EKG-Veränderungen), neue kardiale Wandbewegungsstörungen oder ein Abfall der zentralvenöses Sauerstoffsättigung sowie einer Laktatazidose (Laktat > 2 mmol/l).
  - Durch die Transfusion eines EKs erhöht sich die Anzahl an Erythrozyten (Hb-Wert) und somit auch die Sauerstoffversorgung des Körpers [123].
- Innerhalb des AB0-Systems gibt es vier Hauptblutgruppen, die Blutgruppe 0, A, B und AB.
  - Erythrozytenkonzentrate (▸ Tab. 25.1) und gefrorenes Frischplasma (▸ Tab. 25.2) sollen AB0-gleich transfundiert werden.
  - Thrombozytenkonzentrate sollten AB0-kompatibel, bevorzugt aber AB0-gleich transfundiert werden [133].
  - Die verschiedenen Blutgruppen besitzen unterschiedliche Antigene und Antikörper. Im Rahmen einer Fehltransfusion kommt es zu einer Unverträglichkeitsreaktion.
    - Blutgruppe A besitzt das Antigen A und Antikörper gegen die Blutgruppe B (Anti B). Kommt der Träger der Blutgruppe A mit Blut der Gruppe B in Berührung, tritt eine hämolytische Unverträglichkeitsreaktion auf, weil die im Serum vorhandenen Antikörper (Anti-B) mit den Blutgruppenantigenen B des Spenders reagieren.
    - Blutgruppe B besitzt das Antigen B und Antikörper gegen die Blutgruppe A (Anti-A).
    - Blutgruppe 0 (Universalspender): besitzt Antikörper A und B
    - Blutgruppe AB (Universalempfänger) besitzt Antigene A und B, aber keine Antikörper.
- Eine Transfusion muss AB0-gleich und möglichst auch Rhesus-D verträglich erfolgen.
  - Vor der Transfusion müssen somit die AB0-Blutgruppe und das Rhesus-D-Merkmal des Empfängers bestimmt werden.
  - Auch ist ein Suchtest auf erythrozytäre Antikörper durchzuführen.
  - Werden Antikörper bestimmt, ist ihr Spezifität zu bestimmen, um kompatible Blutkonzentrate bereitzustellen.
  - Vor der eigentlichen Transfusion ist eine Kurzbestimmung der AB0-Blutgruppe mit frisch entnommenem Patientenblut in unmittelbarer Nähe zum Patienten (Bedside-Test) erforderlich (▸ Abb. 25.1). Dieser dient als letzte Sicherheit gegen die Verwechslung von Blutprodukt und Patient [123].

Tab. 25.1 AB0-kompatible Erythrozytentransfusion.

Patient	kompatibles Erythrozytenkonzentrat
A	A, 0
B	B, 0
AB	A, B, AB oder 0
0	0

Tab. 25.2 AB0-kompatible Frischplasmatransfusion.

Patient	kompatibles Plasma
A	A, AB
B	B, AB
AB	AB
0	0, A, B oder AB

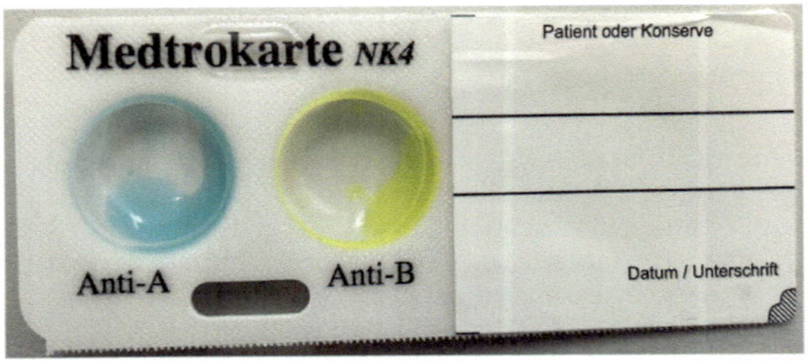

Abb. 25.1 AB0-Identitätstest (Bedside-Test).

25.5 Indikationen

- Erythrozytenkonzentrate sind bei akuten und chronischen Anämien indiziert, um die Erythrozytenverluste auszugleichen und so die Sauerstofftransportkapazität des Bluts zu steigern. Bei der Indikationsstellung zur Transfusion sollen berücksichtigt werden:
  - der aktuelle Hb-Wert
  - die physiologische Fähigkeit, den verminderten Sauerstoffgehalt des Bluts zu kompensieren
  - das Vorhandensein von kardiovaskulären Risikofaktoren, welche die Kompensationsfähigkeit einschränken (z. B. periphere arterielle Verschlusskrankheit)
  - klinische Hinweise auf eine anämische Hypoxie (physiologische Transfusionstrigger)
- Thrombozytenkonzentrate sind indiziert bei:
  - einer verminderten Thrombozytenanzahl (z. B. starken Blutungen)
  - pathologischen Thrombozytenfunktion (angeborene oder erworbene Thrombozytopathien)
  - einer Knochenmarksinsuffizienz
- Gefrorenen Frischplasma ist indiziert bei:
  - einem anhaltenden Blutverlust von mehr als 100 ml/min oder einem anhaltenden Transfusionsbedarf
  - disseminierter intravasaler Gerinnung
  - einer Verlust- oder Verdünnungskoagulopathie
  - Substitution bei einem Faktor-V- und Faktor-XI-Mangel (hierfür gibt es keine Konzentrate)
  - Gefrorenes Frischplasma ist nicht als primärer Ersatz von Blut- und Volumenverlusten indiziert [123].

25.6 Kontraindikationen

- Absolute Kontraindikationen für eine Bluttransfusion sind nicht bekannt.
- Bei potenziellen Empfängern eines Knochenmark-/Stammzelltransplantats ist die Gabe von Erythrozytenkonzentraten des Spenders vor der Transplantation zu vermeiden [123].

25.7 Aufklärung und spezielle Risiken

- Das Transfusionsgesetzt enthält Vorschriften zur Aufklärung, Einwilligung und Dokumentation von Blutprodukten. Sie sind in der Richtlinie Hämotherapie der Bundesärztekammer zusammengefasst [124].
- Die Indikation zu Transfusion sollte immer individuell und unter einer strengen Nutzen-Risiko-Abwägung erfolgen.
- Jeder Patient muss vor einer Maßnahme über verfahrensimmanente Risiken, Komplikationen und geplanten Vorgehensweisen mit ausreichender Bedenkzeit aufgeklärt werden. Die Einleitung der Transfusion erfolgt nach Aufklärung und Einwilligung des Patienten durch den zuständigen Arzt.
- Inhalte der Aufklärung sollten der Ablauf einer Transfusion, Risiken, mögliche Nebenwirkungen sowie Alternativen einer Transfusion umfassen.
- Mögliche transfusionsassoziierte Risiken müssen aufgeklärt werden:
  - Hämatom, Infektion im Bereich des Venenzugangs
  - allergische Reaktionen, Überempfindlichkeitsreaktionen
  - Immunisierung des Empfängers
  - Infektionsgefahr
- Ausnahme Notfalltransfusion:
  - Eine Notfalltransfusion setzt eine vitale Gefährdung des Patienten voraus, die eine sofortige Transfusion bedingt. Auch im Notfall ist der AB0-Identitätstest durchzuführen.
  - Solange das Ergebnis der AB0-Blutgruppenbestimmung des Empfängers nicht vorliegt, sind zur Erstversorgung Erythrozytenkonzentrate der Blutgruppe 0 (Universalspender) zu verwenden.
  - Ist eine Aufklärung des Patienten vor der Anwendung von Blutprodukten im Notfall nicht möglich, dann ist der Patient nachträglich über die stattgefundene Transfusion aufzuklären (nachträgliche Sicherungsaufklärung) [124].

25.8 Vorbereitende Diagnostik

- Vor einem chirurgischen Eingriff mit einer erhöhten Transfusionswahrscheinlichkeit sollte das Ergebnis der AB0-Blutgruppenbestimmung und des Antikörpersuchtests vorliegen.
- Bei einem positiven Antikörpersuchtest ist die Spezifität der Antikörper zu klären. Für Patienten mit irregulären Antikörpern gegen Erythrozyten ist rechtzeitig eine entsprechende Anzahl verträglicher Blutprodukte bereitzustellen.
- Die blutgruppenserologischen Untersuchungen umfassen:
  - Bestimmung der AB0-Blutgruppe und Rhesus-D-Bestimmung
  - Antikörpersuchtest
  - ggf. die Bestimmung weiterer Merkmale und deren Antikörper
  - serologische Verträglichkeitsprobe (Kreuzprobe)
  - ggf. weitere immunhämatologische Untersuchungen
- Bei der serologischen Verträglichkeitsprüfung (Kreuzprobe) wird das Serum des Empfängers gegen Erythrozyten der zu transfundierenden Konserve getestet. Sind keine Hämolyse oder Agglutination nachweisbar, gilt die Kreuzprobe als verträglich.
- Unmittelbar vor der Transfusion ist vom transfundierenden Arzt ein AB0-Identitätstest (Bedside-Test) direkt beim Empfänger vorzunehmen und das Ergebnis schriftlich zu dokumentieren.
- Ausnahme Notfalltransfusion:
  - Schnelltests zur Verträglichkeitsuntersuchung können für Notfälle herangezogen werden.
  - Das Ergebnis muss durch das Regelverfahren bestätigt werden [124].

25.9 Personal, Material und Einstelltechnik

- Blutentnahme zur Kreuzprobe:
  - Händedesinfektion
  - Handschuhe
  - Hautdesinfektion mit Chlorhexidin- oder Octenidin-haltigen Desinfektionsmitteln als Wischdesinfektion
  - Stauschlauch
  - Punktionskanüle zur Blutentnahme („Butterfly")
  - 1–2 EDTA-Monovetten
  - steriler Pflasterverband
- Transfusion:
  - peripherer Venenzugang
  - Blutkonserve
  - 2–5-ml-Spritze für AB0-Identitätstest
  - Punktionskanüle für AB0-Identitätstest
  - AB0-Identitätstest (Bedside-Test)
  - Transfusionsbesteck mit Standardfilter (in der Regel Porengröße 170–230 µm)
  - Patientenakte zur Dokumentation

25.10 Vorbereitung

25.10.1 Vorbereitende Kontrollen

- Vor Beginn der Transfusion muss der Arzt am Patienten überprüfen, ob das Präparat für den betreffenden Empfänger bestimmt ist, die Blutgruppe des Präparats (Präparate-Etikett) dem Blutgruppenbefund des Empfängers entspricht bzw. mit diesem kompatibel ist sowie die Präparate-Nummer oder Chargenbezeichnung mit den Angaben im Begleitdokument übereinstimmt.
- Zudem muss eine visuelle Kontrolle des Präparats erfolgen.
- Auch muss das Verfalldatum, die Unversehrtheit des Blutbehältnisses und die Gültigkeit der Kreuzprobe überprüft werden.

25.10.2 AB0-Identitätstest (Bedside-Test)

- Unmittelbar vor der Transfusion ist vom transfundierenden Arzt der AB0-Identitätstest (Bedside-Test) direkt am Empfänger vorzunehmen.
- Er dient der Bestätigung der zuvor bestimmten AB0-Blutgruppenmerkmale des Empfängers [124].

25.11 Durchführung

- Vorliegen einer Transfusionsindikation; bei der Gabe von Erythrozytenkonzentraten anhand von Hb-Werten, Risikofaktoren und individueller Kompensationsfähigkeit (▸ Tab. 25.3) [123]
- Aufklärung über Nutzen und Risiko (möglichst schriftlich) der Transfusion, wenn nicht anders möglich ggf. auch im Nachhinein
- Identitätssicherung des Patienten
- AB0-Identitätstest unmittelbar vor der Transfusion
- Überprüfung der korrekten Zuordnung und der Blutgruppenverträglichkeit des Präparats zum Patienten, des Verfallsdatums und der Unversehrtheit des Blutbehältnisses, sowie bei Erythrozytenkonzentraten die Gültigkeit der Verträglichkeitsprobe
- Transfusion über einen sicher einliegenden venösen Zugang
- Verwendung eines entsprechend normierten Transfusionsbestecks mit einem Standardfilter (in der Regel Porengröße 170–230 µm)
- Überwachung des Patienten während der Transfusion
- Eröffnete („angestochene") Blutprodukte sind innerhalb von 6h zu transfundieren [124].

25.11.1 Zugangswege

- Eine Transfusion erfolgt über einen sicher einliegenden venösen Katheter/Kanüle.

25.12 Mögliche Fehler und Fallstricke

- Im Rahmen einer Transfusion kann es zu Patientenverwechslung und Fehltransfusionen kommen. Dieses Risiko lässt sich durch eine genaue Identifikation des Patienten sowie dem AB0-Identitätstest minimieren.
- Bei unsachgemäßer Anwendung des AB0-Identitätstest kann dies zur falschen AB0-Blutgruppenbestimmung des Patienten führen.

25.13 Mögliche Komplikationen

- Treten während der Transfusion unerwünschte Reaktionen auf, so muss die Transfusion je nach Schwere und Art der Symptome unterbrochen bzw. abgebrochen werde, notwendigen medizinische Maßnahmen ergriffen werden, diese dokumentiert und gemeldet werden.
  - Bis zur Klärung sollte, soweit klinisch vertretbar, die Gabe weiterer Transfusionen unterbleiben.
  - Der Patient sollte bis zum Abklingen der Symptome kontinuierlich überwacht werden [123].

Tab. 25.3 Empfehlung zur Transfusion von Erythrozytenkonzentraten.

Hb Bereich	Kompensationsfähigkeit/Risikofaktoren	Transfusion
< 7 g/dl		ja
≥ 7– < 8 g/dl	adäquate Kompensation, keine Risikofaktoren	nein
	eingeschränkte Kompensation oder vorhandene Risikofaktoren	ja
	Hinweis auf anämische Hypoxie (physiologische Transfusionstrigger)	ja
≥ 8– < 10 g/dl	Hinweis auf anämische Hypoxie (physiologische Transfusionstrigger)	ja
≥ 10 g/dl		nein

Hb: Hämoglobin

- Zur Abklärung des unerwünschten Ereignisses muss das Probenmaterial (inkl. verschlossener Blutbeutel mit Transfusionsbesteck) asserviert werden.
- Unerwünschte Transfusionsreaktionen lassen sich in akute Transfusionsreaktionen (in unmittelbarem zeitlichem Zusammenhang) und verzögerte Transfusionsreaktionen (> 24h nach Transfusion bis 28d danach) unterteilen [132].

25.13.1 Komplikationen während der Durchführung

- Die häufigsten akuten Reaktionen sind Fieber, Schüttelfrost, Urtikaria, akute allergische/anaphylaktische Transfusionsreaktionen, hämolytische Transfusionsreaktionen, transfusionsassoziierte Volumenüberladung (TACO), transfusionsassoziierte akute Lungeninsuffizienz (TRALI).
- hämolytische Transfusionsreaktion vom Soforttyp:
  - Ursache: Alloantikörpern im Empfängerserum gegen Antigene auf den transfundierten Erythrozyten
  - Symptome: Fieber, Schweißausbruch, Tachykardie, Hypotonie/Schock, Schüttelfrost, Hämoglobinurie, Abfall Haptoglobin, Anstieg indirekte Bilirubin, Anstieg Laktatdehydrogenase, Hb-Abfall
- transfusionsassoziierte akute Lungeninsuffizienz (TRALI):
  - Ursache: Leukozyten-reaktive Antikörper im Spenderplasma; aktivierte Leukozyten können die Mikrozirkulation der Lunge verlegen und führen zum Lungenödem mit Übertritt von Plasmaproteinen in den Alveolarraum
  - Symptome: Dyspnoe, Hypoxämie, beidseitigen Lungeninfiltraten, ggf. Hypotonie, Fieber, beatmungspflichtig [123][132]

25.13.2 Komplikationen nach der Durchführung

- Zu den verzögerten Transfusionsreaktionen gehören die posttransfusionelle Purpura, transfusionsassoziierte Graft-versus-Host-Krankheit, transfusionsassoziierte Virusinfektionen und Parasitosen sowie die Übertragung von Prionen [123][132].
- Die Risiken für HIV, HCV und HBV werden folgendermaßen angegeben:
  - Posttransfusionshepatitis durch HBV: 1:500 000 bis 1:1 000 000
  - Posttransfusionshepatitis durch HCV: < 1:1 000 000
  - Übertragung von HIV: < 1:1 000 000

25.14 Dokumentation

- Für Erythrozytenkonzentrate, Thrombozytenkonzentrate und gefrorenes Frischplasma (als Blutprodukt i. S.v. § 2 Nr. 3 Transfusionsgesetz) besteht eine Dokumentationspflicht gemäß § 14 Transfusionsgesetz.
- Eine verwechslungsfreie Zuordnung dieses Dokuments zum Präparat bis zur Transfusion ist sicherzustellen.
  - Jedem Blutprodukt wird bei Abgabe aus dem Blutdepot zur Anwendung am Patienten ein Begleitdokument beigefügt, welches Namen, Vornamen, Geburtsdatum des Patienten sowie die Art des Blutproduktes und die Präparate-Nummer oder Chargenbezeichnung enthält.
  - Bei Erythrozytenkonzentraten enthält das Begleitdokument auch das Ergebnis der serologischen Verträglichkeitsprobe.
- Die Dokumentation der Anwendung beinhaltet:
  - Aufklärung und Einwilligungserklärungen
  - Ergebnis der AB0-Identitätsbestimmung
  - Transfusionsindikation
  - Darstellung von unerwünschten Ereignissen
- Die chargenbezogene Dokumentation jedes einzelnen Präparats beinhaltet [124]:
  - Patientenidentifikationsnummer oder entsprechende Angaben zum Patienten (Name, Vorname, Geburtsdatum)
  - Identifikationsnummer (Präparate-Nummer oder Chargenbezeichnung)
  - Datum und Uhrzeit der Transfusion

25.15 Postoperatives/ Postinterventionelles Management

- Nach jeder Transfusion muss die Blutkonserve und das Transfusionsbesteck mit geschlossener Rollklemme 24h im Kühlschrank im Kühlschrank aufbewahrt werden, um beim Auftreten von unerwünschten Transfusionsreaktionen serologische und bakterielle Untersuchungen durchführen zu können [123].

25.16 Ergebnisse

- Nach der Transfusion eines Erythrozytenkonzentrats sollte der Transfusionserfolg durch eine Hb-Wert-Bestimmung evaluiert werden.
- Beim normalgewichtigen Erwachsenen ohne gesteigerten Erythrozytenumsatz bewirkt die Übertragung eines Erythrozytenkonzentrats einen Anstieg des Hb-Werts um ca. 1–1,5 g/dl.

25.17 Besonderheiten bei bestimmten Personengruppen

25.17.1 Besonderheiten bei Schwangeren

Anti-D-Prophylaxe bei Rhesus-D-negativen Frauen:

- Bei negativen gebärfähigen Frauen ist die Transfusion von Rhesus-D-positiven Erythrozytenkonzentraten unbedingt zu vermeiden.
- Bei jeder schwangeren Frau sollte frühzeitig die AB0-Blutgruppe und das Rhesus-D-Merkmal bestimmt werden.
- Wird bei Rhesus-D-negativen Schwangeren bis zur 26 + 6 Schwangerschaftswoche kein für eine Sensibilisierung beweisendes Anti-D nachgewiesen, sollte bis zur 29 + 6 Schwangerschaftswoche eine Standarddosis Anti-D-Immunglobulin (300 µg) injiziert werden, um bis zur Geburt eine Sensibilisierung der Schwangeren möglichst zu verhindern.
- Eine Anti-D-Prophylaxe bei der Rhesus-D-negativen Schwangeren ist nicht notwendig, wenn der Fetus mit einem validierten Verfahren Rhesus-D-negativ bestimmt wurde oder wenn die Rhesus-D-negative Schwangere mit Rhesus-D-positivem Feten bereits Antikörper entwickelt hat.
- Rhesus-D-negative Frauen müssen nach jeder Geburt eines Rhesus-D-positiven Kindes (und jedem anderen Eingriff (z. B. Abort), der zu einer Einschwemmung von Erythrozyten des Feten in den Kreislauf der Mutter führen kann) innerhalb von 72h eine Standarddosis Anti-D-Immunglobulin erhalten, um eine Rhesus-D-Sensibilisierung zu vermeiden [124].

Maschinelle Autotransfusion während der Geburt

- Grundsätzlich ist bei großen Operationen oder einer Kaiserschnittentbindung mit einem erhöhten Blutverlust > 500 ml der Einsatz der maschinellen Autotransfusion empfohlen [127]. Dabei wird patienteneigenes Wundblut aufbereitet und retransfundiert.

- Auch bei schwangeren Patientinnen mit einem erwartet hohen Blutungsrisiko (z. B. Plazentaimplantationsstörungen, Koagulopathien) sowie im Rahmen der postpartalen Blutung ist der Einsatz der maschinellen Autotransfusion empfohlen [122].
- Eine kürzlich veröffentlichte Studie an > 300 000 Patientinnen mit postpartaler Blutung zeigt, dass in Deutschland derzeit bei nur 0,07 % aller blutenden Frauen, die maschinelle Autotransfusion eingesetzt wird [131].
- Bis dato gibt es keine eindeutigen Hinweise auf Fruchtwasserembolien nach der Anwendung der maschinellen Autotransfusion bei schwangeren Patientinnen unter der Geburt. Daher ist es empfohlen, die maschinelle Autotransfusionen bei Blutverlusten > 500 ml während der Kaiserschnittentbindung zu verwenden [131].

25.17.2 Besonderheiten bei Kindern und Jugendlichen

- Altersabhängig gelten bei Kindern unterschiedliche Hb-Grenzwerte bei der Indikation zur Bluttransfusion.
- Bei Kindern werden die Eltern über die Transfusion aufgeklärt.
- Die Bluttransfusion erfolgt bei Neugeborenen gewöhnlich über Spritzenpumpen, um eine exakte Dosierung zu ermöglichen. Um die Gefahr einer mechanischen Hämolyse zu vermindern, sollten nicht zu englumige Kanülen eingesetzt werden und die Transfusion nicht zu schnell erfolgen.
- Die Blutmenge bei einer Transfusion beträgt gewöhnlich 12–15 ml/kg Körpergewicht und wird meist in 30–60 min verabreicht; bei Kindern mit Herz-Kreislauf-Erkrankungen über einen längeren Zeitraum [125].

25.17.3 Besonderheiten bei anderen Personen- bzw. Risikogruppen

- Trotz Leukozytendepletion können in Erythrozytenkonzentraten einzelne vermehrungsfähige Spender T-Lymphozyten vorhanden sein, die bei immunkompromittierten (Patienten) Empfängern zu einer transfusionsassoziierten Graft-versus-Host-Erkrankung führen können.
- Die Bestrahlung mit einer mittleren Dosis von 30 Gray bewirkt eine sichere Inhibition der T-Zell-Proliferation, während die Funktion von Erythrozyten und nach der Bestrahlung weitgehend unbeeinträchtigt bleibt.
- Dies ist bei der Bestellung der Erythrozytenkonzentrate im Blutdepot anzugeben.
- Bestrahlte Erythrozytenkonzentrate sind aufgrund der bestrahlungsinduzierten Kaliumerhöhung im Präparat nur begrenzt lagerbar und sollten lediglich dann von der Blutbank abgefordert werden, wenn die Transfusion innerhalb der folgenden 24h durchgeführt wird [123].

25.18 Literatur

Quellenangaben

[122] Annecke T, Lier H, Girard T et al. Peripartale Blutungen, Diagnostik und Therapie. Die Anaesthesiologie 2022; 71: 952–958

[123] Bundesärztekammer (BÄK). Querschnitts-Leitlinien zur Therapie mit Blutkomponenten und Plasmaderivaten – Gesamtnovelle 2020. Im Internet: www.bundesaerztekammer.de/fileadmin/user_upload/_old-files/downloads/pdf-Ordner/MuE/Querschnitts-Leitlinien_BAEK_zur_Therapie_mit_Blutkomponenten_und_Plasmaderivaten-Gesamtnovelle_2020.pdf; Stand: 06.06.2024

[124] Bundesärztekammer (BÄK). Richtlinie zur Gewinnung von Blut und Blutbestandteilen und zur Anwendung von Blutprodukten (Richtlinie Hämotherapie) – Gesamtnovelle 2023. Im Internet: www.bundesaerztekammer.de/fileadmin/user_upload/BAEK/Themen/Medizin_und_Ethik/Richtlinie-Haemotherapie-2023_neu2.pdf; Stand: 06.06.2024

[125] Eber SW. Pädiatrische Transfusionsmedizin (2014). Im Internet: www.ncbi.nlm.nih.gov/pmc/articles/PMC 7 176 225/pdf/978-3-642-41 814-3_Chapter_170.pdf; Stand: 06.06.2024

[126] Froessler B, Palm P, Weber I et al. The Important Role for Intravenous Iron in Perioperative Patient Blood Management in Major Abdominal Surgery: A Randomized Controlled Trial. Ann Surg 2016; 264: 41–46

[127] Klein AA, Bailey CR, Charlton AJ et al. Association of Anaesthetists guidelines: cell salvage for peri-operative blood conservation 2018. Anaesthesia 2018; 73: 1141–1150

[128] Lindau S, Kohlhaas M, Nosch M et al. Cell salvage using the continuous autotransfusion device CATSmart – an observational bicenter technical evaluation. BMC Anesthesiol 2018; 18: 189

[129] Meybohm P, Choorapoikayil S, Wessels A et al. Washed cell salvage in surgical patients: A review and meta-analysis of prospective randomized trials under PRISMA. Medicine (Baltimore) 2016; 95: e4 490

[130] Meybohm P, Richards T, Isbister J et al. Patient Blood Management Bundles to Facilitate Implementation. Transfus Med Rev 2017; 31: 62–71

[131] Neef V, Friedrichson B, Jasny T et al. Use of cell salvage in obstetrics in Germany: analysis of national database of 305 610 cases with peripartum haemorrhage. Br J Anaesth 2024; doi: 10.1016/j.bja.2023.12.014

[132] Sahu S, Hemlata, Verma A. Adverse events related to blood transfusion. Indian J Anaesth 2014; 58: 543–551

[133] Storry JR, Olsson ML The ABO blood group system revisited: a review and update. Immunohematology 2009; 25: 48–59

[134] World Health Organization (WHO). Anaemia (2023). Im Internet: www.who.int/news-room/fact-sheets/detail/anaemia; Stand: 06.06.2024

26 Perfusor und Infusomat

Andrea U. Steinbicker, Jannik Fritsch

26.1 Steckbrief

Infusionspumpen und Infusionsspritzenpumpen sind zur Verabreichung von Medikamenten eingesetzte Hilfsmittel, die auch unter Ihren Markennamen „Perfusor" (Bezeichnung der Firma B. Braun Melsungen AG für Infusionsspritzenpumpen) und „Infusomat" (Bezeichnung der Firma B. Braun Melsungen AG für Infusionspumpen) bekannt sind. Perfusoren oder Infusomaten werden verwendet, um eine gezielte Dosis von Flüssigkeit, Medikamenten oder selten Nahrung über eine bestimmte Zeit in das venöse Gefäßsystem oder über die Magensonde in den Magen einer Patientin bzw. eines Patienten zu applizieren.

26.2 Synonyme

- Perfusor (Markenname der Firma B. Braun Melsungen AG)
- Infusomat (Markenname der Firma B. Braun Melsungen AG)

26.3 Keywords

- Infusionstherapie
- Infusionssysteme
- automatisierte Infusion
- Infusions- und Infusionsspritzenpumpen

26.4 Überblick

- Unter einer Infusionspumpe versteht man eine Pumpe, die eine Flüssigkeit, also eine Infusion, in der Regel in ein venöses Gefäß eines/einer Patientin/en führt.
- Beide Pumpenklassen haben einen ähnlichen Formfaktor und sind stapelbar ausgeführt.
- Die Komponenten der äußeren Systemarchitektur sind bei beiden Klassen Infusionsgeräte, -bestecke, -leitungen sowie Verbindungselemente und Katheter.
  - Dadurch sind beide Pumpenklassen grundsätzlich kombinierbar.
  - Sie unterscheiden sich nur hinsichtlich der Verwendung von Einmalzubehör für die Infusionspumpen selbst.
- Die Sicherheitseinrichtungen sind ähnlich und lassen sich in zu erwartende, „erwartbare" und nicht zu erwartende „unerwartbare" Alarme einteilen.
- Während eine Infusionspumpe gut zur Applikation höherer Volumina geeignet ist und auch Infusionslösungen applizieren kann, die in Flaschen, Spritzen oder Beuteln abgepackt sind, zeichnen sich Infusionsspritzenpumpen dadurch aus, dass sie aufgrund ihrer Fördergenauigkeit gut geeignet sind, um höher konzentrierte Medikamente, gegebenenfalls auch in kleineren Volumina, zu verabreichen.
- Infusionspumpen, nachfolgend als „Infusomat" bezeichnet, arbeiten häufig volumengesteuert und sind als Finger-Peristaltikpumpen oder Rollen-Peristaltikpumpen einer linearen Bauart ausgeführt. Mit diesem Ausdruck wird hervorgehoben, dass ein Fördervolumen durch Rollpumpen und Druck auf die Infusionsleitung vorangetrieben wird.
- Bei Infusionsspritzenpumpen, die nachfolgend als „Perfusor" bezeichnen werden, lassen sich hingegen speziell entwickelte Einmalspritzen einsetzen, deren Spritzenkolben von der Pumpe mechanisch betätigt wird, wodurch eine kontinuierliche Applikation mit der Option der automatisierten Bolusgabe erreicht werden kann.
- Im Vergleich zur unkontrollierten, freien Flüssigkeitsapplikation erlauben Perfusoren und Infusomaten die gezielte Gabe von kleineren oder größeren Flüssigkeitsmengen über einen definierten, kürzeren oder längeren Zeitraum.
  - Zusätzlich können während der laufenden Applikation Bolusgaben verabreicht werden.
  - Da die Perfusoren und Infusomaten jeweils ein bestimmtes Volumen enthalten, wird bei fast aufgebrauchtem Volumen des Perfusors oder des Infusomaten kurz vor der Entleerung und bei der Entleerung selbst ein Alarm ausgelöst.
  - Zeitgleich beendet der Perfusor bzw. der Infusomat die Förderung der Spritze, sodass keine Luft nach intravenös appliziert werden kann.
  - Im Gegensatz hierzu besteht bei einer Schwerkraftinfusion das Risiko, dass Flüssigkeitsmengen in unkontrollierter Geschwindigkeit und Gesamtmenge einlaufen, und dass bei Verbrauch der Flüssigkeit keine Limitierung erfolgt, sondern die Gefahr des Eindringens von Luft in das venöse System und somit die Gefahr einer Luftembolie entstehen könnte.
- Die Perfusoren und Infusomaten haben den gleichen Formfaktor (▸ Abb. 26.1).
  - Sie lassen sich gut durch anbieterspezifische Systemkomponenten zu größeren Systemen kombinieren, entweder direkt übereinanderstapeln oder in eine Halterung einhaken, wie in ▸ Abb. 26.1 dargestellt.
  - Mehrere Perfusoren und Infusomaten können so patientennah aufgestellt oder aufgehängt werden, indem sie an Halte-

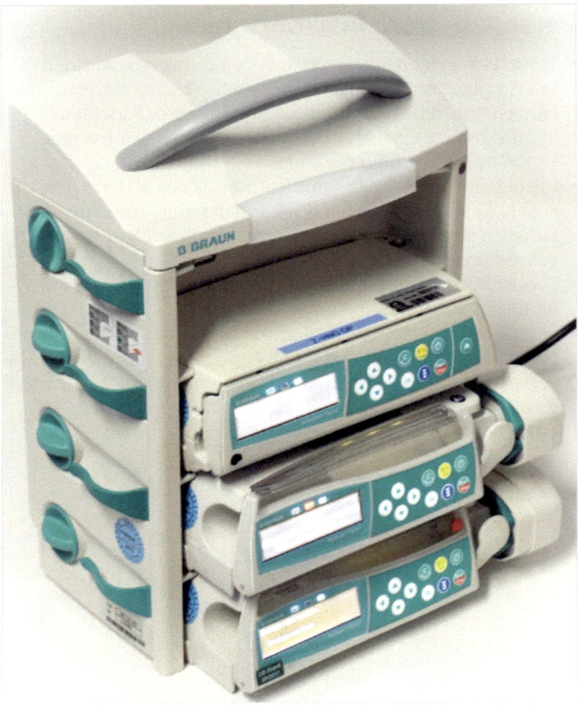

Abb. 26.1 Gesamtsystem von Perfusoren und Infusomat. Gesamtsystem inklusive Halterung, wie es in der Klinik zum Einsatz kommt. Die beiden unteren Geräte sind Perfusoren, bei dem oberen Gerät in der Halterung handelt es sich um einen Infusomaten.

rungen befestigt werden und bei Bedarf auch stabil transportiert werden.
  - Für mehrere Pumpen, die den Patienten bzw. die Patientin jeweils mit einem Medikament versorgen, können einzelne Parameter – wie Energie, Informationen über den Patienten (z. B. Patientengewicht) und Datumsinformationen – bereitgestellt werden.
- Grundlagen der Infusion:
  - Für die erfolgreiche Durchführung einer Infusion muss ein Druckgradient aufgebaut werden, der die Infusionslösung in das venöse Gefäßsystem des/der Patienten/in bringt.
  - Die Infusionslösung muss dabei einige Widerstände passieren, sodass über den Druckgradienten maßgeblich Einfluss auf die Fließgeschwindigkeit genommen werden kann.
  - Der Widerstand wird durch folgende Faktoren bedingt:
    - Viskosität der Infusionslösung
    - Länge des Überleitsystems
    - Radius des Überleitsystems
    - Gegendruck des venösen Bluts im Gefäßsystem des Patienten oder der Patientin
  - In der Praxis ist entscheidend, welcher Volumenstrom mit dem entsprechenden Druck realisiert werden kann.
    - In jedem Perfusor und Infusomaten sind Druckbegrenzungen hinterlegt, die anzeigen, dass die Flüssigkeit aktuell nicht wie eingestellt appliziert wird.
    - Die Ursache hierzu kann vielfältig sein und der Alarm gibt keine Auskunft oder einen Hinweis auf die Ursache.
  - Ein Druckalarm per se oder ein hoher Druck auf der Anzeige, die auf dem Perfusor oder Infusomaten angezeigt wird, sollte immer ein Grund zur genaueren Betrachtung von Zugang und Leitung sein.
    - Liegt der Zugang korrekt intravenös? Ist die Leitung abgeknickt?
    - Die Alarmeinstellungen können nicht ausgestellt werden und dienen der Erhöhung der Patientensicherheit, da sie sofort auf den Missstand der nicht durchgeführten Applikation einer Flüssigkeit hinweisen.
- Grundlagen der Automatisierung, Steuerung und Regelung:
  - Bei Infusomaten und Perfusoren handelt es sich um mechanische Apparaturen, die der Patientin bzw. dem Patienten möglichst automatisiert ein Medikament verabreichen sollen.
  - Dazu müssen diese Geräte folgende Anforderungen erfüllen:
    - hohe Fördergenauigkeit
    - hohe Förderkonstanz
    - Druckaufbau
    - Automatisierung der Dokumentation
    - Nutzerfeedback bei Störungen
  - Sowohl Perfusoren als auch Infusomaten erfüllen diese fünf Anforderungen.

26.5 Indikationen

- Infusionspumpen werden häufig in der Infusionstherapie eingesetzt, wenn Infusionslösungen oder Medikamente über eine definierte Zeit in definierter Dosis an die Patientin bzw. den Patienten verabreicht werden sollen.
- gezielte Steuerung der Infusionsrate
- In der Intensivmedizin und Anästhesie werden Infusionsspritzenpumpen eingesetzt, da mit ihnen kleinere Volumina genauer dosiert werden können; eine Eigenschaft, die gerade bei pharmakologisch wirksamen Infusionen entscheidend ist.
- gezielte Gabe hochwirksamer Pharmaka
- Erreichung einer Spiegelbildung durch kontinuierliche Applikation
- Typische Bereiche für den Einsatz von Infusions- und Infusionsspritzenpumpen in Anästhesiologie und Intensivmedizin sind beispielsweise:
  - Analgosedierung
  - totale intravenöse Anästhesie (TIVA)
  - Target Controlled Infusion (TCI)
  - Katecholamingabe
  - Volumengabe
  - Antikoagulation mit Heparin
  - Gabe von Antibiotika mit gezielter Spiegelerreichung
- Im Allgemeinen sind die Indikationen zur Verwendung von Perfusoren und Infusomaten abhängig von der jeweiligen Therapie. Die Entscheidung darüber, welche Infusionspumpenklasse verwendet werden soll, hängt davon ab, welche Infusionstherapie durchgeführt werden soll.
- Folgende allgemeine Kriterien sind relevant:
  - pharmakologisch nicht wirksame Infusionslösung + Behandlung über einen längeren Zeitraum mittels Perfusor/Infusomat im Vergleich zu einer Schwerkraftinfusion
  - pharmakologisch nicht wirksame Infusionslösung + gewünschte automatisierte Gabe als Vorteil für Infusomaten
  - pharmakologisch hochwirksame Infusionslösung (Schmerzmedikamente, Anästhetika, Antibiotika) mit genauer Dosierung als Anwendung für Perfusoren
- Konkrete, wichtige Indikationen ergeben sich bei der Gabe von kleinen oder gezielten Mengen über einen bestimmten Zeitraum, wie anhand folgender Beispiele aufgezeigt wird:
  - Kinderanästhesie oder in der Kinderintensivmedizin: kleine Laufraten über einen bestimmten Zeitraum, Flüssigkeitsapplikation als „Hintergrundinfusion", Gabe von antibiotischer Therapie, Gabe von Blutprodukten oder von Analgetika und Hypnotika
  - antibiotische Therapie zur Erreichung eines effektiveren Zielspiegels über eine kontinuierliche Gabe
  - nach der Entbindung bei atonem Uterus Gabe von Uterotonika über einen bestimmten Zeitraum in vorgegebener Dosis; einfache Dosisanpassung je nach Klinik möglich.

26.6 Kontraindikationen

- Für diese Methode gibt es keine Kontraindikationen.

26.7 Aufklärung und spezielle Risiken

- Für diese Methode ist keine spezielle Aufklärung notwendig.
- Es gibt keine speziellen Risiken.

26.8 Vorbereitende Diagnostik

- Für diese Methode ist keine vorbereitende Diagnostik notwendig.

26.9 Anästhesie

- Für diese Methode ist keine Anästhesie notwendig.

26.10 Personal, Material und Einstelltechnik

26.10.1 Infusionsbehälter (Beutel, Flasche, Ampulle, Spritze)

- Die Infusionsbehälter beinhalten die Infusionslösung.
  - Sie können als Beutel, Flasche oder auch Ampullen bzw. Spritzen ausgeführt sein.
  - Auf ihnen sind wichtige Informationen mit der Angabe zu Inhaltsstoffen, Konzentrationen und Mengenangaben abgedruckt, die zur Berechnung der Laufrateneinstellungen wichtig sein können.
- Einmalzubehör für Infusionspumpen:
  - für Perfusoren:
    - spezielle, für den Einsatz in Infusionsspritzenpumpen entwickelte Einmalspritzen mit einem Füllvolumen von 50 ml
    - zusätzlich Perfusorleitung für die Verbindung zwischen Perfusor und venösem Zugang der Patientin bzw. des Patienten (▸ Abb. 26.2)
  - für Infusomaten:
    - spezielle, für den Einsatz in Infusionsspritzenpumpen entwickelte Infusionsleitungen (mit oder ohne spezifische, in die Leitung integrierte Pumpsegmente)
    - typischerweise aus Silikon gefertigt (▸ Abb. 26.3)
- ▸ Abb. 26.4 zeigt einen Infusomaten mit der entsprechenden Leitung, die in ▸ Abb. 26.3 dargestellt ist.
  - Die Schlauchleitung ist für einen Innendruck von 2 bar und einen 3 × 4,1-mm-Schlauch ausgelegt.
  - Die weißen Markierungen werden eingesetzt, die grüne Spange in die Vorrichtung in den grünen Bereich gedrückt, bis diese einrastet.

26.10.2 Infusionsgeräte bzw. -bestecke oder -leitungen

- Infusionsbesteck:
  - Es gibt diverse Infusionsbestecke, die zur Schwerkraftinfusion geeignet sind.
  - In ▸ Abb. 26.5 ist die Infusionsleitung bereits mit dem Einstechdorn in die Infusionslösung (hier Sterofundin ISO) eingebracht.
  - Mit der orangenen Rollklemme kann die Geschwindigkeit der Schwerkraftinfusion kontrolliert werden.
  - Eine genaue Abmessung auf einzelne Milliliter ist mit diesem System nicht möglich.
  - Die Infusion wird an den Patientenzugang angeschlossen, der in ein venöses Gefäß führt.
- Infusionsleitungen:
  - Perfusorleitung:
    - Die Perfusorleitungen werden direkt an die Perfusorspritze angeschlossen (▸ Abb. 26.6) und dann in den Perfusor eingesetzt (▸ Abb. 26.2).
    - Die Perfusorleitungen werden häufig als einfache Verbindungsleitung in verschiedenen Längen mit der Option des Anschlusses einer Verlängerung ausgeführt, die mit einem sogenannten Luer-Lock-Ansatz direkt mit einer dafür geeigneten Perfusorspritze verbunden werden kann.
    - Die Standardleitung ist laut Hersteller für Drücke bis < 2 bar ausgelegt.
  - Infusomatenleitung:
    - Die Infusionsleitung für den Infusomaten ist in ▸ Abb. 26.3 zu sehen.
    - Wie optisch gut ersichtlich, unterscheiden sich Infusomatenleitungen von dem regulären Infusionsbesteck für Schwerkraftinfusionen durch ein kurzes Pumpsegment aus Silikon und passenden Einspannhaken für den Infusomaten.

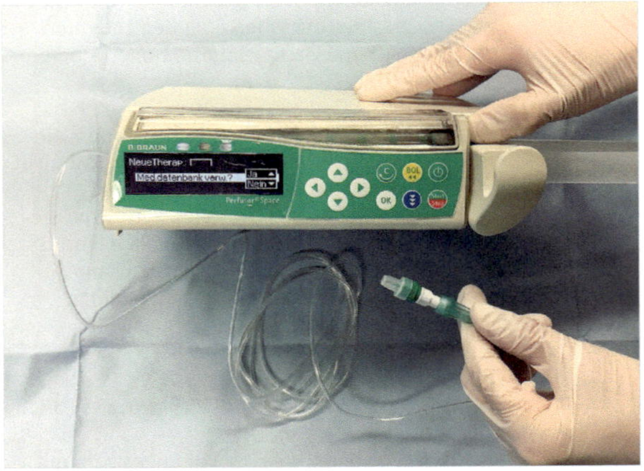

Abb. 26.2 Perfusorspritze mit Perfusorleitung. Die Perfusorspritze ist in den Perfusor eingesetzt und befindet sich hinter der Verschlussklappe.

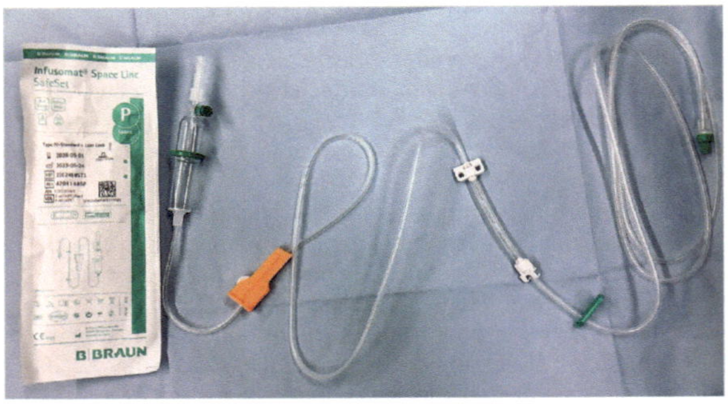

Abb. 26.3 Infusomat Space Line. Die Abbildung zeigt eine speziell entwickelte Infusomatenleitung zur Anwendung im Infusomaten. Die weißen Plastikbügel werden in den Infusomaten eingespannt.

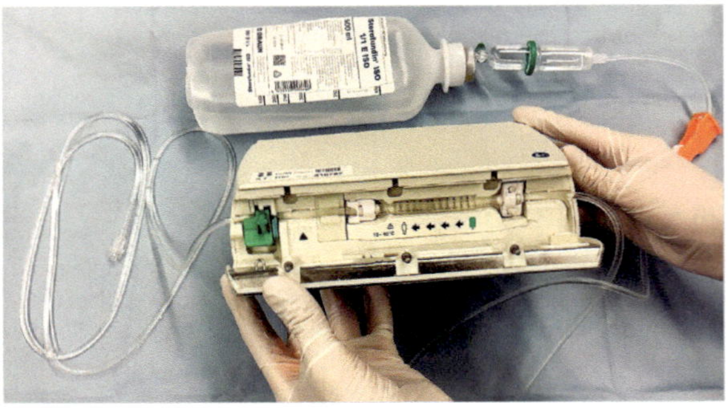

Abb. 26.4 Einsetzen der Infusomatenleitung. Das Einsetzen der Leitung erfolgt am Infusomaten auf der Gerätvorderseite. Im Anschluss wird der Infusomat verschlossen und der Infusomat gestartet. Die weißen Markierungen werden eingesetzt, die grüne Spange in die Vorrichtung in den grünen Bereich gedrückt, bis diese einrastet.

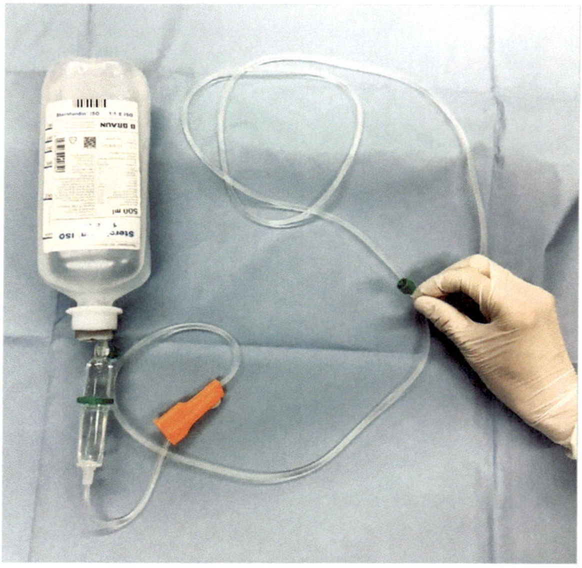

Abb. 26.5 Besteck zur Schwerkraftinfusion. Scharfer Einstechdorn, der für hängende Behältnisse geeignet ist, Tropfkammeroberteil, das zum Anklemmen eines Infusionspumpen-Tropfsensors geeignet ist, Rollklemme, die die Menge an einlaufender Flüssigkeit öffnet und reguliert.

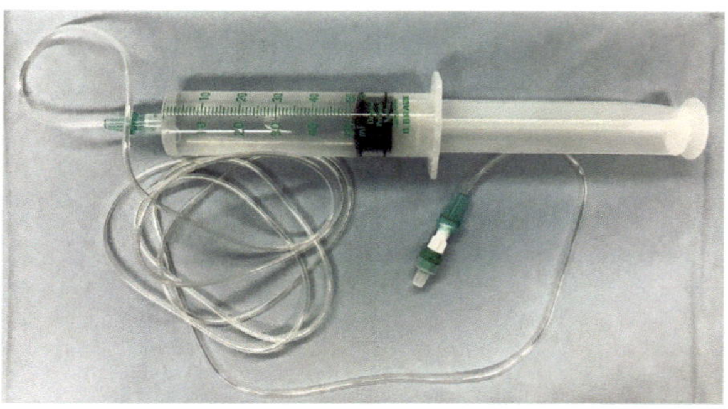

Abb. 26.6 Perfusorleitung. Die Perfusorleitungen werden direkt an die Perfusorspritze angeschlossen und dann in den Perfusor eingesetzt. Die Perfusorleitungen werden häufig als einfache Verbindungsleitung in verschiedenen Längen mit der Option des Anschlusses einer Verlängerung ausgeführt, die mit einem sogenannten Luer-Lock-Ansatz direkt mit einer dafür geeigneten Perfusorspritze verbunden werden kann. Die Standardleitung ist laut Hersteller für Drücke bis < 2 bar ausgelegt.

26.11 Vorbereitung

- Um eine Infusionstherapie mithilfe des Perfusors bzw. Infusomaten erfolgreich durchführen zu können, ist ein gut vorbereitetes Arbeitsumfeld essenziell.
- Die nachfolgenden Aspekte sollten dabei beachtet werden:
  - Der Ort der Infusion sollte hygienisch sauber sein, um Infektionen über den Zugang zu vermeiden.
  - Es sollte ein gut laufender, intravenöser Zugang etabliert sein. Bei einigen Medikationen ist ein zentralvenöser Zugang erforderlich.
  - Es sollten ein Perfusor, eine Perfusorleitung oder ein Infusomat und eine Infusomatenleitung bereitstehen und das Medikament, welches appliziert werden soll, entweder in einer Perfusorspitze aufgezogen sein oder eine zuführende Infusion zum Infusomaten bestehen.
  - Auf eine Arbeit mit Handschuhen und eine sterile Konnektion der Konnektionsstellen ist im Sinne der hygienischen Standards zu achten.
  - Wenn das Medikament aufgezogen und an die Perfusorleitung oder Infusomatenleitung angeschlossen ist, sollten die Informationen wie Gewicht, Medikamentenname, Dosierung und Laufrate eingegeben werden.
  - Wenn indiziert, wird der Infusomat oder der Perfusor gestartet.
  - Vor Start des Perfusors oder Infusomaten sollte nochmals eine Sicherheitsüberprüfung durchgeführt werden: Sind insbesondere alle Leitungen richtig verbunden und sind 3-Wege-Hähne bzw. die zentralvenösen Leitungen offen?
  - Bei Bedarf kann eine Bolusgabe aus dem laufenden Menu gestartet werden.

26.12 Anatomie

- Für diese Methode müssen keine anatomischen Gegebenheiten berücksichtigt werden.

26.13 Durchführung

- ► Abb. 26.7 und ► Abb. 26.8 geben eine Übersicht der Standardabläufe einer automatisierten Infusion und könnten im klinischen Alltag als Gedankenstütze dienen.

26.13.1 Durchführung Schritt für Schritt

- Im klinischen Alltag ist es von Vorteil, sich wiederholende Abläufe gut einzuprägen.
- Als Hilfestellung sind die Standard Operating Procedures (SOP) im Format eines Algorithmus gedacht (► Abb. 26.7, ► Abb. 26.8).

26

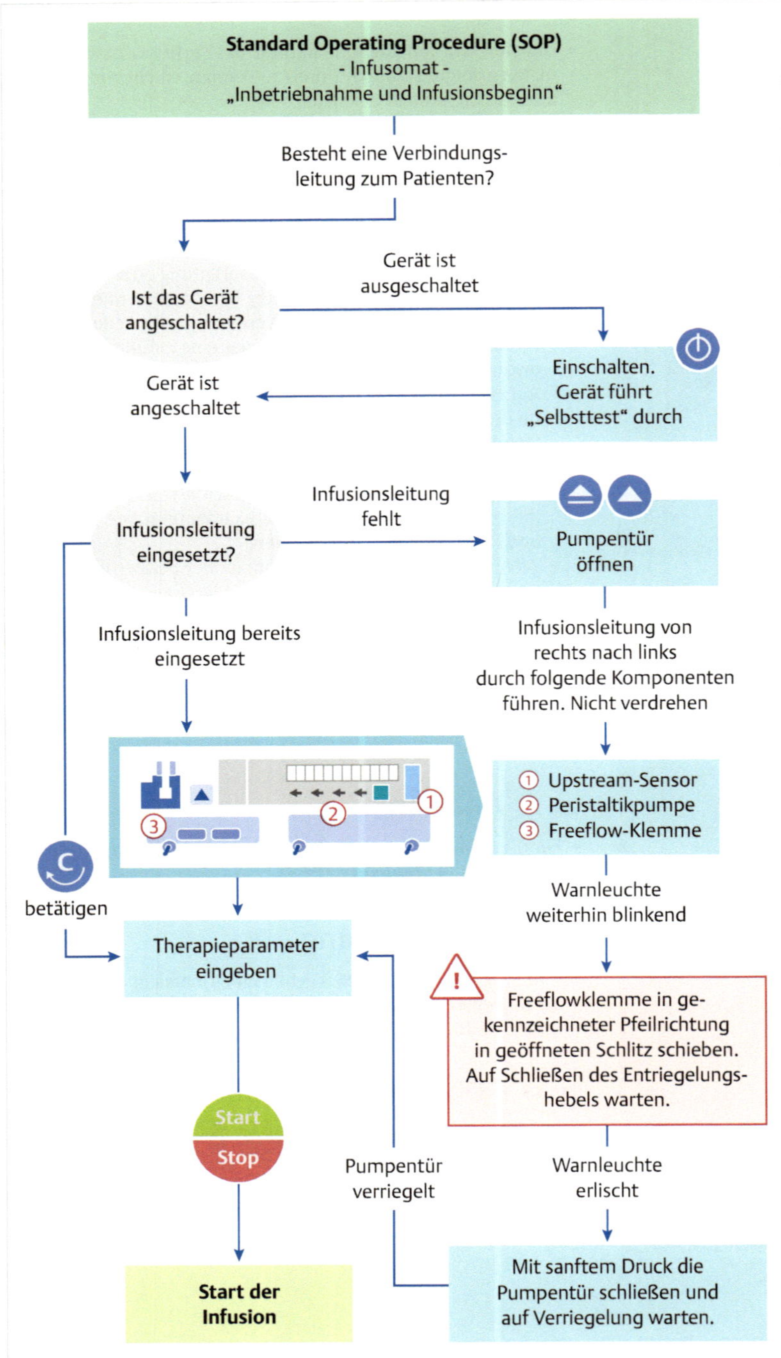

Abb. 26.7 SOP Inbetriebnahme und Infusionsbeginn. Durchführung Schritt für Schritt: „Inbetriebnahme und Infusionsbeginn“ Infusomat. Symbole sind als Entscheidung, Kästchen als Nutzerinteraktion und Informationen über den Pfeilen als Erklärungen gedacht.

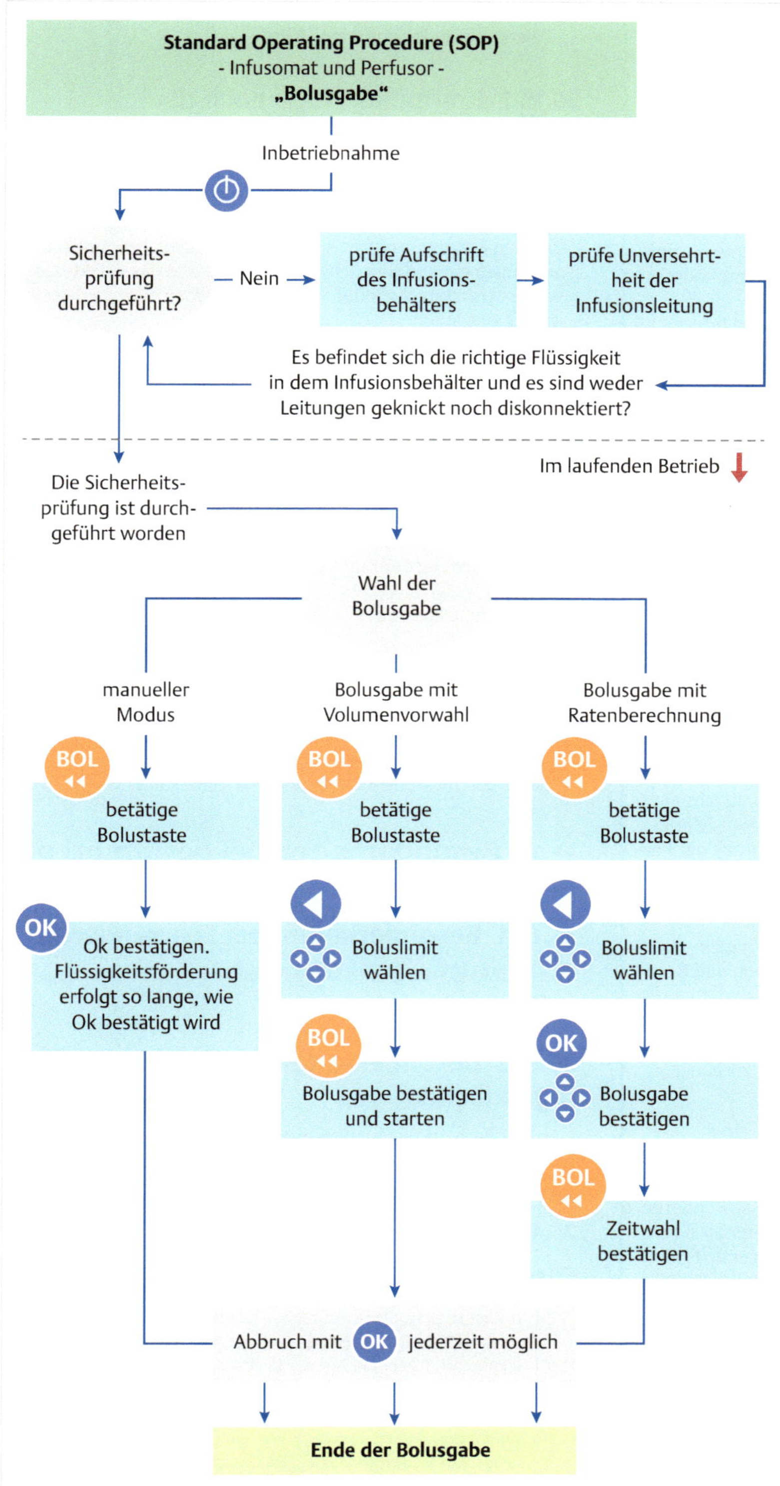

Abb. 26.8 SOP Bolusgabe. Durchführung Schritt für Schritt: „Bolusgabe“ bei Infusomat und Perfusor. Symbole sind als Entscheidung, Kästchen als Nutzerinteraktion und Informationen über den Pfeilen als Erklärungen gedacht.

26.14 Mögliche Fehler und Fallstricke

- Perfusoren und Infusomaten haben die Infusionstherapie deutlich besser steuerbar und sicher gemacht.
  - Alle Personen, die Perfusoren oder Infusomaten bedienen, werden auf diese Geräte eingewiesen, d. h. die Anwendung wird demonstriert und erklärt.
  - Die tägliche Anwendung ist sicher und erklärt sich einleuchtend.
  - Selbstverständlich können Bedien- und/oder technische Fehler zu Beinahe-Vorkommnissen (also Vorkommnissen, bei welchen der Schaden abgewendet werden konnte) oder zu Vorkommnissen führen.
- Wichtig ist, bei der Bedienung von Perfusoren und Infusomaten darauf zu achten, dass die physikalischen Gesetze der Schwerkraft wirken, wenn man beispielsweise an einen Perfusor stößt oder wenn man ihn hochhebt und die Infusionsleitung offen ist.
  - Durch die Schwerkraft und das Anheben wird ein Bolus appliziert.
  - Dieses ist selbstverständlich bei reinen Flüssigkeiten in der Regel nicht von Relevanz, aber bei hochdosierten Katecholamingaben führt dieses durchaus zu relevanten Bolusgaben, die zu Veränderungen der Herz- und Kreislaufzirkulation führen können.

26.15 Mögliche Komplikationen

- Die Inzidenz und die Komplikationen sind abhängig von den durchgeführten Therapien. Anfang der 1990er-Jahre ließ sich zumindest für die zur Perfusion eingesetzten Spritzenpumpen anhand des Absatzes der verwendeten Einmalspritzen abschätzen, dass in Deutschland etwa 20 Millionen Mal im Jahr ein Medikament mithilfe dieser Geräte verabreicht wurde [135].
- Zu den Komplikationen bezogen auf die Anwendung der Perfusoren und Infusomaten finden sich keine Hinweise in der Literatur. Somit ergibt sich daraus eine relativ sichere Anwendung.
- Da das Bewusstsein häufig nicht vorhanden ist, dass es zur Bolusgabe durch Schwerkraftinfusion beim Anheben und Bewegung der Perfusoren kommt, ist dieses vermutlich der häufigste, im Alltag relevante Anwendungsfehler. Hierzu sind Schulungen und Wissensweitergabe der anwendenden Personen an Kolleginnen und Kollegen hilfreich und können vorbeugen.

26.15.1 Komplikationen während der Durchführung

- Die selten auftretenden Fehler sind in der Regel anwenderbezogen. Sieht man von technischen Fehlern wie Material- oder Softwarefehlern ab, ergeben sich nach [137] folgende Fehler, die durch das medizinische Personal verursacht werden könnten:
  - falsches manuelles Programmieren der Infusionsparameter
  - fehlende Kontrolle, ob dem Patienten bzw. der Patientin das richtige Medikament verabreicht wird
  - fehlende Beschriftung des Medikaments im Perfusor oder Infusomat
- Durch eine solide Ausbildung, technisches Verständnis und eine regelmäßige Funktionsprüfung vor Gebrauch könnten sich diese Fehler minimieren lassen.
- Eine Literaturrecherche nach Fehlern in der Nutzung von Perfusoren ergab wenige Treffer.
  - Der wohl häufigste Treffer war die intrathekale Applikation von Baclofen.
  - Hier wird empfohlen, ein entsprechendes Review vor der Anwendung zu konsultieren [136].

26.15.2 Komplikationen nach der Durchführung

- Aus dem Alltag lässt sich berichten, dass die Perfusoren und Infusomaten im Fall einer Funktionslücke einen Alarmton absetzen oder aber nicht mehr zu starten sind. Im Nachgang eines solchen Ereignisses ist es ratsam, den Perfusor oder Infusomaten gegen ein anderes Gerät zu tauschen und das defekte Gerät in die Medizintechnik des Standorts zu geben oder an den Hersteller zu senden.
- Bedienung und Sicherheitshinweise:
  - Inbetriebnahme und Testung, ob eine Eingabe des Medikaments und die Eingabe der Laufrate möglich ist
  - Testung, ob Perfusor oder Infusomatenleitung eingelegt werden kann
  - selbstüberwachende Steuerung (Funktions- und Kontrollprozessor)
  - bei Problemen Alarm
  - Ersatzgeräte zum Wechsel
  - Überwachung der Motorumdrehungen und der Antriebsposition
  - Sicherheitsklemme
  - Luftsensor
  - Temperatursensor
  - Beschriftung der zu applizierenden Medikamente mit einem Aufkleber, ggf. handschriftlich
  - Drucksensor Downstream (Verschlusserkennung)
  - Drucksensor Upstream (Funktion ähnlich Tropfensensor, der eine geschlossene Rollklemme erkennen kann)

26.16 Besonderheiten bei bestimmten Personengruppen

26.16.1 Besonderheiten bei Schwangeren

- Bei Schwangeren gibt es keine Besonderheiten zu berücksichtigen.

26.16.2 Besonderheiten bei Kindern und Jugendlichen

- Bei Kindern und Jugendlichen gibt es keine Besonderheiten zu berücksichtigen.

26.17 Literatur

Quellenangaben

[135] Hutten H, Hrsg. Biomedizinische Technik. Therapie und Rehabilitation. Band 2. Berlin/Heidelberg: Springer; 1992: 126

[136] Romito JW, Turner ER, Rosener JA et al. Baclofen therapeutics, toxicity, and withdrawal: A narrative review. SAGE Open Medicine 2021; 9: 205 031 21 211 022 197

[137] Wiesollek D, Müller-Arnecke HW, Hold U. Untersuchungen zur Ergonomie von Medizinprodukten. Fallbeispiel Spritzenpumpen. Bundesanstalt für Arbeitsschutz und Arbeitsmedizin (Projekt F 1902 – Teil 2); 2008

Literatur zur weiteren Vertiefung

[138] Arthur JA, Reddy A, Smith U et al. Practices and perceptions regarding intravenous opioid infusion and cancer pain management. Cancer 2019; 125: 3 882–3 889

[139] Kramme R. Medizintechnik. Verfahren – Systeme – Informationsverarbeitung. 3. Aufl. Berlin/Heidelberg: Springer; 2007

[140] Silva MDS, Araújo JL, de Nunes GAM et al. Precision and reliability study of hospital infusion pumps: a systematic review. Biomed Eng 2023; 22: 26

Wichtige Internetadressen

- Infusionspumpe: https://de.wikipedia.org/wiki/Infusionspumpe
- Spritzenpumpe: https://de.wikipedia.org/wiki/Spritzenpumpe
- Schlauchpumpe.: https://de.wikipedia.org/wiki/Schlauchpumpe

27 Flüssigkeits- und Volumentherapie

Stefan John, Silke Fortenbacher

27.1 Steckbrief

Die Volumentherapie ist ein wesentlicher Eckpfeiler in der intensivmedizinischen Behandlung und dient dem Ziel, ein intravaskuläres Volumendefizit auszugleichen und eine ausreichende Organperfusion aufrechtzuerhalten. Sowohl eine Hypovolämie als auch eine Hypervolämie sind prognoselimitierend und mit Organdysfunktionen assoziiert. Wird zu wenig Flüssigkeit appliziert, verstärken sich Schock und Organhypoperfusion. Die Hypervolämie ist häufig iatrogene Folge der Volumentherapie und führt zu ubiquitärer interstitieller Ödembildung mit konsekutivem Organversagen. Der Ansatz einer patientenindividualisierten Therapie unter geeignetem Monitoring erscheint zielführend, wobei einerseits ein effektives Blutvolumen wiederhergestellt und andererseits das Risiko einer Hypervolämie minimiert wird. Es sollte so viel Flüssigkeit wie nötig, aber so wenig wie möglich infundiert werden. Die Bedeutung einer zeit- bzw. stadiengerechten Volumentherapie (Timeliness) wird immer deutlicher.

27.2 Synonyme

- Volumentherapie
- Flüssigkeitstherapie
- Volumenersatz
- Flüssigkeitsersatz
- Volumensubstitution
- Flüssigkeitssubstitution

27.3 Keywords

- Hypovolämie
- Volumentherapie
- Volumenersatz
- Kristalloide
- Kolloide
- Volumenstatus
- Volumenreagibilität

27.4 Überblick

- Als Volumentherapie bezeichnet man die Gabe von Infusionslösungen zur Restitution einer Normovolämie und Aufrechterhaltung der Organperfusion.
- Exkludiert sind Infusionen zu anderweitigen Zwecken, z. B. Trägerlösungen.
- Das ROSE-Konzept beschreibt die verschiedenen Phasen der Volumentherapie [151].
  - Resuscitation: zielgerichtete Volumenbehandlung zur Erhaltung eines ausreichenden Perfusionsdrucks
  - Optimization: Fortführung Volumentherapie mit Ziel der neutralen Flüssigkeitsbilanz für Wiederherstellung Organfunktionen und Vermeidung von Volumenüberladung
  - Stabilization: Stabilisierung mit Fokus auf Organunterstützung und Ausgleich von Flüssigkeitsverlusten
  - Evacuation: Fokus auf Organerholung und Entfernung von exzessiver Flüssigkeit
- Die Volumentherapie ist eine häufig eingesetzte und wichtige Maßnahme bei der Behandlung kritisch kranker Patienten.
- Neben der Auswahl des Therapeutikums unter Berücksichtigung seiner pharmakologischen Eigenschaften und seines Nebenwirkungsprofils ist die Dosisfindung entscheidend.
- Eine zielgerichtete Volumentherapie orientiert sich am Patientenzustand und der jeweiligen Krankheitsphase unter Einsatz eines geeigneten Monitorings.
- Eine Unter- bzw. eine Überdosierung sind in der Volumentherapie strikt zu vermeiden [152].
- Es werden generell zwei Substanzklassen an Volumentherapeutika unterschieden: Kristalloide und Kolloide
  - Kristalloide sind Elektrolytlösungen, die ausschließlich kleine Moleküle wie Elektrolyte, Glukose und organische Anionen enthalten.
    - Sie verweilen nur kurzzeitig im Intravasalraum und treten frei ins Interstitium über.
    - Sie werden eingeteilt in balancierte und nicht balancierte Lösungen, wobei „balanciert" eine dem physiologischen pH-Wert entsprechende Zusammensetzung der Serumelektrolyte entspricht.
    - Die Vorteile balancierter isotonischer Vollelektrolytlösungen gegenüber Natriumchloridlösungen sind evident.
    - 0,9 %ige Natriumchloridlösungen sind hyperton und hyperchloräm und führen – sofern sie in größeren Mengen infundiert werden – zu einer hyperchlorämischen Azidose, welche sich negativ auf die renale Perfusion auswirkt.
    - Zwei große Studien (SALT-ED und SMART) zeigten die Korrelation zwischen Infusion 0,9 %iger NaCl-Lösungen und dem Risiko für renale Komplikationen und einer damit einhergehenden erhöhten Letalität auf [161][162].
  - Kolloidale Lösungen bestehen aus großen Molekülen, die die Endothelschranke nicht oder nur schwer überwinden können.
    - Hier unterscheidet man nicht synthetische Kolloide (Albumin) und halbsynthetische Kolloide mit Zusatz an Hydroxyethylstärkemolekülen (HES) oder Gelatinemolekülen.
    - Ihr Vorteil ist eine verbesserte Volumenexpansion, da sie eine längere intravasale Halbwertszeit und einen höheren kolloidosmotischen Druck aufweisen.
    - Die negative Auswirkung von HAES auf Gerinnung und Nierenfunktion sind Bestandteil zahlreicher Diskussionen [145].
- Einzelne Zielparameter, an denen die Steuerung der Volumentherapie von Intensivpatienten ausgerichtet wird, gibt es nicht.
  - Ein wichtiges Tool ist die Testung der Volumenreagibilität, die kombiniert mit anderen Zielgrößen zu einer realistischen Einschätzung eines optimalen Flüssigkeitsmanagements beitragen kann, auch wenn ihre Bedeutung für Outcomeverbesserung bislang nicht nachgewiesen werden konnte.
  - Hier erweisen sich dynamische Parameter gegenüber statischen Parametern als zuverlässiger.
  - Der Passive-Leg-Raising-Test (PLR) ist eine valide Methode zur Beurteilung der Volumenreagibilität.
  - Dynamische Parameter sind beispielsweise die atemabhängige Pulsdruckvariation (PPV) bzw. die Schlagvolumenvariation (SVV) oder die Zunahme des Schlagvolumens im passiven Leg-Raising-Test (PLR), die einen Anstieg des Herzzeitvolumens auf einen Volumenbolus vorhersagen können.
  - Auch die nicht invasive Kompressionssonografie der V. cava inferior und die echokardiografische Beurteilung der Ventrikelfüllung sind bei der Beurteilung der Volumenreagibilität im klinischen Alltag nicht mehr wegzudenken.
- Bei Intensivpatienten und periinterventionellen Patienten sind meist sowohl die eigenständige Flüssigkeitszufuhr reduziert als auch der Flüssigkeitsbedarf gesteigert.
  - Eine symptomatische Hypovolämie entsteht durch Abnahme des zirkulierenden Plasmavolumens mit Reduktion von Vor-

last und Herzzeitvolumen und Flüssigkeitsdepletion des Interstitiums.
  - Überschreitet der Verlust des intravasalen Volumens die Kompensationsmaßnahmen zur Erhöhung des venösen Rückstroms und Aufrechterhaltung eines ausreichenden Herzzeitvolumens (HZV), resultiert ein Schock.
  - Klinisch zeigt sich dies in Form von arterieller Hypotension und Tachykardie.
  - Ein erniedrigtes HZV und eine Reduktion von Makro- und Mikrozirkulation führen zu Gewebehypoxie, Organdysfunktion und Organversagen [144].
  - Die Dosis-Wirkungs-Beziehung zwischen Sauerstoffdefizit und Letalität ist experimentell belegt.
  - Eine frühe Restitution des zirkulierenden Blutvolumens für bessere kardiale Pumpleistung, verbesserte Gewebeoxygenierung und Perfusion ist ein Grundpfeiler der Schocktherapie und verbessert das Überleben bei Intensiv- und Notfallpatienten [143].
- Die S 3-Leitlinie „Intravasale Volumentherapie beim Erwachsenen" der Arbeitsgemeinschaft der Wissenschaftlichen Medizinischen Fachgesellschaften (AWMF) wurde am 21.07.2020 revidiert [145].
  - Auf dieser Basis wurden 6 Statements und 42 Empfehlungen zur Volumentherapie formuliert.
  - Die Leitlinie ist bis 20.07.2025 gültig.
- Fazit:
  - Eine Volumentherapie ist nur bei Hypovolämie nach vorheriger Testung der Volumenreagibilität indiziert.
  - Die Hypovolämiediagnose ergibt sich aus der Synopsis von Anamnese, körperlichem Befund, Laborwerten, Sonografie und einer differenzierten Beurteilung der Hämodynamik.
  - Die Therapie wird anhand ihrer zirkulatorischen Wirkungen gesteuert.
  - Balancierte Lösungen sind zu bevorzugen.
  - Beim Intensivpatienten sind Kristalloide die Lösungen der ersten Wahl.

27.5 Indikationen

- Die Volumentherapie ist indiziert, wenn das zirkulierende Blutvolumen als zentrales Kompartiment des Volumenhaushalts reduziert ist.
- Die Wahl der optimalen Volumenersatzlösung beherrscht die Diskussion.
  - Jedoch ist zu betonen, dass jede Volumengabe zuerst einmal indiziert sein muss.
  - Sorgfältige Diagnostik und eine effektorientierte Therapiesteuerung vermeiden eine unnötige, prognostisch ungünstige Hypervolämie.
- Differenzialdiagnostische Überlegungen müssen Hämorrhagie, Dehydratation, Sepsis und andere Ursachen einbeziehen. Ausmaß und Dynamik des Volumenverlusts sowie begleitende Imbalancen werden abschätzbar, denn sie variieren mit der Art des Flüssigkeitsverlusts (▸ Tab. 27.1, ▸ Tab. 27.2).
- Als Referenztest für die Notwendigkeit einer Volumentherapie gilt die Volumenreagibilität [157].
  - Gemäß Frank-Starling-Mechanismus führt eine rasche Infusion eines Flüssigkeitsbolus von 500 ml zu einer Vorlasterhöhung mit Zunahme von Herzzeitvolumen (HZV) bzw. Schlagvolumen (SV) um 10–12 %.
  - NB: Die Beurteilung erfolgt ex post, was dazu führen kann, dass fälschlicherweise ein Volumenbolus verabreicht wird, obwohl bereits eine Hypervolämie besteht.
  - Zur Einschätzung ex ante kann ein Passive-Leg-Raising-Manöver (Passive Leg Raising, PLR) durchgeführt werden, was eine Autotransfusion von ca. 300–500 ml Blut in die zentralen Venen bewirkt [156].
    - Für das PLR-Manöver wird aus einer halbsitzenden 45°-Position das untere Bettsegment bei gleichzeitiger Absenkung des Kopfs um 45° angehoben.
    - Durch Verstellen des Bettsegments anstelle von lediglich Anheben der Beine wird eine Kompression der Femoralvenen vermieden.
    - Bei intrakranieller Druckerhöhung ist PLR kontraindiziert.

Tab. 27.1 Typische Hypovolämieursachen bei Intensivpatienten durch gesteigerte Verluste oder verminderte Zufuhr. Die Häufigkeiten der genannten Störungen variieren mit dem Behandlungsspektrum.

Ursache	Beispiele
Reduktion des intravasalen Volumens durch externe Verluste oder Sequestration	
Blutung	Operationen/Interventionen, gastrointestinale Blutung, Antikoagulanzien-Therapie, Traumen inklusive Frakturen, Gefäß- oder Organruptur
Wundsekrete/Evaporation	iatrogene Drainagenverluste, Laparostoma, großflächige Hautdefekte, Hitze, übermäßiges Schwitzen
renale Verluste durch Polyurie	Diabetes insipidus, Hyperglykämie/Diabetes mellitus, zerebrales Salzverlustsyndrom, Diuretikatherapie, Restitution einer akuter Nierenfunktionseinschränkung
gastrointestinale Verluste	Erbrechen, Diarrhöen, Ileus, Magenatonie, Fisteln, Malassimilationssyndrome
Kapillarleck/Verlust im 3. Raum	SIRS/Sepsis, Verbrennungskrankheit, Pankreatitis, Albumin-/Proteinmangel
Reduktion des intravasalen Volumens durch unzureichende Zufuhr	
Hypodipsie, Adipsie	vermindertes Durstgefühl, Hypothalamusschäden
Unfähigkeit der Aufnahme	Dysphagie, Gastritis, Magenausgangsstenose
Unfähigkeit der selbständigen Zufuhr	Delir, Sedativa, Critical-Illness-Polyneuro- und -myopathie (CIP/CIM), auf der Intensivstation erworbene Muskelschwäche (ICU-acquired Weakness)

SIRS: Systemic Inflammatory Response Syndrome

- Bei Adipositas, einliegenden Femoraliskathetern und abdominellen Verletzungen ist die Durchführung erschwert.
- Arousal oder Schmerzen können das Ergebnis konfundieren.
- Ein Anstieg des HZV ≥ 10±2 % nach PLR zeigt die Volumenreagibilität an.
- Ein Pulsdruckanstieg um ≥ 12±4 % ist bei ähnlicher Spezifität erheblich weniger sensitiv. Dafür kann er praktisch überall gemessen werden, unter Umständen auch nicht invasiv.
- Der Anstieg der endothelialen CO_2-Konzentration um ≥ 5 % könnte als Reagibilitätsindikator sinnvoll sein, größere Studien stehen aus.
- Durch das PLR-Manöver können überflüssige Volumengaben reduziert und eventuell auch der Volumenentzug nach der Akutphase gesteuert werden.
- Eine hohe Flüssigkeitsbilanz senkt die Überlebensrate bei kritisch kranken Patienten.
- Häufig ist die Volumenüberladung ein Nebeneffekt der gängigen Volumentherapie.

• ▸ Abb. 27.1 zeigt exemplarisch einen Basisalgorithmus zur Steuerung der Volumentherapie bei Volumenmangel. Für die einzelnen Krankheitsbilder sind Modifikationen insbesondere der Diagnosestellung erforderlich; bei Herzinsuffizienz grundsätzlich sollte die Volumendosis reduziert werden.

Tab. 27.2 Typische Zusammensetzung wichtiger Körpersekrete.

Körpersekret	Na^+ [mmol/l]	K^+ [mmol/l]	Cl^- [mmol/l]	HCO^{3-} [mmol/l]	tägliche Sekretion (ml)
Speichel	2–10	20	8–18	30	1000–1500
Magensaft	10–60	10	90–100	0	2500
Gallensaft	145	5	110	40	1500
Pankreas	140	5	75	90–120	700–1000
Dünndarm	130	10	100	30	3500
Schweiß	50	5	55	–	0–3000

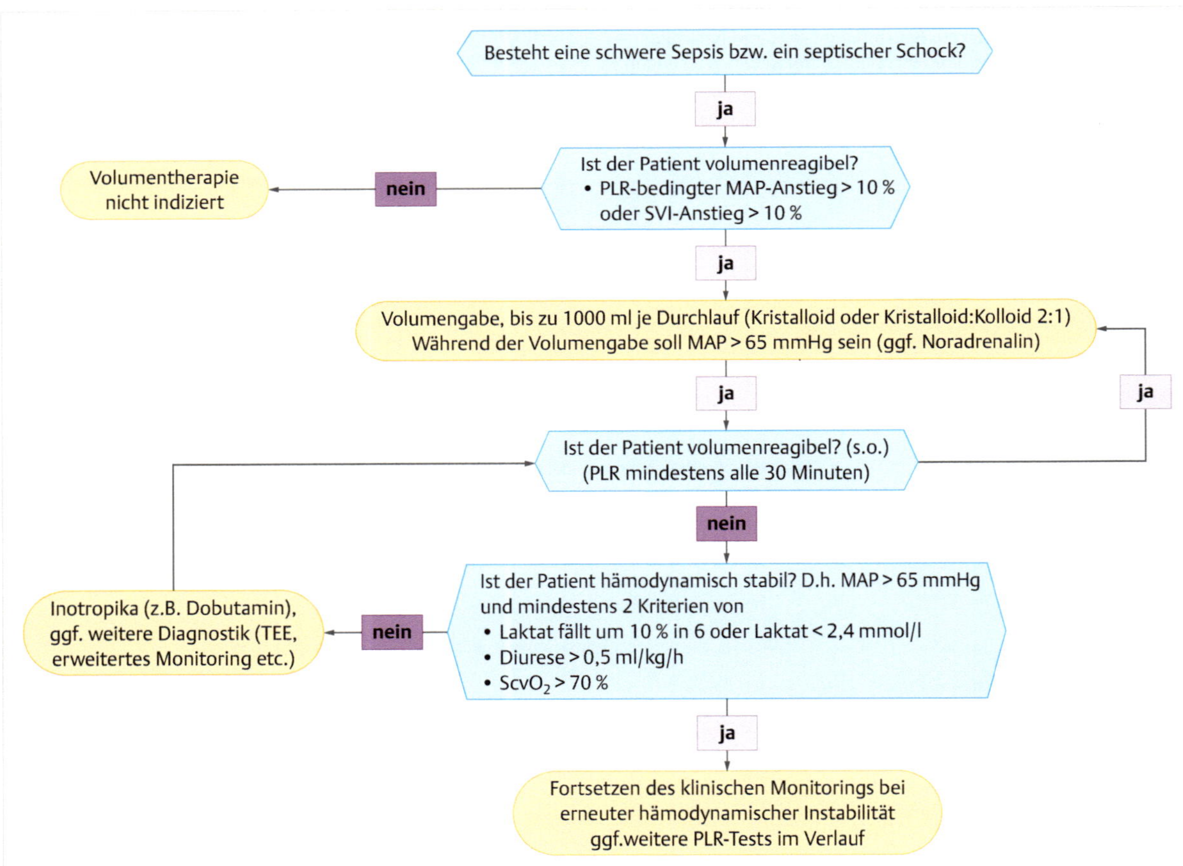

Abb. 27.1 Therapiesteuerung bei Volumenmangel. Exemplarischer Algorithmus zur Therapiesteuerung bei Volumenmangel. MAP: arterieller Mitteldruck; PLR: passives Leg Raising; $ScvO_2$: zentralvenöse Sauerstoffsättigung; SVI: Schlagvolumenindex; TEE: transösophageale Echokardiografie.

27.6 Kontraindikationen

- Hypervolämie
- Unverträglichkeit gegen Inhaltsstoffe können insbesondere bei künstlichen Kolloiden auftreten.

27.7 Aufklärung und spezielle Risiken

- Die Volumentherapie bedarf als intensivmedizinische Basis- bzw. Notfallmaßnahme keiner spezifischen Aufklärung.
- Typische Risiken sind die Hypervolämie und – je nach Substanz – Allergien, Koagulopathien sowie möglicherweise Nierenschäden.

27.8 Vorbereitende Diagnostik

- Die Evaluation des Volumenstatus ist integraler Bestandteil der präinterventionellen Untersuchung.
- Vorbestehende Flüssigkeitsdefizite sollten ausgeglichen werden.
- Anamnese und körperlicher Befund sind unverzichtbar, sie grenzen die Vielfalt der Hypovolämieursachen ein (▶ Tab. 27.1).
  - Differenzialdiagnostische Überlegungen müssen Hämorrhagie, Dehydratation, Sepsis und andere Ursachen einbeziehen.
  - Ausmaß und Dynamik des Volumenverlusts sowie begleitende Imbalancen werden abschätzbar, denn sie variieren mit der Art des Flüssigkeitsverlusts (▶ Tab. 27.2).
  - Die diagnostische Güte dieser Basisdiagnostik für die Indikation einer Volumentherapie ist aber limitiert.
  - Zu berücksichtigen bleibt, dass nicht jede Volumenreagibilität einen echten Volumenbedarf impliziert: Unter physiologischen Bedingungen führt jeder Flüssigkeitsbolus zu einer Erhöhung des Schlag- bzw. Herzzeitvolumens [149].
- Zu den klinisch einfach zu erhebenden Parametern zur Abschätzung des Volumenstatus bzw. der Organperfusion gehören die Beurteilung von Hautturgor, Ödemen, Schleimhäuten, Halsvenen und die Diurese.
  - Des Weiteren liefert die Erhebung von Blutdruck, MAP, Herzfrequenz und Rekapillarisierungszeit (CRT) Hinweise zur Abschätzung der Organperfusion.
  - Eine Rekapillarisierungszeit von ≥ 3 s bei Druck auf den Fingernagel gilt als pathologisch.
- Die Messung von Laktat, Base Excess und zentralvenöser Sättigung wird ergänzend durchgeführt und trägt zur Prognoseabschätzung bei.
  - Laktat als anaerober Stoffwechselmarker ist ein wichtiger Indikator für Sauerstoffversorgung und Organperfusion und eignet sich vor allem als Verlaufsparameter.
    - Allerdings kann der Laktatwert auch ohne Hypoxämie ansteigen, z. B. bei Metformineinnahme oder bei Alkalose.
    - Die Andromeda-Shock-Studie verglich eine anhand der CRT-gesteuerte Volumentherapie im septischen Schock mit einer am Laktatwert ausgerichteten Therapie [148].
    - Die Autoren fanden keine wesentliche Mortalitätsreduktion zwischen der Verwendung der peripheren Perfusion und der Verwendung der Serumlaktatkonzentrationen als Zielvariable.
    - Die Steuerung nach Rekapillarisierungszeit mit standardisierter Messung am ventralen rechten Zeigefingernagelbett nach festem Druck für 10 s mittels Mikroskopierglas war sogar in Hinblick auf die Inzidenz von Organversagen überlegen.
    - Zudem wurde in dieser Gruppe weniger Flüssigkeit infundiert.
  - Die zentralvenöse Sättigung als Parameter der peripheren Sauerstoffausschöpfung galt neben MAP und ZVD jahrelang als Standard in der Sepsistherapie. Nach neuer Studienlage wird dieser Ansatz hinterfragt, da in drei großen RCTs keine Mortalitätsreduktion nachgewiesen werden konnte [146].
- Das Abwarten von Laborergebnissen ist gerade beim kritisch kranken Patienten häufig fatal und verzögert nur die Diagnostik.
  - Einzelne Laborparameter deuten auf einen Volumenmangel hin und können die klinische Einschätzung ergänzen.
  - Die laborchemische Bestimmung von Serumkreatinin und Harnstoff geben Hinweise für einen Volumenmangel oder die Entstehung einer akuten Nierenfunktionseinschränkung.
  - Ein überproportional starker Harnstoffanstieg kann auf eine prärenal bedingte Nierenfunktionseinschränkung hinweisen.
  - Auch einer Hypernatriämie weist auf ein Volumendefizit hin.
- Apparative Methoden sind diagnostisch sensitiver und spezifischer als die klinische Basisdiagnostik, jedoch erlaubt kein Verfahren allein eine eindeutige Diagnose. ▶ Tab. 27.3 gibt einen Überblick über Indikatoren, ihre Cut-off-Werte und Limitationen.
- Statische Füllungsdrücke wie zentralvenöser Druck (ZVD) oder pulmonalarterieller Verschlussdruck (PAWP) als alleinige Parameter sind zur Prädiktion der Volumenreagibilität ungeeignet und für diesen Zweck im klinischen Alltag obsolet.
  - Sie unterliegen zahlreichen Einflussfaktoren wie intrathorakalen und intraabdominellen Druckverhältnissen sowie dynamischen Faktoren wie Venentonus und sind mit apparativem Aufwand verbunden.
  - Einzig extreme Werte haben eine gute Vorhersagekraft.
  - Ein niedriger ZVD kann auf einen Volumenmangel hinweisen, jedoch schließt ein erhöhter ZVD einen Volumenmangel nicht aus.
  - Hohe ZVD-Werte (> 8 mmHg) können als Prädiktoren einer Volumenintoleranz mit möglicher venöser Kongestion und drohender Organdysfunktion herangezogen werden.

27.9 Personal, Material und Einstelltechnik

- Infusionsbestecke
- großlumige venöse bzw. im Einzelfall auch intraossäre Kanülen
- ggf. Infusionswärmer
- Volumenersatzlösungen/Infusionslösungen:
  - Die Empfehlungen zu den verschiedenen Volumenersatzlösungen in der Volumentherapie sind an die aktuelle Leitlinie angelehnt.
  - Balancierte Lösungen bilden die Plasmakonzentration der Elektrolyte Natrium, Kalium, Chlorid, Magnesium und Kalzium ab. Den balancierten Lösungen werden metabolisierbare Basen hinzugefügt [143].
  - Isotone NaCl-Lösungen begünstigen eine hyperchlorämische Azidose und können das Risiko einer renalen Dysfunktion steigern, geringe Dosen von NaCl scheinen nicht signifikant zu schaden.
  - Besonders kontrovers wird die Nephrotoxizität künstlicher Kolloide diskutiert.
    - In mehreren RCTs wurde ein signifikanter Zusammenhang zwischen der Applikation von HES und der Notwendigkeit einer Nierenersatztherapie dargelegt [158][160].
    - Zudem fand sich ein negatives Outcome mit erhöhter Mortalität oder renaler Dysfunktion in Zusammenhang mit der HES-Gabe in der 6S-Studie, sodass generell die Gabe von HES bei kritisch kranken Intensivpatienten nicht empfohlen wird und speziell bei Sepsis auch kontraindiziert ist [159].

Tab. 27.3 Apparative Methoden zur Beurteilung der Volumenreagibilität.

Methode	typische Indikatoren	Grenzwert/Cut-off	Limitationen
statische Füllungsvolumina zentraler Venendruck (ZVD) pulmonalarterieller Druck (PCWP)	rechts- bzw. linksventrikuläre Füllungsdrücke		Füllungsdrücke korrelieren nicht mit Volumenstatus und werden nicht zur Abschätzung der Volumenreagibilität empfohlen. Einflussfaktoren: invasive Beatmung, intraabdominelle Druckerhöhung, Ventrikelcompliance Anlage von ZVK bzw. PAK erforderlich
statische Füllungsvolumina mittels transpulmonaler Thermodilution	HZV ITBV(I) GEDV(I) EVLW		Überlegenheit gegenüber statischen Füllungsdrücken zuverlässige Indikatoren für kardiale Vorlast keine Verfälschung durch Beatmung, intraabdominelle Druckerhöhung u. a.
dynamische Vorlastparameter	SVV, PVV	SVV ≥ 10–13 %, PVV ≥ 12 %	gute Prädiktoren für HZV-Anstieg nach Volumenzufuhr Verwendung nur bei kontrolliert beatmeten Patienten sinnvoll bei kardialen Arrhythmien und wechselnden Beatmungsdrücken nicht verwertbar
Passive Leg Raising (PLR)	SV, HZV	SV-Anstieg > 10 %, HZV-Anstieg > 10 %	Erfassung von SV und HZV nach internem Flüssigkeitsbolus in Form einer Autotransfusion mithilfe von PAK, transpulmonaler Thermodilution oder TTE Kontraindikation bei fehlender Lagerbarkeit, intrakranieller Druckerhöhung, Beinamputation schlechte Durchführbarkeit bei Adipositas, Femoraliskathetern, abdominellen Verletzungen Cave: Schmerzinduktion, Aufwachreaktion
Sonografie	V. cava inferior	IVC-Durchmesser < 15 mm, IVC-Dehnbarkeitsindex > 18 %, (Dehnbarkeitsindex = $(IVC_{max} - IVC_{min})/IVC_{min}$	Atemmodulation der V. cava inferior als Hinweis für Volumenreagibilität Anhalt für rechtsatrialen Druck, venösen Rückfluss bedingte Aussagekraft bei veränderten intrathorakalen Druckverhältnissen und rechtsventrikulärer Dysfunktion Doppler-sonografische Flussprofile in Leber- und Nierenvenen sowie V. portae als Hinweis für Organkongestion
Echokardiografie	Ventrikelfüllung HZV	schmaler rechter bzw. linker Ventrikel EF	gefüllter rechter Ventrikel als Hinweis für fehlende Volumenreagibilität, DD Rechtsherzbelastung, DD Lungenembolie echokardiografische Messung des HZV mit Doppler-sonografischer Erfassung der Flussgeschwindigkeit im Mittelstrom des LVOT multipliziert mit maximalem Durchmesser des Aortenklappenannulus (LVOT-VTI)

GEDV(I): globales enddiastolisches Volumen (indiziert), ITBV(I): intrathorakales Blutvolumen, EVLW: extravaskuläres Lungenwasser, LV: linksventrikulär/linker Ventrikel, PLR: Passive Leg Raising, PPV: Pulsdruckvariation, SVV: Schlagvolumenvariation, SV(I): Schlagvolumen (indiziert)

- Für Gelatine ist ein gelatineassoziiertes Gesundheitsrisiko mangels hochwertiger Evidenz weder belegt noch widerlegt.
  - Rezente Metaanalysen zeigen weder erhöhte Letalität noch klinisch relevante Nierenschäden noch vermehrte Blutungen.
  - Eine sequenzielle Studie mit drei Infusionsregimen (HES plus Kristalloide, Gelatine plus Kristalloide, Kristalloide allein) fand mit beiden Kolloiden eine häufigere Inzidenz von Nierenersatztherapie als in der Kristalloidgruppe.
  - Allerdings schwächen inkonsistentes Reporting und mehrere über die Zeit modifizierte Einflussfaktoren die Aussagekraft dieser Sequenzstudie mit einem Inklusionszeitraum von etwa 6 Jahren.
  - Deutsche Pharmakovigilanzdaten zeigen keinen Anhalt für gelatineassoziierte Nierenschäden.
  - Allergische Reaktionen verlaufen mehrheitlich mild und sind bei der modernen modifizierten Flüssiggelatine (MFG) seltener als bei älteren Präparaten [163].
  - Eine aktuelle randomisierte kontrollierte Studie untersucht den Einsatz von Gelatine in Form eines kombinierten Gelatine-Kristalloid-Regimes versus Kristalloid-Monotherapie bei Sepsispatienten [153].
- Humanalbumin als nicht synthetisches Kolloid steht in hyponkotischer (4 %) und hyperonkotischer Lösung (20 %) zur Verfügung.
  - Es wird durch die Ausfällung aus humanem Poolplasma gewonnen.
  - In der SAFE-Studie mit Einsatz von 4 % Humanalbumin im Vergleich zu 0,9 %iger Natriumchloridlösung fand sich kein relevanter Unterschied in der 28-Tage-Mortalität.
  - In der Subgruppe bei Traumapatienten, fand sich bei Schädel-Hirn-Trauma-Patienten jedoch eine erhöhte Letalität in der Humanalbumin-Gruppe.
  - Hypoonkotische Lösungen sollten daher beim SHT nicht verwendet werden [164].
  - In der ALBIOS-Studie führte die Gabe von Albumin in Kombination mit Kristalloiden bei septischen Patienten im Vergleich mit Kristalloiden allein zu keiner Outcomeverbesserung.
  - Die Albuminapplikation wurde hier zum Anheben des Plasmaspiegels durchgeführt und nicht zur akuten Volumentherapie.
  - Die eingeschränkte Verfügbarkeit, das – wenn auch sehr geringe – Infektionsrisiko und der Kostenfaktor legen nahe,

dass Albumin kein ideales Kolloid ist und der Einsatz bei kritisch Kranken nur nach Ausschöpfen therapeutischer Alternativen erfolgen soll [142].

M!

Merke

generell:

- Balancierte Lösungen sind State of the Art. Primäre Wahl zur Volumentherapie ist ein balanciertes Kristalloid.
- Patienten ohne akuten Volumenbedarf weisen einen Grundbedarf von kg KG + 40 ml/h Wasser auf. Die Überprüfung der Grundrate unter Untersuchung des klinischen Zustands sollte engmaschig erfolgen. Die Gabe von kolloidalen Lösungen ist bei Patienten ohne akuten Volumenbedarf nicht indiziert.

periinterventioneller Einsatz:

- Humanalbumin, Gelatine und HES unterscheiden sich nicht bezüglich patientenrelevanten Outcomes bei periinterventionellem Einsatz. Es können aus der aktuellen Literatur keine Empfehlungen für einen bevorzugten Einsatz einer Kolloid-Gruppe abgeleitet werden.
- Patientenindividuelle Risikofaktoren sollen bei der Wahl der Volumenersatzlösung beachtet werden.

Intensivpatienten:

- Die regelmäßige Testung der Volumenreagibilität vor und während der Volumentherapie ist obligatorisch.
- Balancierte isotonische Kristalloidlösungen sind die Mittel der ersten Wahl für kritisch kranke Patienten.
- Wirken Kristalloide bei akuter Hypovolämie unzureichend, können auch kolloidale Lösungen in Form von Gelatine und Humanalbumin verwendet werden.
- HES soll bei Intensivpatienten nicht verwendet werden, bei Sepsis besteht sogar eine Kontraindikation.

27.10 Durchführung

27.10.1 Zugangswege

- Für die Volumentherapie sind großlumige periphere Zugange mit hoher Durchflussrate notwendig. Eine ZVK-Anlage ist nicht zwingend erforderlich und kann im Verlauf durchgeführt werden.

27.10.2 Durchführung Schritt für Schritt

- Zur Diagnose eines Volumenmangels sollten neben der körperlichen Untersuchung zusätzliche Parameter wie Lactat, Rekapillarisierungszeit, ScvO2, Hämatokrit oder Base Excess (BE) erhoben werden. Mithilfe nichtinvasiver sonographischer und echokardiographischer Verfahren können zusätzliche Parameter für die Einschätzung des Volumenstatus gemessen werden.
- Sofern möglich sollte ein standardisiertes PLR-Manöver durchgeführt werden, bei dem sowohl ein Volumenmangel diagnostiziert als auch die Volumenreagibilität getestet werden kann. Für die Überprüfung der Volumenreagibilität sollen primär dynamische Vorlastparameter herangezogen werden.
- Nach Verabreichung eines geeigneten Volumenbolus über einen adäquaten Zugang sollten weitere Flüssigkeitsgaben erst nach Testung der Volumenreagibilität erfolgen.

27.11 Mögliche Fehler und Fallstricke

- Übermäßige Volumenzufuhr kann zu Veränderungen in der Glykokalix und Endothelverletzungen führen.

27.12 Mögliche Komplikationen

- Im Folgenden sind die negativen Auswirkungen einer iatrogenen Hypervolämie auf die einzelnen Organsysteme abgebildet [147].
  - ZNS: intrakranielle Druckerhöhung, Hirnödem, Delir ↑, Analgosedierung ↑, Koma ↑
  - kardiovaskuläres System: Myokardödem ↑, Leitungsblöcke ↑, Kontraktilität ↓, venöser Rückfluss ↓, HZV ↓, SV ↓, diastolische Dysfunktion ↑, ZVD ↑, PAOP ↑, Perikarderguss ↑, GEDVI ↑
  - Lunge: Lungenödem, Pleuraerguss, Lungenvolumina ↓, Atemarbeit ↑, Verlängerung der Beatmungsdauer, protrahiertes Weaning, pO_2 ↓, pCO_2 ↑
  - Niere: interstitielles Ödem, renale Druckerhöhung, renaler Venendruck ↑, renaler Blutfluss ↓, GFR ↓, Urämie, Salz- und Wasserretention, erhöhte Rate an AKI
  - Leber: Leberstauung, Cholestase, reduzierte Lebersyntheseleistung
  - Abdomen: Aszites, Darmödem, reduzierte Damkontraktilität, Malabsorption, Ileus, intraabdominelle Druckerhöhung, bakterielle Translokation, protrahiertes Weaning
  - Haut/Bauchwand: Ödembildung, Wundinfektionen, Wundheilung, Bauchwandcompliance ↓, Ulzerationsneigung

27.12.1 Komplikationen während der Durchführung

- während der Therapie: Allergien und Unverträglichkeit

27.12.2 Komplikationen nach der Durchführung

- posttherapeutisch: Hypervolämie

27.13 Dokumentation

- Eine neue Methode, die kürzlich an Bedeutung gewonnen hat, ist die bettseitige Beurteilung der venösen Kongestion mit Point-of-Care-Ultraschall (VExUS). Dabei werden rechter Ventrikel, Vena cava inferior, Portalvene, V. hepatica und Nierenvenen beurteilt.

27

27.14 Postoperatives/ Postinterventionelles Management

- Neben der klinischen Beurteilung des Volumenstatus, der Berücksichtigung der täglichen Flüssigkeitsbilanz und der kumulativen Flüssigkeitsbilanz seit Aufnahme findet die prozentuale Berechnung der Volumenüberladung Anwendung.
  - Hier wird prozentual die Kumulativbilanz an das Körpergewicht bei Aufnahme adjustiert:
  - % Volumenüberladung = Kumulativbilanz/Körpergewicht bei Aufnahme × 100
- Ein Cut-off-Wert von ≥ 10 % ist mit einer höheren Mortalität assoziiert [146].
  - So bald wie möglich sollte nach hämodynamischer Stabilisierung eine Negativbilanzierung erfolgen, um einen euvolämen Zustand herzustellen.

- ◦ Falls dies mit dem Einsatz einer Diuretika-Therapie nicht gelingt, muss frühzeitig eine Nierenersatztherapie in Betracht gezogen werden.

27.15 Ergebnisse

- Zusammenfassend nimmt die Durchführung einer differenzierten Volumentherapie als eine der häufigsten Therapiemaßnahmen in der Intensiv- und Notfallmedizin einen großen Stellenwert ein.
- Aufgrund ihrer Nebenwirkungen ist die Volumentherapie wie eine Arzneimitteltherapie zu betrachten.
- Analog zur Antibiotikatherapie soll der Fokus auf ein Konzept der „Fluid Stewardship" gelegt werden, das die 4 Ds (Drug, Dose, Duration und De-escalation) beinhaltet [151].

27.16 Literatur

Quellenangaben

[141] Balakumar V, Murugan R, Sileanu FE et al. Both positive and negative fluid balance may be associated with reduced long-term survival in the critically Ill. Crit Care Med 2017; 8: e749–e757

[142] Caironi P, Tognoni G, Masson S et al. ALBIOS Study Investigators. Albumin replacement in patients with severe sepsis or septic shock. N Engl J Med 2014; 370: 1412–1421

[143] Casey JD, Brown RM, Semler MW. Resuscitation fluids. Curr Opin Crit Care 2018; 24: 512–518

[144] de Backer D, Aissaoui N, Cecconi M et al. How can assessing hemodynamics help to assess volume status? Intensive Care Med 2022; 48: 1482–1494

[145] Deutsche Gesellschaft für Anästhesiologie und Intensivmedizin. S3-Leitlinie Intravasale Volumentherapie beim Erwachsenen (21.09.2020). Im Internet: https://register.awmf.org/assets/guidelines/001-020l_S3_Intravasale-Volumentherapie-Erwachsene_2020-10.pdf; Stand: 10.06.2024

[146] Evans L, Rhodes A, Alhazzani W et al. Surviving sepsis campaign: international guidelines for management of sepsis and septic shock 2021. Intensive Care Med 2021; 47: 1181–1247

[147] Finfer S, Myburgh J, Bellomo R. Intravenous fluid therapy in critically ill adults. Nat Rev Nephrol 2018; 14: 541–557

[148] Hernández G, Ospina-Tascón GA, Damiani LP et al. The ANDROMEDA SHOCK Investigators and the Latin America Intensive Care Network (LIVEN). Effect of a Resuscitation Strategy Targeting Peripheral Perfusion Status vs Serum Lactate Levels on 28-Day Mortality Among Patients With Septic Shock: The ANDROMEDA-SHOCK Randomized Clinical Trial. JAMA 2019; 321: 654–664

[149] Hong A, Villano N, Toppen W et al. Shock Management Without Formal Fluid Responsiveness Assessment: A Retrospective Analysis of Fluid Responsiveness and Its Outcomes. J Acute Med 2021; 11: 129–140

[150] Leisman DE, Goldman Ch, Doerfler ME et al. Patterns and outcomes associated with timeliness of initial crystalloid resuscitation in a prospective sepsis and septic shock cohort. Crit Care Med 2017; 45: 1596–1606

[151] Malbrain MLNG, Martin G, Ostermann M. Everything you need to know about deresuscitation. Intensive Care Med 2022; 48: 1781–1786

[152] Martin GS, Bassett P. Crystalloids vs. colloids for fluid resuscitation in the Intensive Care Unit: A systematic review and meta-analysis. J Crit Care 2019; 50: 144–154

[153] Marx G, Zacharowski K, Ichai C et al. Efficacy and safety of early target-controlled plasma volume replacement with a balanced gelatine solution versus a balanced electrolyte solution in patients with severe sepsis/septic shock: study protocol, design, and rationale of a prospective, randomized, controlled, double-blind, multicentric, international clinical trial: GENIUS-Gelatine use in ICU and sepsis. Trials 2021; 22: 376

[154] Meyhoff TS, Hjortrup PB, Wetterslev J et al. CLASSIC Trial Group. Restriction of Intravenous Fluid in ICU Patients with Septic Shock. N Engl J Med 2022; 386: 2459–2470

[155] Mohsen G, Schewe JC, Görtzen et al. Restriktive Volumentherapie im septischen Schock: die „CLASSIC"-Studie [Restrictive volume treatment in septic shock: the CLASSIC Trial]. Anaesthesiologie 2023; 72: 128–129

[156] Monnet X, Cipriani F, Camous L et al. The passive leg raising test to guide fluid removal in critically ill patients. Ann Intensive Care 2016; 1: 46

[157] Monnet X, Marik P, Teboul JL. Passive leg raising for predicting fluid responsiveness: a systematic review and meta-analysis. Intensive Care Med 2016; 12: 1935–1947

[158] Myburgh JA, Finfer S, Bellomo R et al. Hydroxyethyl Starch or Saline for Fluid Resuscitation in Intensive Care. New Engl J Med 2012; 367: 1901–1911

[159] Perner A, Haase N, Guttormsen AB et al. Hydroxyethyl starch 130/0.42 versus Ringer's acetate in severe sepsis. N Engl J Med 2012; 367: 124–134

[160] Reinhart K, Brunkhorst FM, Engel C et al. Deutsche Studiengruppe Kompetenznetzwerk Sepsis (SepNet). Studienprotokoll der VISEP-Studie. Entgegnung der SepNet-Studiengruppe [Study protocol of the VISEP study. Response of the SepNet study group]. Anaesthesist 2008; 57: 723–728

[161] Self WH, Semler MW, Wanderer JP, Wang L, Byrne DW, Collins SP, Slovis CM, Lindsell CJ, Ehrenfeld JM, Siew ED, Shaw AD, Bernard GR, Rice TW; SALT-ED Investigators. Balanced Crystalloids versus Saline in Noncritically Ill Adults. N Engl J Med. 2018 Mar 1;378(9):819–828. doi: 10.1056/NEJMoa1711586. Epub 2018 Feb 27. PMID: 29485926; PMCID: PMC5846618.

[162] Semler MW, Self WH, Wanderer JP et al. SMART Investigators and the Pragmatic Critical Care Research Group. Balanced Crystalloids versus Saline in Critically Ill Adults. N Engl J Med 2018; 378: 829–839

[163] Tseng CH, Chen TT, Wu MY et al. Resuscitation fluid types in sepsis, surgical, and trauma patients: a systematic review and sequential network meta-analyses. Crit Care 2020; 24: 693

[164] Finfer S, Bellomo R, Boyce N et al. SAFE Study Investigators. A comparison of albumin and saline for fluid resuscitation in the intensive care unit. N Engl J Med 2004; 350: 2247–2256

28 Einsatz von Eigenblut- und Fremdblutkomponenten

Dania Fischer

28.1 Steckbrief

Als praxisorientierter Leitfaden fokussiert sich dieses Kapitel auf den perioperativen Einsatz der maschinellen Autotransfusion zur Aufbereitung und Retransfusion von Eigenblut sowie die Transfusion allogener Blutprodukte bei Erwachsenen. Letzteres inkludiert die Anwendung gerinnungswirksamer Komponenten bei den wichtigsten Gerinnungsstörungen. Dieses Kapitel soll für eine individuelle, bedarfsgerechte Versorgung der PatientInnen in ihrer jeweiligen klinischen Situation sensibilisieren und Anhaltspunkte für die sorgfältige Risiko-Nutzen-Abwägung bieten. Auf Ausführungen zu akuter normovolämischer Hämodilatation, präoperativer Eigenblutspende sowie die Anwendung von Blutderivaten wie Granulozytenkonzentraten, Immunglobulinen und Humanalbumin wird verzichtet.

28.2 Synonyme

- Transfusion
- Hämotherapie
- Fremdbluttransfusion
- maschinelle Autotransfusion (MAT)
- cell salvage

28.3 Keywords

- patientenindividuelle Indikationsstellung
- physiologische Transfusionstrigger

28.4 Überblick

- Die maschinelle Autotransfusion (MAT) ist ein maschinelles Verfahren, das während oder auch nach einer Operation eingesetzt wird, um patienteneigenes, autologes Wundblut zu sammeln, aufzubereiten und zu retransfundieren.
  - Im Retransfundat sind die Erythrozyten und bei manchen Verfahren auch die Thrombozyten der PatientInnen aufkonzentriert, die sonst als medizinischer Abfall mit dem Wundblut entsorgt würden.
  - Die maschinelle Autotransfusion wird daher auch als „cell salvage" bezeichnet.
- Die MAT hat in der richtigen Indikationsstellung mehrere Vorteile:
  - Die Transfusionsmengen und -raten allogener Blutprodukte werden reduziert.
    - Somit werden einerseits transfusionsassoziierte Nebenwirkungen, z. B. die transfusionsassoziierte Immunmodulation, vermieden und zum anderen knappe Blutressourcen geschont.
    - Dies ist v. a. angesichts des fortschreitenden demografischen Wandels relevant.
  - verbesserte Sauerstoffgewebeversorgung im Vergleich zu allogenem Blut
  - (fast) keine immunologischen Nebeneffekte
  - Kostenreduktion insb. bei Operationen mit hohen Blutverlusten, z. B. bei herzchirurgischen Eingriffen
  - KEINE restriktiven Transfusionstrigger!
- perioperativ zum Einsatz kommende Fremdblutkomponenten:
  - allogene Blutprodukte wie Erythrozyten- und Thrombozytenkonzentrate sowie Plasma
  - Blutplasmen/Plasmaderivate wie Faktor-VIII-Konzentrate, Faktor-IX-Konzentrate, aktivierte Prothrombinkomplex-Konzentrate, Fibrinogen und Humanalbumin
- Die Richtlinie zur Gewinnung von Blut und Blutbestandteilen und zur Anwendung von Blutprodukten (Richtlinie Hämotherapie) der Bundesärztekammer präzisiert den arzneimittelrechtlichen Hintergrund zu Technik und Durchführung der autologen Hämotherapieverfahren.

28.5 Indikationen

28.5.1 Maschinelle Autotransfusion

- Die maschinelle Autotransfusion (MAT) ist indiziert bei Operationen mit erwarteten oder akuten Blutverlusten > 10 % des Körperblutvolumens, hohen Transfusionsraten und/oder vulnerablen Patientengruppen, bei denen es besonders relevant ist, bereits geringe Mengen Eigenbluts für die Retransfusion rückzugewinnen, z. B. bei schwieriger Antikörperkonstellation oder seltener Blutgruppe.
  - Im Zweifel ist auch ein zweistufiges, niederschwelliges Verfahren praktikabel, bei dem zunächst in einem geeigneten Reservoir gesammelt und erst sekundär in Abhängigkeit von der gesammelten Menge aufbereitet wird.
  - Dies spart ggf. Material und erleichtert die Entscheidung zum Sammeln von Wundblut.
  - Es besteht die Möglichkeit, bereits minimale Mengen von 50–80 ml aufzubereiten, z. B. im Programm „pediatric wash".
  - Die Entscheidung über den Einsatz der MAT wird in der Regel vom Operationsteam auf der Grundlage der individuellen Faktoren und der Art des Eingriffs getroffen.
- Im Hinblick auf den Einsatz der MAT bei Tumoroperationen divergieren europäische und nationale Leitlinien.
  - Bis zur Neuauflage der deutschen Querschnittsleitlinien zur Therapie mit Blutkomponenten und Plasmaderivaten der Bundesärztekammer im Jahr 2020 wurde die MAT bei Tumoroperationen in Deutschland empfohlen unter der Voraussetzung, dass das Retransfundat bestrahlt würde.
  - In der Gesamtnovelle 2020 hingegen wird die MAT nur außerhalb der Tumorchirurgie empfohlen.
  - Die europäische Leitlinie der European Society of Anaesthesiology and Intensive Care (ESAIC) hingegen schlägt vor, dass die MAT in der onkologischen Chirurgie keine Kontraindikation darstellt, sofern eine Absaugung im direkten Tumorgebiet vermieden wird und ein Leukozytendepletionsfilter vor Retransfusion zum Einsatz kommt [168].
  - Explizit schlägt die ESAIC den Einsatz der MAT in Kombination mit einem Leukozytendepletionsfilter bei Lebertransplantation vor, einschließlich bei Patienten mit hepatozellulärem Karzinom.
  - Eine Meta-Analyse von 34 Observationsstudien zum Einsatz der MAT in der onkologischen Chirurgie kam zu dem Ergebnis, dass das Behandlungsergebnis jener Patienten, bei denen die MAT genutzt wurde, ähnlich oder besser war als bei Patienten nach allogener Bluttransfusion oder bei Patienten, die keine Transfusion erhielten [166].
  - Inzwischen wurde die erste prospektive randomisierte Studie zur Anwendung von intraoperativer MAT bei Patienten zur Resektion von Wirbelsäulenmetastasen publiziert [169]. In der MAT-Gruppe war sowohl die Gesamtsterblichkeit als auch das Tumorprogressionsrisiko niedriger im Vergleich zu der Gruppe, die mit Fremdblut transfundiert wurde.

- Wichtig: Die MAT darf und soll bei chronischen systemischen Infektionserkrankungen (z. B. HIV, Hepatitis C) oder nicht onkologischen Operationen bei TumorpatientInnen (z. B. Implantation einer Hüft-Totalendoprothese bei Brustkrebspatientin) oder systemischen Tumorerkrankungen (z. B. Leukämie) genutzt werden.

Merke

Transfusionstrigger entfallen. Angesichts des günstigen Nutzen-Risiko-Verhältnisses kann das aufbereitete Wundblut unabhängig der für Fremdblut geltenden Transfusionstrigger zurückgeführt werden.

28.5.2 Fremdblut

Erythrozytenkonzentrate

- Vor der Therapie mit Erythrozytenkonzentraten ist individuell zu prüfen, ob andere Maßnahmen geeignet sind, chronische oder akute Anämien mittels kausaler Therapien zu beheben.
  - Diese Maßnahmen können weiteren Ausführungen zum Stichwort „Patient Blood Management" entnommen werden.
  - Die Gabe von Fremdblutkomponenten ist nur angezeigt, wenn eine andere, zumindest gleichwertige Therapie nicht möglich ist und der Patient ohne Fremdbluttherapie voraussichtlich einen gesundheitlichen Schaden nehmen würde.
- Für die Indikationsstellung und die bestimmungs- und arzneimittelgemäße Anwendung ist der/die transfundierendeArzt/Ärztin verantwortlich.
  - Die Indikation zur Verabreichung von Blutprodukten ist individuell differenziert nach dem Stand des aktuellen medizinischen Wissens und den Querschnittsleitlinien zur Therapie mit Blutkomponenten und Plasmaderivaten der Bundesärztekammer in Abwägung patientenindividueller, situationsspezifischer, klinischer und laborchemischer Parameter zu stellen.
  - Hierzu zählen Ursache, Dauer, Schweregrad von Anämien, Dynamik eventueller Blutverluste, Einschätzung der individuellen Fähigkeit, in der Akutsituation eine Anämie zu kompensieren einschließlich vorbestehender kardialer, vaskulärer, pulmonaler Erkrankungen.
  - Weiterhin ist der intravasale Volumenstatus zu beachten, der z. B. bei Hypovolämie ein bestehendes (absolutes) Erythrozytendefizit nicht zuverlässig erkennen lässt, d. h. der gemessene Hämoglobin-Wert kann bei Hypovolämie falsch hoch sein und entsprechend fallen, wenn Isovolämie hergestellt wird.
- Die Anwendung von Blutpräparaten wird detailliert geregelt mithilfe von:
  - Direktiven der Europäischen Union
  - Transfusionsgesetz (TFG) [167], [165]
  - „Richtlinien zur Gewinnung von Blut und Blutbestandteilen und zur Anwendung von Blutprodukten (Hämotherapie)"
  - „Querschnittsleitlinien zur Therapie mit Blutkomponenten und Plasmaderivaten"
- Das therapeutische Ziel der Behandlung mit Blutkomponenten ist die Vermeidung einer manifesten anämischen Hypoxie. Da die klinischen Symptome einer Anämie unspezifisch sein können, werden die Surrogatparameter Hämoglobinkonzentration und Hämatokrit als zusätzliche Kriterien herangezogen (Cave: nur verlässliche Werte bei Isovolämie).
- Indikatoren bzw. klinische Symptome, die auf eine anämische Hypoxie hindeuten können (= physiologische Transfusionstrigger):
  - hämodynamische Dekompensation (Tachykardie, Hypotension unklarer Genese)
  - Zunahme der Sauerstoff-Ausschöpfung (Dyspnoe, Anstieg der globalen O_2-Extraktion > 50 %, Abfall der O_2-Aufnahme > 10 %, Abfall der gemischtvenösen O_2-Sättigung < 50 %, Abfall des gemischtvenösen PO_2 < 32 mmHg, Abfall der zentralvenösen O_2-Sättigung < 65–70 %, Laktatazidose > 2 mmol/l + Azidose)
  - Durchblutungsstörungen des Herzens oder des Gehirns (ersichtlich z. B. durch EKG-Veränderungen wie ST-Senkungen oder -Hebungen oder neu auftretende Herzrhythmusstörungen)
- Auf der Basis zahlreicher Studienergebnisse, die keinen Vorteil einer liberalen im Vergleich zu einer restriktiven Transfusionsstrategie zeigten, hat sich überwiegend ein restriktiver Umgang mit Blutprodukten etabliert.
  - Verschiedenste kontrollierte Studien untersuchten die Auswirkungen einer restriktiven Transfusionsstrategie (Transfusion bei einem Hämoglobin-Wert < 7–8 g/dl) mit denen einer liberalen Transfusionsstrategie (Transfusion bei Hämoglobin-Wert < 9–10 g/dl).
  - Es zeigten sich für ein liberales Transfusionsregime meist keine Vorteile, während jedoch deutlich mehr Blutprodukte transfundiert wurden.
  - Endpunkte waren zumeist Sterblichkeit, Myokardinfarkt, Schlaganfall oder neu aufgetretenes, dialysepflichtiges Nierenversagen.
  - Es bestehen jedoch weiterhin zahlreiche Fragen hinsichtlich patientengruppenspezifischer Transfusionsstrategien.
  - Insgesamt ist festzustellen, dass Hämoglobin- und Hämatokritwerte lediglich Surrogatparameter sind und die Indikationsstellung zur Transfusion patientenindividuell unter Einbeziehung mehrerer Faktoren zu stellen ist, jeweils in Abhängigkeit der klinischen Gesamtsituation.
- Insgesamt ist der Hämoglobin-Wert alleinig betrachtet kein adäquates Korrelat des O_2-Angebots. Nichtsdestotrotz werden durch die Bundesärztekammer als grobe Richtwerte genannt:
  - Für PatientInnen ohne akute, schwere Blutung ohne manifeste kardiovaskuläre Erkrankungen soll die Indikation zur Gabe von Erythrozytenkonzentraten bei einem Hb-Wert < 7 g/dl gestellt werden.
  - Selbiger Trigger gilt für IntensivpatientInnen. Zielwert ist ein Hb-Wert zwischen 7 und 9 g/dl.
  - Bei herzchirurgischen Patienten ohne akute Blutung soll die Indikation bei einem Hb-Wert < 7,5 g/dl gestellt werden.
- Bzgl. der Dosierung wird empfohlen, die Effekte einzelner Erythrozytenkonzentrate abzuwarten, um dann neu zu bewerten, ob weitere Transfusionen notwendig sind (Ausnahme: Massivtransfusion).

Merke

Bei stabiler Hämodynamik und Normovolämie ist ein niedriger Hämoglobin-Wert allein kein suffizientes Transfusionskriterium. Der Hämoglobin-Wert alleinig betrachtet ist kein adäquates Korrelat des O_2-Angebots; physiologische Transfusionstrigger sollen als Indikatoren einer kardiovaskulären Dekompensation bzw. anämischen Hypoxie herangezogen werden.

Thrombozytenkonzentrate

- Thrombozytenkonzentrate werden zur Therapie von thrombozytär bedingten Blutungen eingesetzt. Je nach Thrombozytenzahl, -funktion, Begleitmedikation, Thrombosegefahr und Blutungserkrankungen ist die Indikation individuell zu stellen.
- Bei normaler Thrombozytenfunktion und Thrombozytenwerten > 50 000/µl ist bei Eingriffen ohne besonders hohes Blutungsrisiko nicht mit einer erhöhten Blutungsneigung zu rechnen. Vor kleineren operativen Eingriffen bei vorbestehender thrombozytärer Blutungssymptomatik oder bei Thrombozytenzahlen < 20 000/µl wird die Thrombozytentransfusion empfohlen, prophylaktisch bei größeren operativen Eingriffen/Eingriffen mit hohem Blutungsrisiko bei < 50 000/µl, bei sehr hohem Blutungsrisiko ab < 70 000–100 000/µl.
- Kommt es bei < 50 000/µl zu akuten transfusionspflichtigen Blutungen, wird die Thrombozytentransfusion empfohlen, bei persistierender Blutung und/oder Schädel-Hirn-Trauma bei Werten von < 100 000/µl.
  - Ebenso wird empfohlen, kardiochirurgische Patienten zu transfundieren bei verstärkten postoperativen Blutungen oder bei Unterschreiten einer Thrombozytenzahl von 20 000/µl.
  - Hierbei ist auch die Halbwertszeit von Thrombozytenfunktionshemmern zu beachten, so z. B. Ticagrelor, welches bei hohen Wirkspiegeln auch die transfundierten Thrombozyten für 48–72h nach letzter Gabe hemmt.
  - Speziell in der Herzchirurgie deutet die Evidenz eindeutig darauf hin, dass die Point-of-Care-Thrombozytenfunktionsanalyse in einem Transfusionsalgorithmus sowohl die Transfusionsraten senkt als auch Blutverluste und die Intensivverweildauer.
- Die Thrombozytentransfusion wird weiterhin bei Patienten mit einem erhöhten Thrombozytenumsatz empfohlen, so z. B. bei Sepsis und Verbrauchskoagulopathie, im Fall bedrohlicher Blutungen. Bei massiven oder bedrohlichen Blutungen mit erwarteter Massivtransfusion sollte frühzeitig mit der Transfusion von Thrombozytenkonzentraten begonnen werden.
- Die Thrombozytenfunktion autologer Thrombozyten kann eingeschränkt sein z. B. infolge einer Urämie, nach kardiopulmonalem Bypass, sowie unter Behandlung mit Plättchenaggregationshemmern.
  - Bleibt der Transfusionserfolg aus, sollte sowohl an nicht immunologische Ursachen (erhöhter Verbrauch bei blutenden oder septischen Patienten) und immunologische Ursachen (thrombozytenreaktive Antikörper gegen HLA- und HPA-Oberflächenmerkmale) gedacht und eine serologische Diagnostik angestrebt werden.
  - Bei Z. n. Alloimmunisierung gegen HLA- und/oder plättchenspezifische Antigene und unzureichendem Thrombozytenkonzentrat-Substitutionseffekt sollten keine gepoolten Thromboztytenkonzentrate verabreicht, sondern Einzelspenden nach ihrem Antigenmuster ausgewählt werden (Apherese Thrombozytenkonzentrate).

Bestrahlte Blutprodukte

- Die Indikationen zur Transfusion bestrahlter Blutprodukte besteht bei Patienten mit angeborener Immundefizienz („severe combined immunodeficiency“, SCID) sowie bei Patienten vor und während Stammzell- oder Knochenmarktransplantationen mindestens bis sechs Monate nach Transplantation oder bis zur gesicherten immunologischen Rekonstitution sowie Patienten mit Morbus Hodgkin und Non-Hodgkin-Lymphomen sowie Patienten unter Therapie mit Purinanaloga.
- Die Lagerungsfähigkeit bestrahlter Erythrozytenkonzentrate ist auf 24h beschränkt.

Plasmapräparate sowie weitere gerinnungswirksame Komponenten

- Die Indikation für Plasmapräparate (FFP) hängt stark von der klinischen Situation ab, ist jedoch insbesondere bei massivem, akutem bzw. anhaltendem Blutverlust frühzeitig zu stellen. Bei schwerem akutem Blutverlust ist Plasma in diesen Fällen zusätzlich zu Erythrozytenkonzentraten in einem Verhältnis von 1:1 oder 1:2 zu substituieren.
- Bei Transfusion von Plasmen ist an die Gefahr einer Hypervolämie sowie einer Zitrat-Intoxikation zu denken und entsprechend Kalzium zu substituieren.
  - Blutplasma wird blutgruppengleich transfundiert, in Ausnahmefällen kann AB0-ungleich, aber kompatibel transfundiert werden (▶ Tab. 28.1).
  - Eine Verträglichkeitsprobe entfällt.

Merke M!

Solange die Blutgruppenbestimmung des Empfängers aussteht, sollen im Notfall entsprechend Erythrozytenkonzentrate der Blutgruppe 0 bzw. Plasmen-/Thrombozytenkonzentrate der Blutgruppe AB transfundiert werden.

Gerinnungsstörungen

- Angeborene und erworbene plasmatische Gerinnungsstörungen führen zu einer Störung der Fibrinbildung oder Fibrinstabilisierung.
  - In der Akuttherapie oder bei der Prophylaxe von Blutungen sind die Gerinnungsfaktorenpräparate für den jeweiligen Gerinnungsfaktorenmangel wirksam.
  - Ausnahmen sind die Faktoren V und XI. Bei Faktor-V- und Faktor-XI-Mangel ist bei entsprechender Klinik eine FFP-Gabe (15–20 ml/kg KG) indiziert, da es keine Faktorenkonzentrate gibt.

Tab. 28.1 AB0-kompatible Transfusion von Blutprodukten.

Patientenblutgruppe	AB0-kompatible Erythrozytenkonzentrate	AB0-kompatible Thrombozytenkonzentrate/Plasmen
A	A oder 0	A oder AB
B	B oder 0	B oder AB
AB	AB, A, B oder 0	AB
0	0	A, 0, B oder AB

- Sollen komplexe plasmatische Gerinnungsstörungen mit FFP behandelt werden, so ist zu beachten, dass 1 ml FFP/kg Körpergewicht den Quick um ca. 1 % anhebt.
  - Somit ist ein erhebliches Transfusionsvolumen notwendig, um einen nennenswerten Gerinnungseffekt durch FFP-Gabe zu erzielen.
  - Die gezielte Substitution von Gerinnungsfaktoren und insbesondere die notfallmäßige Aufhebung des Effekts von Vitamin-K-Antagonisten sollte daher primär mit Gerinnungsfaktorenkonzentraten erfolgen, da nur so eine signifikante Anhebung der Plasmaspiegel zu erreichen ist.
  - Prothrombinkomplex-Konzentrate (PPSB-Konzentrate) heben in einer Dosierung von 1IE/kg KG die Aktivitäten der Gerinnungsfaktoren um 0,5–2 % an.
  - PPSB-Konzentrate enthalten jedoch nicht die Gerinnungsfaktoren Fibrinogen sowie Faktor V, VIII, vWF, XI und XIII; diese müssen im Bedarfsfall durch spezielle Präparate ersetzt werden.
  - Bei Fibrinogen liegt die empfohlene Dosis bei ca. (2–)4(–8)g (30–60 mg/kg KG); Ziel: ≥ 150 mg/dl bzw. ≥ 1,5 g/l).
  - Einige Gerinnungsfaktorenpräparate werden inzwischen rekombinant hergestellt.

28.6 Kontraindikationen

- Eine Operation in lokal infiziertem Wundgewebe ist eine Kontraindikation für die Anwendung der MAT. Im Hinblick auf den Einsatz der MAT bei Tumoroperationen divergieren europäische und nationale Leitlinien.
- Sind die Indikationskriterien für eine Transfusion erfüllt und eine Verträglichkeit anzunehmen, existieren keine Kontraindikationen außer der Ablehnung durch den Patienten z. B. aus religiösen Gründen.
- Bei Plasma-Unverträglichkeit und IgA-Mangel ist die Transfusion von FFP kontraindiziert.

28.7 Aufklärung und spezielle Risiken

- Bei elektiven Eingriffen mit einer Transfusionswahrscheinlichkeit von 10 % (definiert z. B. nach hauseigenen Daten) ist der Patient über die mögliche Gabe allogener Blutprodukte sowie über Alternativen individuell mündlich durch eine/n Ärztin/Arzt aufzuklären.
  - Hierzu gehören Art, Umfang, zu erwartende Folgen und Risiken der Maßnahme.
  - Die aufklärungspflichtigen Risiken beinhalten neben den allergischen, infektiologischen und immunhämatologischen Risiken nach Auffassung einiger Medizinjuristen auch solche, die derzeit in der Fachwelt diskutiert, aber wissenschaftlich nicht bewiesen sind.
  - Dies würde z. B. auch ein erhöhtes Risiko für Infektionen und Malignomerkrankungen, für welche derzeit Korrelationen diskutiert werden, jedoch keine Kausalität nachgewiesen wurde, beinhalten.
  - Die Einwilligung des Patienten ist in der Patientenakte zu dokumentieren.
- Auch bei autologen Hämotherapieverfahren sollen Informationen über die spezifischen Risiken vermittelt werden. Dies inkludiert, dass die Notwendigkeit der Fremdbluttransfusion nicht ausgeschlossen werden kann, auch trotz des Einsatzes autologer Hämotherapieverfahren.

Merke

Sollte eine Aufklärung im Notfall nicht möglich sein, muss eine nachträgliche Sicherungsaufklärung erfolgen.

28.8 Vorbereitende Diagnostik

- Vor operativen Eingriffen, bei denen eine Transfusion in Betracht kommt, muss eine gültige Blutgruppenbestimmung und der Befund des Antikörpersuchtests vorliegen.
  - Für den zu erwartenden Transfusionsbedarf ist rechtzeitig eine entsprechende Anzahl kompatibler Blutprodukte anzufordern.
  - Bei der Anwendung müssen die Anforderungen des Transfusionsgesetzes an die Identitätssicherung, die vorbereitenden Untersuchungen, einschließlich der Testung auf Infektionsparameter, die Technik der Anwendung sowie die Aufklärung und Einwilligung beachtet werden.
- Der anfordernde Arzt kann die Entnahme der Blutprobe für die blutgruppenserologische Untersuchung delegieren, ist aber weiterhin für deren Identität verantwortlich.
  - Für die Diagnostik kann Serum oder Plasma verwendet werden; entsprechende Probengefäße sollen vor Blutentnahme eindeutig gekennzeichnet werden.
  - Die abnehmende Person muss identifizierbar sein.
  - Auch in Notfallsituationen sollte eine Probe unverdünnten Bluts vor der ersten Transfusion entnommen werden, um eine eindeutige Blutgruppenbestimmung und die nachträgliche Durchführung der Verträglichkeitsteste durchzuführen und den Antikörperstatus zu bestimmen.

Cave

Vor der Transfusion von Erythrozytenkonzentraten muss ein AB0-Identitätstest (Bedside-Test) durchgeführt werden. Kein AB0-Identitätstest (Bedside-Test) ist erforderlich vor der Transfusion von Thrombozytenpräparaten oder Plasma.

28.9 Anästhesie

- Für diese Methode ist keine Anästhesie notwendig.

28.10 Personal, Material und Einstelltechnik

- Bei der MAT bedarf es einer leitenden ärztlichen Person i. S.v. § 4 TFK und der Anzeige der Herstellung bei der ständigen Landesbehörde vor Aufnahme der Tätigkeit.
  - Gewinnung, Herstellung und Retransfusion müssen unter der unmittelbaren fachlichen Verantwortung des anwendenden Arztes zum Zwecke der persönlichen Anwendung durch diesen bei einem bestimmten Patienten erfolgen.
  - Die Retransfusion ist bis höchstens 6h nach Beginn der Sammlung zulässig.
  - Regelmäßige Qualitätskontrollen sind vorgeschrieben.
- Für die Indikationsstellung von Fremdbluttransfusionen und die bestimmungs- und arzneimittelgemäße Anwendung ist die transfundierende Ärztin bzw. der Arzt verantwortlich. Die klinische tätige Anästhesiologin bzw. Anästhesiologe hält ein ver-

schreibungspflichtiges Arzneimittel in Händen, für dessen Herstellung, Testung, Lagerung und Transport der jeweilige Hersteller des Blutprodukts gemäß dem Transfusionsgesetz verantwortlich ist.

- Transfusionssysteme: Die Transfusion aller zellulären Blutprodukte und von Plasma erfolgt über Transfusionssysteme mit Standardfilter (Porengröße 170–230 µm).
- Alle verwendeten Instrumente, Apparate und Vorrichtungen müssen den Vorschriften des Medizinproduktegesetzes entsprechen und Anwender müssen über eine entsprechende Einweisung verfügen.
- Lagerung von Blutprodukten:
  - Die Lagerung von Blutprodukten beim Anwender muss produktspezifisch in geeigneten Lagereinrichtungen erfolgen.
  - Blutprodukte dürfen nicht gemeinsam mit anderen Materialien, Stoffen, Lebensmitteln, Medikamenten usw. gelagert werden.
  - Lagerung und Transport sollen gemäß den Bestimmungen des Transfusionsgesetzes (TFG) erfolgen.
  - Insbesondere bei Thrombozytenkonzentraten ist darauf zu achten, dass diese bei 22 °C (±2 °C) unter ständiger Agitation gelagert werden.
  - Erythrozytenkonzentrate sollen bei 4 °C (±2 °C) gelagert werden.
  - Auf die Einhaltung und Dokumentation der Kühlkette muss sorgfältig geachtet werden.
- Blutplasma:
  - Die Plasmaproteinspiegel in Blutplasma sind starken Schwankungen unterworfen.
  - Sie enthalten Gerinnungsfaktoren und Inhibitoren der Hämostase.
  - Auf dem deutschen Markt sind 4 Aufbereitungsformen verfügbar:
    - gefrorenes Frischplasma,
    - Solvent-Detergent-behandeltes Plasma,
    - Methylenblau-Licht-behandeltes Plasma sowie
    - lyophilisiertes Humanplasma.
  - Lyophilisiertes Humanplasma kann bei + 4 °C bis 25 °C gelagert werden, die übrigen müssen tiefgekühlt werden.
  - Aufgetautes bzw. mit Wasser nach Herstellerangaben rekonstituiertes lyophilisiertes Humanplasma muss innerhalb von 6h angewendet werden.
- falls erforderlich, Wärmegeräte zur Erwärmung der Blutprodukte

Cave

Die Probenentnahme zu Untersuchungszwecken aus verschlossenen Blutbeuteln ist nicht erlaubt. Angestochene Blutprodukte sind innerhalb von 6h zu transfundieren. Blutprodukten dürfen keine Medikamente bzw. Infusionslösungen beigefügt werden.

28.11 Vorbereitung

- Fremdbluttransfusion:
  - Zur Identitätssicherung des Empfängers mittels Bestätigung der zuvor bestimmten AB0-Blutgruppenmerkmale muss unmittelbar vor der Transfusion von Erythrozytenkonzentraten, Granulozytenkonzentraten und bei Plasmaaustausch-Therapie vom transfundierenden Arzt oder unter seiner direkten Aufsicht der AB0-Identitätstest (Bedside-Test) direkt am Patienten vorgenommen werden.
  - Das Ergebnis ist schriftlich zu dokumentieren.
- Vor Transfusion muss eine visuelle Kontrolle der Blutpräparate erfolgen.
  - Das Etikett muss hinsichtlich Blutgruppe, Haltbarkeit und Chargennummer und das Präparat auf Unversehrtheit überprüft werden.
  - Weiterhin muss überprüft werden, dass das entsprechende Präparat für den jeweiligen Patienten bestimmt (Chargennummer auf Begleitschein), die Verträglichkeitsprobe gültig und die Blutgruppe kompatibel sind.
- Eine Erwärmung gekühlter Erythrozytenkonzentrate ist erforderlich bei Massivtransfusionen, unterkühlten Patienten, sowie Patienten mit hochtitrigen Kälteantikörpern. Hierfür sollten Wärmegeräte entsprechend dem Medizinproduktegesetz Anwendung finden.

28.12 Anatomie

- Für diese Methode müssen keine anatomischen Gegebenheiten berücksichtigt werden.

28.13 Durchführung

- Bei der MAT wird antikoaguliertes Wundblut gesammelt, maschinell aufgearbeitet und als gewaschene, gefilterte und konzentrierte Zellsuspension retransfundiert.
  - Enthalten sind je nach Hersteller autologe Erythrozyten und ggf. Thrombozyten.
  - In Ausnahmefällen ist eine Lagerung bis zu 6h (ab Beginn der Sammlung) zulässig.
  - Zu beachten sind arzneimittelrechtliche Vorschriften im Fall einer Bestrahlung.
- Generell ist während und nach jedweder Transfusion für eine geeignete Überwachung des Patienten zu sorgen.
  - Transfusionssysteme dürfen maximal 6h gebraucht werden.
  - Es können mehrere Blutprodukte nacheinander über ein System verabreicht werden.
  - Erythrozytenkonzentrate sollten bei Standardtransfusion langsam über eine Stunde pro Erythrozytenkonzentrat appliziert werden.
  - Bei Patienten mit Herz- oder Niereninsuffizienz sind Transfusionsvolumen und -geschwindigkeit individuell anzupassen beziehungsweis zu reduzieren.

28.14 Mögliche Fehler und Fallstricke

- Zur Verhinderung von Gerinnselbildung ist auf eine ausreichende Antikoagulation (i. d. R. Heparinisierung) des zur maschinellen Autotransfusion gesammelten Wundbluts zu achten. Die Tropfrate des Antikoagulans muss händisch an die Sammelrate (Absaugrate) angepasst werden.
- Mit Ausnahme von Massivtransfusionen sollten Blutprodukte zeitlich nacheinander verabreicht werden, um mögliche Transfusionsreaktionen nachvollziehen zu können.
- Die Therapie von Gerinnungsstörungen hat die Wiederherstellung des Gerinnungsgleichgewichts zum Ziel.
  - Eine Übertherapie kann in das Gegenteil umschlagen und eine erhöhte Gerinnungstendenz mit sich führen, daher ist zeitgerecht nach Stabilisierung der Blutungssituation an eine prophylaktische Antikoagulation zu denken.
  - Bei FFP-Transfusion von > 1 ml/kg Körpergewicht/min besteht bei Plasmagabe die Gefahr der Zitrat-Intoxikation.
  - Therapeutisch ist die Gabe von Kalziumglukonat 10 % mit 0,3 ml/kg i. v. angezeigt.

28.15 Mögliche Komplikationen

- Die häufigste unerwünschte Wirkung der Fremdbluttherapie ist eine allergische Transfusionsreaktion.
  - Die Behandlung richtet sich nach dem Schweregrad und reicht von der Gabe von Antihistaminika bis hin zu intensivmedizinischer Behandlung.
  - Weiterhin kann es zu febrilen, nicht hämolytischen Transfusionsreaktionen kommen mit Fieber und Kältegefühl bzw. Frösteln während oder im Nachgang einer Transfusion.
- Wichtigste Differenzialdiagnose sind hämolytische Transfusionsreaktionen, welche gravierend sein können.
  - Häufigste Ursache für hämolytische Transfusionsreaktionen (insb. vom Sofort-Typ) sind AB0-inkompatible Transfusionen durch Verwechslung.
  - Die Symptome können bis zum Schock reichen und sind begleitet durch intravasale Hämolyse, damit einhergehendem inadäquaten Hämoglobinanstieg bzw. -abfall nach Transfusion, LDH- und Bilirubin-Anstieg sowie Hämoglobinurie.
- Weitere mögliche Komplikationen sind die transfusionsassoziierte Volumenüberladung insb. bei Patienten mit Herz- oder Niereninsuffizienz und die transfusionsassoziierte Lungeninsuffizienz.
  - Letztere tritt nach Gabe plasmahaltiger Präparate auf, extrem selten nach Gabe von Erythrozytenkonzentraten.
  - Dies gilt auch für bakterielle Kontaminationen, wobei lagerungsbedingt die Thrombozytenkonzentrate mit dem höchsten Risiko verbunden sind.
- Transfusionsassoziierte Infektionen sind inzwischen sehr selten geworden, insb. was Hepatitis B und C sowie HIV anbelangt, Daten über Übertragungen von Prionenerkrankungen und Parasitosen stehen allerdings aus.
- Weitere potenzielle Nebenwirkungen sind Immunmodulationen, welche sich ggf. in vermehrten Infektionen und reduziertem Patientenoutcome äußern könnte, jedoch ist die Literatur bzgl. eines Kausalzusammenhangs hierzu nicht konklusiv und teils widersprüchlich.
- Bei unerwünschten Ereignissen im Rahmen von Hämotherapie, z. B. Fehltransfusionen, Verwechslungen, unerwünschten Arzneimittelreaktionen oder -nebenwirkungen sind unter der Gesamtverantwortung des Transfusionsverantwortlichen meldepflichtig.
  - Zur Abklärung unerwünschter Ereignisse ist Probenmaterial einschließlich des verschlossenen Blutbeutels samt Transfusionsbesteck sowie Patientenblut zwecks Bestimmung von u. a. Hämolyseparametern an das immunhämatologische Labor einzusenden.
  - Weiterhin sind bei Temperaturanstiegen um mehr als 1 °C und/oder schwerwiegenden Reaktionen Blutkulturen von Präparat und Empfänger in einem mikrobiologischen Labor zu veranlassen.
  - Bei V. a. eine schwerwiegende unerwünschte Reaktion ist das Paul-Ehrlich-Institut zu informieren, ebenso bei Feststellung oder begründetem V. a. eine Infektionsübertragung.
    - Dies geschieht je nach Wirkungsstätte ggf. über das transfusionsmedizinische Institut oder den Arzneimittelhersteller.
    - Die Verantwortlichkeiten hierfür sollen im Qualitätssicherungssystem festgelegt sein.

28.16 Dokumentation

- Die Protokollierung der MAT muss die Patientendaten, den verantwortlichen Arzt, Beginn und Ende des Verfahrens, Typ und Nummer des eingesetzten Geräts, Chargennummern der Einmalmaterialien, Volumen des Sammelblutes sowie Volumen und Hämatokrit des aufbereiteten Blutes umfassen.
- Die Dokumentation hat die Aufklärung- und Einwilligung des Patienten zu umfassen, weiterhin das Ergebnis der Blutgruppenbestimmung, der serologischen Verträglichkeitsprobe, des AB0-Identitätstests (Bedside-Test) sowie einer Darstellung von Indikation, Wirkung und ggf. unerwünschten Ereignissen (anhand klinischer Parameter oder objektivierbaren Laborparametern).
- Für Blutprodukte besteht eine produkt- und patientenbezogene Chargendokumentationspflicht nebst Dokumentation der Indikationsstellung und des Transfusionsergebnisses.

28.17 Postoperatives/ Postinterventionelles Management

- Nach der Transfusion ist das Behältnis steril zu verschließen und 24h bei 4±2 °C aufzubewahren, um bei im Nachgang auftretenden Transfusionsreaktionen eine Testung auf z. B. bakterielle Besiedlung vornehmen zu können.
- Eine Sicherstellungsaufklärung des Patienten ist erforderlich bei vorher nicht aufgeklärten Notfalltransfusionen. Die AB0-Blutgruppen- und Rh-Bestimmung, der Antikörpersuchtest sowie die serologische Verträglichkeitsprobe müssen aus einer Blutprobe, die vor der Notfalltransfusion entnommen werden sollte, auch dann vollständig durchgeführt werden, wenn die Transfusion aus vitaler Indikation bereits vorher erfolgt ist.
- Sollten besondere Blutgruppenmerkmale oder Antikörper vorliegen, ist dem betreffenden Patienten ein Notfallpass auszustellen.

28.18 Ergebnisse

- Das Ergebnis der klinischen Anwendung von Eigenblut- und Fremdblutkomponenten hängt jeweils von der Indikationsstellung und Situation ab.
  - Werden allogene oder autologe Erythrozyten transfundiert, wird eine Verbesserung des Sauerstoffangebots angestrebt, welches sich beispielsweise in einer steigenden zentralvenösen Sättigung spiegelt.
  - Speziell bei der MAT erfolgt die Transfusion Hb-unabhängig auch in Antizipation zu erwartender Blutverluste, um einer anämischen Hypoxie mit ggf. dann bestehender Notwendigkeit der Transfusion allogener Produkte im Verlauf vorzubeugen.
- Die Therapie von Gerinnungsstörungen hat die Wiederherstellung des Gerinnungsgleichgewichts zum Ziel.

28.19 Besonderheiten bei bestimmten Personengruppen

28.19.1 Besonderheiten bei Schwangeren

- Bei Schwangeren gibt es keine Besonderheiten zu berücksichtigen.

28.19.2 Besonderheiten bei Kindern und Jugendlichen

- Auf den AB0-Identitätstest (Bedside-Test) kann bei Früh- und Neugeborenen verzichtet werden, sofern ausschließlich Erythrozytenkonzentrate der Blutgruppe 0 transfundiert werden. Der AB0-Identitätstest (Bedside-Test) ist vor Transfusion von therapeutischem Plasma oder Thrombozytenkonzentraten er-

forderlich, sofern nicht ausschließlich plasmahaltige Blutprodukte der Blutgruppe AB transfundiert werden.
- Bei Jugendlichen gibt es keine Besonderheiten zu berücksichtigen.

28.19.3 Besonderheiten bei anderen Personen- bzw. Risikogruppen

- Gebärfähige Frauen, Mädchen und Patienten mit vorhersehbar langer Transfusionsbehandlung sollten keine Rhesus-inkompatiblen Produkte (C, c, D, E, e) erhalten, um eine Immunisierung zu vermeiden.
- Insbesondere ist in diesen Patientengruppen bei RhD-negativen Patienten die Transfusion von RhD-positiven Erythrozytenkonzentraten zu vermeiden.

28.20 Literatur

Quellenangaben

[165] Bundesärztekammer. Querschnitts-Leitlinien zur Therapie mit Blutkomponenten und Plasmaderivaten – Herausgegeben von der Bundesärztekammer auf Empfehlung ihres Wissenschaftlichen Beirats; Gesamtnovelle 2020

[166] Frietsch T, Steinbicker AU, Horn A et al. Safety of Intraoperative Cell Salvage in Cancer Surgery: An Updated Meta-Analysis of the Current Literature. Transfusion Med Hemother 2022; 49: 143–157

[167] Gesetz zur Regelung des Transfusionswesens (Transfusionsgesetz – TFG); Geltung ab 01. 07. 1998, Letzte Änderung: Art. 3 G vom 18. Juli 2017; (BGBl. I S. 2757, 2761)

[168] Kietaibl S, Ahmed A, Afshari A et al. Management of severe peri-operative bleeding: Guidelines from the European Society of Anaesthesiology and Intensive Care: Second update 2022. Eur Journal Anaesthesiol 2023; 40: 226–304

[169] Kumar N, Tan JYH, Chen Z et al. Intraoperative cell-salvaged autologous blood transfusion is safe in metastatic spine tumour surgery: early outcomes of prospective clinical study. Eur Spine J 2023; 32: 2493–2502

28

29 Patient Blood Management

Patrick Meybohm, Suma Choorapoikayil, Lotta Hof, Kai Zacharowski

29.1 Steckbrief

Die Anämie zählt in der Intensivmedizin zu den häufigsten gestellten Diagnosen. Patient Blood Management (PBM) ist ein interdisziplinäres Diagnose-, Verhaltens- und Therapiekonzept bestehend aus drei Säulen: umfassendes (präoperatives) Anämiemanagement, Minimierung iatrogener (vermeidbarer) Blutverluste und Ausschöpfung der natürlichen Anämietoleranz sowie Etablierung eines rationalen Umgangs mit Fremdblutkonserven. In der Intensivmedizin führt PBM vor allem durch die Minimierung diagnostischer und therapeutischer Blutverluste und ein intensiviertes Gerinnungsmanagement zu einer Optimierung patienteneigener Blutressourcen.

29.2 Synonyme

- Patienten-Blut-Management, PBM

29.3 Keywords

- Patient Blood Management
- Bluttransfusion
- Blutverlust
- Anämie
- Erythrozytenkonzentrat
- Gerinnung

29.4 Überblick

- Zwischen 10 und 48 % aller chirurgischen Patienten weisen zum Zeitpunkt des operativen Eingriffs eine Anämie auf [182].
  - Laut Weltgesundheitsorganisation (WHO) werden Frauen und Männer bei einem Hämoglobinwert (Hb) < 12 und < 13 g/dl als anämisch eingestuft.
  - Erfolgt keine Diagnose und Therapie, werden diese Patienten unnötigen Risiken ausgesetzt, da eine präoperative Anämie mit einem erhöhten Risiko postoperativer Komplikationen, Morbidität und Sterblichkeit assoziiert ist.
  - So wurde anhand einer Studie mit 227 425 nicht herzchirurgischen Patienten gezeigt, dass die 30-Tage-Sterblichkeitsrate bei vorhandener unbehandelter präoperativer Anämie 10 % beträgt, verglichen mit einer Sterblichkeit von 0,8 % bei nicht anämischen Patienten [183].
- Am wichtigsten jedoch ist, dass eine präoperative Anämie den Bedarf einer Fremdbluttransfusion und damit (eigentlich vermeidbare) transfusionsassoziierte Risiken relevant erhöht.
  - Bluttransfusionen sind in bestimmten Situationen, wie etwa bei einem akuten Blutverlust, eine lebensrettende Therapiemaßnahme.
  - Jedoch zeigten retrospektive Studien eine Assoziation zwischen einer höheren Anzahl an Bluttransfusionen und einer höheren Komplikations- und nosokomialen Infektionsrate.
  - Dementsprechend sollte kritisch hinterfragt werden, ob sich die gängige Transfusionspraxis im klinischen Alltag streng nach den Leit- und Richtlinien orientiert.
  - Bisher variiert die Transfusionspraxis von Erythrozytenkonzentraten (EK) bei Patienten mit vergleichbarem Krankheitsbild stark zwischen verschiedenen Krankenhäusern.
- Auf Basis des breiten interdisziplinären (Anästhesiologie, Chirurgie, Intensivmedizin, usw.) sowie zeitlichen (prä- über intra- bis postoperativ) Einsatzspektrums konnten bisher mehr als 100 PBM-Einzelmaßnahmen definiert werden [181]. Die Sicherheit und Effektivität von PBM wurde inzwischen wiederholt bewiesen.
  - In Deutschland beispielsweise wurde im Rahmen eines Pilotprojekts das PBM im Jahr 2013 an 4 Universitätsklinika (Bonn, Frankfurt, Kiel und Münster) implementiert. Mittlerweile sind über 70 Krankenhäuser Teil des Deutschen PBM-Netzwerks.
  - Die Datenanalyse von knapp 1,2 Millionen stationären Patienten bestätigte die Sicherheit des Konzepts sowie einen deutlichen Rückgang an (vermeidbaren) Erythrozytenkonzentrat-Transfusionen [180].
  - Auch in einer kürzlich veröffentlichten Meta-Analyse mit 17 Studien und über 235 000 Patienten konnte bestätigt werden, dass die Implementierung von PBM-Maßnahmen unter anderem mit einer signifikanten Reduktion der Transfusionsrate um 39 %, der perioperativen Komplikationsrate um 20 % und der Mortalität um 11 % assoziiert waren [170].
- Das PBM besteht aus drei Säulen (▸ Abb. 29.1).

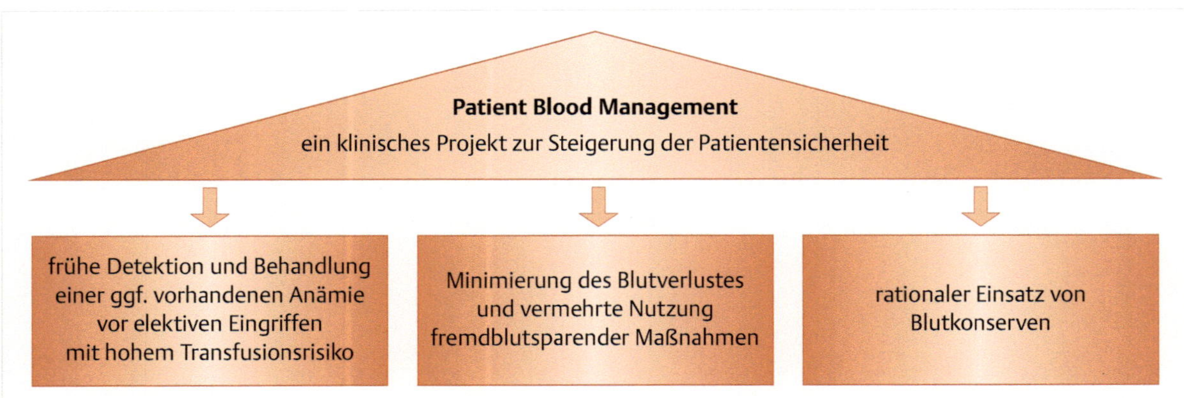

Abb. 29.1 Patient Blood Management (PBM). Die drei Säulen des PBM. (Quelle: Meybohm P, Choorapoikayil S, Zacharowski K. Patient Blood Management in der Intensivmedizin. Intensivmedizin up2date 2017; 13: 291–307)

29.4.1 Die 3 Säulen des PBM

Säule 1: Management der präoperativen und im Krankenhaus erworbenen Anämie

- Die „Intensivmedizin" fängt bei chirurgischen Risikopatienten mit einem geplanten Intensivstationsaufenthalt bereits präoperativ an. Die Wahrscheinlichkeit einer Bluttransfusion ist bei anämischen Patienten mit einem elektiven Eingriff, der mit einem (kritischen) Blutverlust assoziiert ist, deutlich höher als bei nicht anämischen Patienten (▶ Abb. 29.2).
- Bei etwa einem Drittel aller Fälle wird die präoperative Anämie durch einen Eisenmangel verursacht und könnte relativ einfach, z. B. mittels intravenöser (i. v.) Eisensupplementation idealerweise 2–4 Wochen vor der Operation, korrigiert werden, um perioperativ den größtmöglichen Effekt zu erzielen.
  - Bei dringender Indikation könnte eine Eisensubstitution sogar in einem verkürzten Zeitraum bis zur Operation zu einem postoperativen Anstieg des Hämoglobin-Werts (Hb) und einem Rückgang der postoperativen Transfusionsrate führen [189].
  - Insgesamt hat eine präoperative Eisentherapie bei Patienten mit diagnostizierter Eisenmangelanämie damit sowohl prä-, intra- als auch postoperativ (Intensivstationsphase) einen Nutzen.
- Etwa ⅔ der Patienten sind bereits bei Aufnahme auf die Intensivstation anämisch.
  - Die Ursachen für die Anämie bei Intensivpatienten sind multifaktoriell.
  - Die Erythropoese kann beispielsweise durch (chronische) Entzündungen, Freisetzung von Zytokinen oder Veränderungen im Eisenmetabolismus beeinträchtigt sein.
  - Des Weiteren können beispielsweise ein offener oder okkulter Blutverlust, entzündungsbedingte Anämien und/oder eine reduzierte Lebensdauer der Erythrozyten im Rahmen einer Hämolyse die Entstehung einer Anämie begünstigen.
  - Überdies führen vor allem die wiederholten Blutabnahmen auf der Intensivstation zu einer im Krankenhaus erworbenen Anämie.
- Der Nutzen einer Eisentherapie bei intensivpflichtigen Patienten ist bislang nicht eindeutig belegt.
  - Erste Ergebnisse in diesem Zusammenhang lieferte die IRONMAN Studie, in der anämische Intensivpatienten (Hb < 10 g/dl) bei Aufnahme 500 mg Eisencarboxymaltose oder ein Placebo-Präparat erhielten.
  - Eisen i. v. konnte im Vergleich zu Placebo den Hb-Wert zum Zeitpunkt der Entlassung von der Intensivstation um knapp 1 g/dl anheben, die Rate an Fremdbluttransfusionen um 29 % reduzieren (aber nicht signifikant), und führte entgegen den häufig geäußerten Vorbehalten nicht zu einem Anstieg der Infektionsrate.
  - Obwohl die Studie durch die relativ niedrige Anzahl von insgesamt 140 Patienten limitiert ist, trägt sie dazu bei, dass eine i. v.-Eisengabe (hier Eisencarboxymaltose) auf der Intensivstation patientenindividuell, vor allem bei einem nachgewiesenen Eisenmangel und/oder Eisenmangelanämie, häufiger in Erwägung gezogen wird [177].
  - Auch in einer kürzlich veröffentlichten Metaanalyse mit 6 Studien und über 800 Patienten war nach einer i. v.-Eisengabe bei Intensivpatienten ein Hb-Wert-Anstieg um 0,3 g/dl zu beobachten, ohne das Risiko für Infektionen zu erhöhen [187].
- Der Stellenwert von Erythropoese-stimulierenden Agenzien (ESA) in der Intensivmedizin ist aktuell noch kontrovers.
  - ESA sind in speziellen Fällen indiziert, etwa bei Patienten mit renaler Anämie oder hämatoonkologischen Patienten mit Chemotherapie.
  - Der Erfolg einer ESA-Therapie zeigt sich durch Zunahme der Hb-Konzentration, die bei kritisch kranken Patienten aufgrund inflammatorischer Prozesse aber verlangsamt sein kann.
  - Die routinemäßige Anwendung von ESA wird bisher nicht empfohlen.
  - Jedoch zeigte eine kürzlich publizierte Metaanalyse mit 21 Studien eine mögliche Reduktion der Mortalität durch die Anwendung von ESA in der Intensivmedizin [178].

Säule 2: Minimierung vermeidbarer iatrogener Blutverluste

- Die iatrogene Anämie auf der Intensivstation wird vor allem durch wiederholte Blutabnahmen verursacht.
  - Der diagnostische Blutverlust kann auf der Intensivstation bis zu 40 ml/d und damit bis zu 500 ml/Woche betragen, was dem Volumen von 1–2 Blutkonserven entspricht.
  - So ist es nicht verwunderlich, dass etwa 41 % aller intensivpflichtigen Patienten mindestens eine Erythrozytenkonzentrat-Transfusion erhalten, allein um die im Krankenhaus erworbene Anämie zu kompensieren [190].

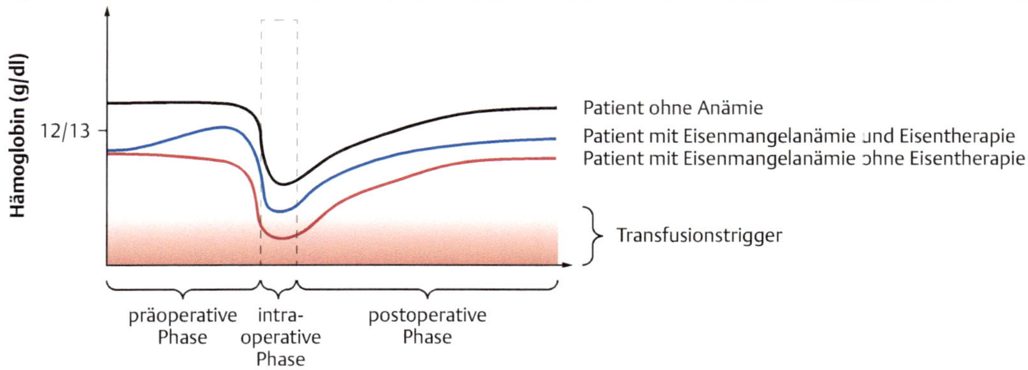

Abb. 29.2 Patient Blood Management (PBM). Schematischer Hämoglobinverlauf bei Patienten mit Eisenmangelanämie mit bzw. ohne Therapie. (Quelle: Meybohm P, Choorapoikayil S, Füllenbach C, Zacharowski K. Aktuelles. In: Marx G, Zacharowski K, Kluge S. Hrsg. Referenz Intensivmedizin. 1. Auflage. Stuttgart: Thieme; 2020.)

- Zurückhaltende Verlaufskontrollen können bei intensivmedizinischen Patienten diagnostische Blutverluste reduzieren.
  - Dazu zählt auch eine an den einzelnen Patienten angepasste Diagnostik mit weniger Blutabnahmen, um unnötige Blutverluste weiter zu reduzieren.
  - Eine Blutgasanalyse, für die nur geringe Volumina von 0,5–1,0 ml erforderlich sind, könnte die klassische Laborbestimmung von Elektrolyten und des Hb-Werts ersetzen.
- Der Einsatz eines sogenannten „blutsparenden Bündels“ auf der Intensivstation, bestehend aus geschlossenen Druckmesssystemen, 1 ml Blutvolumen für Blutgasanalysen, 2,7 ml für Standard-Lithium-Heparin-Serum-Monovetten, Pulsoxymeter, Kapnometrie und Blutglukosesticks, konnte den täglichen Blutverlust um mindestens 30 ml senken und damit sowohl die EK-Transfusionsrate als auch die Intensivverweildauer signifikant reduzieren [185].
- Im perioperativen Setting kann eine Vielzahl an Maßnahmen ebenso zur weiteren Reduktion von unnötigen Blutverlusten beitragen.
  - Am wichtigsten sind eine optimale und rasche chirurgische Blutstillung sowie der Einsatz minimalinvasiver Operationstechniken.
  - Hierzu zählt der Einsatz von Tranexamsäure, der kürzlich in einer Meta-Analyse mit 125 550 Patienten als sicher eingestuft wurde [188].
- Blutungen können durch die Aufrechterhaltung der Hämostase und durch Einstellen optimaler physiologischer Rahmenbedingungen, etwa pH-Wert (> 7,2), Kalziumwerte (> 1,1 mmol/l) und Körperkerntemperatur (> 36 °C), reduziert werden.
  - Bei Blutverlusten von mehr als 500 ml bietet sich der Einsatz der maschinellen Autotransfusion (MAT) an, d. h. Auffangen, Reinigen und Wiederzuführen von autologem Blut.
  - So wurde in einer Metaanalyse mit 47 Studien gezeigt, dass mithilfe der MAT die Transfusionsrate signifikant um 39 % reduziert und die Krankenhausverweildauer um 2,5d verkürzt war.
  - In der Orthopädie kann die MAT den Bedarf an Blutprodukten sogar um 57 % senken [179].
- Um etwaige Gerinnungsstörungen möglichst frühzeitig zu diagnostizieren, kann der Einsatz von Point-of-Care-Verfahren auf der Intensivstation hilfreich sein.
  - Dabei werden aggregometrische und viskoelastische Methoden verwendet, die im Vergleich zur konventionellen Labordiagnostik eine schnellere und funktionellere Beurteilung der Hämostase direkt am Patientenbett ermöglichen.
  - Wurde eine Gerinnungsstörung diagnostiziert, sollten für eine algorithmusbasierte Therapie möglichst rasch die passenden Maßnahmen herangezogen werden.

Merke

M!

Insgesamt lassen sich durch eine Individualisierung diagnostischer Laboranforderungen und die Anwendung blutsparender Methoden im intensivmedizinischen Alltag sowohl die Frequenz als auch das Volumen diagnostischer Blutentnahmen ohne Einschränkungen der Behandlungsqualität dramatisch reduzieren.

Säule 3: Etablierung eines evidenzbasierten Umgangs mit Fremdblutkonserven

- Das Ziel einer EK-Transfusion liegt immer in der Sicherstellung eines suffizienten globalen Sauerstoffangebots sowie in der Vermeidung potenzieller anämieassoziierter Komplikationen.
  - Demgegenüber stehen potenzielle transfusionsassoziierte Risiken, wie nosokomiale Infektion, akutes Lungenversagen, Transfusion-associated Circulatory Overload, transfusionsassoziierte Lungeninsuffizienz und Immunmodulation.
  - Vor diesem Hintergrund sollten transfundierende Ärzte das Risiko einer profunden Anämie mit einem reduzierten Sauerstoffangebot versus das transfusionsassoziierte Risiko abwägen.
  - In die Entscheidungsfindung sollte nicht nur der Hb-Wert allein, sondern auch weitere Faktoren einfließen, wie die individuelle Anämietoleranz, der akute klinische Zustand des Patienten sowie physiologische Transfusionstrigger (z. B. Laktatazidose, Abfall der zentralvenösen Sauerstoffsättigung < 60 %).
  - Beispielsweise können Patienten mit normaler Herz-Kreislauf-Funktion häufig niedrigere Hb-Werte (6–8 g/dl) kompensieren.
  - Bei der korrekten Indikationsstellung werden transfundierende Ärzte von den Querschnitts-Leitlinien der Bundesärztekammer unterstützt [171].
  - In einzelnen Patientenkohorten mit zusätzlichen Risikofaktoren ist eine Transfusion auch bei höheren Hb-Werten > 7 g/dl indiziert, wenn diese keine Kompensationsfähigkeit aufweisen.
  - Abhängig vom Zustand des Patienten variiert das Nutzen-Risiko-Verhältnis von Transfusionen, weshalb für spezielle Patientenkohorten jeweils individuelle, evidenzbasierte Transfusionstrigger etabliert wurden.
  - Transfusionen bei einem Ausgangs-Hb-Wert von 9 g/dl und höher sind prinzipiell nicht (oder nur in Ausnahmesituationen) indiziert [186].
- Um in der Intensivmedizin eine evidenzbasierte, leitlinienorientierte Transfusionsstrategie zu etablieren, kann auch ein EDV-gestütztes Anforderungssystem mit integriertem Behandlungs- und Entscheidungsalgorithmus (z. B. Anzeigen von Laborergebnissen oder Warnhinweisen) von Vorteil sein [174].
  - Des Weiteren hat sich das Prinzip der „Single Unit Transfusion Policy“ als sinnvoll erwiesen.
  - So konnte anhand der Kampagne „Why give 2 when 1 will do“ im Rahmen der Implementierung von PBM an drei amerikanischen Krankenhäusern eine leitliniengetreue Transfusionsroutine etabliert werden.
  - Dabei erfolgte nach jeder verabreichten Konserve eine kontinuierliche Reevaluation der Indikation, bevor weitere Konserven transfundiert wurden.
  - Die Transfusionsrate eines einzelnen EK erhöhte sich von 38 auf 71 % und Transfusionen außerhalb der Leitlinie konnten um 20 % reduziert werden.

29.5 Indikationen

- alle Patienten

29.6 Kontraindikationen

- keine

29.7 Aufklärung und spezielle Risiken

- PBM ist inzwischen ein internationaler Standard und wird von verschiedensten Richt- und Leitlinien wie z. B. der WHO [192] weltweit empfohlen.
- In der Richtlinie zur Gewinnung von Blut und Blutbestandteilen und zur Anwendung von Blutprodukten (Richtlinie Hämotherapie) wird PBM in einem eigenen Kapitel als alternatives

Behandlungskonzept zur Substitutionsbehandlung mit Blutprodukten empfohlen [172].
- Die Querschnitts-Leitlinien zur Therapie mit Blutkomponenten und Plasmaderivaten empfehlen PBM zur Detektion und Behandlung einer präoperativen Anämie und fordern eine patienten-individualisierte Hämotherapie [171].
- Eine spezielle Aufklärung für PBM ist nicht notwendig.
- Relevante Risiken sind nicht bekannt.

29.8 Vorbereitende Diagnostik

- PBM ermöglicht durch ein intensiviertes präoperatives Anämie- und Gerinnungsmanagement Schonung und Optimierung körpereigner Blutressourcen.
- Anämiemanagement: Hierbei hat sich die Etablierung eines speziellen Algorithmus zur präoperativen Diagnostik und Therapie einer Anämie als hilfreich erwiesen (▸ Abb. 29.3).
- Gerinnungsmanagement: Eine sorgfältige Medikamentenanamnese und eine individuelle Risikostratifizierung sind die wichtigsten Voraussetzungen für das perioperative Management oraler Antikoagulanzien.

29.9 Personal, Material und Einstelltechnik

- Für eine optimale Implementierung von PBM ist eine auf das Krankenhaus zugeschnittene Implementierungsstrategie essenziell. Dabei ist die Verwendung von Schulungsmaterialien hilfreich.
- Des Weiteren sollten regelmäßig Schulungen und Seminare stattfinden, in denen Leitlinien, Standard Operating Procedures (SOP), Protokolle, Behandlungsalgorithmen und Checklisten vorgestellt und eingeführt werden [181].

29.10 Vorbereitung

- Eine ausführliche Checkliste zur Implementierung wird in der Publikation „Patient Blood Management Maßnahmenbündel" von Meybohm et al. vorgestellt [181].
- Übersicht zu einigen Maßnahmen:
  - lokaler PBM-Koordinator
  - Fortbildungsmaßnamen zu PBM
  - Erstellung von Standard Operating Procedures
  - präoperatives Management der Anämie
  - periinterventionelles/postoperatives Management der Anämie
  - Reduktion des diagnostischen Blutverlusts
  - Reduktion des interventionellen Blutverlusts
  - präoperatives Gerinnungsmanagement
  - periinterventionelles Gerinnungsmanagement

29.11 Durchführung

- PBM-Umsetzung auf der Intensivstation:
  - Die Umsetzung bedarf keiner speziellen Materialien.
  - Generell sollten Medikamente und Medizinprodukte, beispielsweise kleinere Blutentnahmeröhrchen, geschlossene Druckaufnehmersysteme, Point-of-Care-Verfahren und maschinelle Autotransfusion (MAT), nach Herstellerangaben bzw. leitlinien- und richtlinienkonform eingesetzt werden.

29.12 Mögliche Komplikationen

- Weltweit wurde mit der Implementierung zahlreicher PBM-Maßnahmen begonnen.
- Einige Projekte wurden wissenschaftlich zur Qualitätssicherung begleitet, sodass die Effektivität, Sicherheit und nachhaltige Wirksamkeit von PBM inzwischen wiederholt bewiesen wurde [170].

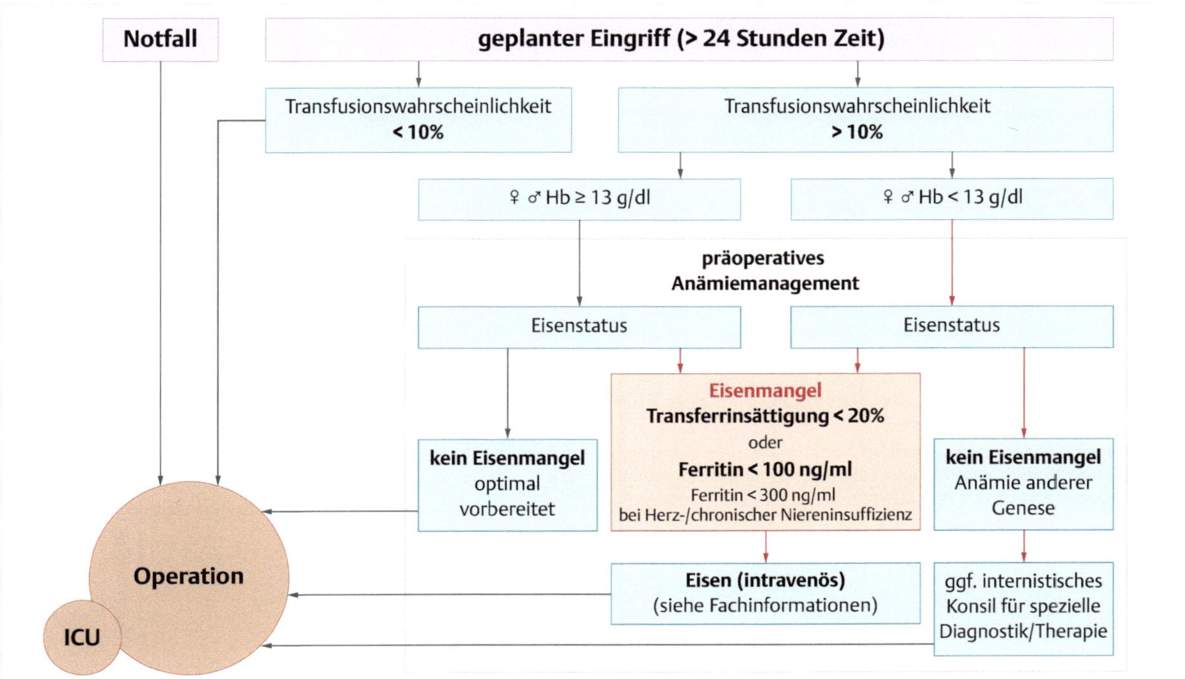

Abb. 29.3 Patient Blood Management (PBM). Algorithmus zur präoperativen Diagnostik und Therapie von Anämien. ICU: Intensivstation.

29.13 Besonderheiten bei bestimmten Personengruppen

29.13.1 Besonderheiten bei Schwangeren

- Postpartale Blutungen sind eine der häufigsten Komplikationen in der Geburtshilfe und sind in 15 % der Fälle mit einer Sterblichkeit assoziiert.
- Die Prävalenz der Anämie, insbesondere der Eisenmangelanämie, ist bei Schwangeren besonders hoch.
- In der Geburtshilfe ist PBM in den letzten Jahren zu einem wichtigen Bestandteil geworden.
- Der lange Zeitraum von Beginn der Schwangerschaft bis hin zur Geburt bietet die Möglichkeit für ein intensives Anämiemanagement, Gerinnungsmanagement, den Einsatz von blutsparenden sowie blutstillenden Maßnahmen [175][191].

III

29.13.2 Besonderheiten bei Kindern und Jugendlichen

- Die präoperative Anämie ist eine häufig gestellte Diagnose bei Neugeborenen und Kindern und ist mit einer erhöhten Mortalität assoziiert [173].
- Häufige Blutabnahmen können die Anämie weiter verstärken und die Wahrscheinlichkeit für eine Fremdbluttransfusion erhöhen [176].
- Ein pädiatrisches PBM bietet Ansätze, z. B. verringerte Anzahl an Blutentnahmen, um die wertvolle Ressource Blut zu schonen und Komplikationen zu verringern [184].

29.14 Literatur

Quellenangaben

[170] Althoff FC, Neb H, Herrmann E et al. Multimodal Patient Blood Management Program Based on a Three-pillar Strategy: A Systematic Review and Meta-analysis. Ann Surg 2019; 2695: 794–804

[171] Bundesärztekammer Querschnitts-Leitlinien zur Therapie mit Blutkomponenten und Plasmaderivaten Gesamtnovelle 2020. Im Internet: https://www.bundesaerztekammer.de/fileadmin/user_upload/_old-files/downloads/pdf-Ordner/MuE/Querschnitts-Leitlinien_BAEK_zur_Therapie_mit_Blutkomponenten_und_Plasmaderivaten-Gesamtnovelle_2020.pdf; Stand: 10.06.2024

[172] Bundesärztekammer Richtlinie zur Gewinnung von Blut und Blutbestandteilen und zur Anwendung von Blutprodukten (Richtlinie Hämotherapie). Im Internet: https://www.bundesaerztekammer.de/fileadmin/user_upload/_old-files/downloads/pdf-Ordner/MuE/Richtlinie_Haemotherapie_E_A_2019.pdf; Stand: 10.06.2024

[173] Goobie SM, Faraoni D, Zurakowski D, DiNardo JA. Association of Preoperative Anemia With Postoperative Mortality in Neonates. JAMA Pediatrics 2016; 1709: 855–862

[174] Goodnough LT, Maggio P, Hadhazy E et al. Restrictive blood transfusion practices are associated with improved patient outcomes. Transfusion 2014; 5 410: 2753–2759

[175] Helmer P, Schlesinger T, Hottenrott S et al. [Patient blood management in the preparation for birth, obstetrics and postpartum period]. Der Anaesthesist 2022; 713: 171–180

[176] Lin JC, Strauss RG, Kulhavy JC et al. Phlebotomy overdraw in the neonatal intensive care nursery. Pediatrics 2000; 1062: E19

[177] Litton E, Baker S et al. Intravenous iron or placebo for anaemia in intensive care: the IRONMAN multicentre randomized blinded trial: A randomized trial of IV iron in critical illness. Intensive Care Med 2016; 4 211: 1715–1722

[178] Litton E, Latham P, Inman J et al. Safety and efficacy of erythropoiesis-stimulating agents in critically ill patients admitted to the intensive care unit: a systematic review and meta-analysis. Intens Care Med 2019; 459: 1190–1199

[179] Meybohm P, Choorapoikayil S, Wessels A et al. Washed cell salvage in surgical patients: A review and meta-analysis of prospective randomized trials under PRISMA. Medicine (Baltimore) 2016; 9 531: e4 490

[180] Meybohm P, Schmitt E, Choorapoikayil S et al. German Patient Blood Management Network: effectiveness and safety analysis in 1.2 million patients. Br J Anaesth. 2023 Sep;131(3):472–481

[181] Meybohm P, Richards T, Isbister J et al. Patient Blood Management Maßnahmenbündel. Anästh Intensivmed 2017; 58: 16–29

[182] Munoz M, Gomez-Ramirez S, Campos A et al. Pre-operative anaemia: prevalence, consequences and approaches to management. Blood Transfus 2015; 133: 370–379

[183] Musallam KM, Tamim HM, Richards T et al. Preoperative anaemia and postoperative outcomes in non-cardiac surgery: a retrospective cohort study. Lancet 2011; 3 789 800: 1396–407

[184] Nothhaft M, Andres O, Härtel C et al. Anämie und perioperatives Patient Blood Management bei Neugeborenen und Kindern. DIVI 2024; 15 (2): 72–79. DOI 10.53 180/DIVI.2 024 0072-0079

[185] Riessen R, Behmenburg M, Blumenstock G et al. A Simple "Blood-Saving Bundle" Reduces Diagnostic Blood Loss and the Transfusion Rate in Mechanically Ventilated Patients. PLoS One 2015; 109: e0 138 879

[186] Schlesinger T, Kranke P, Helmer P et al. Update Querschnittsleitlinie zur Therapie mit Blutkomponenten und Plasmaderivaten 2020: Was gibt es beim Thema Erythrozyten Neues für den Anästhesisten? Anästh Intensivmed 2021; 62: 8

[187] Shah A, Fisher SA, Wong H et al. Safety and efficacy of iron therapy on reducing red blood cell transfusion requirements and treating anaemia in critically ill adults: A systematic review with meta-analysis and trial sequential analysis. J Crit Care 2019; 49: 162–171

[188] Taeuber I, Weibel S, Herrmann E et al. Association of Intravenous Tranexamic Acid With Thromboembolic Events and Mortality: A Systematic Review, Meta-analysis, and Meta-regression. JAMA Surg 2021; 1566: e210 884

[189] Triphaus C, Judd L, Glaser P et al. Effectiveness of Preoperative Iron Supplementation in Major Surgical Patients With Iron Deficiency: A Prospective Observational Study. Ann Surg 2021; 2743: e212–e9

[190] Vincent JL, Baron JF, Reinhart K et al. Anemia and blood transfusion in critically ill patients. JAMA 2002; 28 812: 1499–1507

[191] Wiesenack C, Meybohm P, Neef V, Kranke P. Current concepts in preoperative anemia management in obstetrics. Curr Opin Anaesthesiol 2023; 36: 255–262

[192] WHO. The urgent need to implement patient blood management: policy brief 2021. Im Internet: www.who.int/publications/i/item/978 924 003 5 744; Stand: 10.06.2024

Wichtige Internetadressen

- Patient Blood Management: www.patientbloodmanagement.de
- Patient Blood Manager: www.patientbloodmanager.de

Teil IV

Wundmanagement

IV

30 Wundversorgung

Felix Liebold

30.1 Durchführung der Wundversorgung allgemein

30.1.1 Steckbrief

Jede Wundversorgung sollte mit einer Anamnese des Patienten, einer Wundevaluation und Wundexploration beginnen. In diesem Zusammenhang werden Ursachen der Wundentstehung, das Ausmaß der Verletzung, Begleiterkrankungen- und Verletzungen, sowie mögliche Fremdkörpereinsprengungen eruiert und dokumentiert. Jeder Patient sollte stets über Befunde, Maßnahmen, Prognose und Behandlungsrisiken aufgeklärt werden. Man unterscheidet grundsätzlich den primären vom sekundäre Wundverschluss. Bei allen diagnostischen sowie therapeutischen Maßnahmen ist auf eine ausreichende Analgesie des Patienten zu achten, wobei dies nicht nur den Patientenkomfort erhöht, sondern auch der behandelnden Fachkraft die Arbeit erleichtert oder erst ermöglicht.

IV

30.1.2 Synonyme

- Wundbehandlung
- Wundmanagement
- Wundversorgung
- Wundtherapie

30.1.3 Keywords

- Wunddokumentation
- Wundreinigung
- Wundspülung
- Wundantiseptik
- Wundauflagen
- Verbandwechsel
- Wundabstrich

30.1.4 Überblick

- Die physiologische Wundheilung verläuft im Wesentlichen in 4 Phasen:
  - Exsudationsphase (1. bis 5. Tag):
    - Reinigung des Wundbetts durch Blutung und Wundexsudat
    - Aktivierung der Gerinnungskaskade und Blutstillung
    - Inflammation durch Chemotaxis (Lymphozyten, neutrophile Granulozyten, Makrophagen), Vasodilatation und Wundödem
  - Resorptionssphase (2. bis 10. Tag):
    - Ausbildung eines Fibrinnetzes zur Verklebung aneinanderlegender Wundränder
    - vermehrte Zytokinese im Wundgebiet mit zunehmender Makrophagenreifung und Fibroblastenbildung
  - Proliferationsphase (2. bis 14. Tag):
    - Bindegewebsbildung durch den Aufbau von Kollagenfasern, in die sich weitere Zellen einlagern und Granulationsgewebe bilden
    - Neoangiogenese des neuen Bindegewebes durch Wachstumsfaktorsezernierung durch Thrombozyten, Endothelzellen und Makrophagen
  - Reparationsphase und Remodellierung (ab dem 5. Tag)
    - Reepithelialisierung und Abschluss der Wiederherstellung aller Hautschichten
    - Narbenbildung
- Man unterscheidet die primäre von der sekundären Wundheilung:
  - primäre Wundheilung (sanatio per primam intentionem):
    - Wundheilung ohne die Notwendigkeit der Bildung von Granulationsgewebe
    - Voraussetzungen: glatt berandete, saubere und keimarme Wunde mit gut durchbluteten und nah beieinanderliegenden Wundrändern, nicht älter als 6–8h (Infektionsrisiko)
  - sekundäre Wundheilung (sanatio per secundam intentionem):
    - Wundheilung mittels Gewebeneubildung und Wundkontraktion
    - Voraussetzungen: kontaminierte oder infizierte Wunde mit nekrotischen Wundrändern oder großem Defekt
- Wunden können auf viele Arten klassifiziert werden, sinnvoll erscheint eine Einteilung in Abhängigkeit von Dauer und Tiefe einer Wunde:
  - Akute Wunden heilen in der Regel innerhalb von 3 Wochen ab.
  - Bei chronischen Wunden ist eine vollständige Wundheilung auch nach mindestens 3 Monaten noch nicht abgeschlossen oder kann ggf. gar nicht erreicht werden.
  - Oberflächliche Wunden erstrecken sich über die Epidermis und obere Anteile der Dermis, hierzu gehören Schürfwunden, Risswunden, sowie oberflächliche Brand- und Schnittwunden.
  - Tiefe Wunden können sich bis in die subkutanen Gewebeschichten erstrecken.
- Bei Vorhandensein einer chronischen oder tiefen Wunde ist eine professionelle Wundversorgung in der Regel indiziert.
- Die Hauptziele des Wundmanagements bestehen in:
  - einer Wiederherstellung der Gewebekontinuität und Funktion
  - einer komplikationslosen sekundären Abheilung
  - der Reduktion des Infektionsrisiko
  - einem optimalen kosmetischen Ergebnis
- Eine Wundversorgung sollte grundsätzlich so schmerzarm wie möglich durchgeführt werden.
- Ein Restitutio ad integrum von Bagatellverletzungen ohne weitere Maßnahmen ist möglich, ein Verzicht auf eine über Desinfektion hinausgehende Wundversorgung sollte jedoch kritisch geprüft und im Zweifel vermieden werden.
- Am Anfang jeder Wundversorgung steht die gründliche Wundevaluation inklusive detaillierter Anamnese, wobei wichtige Risikofaktoren eruiert werden können.
- Die Beurteilung der Wunde erfolgt im Anschluss auf einer Liege unter guten Beleuchtungsbedingungen.
- Eine Wundexploration sollte unter sterilen Bedingungen und nach Analgesie erfolgen.
- Jeder Evaluations- und Behandlungsschritt muss sorgfältig dokumentiert werden.

30.1.5 Indikationen

Indikation primärer Wundverschluss

- nicht kontaminierte Wunden mit Verletzungszeitpunkt < 6h
- Operationswunden und Wunden mit schmalem Wundspalt
- gute Heilungschancen durch geringe Wundfläche, geringe Austrocknungsgefahr und geringe Sekretion

Indikation sekundärer Wundverschluss

- Wunden, die älter als 6h sind (erhöhte Infektionsgefahr)
- stark verschmutzte/potenziell kontaminierte Wunden
  - eröffnete Wundhämatome und Wundserome
  - Drainageaustrittstellen, Tracheostomawunden
  - Verbrennungswunden
- infizierte Wunden
  - eröffnete Eiterherde (z. B. Abszess, Phlegmone, Panaritium)
  - Wunden, die zunächst durch Naht verschlossen waren, bei Zeichen einer Infektion
- chronische Wunden
  - sekundär heilende Wunden > 8 Wochen
  - Dekubitus, chronisch venöses Ulcus cruris, arterielle Ulzera, diabetisches Fußsyndrom
- Bisswunden
- Stich- und Schussverletzungen

30.1.6 Kontraindikationen

- keine

30.1.7 Aufklärung und spezielle Risiken

- Info an den Patienten (primärer Wundverschluss):
  - nach 24h Wundkontrolle (Infektionen?)
  - Für 3–5d sollte kein Wasser an die Wunde gelangen, beim Duschen ggf. wasserfestes Pflaster aufkleben
  - bei Infektzeichen der Wunde/Wundumgebung oder Fieber sofort beim Arzt vorstellen
- Beachte: Im Gesicht und an kosmetisch bedeutsamen Regionen sollte kein resorbierbares Nahtmaterial verwendet werden, da dieses in seltenen Fällen Fremdkörperreaktionen hervorrufen kann.

30.1.8 Vorbereitende Diagnostik

- Anamnese:
  - Zeitpunkt der Wundentstehung
  - Unfallort (Arbeitsunfall? Wegeunfall? BG-Fall?)
  - Verletzungsmechanismus (stumpfes oder spitzes Trauma? Fremdkörper? Verletzung durch kontaminierten Gegenstand?)
  - Umstände der Verletzung (absichtlich? unabsichtlich? Liegt eine Straftat vor?)
  - Impfstatus (insb. Tetanus) vorhanden?
  - Allergien
  - Begleiterkrankungen
  - Medikamenteneinnahme und mögliche Antikoagulation
- Inspektion, Palpation (unter Analgesie) und Dokumentation nach folgenden Kriterien:
  - Lokalisation und Ausdehnung der Wunde unter Berücksichtigung von Verletzungen tieferer Strukturen
  - Wundrand (glatt, gequetscht, gerade, zerfasert)
  - Wundumgebung (gequetscht, mazeriert, unterblutet)
  - Wundhöhle (tiefe, freiliegende Nerven, Sehnen, Gefäße)
  - Begleitverletzungen (blutende Gefäße, Frakturen)
  - sicht-/tastbare Fremdkörper
  - Grade der Verschmutzung/Kontamination
- Ausschluss Begleitverletzungen
  - Prüfung der peripheren Sensibilität, Motorik und Perfusion (pDMS)
  - ggf. Bildgebung erwägen bei V. a. knöcherne Verletzungen, Fremdkörper (Sonografie, Röntgen, MRT)

30.1.9 Anästhesie

- Jeder Anästhesie muss eine adäquate Aufklärung des Patienten sowie eine neurovaskuläre (pDMS) Funktionsprüfung vorangestellt werden.
- Mögliche Kontraindikationen gegen eine Anästhesie (z. B. Allergien) müssen im Vorfeld der Behandlung im Rahmen einer kurzen Anamnese eruiert werden.
- Der Einsatz von Adrenalin an den Akren ist ein Off-Label-Use und bedarf einer gesonderten Aufklärung des Patienten.
- Fremdkörper können sich durch eine punktuelle Druckdolenz bemerkbar machen und sollten daher ebenfalls vor Beginn der Anästhesie eruiert werden.
- Infiltrationsanästhesie (▶ Tab. 30.1):
  - Anwendung bei frischen und nicht infizierten Wunden
  - Auswahl zwischen verschiedenen zur Verfügung stehenden Substanzen: Lidocain,Mepivacain, Prilocain, Procain usw.
  - Wirkdauer in der Regel zwischen 45–75 min, wobei eine Wirkverlängerung durch den Zusatz von Adrenalin (1:100 000–1:200 000) erreicht werden kann
- Oberst-Leitungsanästhesie: geeignet für Eingriffe an den Phalangen der Hände und Füße

30.1.10 Personal, Material und Einstelltechnik

- Wundverbände:
  - passive trockene Wundverbände:
    - Pflaster
    - Mull- und Wundkompressen
    - Saugkompressen
    - Wundgaze, Wundgitter, Fettgaze
    - Aktivkohlekompression

Tab. 30.1 Empfohlene Höchstdosen für Lokalanästhetika in Deutschland [199].

Lokalanästhetikum	Höchstdosis		Wirkdauer	
	ohne Adrenalin	mit Adrenalin	ohne Adrenalin	mit Adrenalin
Lidocain	200 mg	500 mg	30–90 min	60–180 min
Mepivacain	300 mg	500 mg	30–90 min	60–180 min
Prilocain	400 mg	600 mg	30–90 min	60–180 min
Procain	500 mg	600 mg	30–60 min	60–120 min

- interaktive oder feuchte Wundverbände:
  - hydrokolloidaler Wundverband
  - Hydrofaser
  - Alginate
  - silberhaltige Wundauflagen
  - hydropolymerem Schaumstoffwundauflagen
  - semipermeable Wundfolien
  - aktiv: z. B. kultivierte Epidermiszellen, autologe Transplantation
- Fadenmaterial:
  - Hautnähte: i. d. R. monofiles (aus einer Faser bestehendes), nicht resorbierbares Material.
  - Subkutannähte: i. d. R. geflochtenes, resorbierbares Material
- Fadenstärke: s. ▶ Tab. 30.2

IV

Tab. 30.2 Hautfäden.

Region	Fadenstärke	Fäden entfernen nach
Gesicht Erwachsene	5–0	5 Tagen
Gesicht Kinder	6–0	3–5 Tagen
Körper Erwachsene	3–0	7–10 Tagen*
Körper Kinder	4–0	5–7 Tagen

* bei hoher Wundspannung bis zu 21 Tage

30.1.11 Vorbereitung

- Prüfung von Durchblutung, Motorik und Sensibilität distal der Wunde (pDMS)
- Mundschutz, Kopfbedeckung und unsterile Handschuhe anziehen
- erste Reinigung der Wunde mit z. B. NaCl
- in behaarten Bereichen Rasur um die Wunde (ausgenommen Augenbrauen!)
- erste Sprühdesinfektion der Wunde und der Wundumgebung
- Lokalanästhesie:
  - Durchführung entweder jetzt mit unsterilen Handschuhen oder nach der ausführlichen Desinfektion und sterilen Abdeckung der Wunde mit sterilen Handschuhen
  - Nadel 22–28G
  - intra- bzw. subdermale Injektion des Lokalanästhetikums
  - Es sollte stehts eine Aspiration zum Ausschluss einer intravasalen Injektion des Lokalanästhetikums erfolgen.
- Leistungsanästhesie nach Oberst:
  - Infiltration von 4 Gefäß-Nerven-Bündeln an der Basis der Grundphalanx in Höhe der Schwimmfalte durch 2 Punktionen
  - 1. Punktion von dorsal auf einer Seite des Fingers mit vertikaler Stichführung entlang des Knochens nach palmar bzw. plantar, 2. Punktion analog auf der kontralateralen Seite
  - Pro Punktion werden 2 Depots gesetzt, dabei das zweite Depot nach leichtem Zurückziehen der Nadel.
  - Injektion von jeweils 1–2 ml Lokalanästhetikum
  - Alternativ kann an den Akren auch der singuläre subkutane Digitalblock (SDB) erwogen werden.
- Desinfektion und Abdeckung:
  - erneute Desinfektion der Wunde mit Umgebung:
    - bei kleineren Wunden mehrmalige Sprühdesinfektion (Einwirkzeit beachten!)
    - bei größeren Wunden mithilfe von Kornzange und mit Desinfektionsmittel getränkten Tupfern.
    - bei offenen Wunden alkoholische Desinfektionsmittel vermeiden
  - sterile Handschuhe anziehen
  - Wunde steril abdecken
- ausführliche Wundinspektion: Wundränder anheben, Knochen mit Pinzette austasten, Tiefe der Verletzung prüfen, evtl. Sehnen-, Nerven-, Gefäßverletzungen inspizieren
- erneute Wundreinigung:
  - etwaige Fremdkörper entfernen und Wunde mehrmals gründlich mit NaCl oder Ringer spülen
  - Antiseptische Lösungen bringen keine Vorteile.
- bei stark zerfetzten oder ischämischen Wundrändern ggf. sparsame (2–3 mm) Wundrandexzision (nicht im Gesicht oder an den Händen!)
- Tetanusschutz überprüfen und ggf. auffrischen; Cave: Tetanus-Dreifachimpfstoff mit tief intramuskulärer Gabe nicht bei antikoagulierten Patienten anwenden, sondern stattdessen auf Tetanus-Diphterie-Impfstoff und subkutaner Injektion ausweichen!

Merke

M!

Hinweis Lokalanästhesie:
Einige Ärzte befürworten die Infiltration über den Wundrand, andere lehnen sie strikt ab:

- Pro: Infiltration über den Wundrand ist für den Patienten weniger schmerzhaft.
- Kontra: Infiltration über den Wundrand kann zu Keimverschleppung führen.

→ Erkundigen Sie sich nach dem jeweils üblichen Vorgehen.

30.1.12 Anatomie

- Die Haut bildet das größte Organ des Körpers.
  - Sie bildet eine effektive mechanische wie biochemische Barriere zu Abwehr von Krankheitserregern und leisten einen wesentlichen Beitrag zur Thermoregulation des Organismus.
  - Sie ist zwischen 1 und 4 mm dick und beinhaltet zudem eine Fülle Nervenendigungen und Rezeptoren zur Registrierung thermischer und taktiler Reize.
- Die Oberhaut (Epidermis) ist ein Epithelgewebe bestehend aus mehrschichtig verhorntem Plattenepithel. Sie besteht im Wesentlichen aus einer Hornschicht (Stratum Corneum), die sich nach oben hin abschilfert, und einer Keimschicht (Stratum Germinativum) bestehend aus epidermalen Stammzellen.
- Die darunter liegende Lederhaut (Dermis) besteht vorwiegend aus Bindegewebsfasern zur Ernährung und Verankerung der Epidermis.
- Die Unterhaut (Subkutis) besteht aus lockerem Bindegewebe mit eingelagertem Fettgewebe.
  - Hier liegen die Hautanhangsgebilde wie Haarfollikel, Talg- oder Schweißdrüsen.
  - Zudem enthält die Subkutis größere Blutgefäße und Nerven.
- Für eine optimale Wundheilung müssen Schmutz und devitalisiertes Gewebe aus der Dermis entfernt werden. Zudem trägt die Dermis die Hauptlast für etwaig verwendetes Nahtmaterial und ist somit von integraler Bedeutung für die eine chirurgische Wundversorgung.

30.1.13 Durchführung

Durchführung Schritt für Schritt

Primärer Wundverschluss

- Prinzip: Verschluss der Wunde, Ziel primäre Wundheilung
- Wundversorgung tiefer Schichten:
  - falls nötig primäre Versorgung von Blutgefäßen, Nerven und Sehnen
  - ggf. adaptierende Subkutannaht (Einzelknopfnaht) bei tiefen Wunden
- Hautverschluss:
  - Naht: Fadenstärke s. ▶ Tab. 30.2; Abhängig von der Lokalisation der Wunde unterscheiden sich sowohl die empfohlenen Abstände von der Nadeleinstichstelle zum Wundrand als auch die Abstände zwischen den Einzelknopfnähten.
  - Steristrips (Klammerpflaster):
    - werden quer zur Wunde aufgeklebt, um die Wundränder zu adaptieren
    - halten nur auf unbehaarter Haut bei trockenen und fettfreien Wundrändern.
    - können so lange belassen werden, bis sie sich von selbst lösen (i. d. R. 5–7d)
  - Gewebekleber:
  - alternativer Wundverschluss bei Kindern (je nach Größe der Wunde)
  - Achten Sie darauf, nicht mit den eigenen Fingern an der Wunde festzukleben.
  - Cave: Bei Wunden im Gesicht unbedingt sicherstellen, dass kein Kleber ins Auge läuft! Das Auge lässt sich sonst ggf. für eine Woche nicht mehr öffnen.
- Info an den Patienten:
  - Nach 24h Wundkontrolle (Infektionen?).
  - Für 3–5d sollte kein Wasser an die Wunde gelangen, beim Duschen ggf. wasserfestes Pflaster aufkleben.
  - bei Infektzeichen der Wunde/Wundumgebung oder Fieber sofort beim Arzt vorstellen
- Beachte: Im Gesicht und an kosmetisch bedeutsamen Regionen sollte kein resorbierbares Nahtmaterial verwendet werden, da dieses in seltenen Fällen Fremdkörperreaktionen hervorrufen kann.
- Fadenentfernung: s. ▶ Tab. 30.2

Sekundäre (offene) Wundbehandlung

- Prinzip: Es erfolgt kein Verschluss der Wunde, damit infiziertes Sekret jederzeit abfließen kann.
  - Bei der sekundären Wundheilung granuliert die Wunde von „unten nach oben“.
  - Die Wundheilung dauert länger und die Narbenbildung ist ausgeprägter als bei der primären Wundheilung.
- Wundversorgung:
  - Bei stark klaffenden Wunden werden u. U. wenige adaptierende Nähte (Einzelknopftechnik) gesetzt.
  - Wundverband mit antiseptischen Salben
- weiteres Prozedere:
  - regelmäßige Wundkontrollen mit Spülung der Wunde
  - ggf. systemische Antibiotikagabe

Nähte

Einzelnähte

- Einzelknopfnaht (▶ Abb. 30.1a): Standardnaht bei unkomplizierten Wunden, z. B. bei Platzwunden, Schnittwunden, OP-Wunden
- Donati-Rückstichnaht (▶ Abb. 30.1b):
  - erreicht und (bewahrt auch) unter Zug eine gute Wundadaption
  - wird verwendet, wenn die Naht unter Zug steht, z. B. in der Nähe von Gelenken
- Allgöver-Rückstichnaht (▶ Abb. 30.1c):
  - verkleinert gut den subkutanen Hohlraum
  - besseres kosmetisches Ergebnis als Donati aber etwas geringere Adaptationskraft (seltener verwendet)

Merke M!

Vorteil jeder Einzelnaht und der Klammernaht: Bei einem Wundinfekt können auch kleinere Teilbereiche der Naht geöffnet werden, um Sekret oder Eiter ablaufen zu lassen. Bei einer fortlaufenden Naht muss immer die gesamte Wunde geöffnet werden.

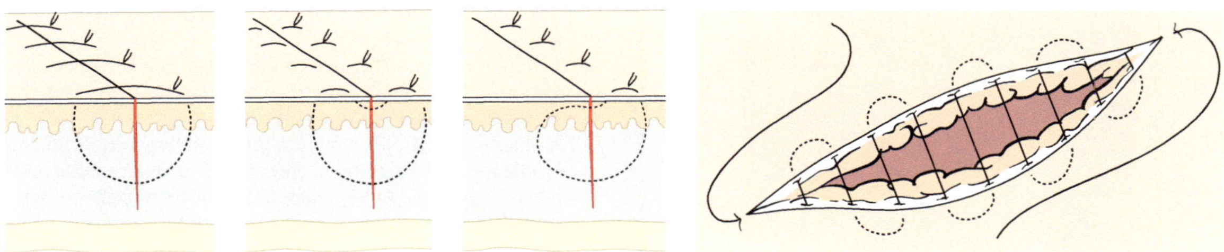

a b c d

Abb. 30.1 Verschiedene Nahttechniken.

a Einzelknopfnähte. (Quelle: Otto J, Schumpelick V, Eichfuss H. Nahttechnik. In: Schumpelick V, Bleese N, Mommsen P, Hrsg. Kurzlehrbuch Chirurgie. 8. vollständig überarbeitete und erweiterte Auflage. Stuttgart: Thieme; 2010)

b Rückstichnähte nach Donati. (Quelle: Otto J, Schumpelick V, Eichfuss H. Nahttechnik. In: Schumpelick V, Bleese N, Mommsen P, Hrsg. Kurzlehrbuch Chirurgie. 8. vollständig überarbeitete und erweiterte Auflage. Stuttgart: Thieme; 2010)

c Rückstichnaht nach Allgöwer. (Quelle: Otto J, Schumpelick V, Eichfuss H. Nahttechnik. In: Schumpelick V, Bleese N, Mommsen P, Hrsg. Kurzlehrbuch Chirurgie. 8. vollständig überarbeitete und erweiterte Auflage. Stuttgart: Thieme; 2010)

d Intrakutannaht nach Halsted. (Quelle: Krüger U, Wolfrum F. Nahttechniken. In: Henne-Bruns D, Hrsg. Duale Reihe Chirurgie. 4., aktualisierte Auflage. Stuttgart: Thieme; 2012)

Fortlaufende Intrakutannaht

- zeitaufwendiger, aber i. d. R. kosmetisch schöneres Ergebnis (▶ Abb. 30.1d)
- Nachteil: Bei Wundinfekten kann die Wunde nicht partiell geöffnet werden.
- nicht resorbierbares Material:
  - z. B. nach Leistenbruch-OPs, Portimplantation
  - Die Fadenenden bleiben zum Fadenzug oberhalb der Haut.
- resorbierbares Material:
  - v. a. in der kosmetischen Chirurgie verwendet
  - Die Fadenenden werden unter die Haut versenkt oder stehen ohne Knoten aus der Haut hervor.
  - Cave: Selten treten Fremdkörperreaktionen auf.

Klammernaht

- Wird inzwischen sehr häufig zum Verschluss von OP-Wunden verwendet, da schneller und damit billiger als eine Naht (▶ Abb. 30.2).
- Das kosmetische Ergebnis sei laut mehreren Studien äquivalent zur Einzelknopfnaht.
- Durchführung:
  - Beide Wundränder werden mithilfe von zwei Pinzetten adaptiert, seitengleich leicht hochgezogen und dabei etwas nach außen gestülpt.
  - Eine zweite Person (häufig der Student!) setzt dann die Klammern direkt vor der Pinzette.
  - Der Abstand der Klammer sollte 1–1,5 cm betragen.

Tipps für den Anfänger

Durch das zunehmende Klammern der Wunden im OP gibt es leider immer seltener die Möglichkeit für Studenten, das Nähen zu erlernen. Genäht wird meist nur noch an kosmetisch anspruchsvollen Stellen und diese sind dementsprechend zum Üben ungeeignet.

Verbringen Sie daher etwas Zeit in einer chirurgischen Notaufnahme und machen Sie dort auch Nachtdienste mit. So können Sie das Nähen an Schnitt- oder Platzwunden üben.

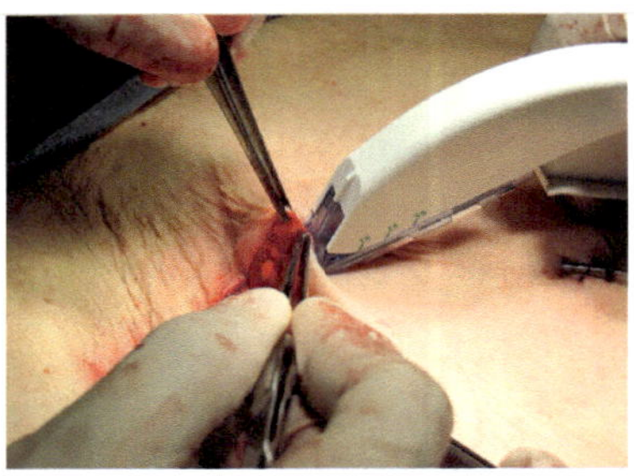

Abb. 30.2 Verschluss einer Wunde mit Hautklammern. (Quelle: Mit freundlicher Genehmigung von Uwe Glatz)

30.1.14 Mögliche Fehler und Fallstricke

- unzureichende Wundreinigung und Wundexzision
- Nähen:
  - Quetschen der Wundränder mit der Pinzette
  - Nicht-Verwenden atraumatischen Nahtmaterials (bspw. mit stumpfen, nicht schneidenden Nadeln)
  - Naht unterhalb von Muskel- und Fettgewebe (Ausnahmen sind hier Zugentlastungsnähte, Nähte zur Blutstillung oder Hohlraumverkleinerung, Fasziennähte zur Vermeidung von Muskel- oder Fettherniationen)
  - stufiges Adaptieren der Wundränder
  - Bildung von Wundrandischämien durch unpassenden Abstand von Ein- und Ausstichstellen, sowie undosierter Zugstärke (Wundränder sollten nicht weiß werden)
  - spannungsvolles Adaptieren der Wundränder
  - falsches Nahtmaterial
- Operationstechnik:
  - unnötig ausgedehnte Wundausschneidung
  - fehlerhafte Schnitterweiterung (Gefahr der Hautnekrose und Narbenbildung)
- Knoten:
  - zu kurzes Abschneiden über dem Knoten
  - Knüpfen aller Knoten in dieselbe Richtung
- Gewebekleber:
  - nur möglich bei Wunden, die spannungsfrei adaptiert werden können
  - versehentliches Einbringen von Gewebekleber führt zu Gewebsnekrose
  - Verkleben des eigenen Handschuhs mit dem Gewebekleber auf der Haut
- Sonstiges: Elektrokoagulation in der Nähe des Hautrands

30.1.15 Mögliche Komplikationen

Komplikationen während der Durchführung

Aktive Blutungen

- Aktive Blutungen erschweren die Sicht beim Nähen und können bei größeren Wunden, verlängerter Nahtzeit und bei multimorbiden Patienten zu kreislaufrelevantem Blutverlust führen.
- Meist lassen sich aktive kleinere Blutungen durch direkte Kompression kontrollieren, in selteneren Fällen ist der Einsatz von Hämostyptika oder Anwendung von Elektrokoagulation notwendig.
- Im Rahmen von Gefäßligaturen können Blutgefäße mit einer Klemme gefasst und die Blutung anschließend durch Umschlingen des Blutgefäßes gestoppt werden.
- An den Extremitäten kann auch eine Blutleere mittels Blutsperre, Anlegen und Aufpumpen einer Blutdruckmanschette oder an den Fingern die Anlage eines Tourniquets mittels sterilen Handschuhs zur Blutungskontrolle beitragen.

Schmerzen

- Eine schmerzarme Durchführung der Wundversorgung dient nicht nur dem Patientenkomfort, sondern ist auch integraler Bestandteil einer zuverlässigen Wundbeurteilung- und Exploration.
- Eine Wundversorgung sollte zudem steht am schmerzarmen und ruhigen Patienten erfolgen, um unsaubere Nahtführung durch Bewegungen im Versorgungsgebiet zu vermeiden – eine Schmerztherapie kann hier je nach Ausmaß der Wunde und Alter des Patienten lokal, regional oder systemisch erfolgen.
- In selteneren Fällen sollte eine Wundversorgung in Vollnarkose erfolgen.

Fehleinschätzung der Wunde

- Insbesondere an der Hand kommt es durch übersehene Begleitverletzungen von Sehnen, Nerven und nicht detektierten Fremdkörpern immer wieder zu langfristigen Funktionseinschränkungen.
- Nicht selten führt dies zudem zu konsekutiven Schadensersatzansprüchen seitens der Patienten.

Komplikationen nach der Durchführung

Wundinfektion und Wundheilungsstörung

- Eine postinterventionelle Wundheilungsstörung kann verschiedene Ursachen haben und muss in der Regel im Rahmen eines Revisionseingriffs mit zum Teil begleitender Antibiotikagabe therapiert werden.
- Hämatom und Serom:
  - Hierbei handelt es sich Flüssigkeitsansammlungen unter Wunde, die sich durch Schwellung, Spannungsgefühl und Sezernierung äußern.
  - Therapeutisch muss das Wundsekret steril abpunktiert werden und das Anlegen einer Drainage zum Abfluss weitere Flüssigkeitsansammlungen erwogen werden.
- Infektion:
  - Wundinfektionen äußern sich durch eine Rötung der Haut im Wundgebiet und können mit einer begleitenden Eiterbildung einhergehen.
  - Therapeutisch sollte insbesondere bei Eiterbildung ein frühzeitiger Fadenzug erfolgen, das Wundgebiet gespült und ggf. zunächst eine gespreizte Öffnung im Nahtverlauf zum Ablaufen weiteren Pus belassen werden.
  - Großflächige Wundflächen müssen debridiert und offen belassen werden, auch kann die Anlage eine VAC-Verbands indiziert sein.
  - Eine Antibiotikatherapie muss erwogen werden; je nach Erregerspektrum mit Cephalosporinen (z. B. Cefazolin), Fluorchinolonen (z. B. Ciprofloxacin) oder Glykopeptiden (z. B. Vancomycin).

Nahtlockerung

- Die häufigsten Ursachen für eine Nahlockerung sind Fehler beim Knoten, meist durch zu kurzes Abschneiden von Nahmaterial über dem Knoten oder dem Knüpfen aller Knoten in dieselbe Richtung („Altweiberknoten").
- Besonders anfällig für Knotenlockerungen sind starre und glatte monofile Kunststofffäden.

Wundrandnekrosen

- Wundrandnekrosen entstehen häufig durch mangelhafte Nahttechnik, ungenügende Schnittführen bei der „Anfrischung" von Wundrändern oder Traumatisierung beim Nähen (bspw. durch Quetschen der Wundränder mit der Pinzette).
- Flächige Diathermie-Versuche mittels Elektrokauters führen zu bewussten Gewebenekrosen und können im weiteren Verlauf zu Wundheilungsstörungen führen.

Wunddehiszenz

- Hierbei handelt es sich um das sekundäre Auseinanderweichen von Wundrändern, die bereits vorher durch eine Naht verschlossen worden sind.
- Therapeutisch sollte bei Vorliegen von Infektzeichen eine Sanierung mit Sekundärheilung angestrebt werden.
- Sind keine Infektzeichen eruierbar, genügt ein erneuter Nahtverschluss.

30.1.16 Dokumentation

- Jeder Evaluations- und Behandlungsschritt sollte sorgfältig dokumentiert werden.
- Hierzu verfügt jede Klinik über eigene Wundbögen für Wundanamnese, Anordnungen für Wundtherapie und ärztliche/pflegerische Verlaufsdokumentation.
- Die Dokumentation des Wundbefunds und der Funktionsprüfung der entsprechenden anatomischen Struktur sollte grundsätzlich enthalten: Länge, Breite und Tiefe der Wunde, vermutete betroffene Hautschichten, Wundbegrenzung (glatt, zerfasert usw.), Kontamination, etwaige Verletzungen tiefergehender Gewebe und deren Funktionserhalt, pDMS.
- Zudem muss auch vor kleinen chirurgischen Eingriffen stets eine Aufklärung erfolgen und diese dokumentiert werden, diese sollte den Patienten informieren über:
  - Die Größe des zu erwarteten Wund- und Narbenbefunds, wobei erwähnt werden sollte, dass die genaue Ausdehnung des Wundbefundes präinterventionell nicht immer sicher eruiert werden kann und somit größere Nahtnarben und Wundversorgungsbefunde entstehen können als anfänglich erwartet.
  - Nachblutung und Schmerzen
  - Wundheilungsstörungen und Rezidive (insb. Schweißdrüsenabszesse und Atherome)

30.1.17 Postoperatives/ Postinterventionelles Management

- nicht resorbierbare Fäden:
  - Zeitpunkt der Entfernung s. ▸ Tab. 30.2
  - Technik s. ▸ Abb. 30.3: Dabei müssen Sie darauf achten, den durch die Haut laufenden Faden nur auf einer Seite vom Knoten durchzuschneiden, da sonst Nahtmaterial in der Haut verbleibt.
- resorbierbare Fäden:
  - Bei bestimmten Nahttechniken stehen die Fadenenden ohne Knoten aus der Haut heraus.
  - Zu dem in ▸ Tab. 30.2 angegebenen Zeitpunkt müssen diese Fadenenden auf Hautniveau gekürzt werden.
- Hautklammern:
  - Zeitpunkt der Entfernung s. ▸ Tab. 30.2
  - Technik s. ▸ Abb. 30.4; Tipp: Zange immer ganz durchdrücken – erst dann löst sich die Klammer vollständig aus dem Gewebe und kann nahezu schmerzlos herausgezogen werden.

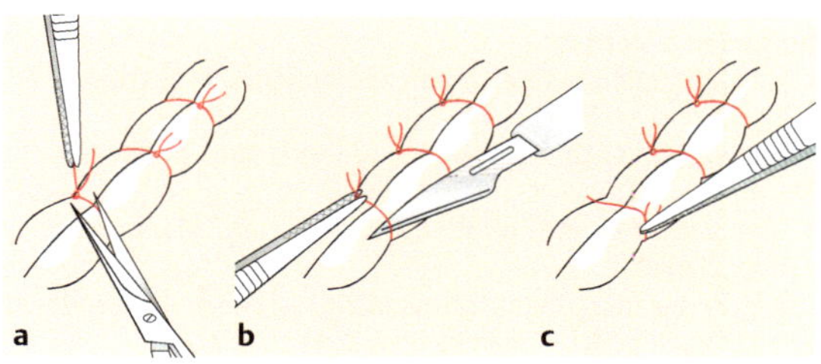

Abb. 30.3 Fadenentfernung bei Einzelknopfnaht.
a Mit einer Pinzette ein Fadenende hochziehen.
b Mit einer Schere oder einem spitzen Skalpell wird der durch die Haut gehende Faden auf einer Seite durchtrennt.
c Anschließend wird der durchtrennte Faden entfernt.
(Quelle: Hanke S. Umgang mit Nahtmaterial beim VW. In: Largiadèr F, Saeger H, Keel M, Bruns C, Hrsg. Checkliste Chirurgie. 12., unveränderte Auflage. Stuttgart: Thieme; 2022)

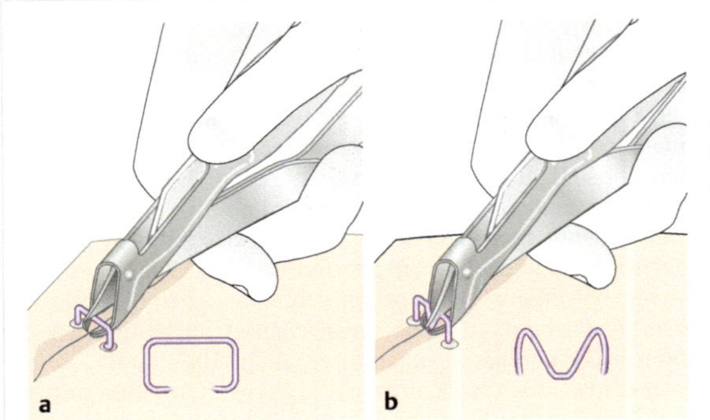

Abb. 30.4 Entfernung von Hautklammern.
a Der untere Teil des Klammerentferners wird sanft unter der Mitte der Klammer positioniert.
b Der Griff des Klammerentferners wird vollständig zusammengedrückt, sodass die Klammerenden aus dem Gewebe gezogen werden.
(Quelle: Chirurgie für die Pflege. Paetz B, Hrsg. 24., Auflage. Stuttgart: Thieme; 2021)

Tab. 30.3 Fadenstärke und Fadenzug abhängig von der Nahtlokalisation bei Kindern [194].

	Fadenstärke	Fadenzug (Tage)
Rumpf	3–0/4–0	10–14
Beine	4–0	10–14
Arme	4–0	7–10
Gesicht	5–0	10–14
Hände	5–0/6–0	3–5

30.1.18 Besonderheiten bei bestimmten Personengruppen

Besonderheiten bei Kindern und Jugendlichen

- Anamnese
  - adäquates Trauma, Fremd-/Eigenverschulden
  - Cave: V. a. Kindeswohlgefährdung nachgehen
  - Impfstatus
- Wundevaluation
  - Ausschluss von Begleitverletzungen: insb. pDMS, CAVE: je kleiner das Kind, desto schwieriger
  - großzügige Indikationsstellung zur Exploration und Wundversorgung in Allgemeinanästhesie
- Nahtversorgung (▸ Tab. 30.3)
  - bei Zungenbissen und Lippenplatzwunden:
    - < 10. LJ: Adaptation der Muskulatur mit 4–0 Vicryl, Schleimhaut mit 4–0 Vicryl
    - > 10. LJ: Muskeladaptation mit 4–0 Vicryl, Schleimhaut mit 3–0 Vicryl
- Lokalanästhesie: Cave: für Kinder gelten unterschiedliche Dosierungen je nach Alter!
  - Lidocain: nicht bei Neugeborenen anwenden, bis max. 5 mg/kg
  - Bupivacain (CarbostesinR): bei Kindern über 1 Jahr bis max. 2 mg/kg
  - Mepivacain (ScandicainR): bei Kindern ab 2 Monaten bis max. 5 mg/kg
- Analgosedierung (rektal/intravenös/nasal) Cave: für Kinder gelten unterschiedliche Dosierungen je nach Alter!
  - Midazolam/ DormicumR: 0,3–0,5 mg/kg rektal; 0,05–0,2 mg/kg i. v.; 0,2 mg/kg/ED über MAD
  - S-Ketamin/ KetanestR: 0,125–0,5 mg/kg i. v.; 2 mg/kg/ED über MAD
- Allgemeinanästhesie
  - großzügige Indikation zur sicheren Exploration der Wunde
  - verbesserte Bedingungen für den Ausschluss von Begleitverletzungen (besonders im Handbereich)

30.2 Durchführung der Wundversorgung: Fremdkörper

30.2.1 Steckbrief

Unentdeckte Fremdkörper sind eine häufige Ursache für eine unzureichende und im Verlauf prolongierte Wundversorgung und müssen zwingend ausgeschlossen werden. Dabei sollte eine Fremdkörperentfernung und die begleitende Therapie den Aspekten Keimverschleppung in tiefere Gewebeschichten, Gefäß- und Nervenverletzungen, sowie erhöhtes Blutungsrisiko nach Fremdkörperentfernung Rechnung tragen. Unter allen Fremdkörpereibringungen gelten Stichverletzungen als besonders schwierig zu erkennen und folgenschwer, da hier häufig eine große Eindringtiefe, verbunden mit nur spärlicher Blutung vorliegt.

30.2.2 Keywords

- Fremdkörper
- Besonderheiten der Wundversorgung
- Glas
- Metall
- Plastik
- Holz
- Bildgebung
- Wundexploration

30.2.3 Überblick

- Im Rahmen einer Wundexploration sollte stets an mögliche Fremdkörper gedacht werden.
- Besteht eine Fremdkörpergefühl seitens des Patienten muss dem zwingend nachgegangen werden.
- Besonders hoch ist das Risiko für (übersehene) Fremdkörper bei Verletzungen von Händen und Füßen, sowie nach Stichverletzungen und Verkehrsunfällen.
- Die Entfernung eines Fremdkörpers erfordert mitunter die Erweiterung der Wunde.
- Nach Entfernung des Fremdkörpers ist eine radiologische Nachkontrolle auf Vollständigkeit empfehlenswert.

30.2.4 Indikationen

- Vor jeder definitiven Wundversorgung müssen mögliche Fremdkörper aus der Wunde entfernt werden.

30.2.5 Kontraindikationen

- keine

Tab. 30.4 Eignung verschiedener Untersuchungsarten zum Fremdkörpernachweis [197].

Fremdkörper	Ultraschall	konventionelles Röntgen	CT	MRT
Glas	+	+	+	+
Metall	+	+	+	–
organisches Material	+	–	+	+
Plastik	+	±	+	+
Holz	+	–	+	+

30.2.6 Aufklärung und spezielle Risiken

- Größere Fremdkörper sollten im Rahmen der Erstversorgung aufgrund einer erhöhten Blutungsgefahr zunächst in der Wunde verbleiben und im weiteren Behandlungsverlauf unter Operationsbereitschaft entfernt werden.

Cave

Mögliche Verletzung größerer Gefäße, Nerven und Körperhöhlen beachten!

Tief penetrierende Fremdkörper (z. B. im Rahmen von Stichverletzungen) können zu einer Keimverschleppung in tiefere Gewebeschichten führen.

30.2.7 Vorbereitende Diagnostik

- Die Eruierung möglicher Fremdkörper erfolgt durch Anamnese, Inspektion und Palpation des Wundgebiets.
- Weiterführend kann eine bildgebende Untersuchung Klarheit verschaffen (▸ Tab. 30.4).

30.2.8 Durchführung

- Zunächst erfolgen die eingehende Inspektion und Palpation:
  - dafür die Wundränder mithilfe einer Pinzette anheben und mit Pinzette oder Finger austasten
  - Wundränder ggf. mit einer Lexer-Schere oder einem Mosquito-Klemmchen spreizen
- Die Entfernung des Fremdkörpers richtet sich im Folgenden nach der konkreten Lage und Position, für dünne vertikal einliegende Fremdkörper eignet sich beispielsweise eine Keilinzision.

30.2.9 Dokumentation

- Unbedingt die Aufklärung des Patienten über Infektionsrisiko und evtl. unentdeckte Fremdkörper dokumentieren, da vor allem letzteres einer der häufigsten Gründe für den Vorwurf des Behandlungsfehlers in der Notaufnahme darstellt.

30.3 Durchführung der Wundversorgung: Gesichts- und Kopfregion

30.3.1 Steckbrief

Weichteilverletzungen des Kopf-Hals-Bereichs gehören zu den häufigsten Gründen für eine Vorstellung in der Rettungsstelle. Dabei stehen Platzwunden der behaarten Kopfhaut im Vordergrund, deren Versorgung sich primär nach der Größe des Defekts und der Blutungstendenz richtig. Die Mehrheit der Platzwunden kann in der Rettungsstelle ohne größere Probleme versorgt werden. Anders verhält es sich mit Verletzungen mit Beteiligung von Augenlid, Nase, Ohr oder Lippen. Diese sind durch komplexe anatomische Gegebenheiten und ästhetische Aspekte gekennzeichnet. Hier sollte im Zweifel immer die entsprechende chirurgische Fachdisziplin mit in die Behandlung involviert werden.

30.3.2 Keywords

- Kopf
- Gesicht
- Augenlid
- Nase
- Ohr
- Lippe
- Wange

30.3.3 Überblick

- Ca. 10 % aller Patienten einer chirurgischen Notaufnahme stellen sich mit einer oder mehrerer Verletzungen der behaarten Kopfhaut vor.
- Andere Verletzungen des Kopf-Hals-Bereichs sind seltener, erfordern jedoch aufgrund der Komplexität der anatomischen Gegebenheiten und des Anspruches an ein ästhetisch gutes Behandlungsergebnisses in der Regel die Einbindung eines erfahrenen Spezialisten.

Augenlid

- Hier sollte dringend ein ophthalmologische Fachexpertise dazu geholt werden, da insbesondere der vollstände Lidschluss erhalten bleiben muss.
- Die Anwendung von Gewebekleber in Augennähe muss besonders sorgfältig erfolgen, da Kontakt mit den Augen vermieden werden muss und die Augenlieder verkleben können.

Nase

- Die starre Hautstruktur an der Nase kann eine Adaptierung von Wundrändern erschweren.
- Bei Mittelgesichtstraumata sollte ein Nasenseptumhämatom ausgeschlossen werden, da dieses innerhalb von 24h entleert werden muss.
- HNO-ärztliche Unterstützung dazu holen

Ohr

- devitalisierter Knorpel der Ohrmuschel sollte entfernt werden, dabei kann eine Resektion von bis zu 5 mm Ohrknorpel erfolgen, ohne dass darauf eine signifikante Deformität entsteht
- Beim Nähen sollte der Knorpel möglichst nicht miterfasst werden.
- Ein Ohrhämatom sollte aufgrund der Gefahr einer Knorpelnekrose unbedingt vermieden werden.
- Eine Antibiotikaprophylaxe zur Vermeidung einer (Peri-)Chondritis wird empfohlen.
- HNO-ärztliche Unterstützung dazu holen

Lippe und Wange

- Hier führt bereits eine Abweichung von 1 mm im Bereich der Lippenrotgrenze zu einer sichtbaren Narbe.
- plastisch-chirurgische Unterstützung insbesondere bei Muskelverletzungen im Gesichtsbereich dazu holen
- Intraorale, nicht klaffende Wunden < 1 cm müssen nicht genäht werden.
- intraorale Wunden > 1 cm Naht schichtweise mit schnell resorbierbarem Fadenmaterial nähen

30.3.4 Indikationen

- Die Primärversorgung sollte im Gesichtsbereich auch gleich der definitiven Versorgung entsprechen, da später Nachkorrekturen an Weichteilgewebe grundsätzlich schwieriger sind und speziell im Gesichtsbereich das ästhetische Ergebnis gefährden.
- Im Gegensatz zu Wunden am Körperstamm und den Extremitäten können Wunden im Gesichtsbereich aufgrund der hier besonders guten Heilungstendenz auch noch 24–48h nach Trauma primär versorgt werden.

30.3.5 Vorbereitende Diagnostik

- Frakturen von Gesichtsschädelfragmenten und der Zähne sollten, wenn möglich, vor der Versorgung diagnostiziert werden, da deren Korrektur und Reposition das ästhetische Ergebnis der Wundversorgung beeinflussen kann.

30.3.6 Vorbereitung

- Weichteilverletzungen im Gesichtsbereich sind häufig kontaminiert.
- Hinzu kommt eine ausgeprägte Hämatombildung, was in der Folge zu schweren abszendierenden oder phlegmösen Infektionen führen kann.
- Bei einem entsprechenden Verdacht ist die prophylaktische Antibiotikagabe bis zur endgültigen Klärung von Ausmaß und Infektionstyp obligat.
- Danach folgt die gezielte Antibiose nach Erreger- und Resistenzbestimmung.

30.3.7 Anatomie

- Weichteilverletzungen im Gesichtsbereich werden insbesondere anhand beteiligter Strukturen beurteilt, dabei kann sich grob an Folgendem orientiert werden:
  - Haut und/oder Schleimhaut
  - Kaumuskulatur, mimische Muskulatur
  - Speicheldrüsen (insb. Ductus parotideus)
  - N. facialis, N. trigeminus, N. hypoglossus u. a.
  - A./V. facialis, A./V. temporalis, A./V. maxillaris u. a.
  - Knochen und Knorpel
- Kopfplatzwunden können stark bluten. Die Blutgefäße der behaarten Kopfhaut verlaufen im Bereich der Galea aponeurotica und werden durch diese teilweise aufgespannt, sodass sie schwerlich retrahieren können, deshalb:
  - zur Blutstillung die Galea aponeurotica bei jedem Stich miterfassen
  - Lokalanästhetika nicht unter die Galea aponeurotica applizieren, da sich diese sonst vom Schädelknochen abhebt

30.3.8 Durchführung

- Aufgrund der guten Durchblutung der Gesichtsweichteile kann selbst bei kontaminierten Wunden auf die Durchführung einer Wundrandausschneidung verzichtet werden, um so selbst kleinste gestielte Gewebeteile erhalten zu können.
- Ausnahmen hiervon bilden starke Quetschwunden, schmutztätowierte und nekrotische Gewebeanteile, sowie Bissverletzungen. Diese sollten durch eine sparsame Gewebeumschneidung versorgt werden.
- Menschenbisse erzeugen potenziell massive Mischinfektionen und sollten gut drainiert werden.
- Hundebissverletzungen sollten (neben Tollwutabklärung, Tetanusimmunisierung und antibiotischer Therapie) nach Wundrandausschneidung mit lockeren Nähten und Laschen zur Sekretableitung versorgt werden, kein dichter Wundverschluss.

30.3.9 Besonderheiten bei bestimmten Personengruppen

Besonderheiten bei anderen Personen- bzw. Risikogruppen

- Für wenig blutende Kopfplatzwunde bei Patienten mit ausreichender Haardichte, einer ausreichenden Haarlänge von 3 cm sowie einer Wundlänge von höchstens 10 cm kann die sogenannte HAT-Methode (Hair Apposition Technique) erwogen werden:
  - Reinigung der Wunde analog zur konventionellen Wundversorgung
  - Greifen und Verdrehen von 4–5 Haaren auf jeder Seite der Wunde mit einer chirurgischen Pinzette
  - Applikation von jeweils einem Tropfen langkettigen medizinischen Gewebeklebers auf das gebildete Haarbündel zum Wundverschluss
  - Patienten anweisen, sich erst am 3. Tag nach Versorgung wieder die Haare zu waschen
- Die moderne HAT-Methode kann auch ab einer Haarlänge ab 1 cm durchgeführt werden und erfolgt mittels Klemmchen und Nadelhaltern zum Verdrehen der Haare (mit dem zusätzlichen Vorteil einer verbesserten Wundrandadaptation).

30.4 Durchführung der Wundversorgung: Hand

30.4.1 Steckbrief

Die chirurgische Wundversorgung der Hand unterscheidet sich im Wesentlichen nicht vom Wundmanagement an anderen Stellen des Körpers. Aufgrund der komplexen anatomischen Gegebenheiten mit einer hohen Dichten an für die Funktionalität des Bewegungsapparats essenziellen Strukturen stehen hier allerdings der gründliche Ausschluss von Begleitverletzungen sowie die repetitive Funktionsprüfung im Vordergrund.

30.4.2 Keywords

- Hand
- Fuß
- Extremitäten
- Nagel
- Nagelbett
- Fremdkörper

30.4.3 Überblick

- Bei Wunden im Bereich der distalen Extremitäten ist besonders auf etwaige Fremdkörper zu achten.
- Eine Testung der pDMS sollte stets sogfältig erfolgen.
- Wichtig ist zudem, typische Begleitverletzungen in diesem Bereich im Hinterkopf zu haben und bei positivem Befund eine (hand-)chirurgische Expertise dazu zu holen.
- typische Begleitverletzungen an der Hand:
  - Verletzung der Gefäß-Nerven-Bündel
  - Beuge- und Strecksehnenverletzungen
  - Knochen- und Gelenkkapsel-/Knorpelverletzungen
  - Nagel(bett)verletzungen

30.4.4 Indikationen

- verzögerte Primärnaht:
  - Indikation: verschmutzte und kontaminierte Wunden
  - Vorteil: verminderte Infektionsgefahr durch verbesserten Sekretabfluss und Vermeidung eines anaeroben Milieus (Tetanus, Gasbrand) und erhöhte Reißfestigkeit im postinterventionellen Verlauf
  - Wundnaht 2–7d nach Trauma vor der Granulationsbildung (ein Anfrischen der Wundränder ist nicht zwingend notwendig)
- Sekundärnaht:
  - Indikation: verschmutzte oder kontaminierte Wunde
  - erfolgt frühestens am 8. Tag nach Trauma
  - Vorteile analog verzögerte Primärnaht: verminderte Infektionsgefahr insb. gegenüber Anaerobiern, ungehinderter Sekretabfluss, Rückgang des Wundödems, ausführliches Wunddébridement
  - Wundrandmobilisierung erforderlich; Cave: Durch die Unterbrechung der Granulationsbarriere durch eine erneute Traumatisierung steigt wiederrum das Infektionsrisiko (Hauttransplantation oder aktiv geführte Sekundärheilung mittels semiokklusiven Verbands erwägen).

30.4.5 Kontraindikationen

- Im Rahmen der Erstversorgung eine Handverletzung in trockene sterile Kompressen verbinden.
- Wunddesinfektionsmittel sind nicht erforderlich und können irritierend und gewebetoxisch wirken.
- Die Anlage eines Druckverbands genügt, ein Abschnüren des Arms ist zu unterlassen.

30.4.6 Vorbereitende Diagnostik

- Eine ausführliche Anamnese ist hier besonders wichtig und kann Hinweise auf mögliche Fremdkörper, die Tiefe der Wunde, Begleitverletzungen von Sehnen und Nerven sowie Gelenkbeteiligungen liefern.
- Oberflächliche Verletzungen der Haut können sich zum Teil deutlich verschieben, wenn die Untersuchung in differenzierter Handstellung gegenüber dem Unfallmechanismus erfolgt, etwaige Sehnen- oder Gelenkbeteiligungen können so leicht übersehen werden.
- Die klinische Untersuchung sollte stets ohne vorherige Lokalanästhesie erfolgen.
- Die funktionelle Untersuchung der Hand kann folgendermaßen erfolgen:
  - Streckung aller Finger und anschließender Faustschluss
  - Abduktion, Adduktion und Opposition des Daumens
  - Prüfung der verschiedenen Greifformen (Hakengriff, Schlüsselgriff, Zylindergriff, Spitzgriff usw.)
- Zusätzlich untersucht werden sollten:
  - Allen-Test
  - Farbe und Tugor der Haut
  - Sensibilitätsprüfung durch 2- Punktdiskriminierung und Spitz-Stumpf-Unterscheidung

30.4.7 Anatomie

- Die anatomischen Gegebenheiten der Hand sind sehr komplex und sollen hier nur grob umrissen werden.
- Topografie:
  - Beuge- und Streckseite der Handwurzel (Regio carpalis anterior et posterior)
  - Handteller (Palma manus)
  - Handrücken (Dorsum manus)
- Hohlhand:
  - Die Verwachsung der Haut mit der Palmaraponeurose verhindert den Durchbruch von Hohlhandabszessen nach außen hin.
  - besteht aus 3 Logen, die Muskeln und Leitungsbahnen enthalten, wobei die Hautmasse der Muskulatur randständig liegt und die Daumen- und Kleinfingerballen bildet:
    - Daumenballenloge
    - Mittelloge
    - Kleinfingerballenloge
- Beugesehnen:
  - werden von Sehnenscheiden und ihrer Synovialflüssigkeit umkleidet
  - Die Beugesehnen von Daumen und Kleinfinger laufen hohlhandseitig in einer durchgehenden Sehnenscheide.
  - Die Sehnenscheiden der Finger 2–4 sind proximal der Metakarpalköpfchen unterbrochen. Cave: Gefahr der Ausbildung einer sogenannten V-Phlegmone
  - Infektionen können sich über den subaponeurotischen Raum der Mittelloge sowohl nach distal in die Interdigitalräume, als auch nach proximal fulminant bis in den Unterarm ausbreiten.
- Strecksehnen:
  - werden von Sehnenscheiden und ihrer Synovialflüssigkeit umkleidet
  - Im Gegensatz zu den Beugesehnen verlaufen die Strecksehnen der Hand untereinander gekoppelt, sodass die Verletzung einer Strecksehne eine Funktionseinschränkung benachbarter Gelenke nach sich ziehen kann.

- Die Streckaponeurose bildet maßgeblich die Gelenkkapseln der Fingergelenke, sodass Verletzungen in diesem Bereich zu einer Eröffnung der Gelenke führen können. Cave: Gelenkempyem

30.4.8 Durchführung

- Grundsätzlich unterscheiden sich die Prinzipien der Wundversorgung hier nicht von anderen Regionen des Körpers.
- Wundnaht:
  - grundsätzlich einfache Hautnaht mittel Einzelknopfnähten
  - monofile, nicht resorbierbare Fadenstärke 4–0 oder 5–0
  - bei sehr kleinen Verletzungen Klammerpflaster erwägen

Schnittführung

- Verwendung eines kleinen (15er-)Skalpells
- Avitale Gewebeanteile sollten wie bei jeder Wundexzision entfernt werden, allerdings gilt eine allzu großzügige Ausschneidung im Bereich der Hand als unnötig radikal.
- zur Bearbeitung tieferer Strukturen wie Sehnen oder Muskeln evtl. Schere benutzen
- vor einer tieferen Exzision erst alle relevanten Strukturen aufsuchen, um iatrogenen Schädigungen zu vermeiden
- bei zu schlechter Sicht/Beurteilung Schnitterweiterung erwägen
- bei zu erwartender Funktionseinschränkung durch anatomisch ungünstige Lokalisation der Narbenbildung Z-Plastik erwägen und Verlauf der Wunde korrigieren

30.4.9 Mögliche Fehler und Fallstricke

- unnötige Antibiotikagabe: bei kleinen nicht kontaminierten Wunden und gesunden Patienten nicht nötig, Indikation hingegen bei erwägen bei:
  - verschmutzten offenen Verletzungen
  - Bissverletzungen durch Tiere oder Menschen
  - Schussverletzungen mit ausgeprägter Gewebedestruktion
  - begleitenden offenen Frakturen
  - prolongierten operativen Eingriffen über 2h

30.4.10 Mögliche Komplikationen

- fehlerhafte oder ungenügende Diagnose durch eine unzureichende Untersuchung
- Nervenläsionen:
  - können durch eine orientierende Untersuchung oft nicht hinreichend ausgeschlossen werden
  - Die Untersuchung am aufgeregten Patienten erfordert besonderes Fingerspitzengefühl, damit eine detaillierte Symptombeschreibung gelingt.
  - hier insbesondere den 2-Punktdiskriminierungstest anwenden
  - bei Unklarheit und entsprechender anatomischer Lokalisation der Verletzung den entsprechenden Nerven im Rahmen der Wundexploration darstellen
- Gefäßverletzung:
  - bei suffizienter endogener Blutstillung häufig schwer zu erkennen
  - Im Zweifel muss auch hier eine operative Freilegung erfolgen.
  - unbedingt postinterventionell Funktionsüberprüfung nach Öffnen der Blutsperre durchführen
- Sehnenverletzung:
  - besonders schwierige Diagnose bei partiellen Sehnenverletzungen ohne Funktionseinschränkung
  - Cave: erhöhtes Infektionsrisiko mit der Notwendigkeit einer ausgiebigen Spülung bei traumatischer oder iatrogener Eröffnung der Sehnenscheide
  - Auch oberflächliche Sehnenverletzungen müssen durch eine Naht versorgt werden.
- eröffnete Gelenke:
  - bei der körperlichen Untersuchung ohne Anzeichen einer Instabilität oder Luxierbarkeit nicht sicher erkennbar
  - typische Anamnese und Traumalokalisation beachten (insbesondere im Bereich der Strecksehnen über Grund- Mittel- und Endgelenken)

30.5 Literatur

Quellenangaben

[193] Baczako A, Fischer T, Konstantinow A, Volz T. Die Versorgung akuter Wunden. MMW – Fortschritte der Medizin. 2019; 161: 46–53

[194] Deutsche Gesellschaft für Kinderchirurgie e. V. S 1-Leitlinie Wunden und Wundbehandlung im Kindesalter (01.07.2021). Im Internet: https://register.awmf.org/de/leitlinien/detail/006-129; Stand: 11.06.2024

[195] Hankiss J. Prinzipien der Wundbehandlung im Handbereich (»Die kleine Handverletzung«). In: Towfigh H, Hierner R, Langer M, Friedel R, Hrsg. Handchirurgie. Berlin/Heidelberg: Springer; 2011: 54–61

[196] Huefner A, Pemmerl S. Basics der Wundversorgung. Notaufnahme up2date 2020; 2: 263–286

[197] Hüfner A. Kleine Chirurgie – Specials der Wundversorgung. Notaufnahme up2date 2022; 4: 33–55

[198] Lippert H. Therapie der Verletzungen im Gesichtsbereich. Wundatlas 2012; 182–184

[199] Roewer N, Thiel H. Lokalanästhetika. In: Roewer N, Thiel H, Hrsg. Taschenatlas Anästhesie. 6 Aufl. Stuttgart: Thieme; 2017

[200] Schwenzer N. Weichgewebeverletzungen. In: Zahn-Mund-Kiefer-Heilkunde, Band 2. Stuttgart: Thieme; 2011: 266–367

[201] Walensi M. Gefährliche Komplikation: Wundheilungsstörung. Stuttgart: Thieme; 2015

[202] Zacher M et al. Grundlegende Techniken des Wundverschlusses in der Notaufnahme. In: Weiterbildung Notfallmedizin. Berlin/Heidelberg: Springer: 2016

Literatur zur weiteren Vertiefung

[203] Deutsche Gesellschaft für Kinderchirurgie e. V. S 1-Leitlinie Wunden und Wundbehandlung im Kindesalter (01.07.2021). Im Internet: https://register.awmf.org/de/leitlinien/detail/006-129; Stand: 11.06.2024

[204] Deutsche Gesellschaft für Wundheilung und Wundbehandlung e. V. S 3-Leitlinie Lokaltherapie chronischer Wunden bei Patienten mit den Risiken periphere arterielle Verschlusskrankheit, Diabetes mellitus, chronisch venöse Insuffizienz (11.09.2023). Im Internet: https://register.awmf.org/de/leitlinien/detail/091-001; Stand: 11.06.2024

[205] Korting HC, Schöllmann C, White RJ. Management of minor acute cutaneous wounds: importance of wound healing in a moist environment. J Eur Acad Dermatol Venereol 2011; 25: 130–137

[206] Leidel BA, Hansen S, Trey A, Kanz KG. Wundreinigung in der Notaufnahme. Notfall & Rettungsmedizin 2017; 20: 228–231

31 Ruhigstellende Verbände

Christoph Nau

31.1 Durchführung der ruhigstellenden Verbände allgemein

31.1.1 Steckbrief

Industriell vorgefertigte Verbände können in der Regel direkt im Bereich des zu immobilisierenden Gelenkes ohne weitere Maßnahmen angelegt werden. Bei individuell selbst angefertigten Verbänden ist darauf zu achten, dass prominente Regionen, z. B. der Innen- und Außenknöchel, ausreichend gepolstert sind. Ein Unterzug sollte zum Hautschutz angelegt werden, da vor allen Dingen Watte Hautirritationen und Juckreiz hervorrufen kann. Die Anlage der elastischen Binden allein oder in Kombination mit einer Schiene erfolgt immer unter Einschluss der distalen Anteile, um periphere Stauungen und Thrombosen zu vermeiden.

31.1.2 Synonyme

- Verbände
- Tape-Verbände
- Schienen
- Orthesen
- Gipsschiene

31.1.3 Keywords

- Ruhigstellung
- Funktionsstellung
- Neutral-Null-Stellung
- Verbände
- Schienen
- Orthesen

31.1.4 Überblick

- Ruhigstellende Verbände werden nach sorgfältiger Prüfung der Indikation nach Aufklärung des Patienten angelegt.
- Die zu stabilisierende Körperregion wird gereinigt und etwaige Gelenkluxationen werden zuvor reponiert.
- Die Anlage erfolgt zu zweit, sodass eine Person die Körperregion fixieren kann.
- Die Fixierung der Gelenke erfolgt entweder in Neutralstellung, also jener Stellung, bei der die maximale Auslenkung des Gelenks in alle Richtungen erfolgen kann, oder bei Verbänden an der Hand in Funktionsstellung.
- Auf eine adäquate Analgesie während der Anlage ist zu achten.
- Verbände können zur definitiven Behandlung von Verletzungen oder zur temporären Überbrückung bis zur operativen Versorgung angewandt werden.

31.1.5 Indikationen

- Ruhigstellung im Bereich der Extremitäten, aber auch am Rumpf bei Frakturen, Band-, Sehnen- und Weichteilverletzungen, postoperativ sowie bei erlittenen Prellungen und Zerrungen
- Entzündungshemmung bei aktivierten Arthrosen oder Infektionen
- Schmerztherapie
- Prophylaxe bei gelenkbelastenden Sportarten

31.1.6 Kontraindikationen

- ausgedehnte Weichteilschwellungen
- ausgedehnte Hautläsionen
- nicht indizierte zugrunde liegende Diagnose
- dermatologische Erkrankungen

31.1.7 Aufklärung und spezielle Risiken

- Der Patient muss darüber aufgeklärt werden, dass er sich bei neu auftretenden Schmerzen oder einer Schmerzzunahme unverzüglich zur Kontrolle ärztlich vorstellen muss.
- Unabhängig davon wird eine Kontrolle am 1. Tag nach Anlage der ruhigstellenden Maßnahme empfohlen, um eine etwaige Zunahme der Schwellung auszuschließen.
- Spezifische Risiken sind:
  - Gelenkeinsteifung durch Verklebung der Kapsel und Bandverkürzung
  - Muskelatrophie und Kontrakturen
  - Ödeme, venöse Thrombosen, Nervendruckschäden, Kompartmentsyndrom, Ischämie
  - Druckstellen, Hautläsionen, Infektionen
  - Allergie

31.1.8 Vorbereitende Diagnostik

- Die klinische Untersuchung gibt bereits erste Hinweise auf eine zugrunde liegende Pathologie. So können Prellmarken, Hämatome, Fehlstellungen, Infektionen, Schmerzpunkte, Gelenkinstabilitäten sowie Hinweise auf Muskel- und Kapselverletzungen inspektorisch sowie durch spezifische Tests diagnostiziert werden.
- Ergänzend hierzu ist in Abhängigkeit vom vermuteten Befund die Durchführung einer Röntgenuntersuchung, CT und MRT sinnvoll.
- Die Laboruntersuchung ermöglicht den Nachweis einer Infektion, systemischen Erkrankungen oder einer rheumatologischen Grunderkrankung.

31.1.9 Personal, Material und Einstelltechnik

- Die Anlage eines ruhigstellenden Verbands sollte immer zu zweit durchgeführt werden. So kann eine Person die Extremität stabilisieren und darauf achten, dass die korrekte Stellung des Gelenks eingehalten wird.
- In Abhängigkeit von der Art der Maßnahme sind die folgenden Materialien notwendig:
  - Unterzug zum Hautschutz
  - Polsterung durch Watte
  - Schienen aus Kunststoff oder Metall
  - Gips – speziell hierzu werden Gipsbinden, eine Schüssel mit Wasser sowie Krepp benötigt
  - elastische Binde
  - Klebestreifen
  - ggf. selbsthaftende Binden
  - Schlauchmull
  - ggf. Kompressen und Fettgaze zum Abdecken von Läsionen
  - industriell vorgefertigte Orthesen

Elastische Binde (z. B. bei leichteren Sprunggelenksdistorsionen)

- Anlage in Neutral-Null-Stellung
- immer von distal nach proximal wickeln, um eine distale Stauung/Ödembildung/Thrombose zu vermeiden
- Bei der Kornährentechnik (▸ Abb. 31.1) überlappen sich die einzelnen Lagen um mindestens die Hälfte der Bindenbreite. Um Gelenke wird 8-förmig gewickelt.
- Wird ein Bein komplett ruhiggestellt, ist eine Thromboseprophylaxe notwendig

Schienenverband

- zur Ruhigstellung von einzelnen Fingern bis zur ganzen Hand mit Handgelenk (z. B. bei Frakturen, Bissverletzungen oder infektionsgefährdeten Schnittverletzungen)
- gepolsterte Aluminiumschiene (verschiedene Breiten verfügbar) in Intrinsic-plus-Stellung biegen (▸ Abb. 31.2) oder individuell angepasste Gipsschiene anfertigen, um einer Kapselschrumpfung der Gelenke vorzubeugen
- betroffene Finger bzw. die ganze Hand auf die Schiene legen und mit Binden umwickeln

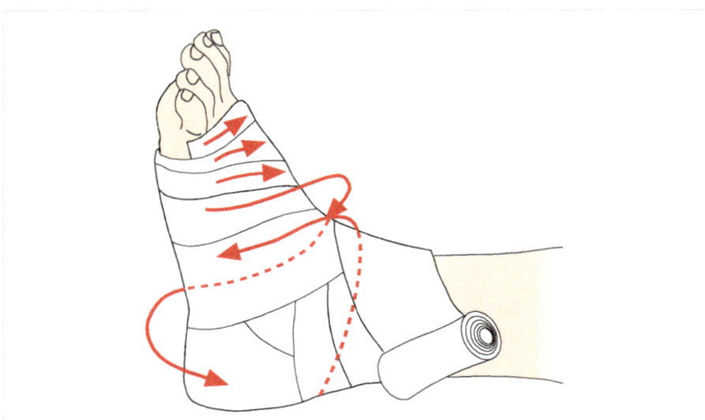

Abb. 31.1 Kornährentechnik mit elastischer Binde. Um ein Ödem zu vermeiden, immer am Vorfuß beginnen, die Ferse mit einbeziehen und Binde nur leicht unter Spannung halten. (Quelle: Härter et al. Checkliste. Gipstechnik, Fixationsverbände. 3. Aufl. Stuttgart: Thieme; 1998)

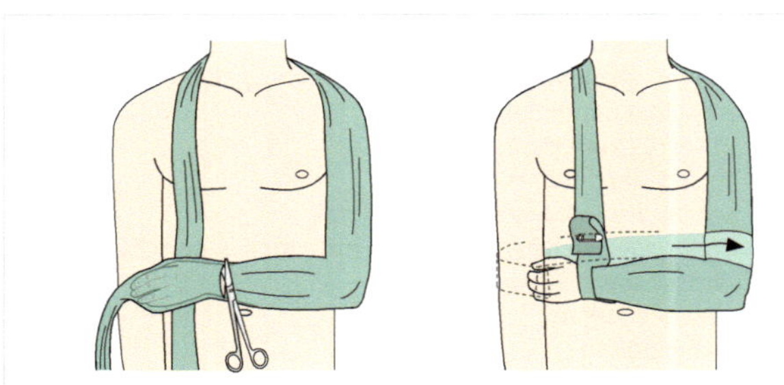

Abb. 31.3 Gilchrist-Verband aus Schlauchmull. (Quelle: Winker K. Schulterverbände. In: Hirner A, Weise K, Hrsg. Chirurgie. 2., überarbeitete Auflage. Stuttgart: Thieme; 2008)

Aircast-Schiene

- bei Sprunggelenksdistorsion mit Bandläsion

Gilchrist-Verband

- zur Ruhigstellung von Schulter, Ellenbogen, Oberarm (z. B. nach Schulterluxation oder Humeruskopffraktur; ▸ Abb. 31.3)
- Es gibt vorgefertigte Verbände in verschiedenen Größen, der Verband kann alternativ auch aus Schlauchmull hergestellt werden:
  - Schlauchmull in zweifacher Armlänge zuschneiden
  - bei ⅔ einschneiden und den Arm durch den Einschnitt in das längere Ende bis zur Axilla einführen, Polsterwatte in Axilla legen
  - oberes Schlauchmullende um den Nacken herumführen, über dem Handgelenk Schlauchmull einschneiden und Hand herausnehmen, oberes Schlauchmullende um das Handgelenk legen und mit Sicherheitsnadel befestigen
  - unteres Schlauchmullende über den Rücken zum distalen Oberarm führen und dort ebenfalls mit Sicherheitsnadel fixieren

Rucksackverband

- zur Ruhigstellung nach Klavikulafraktur (▸ Abb. 31.4)
- Herstellung aus mit Polsterwatte gefülltem Schlauchmull oder vorgefertigte Produkte mit Klettverschluss
- nach Anlage des Rucksackverbands arterielle (Radialispuls) und venöse Versorgung der Arme (Blaufärbung?) überprüfen
- Der Verband muss alle 1–2d nachgespannt werden.

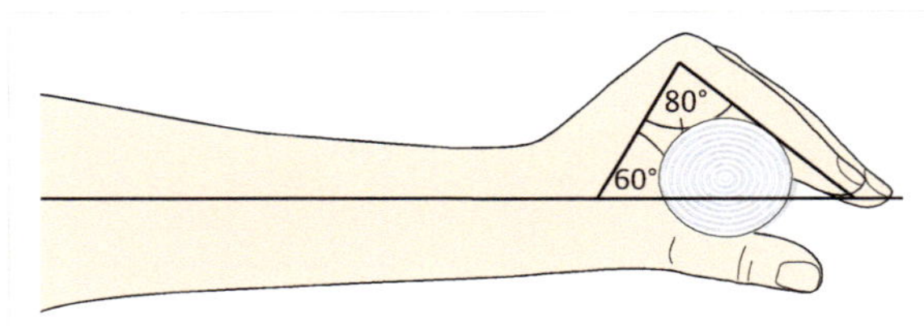

Abb. 31.2 Intrinsic-plus-Stellung. Hierzu legt der Patient das Handgelenk flach auf den Tisch. Als Hilfe kann z. B. eine mitteldicke Verbandrolle in die Hand genommen werden. (Quelle: Greitemann B, Kokegei D. Vorbemerkungen. In: Greitemann B, Baumgartner R, Hrsg. Technische Orthopädie. 4., vollständig überarbeitete und erweiterte Auflage. Stuttgart: Thieme; 2017)

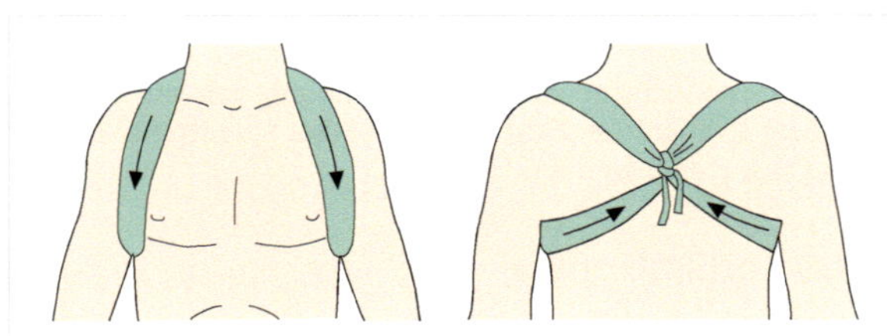

Abb. 31.4 Rucksackverband. (Quelle: Winker K. Schulterverbände. In: Hirner A, Weise K, Hrsg. Chirurgie. 2., überarbeitete Auflage. Stuttgart: Thieme; 2008)

Weiche Schanz-Krawatte

- Halskrause (▶ Abb. 31.5a) zur Protektion nach operativen Stabilisierungen an der HWS und zur Entlastung der Nackenmuskulatur für wenige Tage
- Grundsätzlich werden diese bei HWS-Distorsion nach Verkehrsunfall nicht mehr empfohlen.
- Die Zervikalstütze soll den Kopf diskret reklinieren (Kinn wird leicht angehoben).

Stifneck

- HWS-Schiene (▶ Abb. 31.5b) zur Immobilisation bei möglicher HWS-Verletzung (z. B. während des Transports im Rettungswagen)
- nur kurzzeitige Anlage, da es sonst zu Druckstellen kommt

31.1.10 Vorbereitung

- Die ruhigzustellende Körperregion sollte entweder auf einem Tisch bzw. einer Liege oder am Boden stabil gelagert werden.
- Anschließend wird diese entkleidet und die Haut inspiziert, ob Kontraindikationen für die Anlage eines Verbands vorliegen.
- Alle zuvor genannten Materialien, die für den spezifischen Verband notwendig sind, sollten in unmittelbarer Nähe griffbereit vorliegen.
- Der Patient sollte über die Maßnahme aufgeklärt werden und einzelne Schritte sollten erläutert werden, um eine möglichst gute Compliance zu erreichen.

31.1.11 Anatomie

- Es gibt verschiedene Arten von Gelenken.
- Diese werden entsprechend ihrem Aufbau und der Funktion in Kugelgelenke, Scharniergelenke, Drehgelenke und einzelne Sonderformen eingeteilt.
- Sie alle sind von einer Knorpelschicht überzogen und von einer Gelenkkapsel umgeben.
- Muskeln und Sehnen entspringen im Gelenkbereich oder ziehen über diese hinweg.
- Knochen bilden eine Verbindung zwischen den einzelnen Gelenken.

31.1.12 Durchführung

- Liegen an der ruhigzustellenden Körperregion Wunden vor, werden diese gereinigt oder chirurgisch versorgt und steril abgedeckt.
- Im Fall einer Gelenkluxation erfolgt die Reposition unter adäquater Analgesie bzw. Analgosedierung und im Rahmen der Anlage des Verbands muss sichergestellt werden, dass diese beibehalten wird.
- Eine adäquate Polsterung vor allen Dingen prominenter Körperstellen ist bei jedem Verband obligat.
- Des Weiteren ist auf die korrekte Dimensionierung der Verbände zu achten. Sie sollten weder zu kurz noch zu lang sein.
- Bei der Anlage müssen Falten vermieden werden und bei frischen Verletzungen und Schwellungszuständen müssen alle Verbandsschichten gespalten werden.
- Die Beachtung der Neutral- bzw. Funktionsstellung der einzelnen Gelenke ist essenziell.

31.1.13 Mögliche Fehler und Fallstricke

- nicht ausreichende Polsterung
- zu kurz oder zu lang gewählte Schiene/ Schlingen
- Fixierung in fehlerhafter Stellung
- zu enge Wickelung
- falsche Indikationsstellung

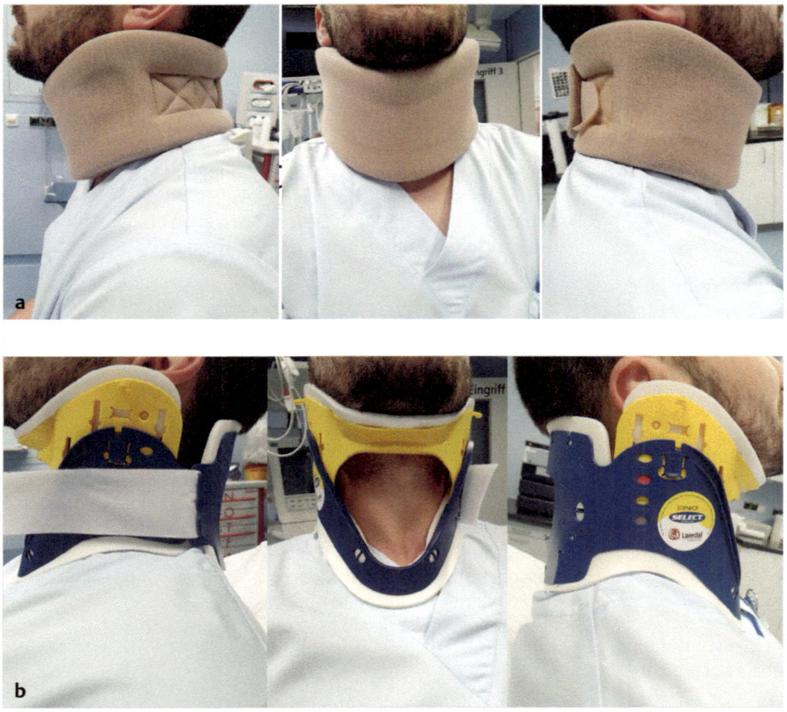

Abb. 31.5 Schanz-Krawatte und Stifneck.
a Schanz-Krawatte.
b Stifneck.

31.1.14 Mögliche Komplikationen

Komplikationen während der Durchführung

- Alle möglichen Fehler und Fallstricke können während der Durchführung eintreten.
- In diesen Fällen ist die Neuanlage des Verbands indiziert.
- Der Patient sollte während der Maßnahme zudem nach Schmerzen befragt werden, sodass einige Punkte von vornherein ausgeschlossen werden können.

Komplikationen nach der Durchführung

- Ein erster Hinweis für das Auftreten einer Komplikation ist eine Schmerzzunahme in der betroffenen Körperregion.
- Alle möglichen Fehler und Fallstricke können eintreten. Um diese zu vermeiden, sind regelmäßige Kontrollen und eine nur begrenzte Ruhigstellung essenziell.
- Spezielle Komplikationen nach der Durchführung sind:
  - Gelenkeinsteifung durch Verklebung der Kapsel und Bandverkürzung
  - Muskelatrophie und Kontrakturen
  - Ödeme, venöse Thrombosen, Nervendruckschäden, Kompartmentsyndrom, Ischämie
  - Druckstellen, Hautläsionen, Infektionen
  - Allergie

31.1.15 Dokumentation

- Dokumentiert werden in der Patientenakte die Diagnose und die daraus resultierende rechtfertigende Indikation für die ruhigstellende Maßnahme sowie das darüber mündlich eingeholte Einverständnis des Patienten.
- Des Weiteren wird die Art des Verbands schriftlich fixiert und das Datum der Anlage, ggf. kann dies auch zusätzlich auf dem Verband vermerkt werden.

31.1.16 Postoperatives/ Postinterventionelles Management

- Es erfolgt die Kontrolle des korrekten Sitzes des Verbands unmittelbar nach Anlage durch den Arzt.
- Geprüft werden die periphere Durchblutung, Motorik und Sensibilität und es wird nach Schmerzen gefragt.
- Eine Kontrolle erfolgt am ersten Tag nach Anlage durch einen Arzt.

31.1.17 Ergebnisse

- Das Ziel ist ein korrekt sitzender Verband in Funktionsstellung unter Schmerzfreiheit des Patienten.

31.1.18 Besonderheiten bei bestimmten Personengruppen

Besonderheiten bei Schwangeren

- Bei Schwangeren sind eventuelle wechselnde Schwellungszustände der Extremitäten zu beachten.

Besonderheiten bei Kindern und Jugendlichen

- Die Anlage von ruhigstellenden Verbänden bei kleinen Kindern erfordert mehr Zeit und Zusprache, da sie oftmals noch nicht die notwendige Compliance aufweisen können.
- Hier ist eine Hilfsperson dringend erforderlich.
- Im Rahmen der Nachkontrollen müssen vor allen Dingen die Eltern befragt werden, ob ihnen vermehrtes Weinen oder anormales Verhalten aufgefallen ist, was den Hinweis auf einen zu engen oder schlechtsitzenden Verband geben kann.

Besonderheiten bei anderen Personen- bzw. Risikogruppen

- Bei allen Patientengruppen, die über eine mangelnde Compliance verfügen, sind engmaschige Kontrollen indiziert.

31.2 Durchführung der ruhigstellenden Verbände: Sprunggelenk

31.2.1 Steckbrief

Verband mit elastischen Binden: Anwendung im Extremitätenbereich. Anlage in Neutral-Null-Stellung. Von ganz distal nach proximal in Kornährentechnik wickeln. Die elastische Binde dabei nur sehr leicht unter Spannung bringen, um Haut und Perfusion nicht zu beeinträchtigen. Die Bindengänge sollen sich etwa zur Hälfte bis zwei Drittel überlappen. Gelenke werden durch einwärts und auswärts gewickelte Achtertouren überwunden (= Schildkrötenverband), um Falten zu vermeiden. Die Binde wird mit Heftpflasterstreifen fixiert.

31.2.2 Synonyme

- elastische Wickelung
- OSG-Verband
- Kornährentechnik

31.2.3 Keywords

- elastischer Verband
- elastische Wickelung
- Kornährentechnik
- Neutral-Null Stellung
- Funktionsstellung

31.2.4 Überblick

- Der Verband eignet sich zur Ruhigstellung und ist kostengünstig und leicht anzulegen.
- Als Alternative kann nach Distorsionen auch eine Aircast-Orthese aus dem Sanitätshaus angelegt werden.

31.2.5 Indikationen

- OSG-Distorsion
- Prellungen
- Schwellungszustände
- oberflächliche Infektionen

31.2.6 Kontraindikationen

- dislozierte Frakturen
- offene Frakturen
- ausgedehnte Weichteilschäden
- tiefergehende Infektionen und Abszesse
- dermatologische Erkrankungen

31.2.7 Anatomie

- Hinsichtlich des Gelenkaufbaus sei auf entsprechende Fachliteratur verwiesen.

31.2.8 Durchführung

- s. ▶ Abb. 31.1
- Anlage in Neutral-Null-Stellung
- Von ganz distal nach proximal in Kornährentechnik wickeln
- elastische Binde dabei nur sehr leicht unter Spannung bringen, um Haut und Perfusion nicht zu beeinträchtigen, Bindengänge sollen sich etwa zur Hälfte bis zwei Drittel überlappen
- Gelenke werden durch einwärts und auswärts gewickelte Achtertouren überwunden (= Schildkrötenverband), um Falten zu vermeiden.
- Die Binde wird mit Heftpflasterstreifen fixiert.

31.3 Durchführung der ruhigstellenden Verbände: Unterarm/Hand

31.3.1 Steckbrief

Unterarmschiene mit Ruhigstellung der Finger (einzelne oder mehrere): Die Finger müssen in der sogenannten Intrinsic-plus-Stellung fixiert werden. Das verhindert eine Verkürzung der Kollateralbänder in diesem Bereich. Mit palmaren Schienen wird diese Position oft nur unzureichend erlangt.

31.3.2 Synonyme

- Unterarmschiene
- Unterarmgips
- Intrinsic-plus-Schiene

31.3.3 Keywords

- Unterarmschiene
- Unterarmgips
- Intrinsic-plus-Schiene
- Funktionsstellung Finger

31.3.4 Überblick

- Der Schienenverband in Intrinsic-plus-Stellung dient der Prophylaxe einer Gelenkkapselschrumpfung der Fingergelenke.
- Alternativ sind auch vorgefertigte Schienen zum Anmodellieren verfügbar.

31.3.5 Indikationen

- Fingerfraktur
- Handinfektion
- Bissverletzungen

31.3.6 Durchführung

- Der Unterarm wird auf einem Tischchen abgelegt, die Hand umfasst eine mitteldicke (Verbands-)Rolle (▶ Abb. 31.2).
- Wichtig ist, dass das Handgelenk auf die Ebene gedrückt wird, also relativ stark extendiert ist (→ Funktionsstellung).
- Palmare Schienen sind empfehlenswert, wenn eine ventrale Abstützung gewünscht ist, z. B. bei tendenziell instabilen Radiusfrakturen.
- Die Schiene reicht so weit an die Ellenbeuge heran, bis sie gerade nicht mehr bei einer Beugung stören würde.
- Die Finger müssen in der sogenannten Intrinsic-plus-Stellung fixiert werden (▶ Abb. 31.2).
  - Das verhindert eine Verkürzung der Kollateralbänder in diesem Bereich.
  - Mit palmaren Schienen wird diese Position oft nur unzureichend erlangt.
  - Der Länge des Unterarmanteils der Schiene entspricht der eines regulären Unterarmgipses.
- Ein Baumwollschlauch (Unterzug) wird zur Hautprotektion zurechtgeschnitten und bis zum proximalen Unterarm übergezogen.
  - Die Wickelung erfolgt von distal nach proximal mit Watte mit hälftigem Überlappen der einzelnen Lagen.
  - Anschließend erfolgt das Anmodellieren der Schiene und das Fixieren mit einer elastischen Binde.

31.4 Durchführung der ruhigstellenden Verbände: Schulter, Ellenbogen und Oberarm

31.4.1 Steckbrief

Der Gilchrist-Verband dient der Ruhigstellung von Schulter, Ellenbogen und Oberarm nach Luxationen des Schultergelenks oder auch des Akromioklavikulargelenks sowie Frakturen des Schultergürtels.

31.4.2 Synonyme

- Gilchrist-Bandage
- Armschlinge

31.4.3 Keywords

- Gilchrist-Bandage
- Armschlinge

31.4.4 Überblick

- Eigenständig hergestellte Gilchrist-Verbände werden heutzutage so gut wie nicht mehr verwendet, da es ausgezeichnete vorgefertigte Verbände gibt, die in der Handhabung deutlich einfacher sind.

31.4.5 Indikationen

- Luxationen des Schultergelenks
- Luxationen des Akromioklavikulargelenks
- Frakturen des Schultergürtels

31.4.6 Durchführung

- Schlauchmull in doppelter Armlänge (von der Axilla bis zur Fingerspitze) nach zwei Drittel bis zur Hälfte einschneiden und den verletzten Arm in das längere Ende einführen
- Der Einschnitt sollte knapp unter der Axilla liegen.
- Achselpolster einlegen
- Das kürzere Ende des Schlauchmulls wird um den Nacken geführt, anschließend um das Handgelenk gelegt und dort mit einer Sicherheitsnadel befestigt.
- Schlauch über dem Handgelenk einschneiden und die Hand herausführen

- dann das Schlauchende um den Rücken herum zum distalen Oberarm führen und dort mit einer Sicherheitsnadel befestigen (▸ Abb. 31.3)

31.5 Durchführung der ruhigstellenden Verbände: Klavikula

31.5.1 Steckbrief

Der Rucksackverband wird heutzutage eigentlich nur noch bei der kindlichen Klavikulafraktur angewendet, da das Ziel einer Reposition und einer suffizienten Ruhigstellung nicht erreicht werden kann.

31.5.2 Synonyme

- Tornisterverband

31.5.3 Keywords

- Klavikulafraktur

31.5.4 Überblick

- Der Rucksackverband wird heutzutage eigentlich nur noch bei der kindlichen Klavikulafraktur angewendet, da das Ziel einer Reposition und einer suffizienten Ruhigstellung nicht erreicht werden kann.
- Ziel ist es, die Schultern nach dorsal zu ziehen, um so ein Auseinanderziehen der Frakturenden und eine Ruhigstellung zu erreichen.

31.5.5 Indikationen

- (kindliche) Klavikulafraktur

31.5.6 Kontraindikationen

- offene Frakturen
- ausgeprägte Schmerzen

31.5.7 Durchführung

- Der Patient sitzt mit nach hinten gezogenen Schultern.
- mit Polsterwatte gefüllter Schlauchmull in Armlänge (Axilla bis Fingerspitzen) von hinten um den Nacken legen und vorne unter den Achseln durchziehen
- Enden auf dem Rücken unter Spannung mittig mit der um den Hals laufenden Schlaufe verknoten, evtl. nachziehen (▸ Abb. 31.4)
- Der Verband sollte alle 2d nachgespannt werden.

31.6 Durchführung der ruhigstellenden Verbände: HWS

31.6.1 Steckbrief

Die Schanz-Krawatte wurde in der Vergangenheit standardmäßig nach HWS-Distorsion bzw. Schleudertrauma angelegt. Heutzutage wird sie nur noch sehr selektiv angewendet, da sie durch Schwächung der paravertebralen Muskulatur zu einer Chronifizierung der Schmerzen führen kann. Deshalb wird sie meist nur noch nach operativen Stabilisierungen angelegt. Der Stifneck wird ausschließlich in Notfallsituationen eingesetzt, in denen eine HWS-Verletzung vermutet wird.

31.6.2 Synonyme

- Schanz-Bandage
- Schanz-Kragen
- Zervikalstütze

31.6.3 Keywords

- HWS-Distorsion
- HWS-Verletzung
- Schleudertrauma
- Schanz-Bandage
- Schanz-Kragen
- Zervikalstütze

31.6.4 Überblick

- Die Schanz-Krawatte wurde früher selbst aus Schlauchmull angefertigt und nach einem HWS-Schleudertrauma regelhaft angelegt (▸ Abb. 31.5a).
  - Mittlerweile sind industriell vorgefertigte Produkte überall verfügbar, sodass die eigene Herstellung meist entfällt.
  - Die Tragedauer sollte nach einem Distorsionstrauma auf maximal 2–3d reduziert werden.
  - Nach operativer Stabilisierung der HWS kann diese verlängert vonnöten sein.
- Der Stifneck ist in jedem Rettungsmittel routinemäßig verfügbar und wird ausschließlich in Notfallsituationen angewendet, um die HWS kurzfristig absolut zu stabilisieren (▸ Abb. 31.5b). Eine längere Tragedauer wird aufgrund von potenziellen Drucknekrosen verzichtet.

31.6.5 Indikationen

- (HWS-Distorsion)
- HWS-Verletzungen
- temporäre Ruhigstellung bei vermuteter HWS-Verletzung bzw. Polytrauma

31.6.6 Kontraindikationen

- offene Verletzungen im Halsbereich
- schwere Mittelgesichtsverletzungen mit der Notwendigkeit einer Tracheotomie
- Hauteffloreszenzen

31.6.7 Durchführung

- lockere, zirkuläre Wickelung zur Einschränkung der Bewegung in den Halswirbelgelenken, schichtweise mit elastischen Binden und Watte
- heutzutage durch industriell vorgefertigte Produkte meist obsolet, somit Auswahl einer passenden Größe, Anlage in korrekter Richtung zur Aussparung des Kinns und Fixierung mit Klettverschluss

32 Tetanusimpfung

Sabine Wicker

32.1 Steckbrief

Tetanus wird durch Clostridium tetani verursacht; es handelt sich dabei um ein obligat anaerobes, bewegliches, grampositives, sporenbildendes Stäbchenbakterium. Die C.-tetani-Sporen kommen ubiquitär vor und können bei Verletzungen in eine Wunde eindringen. Tetanus wird nicht von Mensch zu Mensch übertragen. Der Aufbau des Impfschutzes gegen Tetanus (Grundimmunisierung) erfolgt im Kindesalter. Fehlt dieser Impfschutz oder ist er unvollständig, sollten die fehlenden Impfungen schnellstmöglich nachgeholt werden.

32.2 Synonyme

- Wundstarrkrampf
- Starrkrampf

32.3 Keywords

- Bagatellverletzung
- Impfung
- Infektion
- Tetanus
- Toxin

32.4 Überblick

- Tetanus tritt insbesondere in Ländern mit niedrigem Einkommen, schlechten Hygienebedingungen und geringen Durchimpfungsquoten auf.
  - Tetanus neonatorum ist in den sogenannten Entwicklungsländern eine wichtige Ursache für die Säuglingssterblichkeit.
  - Die WHO schätzt, dass im Jahr 2018 (dem letzten Jahr, für das Schätzungen vorliegen) 25 000 Neugeborene an Tetanus starben. Dies entspricht einer Verringerung von 88 % gegenüber dem Jahr 2000 [208][210][212].
- Weltweit kommt es jährlich zu 213 000 bis 293 000 Todesfälle durch Tetanus, 5–7 % der Fälle von Säuglingssterblichkeit weltweit sind durch Tetanus verursacht.
  - In Europa sind jedoch in den letzten Jahren vermutlich keine neonatalen Tetanusfälle mehr aufgetreten.
  - Tetanus ist heutzutage eine sehr seltene Krankheit in Europa.
  - Das größte Tetanusrisiko in Europa besteht bei der älteren, ungeimpften Bevölkerung.
  - Die induzierte Tetanusimmunität nimmt mit zunehmendem Alter ab (Immunoseneszenz), wodurch die höhere Inzidenz in den älteren Altersgruppen erklärt werden kann [209].
- Im Jahr 2018 wurden in Europa (EU/EWR) insgesamt 92 Tetanusfälle gemeldet, von denen 48 bestätigt wurden.
  - Erwachsene ab 65 Jahren waren die am stärksten betroffene Altersgruppe, Frauen waren insgesamt häufiger betroffen.
  - Erkrankungen traten primär in wärmeren Monaten auf, da diese Monate mit einem höheren Maß an Aktivitäten im Freien verbunden sind.
  - Aufgrund der Morbidität und Mortalität von Tetanus ist es weiterhin notwendig, die hohen Impfquoten in allen Altersgruppen aufrechtzuerhalten [209].
- C. tetani bildet ein Neurotoxin (Tetanospasmin bzw. Tetanustoxin) welches die Ausschüttung der Neurotransmitter Glycin und GABA behindert. Hierdurch kommt es zu einer unkontrollierten Hyperaktivität der motorischen Vorderhornganglien und konsekutivem Muskelspasmus [207].
- C. tetani bildet darüber hinaus das Hämolysin Tetanolysin. Seine Bedeutung ist noch nicht endgültig geklärt, es gibt jedoch Hinweise, dass es hämolysierend und kardiotoxisch wirkt.

Cave

Auch kaum sichtbare Bagatellverletzungen können Eintrittspforten für Tetanuserreger oder Tetanussporen sein.

32.5 Indikationen

- Entsprechend den Impfempfehlungen der Ständigen Impfkommission (STIKO) beim Robert Koch-Institut (RKI) sollte bei allen Säuglingen nach Vollendung des 2. Lebensmonats eine aktive Immunisierung (in Kombination mit anderen Impfstoffen) begonnen und dann gemäß Impfkalender vervollständigt werden.
- Weiterhin ist eine Impfung bei allen Personen mit fehlender oder unvollständiger Grundimmunisierung indiziert oder wenn die letzte Impfung der Grundimmunisierung oder die letzte Auffrischimpfung länger als 10 Jahre zurückliegt.

32.6 Kontraindikationen

- Wegen der Gefahr eines letalen Ausgangs einer Tetanusinfektion gibt es im Verletzungsfall eigentlich bis auf die anaphylaktische Reaktion auf eine vorangegangene Tetanusimpfung keine Kontraindikation gegen eine aktive Tetanusimpfung.

32.7 Aufklärung und spezielle Risiken

Vor der Durchführung einer Impfung hat der Arzt die Pflicht, die zu impfende Person über die zu verhütende Krankheit und die Impfung aufzuklären, damit eine wirksame Einwilligung abgegeben werden kann.

Die Aufklärung sollte u. a. folgende Punkte beinhalten:

- die Kontraindikationen
- den Beginn und die Dauer des Impfschutzes
- das Verhalten nach der Impfung
- mögliche unerwünschte Arzneimittelwirkungen und Impfkomplikationen
- die Notwendigkeit und die Termine von Folge- und Auffrischimpfungen

32.8 Vorbereitenden Diagnostik

- nicht notwendig

32.9 Anästhesie

- nicht notwendig

32.10 Vorbereitung

- nicht notwendig

32.11 Durchführung

- Erwachsene erhalten eine Tetanus/Diphtherie-Impfung (Td-Impfung), ggf. bei entsprechender Indikation als Tetanus/Diphtherie/Pertussis- (Tdap-Impfung) oder als Tetanus/Diphtherie/Pertussis/Poliomyelitis-Impfung (Tdap-IPV-Impfung). Ein monovalenter Tetanusimpfstoff ist in Deutschland nicht mehr verfügbar (▸ Tab. 32.1).
- Jede Boosterimpfung mit Td sollte Anlass sein, eine etwaige Indikation für eine Pertussisimpfung zu überprüfen und ggf. einen Kombinationsimpfstoff mit Pertussis einzusetzen. Personal im Gesundheitsdienst sowie in Gemeinschaftseinrichtungen soll alle 10 Jahre gegen Pertussis geimpft werden (Tdap) [210] [211].
- Bei nicht oder nicht ausreichend Geimpften wird im Fall einer gefährdenden Verletzung eine Tetanus-Immunprophylaxe empfohlen (▸ Tab. 32.2).
  - Die Tetanus-Immunprophylaxe ist so schnell wie möglich durchzuführen.
  - Fehlende Impfungen der Grundimmunisierung sind umgehend nachzuholen.
  - Tetanusimpfungen können simultan mit anderen Tot- und Lebendimpfungen verabreicht werden.
  - Auch eine für viele Jahre unterbrochene Grundimmunisierung oder nicht zeitgerechte durchgeführte Boosterimpfung muss nicht neu begonnen werden, sondern es werden lediglich die fehlenden Impfdosen appliziert, denn „Jede Impfung zählt“ [211].

Tab. 32.1 Handelsnamen von Tetanus-Kombinationsimpfstoffen (ohne Gewähr für Vollständigkeit, Fachinformationen beachten) gemäß STIKO 2023 [211].

	Handelsname	Zulassung ab
Td	Td-Immun	5. Geburtstag (60 Monate)
	Td-pur	5. Geburtstag (60 Monate)[1]
Tdap	Boostrix	4. Geburtstag (48 Monate)[2]
	Covaxis	4. Geburtstag (48 Monate)[2]
	TdaP-IMMUN	4. Geburtstag (48 Monate)[3]
Tdap-IPV	Boostrix Polio	3. Geburtstag (36 Monate)[2]
	Repevax	3. Geburtstag (36 Monate)[2]
Td-IPV	Revaxis	5. Geburtstag (60 Monate)

[1] auch für Grund- und Erstimmunisierung zugelassen
[2] Erstimmunisierung von Personen mit unbekannten Impfstatus und bisher Ungeimpften ab 12 Jahren ist zulassungskonform.
[3] Erstimmunisierung von Personen mit unbekanntem Impfstatus und bisher Ungeimpften ab dem Alter von 4 Jahren ist zulassungskonform.

Tab. 32.2 Tetanus-Immunprophylaxe im Verletzungsfall gemäß STIKO 2024 [211].

	dokumentierter Tetanus-Impfstatus	Zeit seit der letzten Impfung	DTap/Tdap[2,5]	Tetanusimmun-globulin (TIG)[3]
saubere geringfügige Wunden	ungeimpft oder unbekannt		ja	ja
	< 3 Impfstoffdosen		ja[4]	nein
	≥ 3 Impfstoffdosen	≥ 10 Jahre	ja	nein
		< 10 Jahre	nein	nein
alle anderen Wunden[1]	< 3 Impfstoffdosen oder unbekannt		ja[4]	ja
	≥ 3 Impfstoffdosen	≥ 5 Jahre	ja	nein
		< 5 Jahre	nein	nein

[1] tiefe und/oder verschmutzte (mit Staub, Erde, Speichel, Stuhl kontaminierte) Wunden, Verletzungen mit Gewebszertrümmerung und reduzierter Sauerstoffversorgung oder Eindringen von Fremdkörpern (z. B. Quetsch-, Riss-, Biss-, Stich-, Schusswunden), schwere Verbrennungen und Erfrierungen, Gewebsnekrosen, septische Aborte
[2] Kinder unter < 6 Jahre erhalten einen Kombinationsimpfstoff mit DTaP, ältere Kinder und Jugendliche Tdap. Erwachsene erhalten ebenfalls Tdap, wenn sie noch keine Pertussis-Impfung im Erwachsenenalter (≥ 18 Jahre) erhalten haben oder sofern eine aktuelle Indikation für eine Pertussis-Impfung besteht.
[3] TIG = Tetanus-Immunglobulin. TIG (im Allgemeinen 250IE) wird simultan mit einer TDaP- bzw. Tdap-Impfstoffdosis aber kontralateral appliziert. Die TIG-Dosis kann auf 500IE erhöht werden bei: (a) infizierten Wunden, bei denen eine angemessene chirurgische Behandlung nicht innerhalb von 24 h gewährleistet ist; (b) tiefen oder kontaminierten Wunden mit Gewebszertrümmerung und reduzierter Sauerstoffversorgung; (c) Eindringen von Fremdkörpern (z. B. Biss-, Stich- oder Schusswunden); (d) schweren Verbrennungen und Erfrierungen, Gewebsnekrosen und septischen Aborten.
[4] Für PatientInnen, bei denen die Grundimmunisierung begonnen, aber noch nicht abgeschlossen ist (z. B. Säuglinge), muss der Abstand zur letzten Impfstoffdosis berücksichtigt werden. Eine postexpositionelle Impfung am Tag der Wundversorgung ist nur sinnvoll, wenn der Abstand zu der vorhergehenden Impfstoffdosis mindestens 28d beträgt. Bezüglich des Abschlusses einer Grundimmunisierung gelten die Nachholimpfempfehlungen der STIKO.
[5] Nach Mitteilungen der Deutschen Gesetzlichen Unfallversicherung (DGUV) von April 2018 werden die Kosten für Tetanus-Kombinationsimpfungen generell übernommen, soweit nach Empfehlungen der STIKO nach einem Arbeitsunfall eine Tetanus-Prophylaxe erforderlich ist.

32.12 Mögliche Komplikationen

- Die Impfung ist insgesamt gut verträglich. An der Einstichstelle kann es vorübergehend zu einer Rötung und Schwellung kommen. Selten können in den ersten Tagen nach der Impfung Allgemeinsymptome wie Temperaturerhöhung, Müdigkeit oder Muskelschmerzen auftreten. Nebenwirkungen sind sehr selten, bitte die Fachinformationen zu den Impfstoffen beachten.

32.13 Dokumentation

Die Impfdokumentation ist im Infektionsschutzgesetz (IfSG) in § 22 geregelt und umfasst:

- Datum der Impfung
- Name und Chargenbezeichnung des Impfstoffs
- Name der Krankheit gegen die geimpft wurde
- Name und Anschrift des für die Durchführung der Impfung verantwortlichen Arztes
- Unterschrift des für die Durchführung verantwortlichen Arztes

32.14 Besonderheiten bei bestimmten Personengruppen

32.14.1 Besonderheiten bei Schwangeren

- Schwangere sollten vorzugsweise im 2. oder 3. Trimenon geimpft werden. Bitte auch die Impfempfehlung für Schwangere hinsichtlich des Kombinationsimpfstoffs mit Pertussis beachten. Die Stillzeit stellt keine Kontraindikation für die Td(ap)-Impfung dar.

32.14.2 Besonderheiten bei Kindern und Jugendlichen

- Grundimmunisierung und Auffrischungen gemäß Impfkalender der STIKO [211]

32.15 Literatur

Quellenangaben

[207] Bär W. Bakterielle Infektionen: Clostridium tetani. In: Adam D, Doerr HW, Link H, Lode H, Hrsg. Die Infektiologie. Berlin/Heidelberg: Springer: 2004: 1068–1070

[208] BVKJ. Tetanus (Wundstarrkrampf). Im Internet: www.kinderaerzte-im-netz.de/krankheiten/tetanus-wundstarrkrampf/; Stand: 10.06.2024

[209] ECDC. Tetanus. Im Internet: www.ecdc.europa.eu/en/publications-data/tetanus-annual-epidemiological-report-2018; Stand: 10.06.2024

[210] RKI. RKI-Ratgeber Tetanus. Im Internet: www.rki.de/DE/Content/Infekt/EpidBull/Merkblaetter/Ratgeber_Tetanus.html; Stand: 10.06.2024

[211] STIKO. Empfehlungen der Ständigen Impfkommission beim Robert Koch-Institut 2024. Epidemiologisches Bulletin 4/2024. Im Internet: https://www.rki.de/DE/Content/Infekt/EpidBull/Archiv/2024/Ausgaben/04_24.pdf?__blob=publicationFile; Stand: 29.10.2024

[212] WHO. Tetanus. Im Internet: www.who.int/health-topics/tetanus/#tab=tab_1; Stand: 10.06.2024

Teil V

Infektionsmanagement

V

33 Hygienemaßnahmen

Christian Arndt, Michael Fries

33.1 Steckbrief

Maßnahmen zur Vermeidung postoperativer Wundinfektionen müssen integrativer Bestandteil krankenhausinterner Behandlungspfade sein. Neben den klassischen Hygienemaßnahmen – wie Ablegen von Schmuck, Desinfektion, Haarentfernung, Barrieremaßnahmen, Raumlufttechnik, Verwendung steriler Materialien, perioperativer Antibiotikaprophylaxe und geeigneter Verbandstechniken – ist ein optimales Management patientenspezifischer Risikofaktoren (u. a. perioperative Homöostase) von zentraler Bedeutung.

33.2 Synonyme

- Antisepsis
- Infektionsprophylaxe
- Infektionsvermeidung

33.3 Keywords

- Chirurgie
- Infektiologie
- Hygiene
- wound infection
- perioperative treatment
- infection control and prevention
- hygiene recommendation
- periphere Nervenblockade
- bloodstream infection
- catheter associated bloodstrteam infection (CABSI)
- catheter related bloodstream infection (CRBSI)

33.4 Überblick

- Postoperative Wundinfektionen sind mit einem Anteil von 24 % die häufigste nosokomiale Infektionsart in deutschen Krankenhäusern.
    - In Abhängigkeit von Lokalisation und Umfang der Operation sowie individueller patientenspezifischer Risikofaktoren treten sie bei 0,6–9,6 % aller Eingriffe auf [215].
    - Von diesen sind nach Schätzungen bis zu 16 % anästhesiebedingt [220].
    - Nosokomiale Infektionen erhöhen Erkrankungsschwere und Sterblichkeit, auf alle Fälle ziehen sie erhöhte Therapie- und soziale Folgekosten nach sich.
    - Nach Berechnungen können bis zu 25–33 % aller nosokomialen Infektionen unter konsequenter Ausschöpfung aller infektionspräventiver Maßnahmen vermieden werden [217].
    - Somit muss der Infektionsprävention große Aufmerksamkeit gewidmet werden.
- Die Definitionen des Centers for Disease Control and Prevention haben international und national als einheitlicher Standard große Verbreitung gefunden.
- Sie werden auch durch das Krankenhaus-Infektions-Surveillance System (KISS) des Nationalen Referenzzentrums für Surveillance nosokomialer Infektionen (NRZ) angewendet [217].
- Definiert wird eine postoperative Infektion wie folgt:
    - Infektion innerhalb von 30 Tagen nach der Operation (innerhalb von einem Jahr, wenn ein Implantat in situ belassen wurde) und
    - Infektion scheint mit der Operation in Verbindung zu stehen und erfasst Inzisionsstelle (Haut oder subkutanes Gewebe, oberflächliche Infektion), Faszien und Muskelschichten (tiefe Infektion) oder Organe und Körperhöhlen, die während der Operation geöffnet wurden oder an denen manipuliert wurde (Infektionen an Räumen und Organen im Operationsgebiet) und
    - wenn eines der folgenden Kriterien zutrifft:
        - eitrige Sekretion aus Wunde oder Drainage
        - kultureller Erregernachweis aus steril entnommenem Wundabstrich bzw. Flüssigkeitskultur
        - zu therapeutischen Maßnahmen führende klinische Infektionszeichen (Fieber > 38 °C; lokalisierte Rötung, Schwellung, Überwärmung, Schmerz oder Berührungsempfindlichkeit)
        - Abszess oder sonstige Infektionszeichen bei klinischer Untersuchung, erneuter Operation, histopathologischer Untersuchung oder durch radiologische Untersuchungen ersichtlich
        - Diagnose des behandelnden Arztes
- Infektionsprävention integriert vielfältige, alle beteiligten Disziplinen betreffende Interventionen.

33.5 Indikationen

- Prinzipiell besteht für jede Maßnahme, die Schutzbarrieren des menschlichen Organismus durchbricht, die Indikation zur Durchführung infektionspräventiver Maßnahmen.
- Hierzu zählen transkutane Punktionen (Blutentnahmen, Regionalanästhesien, diagnostische Punktionen), die Anlage von Gefäß- (arterielle Kanülen, periphere Venenverweilkanüle, zentraler Venenkatheter) und Regionalanästhesiekathetern sowie Operationen.

33.6 Kontraindikationen

- Grundsätzlich gibt es keine Kontraindikationen für das hygienische Vorgehen vor, während und nach einer Operation.

33.7 Aufklärung und spezielle Risiken

- Für die Verabreichung der perioperativen Antibiotikaprophylaxe gilt wie für alle anderen ärztlichen Maßnahmen: Ohne rechtfertigende Einwilligung des Patienten nach vorausgegangener Aufklärung liegt der Tatbestand einer Körperverletzung vor (§ 630d Abs. 1 S. 1 BGB).
- Neben allgemeinen Risiken wie Unverträglichkeiten und allergischen Reaktionen sollte über substanzspezifische schwerwiegende Nebenwirkungen aufgeklärt werden (z. B. Ototoxizität bei Glykopeptiden und Aminoglykosiden).

33.8 Vorbereitende Diagnostik

- nicht erforderlich

33.9 Anästhesie

- nicht erforderlich

33.10 Personal, Material und Einstelltechnik

- alkoholbasiertes Desinfektionsmittel
  - Händedesinfektion
  - Einmalpunktionen
  - ZVK: Manipulation an Hubs und Zuspritzstellen (Materialverträglichkeit zu beachten)
- alkoholbasierte Desinfektionsmittel mit Remanenzwirkung (alkoholbasiert mit Zusatz von Octenidin oder Chlorhexidin)
  - präoperative Wischdesinfektion
  - Insertion von Gefäß- (periphere Venenverweilkanüle, ZVK) Regionalanästheisekathetern
  - Unterhaltspflege/Verbandswechsel ZVK
- großflächige Abdeckungen
- OP-Haube, Mundschutz, sterile Handschuhe, steriler Kittel
- Verfahren zur Erkennung und Vermeidung der Hypothermie
  - Temperaturmessung
  - Isolation: Decken, wärmereflektierendes Material
  - konvektiv: Warmluftgebläse
  - konduktiv: Wärmematte
  - Wärmung von Infusions- und Spülflüssigkeiten: Infusionswärmer
- Blutzuckermessgerät mit entsprechendem Zubehör
- Patient Blood Management

33.11 Anatomie

- Infektionspräventive Maßnahmen bedürfen außer der Kenntnis von Lokalisation und Umfang der geplanten Intervention (Einmalpunktion, Katheterinsertion, Operation, Einbringen von Fremdmaterial) keiner besonderen anatomischen Expertise.

33.12 Durchführung

- Minderung patienteneigener Risikofaktoren:
  - Viele der Risikofaktoren sind einem perioperativen Management zugänglich.
  - Entsprechende infektionspräventive Maßnahmen können zu einer Reduktion der Infektionswahrscheinlichkeit beitragen (▶ Tab. 33.1, ▶ Tab. 33.2, ▶ Tab. 33.3, ▶ Tab. 33.4).
- Ursachen einer Verunreinigung der äußeren und/oder inneren Oberfläche können sein:
  - Kontakt der Konnektions-/Zuspritzstellen mit Händen des Pflegepersonals bzw. Körpersekreten des Patienten
  - Kontamination der Einstichstelle bei Durchfeuchtung, Ablösung oder nachlassender Antiseptikawirkung des Verbandes wie auch unsachgemäß durchgeführtem Verbandswechsel
  - kontaminierte Infusionslösungen/i. v.-Medikamente
  - Besiedlung des intravasalen Katheteranteils durch hämatogene Streuung ausgehend von anderem Infektionsort oder nach Translokation
- Dadurch verursachte schwere Infektionen haben weitreichende individuelle Folgen für den Patienten und führen für Krankenhaus und Kostenträger zu Mehrkosten.
- Letztlich können durch die infektionsbedingte Verlängerung der Intensiv- bzw. Krankenhausverweildauer Behandlungsplätze nicht anderweitig belegt werden.
- Dies ist insbesondere in der operativen Medizin von Bedeutung, da es eine mittel- und längerfristige Operationsplanung stark beeinträchtigt .
- Basishygiene:
  - Ablegen von Schmuck, Uhren und Ringe an Händen und Unterarmen des Behandlers,
  - hygienische Händedesinfektion vor jeder Punktion, Katheteranlage bzw. Manipulation am Katheter/Infusionssystem (wichtigste Einzelmaßnahme)
  - Händewaschen mit Seife nur bei Arbeitsbeginn/-ende und bei grober Verschmutzung
  - bei Notwendigkeit einer Haarentfernung keine Rasur, sondern Haarkürzung mittels Clipper
  - Hautantisepsis
  - Desinfektion der Punktions-, Katheterinsertionsstelle (alkoholisches Antiseptikum in Kombination mit Substanz mit Remanenzwirkung) mit ausreichendem Sicherheitsabstand
  - geeignete Verbandstechnik und Fixierung (steril!)
  - vor jeder Manipulation an Katheterhub Desinfektion des Devices (Sprühdesinfektion, alkoholische Antiseptika)
  - Anzahl von Diskonnektionen liegender Infusionssystemen auf Minimum reduzieren (Kontaminationsrisiko)
  - bei akzidenteller Diskonnektion Desinfektion mit nachfolgender großzügiger steriler Resektion des distalen Katheteranteils und Rekonnektion mit frischem Konnektor
  - bei längerer oder unklarer Diskonnektionszeit Katheterentfernung
- bei Katheteranlagen zusätzlich maximale Barrieremaßnahmen:
  - Haube, frischer Mund-Nasen-Schutz, langärmeliger steriler Kittel mit Bündchen, sterile Handschuhe
  - großflächig sterile Abdeckung der Umgebung des Insertionsareals (keine Kontamination des sterilen, körperfernen Endes des Seldinger-Drahts beim Vorschieben über Führungskanüle)
  - ultraschallgesteuerte Punktion (niedrigeres Fehlpunktionsrisiko); vor Punktion ist der Schallkopf zu desinfizieren und mit dem Zuleitungskabel steril zu ummanteln
  - Transparent- und Gazeverbände sind gleichwertig (▶ Tab. 33.5)
- „ruhende" Gefäßzugänge[225]:
  - Anschluss eines kurzen flexiblen Verbindungsstücks und Blocken mit steriler Kochsalzlösung
  - keine direkte Übertragung von Zugbelastung auf Gefäßzugang bei Manipulationen
  - Mandrins zum Verschluss von Gefäßzugängen sind obsolet:
    - Kontaminationsrisiko bei Platzierung bzw. Entfernung
    - Thrombenbildung an Mandrinspitze

Cave

Strenge Indikationsstellung für Mehrlumen-ZVK.

Tab. 33.1 Maßnahmen zur Minderung patienteneigener Risikofaktoren für eine Infektion [223].

patienteneigenen Risikofaktoren	Maßnahme
Diabetes mellitus	Hyperglykämie vermeiden (< 200 mg/dl)
Adipositas	
Rauchen	präoperative Nikotinkarenz
Anämie	präoperative Transfusion von Blutprodukten
Immunsuppression	Unterbrechung immunsuppressiver Therapie, perioperative Antibiotikaprophylaxe
vorbestehende Infektion	Erkennung und Behandlung der Infektion
Mangelernährung	präoperative Ernährungstherapie, postoperativ frühzeitiger enteraler Kostaufbau
maligne Grunderkrankung	
MRE-Kolonisation/MSSA-Kolonisation	präoperatives MRE-Screening Kardiochirurgie und Orthopädie: präoperative nasale Dekolonisation mit antiseptischer Salbe (z. B. Mupirocin 2 %, Octenidin) und antiseptischer Körperwaschung

MRE: multiresistente Erreger; MSSA: Methicillin-suszeptibler S. aureus

Tab. 33.2 Maßnahmen zur Minderung präoperativer Risikofaktoren für eine Infektion [223].

präoperative Risikofaktoren	Maßnahme
präoperative Verweildauer	so kurz wie möglich halten
Notfalleingriff	perioperative Antibiotikaprophylaxe
Rezidiveingriff	
Hochrisiko-Eingriff	perioperative Antibiotikaprophylaxe
Voreingriff	
Wundklassifikation kontaminiert/schmutzig	perioperative Antibiotikaprophylaxe kolorektale Chirurgie präoperative Darmentleerung, selektive Darmdekontamination?
Fremdkörperimplantation	perioperative Antibiotikaprophylaxe, Implantatwahl
Rasur nicht unmittelbar vor OP	möglichst Verzicht auf Haarentfernung; wenn notwendig, Haare kürzen (Clipper) und nicht durch Rasur entfernen Zeitpunkt nach organisatorischen Gesichtspunkten zu wählen
präoperativer Urinkatheter	restriktive Indikationsstellung

Tab. 33.3 Maßnahmen zur Minderung intraoperativer Risikofaktoren für eine Infektion [223].

Intraoperative Risikofaktoren	Maßnahmen
Erfahrung des Operateurs	
OP-Dauer > 2h	zügiges Operieren
Operationstechnik	Bevorzugung minimalinvasiver Verfahren atraumatische OP-Technik Skalpell und Elektrokauter gleichwertig
Verfahrenswechsel minimalinvasive → offene Chirurgie	
Mehrfacheingriff	
unvorhersehbare Komplikationen	
kontaminierter OP-Bereich	perioperative Antibiotikaprophylaxe
Hypothermie	Wärmemanagement: Normothermie erhalten
Hypoxämie	Vermeiden, passagere Hyperoxygenierung ohne nachweisbaren Vorteil
Personalfluktuation, Sprechen, Türöffnungen	Reduktion auf Mindestmaß, Türen des OP möglichst geschlossen halten

Tab. 33.4 Maßnahmen zur Minderung postoperativer Risikofaktoren für eine Infektion [223].

Postoperative Risikofaktoren	Maßnahmen
Drainagedauer > 3d	restriktive Indikationsstellung (nicht routinemäßig), frühzeitige Entfernung
respiratorische Komplikationen	postoperative Atemtherapie, Frühmobilisation
invasive Techniken (Urinkatheter, nasogastrale Sonde, ZVK, arterielle Kanüle)	restriktive Indikationsstellung, schnellstmögliche Entfernung
früher Re-Eingriff wegen Blutung	
Anastomoseninsuffizienz	Antibiotikatherapie

Tab. 33.5 Umgang mit Verbänden, Vor-/Nachteile und Wechselintervall [224].

Transparentverbände	Gazeverbände
Inspektion Eintrittstelle	tägliches Abtasten der Punktionsstelle (Schmerzhaftigkeit)
feuchtigkeitsdicht Vorteil: keine Durchfeuchtung von außen Nachteil: Bildung feuchter Kammer durch Blut/Schweiß	saugfähig/flüssigkeitsaufnehmend Durchfeuchtung von außen
Wechselintervall 1 Woche bei Ablösen (starke Behaarung) oder Kammerbildung vorzeitiger Wechsel	Wechselintervall 72h bei sichtbarer Verschmutzung, Durchfeuchtung, Ablösen, Druckschmerzhaftigkeit der Punktionsstelle vorzeitiger Wechsel bei eingeschränkter Kooperativität des Patienten täglicher Verbandswechsel

33.13 Mögliche Fehler und Fallstricke

- Auswahl eines weniger gut geeigneten Desinfektionsmittels
- unzureichende Einwirkdauer der Desinfektionsmittel

33.14 Mögliche Komplikationen

- Hautreizung/Unverträglichkeit/allergische Reaktion auf Desinfektionsmittel, Abdeckungs- oder Verbandsmaterial
- Verbindungsstücke: Abnahme maximal möglicher Infusionsgeschwindigkeit durch Querschnittreduktion

33.15 Dokumentation

- Die im Rahmen einer Operation durchzuführenden Hygienemaßnahmen sind als Bestandteil der Eingriffsroutine eine medizinische Selbstverständlichkeit.
- Hierüber besteht im Allgemeinen keine Dokumentationspflicht.

- Allerdings kann im Einzelfall – wie bei immunsupprimierten Patienten – eine solche Dokumentation angezeigt sein [221].
- Auf alle Fälle ist es ratsam, die eingriffsbezogenen Hygienemaßnahmen als Standards schriftlich zu definieren (Standard Operating Procedures).

33.16 Besonderheiten bei bestimmten Personengruppen

- keine

33.17 Literatur

Quellenangaben

[213] Arndt C, Fries M. Hygienemaßnahmen. In: Zacharowski K, Marx G, Hrsg. Referenz Anästhesie. 1. Aufl. Stutgart: Thieme; 2021: 406–413

[214] Arvand M, Mielke M. Infektionen, die von Gefäßkathetern ausgehen. Bundesgesundheitsbl 2017; 60: 141–142

[215] ECDC. Point prevalence survey of healthcare-associated infections and antimicrobial use in European acute care hospitals 2011–2012. Stockholm: European Centre for Disease Control and Prevention; 2013

[216] Engelke K, Oldhafer KJ. Prävention postoperativer Wundinfektionen. Chirurg 2010; 81: 577–586

[217] Gastmeier P, Geffers C. Nosokomiale Infektionen in Deutschland: Wie viele gibt es wirklich ? Dtsch Med Wochenschr 2008; 133: 1111–1115

[218] Horan TC, Gaynes RP, Martone RJ et al. CDC definitions of surgical site infections: a modification of CDC definitions of surgical wound infections. Infect Control Hosp Epidemiol 1992; 13: 606–608

[219] Kerwat K, Schulz-Stübner S, Steinfeldt T et al. Hygieneempfehlungen für die Regionalanästhesie. Anästh. Intensivmed 2015; 56: 34–40

[220] Loftus RW, Koff MD, Birnbach DJ. The dynamics and implication of bacterial transmission events arising from the anesthesia work area. Anesth Analg 2015; 120: 853–860

[221] Mathis R, Winkhart M. Dokumentationspflicht. In: Mathis R, Winkhart M, Hrsg. Arzthaftungsrecht. 6. Aufl. Gotha: Otto Schmidt; 2021

[222] Oldhafer K, Jürs U, Kramer A et al. Im Auftrag der Kommission für Krankenhaushygiene und Infektionsprävention. Prävention postoperativer Infektionen im Operationsgebiet – Empfehlungen der Kommission für Krankenhaushygiene und Infektionsprävention beim Robert Koch-Institut. Bundesgesundheitsbl Gesundheitsforsch Gesundheitsschutz 2007; 50: 377–393

[223] RKI. Prävention postoperativer Wundinfektionen: Empfehlung der Kommission für Krankenhaushygiene und Infektionsprävention (KRINKO) bei Robert Koch-Institut. Bundesgesundheitsbl 2018; 61: 448–473

[224] RKI. Prävention von Infektionen, die von Gefäßkathetern ausgehen. Teil 1 – Nichtgetunnelte zentralvenöse Katheter. Empfehlung der Kommission für Krankenhaushygiene und Infektionsprävention (KRINKO) beim Robert-Koch-Institut. Bundesgesundheitsbl 2017; 60: 171–206

[225] RKI. Prävention von Infektionen, die von Gefäßkathetern ausgehen. Teil 2 – Periphere Veneverweilkanülen und arterielle Katheter. Empfehlung der Kommission für Krankenhaushygiene und Infektionsprävention (KRINKO) beim Robert-Koch-Institut. Bundesgesundheitsbl 2017; 60: 207–215

[226] Scheithauer S, Artelt T, Bauer M et al. Prävention der postoperativen Wundinfektion: Zwischen Evidenz und Tradition. Anästhesist 2016; 65: 328–336

[227] Schnetzinger M, Assadian O, Markstaller K et al. Infektionsprävention im OP: praxisorientierte Empfehlungen für AnästhesistInnen. Anästhesiologie 2023; 72: 121–127

[228] Schulz-Stübner S. Infektionsprävention durch das Anästhesieteam. Anästhesist 2013; 62: 61–76

Wichtige Internetadressen

- Robert Koch Institut: www.rki.de
- Deutsche Gesellschaft für Krankenhaushygiene e. V.: www.krankenhaushygiene.de
- European Centre for Disease Prevention and Control: www.ecdc.europa.eu
- Centre for Disease Control and Prevention: www.cdc.gov

34 Isolationsmaßnahmen

Johannes K. Knobloch

34.1 Steckbrief

Die Anwendung von Isolationsmaßnahmen erfolgt auf Basis von Risikobewertungen. Grundbaustein ist die Anwendung der persönlichen Schutzausrüstung (PSA). Die Anforderungen an die Bestandteile der PSA richten sich nach Übertragungswegen und Tätigkeiten des Personals. Neben der PSA ist die Art der räumlichen Unterbringung Bestandteil von Isolationsmaßnahmen. Regelhaft ist eine Unterbringung in Einzelzimmern mit eigener Nasszelle empfohlen. Die gemeinsame Isolierung bei gleichem isolierungspflichtigem Erreger ohne Vorliegen anderer übertragbarer Erreger ist möglich (Kohortenisolierung). Personen mit schwerer Immunsuppression/-defizienz (Risikogruppe 3) können auch in geeigneten Intensivzimmern durch protektive Isolationsmaßnahmen vor Übertragung von Erregern geschützt werden (Umkehrisolierung). Personen mit gesichertem Nachweis von Infektionserregern der Schutzstufe 4 dürfen nur in Sonderisolierstationen betreut werden, welche in der Regel auch eine intensivmedizinische Versorgung erlauben.

34.2 Synonyme

- Absonderung
- Barrierepflege
- Bettplatzisolierung
- Kohortenisolierung
- Kontaktisolierung
- Umkehrisolierung
- Quarantäne
- Sonderisolierung

34.3 Keywords

- Basishygiene
- persönliche Schutzausrüstung
- Isolierzimmer
- Vorraum
- KRINKO-Empfehlung(en)
- isolationspflichtige Erreger
- Tenazität
- Übertragungswege

34.4 Überblick

- Isolationsmaßnahmen sind erweiterte, über die Basishygiene hinausgehende, Maßnahmenbündel der Infektionsprävention zur räumlichen oder organisatorischen Absonderung von Personen.
  - Maßnahmen der Basishygiene werden bei der Versorgung aller Patientinnen und Patienten zur Infektionsprävention angewandt [238].
  - Zur Basishygiene zählen:
    - die korrekte Händehygiene
    - die Anwendung von Bestandteilen der persönlichen Schutzausrüstung bei Tätigkeiten mit hoher Kontaminationswahrscheinlichkeit
    - die Flächendesinfektion
    - die Aufbereitung von Medizinprodukten
    - die korrekte Abfallentsorgung, die Bettenhygiene
    - der Umgang mit Wäsche (einschließlich Dienstkleidung)
    - der Umgang mit Geschirr
    - die Art der Unterbringung
    - die Aufklärung von Patientinnen und Patienten sowie deren Besuchende
- Nach § 23 Infektionsschutzgesetz (IfSG) haben die Leiter von Krankenhäusern (und anderen definierten medizinischen Einrichtungen) sicherzustellen, dass die nach dem Stand der medizinischen Wissenschaft erforderlichen Maßnahmen getroffen werden, um nosokomiale Infektionen zu verhüten und die Weiterverbreitung von Krankheitserregern, insbesondere solcher mit Resistenzen, zu vermeiden.
  - Durch die Aussage in § 23 IfSG, dass die Einhaltung des Stands der medizinischen Wissenschaft auf diesem Gebiet vermutet wird, wenn die veröffentlichten Empfehlungen der Kommission für Krankenhaushygiene und Infektionsprävention (KRINKO) beim Robert Koch-Institut beachtet worden sind, sind die KRINKO-Empfehlungen wichtige Rahmenempfehlungen.
  - In einigen KRINKO-Empfehlungen werden explizit Aussagen zur Basishygiene und zu über die Basishygiene hinausgehenden Maßnahmen (Isolationsmaßnahmen) getroffen und sind Grundlage dieses Kapitels.
- Isolationsmaßnahmen bei Kenntnis der Trägerschaft von spezifischen Erregern mit der Empfehlung zur Durchführung erweiterter über die Basishygiene hinausgehende Maßnahmen (isolationspflichtige Erreger) werden als vertikale Maßnahmenbündel bezeichnet.
  - Vertikale Maßnahmen erfordern regelhaft einen erhöhten Aufwand für genutzte Flächen und Material sowie einen erhöhten Personalbedarf in der Versorgung der betroffenen Person.
  - Sie dienen der Prävention der Übertragung nachgewiesener Erreger mit besonderer Bedeutung für empfängliche Patientinnen und Patienten oder Beschäftigte.
- Als horizontale Präventionsmaßnahmen werden generelle, Erreger-unabhängige Maßnahmen bezeichnet, welche die Vermeidung der Verbreitung von Erregern oder die Verhütung von neu auftretenden Infektionserkrankungen bei vorbestehender Kolonisation bezwecken, ohne dass Kenntnis der Trägerschaft betreuter Patientinnen und Patienten vorliegt.
  - Hierzu gehören insbesondere intensive Schulungen von Beschäftigten und andere Interventionen zur Erhöhung der Compliance zu den Maßnahmen der Basishygiene sowie generalisierte infektionspräventive Maßnahmen (z. B. antiseptische Waschung zur Prävention katheterassoziierter Blutstrominfektionen).
  - Auch horizontale Maßnahmen gehen zum Teil mit einem erhöhten Aufwand einher.
  - Horizontale Präventionsmaßnahmen bieten bei konsequenter Umsetzung eine Effektivität bei bisher unbekannter Trägerschaft relevanter Erreger.
- Grundlagen der Übertragungswege:
  - Für die korrekte Anwendung unterschiedlicher Strategien in der Prävention der Übertragung besonderer Erreger und der Entstehung von Infektionserkrankungen sind Kenntnisse der vornehmlichen Übertragungswege der jeweiligen Erreger erforderlich. Klassischerweise wird zwischen der Übertragung durch Kontakt, durch Blut und Sekrete, durch Tröpfchen, über die Luft (Aerosole), sowie durch Vektoren unterschieden.

34

- Da bei der Freisetzung von vernebelten oder aus den Atemwegen freigesetzten Flüssigkeiten und Sekreten der Übergang von Tröpfchen zu Aerosolen fließend ist, sollten die gedankliche Trennung dieser Übertragungswege zukünftig für die Festlegung von Isolationsmaßnahmen zurückhaltend bewertet werden [231].
  - Sinnvoller ist bei der Übertragung ohne unmittelbaren Berührungskontakt zwischen einer Übertragung in der Nah- oder Ferndistanz zu unterscheiden.
  - Insbesondere bei viralen Infektionen der oberen Atemwege kann die Übertragung in der Nahdistanz sowohl über freigesetzte, nur kurze Distanzen überwindende, Tröpfchen sowie über Aerosole erfolgen.
  - In der unmittelbaren Umgebung betroffener Personen findet sich stets die höchste Konzentration ausgeschiedener Aerosole, welche sich durch Diffusion in der Distanz rasch verdünnt.
  - Die Wahrscheinlichkeit der Übertragung auch über weitere Distanzen wird häufig überschätzt.
  - Sie ist vor allem von der Erregerlast in den oberen Atemwegen betroffener Personen, der Menge an zugeführter nicht kontaminierter Frischluft, der Dauer des Aufenthalts betroffener Personen in dem Raum sowie der für eine relevante Replikation erforderlichen Infektionsdosis des Erregers bei der empfänglichen Person abhängig.
- Bei durch Kontakt übertragbaren Erkrankungen sind die Hände von Beschäftigten aller Berufsgruppen, welche im Rahmen der Versorgung in unmittelbaren Kontakt zu Patientinnen und Patienten treten, der häufigste Übertragungsweg.
  - Unbelebte Oberflächen können im kontaminierten Zustand durch direkten Kontakt zu Patientinnen und Patienten sowie indirekt durch Kontamination der Hände von Beschäftigten an den Oberflächen beteiligt sein.
  - Unbelebte Oberflächen spielen bei der Übertragung vor allem eine Rolle, wenn Erreger für längere Zeit auf trockenen Oberflächen infektiös bleiben (hohe Tenazität).
- Die Übertragung durch Vektoren spielt auf Intensivstationen in deutschsprachigen Raum regelhaft keine Rolle, sodass auf diesen Übertragungsweg nicht weitergehend eingegangen wird.
- Die Prävention der Übertragung von durch Blut übertragbaren Erkrankungen ist vor allem eine Frage der Umsetzung von Arbeitsschutzmaßnahmen und wird ebenfalls nicht weitergehend behandelt.

- Umsetzung der Isolationsmaßnahmen:
  - Die Umsetzung von Isolationsmaßnahmen erfordert einen erhöhten Flächenbedarf im Vergleich zur Versorgung von Patientinnen und Patienten unter Einhaltung der Basishygiene ohne darüberhinausgehende Maßnahmen.
  - Nationale und internationale Empfehlungen geben Hinweise auf den relativen Anteil erforderlicher Einzelzimmer für die Versorgung von Patientinnen und Patienten.
  - Für die Versorgung von immunsupprimierten Personen empfiehlt die KRINKO aufgrund des insgesamt erhöhten Bedarfs an Isolierzimmern mind. 50 % der Zimmer so auszustatten, dass sie zur Isolierung genutzt werden können (Einzelzimmer mit eigenem Sanitärbereich und ausreichend groß dimensioniertem Zugangsbereich).
  - Grundsätzlich können auch Mehrbettzimmer bei geeigneter Ausstattung nur einfach belegt und als Isolierzimmer genutzt werden.
  - Mehrbettzimmer, welche zur Kohortenisolierung genutzt werden oder in denen eine Barrierepflege umgesetzt werden soll müssen ebenfalls so dimensioniert sein, dass keine Gefährdung für Beschäftigte besteht.
  - In großen Krankenhäusern mit infektiologischem Schwerpunkt kann die Einrichtung von Isolierstationen (einschließlich Intensivstationen) sinnvoll sein.
  - Bei Neubauplänen sollte ein realistisch geschätzter Bedarf an Isolationsmöglichkeiten im zukünftigen Betrieb als Entscheidungsgrundlage berücksichtigt werden.
  - Für die Versorgung von Patientinnen und Patienten mit Infektionen durch Erreger der Schutzstufe 4 gelten spezifische Anforderungen für die bauliche und technische Ausstattung von Sonderisolierstationen.
  - Aufgrund der hohen Anforderungen werden Sonderisolierstationen nur an wenigen Standorten vorgehalten.
- Die Art und Dauer der Umsetzung von über die Basishygiene hinausgehenden Maßnahmen ist situativ festzulegen und richtet sich neben der Risikobewertung auch nach den baulichen, personellen und organisatorischen Voraussetzungen der jeweiligen medizinischen Einrichtung. Eine grundlegende Strategie, für welche Erregerspektren präferenziell horizontale oder vertikale Präventionsmaßnahmen umgesetzt werden, sollte auf Vorschlag der zuständigen Krankenhaushygienikerinnen und -hygieniker durch die Hygienekommission der Einrichtung festgelegt und für alle Beschäftigten in einfach zugänglichen Hygienedokumenten nachvollziehbar dargestellt werden.

34.5 Indikationen

- Die Bewertung von Risiken und die Festlegung von risikominimierenden Maßnahmen (Prävention) erfolgt vor allem nach den angestrebten Schutzzielen und sollte den Schutz von Patientinnen und Patienten sowie Beschäftigten gleichermaßen betrachten.
- Bei der Bewertung von Risiken sind Virulenz und Infektionsdosis des Erregers, die typischen Übertragungswege, die Disposition und Immunität der zu schützenden Personen sowie Einschränkungen therapeutischer Möglichkeiten gegen die Erreger zu berücksichtigen (beispielhaft in ▸ Tab. 34.1).
- Auch der Grad der anzunehmenden Umgebungskontamination mit Erregern durch die Indexperson ist in die Risikobewertung mit einzubeziehen.
  - Das Ausmaß der Freisetzung kann sich bei einer asymptomatischen Kolonisation und einer symptomatischen Infektion erheblich unterscheiden und hängt weiterhin vom Ort des Erregernachweises, dem Betreuungsaufwand und ggf. dem Verhalten der Indexperson ab.
  - Eine ausführliche Tabelle mit Kriterien zur Risikobewertung findet sich in der Empfehlung der KRINKO zur Infektionsprävention im Rahmen der Pflege und Behandlung von Patienten mit übertragbaren Krankheiten [238].
- Neben der Indikation für Isolierungsmaßnahmen aufgrund einer symptomatischen Erkrankung oder eines Erregernachweises kann für Personen während einer vermuteten Inkubationszeit einer leicht übertragbaren Infektionserkrankung die Versorgung in einem Einzelzimmer im Sinne einer Quarantäne erforderlich sein.
  - Dies betrifft insbesondere Personen mit gesichertem engem Kontakt mit an viralen Atemwegsinfektionen oder Gastroenteritiden erkrankten Patientinnen und Patienten.
  - Bei Kontakt zu multiresistenten Bakterien und Hefepilzen ist eine Quarantäne individuell zu entscheiden (Art des Erregers, Dauer des Kontakts etc.).
  - Patientinnen und Patienten mit dem Erfordernis einer Quarantäne dürfen nicht in einer Kohorte isoliert werden.

Tab. 34.1 Mögliche Kriterien der Risikobewertung (ausgewählte Beispiele).

Erreger	Übertragungsweg	Tenazität	Gefährdung für Beschäftigte		Gefährdung für Patientinnen und Patienten	
			Infektion	Kolonisation	Infektion	Kolonisation
MRSA, VRE	Kontakt	hoch	sehr selten	meist passager	Infektionen treten meist zeitverzögert nach initialer Kolonisation auf. Ein hoher Versorgungsaufwand begünstigt die Entstehung von Infektionen (viele Handkontakte/Interventionen)	Insbesondere unter Antibiotikatherapie mit Störung der Normalflora führt eine Übertragung häufig zur erfolgreichen Kolonisation mit den Mikroorganismen.
A. baumannii, 4MRGN	Kontakt	variabel, teilweise hoch	keine	sehr selten		
Enterobacterales, 3MRGN/4MRGN	Kontakt	meist gering				
P. aeruginosa, 3MRGN/4MRGN	Kontakt	sehr gering; meist wässriges Reservoir				
C. auris	Kontakt	hoch		unklar		
C. difficile	Kontakt	sehr hoch			Auslösung durch Störung der normalen Darmflora (Antibiotika/Chemotherapeutika)	bei oraler Aufnahme von Sporen möglich
Norovirus, Influenzavirus, Coronavirus	Kontakt oder Tröpfchen/Aerosol beim Erbrechen	Norovirus: sehr hoch/Influenza- und Coronavirus: gering	häufig bei unzureichender PSA, Impfprävention beachten	nein	häufig bei engem Kontakt zur Indexperson	nein; verlängerte Ausscheidung bei Immunsupprimierten möglich

34.6 Kontraindikationen

- Isolationsmaßnahmen sind für Patientinnen und Patienten, aber auch für Beschäftigte, eine hohe Belastung, sodass nicht indizierte Absonderungsmaßnahmen vermieden werden sollten.
- Für eine Reihe von Erregern weisen Studien zunehmend darauf hin, dass Isolationsmaßnahmen keinen signifikanten Einfluss auf die Übertragungswahrscheinlichkeit haben.
- Horizontale Maßnahmen mit Interventionen zur verbesserten Umsetzung der Basishygiene in Kombination mit anderen generell angewendeten Maßnahmen als Bündel können eine Überlegenheit gegenüber der Isolation von Patientinnen und Patienten aufweisen.

34.7 Aufklärung und spezielle Risiken

- Sowohl Patientinnen und Patienten sowie Besuchende sind über den Grund der Isolationsmaßnahmen aufzuklären.
- Besuchende sind in die Anwendung der PSA einzuweisen und über mögliche Risiken bei eigenem Erwerb des Erregers, welcher die Isolationsmaßnahmen begründet, aufzuklären.
- Die häufig eingesetzten Türschilder zur Markierung von Isolationszimmern dürfen aus Datenschutzgründen keine Hinweise über den Grund für die Isolationsmaßnahme aufweisen.

34.8 Vorbereitende Diagnostik

- Die Entscheidung zur Einleitung von Isolationsmaßnahmen erfolgt in vielen Fällen auf der Basis des Verdachts einer übertragbaren Erkrankung (z. B. infektiöse, leicht übertragbare Gastroenteritiden oder Atemwegsinfektionen) oder der mikrobiologischen Diagnose von Erregern mit Isolationsempfehlung aus klinisch indizierten Untersuchungsmaterialien.
    - Die gezielte Suche nach besonderen Erregern bei asymptomatischen Personen (Screening) ist nicht für alle Erreger mit Empfehlung zur Isolation sinnvoll, da sich das Ausmaß der Erregerfreisetzung bei einer asymptomatischen Kolonisation und einer symptomatischen Infektion erheblich unterscheiden kann.
    - Ein Screening ist vor allem bei durch Kontakt übertragbaren Erregern sinnvoll, bei denen auch bei asymptomatisch kolonisierten Personen eine relevante Kontamination der direkten und erweiterten Umgebung von Patientinnen und Patienten zu erwarten ist.
    - Hierzu gehören insbesondere bakterielle Erreger, welche zur Flora der Haut und der Schleimhäute der Atemwege des Menschen gehören und eine hohe Tenazität aufweisen (MRSA, A.-baumannii-Komplex 4MRGN, VRE etc.) [234] [236].
- Ein Screening auf typischerweise zur Darmflora des Menschen gehörigen bakteriellen Spezies (Enterokokken sowie E. coli und andere Enterobacterales) ist selten effektiv, da häufig keine ausreichend eindeutigen Risikofaktoren für ein gezieltes Screening evaluiert sind (Verbreitung von Erregern auch über Nahrungsmittel).
    - Bei Erregern ohne eindeutige Risikofaktoren für die Trägerschaft gelten horizontale Präventionsmaßnahmen als effektiver im Vergleich zu vertikalen Maßnahmen bei asymptomatischen Personen.
    - Die Empfehlung der KRINKO zum Umgang mit multiresistenten Gram-negativen Erregern empfiehlt, explizit für E. coli und andere Enterobacterales kein Screening auf den Resistenzphänotyp 3MRGN durchzuführen [236] und nur bei klaren Risikofaktoren für den Phänotyp 4MRGN dahingehend zu untersuchen (Personen mit Kontakt zum Gesundheitssystem in Ländern mit endemischem Auftreten und Patienten oder bei gesichertem Kontakt zu 4MRGN).
    - Aufgrund der zunehmenden Nachweise von 4MRGN bei Patientinnen und Patienten in Krankenhäusern im deutsch-

sprachigen Raum kann ein Screening auch bei anamnestischem Aufenthalt in einem regionalen Krankenhaus sinnvoll sein (regionale Epidemiologie beachten!).
  - Ein Screening auf VRE ist nicht als generelle Maßnahme empfohlen [237], sondern wird als eine optionale Maßnahme im Rahmen von Bündelmaßnahmen gesehen, welche auch primär als horizontale Präventionsstrategie ohne gezieltes Erregerscreening umgesetzt werden können.
- Ebenfalls ist ein Screening auf Diarrhöe-verursachende Erreger (z. B. Noroviren, C. difficile) bei asymptomatischen Personen nicht sinnvoll, da bei geformt abgesetzten Stühlen eine relativ geringe Kontamination der Umgebung erfolgt [235][238].
- Ein Screening auf virale Erreger von Atemwegsinfektionen ist bei asymptomatischen Personen wenig geeignet, da die Verbreitung, wie bei Durchfallerregern, vor allem durch symptomatische Personen erfolgt (Husten und Niesen).
  - Bei einer besonderen Gefährdung von Beschäftigten durch eine mögliche Übertragung von Erregern durch asymptomatisch mit Atemwegserregern infizierten Personen kann ein Screening in Ausnahmefällen sinnvoll sein (hoher Kontagiositäts- und Manifestationsindex, fehlende Immunität, hohe Letalität etc.).
  - Bei Versorgung von Patientinnen und Patienten aus Endemiegebieten für Tuberkulose, welche noch nicht bei Einreise auf das Vorliegen einer Tuberkulose untersucht wurden, ist eine Abklärung des Status im Rahmen des Krankenhausaufenthalts sinnvoll.

34.9 Anästhesie

- Für diese Methode ist keine Anästhesie notwendig.

34.10 Personal, Material und Einstellungstechnik

- Unabhängig von der Unterbringung in einem Isolierzimmer (Einzelzimmer mit eigener Nasszelle) sind bei der Durchführung von über die Basishygiene hinausgehenden Barrieremaßnahmen definierte Flächen in reine und unreine Bereiche zu differenzieren.
- Auch wenn ein eindeutiger Zusammenhang zwischen baulichen Gegebenheiten und dem Auftreten von nosokomialen Infektionen bisher nicht eindeutig belegt wurde [238], zeigen Untersuchungen im Rahmen von Ausbrüchen, dass die Isolierung von Patientinnen und Patienten ein wichtiger Baustein der Maßnahmenbündel zur Unterbrechung von Ausbrüchen ist.
- Der reine Bereich ist ausreichend zu dimensionieren, um ein korrektes Anlegen der PSA zu ermöglichen und die Bestandteile der PSA vor Kontamination geschützt zu lagern.
- Im unreinen Bereich wird die PSA abgelegt und in dafür vorgehaltene Behälter abgeworfen.
- Der reine Bereich sollte unabhängig vom angenommenen Hauptübertragungsweg durch eine physikalische Barriere (geschlossene Tür) vom Versorgungsbereich getrennt sein, da auch bei durch Kontakt übertragbaren Erregern kontaminierte Partikel in die Luft freigesetzt werden können (z. B. während des Bettenmachens) und bei fehlender Barriere die Wahrscheinlichkeit steigt, dass es zum Kontakt mit kontaminierten Händen bzw. Bestandteilen der PSA kommt.
  - Hierzu können mit den Bestandteilen der PSA gerüstete Versorgungswagen vor der Tür von Zimmern genutzt werden.
  - Bei über die Luft übertragbaren Erregern kann das Ablegen des Atemschutzes auch außerhalb eines Zimmers erforderlich sein, auch wenn der unreine Bereich im Zimmer lokalisiert ist.
- Liegen reiner und unreiner Bereich durch eine Tür getrennt vor dem Zimmer (Einzelzimmern mit Vorraum), so sollte die Bewegungsfläche für die Beschäftigten ausreichend dimensioniert sein, um eine Kontamination des reinen Bereichs während des Ablegens der PSA bzw. anderen Tätigkeiten im unreinen Bereich zu vermeiden.
  - Einzelzimmer mit Vorraum werden nur bei nachweislich über weite Distanzen übertragbare Erreger (Masern, Windpocken etc.) sowie besonderer Relevanz auch für die Allgemeinheit (MDR-Tuberkulose etc.) gefordert [238].
  - Die Ausstattung eines Vorraums mit einer raumlufttechnischen Anlage zur Aufrechterhaltung von Druckdifferenzen zwischen Vorraum und Zimmer (Schleusenfunktion) ist nicht zwingend erforderlich, kann in Krankenhäusern der Maximalversorgung jedoch sinnvoll sein.
- Die Umsetzung von Isolationsmaßnahmen erfordert aufgrund der Anwendung einer persönlichen Schutzausrüstung zusätzliche personelle Ressourcen und ausreichend Flächen, um ein stressfreies An- und Ablegen der Einzelbestandteile der PSA zum Schutz der tragenden Person zu ermöglichen.
  - Das korrekte Anlegen und Ablegen der PSA ist für die Effektivität der getroffenen Maßnahmen von hoher Bedeutung und erfordert regelmäßige Übungen bzw. Peer-Kontrollen bei der Anwendung.
  - Die Bestandteile der PSA werden indikationsbezogen eingesetzt und sind nachfolgend beschrieben.

34.10.1 Nicht sterile Einmalhandschuhe

- Das Tragen von nicht sterilen (keimarmen) Einmalhandschuhen wird regelhaft zu den generellen Maßnahmen zum Schutz der Kontamination der Hände von Beschäftigten im Rahmen von Isolierungsmaßnahmen empfohlen [238].
- Jedoch sollten die Empfehlungen zur Nutzung von Handschuhen nicht als zwingende Vorgabe zum ständigen Tragen von Handschuhen in Isolationszimmern verstanden werden [230].
- Der Einsatz von Handschuhen sollte auch bei erweiterten Maßnahmen indikationsgerecht erfolgen und Handschuhe vor allem bei Tätigkeiten mit hoher Gefährdung der Kontamination der Hände mit durch den isolationspflichtigen Erreger belastetem Material getragen werden.
- Das nicht kontinuierliche Tragen von Handschuhen erleichtert die korrekte Umsetzung der Handhygiene und senkt die Handschuhtragezeit (Hautschutz).
- Eingesetzte Einmalhandschuhe sollten hinsichtlich der Dichtheit mindestens das Qualitätsniveau (AQL) von < 1,5 nach der Normenreihe DIN EN 455 „Medizinische Handschuhe zum einmaligen Gebrauch" sowie die Kriterien der Normenreihe DIN EN ISO 374 erfüllen.
- Nicht sterile Einmalhandschuhe schützen die tragende Person nur vor grober Kontamination und ersetzen nicht die Notwendigkeit der Handhygiene mit Anwendung der 5 Indikationen zur Händedesinfektion.
- Die Möglichkeit der Desinfektion von Einmalhandschuhen anstatt des Handschuhwechsels zur Umsetzung der 5 Indikationen wird kontrovers diskutiert, da viele Handschuhfabrikate formal nicht beständig gegenüber Alkoholen sind und insbesondere Nitrilhandschuhe bis zum Abtrocknen des Händedesinfektionsmittels eine verringerte mechanische Belastbarkeit aufweisen.
- Die Desinfektion der Handschuhe kann allerdings die Compliance zur Umsetzung der 5 Indikationen erhöhen, da der Handschuhwechsel aufgrund des erschwerten Anziehens von Handschuhen mit feuchten Händen häufig nicht umgesetzt wird.
- Im Fall einer Kohortenisolierung ist auch bei Anwendung des Prinzips der Handschuhdesinfektion darauf zu achten, dass

beim Wechsel zwischen Patientinnen und Patienten innerhalb eines Zimmers ein Handschuhwechsel erfolgt, da nicht sterile Einmalhandschuhe als Einmalprodukt nicht bei unterschiedlichen Patientinnen und Patienten zu Einsatz kommen sollen.
- Nach dem Ausziehen von Einmalhandschuhen ist, aufgrund des nicht vollständigen Schutzes vor Kontamination der Hände, unmittelbar eine hygienische Händedesinfektion mit einem wirksamen Händedesinfektionsmittel durchzuführen. Bei sporenbildenden Erregern bei betroffenen Patientinnen und Patienten ist nach dem Ausziehen der Einmalhandschuhe zusätzlich zur Händedesinfektion das gründliche Waschen der Hände mit Seife zur Entfernung von Sporen erforderlich.

34.10.2 Schutzkittel und Schürze

- Schürzen oder Schutzkittel werden zum Schutz vor Kontamination über der Dienstkleidung (Bereichs-/Arbeitskleidung) getragen, wenn eine Kontamination mit infektiösem Material durch Tätigkeiten mit Patientinnen und Patienten wahrscheinlich ist.
- Schürzen sind ärmellos und hinten offen und werden auch im Rahmen der Basishygiene als Schutzmaßnahme bei kontaminationsgefährdeten Tätigkeiten angewendet.
- Schutzkittel sind langärmelig (mit Bündchen) sowie rückenbedeckend und werden für die Anwendung im Rahmen von Isolationsmaßnahmen empfohlen.
- Während (Einmal-)Schürzen regelhaft flüssigkeitsdicht sind, gibt es bei Schutzkitteln unterschiedliche Stufen der Dichtigkeit gegenüber Flüssigkeiten.
  - Für die Anwendung durch Beschäftigte im Kontakt zu Patientinnen und Patienten sollten nur Schutzkittel und Schürzen vorgehalten werden, welche den Anforderungen an Medizinprodukte und Schutzkleidung genügen (CE-Kennzeichnung (Gruppe 3), DIN EN 14126 etc.).
  - Bei Anwendung von Schutzkitteln mit geringem Schutz vor Durchfeuchtung sollte bei Tätigkeiten mit Flüssigkeiten eine Schürze über dem Schutzkittel getragen werden.
- Im Fall einer Kohortenisolierung sollte bei kontaminationsgefährdeten Tätigkeiten der Schutzkittel zusätzlich durch eine Schürze vor Kontamination geschützt werden oder der Schutzkittel bei Wechsel in der Versorgung zwischen den kohortierten Patientinnen und Patienten gewechselt werden, da auch die Übertagung von anderen Erregern innerhalb einer Kohorte vermieden werden muss.

34.10.3 Mund-Nasen-Schutz

- Das Schutzziel in der Anwendung eines medizinischen Mund-Nasen-Schutzes (MNS) ist primär der Schutz von Patientinnen und Patienten während aseptischer Prozeduren.
- Der MNS hält Mikroorganismen aus dem Mund-Rachen-Raum der Beschäftigten, die beim Sprechen und Husten freigesetzt werden, zurück.
- Als Bestandteil der PSA kann ein MNS-Beschäftigte bei engem Kontakt zu Patientinnen und Patienten vor verspritztem Blut oder anderen Körpersekreten schützen.
- Insbesondere schützt ein MNS auch vor Kontamination der abgedeckten Haut- und Schleimhautareal durch unbewusste Berührung des Gesichts mit kontaminierten Händen.
- Die eingesetzten MNS sollten als Medizinprodukte zugelassen sein und den Anforderungen der DIN EN 14683:2019–10 entsprechen.
- Einzelne Hersteller prüfen neben der Leistungsfähigkeit des MNS im Rückhalt der von einer tragenden Person freigesetzten Erreger (Fremdschutz) auch den Rückhalt von Aerosolen nach DIN EN 149:2019–10, sodass einzelne MNS-Fabrikate auch eine Zulassung zur Anwendung als Atemschutzmaske der Stufe FFP1 aufweisen.

34.10.4 Atemschutzmaske

- Atemschutzmasken zur einmaligen Anwendung (Filtering Face Piece, FFP) werden zum Schutz von Beschäftigten eingesetzt, wenn eine Übertragung durch Aerosole zu vermuten ist (virale Atemwegsinfektionen, Masern, Windpocken etc.) oder für Beschäftigte ein besonders hohes Gefährdungspotenzial besteht (Tuberkulose etc.).
- Atemschutzmasken können auch bei Tätigkeiten eingesetzt werden, bei denen typischerweise tätigkeitsbedingt Erreger als Aerosol freigesetzt werden (z. B. offenes endotracheales Absaugen).
- Die eingesetzten FFP-Masken sollten als Medizinprodukte zugelassen sein und den Anforderungen der DIN EN 149:2019–10 erfüllen.
- Außerhalb Europas werden Atemschutzmasken nach modifizierten normativen Vorgaben geprüft und werden unterschiedlich bezeichnet (N95, KN95 etc.).
- Während der SARS-CoV-2 Pandemie ist eine Vielzahl von neuen Maskenfabrikaten auf dem Markt eingeführt worden, wobei der Formtyp von KN95 Masken (Kaffeefilterform mit Ohrschlaufen) dominant wurde.
- Die Schutzwirkung für die tragende Person hängt maßgeblich von der Passform einer Atemschutzmaske am Gesicht ab, welche mit einer Anpassungsüberprüfung (Fit-Test) ermittelt werden kann.
  - Im Gengensatz zu anderen Ländern sind im deutschsprachigen Raum jährliche Fit-Tests für medizinisches Personal nicht vorgeschrieben, werden in arbeitsmedizinischen Vorgaben jedoch vorgeschlagen.
  - Für den KN95-Maskentyp weisen internationale Studien für die meisten Personen eine ungenügende Passform auf [232], sodass Masken mit Ohrschlaufen zukünftig nicht mehr in medizinischen Einrichtungen eingesetzt werden sollten, welche keine Möglichkeit zur Durchführung von Fit-Tests etabliert haben.

34.10.5 Augenschutz

- Analog zum MNS schützt ein Augenschutz (Schutzbrille oder Visier) als Bestandteil der PSA vor verspritztem Blut oder anderen Körpersekreten und verhindert eine unbewusste Berührung der Augenpartie mit kontaminierten Händen.

34.10.6 Kopf-/Haarschutz

- Ein Kopf-/Haarschutz (Haube) hat als primäre Funktion den Schutz von Patientinnen und Patienten vor Eintrag von Mikroorganismen aus dem Kopf- und Haarbereich tätiger Beschäftigter während invasiver Eingriffe.
- Im Rahmen von Isolierungsmaßnahmen sind Hauben regelhaft nicht erforderlich, können aber in Versorgungssituationen mit hoher Wahrscheinlichkeit für das Verspritzen von Flüssigkeiten über größere Distanzen eingesetzt werden.

34.11 Vorbereitung

- Für diese Methode ist keine spezielle Vorbereitung notwendig.

34.12 Anatomie

- Für diese Methode müssen keine anatomischen Gegebenheiten berücksichtigt werden.

34.13 Durchführung

- Die Umsetzung von über die Basishygiene hinausgehende Maßnahmen der Infektionsprävention erfolgt als Bündelmaßnahme mit erregerspezifischer Auswahl der einzelnen Maßnahmen.
- Die Anwendung der Einzelbestandteile des Maßnahmenbündels erfolgt erreger- und situationsbezogen und muss ggf. bei bereits aufgetretenen Übertragungen (Ausbruchsgeschehen) im Verlauf eines Ereignisses erweitert werden.

34.13.1 Durchführung Schritt für Schritt

Räumliche Unterbringung

- Die Unterbringung in einem Isolierzimmer (Einzelzimmer mit oder ohne Vorraum) sollte im Rahmen von über die Basishygiene hinausgehende Maßnahmen präferenziell umgesetzt werden (Isolierung).
- Sind mehrere Patientinnen und Patienten mit einem identischen Erreger infiziert oder kolonisiert, können diese Personen gemeinsam in Mehrbettzimmern untergebracht werden (Kohortenisolierung).
- Bei der Umsetzung einer Kohortenisolierung ist auch auf die Besiedelung oder Infektion mit anderen Erregern zu achten, welche eine Kontraindikation für eine gemeinsame Kohortenisolierung darstellen können.
- In Fällen, in welchen aufgrund baulicher Gegebenheiten eine Unterbringung in einem Isolierzimmer nicht möglich ist (häufiger in neonatologischen Intensivstationen), muss durch organisatorische Maßnahmen eine Barrierepflege (Bettplatzisolierung) so umgesetzt werden, dass es nicht zur Erregerübertragung auf benachbarte Patientinnen und Patienten kommt.
- Die Entscheidung, ob eine Barrierepflege ohne Nutzung eines Isolierzimmers umgesetzt wird, muss im Einzelfall auf Basis einer Risikobewertung getroffen werden.

Anwendung der persönlichen Schutzausrüstung

- Die Anwendung einer PSA ist situationsbezogen auch Bestandteil der Basishygiene, wenn bei unbekanntem Status von Patientinnen und Patienten mit einer hohen Kontamination durch Körperflüssigkeiten zu rechnen ist.
- Bei Isolationsmaßnahmen bei nachgewiesener Kolonisation oder Infektion wird die PSA bereits angelegt, wenn ein Kontakt möglich ist, sodass die PSA bereits vor Zutritt zum Zimmer angelegt und bei jedem Verlassen des Zimmers wieder abgelegt wird.
- Beim Ablegen der PSA muss sichergestellt werden, dass eine mögliche Kontamination der Bestandteile der PSA nicht auf die nutzende Person übertragen wird.

Reinigung und Desinfektion

- Die Abgrenzung der Oberflächen, welche im Rahmen der laufenden Desinfektion durch den Reinigungsdienst desinfizierend gereinigt werden oder vom medizinischen Personal zu desinfizieren sind, sollten klar geregelt sein, um sicherzustellen, dass alle relevanten Oberflächen regelmäßig desinfiziert werden.
- Die regulär in der laufenden Reinigung und Desinfektion eingesetzten Desinfektionsmittel gelten während der Anwendung von Isolationsmaßnahmen als ausreichend [238], jedoch kann es sinnvoll sein, bei erforderlicher Anpassung der Wirkspektren (z. B. viruzide oder sporizide Wirksamkeit) für die Schlussdesinfektion geeignete Desinfektionsmittel bereits während der Anwesenheit betroffener Patientinnen und Patienten einzusetzen.
- Die Aufbereitung von Gegenständen oder Geräten, die im Isolierbereich genutzt wurden, muss vor der Nutzung bei anderen Patientinnen und Patienten mit wirksamen Desinfektionsmitteln erfolgen.
- Bei der laufenden Desinfektion während des Aufenthalts ist jedoch darauf zu achten, dass Konzentrationen zur Erreichung einer schnellen Wirksamkeit gegen die Erreger so hoch sein können, dass diese für sich im Zimmer dauerhaft aufhaltende Patientinnen und Patienten nicht tolerabel sind und deshalb nur im Rahmen der Schlussdesinfektion in diesen Konzentrationen einsetzbar sind.
- Insbesondere bei Erregern mit hoher Tenazität (Umweltpersistenz auf trocknen Oberflächen) und bereits bestehendem Anhalt auf eine Übertragung des Erregers kann es sinnvoll sein, im Rahmen der über die Basishygiene hinausgehenden Maßnahmen die Frequenz der desinfizierenden Reinigung von Oberflächen zu erhöhen.
- Spätestens für die Schlussdesinfektion müssen Desinfektionsmittel mit erregerspezifischen Wirkbereichen, Konzentrationen und Einwirkzeiten an den vorliegenden isolationspflichtigen Erreger angepasst werden.
  - Mit der Schlussdesinfektion ist sicherzustellen, dass bei Neubelegung des Zimmers keine Gefährdung durch Erreger mit hoher Tenazität von Patientinnen und Patienten mit Voraufenthalt in dem Zimmer mehr besteht.
  - Sowohl bei der laufenden Desinfektion sowie der Schlussdesinfektion sollten die genutzten Reinigungsutensilien unmittelbar nach Gebrauch mit einem wirksamen Desinfektionsmittel aufbereitet werden, um eine Verbreitung der Erreger über Reinigungsutensilien zu vermeiden.

Umgang mit Medizinprodukten, Wäsche, Geschirr und Abfall

- Nach der Empfehlung der KRINKO sind in der Regel die Maßnahmen der Basishygiene ausreichend, um Infektionsübertragungen durch Medizinprodukte, Wäsche, Geschirr oder Abfall zu verhindern [238].
- Für Abfälle können entsprechend der Vollzugshilfe zur Entsorgung von Abfällen aus Einrichtungen des Gesundheitsdiensts der Bund/Länder-Arbeitsgemeinschaft (LAGA) Anpassungen des Vorgehens erforderlich sein.
- Die Menge der im Isolationsbereich vorgehaltenen sterilen Medizinprodukte zur einmaligen Verwendung sollte einen Tagesbedarf nicht wesentlich überschreiten, da die meist genutzten Weichverpackungen im Rahmen der Schlussdesinfektion als nicht desinfizierbar gelten und regelhaft entsorgt werden.
- Eine Entsorgung von sterilen Einmalmaterialien ist jedoch nur bei Erregern mit hoher Tenazität auf trockenen Oberflächen erforderlich und das individuelle Vorgehen kann in Hygieneplänen festgelegt werden.

Transport von Patientinnen und Patienten

- Patientinnen und Patienten mit Anwendung von Isolationsmaßnahmen sollten nur transportiert oder verlegt werden, wenn dies aus medizinischen Gründen indiziert ist.
- Die Bereiche innerhalb des Hauses oder andere medizinische Einrichtungen müssen bei Verlegung oder Transport rechtzeitig

die notwendigen Informationen und Utensilien zu den erforderlichen Schutzmaßnahmen erhalten.
- Nicht beatmete Patientinnen und Patient mit einer Erkrankung, die durch Tröpfchen oder Aerosole übertragen wird, sollen für den Transport – wenn möglich/zumutbar – einen Mund-Nasen-Schutz tragen.
- Transporte sollten möglichst auf kürzestem Wege erfolgen, wobei jedoch Bereiche mit erhöhtem Patienten- oder Besucherverkehr gemieden werden sollen.

34.14 Mögliche Fehler und Fallstricke

- Bei der Umsetzung von Isolationsmaßnahmen kann die fehlerhafte Anwendung der erforderlichen PSA und die nicht ausreichende Umsetzung anderer Maßnahmen zu einer Gefährdung für Beschäftigte führen oder die Weiterverbreitung des Erregers begünstigen. Insbesondere bei leicht übertragbaren Erregern, welche unmittelbar zu Erkrankungsfällen bei Beschäftigten führen (z. B. Norovirus, Influenzavirus etc.), kann der daraus resultierende Personalausfall die Umsetzung von Maßnahmen zusätzlich erschweren.
- Auf der anderen Seite führen unnötige Isolierungsmaßnahmen neben den verursachten unmittelbaren Kosten zu einer Belastung für das medizinische Personal und können negative Auswirkungen auf die Compliance in der Umsetzung der generell erforderlichen Basishygiene, insbesondere der Händedesinfektion, haben. Die Festlegung sinnvoller, an den jeweiligen Erreger und die lokale bauliche und organisatorische Situation angepasster Maßnahmen ist deshalb Grundvoraussetzung zur Vermeidung von Überisolierung mit fehlender Akzeptanz und Umsetzung.
- Patientinnen und Patienten mit infektiösen Erkrankungen, welche nicht von Mensch zu Mensch, ausschließlich parenteral, nur mittels Vektoren oder nur aus Umweltquellen übertragen werden, müssen auch im Fall einer vermeintlichen Häufung nicht isoliert werden (z. B. mehrere nosokomiale Fälle einer Legionellose).

34.15 Mögliche Komplikationen

- Die Unterbringung in einem Isolierzimmer kann aufgrund des erforderlichen Aufwands für die Beschäftigten (An- und Ablegen der PSA) eine schlechtere medizinische wie pflegerische Versorgung zur Folge haben und hierdurch eine Gefährdung von Patientinnen und Patienten bedeuten.
- Insbesondere sind eine verzögerte Durchführung medizinisch notwendiger Maßnahmen (z. B. Computertomografie), geringerer Kontakt zu medizinischem Personal mit vermehrt auftretenden Nebenwirkungen (Stürze, Dekubitus, Flüssigkeits- und Elektrolytentgleisungen) sowie psychische Belastungen mit Isolationsmaßnahmen assoziiert.

34.16 Dokumentation

- Die zeitnahe Umsetzung von Isolationsmaßnahmen kann durch automatisierte Markierung von Patientinnen und Patienten im elektronischen Krankenhausinformationssystem (KIS) ausgelöst durch definierte mikrobiologische Befundberichte oder klinische Verdachtsdiagnosen auf übertragbare Infektionserkrankungen erleichtert werden.
- Im Interesse der Krankenhausvergütung für Komplexbehandlungen sollte die Dauer der Isolation im KIS nachvollziehbar sein.
- Die Aufhebung von Isolationsmaßnahmen und damit regelhaft die Inaktivierung von gesetzten Markierungen im KIS ist ärztliche Tätigkeit und es sollte die Möglichkeit gegeben sein, die Begründung der Aufhebung zu dokumentieren (z. B. erfolgreiche Sanierung, Ausheilung der Infektion etc.).

34.17 Postoperatives/ Postinterventionelles Management

- Die Aufhebung der Isolationsmaßnahmen kann zu dem Zeitpunkt erfolgen, an dem die Kontagiosität der betroffenen Person so weit abgenommen hat, dass andere Patientinnen sowie Patienten und Beschäftigte nicht mehr gefährdet sind.
- Die empfohlenen Kriterien zur Entisolierung sind sehr unterschiedlich (ausgewählte Beispiele nach KRINKO in ▸ Tab. 34.2).
  - Bei Personen mit einer Kolonisation oder Infektion mit Erregern welche als primären Übertragungsweg den direkten oder indirekten Kontakt aufweisen, bleiben getroffene Maßnahmen in Krankenhäusern in der Regel bis zur gesicherten Sanierung der Person aufrechterhalten.
  - Bei Erregern, welche leicht zugängliche Körperregionen besiedeln oder infizieren, werden typischerweise drei unabhängige negative mikrobiologische Untersuchungen an allen vorangegangenen Nachweisorten sowie den typischen Besiedelungsorten (z. B. MRSA im Nasenvorhof) im Abstand von mindestens 24h als Kriterium zur Entisolierung angenommen.
    - Hierbei dürfen Patientinnen und Patienten zum Zeitpunkt der Probenahme keine gegen den Erreger wirksame antimikrobielle Therapie erhalten (topisch oder systemisch).
    - Qualitative PCR-Untersuchungen (z. B. MRSA-PCR) eignen sich häufig nicht für die Fragestellung der Entisolierung, da der DNA-Nachweis nicht zwingend mit vermehrungsfähigen, infektiösen Organismen korreliert.
  - Bei Erregern, welche zur natürlichen Flora des menschlichen Darms zählen (Enterobacterales, Enterokokken etc.) werden zur Entisolierung drei negative mikrobiologisch-kulturelle Untersuchungen im Abstand von mindestens 7d als Kriterium angenommen. Ausnahmen sind Erreger einer infektiösen Diarrhö, bei welchen typischerweise 48h nach Ende der Symptomatik eine Entisolierung erfolgt.
- Bei dem weltweit zunehmend in der intensivmedizinischen Versorgung als Infektionserreger nachgewiesenen Hefepilz *Candida auris* werden besonders strenge Kriterien für die Beendigung von Isolationsmaßnahmen empfohlen [229].
  - Eine Entisolierung soll frühestens drei Monate nach dem Erstnachweis erfolgen und es soll in mindestens zwei Abstrichserien, in einer Phase ohne antimykotische Therapie, kein Nachweis in den Axillen, den Leistenbeugen und allen anderen vorangegangenen Nachweisorten zu führen sein.
  - Die beiden Abstrichserien sollen in einem Mindestabstand von 7d erfolgen, bei der für die letzte Abstrichserie zur Erhöhung der Sensitivität des Nachweises ein PCR-Verfahren vorgeschlagen wird.
- Bei Erregern, welche primär über Tröpfchen und Aerosole in der Nah- und Ferndistanz übertragen werden, erfolgt die Entisolierung meist symptombezogen mit einem definierten zeitlichen Abstand nach Ende der klinischen Symptomatik oder einer erregerbezogenen festen Dauer der Isolationsmaßnahmen als Richtwerte.
- Bei sedierten und beatmeten Patientinnen und Patienten kann der Zeitpunkt des Symptomendes häufig nicht klar abgegrenzt werden.
- Bei (schwer) immunsupprimierten Patientinnen und Patienten kann die Replikationsdauer von Viren in für eine Übertragung relevanter Menge (Viruslast) über längere Zeiträume bestehen. Deshalb ist es in der Versorgungssituation einer Intensivstation häufig erforderlich, individualisierte Entscheidungen zur Ent-

Tab. 34.2 Dauer von Isolationsmaßnahmen und Wirkspektrum für die Schlussdesinfektion (ausgewählte Beispiele) [229][238].

Erreger	Dauer der Maßnahmen	Wirkspektrum für Schlussdesinfektion
Adenoviren (Atemwegsinfektion)	Dauer der Symptomatik	viruzid
Bordetella pertussis	bis 2d nach Beginn einer effektiven Therapie	bakterizid
Candida auris	frühestens 3 Monate nach Erstnachweis und Nachweis einer erfolgreichen Sanierung oder des spontanen Verlusts der Trägerschaft	levurozid
Clostidioides difficile	frühestens 48h nach Ende der Symptomatik	sporozid
Coronaviren (pandemisch/SARS, MERS)	Dauer der Symptomatik plus 48h	begrenzt viruzid
Enteritiserreger (bakteriell)	Dauer der Symptomatik (Diarrhö)	bakterizid
Enteroviren (Atemwegsinfektion)	Dauer der Symptomatik	viruzid
Hepatitis A, nicht endemische Hepatitis E	1 Woche nach Auftreten des Ikterus	viruzid
Influenzavirus A und B	7d nach Beginn der Symptomatik	begrenzt viruzid
Meningokokken	24h nach Beginn einer effektiven Therapie	bakterizid
Mumpsvirus	9d nach Beginn der Symptomatik	begrenzt viruzid
Mycobacterium tuberculosis nicht multiresistent (offene Tuberkulose)	21d nach Beginn einer effektiven Therapie und klinische und radiologische Besserung	tuberkulozid
multiresistente Bakterien	bis zum Nachweis einer erfolgreichen Sanierung oder des spontanen Verlusts der Trägerschaft	bakterizid
Norovirus	frühestens 48h nach Ende der Symptomatik	viruzid
respiratorisches Synzytial-Virus (RSV)	Dauer der Symptomatik	begrenzt viruzid
Rötelnvirus	7d nach Beginn des Ausschlags	begrenzt viruzid

isolierung zu treffen, welche durch die behandelnden Ärztinnen und Ärzte gemeinsam mit auf Infektiologie oder Krankenhaushygiene spezialisierten Kolleginnen und Kollegen getroffen werden sollten.

34.18 Ergebnisse

- Die korrekte Umsetzung der Basishygiene sowie von Isolationsmaßnahmen verhindert die Übertragung von Erregern und die Entstehung von Transmissionsketten.
- Die Messung der Ergebnisqualität getroffener Maßnahmen kann durch die nach § 23 IfSG verpflichtende Surveillance von nosokomialen Infektionen und von Krankheitserregern mit speziellen Resistenzen und Multiresistenzen abgeschätzt werden.

34.19 Besonderheiten bei bestimmten Personengruppen

34.19.1 Besonderheiten bei Schwangeren

- Bei Schwangeren gibt es keine Besonderheiten zu berücksichtigen.

34.19.2 Besonderheiten bei Kindern und Jugendlichen

- Bei Kindern und Jugendlichen gibt es keine Besonderheiten zu berücksichtigen.

34.19.3 Besonderheiten bei anderen Personen- bzw. Risikogruppen

Besonderheiten bei schwer Immunsupprimierten (Umkehrisolierung)

- Für Patientinnen und Patienten mit schwerer Immunsuppression (Risikogruppe 3; AML während der Induktionstherapie, schwere GVHD) wird zur Vermeidung von invasiven Aspergillosen/Fadenpilzinfektionen die Umsetzung einer protektiven Isolierung (Umkehrisolierung) empfohlen [233].
- Da Patientinnen und Patienten der Risikogruppe 3 teilweise auch intensivmedizinisch versorgt werden müssen, können die Anforderungen an die protektive Isolierung auch auf Intensivstationen relevant sein.
- Es wird empfohlen, Patientinnen und Patienten mit schwerer Immunsuppression in einem Einzelzimmer mit Vorraum unterzubringen [233].
- Bei der mechanischen Belüftung durch eine RLT-Anlage sieht die Empfehlung vor, dass das Zimmer eine positive Luftbilanz

zum Vorraum und der Vorraum eine negative Luftbilanz zum Zimmer und zum Flur aufweist.
- Die Zuluft zum Zimmer soll hierbei durch Hochleistungsschwebstofffilter (HEPA-Filter) von Partikeln befreit werden.
- Zuluft zu Fluren soll mindestens zweistufig (F9-Filter als zweite Stufe) filtriert sein.
- Auf eine Frischluftzufuhr durch Fensterlüftung sollte vollständig verzichtet werden, sodass bei Neubauten oder grundlegenden Umbaumaßnahmen auf ausreichende Frischluftmengen in der Luftzufuhr geachtet werden muss.

Besonderheiten nach Kontakt (Quarantäne)

- Patientinnen und Patienten nach einem Kontakt mit hoher Wahrscheinlichkeit der Übertragung einer leicht von Mensch-zu-Mensch übertragbaren Erkrankung (z. B. virale Atemwegserreger) sollten während der anzunehmenden Inkubationszeit in einem Einzelzimmer untergebracht werden (Quarantäne).
- Die Entscheidung der Umsetzung von Quarantänemaßnahmen erfolgt auf Basis einer Risikobewertung, in der auch die Auswirkungen für weitere Patientinnen und Patienten im Fall des Entstehens einer Übertragungskette berücksichtigt werden muss.
- So können auch Isolationsmaßnahmen im Sinn einer Quarantäne für typischerweise durch Kontakt übertragbare Erreger, bis zum Ausschluss einer Übertragung, sinnvoll sein, wenn die potenziell übertragenen Erreger auch ohne manifeste Infektionserkrankung relevante Konsequenzen für betroffenen Personen haben (z. B. isolierungspflichtige Erreger).

Besonderheiten bei Erregern der Schutzstufe 4

- Die Untersuchung, Behandlung und Pflege von Patientinnen und Patienten, die mit einem Infektionserreger der Risikogruppe 4 infiziert sind, kann nicht in jeder medizinischen Einrichtung erfolgen, sondern wird in einer Sonderisolierstation (Behandlungszentrum der Schutzstufe 4) umgesetzt.
- Patientinnen und Patienten mit entsprechendem Krankheitsverdacht, sollten nach Möglichkeit am Ort der ersten Verdachtsdiagnose (z. B. Arztpraxis, Rettungsstelle, Notaufnahme) isoliert und umgehend in eine Sonderisolierstation verlegt werden.
- Hierbei sind die entsprechenden, in den jeweiligen Bundesländern festgelegten Vorgehensweisen zu beachten.
- Innerhalb von Sonderisolierstationen ist heutzutage auch eine intensivmedizinische Betreuung betroffener Patientinnen und Patienten möglich.
- Die baulichen Voraussetzungen für Sonderisolierstationen sind im Anhang 1 der TRBA 250 beschrieben.
- In Situationen durch Massenanfall von Patientinnen und Patienten mit einem Infektionserreger der Risikogruppe 4 (z. B. bei bioterroristischen Anschlägen) sind Absonderungsmaßnahmen entsprechend der jeweiligen Situation anzupassen und werden nach den Anweisungen der zuständigen Gesundheitsbehörden ergriffen.

34.20 Literatur

Quellenangaben

[229] Aldejohann AM, Wiese-Posselt M, Gastmeier P et al. Expert recommendations for prevention and management of Candida auris transmission. Mycoses 2022; 65: 590–598

[230] Brunke M, Chaberny IF, Gastmeier P et al. Der indikationsgerechte Einsatz von medizinischen Einmalhandschuhen in der Krankenversorgung: Gibt es hier Handlungsbedarf? Epid Bull 2023; 18: 3–6

[231] Klompas M, Milton DK, Rhee C et al. Current insights into respiratory virus transmission and potential implications for infection control programs. Ann Intern Med 2021; 174: 1710–1718

[232] Knobloch JK, Franke G, Knobloch MJ et al. Overview of tight fit and infection prevention benefits of respirators (filtering face pieces, FFP). J Hosp Infect 2023; 134: 89–96

[233] Kommission für Krankenhaushygiene und Infektionsprävention (KRINKO). Anforderungen an die Infektionsprävention bei der medizinischen Versorgung von immunsupprimierten Patienten. Bundesgesundheitsbl 2021; 64: 232–264

[234] Kommission für Krankenhaushygiene und Infektionsprävention (KRINKO). Empfehlungen zur Prävention und Kontrolle von Methicillinresistenten Staphylococcus aureus-Stämmen (MRSA) in medizinischen und pflegerischen Einrichtungen. Bundesgesundheitsbl 2014; 57: 696–732

[235] Kommission für Krankenhaushygiene und Infektionsprävention (KRINKO). Hygienemaßnahmen bei Clostridioides difficile-Infektion (CDI). Bundesgesundheitsbl 2019; 62: 906–923

[236] Kommission für Krankenhaushygiene und Infektionsprävention (KRINKO). Hygienemaßnahmen bei Infektionen oder Besiedlung mit multiresistenten gramnegativen Stäbchen. Bundesgesundheitsbl 2012; 55: 1311–1354

[237] Kommission für Krankenhaushygiene und Infektionsprävention (KRINKO). Hygienemaßnahmen zur Prävention der Infektion durch Enterokokken mit speziellen Antibiotikaresistenzen. Bundesgesundheitsbl 2018; 61: 1310–1361

[238] Kommission für Krankenhaushygiene und Infektionsprävention (KRINKO). Infektionsprävention im Rahmen der Pflege und Behandlung von Patienten mit übertragbaren Krankheiten. Bundesgesundheitsbl 2015; 58: 1151–1170

Literatur zur weiteren Vertiefung

[239] Bundesanstalt für Arbeitsschutz und Arbeitsmedizin (BAUA). Technische Regel für Biologische Arbeitsstoffe (TRBA) 250 Biologische Arbeitsstoffe im Gesundheitswesen und in der Wohlfahrtspflege. Im Internet: www.baua.de/DE/Angebote/Rechtstexte-und-Technische-Regeln/Regelwerk/TRBA/TRBA-250.html; Stand: 12.06.2024

[240] Kommission für Krankenhaushygiene und Infektionsprävention (KRINKO). Anforderungen an die Hygiene bei der Reinigung und Desinfektion von Flächen. Bundesgesundheitsbl 2022; 65: 1074–1115

[241] Mitteilung der Bund/Länder-Arbeitsgemeinschaft Abfall (LAGA) 18. Vollzugshilfe zur Entsorgung von Abfällen aus Einrichtungen des Gesundheitsdiensts

Wichtige Internetadressen

- www.rki.de/DE/Content/Infekt/Krankenhaushygiene/Kommission/kommission_node.html
- www.krankenhaushygiene.de/informationen/hygiene-tipp/hygiene-tipp-archiv
- www.baua.de/DE/Angebote/Rechtstexte-und-Technische-Regeln/Regelwerk/TRBA/TRBA-250.html
- www.gesetze-im-internet.de/ifsg/

35 Perioperative Antibiotikaprophylaxe

Christian Arndt, Michael Fries

35.1 Steckbrief

Die perioperative Antibiotikaprophylaxe (PAP) ist eine effektive Maßnahme zur Reduktion postoperativer Wundinfektionen. Die Indikation für eine PAP muss gründlich überdacht werden und Teil eines in interdisziplinärem Konsens festgelegten perioperativen Behandlungspfades (Medikamentenauswahl, Verabreichungszeitpunkt, Dauer PAP) sein. Dabei sind eingriffs- und patientenspezifische Risikofaktoren sowie die lokale Resistenzsituation zu berücksichtigen. Die Indikation für eine PAP wird vom Chirurgen gestellt, der Anästhesist ist für deren Gabe verantwortlich.

V

35.2 Synonyme

- präoperative Antibiose
- Antibiose
- Chemoprophylaxe
- perioperative prophylaktische Antibiose

35.3 Keywords

- Antibiotikatherapie
- Prophylaxe
- Infektiologie
- Chirurgie
- wound infection
- prevention
- perioperative treatment
- Hygiene
- Antisepsis
- infection control and prevention

35.4 Überblick

- Die perioperative Antibiotikaprophylaxe (PAP) ist eine kurzzeitige, in der Regel einmalige Gabe eines Antibiotikums vor, bei Beginn oder spätestens während eines operativen Eingriffs mit dem Ziel, postoperative Wundinfektionen zu vermeiden [250].
- Neben evidenzbasierten Hygienemaßnahmen und gewebeschonenden Operationstechniken ist die PAP Bestandteil einer Multi-Barriere-Strategie.
- Während Asepis und atraumatisches Operieren eine Infektion durch Kontamination von außen verhindern („exogener Weg"), beugt die PAP einer Infektion durch Erreger der Haut- bzw. Darmflora vor („endogener Weg").
- In der Helsinki-Deklaration zur Patientensicherheit in der Anästhesiologie hat unser Fachgebiet die besondere Verpflichtung zur Infektionskontrolle und Hygiene formuliert.
- Hierzu zählt auch die Vermeidung postoperativer Wundinfektionen durch zeitgerechte perioperative Antibiotikaprophylaxe und Aufrechterhaltung der perioperativen Homöostase.
- Nachfolgend sollen Empfehlungen auf Basis der aktuellen Literatur und Leitlinien dargestellt werden.
- Eine Studie des „Nationalen Referenzzentrums für die Survailance von nosokomialen Infektionen" konnte klar zeigen, dass mehr als 50 % aller Antibiotikagaben im Krankenhaus durch eine prolongierte Antibiotikaprophylaxe über mehr als einen Tag postoperativ verursacht wurden [248].
  - Dabei kam es zu keiner Abnahme postoperativer Wundinfektionen.
  - Stattdessen konnte ein signifikanter Anstieg antibiotikaassoziierter Diarrhöen und resistenter, hauptsächlich gramnegativer Erreger festgestellt werden.
  - Durch Unterlassen dieser nutzlosen Medikamentengabe könnte der Antiinfektiva-Verbrauch um 10–20 % reduziert werden.
- Obwohl der Nutzen der präoperativen Antibiotikaprophylaxe (PAP) eindeutig nachgewiesen und allgemein anerkannt ist, fehlen qualitativ höherwertige Leitlinien zu diesem Thema. Zur Verfügung stehen:
  - eine S 1-Leitlinie zur perioperativen Antibiotikaprophylaxe der AWMF [244]
  - ältere Empfehlungen des Robert Koch-Instituts [248]
  - der Paul-Ehrlich-Gesellschaft [250]
  - des ECDC [245]
  - Empfehlungen unterschiedlicher Fachgesellschaften.
- Antibiotika werden nach ihrer chemischen Struktur in verschiedene Klassen eingeteilt.
  - Die zur perioperativen Prophylaxe eingesetzten Präparate stammen hauptsächlich aus den Gruppen der β-Laktame, Lincosamide und Nitroimidazole.
  - Ihre Wirkung besteht in einer Störung der Synthese unterschiedlicher bakterieller Zellbestandteile. Dies kann Zellwand, Zellmembran, Protein-, Nukleinsäure- sowie Folsäurestoffwechsel betreffen.
  - Unterschieden werden ein bakterizider (bakterientötende) und eine bakteriostatischer (Bakterienwachstum-hemmende) Effekt.
    - Bakterizide Substanzen schädigen das Bakterium unmittelbar und irreversibel,
    - Bakteriostatische Substanzen verhindern deren Wachstum.
    - Erst mit zeitlicher Verzögerung sterben die Bakterien ab oder werden durch das Immunsystem vernichtet.

35.5 Indikationen

- Die Indikation zur perioperativen Antibiotikaprophylaxe ergibt sich aus der Art des Eingriffs (Wundklassifikation (▶ Tab. 35.1) [243][250] in Kombination mit patientenspezifischen und operationsbedingten Risikofaktoren (▶ Tab. 35.2).
- Diese lassen sich in 4 Kategorien einteilen :
  - patienteneigene Risikofaktoren
  - präoperative Risikofaktoren
  - intraoperative Risikofaktoren
  - postoperative Risikofaktoren
- Bei sauber-kontaminierten und kontaminierten Eingriffen ist eine Antibiotikaprophylaxe unabhängig vom Risikoprofil indiziert.
- Bei schmutzigen Eingriffen ist in der Regel eine Antibiotikatherapie angezeigt, d. h. eine postoperative Fortsetzung der Medikamentengabe > 24h.
- Nur bei sauberen Eingriffen wird die Notwendigkeit einer Prophylaxe nach Existenz zusätzlicher Risikofaktoren beurteilt.
- In der Regel ist eine Prophylaxe bei Anlage oder Entfernung von Gefäß- und Blasenkathetern sowie Wunddrainagen verzichtbar.
- Ansonsten weisen fast alle im Krankenhaus behandelten Patienten einen oder mehrere Risikofaktoren auf, sodass fast immer die Indikation zur perioperativen Antibiotikaprophylaxe resultiert.

Tab. 35.1 Wundklassifikation nach Cruse [243][250].

sauber	sauber-kontaminiert	kontaminiert	schmutzig
atraumatische Operationstechnik			traumatische Eingriffe
keine intraoperativen technischen Fehler	kleine intraoperative technische Fehler	intraoperative technische Fehler	traumatische Wunden mit devitalisiertem Gewebe
primärer Wundverschluss	keine Drainage		
Operationen im nicht entzündlichen Operationsgebiet		offene frische Wunde/traumatische Wunde purulente akute Entzündung im OP-Gebiet	akute bakterielle Infektion ohne sichtbaren Eiter Durchtrennung von sauberem Gewebe zur Eröffnung von Abszessen, Eiteransammlungen
Eingriffe am Oropharynx			Fremdkörperentfernungen
Respirations-, Digestions-, Urogenitaltrakt nicht eröffnet	Eingriffe am Respirations-, Gastrointestinal-, Urogenitaltrakt ohne signifikante Kontamination	Eröffnung des infizierten Respirations-, Urogenitaltrakts Darmeröffnung mit massivem Stuhlaustritt	Stuhlkontamination
Beispiel: Strumaresektion, Leistenherniotomien, Mammachirurgie	Beispiel: Appendektomie, Gallenwegseingriffe ohne nachgewiesene Infektion, transvaginale Eingriffe	Beispiel: Eingriffe am infizierten Urogenitaltrakt oder an infizierten Gallenwegen	Beispiel: Eingriffe bei Darmperforationen

Tab. 35.2 Risikofaktoren für postoperative Wundinfektionen nach Wacha [250].

patienteneigene Faktoren	präoperative chirurgische Faktoren	intraoperative chirurgische Faktoren	postoperative chirurgische Faktoren
höheres Lebensalter	Dauer präoperativer Krankenhausaufenthalt	Eingriffsdauer	Drainage (Art und Dauer > 3d)
Vor-/Begleiterkrankungen (ASA-Score > II)	Notfalleingriff	Erfahrung des Operateurs	Invasive Maßnahmen, die mit Infektionsrisiko einhergehen (u. a. ZVK, Urinkatheter, Magensonde, Thoraxdrainage)
Lebererkrankung	Rezidiveingriff	OP-Technik einschließlich Blutstillung	nicht sachgerechte Wundversorgung
Dialyse	Vorbestrahlung	Art des Eingriffs (Wundklassifikation)	frühe Re-OP wg. Blutung
Mangelernährung, schlechter Allgemeinzustand	Nicht sachgerechte Haarentfernung	Implantate, Fremdkörper	Unterkühlung
Adipositas	nicht sachgerechte perioperative Antibiotikaprophylaxe	Unmöglichkeit der Fokussanierung oder -kontrolle	
Rauchen	nicht sachgerechte Hautreinigung/Haut- oder Schleimhautantiseptik	Unterkühlung	
maligne Grunderkrankung abhängig vom Tumorstadium	Abweichung von physiologischer Körpertemperatur des Patienten		
Zytostatikatherapie/Immunsuppression	Bluttransfusion		
Anämie			
MRSA-Kolonisation			
Erkrankungsschwere (Apache II > 15)			

Tab. 35.3 Eignung unterschiedlicher Antibiotikaklassen für die Prophylaxe [246].

AB-Klasse	Evidenz	niedrige Kosten	geringes Allergierisiko	breites erwartetes Erregerspektrum	Einsatz in kalkulierter AB-Therapie	geringe Resistenzselektion
Carbapeneme	+/–	–	+/–	+	+	+
Aminopenicilline/plus β-Laktamase-Inhibitor	+	+	–	–	+	+/–
Fluorchinolone ± Metronidazol	+	+/–	+	+	+	+/–
Cephalosporine ± Metronidazol	+	+	+/–	+	+/–	–

+ = trifft zu; – = trifft nicht zu

Merke

Nach Auslegung von Infektionsschutz- und Patientenrechtegesetz kann eine unterlassene perioperative Antibiotikaprophylaxe den Tatbestand eines Behandlungsfehlers erfüllen. Dieser liegt dann vor, wenn nicht alle „nach dem Stand der medizinischen Wissenschaft erforderlichen Maßnahmen zur Vermeidung nosokomialer Infektionen" getroffen worden sind und hierdurch ein „voll beherrschbares" Behandlungsrisiko eintritt.

35.6 Kontraindikationen

- Grundsätzlich gibt es keine Kontraindikationen für die perioperative Antibiotikaprophylaxe.
- Zu beachten sind aber Unverträglichkeiten bzw. Allergien bzgl. der Antibiotika.

35.7 Aufklärung und spezielle Risiken

- Für die Verabreichung der perioperativen Antibiotikaprophylaxe gilt wie für alle anderen ärztlichen Maßnahmen: Ohne rechtfertigende Einwilligung des Patienten nach vorausgegangener Aufklärung liegt der Tatbestand einer Körperverletzung vor (§ 630d Abs. 1 S. 1 BGB).
- Neben allgemeinen Risiken wie Unverträglichkeiten und allergischen Reaktionen sollte über substanzspezifische schwerwiegende Nebenwirkungen aufgeklärt werden (z. B. Ototoxizität bei Glykopeptiden und Aminoglykosiden).

35.8 Personal, Material und Einstelltechnik

- Die Auswahl des geeigneten Antibiotikums richtet sich in erster Linie nach dem lokalen Erreger- und Resistenzspektrum, das sich aus der Standortflora des Operationsgebiets und seiner unmittelbaren Haut- und Schleimhautumgebung ergibt.
- Idealerweise ist das Präparat bakterizid wirksam, nebenwirkungsarm und kostengünstig.
- Die Wirksamkeit sollte anhand klinischer Studien bewiesen sein.
- Entsprechend kann keine allgemeingültige Empfehlung ausgesprochen werden.
- Orientierungshilfe bieten Empfehlungen der Paul-Ehrlich-Gesellschaft [250] und der jeweiligen Fachgesellschaften (▸ Tab. 35.3).

35.9 Vorbereitung

- Auswahl eines geeigneten Antibiotikums
- zeitgerechtes Herstellen infusionsbereiter Lösung
- Anlage i. v.-Zugang

35.10 Durchführung

- Der optimale Applikationszeitpunkt für die perioperative Antibiotikagabe (PAP) liegt 30–60 min vor dem Hautschnitt, sodass eine Verteilung in die Kompartimente mit Erreichen therapiewirksamer Gewebespiegel gewährleistet ist.
- Mit geringerer Effektivität kann sie auch zu einem späteren Zeitpunkt erfolgen, spätestens bei Auftreten intraoperativer Komplikationen.
- Eine Gabe nach Hautnaht ist allerdings nicht mehr wirksam und sollte nicht durchgeführt werden.
- Somit umfasst das „Prophylaxefenster" die Zeitspanne von Operationsbeginn bis Operationsende.
- Bei Extremitäteneingriffen in Blutleere wird empfohlen, das Antibiotikum 10 min vor Anlage der Blutsperre und eine Folgedosis nach Eröffnung derselben zu geben.
- Bei einer Operationsdauer < 2h ist eine einmalige Antibiotikagabe ausreichend.
- Bei starkem Blutverlust oder länger dauernden Eingriffen sollte in Abhängigkeit von der Halbwertzeit des verwendeten Präparats eine Folgedosis appliziert werden.
- Vereinfachend kann festgehalten werden:
  - Antibiotika, die in der Therapie in 3 Tagesdosen verabreicht werden, sollten nach 3h Eingriffsdauer nochmals gegeben werden.
  - Dagegen reicht bei Präparaten mit einer Standarddosis von täglich 2 Medikamentengaben die Single-Shot-Gabe auch bei längeren Operationen aus.

35.11 Mögliche Fehler und Fallstricke

- Der Erfolg der perioperativen Antibiotikaprophylaxe wird durch das ausgewählte Präparat, dessen Applikationszeitpunkt und Dosierung bestimmt. Somit ergeben sich folgende Fehlermöglichkeiten:
  - Einsatz eines Antibiotikums, dessen Wirkungsspektrum nicht dem zu erwartendem Erregerspektrum entspricht (v. a. bei Wechsel auf Alternativpräparat wegen Allergie)
  - nicht zeitgerechte Verabreichung (weniger als 30 min vor Hautschnitt, Unterlassen einer Repetitionsdosis bei längeren Eingriffen)
  - Unterdosierung, zu frühe Herstellung der Infusionslösung (Substanzinstabilität)

35.12 Mögliche Komplikationen

- allergische Reaktionen
- Organtoxizität bei Einmalgabe irrelevant

35.13 Dokumentation

- Im Narkoseprotokoll zu dokumentieren sind gewähltes Antibiotikum, Dosis, Zeitpunkt und Infusionsdauer.

35.14 Besonderheiten bei bestimmten Personengruppen

35.14.1 Besonderheiten bei Schwangeren

- Nach aktueller Datenlage führt kein Antibiotikum bei korrekter Anwendung und Dosierung zu einer ernsthaften Schädigung des Kindes [247].
- Allerdings besitzen einige Substanzklassen in Tierversuchen embryotoxisches bzw. teratogenes Potenzial.
  - Zu diesen zählen u. a. Chinolone. Diese sind in der Schwangerschaft absolut kontraindiziert.
  - Metronidazol, Clindamycin oder Aminoglykoside dürfen einzig bei strenger Indikationsstellung Anwendung finden.
- Als sichere und damit Medikamente der ersten Wahl gelten alle β-Laktam-Antibiotika.

35.14.2 Besonderheiten bei Kindern und Jugendlichen

- Aufgrund von größerem Verteilungsvolumen und höherer Substanzclearance ist eine im Vergleich zum Erwachsenen höhere körpergewichtsbezogenen Dosierung zu wählen.
- Chinolone sind vor dem 18. Lebensjahr kontraindiziert.

35.15 Literatur

Quellenangaben

[242] Arndt C, Fries M. Hygienemaßnahmen. In: Zacharowski K, Marx G, Hrsg. Referenz Anästhesie. 1. Aufl. Stutgart: Thieme; 2021: 406–413

[243] Cruse PJE, Ford R. The epidemiology of wound infection. A 10-year old prospective study of 62,939 wounds. Surg Clin North Am 1980;60:27–40

[244] Deutsche Gesellschaft für Hygiene und Mikrobiologie e. V. S 1-Leitlinie zur Hygiene in Klinik und Praxis Nr. 029–022: Perioperative Antibiotikaprophylaxe. Im Internet: https://euprevent.eu/wp-content/uploads/2017/01/AWMF-Leitlinie-Perioperative-Antibiotikaprophylaxe.pdf; Stand: 01.09.2024

[245] European Center for Disease Prevention and Control. Systematic review and evidence-based guidance on perioperative antibiotic prophylaxis. Stockholm: ECDC; 2013

[246] Maier S, Eckmann C, Kramer A. Perioperative Antibiotikaprophylaxe: ein Update. Krankenhaushygiene up2date 2015; 10: 105–112

[247] Mylonas I, Dian D, Friese K. Antibiotikatherapie in der Schwangerschaft. Gynäkologe 2005; 38: 761–770

[248] Oldhafer K, Jürs U, Kramer A et al. Im Auftrag der Kommission für Krankenhaushygiene und Infektionsprävention. Prävention postoperativer Infektionen im Operationsgebiet – Empfehlungen der Kommission für Krankenhaushygiene und Infektionsprävention beim Robert-Koch-Institut. Bundesgesundheitsbl Gesundheitsforsch Gesundheitsschutz 2007; 50: 377–393

[249] RKI. Prävention postoperativer Wundinfektionen: Empfehlung der Kommission für Krankenhaushygiene und Infektionsprävention (KRINKO) bei Robert Koch-Institut. Bundesgesundheitsbl 2018; 61: 448-473

[250] Wacha H, Hoyme U, Isenmann R et al. Perioperative Antibiotikaprophylaxe. Chemother J 2010; 19: 710–784

Wichtige Internetadressen

- Robert Koch Institut (RKI): www.rki.de
- Paul-Ehrlich-Gesellschaft für Infektionstherapie (PEG) e. V.: www.p-e-g.org
- Arbeitsgemeinschaft der Wissenschaftlichen Medizinischen Fachgesellschaften e. V. (AWMF): www.awmf.org

35

Teil VI

Diagnostische Verfahren und Prophylaxe

VI

36 Blutdruckmessung

Tobias Hilbert, Olaf Boehm

36.1 Grundlagen

36.1.1 Steckbrief

Mit der Erfassung des arteriellen Blutdrucks steht eine gängige Methode zur Beurteilung des aktuellen Funktionszustands des Herz-Kreislauf-Systems zur Verfügung. Grundsätzlich ist zu unterscheiden zwischen der nicht invasiven und der invasiven Blutdruckmessung. Erstere kann manuell (palpatorisch bzw. auskultatorisch) erfolgen, empfohlen wird jedoch ein oszillometrisches System, welches über einen Automatikmodus verfügt, der periodische Messungen in festgelegten Zeitintervallen ermöglicht. Die invasive Blutdruckmessung erfolgt als tatsächliche Echtzeit- oder Beat-to-Beat-Messung mittels eines intraarteriell eingelegten Messkatheters und der Konduktion des Drucks über eine Flüssigkeitssäule auf einen extrakorporalen Druckwandler.

36.1.2 Synonyme

- arterielle Blutdruckmessung

36.1.3 Keywords

- Blutdruckmessung
- Riva-Rocci
- Korotkow-Geräusche
- Oszillometrie
- Arterie
- arterielle Punktion
- arterielle Kanülierung

36.2 Durchführung der Blutdruckmessung

36.2.1 Überblick

- Die Quantifizierung und Darstellung der ermittelten Werte geschieht in der Regel in Form des systolischen, diastolischen und mittleren arteriellen Blutdrucks (MAP). Letzterer bildet dabei den systemischen Perfusionsdruck am genauesten ab.
- Sowohl nicht invasive als auch invasive Messung bedürfen gewisser Grundvoraussetzungen, bei deren Nichtbeachtung Fehlmessungen möglich sind.
- Die nicht invasive Blutdruckmessung ist Teil des Basimonitorings bei jeder Sedierung oder Narkose zur Beurteilung des aktuellen Funktionsstatus des Herz-Kreislauf-Systems.
  - Mit der manuellen Methode können auch im Notfall pathologische Veränderungen rasch erkannt werden, da sie nahezu überall verfügbar und technisch einfach durchführbar ist. Eine länger dauernde Überwachung des Kreislaufs sollte jedoch mittels reiner Palpation bzw. Auskultation nicht durchgeführt werden.
  - Bei der automatisierten Methode lassen sich regelmäßige Messungen innerhalb fester Intervalle programmieren, außerdem erfasst sie mittels Oszillometrie den MAP genauer. Zudem wird kein zusätzliches Personal für die Messung gebunden.
- Die invasive Blutdruckmessung bietet als kontinuierliches Beat-to-Beat-Verfahren die Möglichkeit zur lückenlosen Kreislaufüberwachung.
  - Der arteriell platzierte Katheter ermöglicht neben der Blutdruckmessung in Echtzeit außerdem die Durchführung wiederholter arterieller Blutgasanalysen und liefert über die Analyse der Blutdruckkurve mittels mathematischer Algorithmen zusätzliche diagnostische Informationen (z. B. Pulse Pressure Variation, PPV).
  - Weiterhin ist hier auch eine Messung bei nicht pulsatilem Fluss möglich (ECMO, HLM).
  - Die Invasivität der arteriellen Katheteranlage kann jedoch z. T. schwere Komplikationen verursachen und bedarf somit einer genauen Indikationsstellung.

36.2.2 Indikationen

- nicht invasiv: Teil des perioperativen Basismonitorings, obligat bei jeder Sedierung und Narkose
- invasiv allgemein: kontinuierliche Echtzeitblutdruckmessung bei kardiopulmonalen (Hoch-)Risikopatienten sowie bei Eingriffen mit hohem operationsbedingtem Risiko für Blutungen und kardiovaskuläre Komplikationen und extremen Lagerungen
  - speziell: Herzchirurgie (auch bei nicht pulsatilem Fluss geeignet), Thorax- und Gefäßchirurgie, intrakranielle Eingriffe, Notfalleingriffe bei Kreislaufinstabilität
  - Infusion von vasoaktiven Substanzen in höherer Konzentration
  - notwendige wiederholte arterielle Blutgasanalysen
  - notwendige akkurate Blutdruckeinstellung
  - zusätzliche diagnostische Informationen (z. B. Pulse Pressure Variation, PPV)
  - selten: bei Unmöglichkeit der nicht invasiven Blutdruckmessung (z. B. bei extremer Adipositas per magna)

36.2.3 Kontraindikationen

- nicht invasiv: Zustand nach Axilladissektion (relative Kontraindikation)
- invasiv:
- Gefäßprothese, Entzündungen, Verletzungen im Punktionsbereich
- schwere Gerinnungsstörung, periphere Verschlusskrankheit und Minderperfusion distal der Punktionsstelle
- pathologischer Allen-Test (A. radialis)
- Im Notfall bestehen keine bzw. lediglich relative Kontraindikationen!

36.2.4 Aufklärung und spezielle Risiken

- nicht invasiv: keine
- invasiv:
  - Gefäßläsion/Dissektion
  - Nervenläsion
  - Infektion
  - Blutung/Hämatom
  - Embolie, Thrombose
  - Möglichkeit der intraarteriellen Fehlinjektion
- Vor einer elektiven Punktion muss über die verfahrenstypischen Risiken, die häufigen Komplikationen und die geplante Vorgehensweise individuell und mit ausreichender Bedenkzeit aufgeklärt werden.

36.2.5 Vorbereitende Diagnostik

- Für die Etablierung einer invasiven Blutdruckmessung erfolgt die arterielle Kanülierung meist in der A. radialis der nichtdominanten Hand.
- Aufgrund der oberflächlichen Lage dieses Blutleiters ist der Zugang technisch relativ einfach, allerdings können physiologische und anatomische Besonderheiten an der Punktionsstelle (z. B. Adipositas per magna, Ödembildung, schlecht zu palpierender Puls etc.) die Punktion erschweren.
- Hier kann die Detektion des Gefäßes mit dem Ultraschallgerät hilfreich sein und die Punktion deutlich vereinfachen [256].
- Bei gut ausgebildetem Arcus palmaris superficialis und profundus wird die Blutversorgung der Hand in den meisten Fällen auch nach Kanülierung der A. radialis durch den Blutstrom der A. ulnaris aufrechterhalten.
- Aufschluss über die Funktionalität des Arcus palmaris und profundus kann der sogenannte Allen-Test geben, der jedoch in seiner Aussagekraft stark umstritten ist [257].
- Anatomische Besonderheiten (z. B. inkompletter Arcus palmaris) oder physiologische Extremsituationen (z. B. Kreislaufzentralisierung bei Schock) können zu einem Ausweichen auf ein anderes Gefäß zwingen.
- Alternativ wird hier dann die A. femoralis oder die A. brachialis bzw. A. axillaris kanüliert.
- Auch hier kann der Ultraschall Gefäßdetektion und -punktion vereinfachen.

36.2.6 Anästhesie

- Ist die Anlage des arteriellen Messkatheters beim wachen Patienten notwendig (z. B. bei zu erwartender Kreislaufinstabilität nach Narkoseinduktion), soll die Gefäßpunktion in Lokalanästhesie erfolgen, um Schmerzen und Stress für den Patienten zu vermeiden.

36.2.7 Personal, Material und Einstelltechnik

- nicht invasiv:
  - pneumatische Blutdruckmanschette (Sphygmomanometer)
  - ggf. Stethoskop
  - ggf. Messautomat
- invasiv (▸ Abb. 36.2):
  - Desinfektionsmittel, sterile Handschuhe, steriles Lochtuch, Kanülierset kurz (A. radialis, A. brachialis, A axillaris) oder lang (A. femoralis), sterile Kompressen, Pflasterstreifen, arterielles Drucksystem (vorgefüllt mit Kochsalzlösung), Anschlusskabel für Monitoring
  - 2. Person als Springerassistenz
  - ggf. für Anlage einer „Wacharterie": sterile 2-ml-Spritze, Lokalanästhestikum, Subkutankanüle
  - ggf. BGA-Spritze

36.2.8 Vorbereitung

- Überprüfung von: Patientenidentität, Aufklärung für arterielle Punktion und Katheteranlage, Indikation (beachte: „Wacharterie" vs. Anlage beim narkotisierten Patienten), Punktionsort/-seite
- Material vollständig und steril vorbereitet?
- assistierende Person vorhanden?
- ggf. Ultraschallgerät griffbereit?
- Lagerung/Vorbereitung der Punktionsstelle
- z. B. A.-radialis-Punktion: leichte Überstreckung des Handgelenks und Fixierung

36.2.9 Anatomie

- Die Messung mittels Sphygmomanometrie erfolgt meist am Oberarm, die Manschette kann jedoch auch an Oberschenkel, Wade, Hand- oder Sprunggelenk oder am Finger (bisher kaum etabliert) angelegt werden (beispielsweise bei liegendem Venenzugang in der Ellenbeuge oder bei einem Z. n. Axilladissektion).
- Für die Etablierung einer invasiven Blutdruckmessung erfolgt die arterielle Kanülierung meist in der A. radialis.
  - Aufgrund der oberflächlichen Lage dieses Blutleiters ist der Zugang technisch relativ einfach, zusätzlich wird durch den Arcus palmaris superficialis und profundus in den meisten Fällen die Blutversorgung der Hand auch nach Kanülierung der A. radialis aufrechterhalten.
  - Somit ist die Komplikationsrate an diesem Punktionsort insgesamt niedrig [251].
  - Aufschluss über die Funktionalität des Arcus palmaris und profundus kann der sogenannte Allen-Test geben (▸ Abb. 36.3), der jedoch in seiner Aussagekraft stark umstritten ist, da er punktionsbedingte Gefäßkomplikationen nur mit geringer Sensitivität orhersagen kann [257].
- Anatomische Besonderheiten (z. B. inkompletter Arcus palmaris) oder physiologische Extremsituationen (z. B. Kreislaufzentralisierung bei Schock) können aber zu einem Ausweichen auf ein anderes Gefäß zwingen. Alternativ wird hier dann die A. femoralis oder die A. brachialis bzw. A. axillaris kanüliert.
- Bei zu erwartendem schwierigerem Zugang (z. B. Adipositas per magna, Ödembildung an der Punktionsstelle etc.) ist die Anwendung der ultraschallgestützten Punktion mit einer deutlich höheren Erfolgsrate und weniger Komplikationen verknüpft [256].
- Kenntnis der anatomischen Lage der zu punktierenden Gefäße in Relation zu benachbarten Strukturen und Gefäßen muss vorhanden sein (z. B. bei Punktion der A. femoralis von medial nach lateral (IVAN: Innen Vena femoralis, dann Arteria femoralis, dann Nerv) (▸ Abb. 36.4).
- Die Punktionsrichtung ist immer in Richtung nach zentral.
- Bei Durchführung des Allen-Tests ist Kenntnis über die Versorgung von Arcus palmaris superf. und prof. sowie die Lage von A. radialis und A. ulnaris obligat (▸ Abb. 36.5) [253].
- Bei ultraschallgestützter Punktion ist die Kenntnis der Lage der arteriellen Gefäße obligat, Identifizierung kann durch das Farbdopplersignal vereinfacht werden (▸ Abb. 36.6).

36.2.10 Durchführung

Zugangswege

- A. radialis: häufigster Punktionsort, da leicht erreichbar und dort deshalb selten Komplikationen
- A. brachialis, A. axillaris:
  - Punktion in Ausnahmefällen, wenn Kontraindikationen für die Punktion der A. radialis bestehen oder eine Etablierung des Katheters an diesem Punktionsort nicht möglich ist
  - Die A. axillaris bietet sich außerdem als zentraler gelegener Messort für ein invasives hämodynamisches Monitoring via Pulskonturanalyse an (z. B. PiCCO-System).
- A. femoralis:
  - gut zugänglicher Zugang in Notfallsituation (Schock, Reanimation etc.); Cave: Der Leistenbereich ist mit einer deutlich höheren Infektionsrate und hiermit verbundenen Komplikationen assoziiert.
  - In Ausnahmefällen auch für elektive Katheteranlage, wenn die o. g. Gefäße nicht kanüliert werden dürfen/können.

Durchführung Schritt für Schritt

Nicht invasive Druckmessung

- Bei der nicht invasiven Blutdruckmessung wird die durch die Kontraktion des Herzens im arteriellen Stromgebiet ausgelöste Pulswelle palpatorisch, auskultatorisch oder oszillometrisch erfasst.
- Zur manuellen Durchführung der nicht invasiven Blutdruckmessung wird eine entsprechende Manschette (meist) am Oberarm bis oberhalb des erwarteten arteriellen Blutdrucks aufgepumpt.
- Die Manschettenbreite sollte ca. 40 % des Oberarmumfangs sowie die Länge der luftgefüllten Manschette ca. 80 % der Oberarmlänge betragen.
  - Die Manschette kann auch an Oberschenkel, Wade, Hand- oder Sprunggelenk angelegt werden.
  - Der Ort der Messung, also die Manschette, soll sich idealerweise auf Herzhöhe befinden.
- Der systolische Blutdruck wird nach der Methode von Riva-Rocci durch Tasten des Radialispulses beim Ablassen des Drucks aus der Manschette ermittelt.
- Der diastolische Druck kann auskultatorisch über die Detektion von Pulsgeräuschen, den sogenannten Korotkow-Geräuschen, über dem Rete articulare cubiti ermittelt werden (▸ Abb. 36.7).
- Der MAP lässt sich bei dieser Methode aus dem systolischen und diastolischen Druck mit der folgenden Formel berechnen: MAP = diastolischer Druck + ⅓ × (systolischer Druck – diastolischer Druck)
- Die automatisierte intermittierende Messung geschieht anhand der oszillometrischen Bestimmung des Blutdrucks. Dazu werden die bei der Entlastung einer bis oberhalb des systolischen Blutdrucks aufgepumpten Druckmanschette entstehenden Schwingungen (Oszillationen) der arteriellen Gefäßwand detektiert.
- Druckwerte:
  - mittlerer arterieller Blutdruck (MAP): derjenige Manschettendruck, welcher die größte Pulsationsamplitude hervorruft
  - systolischer bzw. diastolischer Blutdruck: diejenigen Drücke in der Manschette, bei welchen die Oszillation am schwächsten messbar ist

Invasive Druckmessung

- Bei der invasiven Blutdruckmessung wird ein Katheter meist in der A. radialis oder der A. femoralis platziert.
- Die arterielle Pulswelle überträgt hier ihre mechanische Energie auf die Flüssigkeitssäule im Katheter und leitet sie über ein flüssigkeitsgefülltes Schlauchsystem an einen Druckwandler weiter [252].
  - Hier verformt sie eine wasserundurchlässige Silikonmembran mit auf der wasserabweisenden Seite aufgebrachten Dehnungsmessstreifen.
  - Deren elektrischer Widerstand ändert sich in Abhängigkeit von der mechanischen Verformung, sodass die mechanische Energie in ein elektrisches Signal übertragen (transduziert) wird.
- Nach mathematischer Umwandlung wird der arterielle Druck schließlich als kontinuierliche Druckkurve mit typischer Form dargestellt.
  - An ihr sind als Maximum der systolische Blutdruck und als Minimum der diastolische Blutdruck ablesbar.
  - Zusätzlich werden der arterielle Mitteldruck (MAP) errechnet und indirekte Informationen zum Volumenstatus, z. B. die Pulsdruckvariation, dargestellt (▸ Abb. 36.1).

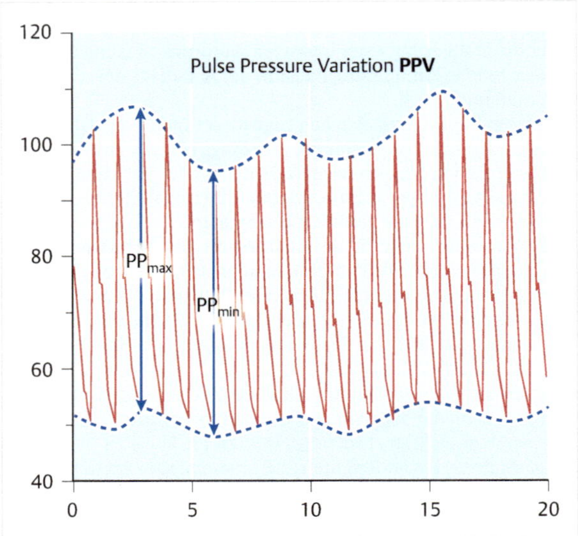

Abb. 36.1 Pulsdruckvariation der arteriellen Druckkurve.

- Schritte:
  1. Vorbereitung der Materialien
  2. ggf. Vorhalten einer assistierenden Person („Springer")
  3. Lagerung/Vorbereitung der Punktionsstelle:
     - leichtes Überstrecken und Unterpolstern des Handgelenks, anschließendes Fixieren mit Pflaster (▸ Abb. 36.8a)
     - Durchführung der chirurgischen Hautdesinfektion
     - Abdecken mit sterilem Lochtuch (▸ Abb. 36.8b)
  4. bei Wach-Anlage: Lokalanästhesie unter sterilen Kautelen mit z. B. 1–2 ml Lidocain 1 %
  5. Palpation des arteriellen Pulses (▸ Abb. 36.8c)
  6. Punktion der Arterie in Richtung nach zentral (▸ Abb. 36.8d)
  7. bei Punktion des arteriellen Blutleiters: Kanüle fixieren (▸ Abb. 36.8e)
  8. Einführen des Seldinger-Führungsdrahts (▸ Abb. 36.8f)
  9. Entfernen der Punktionskanüle über liegenden Seldinger-Draht (▸ Abb. 36.8g)
  10. Vorschieben des Katheters in Seldinger-Technik (Draht bleibt fixiert, nur Kanüle wird bewegt (▸ Abb. 36.8h)
  11. Fixieren der Kanüle mit Pflasterstreifen (▸ Abb. 36.8i)
  12. ggf. Abnahme einer arteriellen BGA (▸ Abb. 36.8j)
  13. Anschluss der arteriellen Drucksystems (▸ Abb. 36.8k)
  14. Pflasterverband (▸ Abb. 36.8l)
  15. Anschluss an Monitoring via Verbindungskabel
  16. Kalibrieren der Messung („Nullabgleich" gegen atmosphärischen Druck)
  17. Spülung des Katheters mit hohem Druck (ca. 300 mmHg, Fast-Flush-Methode) und sofortige Beurteilung der Kurvendämpfung
  18. Kennzeichnen des arteriellen Zugangs, z. B. mit definiertem Aufkleber oder farbigen 3-Wege-Hähnen
- Vorgehen bei ultraschallgestützter Katheteranlage:
  - nach Schritt 4:
    - Darstellung der A. radialis nativ (▸ Abb. 36.9) und im Farbdopplerbild (▸ Abb. 36.6)
    - Punktion der A. radialis ultraschallgestützt (▸ Abb. 36.10, ▸ Abb. 36.11)
    - Darstellung des liegenden Drahts zur Lagekontrolle (▸ Abb. 36.12)
  - weiter mit Schritt 10

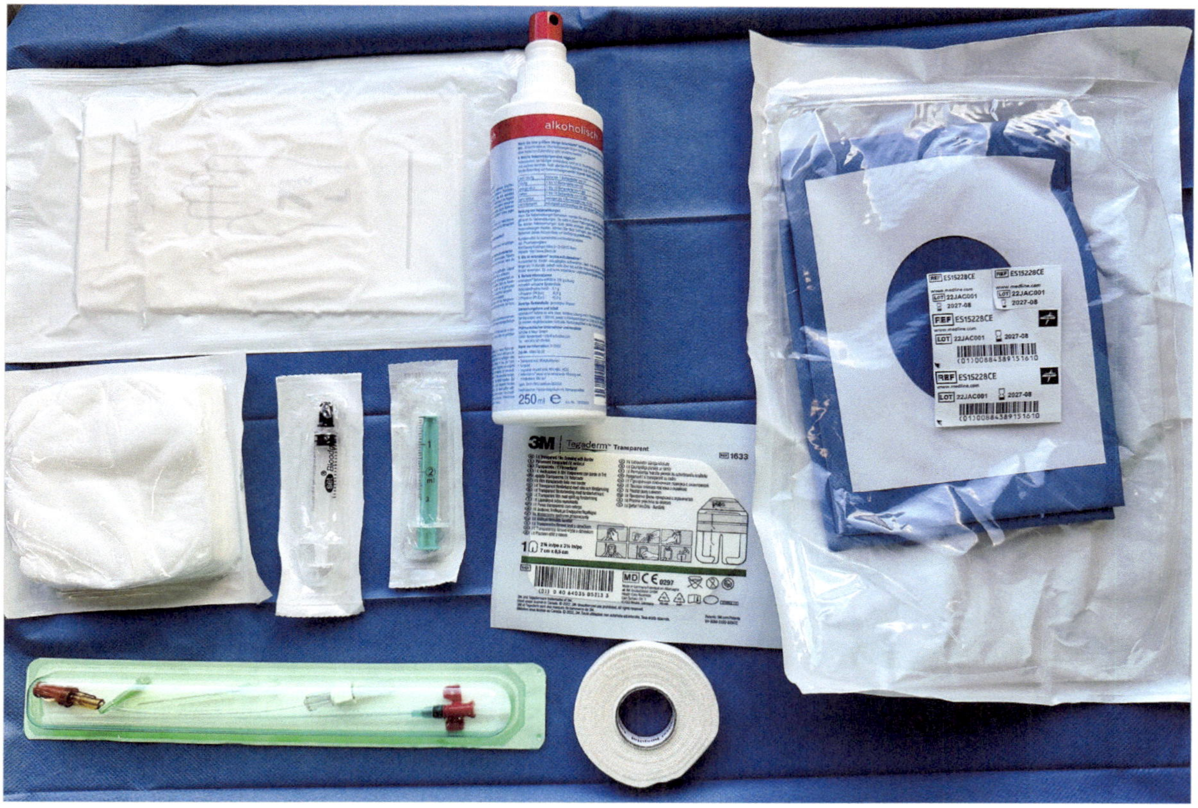

Abb. 36.2 Materialien zur invasiven arteriellen Katheteranlage.

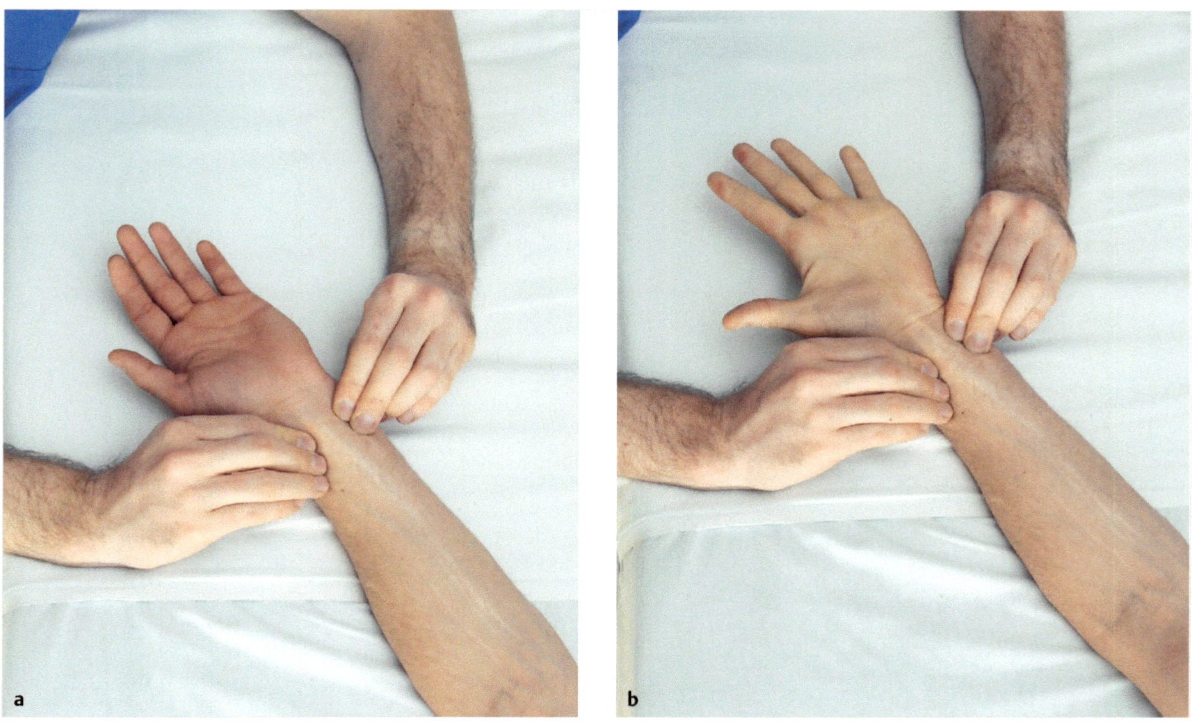

Abb. 36.3 Allen-Test.

a Abdrücken der A. radialis sowie A. ulnaris.

b Mehrfaches Öffnen und Schließen der Hand führt zu deren Abblassen. Wird die Kompression der zu testenden Arterie gelöst, muss die Durchblutung sichtbar innerhalb weniger Sekunden wieder hergestellt sein.

(Quelle: Knapp J, Grabowski M, Weidhase L et al. Invasive Blutdruckmessung – Schritt für Schritt. Notfallmedizin up2date 2017; 12 (01): 7-14.)

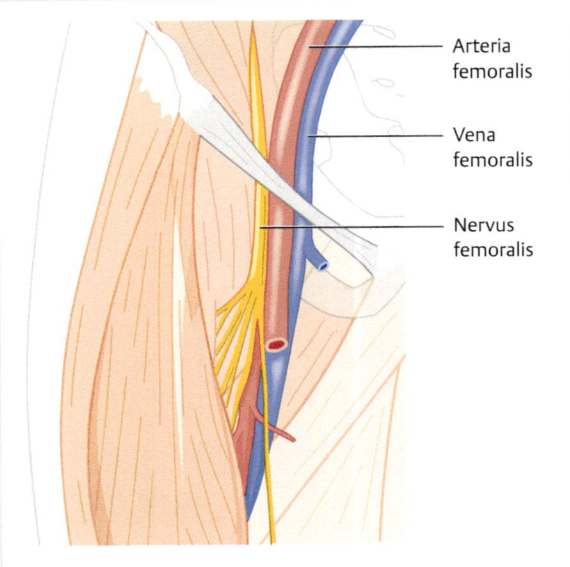

Abb. 36.4 Anatomie der Leiste: Vene, Arterie und Nerv.

Merke

Allgemein gilt für die invasive Katheteranlage in einer Arterie:

- Nicht dominante Seite/Extremität bevorzugen!
- Bei Notwendigkeit wiederholter Punktion nie A. radialis und A. ulnaris der gleichen Seite punktieren!
- Sterile Kautelen bei Anlage unbedingt beachten!

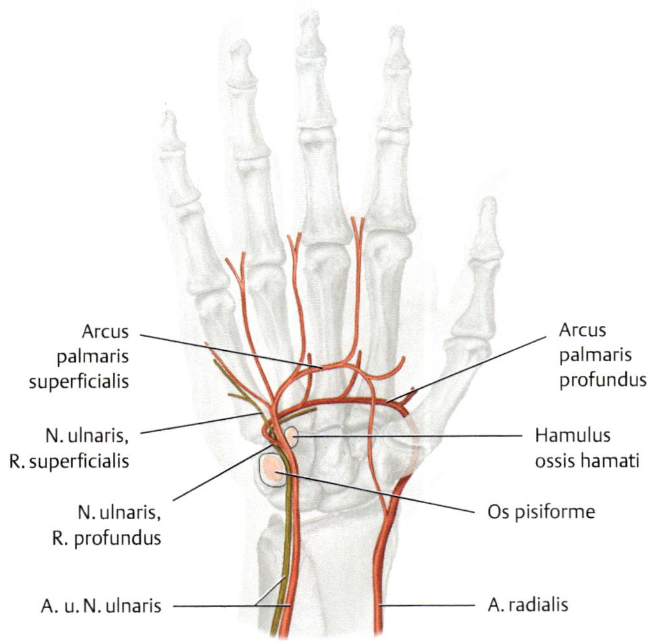

Abb. 36.5 Arterielle Versorgung der Hand. (Quelle: Schünke M, Schulte E, Schumacher U, Voll M, Wesker K. 5.16 Guyon-Loge und Regio carpalis anterior. In: Schünke M, Schulte E, Schumacher U, Voll M, Wesker K, Hrsg. Prometheus LernAtlas - Allgemeine Anatomie und Bewegungssystem. 6., vollständig überarbeitete Auflage. Stuttgart: Thieme; 2022)

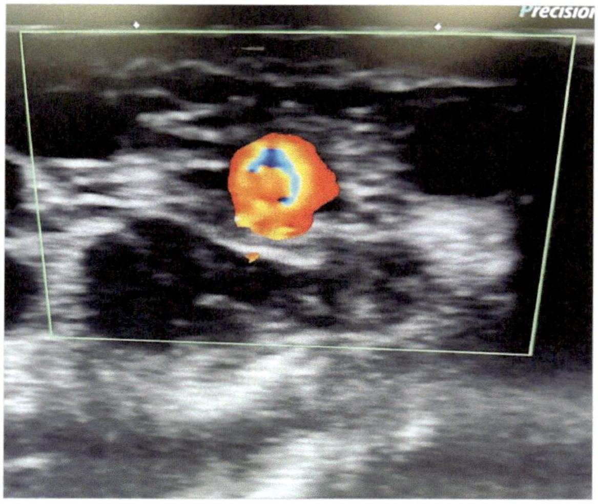

Abb. 36.6 Farbdopplerbild der Arteria radialis.

36.2.11 Mögliche Fehler und Fallstricke

- Die sphygmomanometrische Messung störende Einflussfaktoren können Bewegungen des Patienten oder auch eine äußere Kompression der Manschette (z. B. durch den sich abstützenden Operateur) sein.
- invasive Blutdruckmessung:
  - Position des Druckwandlers nicht auf Höhe des rechten Vorhofs (am liegenden Patienten: Kreuzung 4. Interkostalraum und mittlere Axillarlinie).
    - Liegt der Druckwandler unterhalb dieser Ebene, ist der angezeigte Druck zu hoch, oberhalb dieser Linie wird er zu niedrig angezeigt.
    - Cave: Bei Lagerungsmanövern muss die Position des Druckwandlers entsprechend angepasst werden.
  - „Unterdämpfung" der Druckkurve nach Fast Flush mit „Schleuderzacke": zu langes Schlauchsystem mit hoher Compliance, überflüssige 3-Wege-Hähne oder Verlängerungen
  - „Überdämpfung" der Druckkurve mit abgeflachter, wellenförmiger Form: Thromben oder Luftblasen im Schlauchsystem
  - schlechtes Signal bei hohen Vasokontriktordosierungen (periphere Arterie hier ungünstiger Messort, besser: A. femoralis)

36

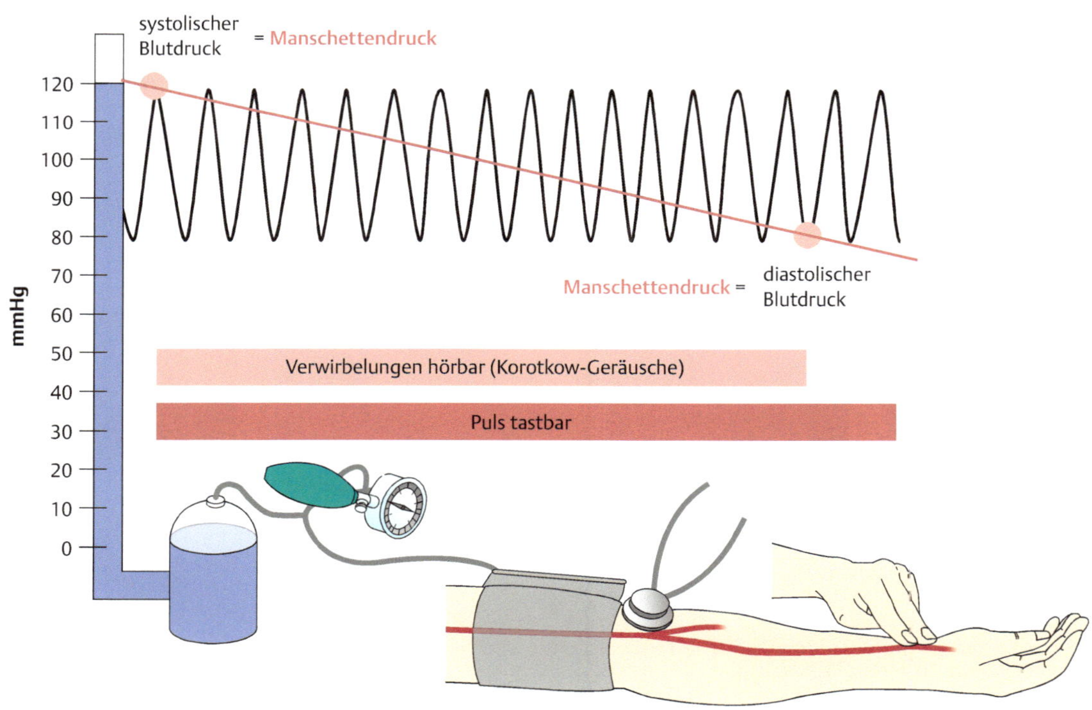

Abb. 36.7 **Nicht invasive Blutdruckmessung.** Nach Riva-Rocci (palpatorisch) und nach Korotkow (auskultatorisch). (Quelle: Hilbert T, Boehm O. Durchführung. In: Zacharowski K, Marx G, Hrsg. Referenz Anästhesie. 1. Auflage. Stuttgart: Thieme; 2020)

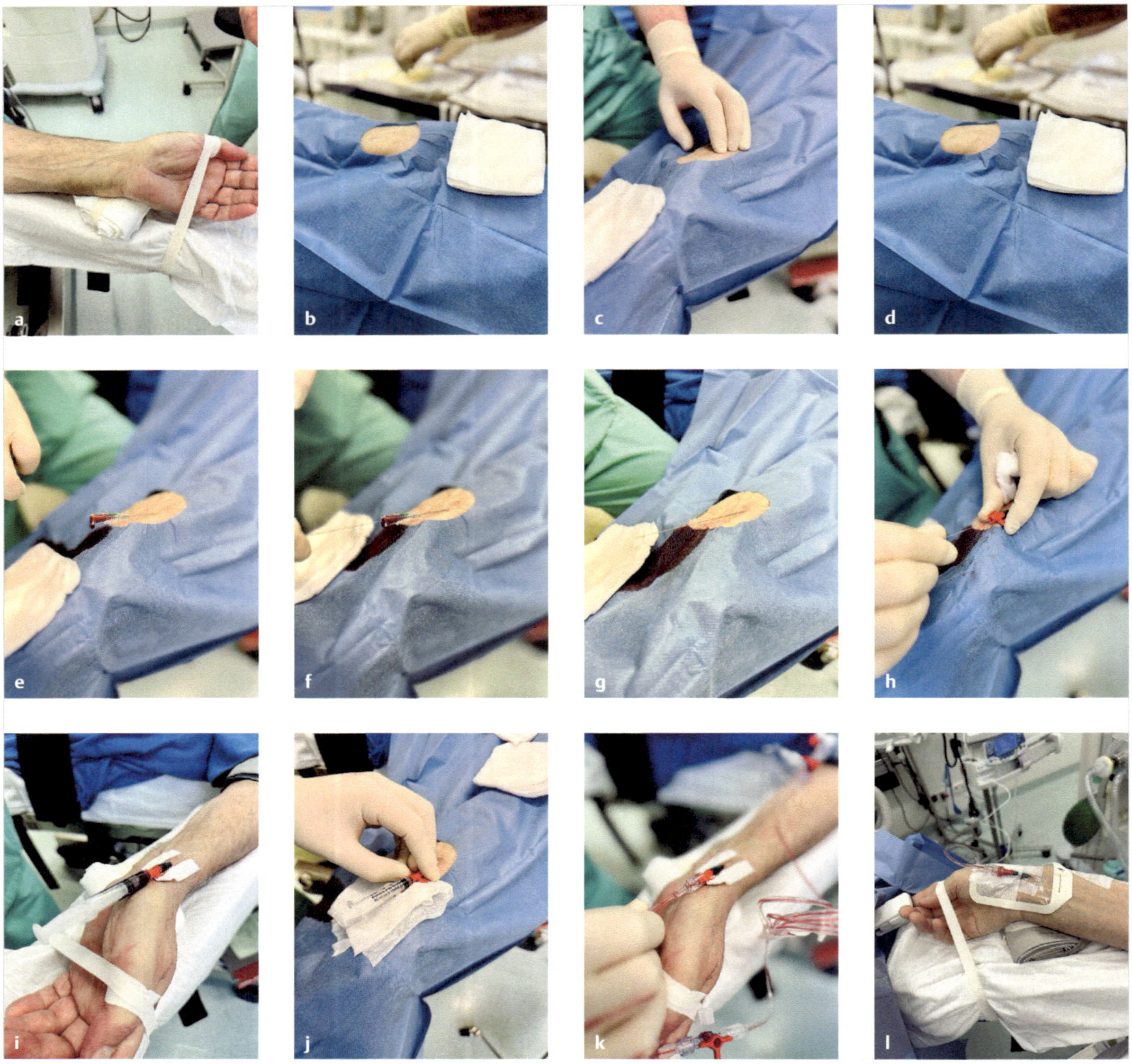

Abb. 36.8 Punktion der Arteria radialis.

a Lagerung der Hand für die Punktion der Arteria radialis.
b Sterile Abdeckung mit dem Lochtuch.
c Palpation des arteriellen Pulses.
d Punktion der A. radialis.
e Blutige Punktion der A. radialis.
f Einbringen des Seldinger-Drahts über die liegende Kanüle.
g Seldinger-Draht nach Entfernung der Kanüle.
h Auffädeln des Katheters in Seldinger-Technik über Führungsdraht.
i Fixierung des Katheters.
j Abnahme einer BGA über frisch gelegten Katheter.
k Anschluss an die Druckleitung des Messystems.
l Pflasterverband.

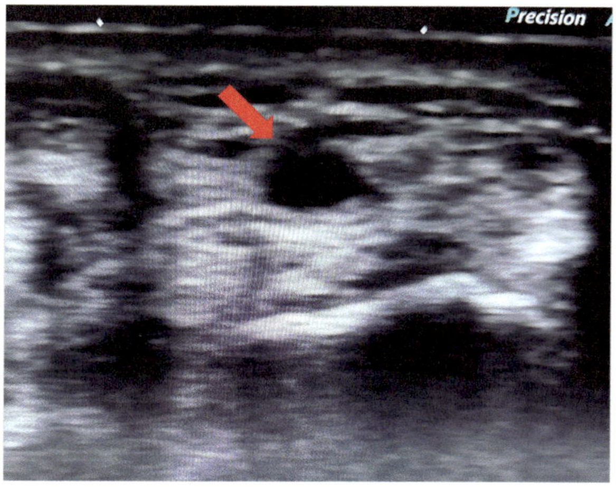

Abb. 36.9 Natives Sonografiebild der Arteria radialis.

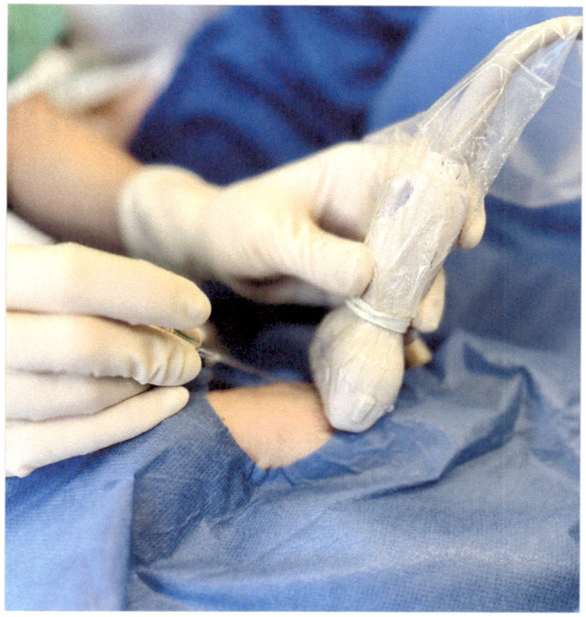

Abb. 36.10 **Ultraschallgestützte Punktion der A. radialis.** Positionierung des Schallkopfs.

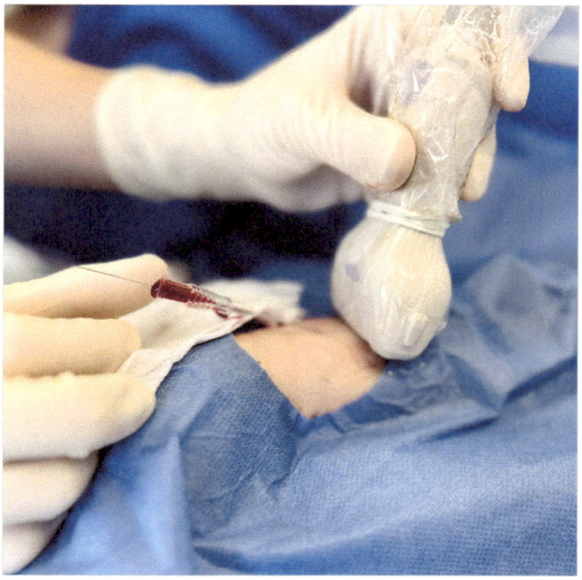

Abb. 36.11 Ultraschallgestützte Punktion der A. radialis.

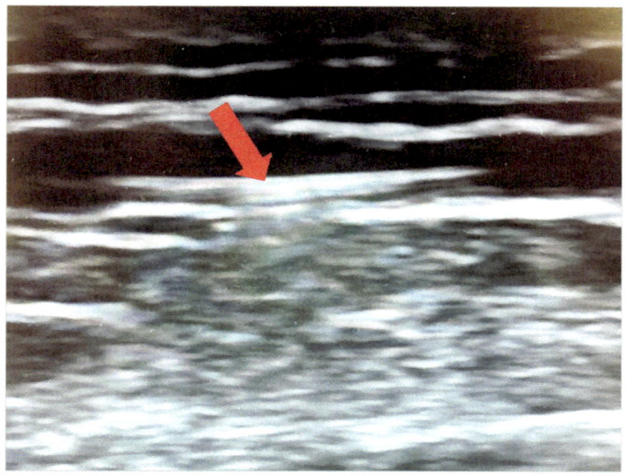

Abb. 36.12 Ultraschallgestützte Lagekontrolle des Seldinger-Drahts.

36.2.12 Mögliche Komplikationen

- Messungenauigkeiten

Komplikationen während der Durchführung

- invasive Blutdruckmessung [251][255]:
  - Thrombosen
  - Gefäßläsion, ggf. mit bleibendem ischämischem Schaden
  - Dissektion
  - Komplikationen bei der Anlage vermeiden:
    - Checkliste nutzen, Indikation und Punktionsort immer (!) kritisch prüfen
    - frühzeitig Hilfe anfordern
    - Mehrfachpunktionen möglichst vermeiden, nie A. radialis und A. ulnaris an gleicher Seite punktieren
    - Ultraschall bei (zu erwarteter) schwieriger Punktion früh nutzen

Komplikationen nach der Durchführung

- invasive Blutdruckmessung [251][255]:
  - (Pseudo-)Aneurysma
  - arteriovenöse Fistel
  - passagerer Vasospasmus

- Blutverlust durch unerkannte Diskonnektion des Messsystems
- Infektion am Punktionsstelle
- Blutstrominfektion (1,7/1000 Anlagen) [254]
- Spätkomplikationen vermeiden:
  - steriles Arbeiten bei Anlage zwingend erforderlich
  - bei Ziehen der Arterie mind. für 10 min Punktionsstelle abdrücken
  - Durchblutung distal des Punktionsorts stets überprüfen und dokumentieren

36.2.13 Dokumentation

- immer Dokumentation des Blutdrucks
- invasive Blutdruckmessung:
  - Eine vollständige Aufklärung des Patienten über den Nutzen und die Risiken der invasiven Blutdruckmessung hat, wenn möglich, zu erfolgen und sollte schriftlich belegt sein.
  - Die Katheteranlage und auch mögliche Probleme bei der Anlage sind sorgfältig im Anästhesieprotokoll festzuhalten.
  - Gleiches gilt für die weitere Versorgung des Punktionsorts (Verbandswechsel und auch Ziehen der Kanüle): Auch hier müssen die durchgeführten Maßnahmen von der behandelnden Person sorgfältig dokumentiert werden.

VI

36.2.14 Postoperatives/ Postinterventionelles Management

- Im postoperativen/postinterventionellen Verlauf ist die Indikation zur invasiven Blutdruckmessung stets kritisch zu prüfen.
- Eine regelmäßige Kontrolle der Punktionsstelle auf Zeichen einer Infektion sowie eine Durchblutungskontrolle distal der Punktionsstelle ist durchzuführen und muss sorgfältig dokumentiert werden.
- Der invasive Zugang soll so bald wie möglich entfernt werden, um Spätkomplikationen zu vermeiden.

Besonderheiten bei bestimmten Personengruppen

Besonderheiten bei Schwangeren

- Indikationen und Kontraindikationen gelten hier wie bei Nicht-Schwangeren.

Besonderheiten bei Kindern und Jugendlichen

- Indikationen und Kontraindikationen gelten hier wie bei Erwachsenen.

36.2.15 Literatur

Quellenangaben

[251] Handlogten KS, Wilson GA, Clifford L et al. Brachial artery catheterization: an assessment of use patterns and associated complications. Anesth Analg 2014; 118: 288–295

[252] Hoeft A, Metzler H, Pasch T. Monitoring in Anästhesie und Intensivmedizin. Heidelberg/Berlin: Springer; 2008

[253] Knapp J, Grabowski M, Weidhase L et al. Invasive Blutdruckmessung. Kardiologie up2date 2018; 14: 296–303

[254] Maki DG, Kluger DM, Crnich CJ. The risk of bloodstream infection in adults with different intravascular devices: a systematic review of 200 published prospective studies. Mayo Clin Proc 2006; 81: 1159–1171

[255] Scheer B, Perel A, Pfeiffer UJ. Clinical review: Complications and risk factors of peripheral arterial catheters used for haemodynamic monitoring in anaesthesia and intensive care medicine. Crit Care 2002; 63: 199–204

[256] Tang L, Wang F, Li Y et al. Ultrasound guidance for radial artery catheterization: an updated meta-analysis of randomized controlled trials. PLoS One 2014; 9: e111 527

[257] Wilkins RG. Radial artery cannulation and ischaemic damage: a review. Anaesthesia 1985; 40: 896–899

36.3 Befunde der Blutdruckmessung

36.3.1 Normalbefunde, Normvarianten und Grenzbefunde der Blutdruckmessung

- s. ▶ Tab. 36.1

Tab. 36.1 Normalbefunde, Normvarianten und Grenzbefunde der Blutdruckmessung.

Befund	Einordnung (Normalbefund, Normvariante oder an der Grenze zum pathologischen Befund)	Beschreibung
systolischer Blutdruck	Normwertbereich für Erwachsene bis 139 mmHg	Höhere Werte werden als hochnormal bzw. als leichte, mittelschwere oder schwere Hypertonie bezeichnet.
diastolischer Blutdruck	Normwertbereich für Erwachsene bis 89 mmHg	Höhere Werte werden als hochnormal bzw. als leichte, mittelschwere oder schwere Hypertonie bezeichnet.
arterieller Mitteldruck (MAP)	Normwertbereich für Erwachsene zwischen 70 und 105 mmHg	

37 Wichtige Laborwerte und deren Interpretation

Robert Schöppe

37.1 Durchführung der Befundung bei wichtigen Laborwerten und deren Interpretation

37.1.1 Steckbrief

Durchführung und Befundung der Methode sowie das Vorgehen bei der Befundung der Methode sind hier in einem Text zusammengefasst, da die Labordiagnostik hier keine klare Trennung zulässt und viele der Aspekte bereits bei den einzelnen Parametern unter „Hinweise" genannt sind. Laborparameter sind ein zentrales Element nahezu jeder Diagnostik geworden und bieten eine zunehmend höhere Bandbreite. Ein Laborparameter sollten nie alleine betrachtet werden, sondern immer in einem Gesamtbild mit anderen Laborparametern, Klinik und gegebenenfalls weiteren diagnostischen Verfahren wie der Bildgebung. Für jeden Parameter gilt eine spezielle Präanalytik, welche hier tabellarisch aufgeführt ist. Eine fehlerhafte Abnahme, nicht sachgemäßer Transport oder ein zu langes Zeitintervall zwischen Abnahme und Messung können zu fehlerhaften Messungen führen und somit eine potenzielle Patientengefährdung nach sich ziehen. Zudem sind Analyten unterschiedlich lange stabil, was gegebenenfalls beim Transport, der Lagerung von Proben oder bei Nachuntersuchungen zu beachten ist.

37.1.2 Synonyme

- Blutabnahme
- Blutdiagnostik
- Bluttest
- Blutprobe
- Laborkontrolle

37.1.3 Keywords

- Blut
- Labor
- Labordiagnostik
- Blutbild
- Leberwerte
- Transaminasen
- Nierenwerte
- Elektrolyte
- Urindiagnostik
- Gerinnung
- Glukosestoffwechsel
- Fettwerte
- Herzenzyme
- Schilddrüsenwerte
- Elektrolyte
- Tumormarker

37.1.4 Wichtige Parameter für die Befundung wichtiger Laborwerte und deren Interpretation

- Die Voraussetzungen für jede Abnahme sind bei jedem Parameter unterschiedlich und werden in den dazugehörigen Tabellen benannt.

37.1.5 Vorgehen bei der Befundung wichtiger Laborwerte und deren Interpretation

Beschreibung der Befunde

Auswertungsparameter und Befundkriterien

- s. ▸ Tab. 37.1

37.1.6 Literatur

Literatur zur weiteren Vertiefung

[258] Renz H. Praktische Labordiagnostik. Berlin: De Gruyter; 2018

37.2 Befunde des laborchemischen Basismonitorings

37.2.1 Normalbefunde, Normvarianten und Grenzbefunde des laborchemischen Basismonitorings: Blutbild und Blutbildung allgemein

Referenzbereiche, Indikationen und Bedeutung

- Die wichtigsten Parameter des Blutbilds sind in ▸ Tab. 37.2 dargestellt.

Merke M!

Leitbefunde Anämie-Diagnostik:

- hypochrome, mikrozytäre Anämie:
  - MCH und MCV erniedrigt
  - meist Folge einer Eisenmangelanämie mit zusätzlich erniedrigtem Eisen, Ferritin und erniedrigter Transferrinsättigung, sowie erhöhtem Transferrin
- normochrome, normozytäre Anämie:
  - MCH und MCV im Normbereich
  - häufig bei akuten Blutungen, Infektionen, chronischen Entzündungen, Tumoren
  - Bei vermehrten Retikulozyten könnte eine hämolytische Anämie oder eine Blutungsanämie vorliegen. Erniedrigte Retikulozyten deuten eher auf eine Knochenmarksinsuffizienz oder eine renale Anämie hin.
- Hyperchrome, makrozytäre Anämie:
  - MCH und MCV erhöht
  - meist Folge eines Vitamin-B_{12}- u./o. Folsäuremangels, seltener medikamentös-toxisch oder durch ein myelodysplastisches Syndrom bedingt

37

Tab. 37.1 Auswertungsparameter von wichtigen Laborwerten und deren Interpretation.

relevante Parameter	wichtige Aspekte	Hinweis auf...	Fehlerquellen
Anämie-Diagnostik	Das Blutbild wird aus EDTA-antikoaguliertem Vollblut gemessen. Diagnostik ist nur bis ca. 24h nach der Abnahme valide, da Blutzellen außerhalb des Körpers nicht lange stabil sind.	Anämie, Polyglobulie, Leukämien, Entzündungen	Kälteagglutinine führen zu falsch niedrigen Erythrozyten-Werten. In diesen Fällen EDTA-Blut warmhalten (Wasserbad) und sofort ins Labor verschicken, Hämolyse, ikterische Probe; Lipämie
Glukose/Glukosestoffwechsel	Blutzellen verstoffwechseln die im Plasma enthaltene Glukose, sodass entweder zügig gemessen werden sollte oder man wählt ein Probenröhrchen, das einen Glykolysehemmer (z. B. Floride) enthält.	V. a. Hyper- oder Hypoglykämie, Therapiekontrolle bei Diabetes mellitus, Beurteilung des Kohlenhydratstoffwechsels	Hämolyse, Lipämie, ikterische Probe, Medikamente, alte Proben. Für HbA1c: Hämoglobinvarianten: HbF > 15 %, homozygote Hämoglobin-Varianten, eingeschränkte Beurteilbarkeit bei Patienten mit verkürzter Erythrozytenüberlebenszeit z. B. bei hämolytischen Anämien, Thalassämien, Niereninsuffizienz sowie nach Erythrozyten-Transfusion. Alte, falsch gelagerte Proben. Verlängerte Lebensdauer; beispielsweise bei Eisenmangelanämie
Blutgasanalyse	Die Blutgasanalyse (BGA) ist in einigen Bereichen wie der Intensivmedizin oder in der Dialyse als POCT verfügbar und kann zeitnah vor Ort vorgenommen werden. Die BGA gibt unter anderem Aufschluss über Elektrolyte, Sauerstoffsättigung, Hb und den Blut-pH und wird daher besonders in der Akutmedizin eingesetzt. Die Analyse sollte so schnell wie möglich, jedoch innerhalb von 15 min. erfolgen, da die Messergebnisse sonst nicht adäquat sind. Cave: Fehlbestimmungen bei hohen Infusionskontaminationen oder Luft in den Probenröhrchen. Nach der Entnahme ist die Spritze sofort zu entlüften und zu verschließen.	Azidose, Alkalose, Ventilationsstörungen, Elektrolytentgleisungen, metabolische Erkrankungen	Hämolyse, Lipämie, ikterische Probe, Probenalter, Luftblase, unzureichende Durchmischung
Elektrolyte	Das bekannteste Phänomen bei der Bestimmung von Elektrolyten ist das falsch hohe Kalium nach zu langer Stauung, inadäquatem Probentransport oder zu schneller Aspiration mit nachfolgendem Zellzerfall. Eine Verschleppung von Antikoagulantien wie EDTA und Zitrat in das nachfolgend abgenommene Probenröhrchen zur Bestimmung der Elektrolyte kann stark erniedrigte Kalzium- oder stark erhöhte Kaliumwerte vortäuschen. Für Kalzium gelten auf Grund unterschiedlicher Proteinbindung unterschiedliche Referenzbereiche je nach dem ob aus Vollblut oder Serum/Plasma gemessen wird.	V. a. Elektrolytstörung, Störung des Säure-Base-Haushalts, akute und chronische Herzrhythmusstörungen, Hämolyse, Durchfall, Erbrechen, Hypertonus, Störungen des Flüssigkeitshaushalts, Differenzialdiagnose bei Polyurie/Polydypsie, Niereninsuffizienz, Ödeme, Hyper-/Hypoaldosteronismus, Hypokalzämie, Hyperkalzämie, Überwachung von Diuretikatherapien, Störungen des Ca-Stoffwechsels, Malignome, neuromuskuläre Übererregbarkeit, renale Erkrankungen, gastrointestinale Erkrankungen mit Absorptionsstörung, parenterale Ernährung sowie Alkoholismus.	Falsch erhöhte Kalium-Werte durch in-vitro-Hämolyse oder Kontamination mit K-EDTA. Falsch erniedrigte Elektrolyt-Werte bei Hyperlipidämie, Hyperproteinämie, massiver Leukozytose, Hämolyse, Lipämie, ikterische Probe

Tab. 37.1 Fortsetzung

relevante Parameter	wichtige Aspekte	Hinweis auf...	Fehlerquellen
Gerinnung	globale Gerinnungstests; Quick, PTT und TZ sowie eine Bestimmung der Thrombozyten können sinnvoll vor invasiven Interventionen sein. Bei der Abnahme empfiehlt es sich, die Zitrat-Probenröhrchen nicht zuerst zu befüllen, da der beim Einstich freigesetzte „tissue factor" aus dem Hautzylinder die Diagnostik beeinflussen kann. Für das richtige Verhältnis aus Zitrat und Blut muss das Probenröhrchen bis zur Markierung befüllt sein und nach der Abnahme vorsichtig durch Schwenken gemischt werden. Unterfüllte Proben führen zu falschen Ergebnissen. Starke Erschütterungen des Probenröhrchens führt zu einer Aktivierung der Thrombozyten und macht die Probe unmessbar oder verfälscht die Ergebnisse stark. Gerinnungstests sind in der Regel nur bis zu vier Stunden nach Abnahme valide!	Screening auf erworbene, angeborene oder medikamentenassoziierte Blutgerinnungsstörung. Steuerung einer Therapie mit Vitamin-K-Antagonisten, Therapie mit unfraktioniertem Heparin und eingeschränkt DOAKs. Hyperfibrinolyse (u. a. bei fibrinolytischer Therapie), Dysfibrinogenämien und Verminderung des Fibrinogens. Die wichtigsten Ursachen einer erhöhten Thrombozytenzahl sind Infektionen. Thrombozytopenien häufig immunologisch, medikamentös induziert oder durch Knochenmarkschädigung immunologisch bedingt: Heparin-induzierte Thrombopenie disseminierte intravasale Gerinnung (DIC),Immunthrombozytopenie TTP/HUS, Splenomegalie hämatologische Systemerkrankungen, Haemorrhagie, Pseudothrombozytopenie (EDTA)	Unterfüllte Proben führen zu z. T. deutlich verlängerten Gerinnungszeiten. Erschütterungen der Probenröhrchen nach der Abnahme oder zu alte Probe. Lupus-Antikoagulanz, Hämatokrit ab 60 %. Ausgeprägte Hypofibrinogenämie, Lipämie.
Leberwerte	Bei Blutentnahme sollte eine Stauung von > 2 min vermieden werden, der Patient sollte nüchtern sein und liegen. Körperliche Belastung vor Blutentnahme vermeiden. De-Ritis-Quotient = AST/ALT Der De-Ritis Quotient, das Verhältnis des Anstiegs der AST zu ALT, kann helfen die Schwere eines Leberschadens einzuschätzen.	Diagnostik, Differenzierung, Verlaufs- und Therapiekontrolle von Lebererkrankungen, Herz- und Skelettmuskelerkrankungen, Hämolyse, Diagnostik, Differenzierung und Verlaufskontrolle bei Leber- und Gallenwegserkrankungen Kontrolle des chronischen Alkoholismus	Hämolyse, Lipämie, ikterische Probe, heterophile Antikörper.
Pankreaswerte	Lipasen als spezifischer Biomarker. Abhängig vom Labor kann die pankreasspezifische Amylase differenziert werden. Aufgrund der renalen Elimination finden sich erhöhte Amylase-Werte auch bei einer Niereninsuffizienz. Bei etwa 0,1 % der Bevölkerung tritt eine Makroamylasämie auf. Da die Komplexe nicht renal eliminiert werden, kommt es zu einer Erhöhung der Amylase im Serum.	Nachweis, Ausschluss, Verlaufskontrolle einer Pankreatitis, V. a. Pankreas-CA, Verlaufskontrolle ERCP, V. a. akute oder chronische Pankreatitis, Pankreasbeteiligung bei akutem Abdomen, Verlaufskontrolle nach endoskopisch-retrograder Choledochopankreatografie	Hämolyse, Lipämie, ikterische Probe, heterophile Antikörper, Niereninsuffizienz, Makroamylase, Makrolipasämie
Nierenwerte	Kreatinin korreliert mit der Muskelmasse. Bei sehr muskulösen oder sehr kachektischen Patienten kann alternativ Cystatin-C bestimmt werden	Akute und chronische Nierenerkrankungen, Hypertonie, Therapie mit nephrotoxischen oder renal eliminierten Medikamenten	Hämolyse, Lipämie, ikterische Proben, Azeton. Kreatinin korreliert mit der Muskelmasse
Herzenzyme (kardiale Marker)	Starke körperliche Belastungen (z. B. Ergometrie) vor der Blutentnahme sind zu vermeiden. Niereninsuffizienz mit gestörter Elimination	Diagnostik, Verlaufsmarker und Therapiekontrolle eines Herzinfarkts, Diagnose/Ausschluss eines akuten Myokardinfarkts, V. a. Myokardschädigung (toxisch, Myokarditis, traumatisch), Therapiekontrolle nach PCI, Diagnostik und Therapiemonitoring bei Herzinsuffizienz, dilatativer Kardiomyopathie, Prognose bei akutem Koronarsyndrom	Hämolyse, Lipämie, ikterische Probe, heterophile Antikörper, starke körperliche Belastung

Tab. 37.1 Fortsetzung

relevante Parameter	wichtige Aspekte	Hinweis auf...	Fehlerquellen
Schilddrüsenwerte	Die Bestimmung von TSH kann im stationären Aufenthalt sinnvoll sein. Essenziell ist der Wert vor der Durchführung eines CTs mit Jodhaltigem Kontrastmittel	Beurteilung der Hypophysenfunktion und Schilddrüsenfunktion sowie Therapiemonitoring	Hämolyse, Lipämie, ikterische Probe, heterophile Antikörper
Rheumafaktoren	Rheumafaktoren beschreiben eine größere Gruppe von Autoantikörpern mit sehr verschiedenen Sensitivitäten und Spezifitäten für unterschiedliche Autoimmunerkrankungen	Differenzialdiagnose rheumatoide Arthritis, gemischte Kryoglobulinämie, unklare Arthritis, Serositis, Kollagenosen	Hämolyse, Lipämie, ikterische Probe, high-dose-hook-Effekt
Eiweiß und Eiweißelektrophorese	Die Eiweißelektrophorese gibt einen Überblick über die Anteilverteilung der Eiweißfraktionen. Genaueren Aufschluss gibt die Analyse der einzelnen Proteine. Die Methode eignet sich jedoch für das Screening auf Gammopathien, da hier in der Gamma-Fraktion eine schmalbasige Zacke zu sehen ist. Diagnose und Verlauf von monoklonalen Gammopathien. Hereditärer Mangel an Plasma-Proteinen.	Die Eiweisselektrophorese gibt einen Überblick über die Anteilverteilung der Eiweissfraktionen. Genaueren Aufschluss gibt die Analyse der einzelnen Proteine. Die Methode eignet sich jedoch für das Screening auf Gammopathien, da hier in der Gamma-Fraktion eine schmalbasige Zacke zu sehen ist. Diagnose und Verlauf von monoklonalen Gammopathien. Hereditäre Mangel an Plasma-Proteinen.	Einzelbestimmungen: Hämolyse, Lipämie, ikterische Probe, heterophile Antikörper, High-Dose-Hook-Effekt. Elektrophorese: Fibrinogen (in Plasmaproben, unvollständig geronnenen Serumproben oder Proben von Patienten, die mit Antikoagulantien behandelt wurden): wandert in die ß-2-Fraktion Hämolyse: erzeugt eine doppelte A-2-Fraktion alte, falsch gelagerte Proben: verminderte ß-2-Fraktion. Lipoproteine, Triglyceride und Gallenpigmente in hohen Konzentrationen: können Bisalbuminämie vortäuschen
Fettwerte	Blutentnahme sollte nüchtern bzw. 4h postprandial erfolgen.	Differenzialdiagnose von Hyperlipoproteinämien, Atherosklerose-Risikostratifizierung, Therapiekontrolle bei Behandlung mit Lipidsenkern/Ernährungsumstellung, Abschätzung des kardiovaskulären Risikos bei Patienten mit familiärer Belastung, Therapiekontrolle bei Vollblut-Apherese	Hämolyse, ikterische Probe, Gammopathien (insbesondere IgM)
Entzündungswerte	Differenzialblutbild, CRP, IL-6, Procalcitonin	Diagnose, Differenzialdiagnose viral vs. bakteriell. Therapieverlaufskontrolle von Entzündungen wie Infektionen, Anstieg auch bei Gewebeschädigung, malignen Tumoren, malignen Systemerkrankung und Autoimmunerkrankungen.	Hämolyse, Lipämie, ikterische Probe, heterophile Antikörper
Laktat	Für Laktat gilt das gleiche wie für Glukose; in den Probenröhrchen verstoffwechseln die Blutzellen die Glukose zu Laktat, sodass die Probe entweder rasch gemessen werden muss oder man wählt ein Probenröhrchen mit einem Glykolysehemmer.	Diagnostik bei Gewebehypoxien, Schock, Intoxikationen, metabolischer Azidose, V. a. peripartale kindliche Hypoxie, V. a. angeborene Stoffwechselerkrankungen	Hämolyse, Lipämie, ikterische Probe, alte Proben
Tumormarker	Tumormarker nicht zur Diagnose oder zum Ausschluss einer Krebserkrankung. Cave: Ergebnis hängt vom verwendeten Hersteller ab und Resultate, die mit unterschiedlichen immunologischen Assays bestimmt wurden, sind nur eingeschränkt vergleichbar.	Diagnosesicherung einer Tumorerkrankung, Informationsgewinnung zum Erstellen der Prognose Monitoring von Patienten in Remission, nach oder während Tumorresektionen, Bestrahlung oder Chemotherapie	Hämolyse, Lipämie, ikterische Probe, Fluoreszin, heterophile Antikörper

Tab. 37.1 Fortsetzung

relevante Parameter	wichtige Aspekte	Hinweis auf...	Fehlerquellen
Urinstatus/Urinstix	Der Urinstatus sowie der Urinstix sind präanalytisch fehleranfällig, sodass hier auf eine korrekte Abnahme zu achten ist. Bestimmte Lebensmittel z. B. hohes Vitamin C, können einige Teste verfälschen. Der Urinstix ist ein Screeingtest, der bei pathologischen Befunden weiter abgeklärt werden sollte, z. B. ein Urinsediment, Serum-Diagnostik oder bildgebende Verfahren.	V. a. renale oder urologische Erkrankungen: Pyelonephritis, Glomerulonephritis, nephrotisches Syndrom, interstitielle Nephritis Urethritis, Zystitis, Prostatitis Neoplasien Nephrolithiasis Urolithiasis Amyloidose, Diabetes mellitus Parasitär (z. B. Capillaria plica) Toxische Nierenschäden (z. B. Ethylenglykolvergiftung)	Die möglichen Fehlerquellen sind zahlreich und von den einzelnen Testfeldern.

k.A. = keine Angabe

37

Tab. 37.2 Blutbild und Blutbildung.

Parameter	Referenzwerte und Material	Bedeutung	Indikationen	↑ (mögliche Ursachen)	↓ (mögliche Ursachen)
Leukozyten	4 000–10 000/µl; EDTA-Blut	zellulärer Bestandteil des Immunsystems	sehr breit: V. a. Infektionen, Entzündungen, Malignome (v. a. Leukämien), Knochenmarksdepression (z. B. durch Medikamente)	bakterielle Infektionen (außer Tbc!), systemische Pilzinfektionen oder Parasitosen, myeloproliferative Erkrankungen, Leukämien, chronische Entzündungen, Stress, Trauma, Verbrennungen, Kortisontherapie, Hyperthyreose, Gicht, Hämolyse, Urämie, Coma diabeticum und hepaticum	Virusinfekte, Protozoeninfekte, Sepsis, bestimmte bakterielle Infekte (Typhus, Brucellose, Gelbfieber), Knochenmarksschäden, Autoimmunerkrankungen, Vitamin-B_{12}- und Folsäuremangel, Myelodysplasien, Leukämien, manche Medikamente (Zytostatika, Analgetika, Thyreostatika, Psychopharmaka)
Differenzialblutbild: Aufteilung der Leukozyten in Untergruppen					
neutrophile Granulozyten	40–75 %; EDTA-Blut	s. Leukozyten	s. Leukozyten	s. Leukozyten	s. Leukozyten
eosinophile Granulozyten	1–6 %; EDTA-Blut	s. Leukozyten	s. Leukozyten	Parasitosen, allergische Erkrankungen, Hauterkrankungen, Malignome, Autoimmunerkrankungen, manche Medikamente, Infektionen in Rekonvaleszenz	Typhus, Masern, Morbus Cushing, Kortisontherapie
basophile Granulozyten	0–1 %; EDTA-Blut	s. Leukozyten	s. Leukozyten	Nephrotisches Syndrom, CML, Basophilen-Leukämie, Stress, Schwangerschaft; Z. n. Splenektomie, chronisch hämolytische Anämie, Myxödem	keine klinische Bedeutung
Monozyten	2–8 %; EDTA-Blut	s. Leukozyten	s. Leukozyten	Mononukleose, Tbc, Lues, Brucellose, Malaria, bakterielle Endokarditis, Infektionen in der Rekonvaleszenz, Sarkoidose, Colitis ulcerosa, Morbus Crohn, Malaria, CML, Monozytenleukämie, malignes NHL, Autoimmunkrankheiten, v. a. Vaskulitiden	keine klinische Bedeutung
Lymphozyten	20–45 %; EDTA-Blut	s. Leukozyten	s. Leukozyten	Virusinfektionen, Pertussis, Toxoplasmose, Typhus, Brucellose, Tbc, Lues, Infektionen in der Rekonvaleszenz, Malignome (z. B. ALL, CLL, Lymphome)	Virusinfektionen, Miliar-Tbc, Malignome, Sepsis, Kortisontherapie, Morbus Cushing, systemischer Lupus erythematodes, Antikörpermangelsyndrom, AIDS, medikamentös (z. B. bei Zytostatikatherapie), Strahlentherapie
Fortsetzung Blutbild:					
Hämoglobin (Hb)	w: 12–16 g/dl, m: 14–18 g/dl; EDTA-Blut	eisenhaltiger, sauerstofftransportierender roter Blutfarbstoff in den Erythrozyten	sehr breit, Bestandteil jeden Blutbilds	Exsikkose, chronische respiratorische Insuffizienz, Polyglobulie, Polycythaemia vera, hämatologische Erkrankungen, Nierentumore, außerdem Aufenthalt in großer Höhe	Anämien (s. Hinweis), Überwässerung, Trauma mit Blutungen

Tab. 37.2 Fortsetzung

Parameter	Referenzwerte und Material	Bedeutung	Indikationen	↑ (mögliche Ursachen)	↓ (mögliche Ursachen)
Hämatokrit (Hk)	m: 41–50 % w: 37–46 %; EDTA-Blut	Anteil der zellulären Bestandteile (hauptsächlich Erythrozyten) am Blutvolumen	Anämie, Polyglobulie, Beurteilung des Wasserhaushalts	s. Hämoglobin	s. Hämoglobin
Erythrozyten	m: 4,5–5,9 Mio./µl w: 4,0–5,2 Mio./µl; EDTA-Blut	Transport des Sauerstoffs im Blut durch Bindung an Hämoglobin	s. Hämoglobin	s. Hämoglobin	s. Hämoglobin
MCH	27–34pg; EDTA-Blut	durchschnittlicher Hb-Gehalt/ Erythrozyt	Differenzierung von Anämien	makrozytäre Anämie (z. B. durch Vitamin-B_{12}- u./o. Folsäuremangel) sekundär bei vegetarischer Ernährung, Alkoholismus	Eisenmangelanämie, Hämoglobinopathien (z. B. Thalassämie)
MCV	85–98fl; EDTA-Blut	durchschnittliches Volumen eines Erythrozyten	Differenzierung von Anämien	s. MCH	s. MCH
MCHC	30–36 g/dl; EDTA-Blut	durchschnittliche Hb-Konzentration des Erythrozyten	Differenzierung von Anämien	schwere Exsikkose, Kugelzellanämie	schwere Eisenmangelanämie
Thrombozyten	150 000–350 000/µl; EDTA-Blut	wichtiger Bestandteil der Blutgerinnung	sehr breit, Bestandteil jeden Blutbildes	primäre Thrombozytosen: essenzielle Thrombozythämie, myeloproliferative Erkrankungen sekundäre Thrombozytosen: ausgeprägte Entzündungen, Anämie, posttraumatisch, postoperativ, Asplenie, manche Medikamente, Malignome, Kortisontherapie	Vitamin-B_{12}- und/ oder Folsäuremangel, Immunthrombozytopenie, heparininduzierte Thrombozytopenie (HIT), Alkoholismus, Hypersplenismus, Knochenmarksschäden (z. B. durch Medikamente, Strahlentherapie, Chemikalien), Infekte, myelodysplastisches Syndrom, Leukämien, Knochenmarksmetastasen
Eisen	m: 80–180 µg/dl w: 60–160 µg/dl	unverzichtbarer Bestandteil von Hämoglobin, Myoglobin, Enzymen	V. a. Eisenmangelanämie, Eisenverwertungsstörung, Eisenüberladung Beachte: unterliegt großen Schwankungen im Tagesverlauf; die alleinige Abnahme des Eisenspiegels ist daher nicht sehr verlässlich und nicht spezifisch für einen Eisenmangel.	Hämochromatose, Leberzirrhose, Hepatitis, Thalassämie, perniziöse Anämie, Myelodysplasie, akute Leukämie, Hämolyse, Hyperthyreose, Porphyrie, Bleivergiftung, häufige Transfusionen	chronischer Blutverlust, Dialyse, Infektionen, chronische Entzündungen, Malignome Schwangerschaft, Stillzeit und Wachstum (erhöhter Bedarf) verminderte Eisenresorption (z. B. Z. n. Gastrektomie, Anazidität, Sprue), Essstörung

Tab. 37.2 Fortsetzung

Parameter	Referenzwerte und Material	Bedeutung	Indikationen	↑ (mögliche Ursachen)	↓ (mögliche Ursachen)
Ferritin	methodenabhängig, Ferritinwerte < 15 µg/l beweisen einen Eisenmangel; Serum m: 16.–50. Lebensjahr: 22–112 µg/l 65.–90. Lebensjahr: 13–651 µg/l w: 16.–50. Lebensjahr 34–310 µg/l 65.–87. Lebensjahr 4–665 µg/l	Eisenspeicherprotein (repräsentiert die Eisenspeicher im retikulohistiozytären System) Beachte: Ferritin ist auch ein Akute-Phase-Protein. Bei Patienten mit Entzündungen, Malignomen, Lebererkrankungen, Alkoholismus etc. ist der Ferritin-Wert erhöht. Ein Eisenmangel kann in diesen Fällen leicht übersehen werden.	entscheidender Parameter bei V. a. Eisenmangelanämie, Eisenüberladung	Hämochromatose, Hämosiderose, Lebererkrankungen, Hämoglobinopathien (z. B. Thalassämie) Eisenverteilungsstörungen (Malignome, akute und chronische Entzündungen) Eisenverwertungsstörungen (z. B. durch Vit.-B_{12} u./o. Folsäuremangel)	Eisenmangel, Transferrinmangel (z. B. bei nephrotischem Syndrom), Eisenresorptionsstörung (z. B. bei Sprue), erhöhter Eisenbedarf (Schwangerschaft, Wachstum, Stillzeit)
Retikulozyten	m: 0,8–2,5 %, w: 0,8–4,1 % der Erythrozyten; EDTA-Blut	junge Erythrozyten, die sich aus den Normoblasten nach Ausstoßen des Kerns entwickeln	Überprüfung der Erythropoese	gesteigerte Erythropoese (z. B. durch Hämolyse, Blutverlust, Hypoxie, Ausgleich eines Eisen-, Vitamin-B_{12}- oder Folsäuremangels)	verminderte Erythropoese (z. B. bei megaloblastären oder aplastischen Anämien, myelodyplastischem Syndrom, Erythropoetinmangel, Zytostatika, Strahlentherapie) Niereninsuffizienz
Transferrin	200–400 mg/dl (methodenabhängig); Serum	Transportprotein für Eisen	V. a. Eisenmangel oder Eisenüberladung	Eisenmangel, Gravidität	Entzündungen, Malignome, Hämochromatose, Leberzirrhose, Proteinverluste
Transferrinsättigung	16–45 %; Serum	gibt die Sättigung des Transferrins mit Eisen an	Differenzierung zwischen Eisenüberschuss (hohe Transferrinsättigung) und Eisenverteilungsstörung (niedrige Transferrinsättigung)	Eisenüberladung (z. B. bei Hämochromatose, multiplen Bluttransfusionen, hämolytischer Anämie), Proteinverluste	Eisenmangel, Eisenverteilungsstörung (z. B. bei chronischen Entzündungen, Malignomen)
Vitamin B_{12}	310–1100pg/ml; Serum Beachte: vor Licht schützen, Nahrungskarenz 12h vor Blutabnahme	wichtiges Koenzym zur Synthese von DNA-Bausteinen und Neuronen	V. a. hyperchrome, makrozytäre Anämie, funikuläre Myelose, periphere Neuropathie, Glossitis Beachte: Der Verdacht auf einen latenten Vitamin-B_{12}- u./o. Folsäuremangel mit noch normalen Werten kann durch eine Homozystein-Erhöhung erhärtet werden	keine klinische Bedeutung bei parenteraler B_{12}-Therapie	Z. n. Gastrektomie, Typ-A-Gastritis (Autoantikörper gegen Intrinsic Factor und Parietalzellen), chronisch entzündliche Darmerkrankungen mit Befall des terminalen Ileums, Sprue, Alkoholismus

Tab. 37.2 Fortsetzung

Parameter	Referenzwerte und Material	Bedeutung	Indikationen	↑ (mögliche Ursachen)	↓ (mögliche Ursachen)
Folsäure	normal: 3,1–17,5 ng/ml, Grenzwertig niedrig: 2,2–3,0 ng/ml, erniedrigt: < 2,2 ng/ml; Serum oder EDTA-Vollblut Beachte: vor Licht schützen, Nahrungskarenz 12h vor Blutabnahme	wichtiges Koenzym zur Synthese von DNA-Bausteinen Beachte: in der Frühschwangerschaft Substitution zur Vermeidung von Neuralrohrdefekten erforderlich	V. a. Folsäuremangel, hyperchrome, makrozytäre Anämie, Alkoholismus, Einnahme bestimmter Medikamente (s. ↓), Hämodialyse, Psoriasis, Hyperhomozysteinämie etc.	keine klinische Bedeutung	unzureichende Zufuhr bei einseitiger Ernährung (v. a. Alkoholismus) erhöhter Bedarf in Schwangerschaft und Stillzeit Malabsorption bei chronisch entzündlichen Darmwanderkrankungen Medikamenten-induziert: Folsäureantagonisten (Methotrexat, Trimethoprim), orale Kontrazeptiva, Antiepileptika

Hinweise:
Zur Plausibilitätskontrolle des Blutbilds existiert die sogenannte Dreierregel: Erythrozytenzahl × 3 = Hämoglobin und Hämoglobin x 3 = Hämatokrit.
Auch der MCHC kann als Validitätskontrolle des Labors dienen: MCH und MCV entwickeln sich in der Regel immer in die gleiche Richtung, d. h. die kleineren Erythrozyten enthalten weniger Hämoglobin und die größeren mehr, sodass der MCHC-Wert konstant bleibt.
Üben Sie so oft wie möglich die Interpretation häufiger pathologischer Befunde eines Blutbilds und des Eisenstoffwechsels. Die Einteilung der Anämien und deren mögliche Ursachen sind klinisch sehr relevant.
Die Referenzbereiche sind nicht selten laborspezifisch und unterscheiden sich auch in der Literatur. Orientieren Sie sich also an den Normalwerten der jeweiligen Klinik.

VI

37.2.2 Normalbefunde, Normvarianten und Grenzbefunde des laborchemischen Basismonitorings: Glukosestoffwechsel

Referenzbereiche, Indikationen und Bedeutung

- Wichtige Laborwerte des Glukosestoffwechsels sind in ▸ Tab. 37.3 dargestellt.

Oraler Glukosetoleranztest

- Indikationen: klinisch oder laborchemischer Verdacht auf eine gestörte Glukosetoleranz (z. B. HbA_{1c} 5,7–6,4 %, erhöhter Nüchternblutzucker)
- Kontraindikationen:
  - manifester Diabetes mellitus
  - Resorptionsstörungen des Magen-Darm-Trakts (z. B. nach Operationen)
- Vorbereitung:
  - 10–16h Nahrungs- und Alkoholkarenz
  - ≥ 3d kohlenhydratreiche Ernährung
- Durchführung:
  - morgens 75 g Glukose in 250–300 ml Wasser innerhalb von 5 min trinken
  - Blutentnahme nüchtern vor Einnahme der Glukose und 2h nach Einnahme der Glukose
- Diagnose: gestörte Glukosetoleranz (IGT = „impaired glucose tolerance") bei 2-h-Plasma-Glukose von 140–199 mg/dl und Nüchtern-Plasma-Glukosewert < 126 mg/dl

Blutzuckertagesprofil

- mindestens drei über den Tag verteilte Blutzuckermessungen zur Kontrolle der Diabetestherapie
- Der Zeitpunkt der Messungen wird im Einzelfall festgelegt. Sinnvoll sind in jedem Fall der Nüchternwert und prä- und postprandiale Werte mittags.

Merke

Die Diagnosekriterien eines Diabetes oder einer gestörten Glukosetoleranz können z. T. verwirrend sein, da zwischen Plasma und Vollblut, venösem und kapillärem Blut unterschieden wird. Lassen Sie sich nicht durcheinanderbringen und verwenden Sie am besten immer venöses Plasma, wie es die Deutsche Diabetes Gesellschaft empfiehlt.

37.2.3 Normalbefunde, Normvarianten und Grenzbefunde des laborchemischen Basismonitorings: Blutgasanalyse (BGA)

Referenzbereiche, Indikationen und Bedeutung

- Die Parameter der Blutgasanalyse sind in ▸ Tab. 37.4 dargestellt.

37.2.4 Normalbefunde, Normvarianten und Grenzbefunde des laborchemischen Basismonitorings: Elektrolyte

Referenzbereiche, Indikationen und Bedeutung

- Eine Übersicht über die wichtigsten Elektrolyt-Veränderungen liefert ▸ Tab. 37.5.

Cave

Eine Hyponatriämie darf man nur langsam ausgleichen, sonst kann es zu einer zentralen pontinen Myelinolyse mit Tetraparese, Bewusstseinsstörung und Krampfanfällen kommen.

Elektrolytstörungen sind häufig schwerwiegende Befunde und können tödlich enden, wenn man nicht rechtzeitig reagiert, die Ursache behebt und die Elektrolytstörung ausgleicht.

37.2.5 Normalbefunde, Normvarianten und Grenzbefunde des laborchemischen Basismonitorings: Blutgerinnung

Referenzbereiche, Indikationen und Bedeutung

- wichtige Parameter der Blutgerinnung s. ▸ Tab. 37.6

37.2.6 Normalbefunde, Normvarianten und Grenzbefunde des laborchemischen Basismonitorings: Leberwerte

Referenzbereiche, Indikationen und Bedeutung

- Die wichtigsten Leberwerte sind in ▸ Tab. 37.7 dargestellt.

37.2.7 Normalbefunde, Normvarianten und Grenzbefunde des laborchemischen Basismonitorings: Pankreaswerte

Referenzbereiche, Indikationen und Bedeutung

- zu den wichtigsten Pankreaswerten s. ▸ Tab. 37.8

37.2.8 Normalbefunde, Normvarianten und Grenzbefunde des laborchemischen Basismonitorings: Nierenwerte

Referenzbereiche, Indikationen und Bedeutung

- wichtige Nierenwerte s. ▸ Tab. 37.9

37.2.9 Normalbefunde, Normvarianten und Grenzbefunde des laborchemischen Basismonitorings: Herzmarker

Referenzbereiche, Indikationen und Bedeutung

- Die Bedeutung der wichtigsten Herzmarker geht aus ▶ Tab. 37.10 hervor.

Cave

Allein anhand erhöhter Herzmarker kann man die Diagnose „Herzinfarkt" nicht stellen. Auch andere Herzmuskelschädigungen können die Ursache erhöhter Herzenzyme sein.

Makro-CK: Bei asymptomatischen Patienten und erhöhtem CK-MB-Anteil sollte man an eine Makro-CK denken (CK-Isoenzyme mit hoher Molekülmasse, die fälschlicherweise eine hohe CK-Konzentration vortäuschen).

Zum Ausschluss eines akuten Koronarsyndroms sollten bei initial unauffälligen Werten Verlaufskontrollen durchgeführt werden (▶ Abb. 37.1). Einmalig negative Werte reichen hierfür nicht aus!

37.2.10 Normalbefunde, Normvarianten und Grenzbefunde des laborchemischen Basismonitorings: Schilddrüsenwerte

Referenzbereiche, Indikationen und Bedeutung

- wichtige Schilddrüsenwerte und ihre Bedeutung s. ▶ Tab. 37.11

37.2.11 Normalbefunde, Normvarianten und Grenzbefunde des laborchemischen Basismonitorings: Rheumafaktoren

Referenzbereiche, Indikationen und Bedeutung

- zur Bedeutung wichtiger Rheumafaktoren s. ▶ Tab. 37.12

37.2.12 Normalbefunde, Normvarianten und Grenzbefunde des laborchemischen Basismonitorings: Eiweiße und Eiweißelektrophorese

Referenzbereiche, Indikationen und Bedeutung

- zu den wichtigen Eiweißparametern und der Elektrophorese s. ▶ Tab. 37.13

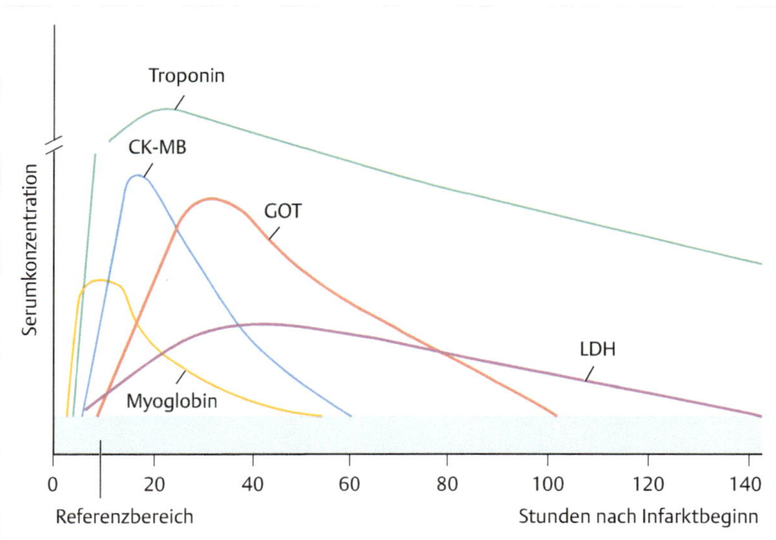

Abb. 37.1 Herzmarker. Relativer zeitlicher Verlauf der Herzmarker Troponin I/T, CK-MB, Myoglobin, GOT und LDH. (Quelle: Hengesbach S, Hinkelbein J, Genzwürker H, Neuhaus C, Kollrack Y, Knauß A. Referenzbereiche, Indikationen und Bedeutung. In: Hengesbach S, Hinkelbein J, Genzwürker H, Neuhaus C, Kollrack Y, Knauß A, Hrsg. Checkliste Medical Skills. 2., unveränderte Auflage. Stuttgart: Thieme; 2019)

Tab. 37.3 Glukosestoffwechsel.

Parameter	Referenzwerte und Material	Bedeutung	Indikationen	↑ (mögliche Ursachen)	↓ (mögliche Ursachen)
Blutzucker (BZ)	Nüchternwert < 100 mg/dl im venösen Plasma in venösem Plasma am besten unter Verwendung von Fluorid-Röhrchen (Glykolyseinhibitor) Bei POCT kann eine Kapillarmessung herangezogen werden. Für OGTT kann eine venöse Messung empfohlen werden.	Energielieferant für die Zellen	V. a. gestörten Glukosestoffwechsel, z. B. bei Diabetes mellitus oder in der Schwangerschaft	Diabetes mellitus, gestörte Glukosetoleranz, Medikamenteneinnahme (z. B. Kortison), Erkrankungen der endokrinen Organe (z. B. Morbus Cushing, Hyperthyreose, Akromegalie, Phäochromozytom), postprandial	Übertherapie eines Diabetes mellitus, Alkoholkonsum bei Diabetikern, Mangelernährung oder Malabsorption, manche Medikamente (z. B. Interferon-beta–1b, Chinin, Carvedilol) selten durch Tumoren (z. B. Insulinom) oder endokrin bedingt (z. B. Hypophyseninsuffizienz, Morbus Addison, ketogene Diät, Hypothyreose, Insolinom)
HbA_{1c}	< 5,7 %; ≥ 6,5 % → manifester Diabetes mellitus, 5,7–6,4 % → Graubereich: erhöhtes Diabetesrisiko; EDTA-Blut	nicht enzymatisch an Hämoglobin gebundene Glukose Beachte: bei Anämie, Leber- und Nierenerkrankungen und Schwangerschaft sowie nach Bluttransfusionen und hereditären Hämoglobinopathien nicht aussagekräftig	Beurteilung der Stoffwechsellage für die zurückliegenden 2–3 Monate (Langzeit-Blutzuckereinstellung), auch im Rahmen des Disease-Management-Programms (DMP)	unzureichende Einstellung des Diabetes mellitus, Zielwert individuell festlegen, häufig 6,5–7 %	häufige Hypoglykämien im Rahmen einer zu strengen Einstellung des Diabetes mellitus und bei Thalassämie Beachte: Vermehrte Hypoglykämien scheinen besonders bei älteren Patienten mit einer erhöhten Mortalität verbunden zu sein, sodass hier ein Zielwert von 7 % ratsam ist.

Tab. 37.4 Blutgasanalyse (BGA).

Parameter	Referenzwerte und Material	Bedeutung	Indikationen	↑ (mögliche Ursachen)	↓ (mögliche Ursachen)
pH	7,36–7,44; Kapillarblut oder arterielles Blut	Maß für die freie Wasserstoffionenkonzentration, gibt an, ob eine Lösung sauer, neutral oder basisch reagiert	Beurteilung des pulmonalen Gasaustausches und des Säure-Basen-Haushalts (z. B. bei Lungenerkrankungen, Beatmung, Stoffwechselentgleisungen, chronischer Niereninsuffizienz, Verlusten von Säuren oder Basen durch Erbrechen oder Diarrhö, instabiler Hämodynamik im Schock)	Alkalose (respiratorisch, metabolisch oder gemischt)	Azidose (respiratorisch, metabolisch oder gemischt)
pO_2	75–100 mmHg; Kapillarblut oder arterielles Blut	Teildruck des Sauerstoffs am Gesamtdruck der im Blut gelösten Gase	s. pH	Präoxygenierung, Beatmung mit hoher inspiratorischer Sauerstofffraktion (FiO_2), Hyperventilation	Lungenerkrankungen mit reduzierter Gasaustauschfläche (z. B. Lungenemphysem, Lungenembolie, Pneumonie, Diffusionsstörungen), Hypoventilation, Aufenthalt in großer Höhe, Herzfehler mit Rechts-links-Shunt
pCO_2	38–45 mmHg; Kapillarblut oder arterielles Blut	Teildruck des CO_2 am Gesamtdruck der im Blut gelösten Gase	s. pH	Hypoventilation (z. B. durch eine exazerbierte COPD, zum Ausgleich einer metabolischen Alkalose)	Hyperventilation (z. B. bei maschineller Beatmung, zum Ausgleich einer metabolischen Azidose)
O_2-Sättigung	90–96 %; Kapillarblut oder arterielles Blut	Anteil des mit Sauerstoff beladenen Hämoglobins am Gesamthämoglobingehalt. Beachte: Bei einer Anämie kann trotz guter Sättigung eine schlechte Sauerstoffversorgung des Gewebes vorliegen!	s. pH	s. pO_2	s. pO_2
Standardbikarbonat (HCO_3^-)	22–26 mmol/l; Kapillarblut oder arterielles Blut	Bikarbonatkonzentration des Blutes unter Standardbedingungen (Sauerstoffsättigung 100 %, pCO_2 40 mmHg, 37 °C)	s. pH	metabolische Alkalose (z. B. bei längerem Erbrechen, Diarrhöen, Hypokaliämie durch Diuretikatherapie)	metabolische Azidose (z. B. bei Keto- oder Laktatazidose, ASS-Intoxikation, Bikarbonatverlust, Niereninsuffizienz
Basenüberschuss (BE = Base Excess)	± 2 mmol/l; Kapillarblut oder arterielles Blut	Menge an Basen oder Säuren, die zur Wiederherstellung eines normalen pH-Wertes (7,4) erforderlich ist (BE > 2 → Basenüberschuss, BE < 2 → Säureüberschuss)	s. pH	metabolische Alkalose, kompensatorisch bei respiratorischer Azidose	metabolische Azidose, kompensatorisch bei respiratorischer Alkalose

Hinweise:
pH-Wert, Standardbikarbonat, BE und pCO_2 entwickeln sich bei metabolischen Störungen in die gleiche Richtung (Beispiel: Metabolische Azidose: pH ↓, Standardbikarbonat und BE ↓, pCO_2 kompensatorisch ↓.
Wird versehentlich eine Vene punktiert, liegt der pO_2 sehr niedrig (39–50 mmHg). Anhand einer solchen BGA kann dann nur der Säure-Basen-Haushalt analysiert werden (anderer Referenzbereich!).
Dauert die kapilläre Blutentnahme zu lange, können die Werte verfälscht sein (pO_2 zu hoch und pCO_2 zu niedrig). Besonders bei zentralisierten Patienten ist nur die arterielle Punktion aussagekräftig und sinnvoll.
Wegen eines Austausches der Kationen K^+ gegen H^+ kommt es bei einer Azidose in der Regel zu einem K^+-Anstieg und umgekehrt bei Alkalosen oft zu einem K^+-Abfall.

Tab. 37.5 Elektrolyte.

Parameter	Referenzwerte und Material	Bedeutung	Indikationen	↑ (mögliche Ursachen)	↓ (mögliche Ursachen)
Natrium (Na)	135–145 mmol/l; Serum, Plasma und Vollblut (BGA)	wichtigstes Kation des Extrazellulärraums, große Bedeutung für die Regulation des Wasserhaushalts, das Membranpotenzial und somit für die Erregbarkeit von Zellen	breit, z. B. bei Störungen des Wasserhaushalts, endokrinen Störungen (z. B. Conn-Syndrom oder Morbus Addison), Cushing-Symptomatik	hypertone Dehydratation (Erbrechen, Diarrhö, Hyperhidrosis, Polyurie, Diuretika, unzureichende Flüssigkeitszufuhr, erhöhte Diurese) Diabetes insipidus hypertone Hyperhydratation (erhöhte Kochsalzzufuhr, z. B. iatrogen durch Infusionen, Niereninsuffizienz, Intoxikation mit Meerwasser, Conn-Syndrom)	hypotone Dehydratation (Niereninsuffizienz, Diuretika, osmotische Diurese bei entgleistem Diabetes mellitus, Morbus Addison, Erbrechen, Diarrhö, Ileus, Peritonitis, Verbrennungen) hypotone Hyperhydratation (Niereninsuffizienz, Herzinsuffizienz, nephrotisches Syndrom, Leberzirrhose) isovolämisch als Medikamenten-NW, beim Syndrom der inadäquaten ADH-Sekretion (SiADH)
Kalium (K)	3,5–5 mmol/l; Serum, Plasma und Vollblut (BGA)	wichtigstes Kation im Intrazellulärraum, essenziell für die Aufrechterhaltung des zellulären Membranpotenzials und des osmotischen Drucks in der Zelle; außerdem wichtig für Kohlenhydratstoffwechsel, Eiweißsynthese und Regulation des Säure-Basen-Gleichgewichts	breit, z. B. bei Diuretika- oder Infusionstherapie, Herzrhythmusstörungen, EKG-Auffälligkeiten, Muskelkrämpfen, Störungen des Säure-Basen-Haushalts, Niereninsuffizienz, Diabetes mellitus, Diarrhö, Erbrechen, Gewebezerfall, Kaliumsubstitution, Morbus Addison	Verschiebung vom Intra- in den Extrazellulärraum bei Azidose, Hämolyse, Gewebezerfall, Zytostatikatherapie, Digitalisintoxikation Verminderte renale Kaliumausscheidung bei Niereninsuffizienz, kaliumsparenden Diuretika, Morbus Addison erhöhte iatrogene Kaliumzufuhr Medikamente, z. B. ACE-Hemmer, β-Blocker, NSAR, Angiotensin-Antagonisten Pseudohyperkaliämien: Hämolyse der Blutprobe durch zu lange Venenstauung oder Lagerung	Verschiebung vom Extra- in den Intrazellulärraum: bei Alkalose erhöhte renale Verluste durch Diuretika, Conn-Syndrom, polyurische Phase des akuten Nierenversagens, renale tubuläre Azidose gastrointestinale Verluste (Erbrechen, Diarrhö, Laxanzienabusus) Medikamente (z. B. Insulin, β-Sympathomimetika, Diuretika, Penicillin, Aminoglykoside)
Kalzium (Ca)	2,3–2,6 mmol/l; Serum oder Plasma Bei der BGA gelten andere Referenzwerte, da hier aus Vollblut gemessen das freie Kalzium wird (etwa die Hälfte des Kalziums ist an die Serumproteine gebunden: 1,15 – 1,35 mmol/l).	wichtig für den Knochenstoffwechsel, Regulation durch Parathormon, Vitamin D und Calcitonin, große Bedeutung für Nerven- und Muskelgewebe	V. a. Störungen des Kalziumstoffwechsels, z. B. nach Schilddrüsenoperation (Hypoparathyreoidismus), bei Hypertonie (Hyperparathyreoidismus), bei Vitamin-D-Mangel oder -Überdosierung, bestimmten Medikamenten (z. B. Antiepileptika, Thiaziddiuretika), Malignomen	Osteolyse bei Knochentumoren oder Knochenmetastasen, Plasmozytom, paraneoplastisches Syndrom endokrine Ursachen (z. B. Hyperparathyreoidismus, Hyperthyreose, M. Addison), Sarkoidose, Milch-Alkali-Syndrom Thiazid-Diuretika, Vitamin-D-Übersupplementierung, Pseudohyperkalzämie bei Hyperproteinämie, Azidose	Hypoparathyreoidismus, Resorptionsstörungen von Kalzium und Vitamin D (z. B. bei Zöliakie, Morbus Whipple), Pankreatitis, Nierenerkrankungen, Hypalbuminämie (z. B. bei Leberzirrhose, nephrotischem Syndrom) Alkalose, Pseudohypokalzämie, da das freie Kalzium dennoch normal sein kann. zur Differenzierung ggf. BGA, hier wird freies Kalzium gemessen

Tab. 37.5 Fortsetzung

Parameter	Referenzwerte und Material	Bedeutung	Indikationen	↑ (mögliche Ursachen)	↓ (mögliche Ursachen)
Chlorid (Cl)	98–112 mmol/l; Serum, Plasma und Vollblut (BGA)	wichtigstes Anion im Extrazellulärraum, Gegenpart zum Kation Natrium. Chlorid verhält sich meist gegensinnig zur Bikarbonat-Konzentration	Störungen des Wasser- und Natriumhaushalts, sowie Störungen des Säure-Basen-Gleichgewichts	s. Natrium Bikarbonatmangel im Plasma	s. Natrium Bikarbonatüberschuss
Magnesium (Mg)	0,65–1,05 mmol/l; Serum oder Plasma	physiologischer Kalziumantagonist, große Bedeutung für viele Stoffwechselvorgänge	Herzrhythmusstörungen, neurologische und muskuläre Symptome, Niereninsuffizienz, Diuretikatherapie, parenterale Ernährung Beachte: Bei Änderungen der Magnesiumkonzentration treten häufig gleichsinnige Veränderungen und Symptome von Kalziumstoffwechselstörungen auf.	Nierenversagen, Dehydratation, ausgeprägte diabetischer Azidose, Morbus Addison, größere Mengen magnesiumhaltiger Medikamente (Laxanzien, Antazida)	Mangelernährung bzw. Resorptionsstörung (z. B. Alkoholismus, Zöliakie, chronisch-entzündliche Darmerkrankungen, chronische Diarrhö), Diuretika, endokrine Störungen (z. B. Hyperthyreose, Hyperaldosteronismus)
Phosphat (Ph)	0,77–1,55 mmol/l; Serum oder Plasma	wichtigstes Anion im Intrazellulärraum, große Bedeutung z. B. als Bestandteil von DNA, Posphat, RNA und Zellmembranen; wichtige Puffersubstanz	Vitamin-D-Stoffwechselstörungen, Niereninsuffizienz, insbesondere bei Dialysepatienten Beachte: Phosphatbestimmung obligat bei Untersuchungen des Kalziumstoffwechsels	Niereninsuffizienz, Hypoparathyreoidismus, Vitamin-D-Überdosierung, Knochentumoren oder -metastasen, Akromegalie	Hyperparathyreoidismus, Rachitis und Osteomalazie, Mangelernährung, Überdosierung phosphatbindender Medikamente, Hypothyreose, renal-tubuläre Defekte

Hinweis: Bei unklaren Elektrolytstörungen sollten die Elektrolyte auch im 24-h-Sammelurin bestimmt werden. Außerdem müssen Sie mit einer BGA den Säure-Basen-Haushalt überprüfen.

Tab. 37.6 Blutgerinnung.

Parameter	Referenzwerte und Material	Bedeutung	Indikationen	↑ (mögliche Ursachen)	↓ (mögliche Ursachen)
Quick/INR	Quick: 70–100 %, INR: 1,0; Zitrat-Plasma	Quick: Zeit, die eine Blutprobe des Patienten nach Zugabe von Thromboplastin zur Bildung eines Blutgerinnsels benötigt, verglichen mit der Zeit, die bei Gesunden bis zur Gerinnselbildung vergeht (Prozentwert) INR: internationale Vergleichbarkeit durch Standardisierung der Thromboplastinreagenzien INR und Quick sind gegenläufig (hoher Quick = niedriger INR und umgekehrt).	Störung des plasmatischen Gerinnungssystems, Mangel von Vitamin-K-abhängigen Gerinnungsfaktoren (VII, IX, X, V nicht Vit. K-abhängig und II), präoperative Routine, Kontrolle einer gerinnungshemmenden Therapie mit Vitamin-K-Antagonisten, Beurteilung der Leberfunktion	INR: Therapie mit Vitamin-K-Antagonisten, Lebererkrankungen, Vitamin-K-Mangel, Mangel an Gerinnungsfaktoren (VII, X, V, II) oder Fibrinogen (I), Verbrauchskoagulopathie, Neugeborene (physiologisch in den ersten Tagen)	INR: keine klinische Bedeutung
aPTT (= aktivierte partielle Thromboplastinzeit)	laborabhängig, je nach Reagenzien, meist zwischen 25 und 35s; Zitrat-Plasma	Parameter zum Nachweis von Störungen im intrinsischen System der Blutgerinnung Es wird die Zeit bis zur Gerinnung von Zitrat-Plasma nach Hinzugabe eines Gerinnungsaktivators gemessen.	Störung des intrinsischen oder der gemeinsamen Endstrecke des Gerinnungssystems, Vorliegen eines Gerinnungsfaktormangels oder -defekts, Therapieüberwachung bei Einsatz von unfraktioniertem Heparin, präoperative Routine	verlängert bei: Heparintherapie, schweren Lebererkrankungen, Hämophilie A und B, Verbrauchskoagulopathie, Lupus-Antikoagulans, Neugeborenen, Faktor-XII-Mangel (ohne Blutungsneigung) Beachte: Zur Kontrolle einer Marcumar-Therapie ist der INR besser geeignet. Trotz verlängerter aPTT führen Lupus-Antikoagulantien zu einer Thromboseneigung	keine klinische Bedeutung
Fibrinogen	150–450 mg/dl; Zitrat-Plasma	Faktor I des Blutgerinnungssystems (wichtig!), Vorstufe von Fibrin, das für die Thrombenbildung entscheidend ist, außerdem Akute-Phase-Protein	angeborener oder erworbener Fibrinogenmangel, Akute-Phase-Reaktionen, Kontrolle bei Fibrinolysetherapie, Verbrauchskoagulopathie	Entzündungen im Sinne einer Akute-Phase-Reaktion	fibrinolytische Therapie, schwere Lebererkrankungen, Verbrauchskoagulopathie, größere Blutverluste
D-Dimer	methodenabhängig, häufig < 500 ng/ml; Zitrat-Plasma	D-Dimere entstehen bei der Auflösung von Fibrin (Fibrinspaltprodukte). Sie sind bei jeder Gerinnungsaktivierung erhöht, da Gerinnung immer gleichzeitig zur Fibrinolyse führt.	Thrombose, Lungenembolie, Hyperfibrinolyse	Thrombose, Lungenembolie, Operationen, Verletzungen, Entzündungen, Leberzirrhose, fibrinolytische Therapie, Tumoren, Schwangerschaft, Wunden Beachte: D-Dimere sind sehr unspezifisch. Negative D-Dimere schließen aber eine frische Thrombose /Lungenembolie mit großer Wahrscheinlichkeit aus!	keine klinische Bedeutung

Hinweise:
Die grüne Zitrat-Monovette muss immer vollständig gefüllt sein, da sonst keine aussagekräftigen Ergebnisse möglich sind.
POCT (Point-of-Care-Testing = patientennahe Soforttestung): Blutzuckermessung, Troponin-Wert-Bestimmung in der Notaufnahme, Blutgasbestimmungen auf der Intensivstation. Auch INR und D-Dimere können auf diese Weise bestimmt werden. Vorteil: schnelles Ergebnis, Nachteil: höhere Kosten, häufig geringere Qualität der Messergebnisse
Die aPTT wird nur durch unfraktioniertes Heparin und Thrombininhibitoren verlängert. Die gebräuchlicheren niedermolekularen Heparine lassen sich mit der PTT nicht überwachen. Eine Verlängerung der PTT zeigt sich nur bei Überdosierungen.
Zur Therapiekontrolle kann hier eine Faktor-X-Aktivität bestimmt werden.

Tab. 37.7 Leberwerte.

Parameter	Referenzwerte und Material	Bedeutung	Indikationen	↑ (mögliche Ursachen)	↓ (mögliche Ursachen)
GOT/GPT (Glutamat-Oxalacetat-Transaminase/Glutamat-Pyruvat-Transaminase) = ASAT /ALAT (Aspartat-Aminotransferase/Alanin-Aminotransferase)	m: < 50 U/l, w: < 35 U/l; Serum oder Plasma	wichtige Enzyme, in allen Organen vorhanden. GPT besonders in der Leber, GOT in Leber, Herz- und Skelettmuskel	Lebererkrankungen, Herzinfarkt, Muskelerkrankungen	akute oder chronische Leberschädigung (Hepatitis, Steatosis hepatis, alkoholischer Leberschaden, Leberzirrhose, Lebertumoren und Metastasen), Medikamentennebenwirkung, Leberbeteiligung bei Entzündungen (z. B. Sepsis, Gastroenteritiden, Pneumonie), Vergiftungen (z. B. Knollenblätterpilz, Paracetamol), Hämochromatose, Morbus Wilson, Gallengangsverschluss. GOT zusätzlich Herzinfarkt und Skelettmuskelschädigungen, z. B. durch Trauma oder Muskeldystrophie, Myositiden	keine klinische Bedeutung
γ-GT (γ-Glutamyltransferase, GGT)	m: < 66 U/l, w: < 39 U/l; Serum oder Plasma	Die im Serum messbare γ-GT stammt hauptsächlich aus der Leber und ist der sensitivste Marker einer Cholestase.	Erkrankungen von Leber und Gallenwegen, Alkoholabusus	intra- und extrahepatische Cholestase, Cholangitis, Cholezystitis, Leberschädigung, Alkoholabusus, Medikamentennebenwirkung	keine klinische Bedeutung
AP (alkalische Phosphatase)	m: 40–130 U/l w: 35–105 U/l; Serum oder Plasma	Die Gesamt-AP im Blut besteht vor allem aus den Isoenzymen der Leber und des Knochens, woraus sich auch die Indikationen ableiten.	Knochenerkrankungen mit erhöhter Osteoblastentätigkeit (z. B. Hyperparathyreoidismus, Knochentumoren, -metastasen, Morbus Paget, Frakturheilung, etc.), Leber- und Gallenwegserkrankungen	Knochentumoren und -metastasen, Morbus Paget, multiples Myelom, Osteomalazie, Rachitis, Frakturheilung, Hyperparathyreoidismus, intra- und extrahepatische Cholestase, Metastasenleber, Medikamente (z. B. Antiepileptika, Thiamazol, Östrogene, Gestagene), physiologisch im 3. Trimenon der Schwangerschaft	meist ohne klinische Bedeutung und selten, z. B. hereditär, bei Anämie oder Hypothyreose
Bilirubin	gesamt: < 1,1 mg/dl, direkt: 0,05–0,3 mg/dl, indirekt: < 0,8 mg/dl; Serum oder Plasma Beachte: Proben müssen lichtgeschützt aufbewahrt werden!	größtenteils Abbauprodukt des Häm-Anteils des Hämoglobins indirektes Bilirubin: wird an Albumin gebunden zur Leber transportiert (wasserunlösliches, freies oder unkonjugiertes Bilirubin) direktes Bilirubin: In der Leber durch UDP-Glukuronyltransferase mit Glukuronsäure zur wasserlöslichen Form konjugiert (konjugiertes Bilirubin)	Ikterus Diagnose, Differentialdiagnose und Verlaufsbeurteilung des Ikterus, Leberfunktionsstörungen, Gallenwegserkrankungen und Hämolyse	prähepatischer Ikterus → indirektes Bilirubin erhöht: Hämolytische Anämien, ineffektive Erythropoese und physiologischer Neugeborenenikterus hepatischer Ikterus → indirektes und direktes Bilirubin können erhöht sein: Primäre Störungen des Bilirubinstoffwechsels (Morbus Gilbert-Meulengracht, Crigler-Najjar-Syndrom), Virushepatitiden, Leberzirrhose, Steatosis hepatis, Stauungsleber bei Rechtsherzinsuffizienz, medikamentös-toxisch physiologischer Neugeborenenikterus → direktes Bilirubin erhöht: Choledocholithiasis, Gallengangtumoren, primär sklerosierende Cholangitis, Pankreaskarzinom	keine klinische Bedeutung

Tab. 37.7 Fortsetzung

Parameter	Referenzwerte und Material	Bedeutung	Indikationen	↑ (mögliche Ursachen)	↓ (mögliche Ursachen)
Ammoniak	m: 19–80 µg/dl w: 25–94 µg/dl; EDTA-Plasma Beachte: sofort nach Abnahme gekühlt ins Labor schicken	entsteht durch bakteriellen Proteinabbau, wird in der Leber im Harnstoffzyklus zu Harnstoff abgebaut Größere Mengen Ammoniak wirken toxisch.	schwere Lebererkrankungen mit V. a. hepatische Enzephalopathie	hepatische Enzephalopathie, selten hereditäre Ammonämien	keine klinische Bedeutung
Cholinesterase (CHE)	m: 5 320–12 920 U/l w: 4 260–11 250 U/l; Serum	Parameter für die Syntheseleistung der Leber	V. a. Störungen der Syntheseleistung der Leber	kein besonderer diagnostischer Wert: z. B. bei Diabetes mellitus, KHK, Proteinverlust (nephrotisches Syndrom, exsudative Enteropathie)	schwere Lebererkrankungen, insbesondere Leberzirrhose

Hinweis: Bei einer Leberwerterhöhung unklarer Ursache schauen Sie sich – insbesondere die neuen – Medikamente des Patienten an. Fast jedes Medikament kann die Leberwerte erhöhen.

Tab. 37.8 Pankreaswerte.

Parameter	Referenzwerte und Material	Bedeutung	Indikationen	↑ (mögliche Ursachen)	↓ (mögliche Ursachen)
Lipase	13–60 U/l; Serum oder Plasma	Enzym, das im Pankreas gebildet wird und über den Pankreasgang ins Duodenum gelangt. Dort spaltet es die Nahrungsfette auf	akute oder chronische abdominelle Schmerzen	akute Pankreatitis, Verschluss des Ductus pancreaticus, Pankreastumoren, Cholezystolithiasis, nach ERCP, Niereninsuffizienz	Mukoviszidose, „ausgebranntes" Pankreas bei chronischer Pankreatitis, Eiweißmangelernährung
α-Amylase	< 100 U/l, methodenabhängig; Serum oder Heparinplasma	kommt vor allem im Pankreas- und Parotissekret vor, spaltet Polysaccharide Beachte: Die Lipase hat eine höhere Sensitivität und Spezifität bei der Pankreatitis als die Amylase, sodass – auch zur Kostenreduktion – nur die Lipase bestimmt werden sollte.	s. Lipase	s. Lipase	Adipositas, „ausgebranntes" Pankreas bei chronischer Pankreatitis, Eiweißmangelernährung, Mukoviszidose
Pankreaselastase im Stuhl	normal: > 200 µg/g Stuhl leichte Pankreasinsuffizienz: 100–200 µg/g Stuhl schwere Pankreasinsuffizienz: < 100 µg/g Stuhl	Enzym des Pankreas, das nahezu unverändert ausgeschieden wird; dient zur Beurteilung der exokrinen Pankreasfunktion Beachte: Die Sensitivität der Elastase beträgt bei schwerer exokriner Pankreasinsuffizienz ca. 85 %, bei einer leichten Pankreasinsuffizienz aber nur etwa 50 %.	chronische Diarrhöen, V. a. Pankreaserkrankungen (insbesondere chronische Pankreatitis)	keine klinische Bedeutung	exokrine Pankreasinsuffizienz

Tab. 37.9 Nierenwerte.

Parameter	Referenzwerte und Material	Bedeutung	Indikationen	↑ (mögliche Ursachen)	↓ (mögliche Ursachen)
Kreatinin	0,5–1,2 mg/dl, methoden-, alters- und geschlechtsabhängig; Serum oder Plasma	Kreatinin entsteht im Muskelgewebe aus Kreatin. Es wird durch glomeruläre Filtration über die Niere ausgeschieden und ist ein wichtiger Parameter für die Nierenleistung (GFR = glomeruläre Filtrationsrate).	Screening der Nierenfunktion, bekannte Nierenerkrankungen, Muskelschäden Beachte: Das Kreatinin steigt erst bei einer GFR ≤ 50 % an („Kreatinin-blinder Bereich“).	akute oder chronische Niereninsuffizienz, Exsikkose, manche Medikamente (ACE-Hemmer, Röntgenkontrastmittel), Harnstau, Myolyse, Verbrennungen Kraftsport, schwarze Bevölkerung	Muskelatrophie, Frühschwangerschaft, jugendliche Diabetiker
Kreatinin-Clearance	95–160 ml/min × 1,73m² KO, alters- und geschlechtsabhängig; 24-h-Sammelurin und Serum oder Plasma aus dieser Zeit	s. Kreatinin	Bestimmung der GFR und tubulären Sekretion; bei noch normalem Serum-Kreatinin kann die Kreatinin-Clearance bereits deutlich reduziert sein	keine klinische Bedeutung	akute und chronische Niereninsuffizienz
Harnstoff	10–55 mg/dl; abhängig vom Alter und von der Ernährung; Serum oder Plasma	wichtigstes Endprodukt des Proteinstoffwechsels. In der Leber im Harnstoffzyklus gebildet, größtenteils über die Niere ausgeschieden, dient der Abschätzung der glomerulären Filtrationsleistung der Niere	Screening der Nierenfunktion, bekannte Nierenerkrankungen, Kontrolle der Proteinzufuhr bei Niereninsuffizienz Beachte: Kreatinin und v. a. Cystatin C sind zur Beurteilung der Nierenfunktion besser geeignet als Harnstoff.	akute und chronische Niereninsuffizienz, Exsikkose, katabole Stoffwechsellage (Hunger, Fieber)	Eiweißmangelernährung, schwere Lebererkrankungen, Überwässerung
Cystatin C	m: 0,54–0,94 mg/l, w: 0,48–0,82 mg/l, alters- und geschlechtsabhängig; Serum oder Plasma	Cystatin C wird in allen kernhaltigen Zellen konstant produziert, in der Niere glomerulär filtriert und im proximalen Tubulus resorbiert und metabolisiert. Die Konzentration im Serum korreliert gut mit der GFR und ist weniger anfällig für äußere Einflüsse (Muskelmasse, Ernährung) und sensitiver als Kreatinin.	Screening der Nierenfunktion bzw. Abschätzung der GFR, vor allem bei nur leicht eingeschränkter GFR	akute und chronische Niereninsuffizienz	keine klinische Bedeutung

Hinweise:
Die Kreatinin-Clearance lässt sich alternativ mit der MDRD-Formel abschätzen („Modification of Diet in Renal Disease“-Studie). Eine Bestimmung mittels 24-h-Sammelurins ist zwar genauer, aber während der Sammelperiode fehleranfällig und erfordert eine hohe Compliance.
Die Lipase wird renal ausgeschieden und ist daher bei einer Niereninsuffizienz regelhaft erhöht. Das ist bei der Amylase nicht der Fall.

Tab. 37.10 Herzmarker.

Parameter	Referenzwerte und Material	Bedeutung	Indikationen	↑ (mögliche Ursachen)	↓ (mögliche Ursachen)
Troponin I oder Troponin T	methodenabhängig Je nach Klinik und Labor bzw. Testverfahren wird Troponin I oder T bestimmt. Serum (Labor) oder Vollblut (POCT)	Proteine des Herzmuskels, die bei einer Schädigung freigesetzt werden, sehr sensitiv, höchste Spezifität für Herzmuskelschäden	akutes Koronarsyndrom (instabile Angina pectoris, STEMI, NSTEMI) und dessen Verlaufskontrolle, Erfolgskontrolle einer Reperfusion (Lyse, PTCA) V. a. Herzmuskelschädigungen anderer Genese	akutes Koronarsyndrom, schwere Herzinsuffizienz, Kardiomyopathien, Aortendissektion, entzündliche Herzerkrankungen Herzoperation, Myokardbiopsie, Kardioversion, Ablation, u. a. Eingriffe am Herzen Herzrhythmusstörungen, Lungenembolie, Niereninsuffizienz, Apoplex kann bei Niereninsuffizienz falsch hoch sein → Troponindynamik mittels einer zweiten Abnahme beachten	keine klinische Bedeutung
CK-MB (Kreatinkinase, Isoenzym MB)	< 6 % der Gesamt-CK; Serum oder Plasma	intrazelluläres Enzym, das aus 2 Untereinheiten besteht (CK-BB: hauptsächlich im Gehirn, CK-MB: überwiegend im Herzmuskel, CK-MM: vor allem im Skelettmuskel) Bei Herzmuskelschädigung wird die CK-MB vermehrt freigesetzt. Sie ist sehr sensitiv, aber nicht so spezifisch für Myokardschäden wie die Troponine.	s. Troponin	s. Troponin, zusätzlich große körperliche Belastungen, epileptische Anfälle, Hämolyse, Verbrennungen, Skelettmuskelerkrankungen, -verletzungen, Niereninsuffizienz, Schilddrüsenfunktionsstörung, chronischer Alkoholabusus Bei einem Hirnschaden kann die CK-MB falsch hoch sein. → Makro-Kreatinkinase	keine klinische Bedeutung
Myoglobin	m: 16–76 µg/l w: 7–64 µg/l; Serum oder Plasma	sauerstoffbindendes Protein ähnlich dem Hämoglobin, wichtig für den aeroben Stoffwechsel von Muskelfasern, wird nach Muskelzellschädigung rasch ins Blut freigesetzt Beachte: Bei einem Myokardinfarkt steigt als Erstes das Myoglobin an. Nachteil ist die geringe Spezifität.	Frühphase eines akuten Koronarsyndroms und von (Herz-)Muskelschädigungen anderer Genese Verlaufskontrolle von Skelettmuskelerkrankungen, Beurteilung des Trainingszustands in der Sportmedizin	Myokardinfarkt, Erfolgskontrolle nach Maßnahmen zur Reperfusion (zunächst steiler und schneller Anstieg, dann steiler Abfall), Skelettmuskelerkrankungen	keine klinische Bedeutung
Aspartat-Amino-Transferase (ASAT, GOT)	M: 10-50 U/l F: 10-35 U/l	Die GOT kommt in größeren Mengen in Herz- und Skelettmuskulatur, sowie Leber Gehirn und Niere vor und daher sehr unspezifisch	In Bezug auf Herzdiagnostik; siehe Troponin	siehe Leberwerte	keine klinische Bedeutung

Tab. 37.11 Schilddrüsenwerte.

Parameter	Referenzwerte und Material	Bedeutung	Indikationen	↑ (mögliche Ursachen)	↓ (mögliche Ursachen)
TSH (Thyreoidea-stimulierendes Hormon, syn. Thyreotropin)	0,4–2,5mU/l, Graubereich: 2,51–4,0mU/l; Serum oder Plasma	Hormon des Hypophysenvorderlappens, reguliert die Schilddrüsenfunktion Beachte: Für das Screening auf eine Schilddrüsenfunktionsstörung reicht die Bestimmung des TSH aus. Liegt es im Normbereich, kann man auf die Bestimmung der peripheren Schilddrüsenhormone verzichten.	V. a. Schilddrüsenfunktionsstörung (Hyper- oder Hypothyreose), Therapiekontrolle bei L-Thyroxin-Substitution oder Thyreostatika-Therapie, Kontrolle bei Einnahme von Medikamenten mit möglichen NW auf die Schilddrüse	Hypothyreose, Medikamentennebenwirkung (z. B. Lithium) zerebraler Krampfanfall	Hyperthyreose, Medikamentennebenwirkung (Amiodaron, jodhaltige Röntgenkontrastmittel) Hypophyseninsuffizienz bei hohen Prolaktinspiegeln z. B. Schwangerschaft
fT 4 (freies T 4/L-Thyroxin)	8–19 ng/l; Serum oder Plasma	Hormon der Schilddrüse, größtenteils an Protein gebunden. Nur der kleine freie Teil ist biologisch aktiv	weiterführende Diagnostik bei V. a. Schilddrüsenfunktionsstörung (auffälliger TSH-Wert)	Hyperthyreose, Überdosierung durch L-Thyroxin-Substitution (Hyperthyreosis factitia)	Hypothyreose
fT 3 (freies T 3/Trijodthyronin)	0,9–4,5 ng/l; Serum oder Plasma	Bestimmung von fT 3 zusätzlich zum fT 4 bei Hyperthyreose sinnvoll (bis zu 10 % isolierte T 3-Hyperthyreosen)	s. fT 4	s. fT 4	s. fT 4
TPO-AK (Thyreoid-Peroxidase-Antikörper)	≤ 60kU/l; Serum oder Plasma	bei Hashimoto-Thyreoiditis in 90 % der Fälle positiv, Vorkommen auch bei Morbus Basedow	V. a. Autoimmunerkrankung der Schilddrüse	Autoimmunthyreoiditis (v. a. Hashimoto-Thyreoiditis)	keine klinische Bedeutung
TRAK (TSH-Rezeptor-Antikörper)	< 1,5 IU/l; Serum	80–100 % positiv bei Morbus Basedow, Vorkommen auch bei Hashimoto-Thyreoiditis	V. a. Autoimmunerkrankung der Schilddrüse	Autoimmunthyreoiditis (v. a. Morbus Basedow)	keine klinische Bedeutung
Tg-AK (Thyreoglobulin-Antikörper)	≤ 60kU/l; Serum oder Plasma	bei 70–80 % der Autoimmunthyreoiditiden erhöht, Vorkommen auch ohne Schilddrüsenerkrankung	V. a. Autoimmunerkrankung der Schilddrüse	Autoimmunthyreoiditis	keine klinische Bedeutung
Thyreoglobulin	< 50 µg/l; Serum oder Plasma	Glykoprotein in der Schilddrüse, das die Schilddrüsenhormone produziert und speichert	Tumormarker zur Nachsorge eines therapierten differenzierten Schilddrüsenkarzinoms Beachte: Wie die meisten Tumormarker ist es nicht zum Screening geeignet.	Wiederanstieg nach totaler Thyreoidektomie spricht für Tumorrezidiv oder Metastasierung. Erhöhung u. a. auch bei Struma, Morbus Basedow, autonomem Adenom	Schilddrüsenagenesie, Hyperthyreosis factitia, Z. n. Thyreoidektomie

Tab. 37.11 Fortsetzung

Parameter	Referenzwerte und Material	Bedeutung	Indikationen	↑ (mögliche Ursachen)	↓ (mögliche Ursachen)
Calcitonin	< 10 ng/l; Serum, umgehend ins Labor oder zentrifugieren und gefroren einsenden	Hormon aus den C-Zellen der Schilddrüse, Antagonist zum Parathormon	Tumormarker für das medulläre Schilddrüsenkarzinom (C-Zellkarzinom), Bestimmung z. B. bei Nachweis eines „kalten Knotens" bzw. Nachsorge eines operierten C-Zellkarzinoms, Familienuntersuchung bei Patienten mit medullärem Schilddrüsenkarzinom bzw. MEN 2 (multiple endokrine Neoplasie 2)	medulläres Schilddrüsenkarzinom, paraneoplastisch (z. B. bei Bronchialkarzinom, Pankreaskarzinom, Phäochromozytom), Niereninsuffizienz, Hypergastrinämie, Schwangerschaft	keine klinische Bedeutung

Hinweise:
Die Bezeichnung latente Hypo- oder Hyperthyreose bedeutet, dass sich TSH außerhalb des Referenzbereichs befindet, die peripheren Schilddrüsenhormone (fT 3 und fT 4) aber noch normal sind.
Bei Morbus Basedow bleibt das TSH unter thyreostatischer Therapie oft noch lange supprimiert. Daher sollte man sich bei der Einstellung der thyreostatischen Therapie an den peripheren Schilddrüsenhormonen orientieren.
In der Schwangerschaft kommt es zu einer deutlichen Steigerung der Hormonproduktion in der Schilddrüse, sodass bei Patientinnen mit Hypothyreose die Dosis des L-Thyroxins erhöht werden muss.

Tab. 37.12 Rheumafaktoren.

Parameter	Referenzwerte und Material	Bedeutung	Indikationen	↑ (mögliche Ursachen)	↓ (mögliche Ursachen)
RF (Rheumafaktor, „klassischer Rheumafaktor")	< 20 IU/ml; Serum	relativ unspezifischer IgM-Antikörper gegen den Fc-Teil von IgG-Antikörpern	V. a. rheumatische Erkrankung, in erster Linie rheumatoide Arthritis	rheumatoide Arthritis, andere rheumatische Erkrankungen, z. B. Sjögren-Syndrom, Lupus erythematodes, Sklerodermie nicht rheumatische Erkrankungen, z. B. Sarkoidose, Tuberkulose, Malaria, Hepatitis B, Mononukleose	keine klinische Bedeutung
CCP-AK (Antikörper gegen zyklisch citrullinierte Peptide)	normalerweise nicht nachweisbar; Serum	Autoantikörper gegen citrullinierte Peptide mit hoher Sensitivität und Spezifität für die Diagnose der rheumatoiden Arthritis	rheumatoide Arthritis Beachte: Schon viele Jahre vor Auftreten der ersten Symptome können CCP-AK nachweisbar sein („Präarthritis"). Bei Patienten mit CCP-AK entwickeln sich mehr Gelenkschäden als bei CCP-AK-negativen Patienten → prognostische Bedeutung	rheumatoide Arthritis	keine klinische Bedeutung
ANA (antinukleäre Antikörper)	Titer ≤ 1:80; Serum	Gesamtheit der Auto-Antikörper gegen Zellkernantigene (z. B. DNA, Histone, Zentromer, Kernmembran); können auch bei Gesunden vorkommen	Suchtest für Autoimmunerkrankungen. Falls positiv: weitere Differenzierung je nach Zellkernantigen, gegen das sie gerichtet sind (z. B. Antikörper gegen dsDNA bei Lupus erythematodes)	Autoimmunerkrankungen	keine klinische Bedeutung
BSG (Blutkörperchensenkungsgeschwindigkeit) nach Westergren	m: < 15 mm in der ersten Stunde w: < 20 mm in der ersten Stunde; 3,8 %ige Natriumzitratlösung (spezielles BSG-Röhrchen)	nach wie vor viel verwendete Methode zur Messung der Sedimentationsgeschwindigkeit von Erythrozyten einfach und preiswert, gute Basisdiagnostik, aber unspezifisch	Screening auf Entzündungen und Tumorerkrankungen	Entzündungen jeglicher Art, Tumorerkrankungen (besonders hoch bei Plasmozytom) Beachte: falsch hohe Werte bei Anämie, Schwangerschaft, Einnahme von Ovulationshemmern, Menstruation, falsch niedrige Werte bei Polyglobulie	keine klinische Bedeutung
CRP (C-reaktives Protein)	< 5 mg/l; Serum oder Plasma	in der Leber gebildetes Akute-Phase-Protein mit hoher Sensitivität und Spezifität bei entzündlichen Erkrankungen, steigt am schnellsten und stärksten an und fällt bei Therapie rasch wieder ab gut geeignet zur Verlaufskontrolle	Screening auf Entzündungen und Tumorerkrankungen. Unterscheidung zwischen bakterieller (deutlich erhöht) und viraler Infektion (normal oder nur wenig erhöht), Verlaufskontrolle von Infektionen	Infektionskrankheiten aller Art, nach Operationen, Traumata Tumorerkrankungen, Autoimmunerkrankungen (z. B. rheumatoide Arthritis, chronisch entzündliche Darmerkrankungen)	keine klinische Bedeutung

Hinweise:
Die Diagnose einer rheumatischen Erkrankung darf man nur in Verbindung mit dem klinischen Bild stellen und nicht allein anhand der Laborwerte. Je nach Erkrankung existieren verschiedene differenzierte Klassifikationskriterien und Scores.

Tab. 37.13 Eiweiße und Eiweißelektrophorese.

Parameter	Referenzwerte und Material	Bedeutung	Indikationen	↑ (mögliche Ursachen)	↓ (mögliche Ursachen)
Gesamtprotein	6,6–8,3 g/dl; Serum oder Plasma Beachte: Die Messung der Gesamtproteinkonzentration kann je nach Abnahmebedingungen (Zeit der Stauung, Körperlage) um mehr als 10 % variieren, sodass man im Zweifelsfall eine erneute Blutabnahme durchführen sollte, bevor man falsche Schlüsse zieht.	Vielzahl von Funktionen (Enzyme, Hormone, Plasmaproteine, Transportproteine, Antikörper, Blutgerinnung etc.). Gesamtprotein: im Blut zirkulierende Proteinmenge	Krankheiten, die mit verminderter Gesamtproteinkonzentration (durch Verlust, verminderte Synthese oder Überwässerung) oder erhöhter Gesamtproteinkonzentration (gesteigerte Synthese, Exsikkose) einhergehen	Vermehrung der Immunglobuline (meist kompensatorisch Albumin ↓, sodass das Gesamtprotein noch normal ist), monoklonale Gammopathien, Leberzirrhose (Vermehrung der γ-Globuline), Pseudohyperproteinämie bei Exsikkose	Albuminsynthesestörungen (z. B. bei Leberzirrhose, Proteinmangelernährung, Malabsorptionssyndrom) Albuminverluste (z. B. renal, exsudative Enteropathie, über die Haut bei Verbrennungen, Pleuraergüsse, Aszites) Pseudohypoproteinämie durch Überwässerung Selten angeborene Albuminverminderung (Analbuminämie) Unterernährung
Eiweißelektrophorese (▶ Abb. 37.2):					
Albumin	3,6–5,0 g/dl (45–65 %) Serum ①	Plasmaprotein mit verschiedenen wichtigen Funktionen (z. B. Transportprotein, Aufrechterhaltung des kolloidosmotischen Drucks), macht mit ca. 60 % den Großteil der Gesamtplasmaproteine aus pH-Puffer, Ionentransport	Differenzierung einer Hypo- oder Hyperproteinämie, monoklonale Gammopathie, nephrotisches Syndrom, maligne Tumoren, Antikörpermangel, Entzündungen, erhöhte BSG, chronische Leber- oder Nierenerkrankungen	Exsikkose, ansonsten keine klinische Bedeutung	s. Gesamtprotein
α_1-Globulin	0,1–0,4 g/dl (2–5 %); Serum	Proteine in dieser Fraktion: α1-Fetoprotein (AFP), α_1-Lipoprotein (HDL), α_1-Glykoprotein, α_1-Antitrypsin	s. Albumin	Frühstadium von Entzündungsreaktionen (Akute-Phase-Reaktion, ②), Gewebsverletzungen, Tumoren, Myokardinfarkt, nephrotisches Syndrom ③, Schwangerschaft	Hypoproteinämien, α_1-Antitrypsin-Mangel, Leberzirrhose, Hepatitis, Morbus Wilson
α_2-Globulin	0,5–0,9 g/dl (7–10 %) Serum	Proteine in dieser Fraktion: Coeruloplasmin, C 1-Esterase-Inhibitor (C 1-INH), Haptoglobin, α_2-Makroglobulin, Prä-β-Lipoprotein (VLDL)	s. Albumin	s. α_1-Globulin ②, ③	s. α_1-Globulin (bis auf α_1-Antitrypsin-Mangel)
β-Globulin	0,6–1,1 g/dl (9–12 %); Serum	Proteine in dieser Fraktion: β-Lipoprotein (LDL), Hämopexin, Komplement, Transferrin, Fibrinogen, C-reaktives Protein (CRP), β_2-	s. Albumin	Paraproteinämien ④, nephrotisches Syndrom, Hyperlipidämie, Eisenmangel, Entzündungsprozesse, cholestatische Lebererkrankungen	keine klinische Bedeutung

Tab. 37.13 Fortsetzung

Parameter	Referenzwerte und Material	Bedeutung	Indikationen	↑ (mögliche Ursachen)	↓ (mögliche Ursachen)
		Mikroglobulin, einige Immunglobuline			
γ-Globulin	0,8–1,5 g/dl (12–20 %); Serum	Immunglobuline	s. Albumin	chronische Entzündungsprozesse ⑤, Leberzirrhose ⑦, chronische Hepatitis, multiples Myelom ⑧, Morbus Waldenström, Autoimmunerkrankungen	Antikörpermangelsyndrom ⑥, nephrotisches Syndrom, exsudative Enteropathie, Immunsuppression, längerfristige Kortisontherapie, Morbus Cushing

Hinweise:
Die Eiweißelektrophorese trennt die Serum-Proteine nach ihrer Ladung und Größe auf. Dies hilft, Erkrankungen, die den Proteinstoffwechsel beeinflussen, anhand der Veränderung einzelner Plasmaproteine einzuordnen.
Die Eiweißelektrophorese ist eine Screeningmethode, um eine Dysproteinämie, besonders eine monoklonale Gammopathie zu erfassen, welche Ausdruck eines multiplen Myeloms sein kann.
Bei Albuminverlust werden kompensatorisch Lipoproteine erhöht.

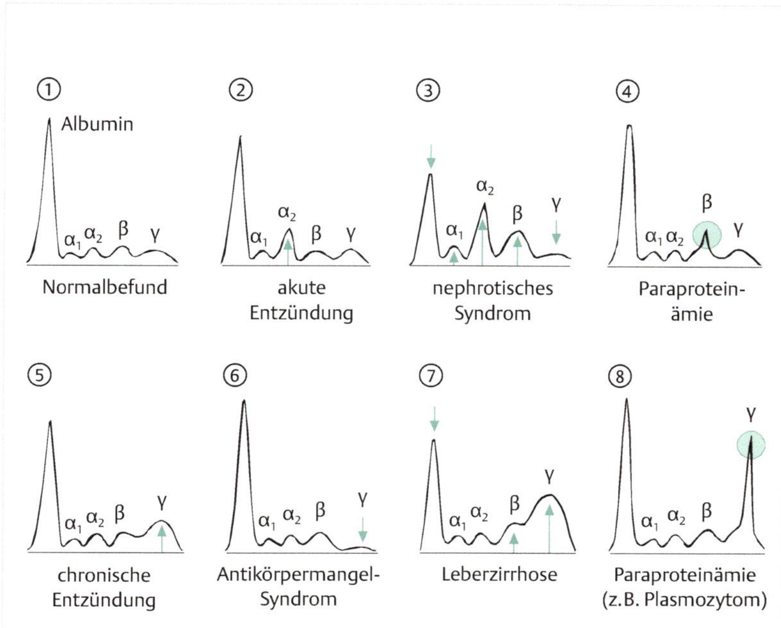

Abb. 37.2 Eiweißelektrophorese. (Quelle: Hengesbach S, Hinkelbein J, Genzwürker H, Neuhaus C, Kollrack Y, Knauß A. Wichtige Laborwerte und deren Interpretation. In: Hengesbach S, Hinkelbein J, Genzwürker H, Neuhaus C, Kollrack Y, Knauß A, Hrsg. Checkliste Medical Skills. 2., unveränderte Auflage. Stuttgart: Thieme; 2019)

37.2.13 Normalbefunde, Normvarianten und Grenzbefunde des laborchemischen Basismonitorings: Fettwerte

Referenzbereiche, Indikationen und Bedeutung

- zu den verschiedenen Blutfettwerten und deren Bedeutung s. ► Tab. 37.14

37.2.14 Normalbefunde, Normvarianten und Grenzbefunde des laborchemischen Basismonitorings: Entzündungswerte

Referenzbereiche, Indikationen und Bedeutung

- Die verschiedenen Entzündungswerte sind aus ► Tab. 37.15 ersichtlich.

37.2.15 Normalbefunde, Normvarianten und Grenzbefunde des laborchemischen Basismonitorings: Harnsäure, Laktat

Referenzbereiche, Indikationen und Bedeutung

- relevante Laborwerte s. ► Tab. 37.16

37.2.16 Normalbefunde, Normvarianten und Grenzbefunde des laborchemischen Basismonitorings: geläufige Tumormarker

Referenzbereiche, Indikationen und Bedeutung

- zur Bedeutung geläufiger und sinnvoller Tumormarker s. ► Tab. 37.17

37.2.17 Normalbefunde, Normvarianten und Grenzbefunde des laborchemischen Basismonitorings: Urinuntersuchung (Urinstatus und Urinstix)

Referenzbereiche, Indikationen und Bedeutung

- Die wichtigsten Urinparameter sind in ► Tab. 37.18 beschrieben.

Tab. 37.14 Fettwerte.

Parameter	Referenzwerte und Material	Bedeutung	Indikationen	↑ (mögliche Ursachen)	↓ (mögliche Ursachen)
Gesamtcholesterin	orientierend 120–250 mg/dl, sehr alters- und geschlechtsabhängig, nimmt mit dem Alter deutlich zu Beachte: Abnahme nüchtern (am besten > 12h); Serum oder Plasma	Bestandteil von Zellmembranen, Bildung von Steroidhormonen und Gallensäuren. Transport im Blut über Lipoproteine	Screening auf Hypercholesterinämie, Kontrolle einer lipidsenkenden Therapie	primäre (angeborene) und sekundäre (erworbene) Hypercholesterinämie Ursachen primäre H.: eher selten, am häufigsten familiäre Hypercholesterinämie Ursachen sekundäre H.: alimentär, Adipositas, Diabetes mellitus, Hypothyreose, chronische Niereninsuffizienz, Cushing-Syndrom bzw. Kortikoidtherapie, Lebererkrankungen, medikamentös (z. B. Diuretika) nephrotisches Syndrom, Steroidmissbrauch.	konsumierende Erkrankungen (Malignome, chronische Infektionen), Lebererkrankungen, Mangelernährung. Klinische Bedeutung gering
HDL-Cholesterin (HDL = High-Density-Lipoprotein)	> 40 mg/dl, alters-, geschlechts- und methodenabhängig Beachte: Abnahme nüchtern (am besten > 12h); Serum oder Plasma	Cholesterintransport aus den Geweben zurück zur Leber Es wird als das „gute Cholesterin" bezeichnet, weil es vor Arteriosklerose schützen soll.	weiterführende Diagnostik und Abschätzung des kardiovaskulären Risikos bei erhöhtem Gesamtcholesterinwert, Kontrolle einer lipidsenkenden Therapie	Therapie mit Lipidsenkern	
LDL-Cholesterin (LDL = Low-Density-Lipoprotein)	< 160 mg/dl, alters-, geschlechts- und methodenabhängig Beachte: Abnahme nüchtern (am besten > 12h); Serum oder Plasma	Transport von selbst synthetisiertem und mit der Nahrung aufgenommenem Cholesterin zu den Geweben Es wird als das „schlechte Cholesterin" bezeichnet, weil eine Erhöhung zu Arteriosklerose führen soll.	s. HDL	Medikamente; Glukokortikoide Androgene. Lebensstil, Erberkrankungen	
Triglyzeride	orientierend 75–150 mg/dl, stark alters- und geschlechtsabhängig Beachte: Abnahme nüchtern (am besten > 12h); Serum oder Plasma	wichtige Energiespeicher im Fettgewebe werden mit der Nahrung aufgenommen, können aber auch vom Körper selbst synthetisiert werden Die Triglyzerid-Konzentration im Serum hängt – anders als beim Cholesterin – stark von der Ernährung ab.	Screening auf Hypertriglyzeridämie (primär oder sekundär), Therapiekontrolle einer lipidsenkenden Therapie	primäre oder sekundäre Hypertriglyzeridämien	keine klinische Bedeutung

Hinweise:
Um aussagekräftige Blutfettwerte zu erhalten, sollte keine Diät oder starke körperliche Belastung vorausgegangen sein.
Für das Screening auf eine mögliche Fettstoffwechselstörung reichen die in der Tabelle angegebenen Werte.
Einmalig auffällige Werte sollte man zunächst kontrollieren, bevor man Konsequenzen zieht.
Das Arteriosklerose-Risiko lässt sich anhand verschiedener Score-Systeme abschätzen. Diese schließen weitere Risikofaktoren wie Alter, Geschlecht, Familienanamnese, arterielle Hypertonie, Diabetes mellitus und Tabakrauchen mit ein. Aus dem Gesamtrisiko und nicht nur aus den Fettwerten sollten die Indikation und die Zielwerte für eine lipidsenkende Therapie abgeleitet werden.

Tab. 37.15 Entzündungswerte.

Parameter	Referenzwerte und Material	Bedeutung	Indikationen	↑ (mögliche Ursachen)	↓ (mögliche Ursachen)
BSG (Blutkörperchensenkungsgeschwindigkeit) nach Westergren	m: < 15 mm in der ersten Stunde w: < 20 mm in der ersten Stunde; 3,8 %ige Natriumzitratlösung (spezielles BSG-Röhrchen)	nach wie vor viel verwendete Methode zur Messung der Sedimentationsgeschwindigkeit von Erythrozyten. Einfach und preiswert, gute Basisdiagnostik, aber unspezifisch	Screening auf Entzündungen und Tumorerkrankungen	Entzündungen jeglicher Art, Tumorerkrankungen (besonders hoch bei Plasmozytom). Beachte: falsch hohe Werte bei Anämie, Schwangerschaft, Einnahme von Ovulationshemmern, Menstruation, falsch niedrige Werte bei Polyglobulie	keine klinische Bedeutung
CRP (C-reaktives Protein)	< 5 mg/l; Serum oder Plasma	in der Leber gebildetes Akute-Phase-Protein mit hoher Sensitivität und Spezifität bei entzündlichen Erkrankungen, Steigt am schnellsten und stärksten an und fällt bei Therapie rasch wieder ab gut geeignet zur Verlaufskontrolle	Screening auf Entzündungen und Tumorerkrankungen. Unterscheidung zwischen bakterieller (deutlich erhöht) und viraler Infektion (normal oder nur wenig erhöht), Verlaufskontrolle von Infektionen	Infektionskrankheiten aller Art, nach Operationen, Traumata Tumorerkrankungen, Autoimmunerkrankungen (z. B. rheumatoide Arthritis, chronisch entzündliche Darmerkrankungen)	keine klinische Bedeutung
PCT (Procalcitonin)	< 0,5 µg/l; Serum oder Plasma	Vorstufe des Hormons Calcitonin, stammt vermutlich aus der Leber spezifischer Parameter für Infektionen bakterieller Ursache (DD Pilze oder Protozoen), somit Abgrenzung von Virusinfektionen, Autoimmunerkrankungen, Tumoren möglich	große Bedeutung in der Sepsis-Diagnostik früherer Anstieg und schnellerer Abfall bei erfolgreicher Therapie als CRP, häufig auf Intensivstationen bestimmt, geeignet zur Einschätzung der Prognose	systemische bakterielle Infektionen, Sepsis bei Werten > 10 µg/l wahrscheinlich nur selten nicht infektionsbedingt: C-Zell-Karzinom der Schilddrüse, Polytrauma, Verbrennungen, große chirurgische Eingriffe, immunologische Therapien	keine klinische Bedeutung

Hinweis: Zu den Entzündungsparametern gehören auch die Leukozyten (Blutbild), was bei V. a. eine Infektion zum Standard gehört. Auch in der Eiweißelektrophorese kann man eine Entzündungsreaktion ablesen, man würde sie aber bei den heute zur Verfügung stehenden Entzündungsparametern nicht nur aus diesem Grund anfordern.

Tab. 37.16 Harnsäure-, Laktatwerte.

Parameter	Referenzwerte und Material	Bedeutung	Indikationen	↑ (mögliche Ursachen)	↓ (mögliche Ursachen)
Harnsäure	m: 3,5–7,0 mg/dl w: 2,5–5,9 mg/dl, Harnsäurespiegel von Frauen steigt mit dem Alter an, nach der Menopause m = w; Serum oder Plasma	Abbauprodukt des Purinstoffwechsels, Ablagerung von Harnsäurekristallen (Urate) v. a. in Gelenken bei erhöhten Harnsäurespiegeln, führt zu Gicht (Arthritis urica) Männer sind häufiger betroffen als Frauen	primäre und sekundäre Hyperurikämien	primäre Hyperurikämie: meist durch Störung der tubulären Harnsäureausscheidung, selten durch erhöhte Harnsäurebildung (z. B. Lesch-Nyhan-Syndrom) sekundäre Hyperurikämie: purinreiche Kost, Adipositas, metabolisches Syndrom, Alkoholabusus, Fastenkuren, reduzierte Harnsäureausscheidung bei Niereninsuffizienz, myeloproliferative Erkrankungen, Malignome, Hämolysen, Zytostatika- und Strahlentherapie, Medikamentennebenwirkung, Hypothyreose, Hyperparathyreoidismus	Therapie mit Allopurinol, schwerer Leberschaden kaum klinische Bedeutung
Laktat	5,7–22 mg/dl; Heparin- oder EDTA-Plasma mit 10 mg Natriumfluorid/ml Beachte: Abnahme mit nur geringer oder gar keiner Venenstauung und sofort ins Labor schicken Abnahme in Natriumfluorid-Monovette	Endprodukt des anaeroben Glukosestoffwechsels (Glykolyse) aller Gewebe Eine Hypoxie kann zu erhöhter Laktatkonzentration im Blut und somit zu einer Laktatazidose führen.	Hypoxien, unklare metabolische Azidosen	schwerer Sauerstoffmangel, z. B. durch Sepsis, Schock, Herz-Kreislauf-Versagen, Herzinsuffizienz Medikamentös (z. B. durch Metformin bei Nieren- oder Leberinsuffizienz mit eingeschränkter Laktatelimination) Verbrennungen, angeborene Stoffwechselerkrankungen	selten: McArdle-Erkrankung (Glykogenspeicherkrankheit)

Tab. 37.17 Geläufige Tumormarker.

Parameter	Referenzwerte und Material	Bedeutung	Indikationen	↑ (mögliche Ursachen)	↓ (mögliche Ursachen)
CEA (karzinoembryonales Antigen)	abhängig vom jeweiligen Testverfahren	Gruppe verwandter Glykoproteine, nicht organspezifisch	Verlaufskontrolle von Malignomen. Differenzialdiagnose von Lebertumoren (CEA ↑ bei Metastasen, bei Leberzellkarzinom AFP ↑) Beachte: Nicht zum Screening geeignet!	unspezifisch erhöht bei vielen Malignomen (kolorektal, Mamma, Bronchial, Magen, Pankreas, Ovarial, Zervix, medulläres Schilddrüsenkarzinom) Beachte: Raucher können per se bis zu 5-fach erhöhte Werte aufweisen!	keine klinische Bedeutung
CA 19–9 (Carbohydrat-Antigen 19–9)	abhängig vom jeweiligen Testverfahren	Glykoprotein, das ein Hapten der Blutgruppe nach Lewis a ist Beachte: Patienten mit Lewis-a/-b negativ (3–7 % der Bevölkerung) bilden kein CA 19–9!	Diagnostik und Verlaufskontrolle gastrointestinaler Karzinome, insbesondere Pankreas- und Gallenwegkarzinom	Pankreaskarzinom, Gallenweg-, Magen-, Leberzellkarzinom, kolorektales Karzinom, Ovarialkarzinom Hepatitis, akute Pankreatitis, Cholestase	keine klinische Bedeutung
AFP (Alpha-1-Fetoprotein)	abhängig vom jeweiligen Testverfahren	Glykoprotein, beim Fetus physiologisch, eng mit Albumin verwandt	Pränataldiagnostik (Neuralrohrdefekte), V. a. Leber- oder Keimzelltumoren	Leberzellkarzinom, Hepatoblastom, Leberzirrhose, Hepatitis Keimzelltumoren, gastrointestinale Tumoren, Bronchialkarzinome Neuralrohrdefekte	Trisomie 21 Beachte: AFP weist in der Schwangerschaft eine große Schwankungsbreite auf → keine voreiligen Interpretationen!
CA 125 (Cancer Antigen 125)	abhängig vom jeweiligen Testverfahren	Glykoprotein auf vielen Epithelien überwiegend aber auf denen der Eierstöcke, der Eileiter und des Endometriums	Therapie- und Verlaufskontrolle von Ovarialkarzinomen, zusätzlich auch bei gastrointestinalen Tumoren, insbesondere beim Pankreaskarzinom	Karzinome der Ovarien, des Endometriums, des Pankreas, des Magens, bei Leberzell- und Bronchialkarzinomen	keine klinische Bedeutung
CA 15–3 (Cancer Antigen 15–3)	abhängig vom jeweiligen Testverfahren	transmembranöses Muzin in sämtlichen Organen, bei bestimmten Tumoren vermehrt exprimiert	Therapie- und Verlaufskontrolle bei Mammakarzinomen und Ovarialkarzinomen	Mammakarzinom, Ovarial-, Endometrium-, Pankreas-, Bronchialkarzinom weitere Mammaerkrankungen (z. B. Mastopathie, Fibroadenome) Niereninsuffizienz, Bronchial-, andere Pankreas- und Lebererkrankungen	keine klinische Bedeutung
PSA (prostataspezifisches Antigen)	abhängig vom jeweiligen Testverfahren	Glykoprotein, überwiegend in der Prostata gebildet und somit weitgehend organspezifisch, kann bei sämtlichen Erkrankungen der Prostata erhöht sein Beachte: keine digital-rektale Untersuchung vor PSA-Abnahme, da sonst erhöhte Werte	Erkrankungen der Prostata, insbesondere zum Screening und zur Verlaufskontrolle von Prostatakarzinomen	Prostatakarzinom, Prostatitis, benigne Prostatahyperplasie (BPH), Prostatainfarkt	keine klinische Bedeutung

Hinweise:
Die PSA-Bestimmung als Screeningmethode ist umstritten. Hauptproblem ist, dass Männer > 50 Jahre bereits 20 % pathologische PSA-Werte (über 4 ng/ml) aufweisen. Es ist derzeit nicht eindeutig belegt, dass ein PSA-gestütztes Screening die damit verbundenen diagnostischen und therapeutischen Risiken durch eine Lebensverlängerung aufwiegt.
Die Früherkennung mittels PSA-Wert ist daher keine Leistung der gesetzlichen Krankenkasse. Der Patient sollte gut über Vor- und Nachteile der PSA-Bestimmung aufgeklärt werden.
Verlaufskontrollen von Tumormarkern sollten grundsätzlich mit dem gleichen Testverfahren durchgeführt werden, da die Werte sonst nicht vergleichbar sind.

Tab. 37.18 Urinuntersuchung (Urinstatus und Urinstix).

Parameter	Referenzwerte und Material	Indikationen	↑ (mögliche Ursachen)	↓ (mögliche Ursachen)
pH-Wert	5,0–7,0 (somit leicht sauer); am besten morgendlicher Mittelstrahlurin	Harnwegsinfektion, Azidose oder Alkalose	Harnwegsinfekt oder Keimvermehrung durch verzögerte Untersuchung von harnstoffspaltenden Bakterien, vegetarische Ernährung, medikamenteninduziert	hoher Fleischkonsum, Azidose im Blut
Glukose	< 15 mg/dl; Material s. pH-Wert	Diabetes mellitus, renale Glukosurie	Überschreiten der Nierenschwelle für Glukose (meist 145–180 mg/dl) bei Diabetes mellitus normoglykämisch bei herabgesetzter Nierenschwelle, z. B. bei Schädigung der Nierentubuli oder Schwangerschaft SGLT 2-Inhibitoren	keine klinische Bedeutung
Protein	≤ 300 mg/l; Material s. pH-Wert Beachte: passager vermehrte Proteinausscheidung physiologisch durch Sport, Stress, in der Schwangerschaft und bei Unterkühlung	Screening auf Nierenerkrankungen, Infektion der Niere oder der ableitenden Harnwege	Nierenschädigungen aller Art, z. B. durch Glomerulonephritiden, Diabetes mellitus, arterielle Hypertonie, Medikamente Beachte: Mit diesem Test werden eine Mikroalbuminurie und Bence-Jones-Proteine nicht erfasst	keine klinische Bedeutung
Leukozyten(nur Granulozyten, da Granulozyten-Esterase zum Farbumschlag führt)	≤ 10/ µl; Material s. pH-Wert	Screening auf Infektionen der Niere und der ableitenden Harnwege	Pyelonephritis, Zystitis, Prostatitis, Urethritis, Glomerulonephritis, medikamentös (z. B. ASS), Tuberkulose multiples Myelom, Amyloidose STDs	keine klinische Bedeutung
Hämoglobin/Erythrozyten	3–5 Erythrozyten/µl; Material s. pH-Wert	Screening auf Hämoglobinurie/Hämaturie durch Nachweis von freiem Hämoglobin/Erythrozyten Der Test kann nicht unterscheiden zwischen freiem Hämoglobin und Erythrozyten. Zur Differenzierung sollte eine Mikroskopie herangezogen werden.	Glomerulonephritiden, Nierentumoren bzw. Tumoren der ableitenden Harnwege, Nieren-, Ureter- oder Blasensteine, Infektionen der Nieren und ableitenden Harnwege, Gerinnungsstörungen (z. B. Überdosierung mit Phenprocoumon), Hämolyse	keine klinische Bedeutung
Ketone	negativ; Material s. pH-Wert	Hinweis auf Ketoazidose bei Diabetes mellitus, Gestosen	dekompensierter Diabetes mellitus (meist mit Glukosurie), Nahrungskarenz, Gestosen, medikamenteninduziert ketogene Diät	Beachte: falsch negative Ergebnisse bei Einnahme von Ascorbinsäure möglich
Nitrit	negativ; Material s. pH-Wert	Screening auf Infektion der Harnwege: Die meisten Bakterien, die einen Harnwegsinfekt verursachen, reduzieren	Harnwegsinfektion mit typischen Erregern wie z. B. E. coli, Proteus, Klebsiellen	falsch negativ bei Einnahme von Ascorbinsäure, nitritarmer Kost, häufiger Diurese, Antibioti-

Tab. 37.18 Fortsetzung

Parameter	Referenzwerte und Material	Indikationen	↑ (mögliche Ursachen)	↓ (mögliche Ursachen)
		Nitrat zu Nitrit. Beachte: Dafür muss der Urin aber mehrere Stunden in der Blase verweilen.		katherapie Harnwegsinfekt mit Bakterien, die kein Nitrit erzeugen (z. B. Enterokokken, Staphylokokken)

Hinweise:
U-Status: Oberbegriff für die Urinanalyse, entweder mittels Streifentest (Urinstix) oder im Labor
Urinkultur: Anzucht von Bakterien auf Nährböden, meist zusammen mit einem Antibiogramm angefordert. Ein Ergebnis liegt meist nach 24–48h vor.
Die Urinstreifentests (Urinstix) sind auf der Station einfach und schnell durchzuführen. Über Farbumschläge auf dem Teststreifen und Vergleich mit einer Referenzfarbskala lässt sich der Urin beurteilen. Exakte quantitative Aussagen sind hiermit allerdings nicht möglich. Damit der Urinstreifentest aussagekräftige Ergebnisse liefert, sollte der Teststreifen nur kurz in den frischen Urin eingetaucht werden.

37.2.18 Literatur

Literatur zur weiteren Vertiefung

[259] Aktories K, Förstermann U, Hofmann FB, Starke K. Allgemeine und spezielle Pharmakologie und Toxikologie. 13. Aufl. München: Elsevier; 2022
[260] Barthels M. Das Gerinnungskompendium: Schnellorientierung, Befundinterpretation, klinische Konsequenzen. Stuttgart: Thieme; 2012
[261] Camaschella C. Iron-Deficiency anemia. New Engl J Med 2015; 372: 1832–1843
[262] Dormann AJ, Isermann B, Heer C. Laborwerte. München: Elsevier; 2021
[263] Karow T, Lang-Roth R. Allgemeine und spezielle Pharmakologie und Toxikologie: vorlesungsorientierte Darstellung und klinischer Leitfaden für Studium und Praxis. Köln: Thomas Karow; 2023
[264] Kreuzer K. Referenz Hämatologie. Stuttgart: Thieme; 2019
[265] Pape H, Kurtz A, Silbernagl S. Physiologie. Stuttgart: Thieme; 2014
[266] Renz H. Praktische Labordiagnostik: Lehrbuch zur Laboratoriumsmedizin, klinischen Chemie und Hämatologie. Berlin: De Gruyter; 2018
[267] Thomas L. Labor und Diagnose. Frankfurt:TH-Books; 2017
[268] von Meyer A, Cadamuro J, Streichert T et al. Standard-Arbeitsanleitung zur peripher venösen Blutentnahme für die labormedizinische Diagnostik. J Lab Med 2017; 41: 333–340

38 Blutgasanalyse und Säure-Basen-Status

Khaschayar Saadat-Gilani

38.1 Steckbrief

Die Blutgasanalyse (BGA) ist eine Messung der im Blut vorliegenden (arteriellen) Gaspartialdrücke für O_2 (PaO_2), CO_2 ($PaCO_2$), des pH-Werts, dem Anteil des mit Sauerstoff gesättigten Hämoglobins (SaO_2) sowie den Konzentrationen von Hämoglobin (Hb) und Bikarbonat (HCO_3^-). Unter physiologischen Bedingungen versucht der Organismus, den pH-Wert konstant zwischen 7,35 und 7,45 zu halten. Hauptsächlich sind dafür 2 Regulationsmechanismen verantwortlich: der respiratorische, welcher den CO_2 Partialdruck durch das Atemminutenvolumen (AMV) reguliert und der metabolische Kompensationsmechanismus, welcher die HCO_3^--Konzentration über die renale Resorption und Ausscheidung von Hydrogen-Ionen (H^+) und HCO_3^- kontrolliert. Die für die Analyse notwendige Blutprobe wird am häufigsten aus einer arteriellen Punktion oder einer liegenden arteriellen Kanüle gewonnen; bei der Analyse einer kapilläre Probe sind die zu erwartenden Normwerte vergleichbar – mit der Ausnahme des PaO_2, der etwa 5 mmHg niedriger ist als der in der arteriellen Probe gemessene.

38.2 Synonyme

- BGA
- Blut-Gas-Analyse
- Säure-Basen-Analyse

38.3 Keywords

- BGA
- metabolische Azidose
- metabolische Alkalose
- respiratorische Azidose
- respiratorische Alkalose
- Anionenlücke
- Blutgasanalyse
- Säure-Basen-Analyse
- Horovitz-Quotient
- alveolär-arterielle Sauerstoffpartialdruckdifferenz
- $AaDO_2$
- A-a-Gradient

38.4 Überblick

- Bei der Blutgasanalyse handelt es sich um eine Untersuchung der physiologischen Regelmechanismen im Körper, die verantwortlich sind für die Kontrolle des pH-Werts im Blut und der vorliegenden Kompensationsmechanismen, um diesen konstant im Bereich von 7,35–7,45 zu halten.
- Dabei werden (arterielle) Gaspartialdrücke für O_2 (PaO_2), CO_2 ($PaCO_2$), des pH-Werts, dem Anteil des mit Sauerstoff gesättigten Hämoglobins (SaO_2) sowie den Konzentrationen von Hämoglobin (Hb) und Bikarbonat (HCO_3^-) ermittelt und in Verhältnis gesetzt.
  - Azidose: Eine Azidose ist definiert als Änderung des pH-Werts < 7,35.
  - Alkalose: Eine Alkalose ist definiert als Änderung des pH-Werts > 7,45.
  - metabolische Störung: Änderung des pH-Werts durch Mangel oder Überschuss an sauren oder basischen Valenzen
  - respiratorische Störungen: Änderung des pH-Werts durch Änderung des CO_2-Partialdrucks im Plasma
  - Basenüberschuss/Base Excess:
    - Menge an Base oder Säure, die bei 37 °C und einem pCO_2 von 40 mmHg der Messprobe hinzugefügt oder entnommen werden müsste, um den pH-Wert auf 7,40 zu titrieren
    - Der Normalwert beträgt 0±2 mmol/l.
  - Standardbikarbonat:
    - errechnete HCO_3^--Konzentration, die in der Messprobe vorliegen würde bei einer Temperatur von 37 °C und einem $PaCO_2$ von 40 mmHg bei O_2-Vollsättigung des Hämoglobins, womit der Einfluss des zellulären Puffers minimiert wird
    - Der Normwert liegt bei 22–26 mmol/l.
- Prinzipiell werden primär respiratorische Störungen durch metabolische Kompensationsmechanismen reguliert und primär metabolische Störungen im Gegenzug durch respiratorische Kompensationsmechanismen (▶ Tab. 38.1). Eine überschießende Gegenregulation erfolgt unter physiologischen Bedingungen nicht.
- Während im Blutgasanalyse-Gerät (BGA-Gerät) die Bestimmung der Konzentrationen von pH-Wert, $PaCO_2$ und PaO_2 durch verschiedene physikalische und chemische Techniken erfolgen und somit gemessen werden, werden die Konzentrationen von HCO_3^- und die Sauerstoffsättigung des Hämoglobins im Blut (SaO_2) durch die Henderson-Hasselbalch und Severinghaus Gleichungen errechnet. Da die Messungen temperaturabhängig sind, bestimmen die meisten BGA-Geräte die Werte normiert bei 37 °C, unabhängig von der Körpertemperatur des Patienten.
- Die arterielle Nadelpunktion wird üblicherweise für die BGA bevorzugt und muss für jede BGA wiederholt werden, wenn keine intraarterielle Kanüle gelegt wird. Bei Antizipation häufigerer Messungen sollte eine intraarterielle Kanüle gelegt werden oder die Entnahmestelle bei den Punktionen gewechselt werden.
- Die häufigsten Orte für Punktionen sind üblicherweise die Arteriae radialis, brachialis, femoralis, seltener Aa. axillaris und dorsalis pedis. Nach Punktion oder Entfernung der arteriellen Kanüle sollte auf ausreichende manuelle Kompression und gegebenenfalls Anlage eines Druckverbands geachtet werden.

Tab. 38.1 Grundlegende Prinzipien.

Säure-Basen Störungen und ihre Kompensationsmechanismen	
Primär metabolische Störungen werden respiratorisch kompensiert.	
Primär respiratorische Störungen werden metabolisch kompensiert.	
respiratorische Kompensationsmechanismen:	$PaCO_2$ Anpassung durch Regulation von Atemminutenvolumen (Hyperventilation/ Hypoventilation)
renale Kompensationsmechanismen:	Anpassung der tubulären H^+ oder HCO_3^- Ausscheidung/ Rückabsorption

Merke

Eine Abweichung des pH-Werts < 6,8 oder > 7,8 ist nur in Ausnahmefällen mit dem Leben vereinbar und bedeuten akute Lebensgefahr für den Patienten.

38.5 Indikationen

- Die arterielle Blutgasanalyse wird häufig eingesetzt, um bestehende Säure-Basen Störungen zu identifizieren und im Verlauf zu beurteilen.
- Diese werden eingeteilt in metabolische oder respiratorische Azidosen und Alkalosen.
- Häufige klinische Beispiele beinhalten:
  - Verlaufskontrolle der Insulintherapie bei einer diabetischer Ketoazidose
  - Kontrolle von Gaspartialdrücken für O_2 und CO_2 bei der Verlaufskontrolle oder Therapie von respiratorischen Erkrankungen
- Zusätzlich erlaubt die BGA eine zeitnahe Bestimmung der Hämoglobinkonzentration und der Bestimmung von eventuell pathologischen Hämoglobinen (Methämoglobin oder Carboxyhämoglobin).

VI

38.6 Kontraindikationen

- absolute Kontraindikationen:
  - positiver modifizierter Allen-Test
  - lokale Infektionen im Bereich der Punktionsstelle
  - Thrombosen oder Ischämien distal der Punktionsstelle (Raynaud-Syndrom, periphere arterielle Gefäßverschlusskrankheit)
  - anatomische Pathologien und vorhergegangene operative Interventionen (Aneurysmen, Stents oder Gefäßprothesen) im Punktionsbereich
- Systemische Antikoagulation, Lysetherapie und Koagulopathien sind relative Kontraindikationen für eine Punktion, jedoch sollte ein komprimierbares Gefäß gewählt und auf längere manuelle Kompression und die Anlage eines Druckverbands zur Blutstillung geachtet werden.
  - Es ist empfehlenswert vor allem bei mehrmaligen Punktionen auf eine adäquate Gerinnung zu achten.
  - Üblicherweise sind vor der Punktion die in ▸ Tab. 38.2 gezeigten Werte wünschenswert.

Tab. 38.2 Wünschenswerter Gerinnungsstatus vor arterieller Gefäßpunktion.

Laborparameter	präferenzieller Grenzwert
aktivierte partielle Thromboplastinzeit (aPTT)	< 50s
International Normalized Ratio (INR)	< 1,5
Quick-Wert	> 50 %
Thrombozyten	> 50 000/µl

38.7 Aufklärung und spezielle Risiken

- Vor der Punktion sollte die Einwilligung des Patienten eingeholt und dieser über die insgesamt sehr seltenen, jedoch relevanten Komplikationen aufgeklärt werden:
  - Anaphylaxie für das Lokalanästhetikum
  - Schmerzen bei Punktion
  - Nachblutung aus der Einstichstelle
  - Aneurysma oder Hämatombildung
  - Infektion der Einstichstelle und resultierende Sepsis
  - Ischämie der Extremität durch lokale Hämatombildung
  - Gefäßlazeration oder Thrombembolien
  - Verletzung benachbarter, vor allem nervaler Strukturen

38.8 Vorbereitende Diagnostik

- Vor der Punktion der A. radialis kann der modifizierten Allen-Tests durchgeführt werden.
  - Dabei werden die Aa. radialis und ulnaris mit den Fingern komprimiert und der Patient gebeten etwa 10-mal eine Faust zu ballen.
  - Die Hand erblasst durch den venösen Abstrom von Blut bei okkludiertem arteriellem Zustrom.
  - Nach Öffnen der A. ulnaris (bei weiterhin komprimierter A. radialis) sollte sich die Hautfarbe der Hand innerhalb von 10–15 s normalisieren, was auf eine adäquate Perfusion der Hand über die A. ulnaris hinweisen kann.
- Aufgrund der mangelnden Sensitivität und Spezifität für die Detektion einer abnormalen Kollateralisierung ist dieser Test umstritten und verschiedene Fachgesellschaften empfehlen keine Durchführung mehr. Da die ultraschallgestützte Anlage und Punktion von Gefäßen sich im klinischen Alltag etabliert haben, empfiehlt es sich alternativ, die Lage der Gefäße und das Vorliegen kollateraler Perfusion mittels der Doppler-Funktion des Ultraschallgeräts zu kontrollieren und zu dokumentieren.

38.9 Anästhesie

- Für diese Methode ist üblicherweise keine Lokalanästhesie notwendig.
- Da die Punktion für die Lokalanästhetikagabe vergleichbar ist mit der Punktion für die Blutentnahme mittels spezieller heparinisierter Spritzen, wird auf diese üblicherweise verzichtet.
- Sollte auf Wunsch des Patienten oder antizipierter erschwerter Punktion eine Lokalanästhetikagabe notwendig sein, kann über der Einstichstelle eine kleine Quaddel von nicht mehr als 0,5–1 ml Lokalanästhetikum appliziert werden. Ein möglichst geringes Volumen sollte deshalb gewählt werden, um eine quaddelnbedingte Gefäßkompression zu vermeiden und damit die Punktion nicht unnötig zu erschweren.

38.10 Personal, Material und Einstelltechnik

- Abhängig davon, ob eine Einmalpunktion oder eine arterielle Kanülenanlage geplant ist, sollten neben der für die Asepsis notwendige Händedesinfektion auch eine Haube, Mundschutz und sterile Handschuhe sowie ein steriler Kittel getragen werden.
- Zusätzlich sollten nach durchgeführter Hautdesinfektion mit Chlorhexidin- oder Octenidin-haltigen Desinfektionsmitteln eine Wischdesinfektion durchgeführt und ein Lochtuch (oder Abdecktuch) verwendet werden, um Kontamination von Katheter und Einstichstelle zu vermeiden.

- Bei einer ultraschallgestützten Punktion sollte zusätzlich ein steriler Überzug für den Schallkopf verwendet werden.
- Für die BGA werden spezielle heparinisierte Abnahme-Monovetten benötigt, bei kapillärer Abnahme werden speziellen Kapillarröhrchen verwendet.
- Für die kapilläre Blutentnahme werden zusätzlich auch eine durchblutungsfördernde Salbe, Einmal-Lanzetten und sterile Tupfer benötigt.

38.11 Vorbereitung

- Die für die Blutgasanalyse notwendige Probe wird üblicherweise arteriell entnommen, alternativ können auch kapilläre Blutproben oder seltener venöse Blutproben verwendet werden.
  - Zu berücksichtigen ist, dass kapillären Proben durch die notwendige manuelle Kompression ein erhöhtes Hämolyserisiko (mit potenziell falsch hohen Kaliumwerten) bergen und zusätzlich leicht erniedrigte PO_2-Werte ergeben können.
  - Bei venösen Blutproben erlaubt die Analyse der Gaspartialdrücke und der Sättigung keine Rückschlüsse auf die Gasaustauschkapazität der Lunge für O_2 und CO_2, da hierfür arterielle Partialdrücke interpretiert werden müssen.
- Die üblicherweise für die Punktion gewählten arteriellen Zugangswege sind: A. radialis, A. femoralis, A. brachialis und A. axillaris.
  - Bei Punktion der Aa. radialis und A. brachialis sollte der Unterarm supiniert und mit Klebeband an einem dorsal liegenden Armbrett fixiert werden.
  - Bei Punktion der A. radialis empfiehlt sich eine Handgelenksextension mit einer unter das Handgelenk platzierten Rolle (Gaze/Verband etc.).

38.12 Anatomie

- Der optimale Entnahmeort für die arterielle Blutprobe sollte für jeden Patienten individuell nach Beurteilung der Vor- und Nachteile gewählt werden.
- Die A. radialis hat einfach zu identifizierende Landmarken und wenig anatomische Variabilität.
  - Zusätzlich ist bei Komplikationen üblicherweise eine Kollateralisierung über die A. ulnaris vorhanden.
  - Nachteilig ist bei eventueller Minderperfusion die Funktionseinschränkung oder Verlust der Extremität, mit weitreichenden Konsequenzen für die Patienten.
  - Es sollte die nicht dominante Hand bevorzugt werden.
  - Bei der Wahl dieser Arterie sollte das Handgelenk leicht überstreckt werden (bei zu starker Extension kann durch Spannung der Sehnen die Lokalisation der Arterie erschweren) und die Arterie sonografisch oder palpatorisch zwischen dem distalen Radius und der Sehne des M. flexor carpi radialis lokalisiert werden.
- Die A. brachialis kann am besten bei gestrecktem und supiniertem Arm, medial der Bizepssehne in der Ellenbogengrube (Fossa antecubitalis) lokalisiert werden.
  - Verglichen mit der A. radialis liegt die A. brachialis weniger superfiziell, was die Punktion erschweren kann.
  - Zusätzlich ist sie als Endstromarterie mit kleinerem Gefäßdurchmesser nicht als primärer Punktionsort für intraarterielle Katheter geeignet.
- Die A. femoralis ist eine einfach zu punktierende Arterie, die häufig auch in Schock- und Notfallsituationen noch zu punktieren ist.
  - Lokalisiert wird sie bei auf dem Rücken liegenden Patienten mit ausgestrecktem und leicht außen rotiertem Bein auf der Hälfte des Ligamentums inguinale.
  - Die Punktion sollte unterhalb des Ligaments erfolgen, um das Risiko einer retroperitonealen Blutung zu minimieren.
  - Jedoch können die dicht benachbart liegenden Arterien und Venen häufig selbst eine sonografisch unterstützte Punktion erschweren.
  - Bei palpatorischer Punktion besteht das Risiko einer akzidentiell venösen Blutentnahme.
  - Der Merksatz für die Position der relevanten Strukturen ist IVAN (Innen: Vene, Arterie, Nerv)
  - Die A. femoralis ist, wie die A. brachialis, eine Endstromarterie, jedoch besteht durch ihren größeren Gefäßdurchmesser eine geringere Gefahr einer Ischämie bei Katheteranlage.
  - Nachteilig ist das erhöhte Infektionsrisiko, was die Liegedauer von einliegenden Kathetern begrenzt.
- Die A. axillaris ist bei abduziertem und außen rotiertem Arm in der Axilla gut tastbar.
  - Sie verfügt über eine gute Kollateralisierung über den Truncus thyrocervicalis, jedoch birgt die Punktion und vor allem die Anlage eines Katheters ein sehr hohes Infektionsrisiko.
  - Sie sollte deshalb nicht als primärer Punktions- und Katheteranlageort genutzt werden.

38.13 Durchführung

- Der Eingriff sollte in strenger Asepsis erfolgen, insbesondere bei geplanter Kanülenanlage.
- Nach Anlage von Haube und Maske, einer hygienischer Hautdesinfektion und dem Anziehen von sterilen Handschuhen erfolgt eine Wischdesinfektion der Haut.
- Nach palpatorischer oder ultraschallgesteuerter Punktion wird die Blutprobe entnommen und die heparinisierten Monovette üblicherweise mit 2–3 ml gefüllt.
- Nach erfolgreicher Abnahme und einer manuellen Kompression der Punktionsstelle sollte die Monovette umgehend in das BGA-Gerät eingeführt werden.
- Bei der kapillären Abnahme wird die geeignete Punktionsstelle mit einer durchblutungsfördernden Salbe vorbereitet, um den arteriellen Anteil im Kapillarblut zu erhöhen.
  - Nach hygienischer Händedesinfektion und Desinfektion der Punktionsstelle wird mit Einmal-Lanzetten-Stich und vorsichtiger Kompression der benachbarten Hautareale das Kapillarröhrchen durch Kapillarkräfte mit Blut gefüllt.
  - Nach ausreichender Füllung des Röhrchens sollte die Punktionsstelle mit einem Pflaster abgedeckt und die Probe umgehend zur Messung in das BGA-Gerät gegeben werden.

38.13.1 Lagerung

- Bei Punktion der A. radialis oder A. brachialis empfiehlt es sich, die supinierte Hand oder Arm auf einer Rolle zu lagern, um eine Überstreckung der Hand oder des Arms zu gewährleisten.

Cave

Eine zu starke Überstreckung kann zum Zug auf die benachbarten Sehnen und die Arterie und damit zu einer Lumenverkleinerung und erschwerten Punktion führen.

38.13.2 Durchführung Schritt für Schritt

- Nach Anlage von Haube und Maske, einer hygienischer Hautdesinfektion und dem Anziehen von sterilen Handschuhen erfolgt eine Wischdesinfektion der Haut mit Chlorhexidin- oder Octenidin-haltigen Desinfektionsmitteln.

- Anschließend wird der Arbeitsbereich mit einem Lochtuch abgedeckt und die Lage des Zielgefäßes palpiert.
- Ein oder zwei Finger der nicht dominanten Hand sollten die Arterie proximal der Punktionsstelle palpieren.
- Cave: Nach Palpation des Gefäßes den Druck auf die Arterie minimiert, um das Gefäß nicht vollständig zu komprimieren und die Perfusion des Gefäßes und damit die Erfolgsaussichten der Punktion nicht zu reduzieren.
- Die Nadel mit der heparinisierten Monovette sollte in einem 30–45°-Winkel zur Haut eingeführt werden. Cave: Ausnahme ist die Punktion der A. femoralis, bei der ein steilerer 70–90°-Winkel gewählt werden sollte.
- Die Monovette füllt sich aufgrund des arteriellen Drucks selbstständig und eine manuelle Aspiration ist normalerweise nicht notwendig.
  - Eine Füllmenge von 2–3 ml ist bei den handelsüblichen Geräten ausreichend.
  - Sollte die Füllung sistieren, hat die Nadel das Gefäßlumen verlassen und sollte vorsichtig bis auf Hautniveau zurückgezogen und ggf. repositioniert werden.
- Alternativ kann bei ultraschallgestützter Punktion durch eine Hilfsperson der Ultraschallkopf mit einem sterilen Überzug versehen werden und die Nadel unter visueller Kontrolle inplane oder out-of-plane in das Gefäß eingeführt werden.
- Nach erfolgreicher Abnahme sollten die Nadel und Monovette entfernt werden und zeitgleich eine manuelle Kompression der Punktionsstelle mit einer sterilen Kompresse erfolgen, bis eine Blutstillung eingetreten ist.
- Cave: auf Höhe der Gefäßeintrittsstelle komprimieren, welche üblicherweise, je nach Einstichwinkel einige cm proximal der Hauteinstichstelle liegen kann und auf ausreichende Kompressionsdauer achten
- Nach Entsorgen der Nadel sollte die Monovette entlüftet und mehrmals geschwenkt werden, um das Blut mit dem Heparin zu vermischen und eine Gerinnselbildung des Blutes zu vermeiden.
- Die Monovette sollte umgehend in das BGA-Gerät eingeführt werden.
- Bei der kapillären Abnahme wird die geeignete Punktionsstelle (Ohrläppchen, Fingerbeere, bei Kindern auch die Ferse) mit einer durchblutungsfördernden Salbe vorbereitet, womit der arterielle Anteil im Kapillarblut erhöht wird.
  - Nach hygienischer Händedesinfektion wird die Punktionsstelle ebenfalls desinfiziert.
  - Nach Einmal-Lanzetten-Stich, der kaum spürbar ist, treten einige Bluttropfen aus.
  - Durch vorsichtige Kompression der benachbarten Hautareale wird der Blutaustritt forciert (bei zu starker Kompression kann es zu Hämolyse und verfälschten Werten kommen).
  - Das Kapillarröhrchen wird an das austretende Blut gehalten; durch Kapillarkräfte wird Blut in das dünne Röhrchen gesaugt.
  - Nach ausreichender Füllung des Röhrchens sollte die Punktionsstelle mit einem Pflaster abgedeckt werden und das Röhrchen mit der Probe sollte umgehend zur Messung in das BGA-Gerät gegeben werden.

38.14 Mögliche Fehler und Fallstricke

- Die entnommene Probe sollte ohne Verzögerung ins Labor geschickt werden oder in das BGA-Gerät eingesetzt werden.
- Abhängig von der Dauer bis zur Probeanalyse sollte die Probe gekühlt werden, um den zellulären Sauerstoffverbrauch durch Leuko- und Thrombozyten zu minimieren. Dies kann in fälschlich erniedrigten PaO_2-Werten resultieren.

38.15 Mögliche Komplikationen

38.15.1 Komplikationen während der Durchführung

- Bei der Punktion oder Gabe des Lokalanästhetikums kann der Einstich als schmerzhaft empfunden werden, vereinzelt kann es zu vasovagalen Reaktion bei Patienten kommen, deshalb sollte die Punktion immer bei sitzenden oder liegenden Patienten erfolgen.
- Mögliche Allergien gegen Lokalanästhetika sollten berücksichtigt und diese gegebenenfalls vermieden werden..

38.15.2 Komplikationen nach der Durchführung

- Die Komplikationen einer arteriellen Punktion sind hauptsächlich mit der eingeschränkten Blutstillung assoziiert.
- Relevante Blutverluste aus der Einstichstelle, die Bildung eines Hämatoms mit Kompression benachbarter Strukturen sowie das Entstehen eines Aneurysma spurium oder eine arteriovenöse Fistelbildung sind mögliche, jedoch sehr seltene Komplikationen.
- Bei sehr traumatischen Punktionen mit Perforation der Arterienwand oder stark eingeschränkter Perfusion des punktierten Gefäßes kann es zu einer Thrombosierung und eventuell zu einem Gefäßverschluss kommen, was zu Ischämien führen kann und damit eventuell die operativer Revision und therapeutische Antikoagulation notwendig macht.

38.16 Dokumentation

- Sowohl die Einmalpunktion, als auch die Katheteranlage sollten in der Patientenakte dokumentiert werden. Während bei der Einmalpunktion, mindestens Zeitpunkt und Ort der Entnahme dokumentiert werden sollten, empfiehlt sich bei arteriellen Katheteranlage eine ausführlichere Dokumentation als eigenständiger Eingriff, mit Beschreibung der einzelnen Schritte. Diese kann insbesondere bei retrospektiver Evaluation von Komplikationen im Punktionsbereich hilfreich sein.

38.17 Postoperatives/ Postinterventionelles Management

- Um Komplikationen zu vermeiden, sollte mit der Entfernung der Punktionsnadel zeitgleich die Einstichstelle mit einer sterilen Kompresse ausreichend komprimiert werden.
  - Die Dauer und Intensität der Kompression hängt von der Wahl der Einstichstelle, dem Blutdruck und der Gerinnungssituation des Patienten ab.
  - Prinzipiell sollte die ersten 3–5 min eine manuelle Kompression durch den Punktierenden selbst durchgeführt werden.
  - Eine intermittierende Kontrolle der Einstichstelle sollte in dieser Zeit vermieden werden, da die jeweilige Druckentlastung zu einer Hämatombildung führen kann.
  - Cave: Kompressionsstelle sollte die Eintrittsstelle der Nadel in das Gefäß sein, nicht die Einstichstelle an der Haut, welche je nach Einstichwinkel und Tiefe des Gefäßes einige cm weiter distal sein kann.
- Bei normaler Gerinnungssituation kann nach dieser Zeit ein erfolgreicher Verschluss der Punktionsstelle erreicht werden und die Einstichstelle anschließend mit einem Pflaster versorgt werden. Zusätzlich kann der Patient gebeten werden, die Kompression selbstständig noch einige Minuten weiterzuführen.

- Bei Vorliegen einer Koagulopathie oder medikamentöser Antikoagulation und damit erhöhtem Nachblutungsrisiko sollte für bis für 12–24h die Anlage eines Druckverbands erwogen werden. CAVE: keine zirkuläre Anlage, dies kann die distale Perfusion der Extremität einschränken.
- Es empfiehlt sich zeitnah zusätzlich eine erneute visuelle Kontrolle der Einstichstelle, um neu auftretende Komplikationen an der Einstichstelle nicht zu übersehen. Dazu gehören Änderung der Hautfarbe, persistierende oder stärker werden Schmerzen, persistierende oder neu auftretende Blutung oder Dysästhesien.

38.18 Besonderheiten bei bestimmten Personengruppen

38.18.1 Besonderheiten bei Schwangeren

- Bei Schwangeren gibt es keine Besonderheiten zu berücksichtigen.

38.18.2 Besonderheiten bei Kindern und Jugendlichen

- Bei Kindern und Jugendlichen gibt es keine Besonderheiten zu berücksichtigen.

38.19 Literatur

Literatur zur weiteren Vertiefung

[269] Kroegel C. Klinische Pneumologie. Stuttgart: Thieme; 2014
[270] Narins R, Emmett MD. Simple and Mixed Acid-Base Disorders: A Practical Approach. Medicine 1980; 59: 161–182
[271] Schinko H, Funk GC, Meschkat M et al. Arterielle Blutgasanalyse. Wien Klin Wochenschr Educ 2017; 12: 115–130
[272] Schlichtig R, Grogono AW, Severinghaus JW. Human PaCO2 and standard base excess compensation for acid-base imbalance. Crit Care Med 1998; 26: 1173–1179

38.20 Durchführung der Befundung bei der Blutgasanalyse

38.20.1 Steckbrief

Die Interpretation der BGA sollte nach einem systematischen Ablauf erfolgen. Nach Identifikation der primären Störung folgt die Beurteilung, ob eine Kompensation vorliegt und ob diese Kompensation der primären Störung angemessen ist. Bei einer metabolischen Azidose kann die Bestimmung der Anionenlücke helfen, die zugrunde liegende Pathologie besser einzugrenzen. Anschließend kann die Oxygenierung mittels Korrelation von tatsächlichem und zu erwarteten PaO_2 beurteilt werden. Die Bestimmung der Elektrolyte, von Glukose und Laktat sind hilfreich zur Differenzierung der möglichen Ursachen bei vorliegenden Störungen des Säure-Base Haushalts.

38.20.2 Wichtige Parameter für die Befundung bei BGA

- arterieller Partialdruck für Kohlendioxid ($PaCO_2$)
- Base Exzess (BE)
- Bikarbonat (HCO_3^-)
- arterieller Partialdruck für Sauerstoff (PaO_2)
- arterielle Sauerstoffsättigung (SaO_2)
- Hämoglobin
- Laktat
- Kalium
- Natrium
- Chlorid
- ionisiertes Kalzium

38.20.3 Vorgehen bei der Befundung bei BGA

Ablauf der Befundung

- Aufgrund der Dichte der vorhandenen Informationen im Ausdruck der BGA-Analyse sollte diese systematisch analysiert und interpretiert werden, um keine relevanten Abweichungen oder Pathologien im Säure-Basen Haushalt, der Ventilation und Oxygenierung oder den gemessenen Elektrolyten zu übersehen (► Abb. 38.1).
- Säure-Basen-Haushalt:
  - Der erste Schritt ist die Bestimmung der zugrunde liegenden Störung, ob eine Azidose oder Alkalose vorliegt, also ob der pH < 7,35 oder > 7,45 liegt.
  - Anschließend sollte beurteilt werden, ob diese Störung primär metabolisch oder respiratorisch ist.
- Zum Abschluss sollten die noch nicht berücksichtigten Parameter, die vom BGA-Gerät bestimmt wurden, betrachten werden (Elektrolyte, Blutzuckerwerte, Hämoglobin- und Hämatokritwerte), um z. B. bei einer BGA-Untersuchung zur Beurteilung der Oxygenierung nicht eine Blutzuckerentgleisung oder behandlungswürdige Elektrolytverschiebung zu übersehen.

Beschreibung der Befunde

Auswertungsparameter und Befundkriterien

- arterieller Partialdruck für Kohlendioxid ($PaCO_2$)
- Base Exzess (BE)
- Bikarbonat (HCO_3^-)
- arterieller Partialdruck für Sauerstoff (PaO_2)
- Sauerstoffsättigung (SaO_2)
- Hämoglobin
- Laktat
- Kalium
- Natrium
- Chlorid
- ionisiertes Kalzium

Fehlerquellen bei der Befundung

- Eine verzögerte Analyse der gewonnen Probe kann zu verfälschten Messwerten führen.
- Sowohl durch die Diffusion von Gas durch die Plastikwand der Monovette als auch durch den Sauerstoffverbrauch durch die zellulären Blutbestandteile kann die PaO_2-Bestimmung verfälscht werden. Durch Kühlung der Probe auf Eis (falls keine umgehende Analyse möglich ist) und die zeitnahe Analyse (unter 15 min) sind diese Fehlerquellen jedoch zu minimieren.
- Zusätzlich sollte auf eine ausreichende Füllmenge der Monovette geachtet werden, da eine zu hohe Konzentration von Heparin in einer zu geringen Füllmenge von Blut den Messwert für $PaCO_2$ verfälschen kann.
- Die Menge an Luftblasen in der Probe sollte 1–2 % nicht überschreiten, da dies ebenfalls zur Verfälschung von PaO_2- und $PaCO_2$-Werten führen kann.

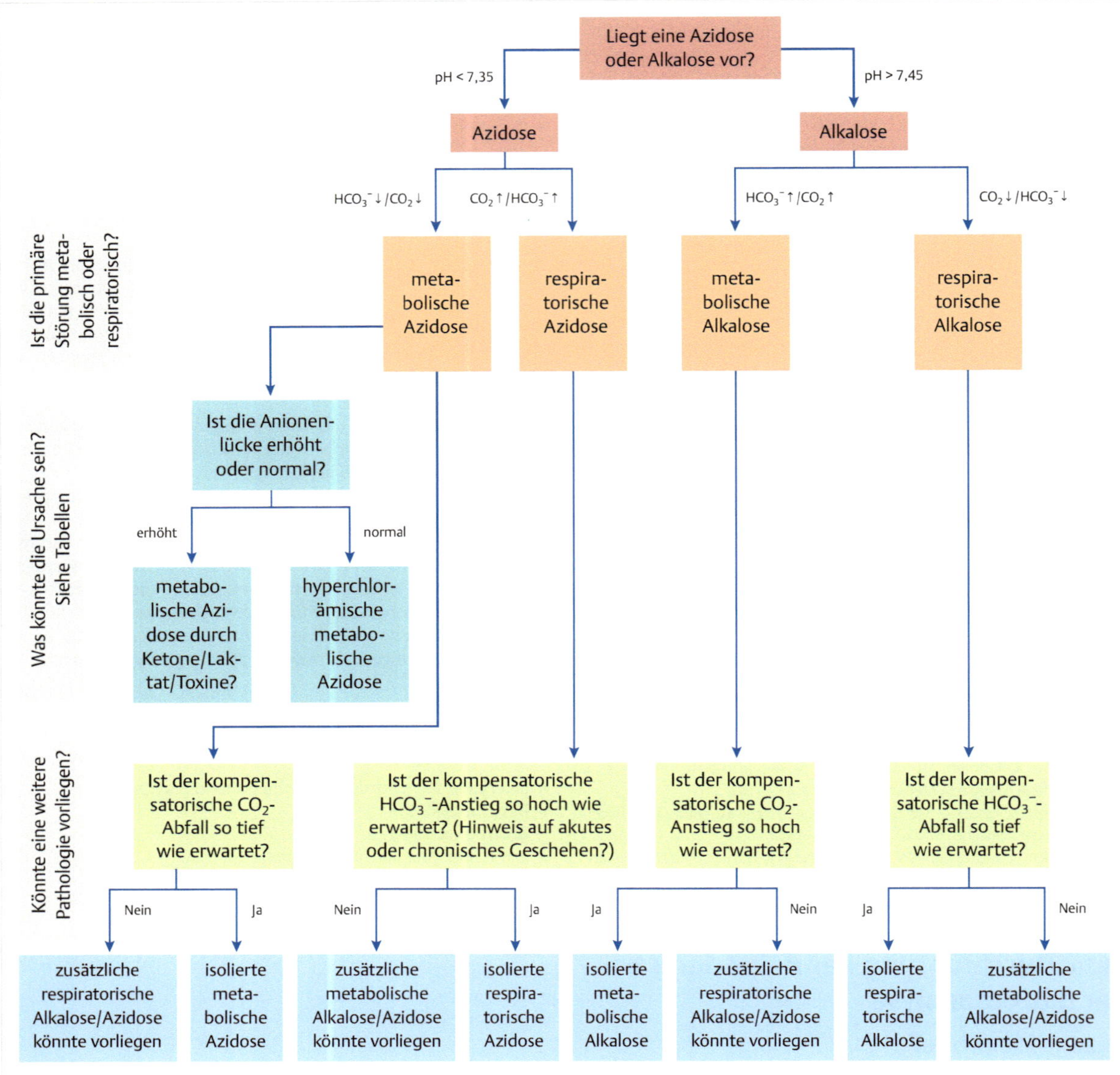

Abb. 38.1 Befundung bei der Blutgasanalyse.

38.21 Befunde der Blutgasanalyse

38.21.1 Normalbefunde, Normvarianten und Grenzbefunde der BGA

- s. ▸ Tab. 38.3

38.21.2 Pathologische Leitbefunde der BGA

- s. ▸ Tab. 38.4

Tab. 38.3 Normalwerte der arteriellen Blutgasanalyse.

Befund	Normalwerte	Besonderheiten für spezielle Patientengruppen
pH	7,35–7,45	< 7,35: Azidose; > 7,45: Alkalose
pO_2	75–98 mmHg	100–0,33 × Alter ± 10 in mmHg
SaO_2	95–99 %	
pCO_2	36–44 mmHg	
Bikarbonat (HCO_3^-)	22–26 mmHg	
Base Excess (BE)	0±2 mmol/l	
Anionenlücke	8–16	
alveolär-arterieller Gradient ($AaDO_2$)	< 20 mmHg	$AaDO_2$ = {(Alter in Jahren) + 10}/2
Laktat	0,6–1,7 mmol/l (5–15 mg/dl)	
Hämoglobin	12–15 g/dl (7,45–9,31 mmol/l)	Frauen
	13,6–17,2 g/dl (8,44–10,68 mmol/l)	Männer
Hämatokrit	0,33–0,43	Frauen
	0,39–0,49	Männer
Natrium	135–145 mmol/l	
Kalium	3,6–5,2 mmol/l	
Chlorid	98–106 mmol/l	
Kalzium (ionisiert)	1,15–1,35 mmol/l	
Blutzucker	55–100 mg/dl (3,1–5,6 mmol/l)	

Tab. 38.4 Störung und Kompensationsmechanismen des Säure-Basen-Haushalts.

	HCO_3^-	$PaCO_2$
Azidose (pH ↓)		
metabolische Azidose	ursächlich ↓	kompensatorisch ↓
respiratorische Azidose	kompensatorisch ↑	ursächlich ↑
Alkalose (pH ↑)		
metabolische Alkalose	ursächlich ↑	kompensatorisch ↑
respiratorische Alkalose	kompensatorisch ↓	ursächlich ↓

38.21.3 Befunde der BGA bei einzelnen Krankheitsbildern/Läsionen

Befunde der BGA bei Azidose und Alkalose

- Bei einer Azidose (pH erniedrigt) aufgrund einer metabolischen Störung ist das HCO_3^- erniedrigt und die respiratorischen Kompensationsmechanismen versuchen durch Erhöhung des AMV das $PaCO_2$ zu reduzieren, um den pH-Wert zu normalisieren (▸ Tab. 38.5).
- Bei einer Azidose (pH erniedrigt) aufgrund einer respiratorischen Störung ist $PaCO_2$ erhöht und die metabolischen renalen Kompensationsmechanismen versuchen durch die tubuläre Absorption von HCO_3^- (und durch die Ausscheidung von H + Ionen) den pH-Wert zu normalisieren (▸ Tab. 38.6).
- Bei einer Alkalose (pH erhöht) aufgrund einer metabolischen Störung ist das HCO_3^- erhöht und die respiratorischen Kompensationsmechanismen versuchen durch Reduktion des AMV das $PaCO_2$ zu erhöhen, um den pH-Wert zu normalisieren (▸ Tab. 38.7).
- Bei einer Alkalose (pH erhöht) aufgrund einer respiratorischen Störung ist $PaCO_2$ erniedrigt und die metabolischen renalen Kompensationsmechanismen versuchen durch vermehrte tubuläre Ausscheidung von HCO_3^- (und durch Absorption von H^+) den pH-Wert zu normalisieren (▸ Tab. 38.8).
- Nach Identifizierung der primären Störung sollte geklärt werden, welche Ursache die Azidose oder Alkalose haben kann.

Tab. 38.5 Metabolische Azidose mit erhöhter Anionenlücke.

Azidose verursachender Grund	Klinisches Beispiel
Ketoazidose	diabetische Ketoazidose/hyperosmolares Koma
	Mangelernährung/katabole Stoffwechsellage
	Alkoholabusus
Laktatazidose – Typ A	Hypoxämie
	Organischämie
	Schockzustände
Laktatazidose – Typ B	Krampfanfälle
	Alkoholabusus
	Medikamente (z. B. Biguanide, HIV-Medikamente, Isoniazid, Eisen)
D-Laktatazidose	Kurzdarmsyndrom / bakterielle Überwucherung
Intoxikation (toxische Metaboliten)	Salizylate, Aspirin
	Eisen
	Urämie (Sulfat, Phosphat)
	Ethanol (Laktat)
	Ethylenglykol (Oxalat)
	Methanol (Formiat)
	Paraldehyd (Acetat)
	Paracetamol/Flucloxazillin (Pyroglutamat)
	Zyanid
gastrointestinale HCO_3^--Verluste	Diarrhöen
	Darmfistel, Kolostomie, Ileostoma
parenterale Zufuhr	NaCl-Infusion
	Kalziumchlorid-Gabe
renale HCO_3^--Verluste	Azetazolamid-Gabe
	Renal-Tubuläre Azidose (Typ 1,2 & 4)
urologische Eingriffe	Urostomie
	Ureterosigmoidostomy (Cl- Reabsorption)
endokrinologisch	Hypoaldosteronismus
	Hyperkaliämie

Tab. 38.6 Ursachen für eine respiratorische Azidose.

Azidose verursachender Grund	Klinisches Beispiel
vermehrter CO_2-Gehalt in Atemluft	defekter CO_2-Absorber im Beatmungssystem
	Kapnoperitoneum bei laparoskopischen Eingriffen
alveoläre Hypoventilation	in Apnoe 3 mmHg CO_2-Anstieg/min
	Verlust von Atemantrieb (medikamentös, toxisch, neurologische Störung, Koma)
	Ermüdung der Atemmuskulatur Neuromuskuläre Störung (Asthma bronchiale, neuromuskuläre Erkrankungen – GBS)
	restriktive Behinderung von Lunge oder Brustkorb (Rippenserienfraktur)
	Atemwegsverlegung
	mechanische Hypoventilation bei Beatmungspflichtigkeit
vermehrte CO_2-Produktion bei erhöhtem Metabolismus	maligne Hyperthermie
	Hyperthyreose
	Phäochromozytom
	Sepsis
	Epilepsie
Gasaustauschstörung	fortgeschrittene Lungenerkrankung mit Diffusionsstörung (erniedrigtes TLCO)

Tab. 38.7 Ursachen für eine metabolische Alkalose.

Alkalose verursachender Grund	Klinisches Beispiel
Additionsalkalose durch HCO_3^--Akkumulation	Bikarbonat-/Alkali-Administration
	Metabolismus endogener Ketone oder Laktat (Erholung von Hunger/kataboler Stoffwechsellage)
	exogene Zufuhr von Zitrat (Antikoagulation bei Nierenersatzverfahren)
	Post-Hyperkapnie (kompensatorisch erhöhtes HCO_3^-)
Subtraktionsalkalose durch renalen oder gastrointestinalen Säureverlust	Verluste über Magensonde/wiederholtes Erbrechen
	Diuretika-bedingte Hypokaliämie (renale Retentionsversuche durch vermehrte H^+- Ausscheidung)
	Renaler Mineralokortikoid Effekt (distal tubuläre H^+- und K^+-Ausscheidung)
	Hyperaldosteronismus
	Hypokaliämie, Hypomagnesiämie
	Laxans-Missbrauch

Tab. 38.8 Ursachen für eine respiratorische Alkalose.

Alkalose verursachender Grund	Klinisches Beispiel
Stimulation sensorischer pulmonaler Rezeptoren	Pneumonie
	Asthma
	Lungenödem
	Lungenarterienembolie
Stimulation des Atemzentrums	traumatische Hirnschädigung
	Hypoxie
	Salizylat-Toxizität
	Schwangerschaft
	chronisches Lebererkrankung
	mechanische Hyperventilation bei Beatmungspflichtigkeit
psychogen	Angststörung, Stress, Schmerz

- Um die Ursache einer metabolischen Azidose besser differenzieren zu können, ist eine Bestimmung der Anionenlücke hilfreich.
    - Falls das BGA-Geräte die Anionenlücke (AL) nicht automatisch bestimmen, kann diese auch manuell ausgerechnet werden.
    - Die grundlegende Überlegung ist, dass Kationen und Anionen in vivo aufgrund der Elektroneutralität in gleicher Konzentration vorliegen müssen: $AL = [Na^+] - [HCO_3^-] - [Cl^-]$ 12±4 mmol/l
    - Unter Normalbedingungen ergibt sich nach Bestimmung der im Blut hauptsächlich vorkommenden Ionen (Na^+, Cl^- und HCO_3^-) eine Differenz von 8–16 mmol/l zwischen den Kationen und Anionen aufgrund der vorhandenen, jedoch nicht gemessenen Ionen (hauptsächlich Albumin).
    - Im Fall einer Hypoalbuminämie muss die AL deshalb dafür korrigiert werden: AL + [2,5 × (4 – Albumin in g/dl)
    - Das Kalium wird üblicherweise nicht berücksichtigt, da die anteilige Menge und die Veränderungen im Vergleich zu den anderen Ionen sehr gering sind.
    - Eine über den Normalbereich hinausgehenden Vergrößerung der Differenz zwischen Anionen und Kationen deutet auf ein weiteres, nicht üblicherweise vorhandenes Kation oder auf eine organische Säure hin.
    - Sollte bei vorliegender metabolischer Azidose die Differenz im Referenzbereich liegen, muss der HCO_3^--Anfall durch die Erhöhung eines anderen Anions, üblicherweise Chlorid (Cl^-) kompensiert worden sein (metabolische Azidose mit normaler Anionenlücke oder hyperchlorämische metabolische Azidose).

Befunde bei sekundären Störungen aufgrund insuffizienter Kompensation

- Beurteilung, ob eine 2. Störung vorliegt bzw. ob die Kompensation adäquat für die vorliegende primäre Störung ist
- Neben der primären Störung des Säure-Basen-Haushalts kann eine sekundäre Störung durch eine inadäquate Kompensation vorliegen.
- Sollte z. B. die respiratorische Kompensation einer metabolischen Azidose nicht zu der Reduktion des $PaCO_2$ führen, die zu erwarten wäre, könnte neben der primär metabolischen Azidose auch eine zusätzliche respiratorische Azidose oder respiratorische Alkalose vorliegen.
- Je nach Region werden 2 unterschiedliche Methoden für die Berechnung der Kompensationsmechanismen bzw. der Detektion einer weiteren Säure-Basen-Störung zugrunde gelegt: die Winter- oder Boston-Methode (basierend auf dem maschinell bestimmten aktuellen HCO_3^-) und die Copenhagen/Severinghaus-Methode (basierend auf dem maschinell bestimmten Standard-Base-Excess, SBE).
- Diese Regeln sind durch Korrelationen von Patientendaten generiert worden und gelten nicht als feste mathematisch belastbare Formeln, sondern als weitere Hilfsmittel, um im klinischen Kontext die aktuelle Situation optimal beurteilen zu können.
- Winter/Boston-Methode:
    - bei metabolischer Azidose – was ist das zu erwartende $PaCO_2$? → erwartetes $PaCO_2$ = ([gemessenes HCO_3^-] × 1,5) + 8
    - bei metabolischer Alkalose – was ist das zu erwartende $PaCO_2$? → erwartetes $PaCO_2$ = ([gemessenes HCO_3^-] × 0,7) + 20
    - Sollte das tatsächliche CO_2 höher oder niedriger sein als berechnet, liegt wahrscheinlich eine zusätzliche respiratorische Azidose oder Alkalose vor.
    - Da die renale Reabsorption von HCO_3^- innerhalb von 48h–72h die Reabsorption auf- und abregulieren kann, muss zwischen akuten und chronischen respiratorischen Störungen unterschieden werden.
        - akute respiratorische Azidose: Für jede 10-mmHg-Erhöhung des $PaCO_2$ erhöht sich das HCO_3^- um 1 mmol/l → erwartetes HCO_3^- = 24 + {(gemessenes $PaCO_2$ – 40)/10}
        - chronische respiratorische Azidose: Für jede 10-mmHg-Erhöhung des $PaCO_2$ erhöht sich das HCO_3^- um 4 mmol/l → erwartetes HCO_3^-- = 24 + 4 × {(gemessenes $PaCO_2$ – 40)/10}
        - akute respiratorische Alkalose: Für jede 10-mmHg-Erniedrigung des $PaCO_2$ sinkt das HCO_3^- um 2 mmol/l → erwartetes HCO_3^- = 24 – 2 × {(40 – gemessenes $PaCO_2$)/10}
        - chronische respiratorische Alkalose: Für jede 10-mmHg-Erniedrigung des $PaCO_2$ sinkt das HCO_3^- um 5 mmol/l → erwartetes HCO_3^- = 24 – 5 × {(40 – gemessenes $PaCO_2$)/10}
- Copenhagen/Severinghaus-Methode (bei maschinell bestimmtem SBE)
    - Eine akute respiratorische Störung verändert das SBE nicht.
    - chronische respiratorische Störung: Für jede Veränderung des $PaCO_2$ verändert sich das SBE um 0,4 → SBE = 0,4 × (40 – $PaCO_2$)
    - metabolische Azidose: Die respiratorische Kompensation ist proportional zu der Veränderung des SBE → erwartetes $PaCO_2$ = 40 + (1,0 × SBE)
    - metabolische Alkalose: Die respiratorische Kompensation ist proportional zu 0,6-mal der Veränderung des SBE → erwartetes $PaCO_2$ = 40 + (0,6 × SBE)
    - Sollte das erwartet SBE oder $PaCO_2$ nicht dem gemessenen entsprechen, deutet dies auf eine gemischte Säure-Basen-Störung hin mit einer sekundären respiratorischen Störung (bei primär metabolischen Störungen) bzw. auf eine sekundäre metabolische Störung (bei primär respiratorischen Störungen).

Befunde bei Krankheitsbildern mit erniedrigter Sauerstoffkonzentration

- Die Sauerstoffmenge, die im Blut transportiert wird, hängt zum einen von der zur Verfügung gestellten inspiratorischen Sauerstoff-Fraktion in der Atemluft (FiO_2) ab, zum anderen von der Lungenfunktion des Patienten, um mit dem in die Alveolen eingeatmeten Sauerstoff das durch die Pulmonalarterien fließende Blut mit Sauerstoff anreichern zu können (PaO_2).
- Der Oxygenierungsindex (OI) (auch Horovitz-Quotient genannt) setzt diese beiden Faktoren in Bezug zueinander:
  - OI = PaO_2 (in mmHg)/FiO_2 (als dimensionslose Zahl zwischen 0–1,0)
  - Normalwert ist > 450 mmHg, als pathologisch sollten Werte < 350 mmHg angesehen werden.
- Der O_2-Transport zu den Alveolen ist auch bei schwerer Ventilationsstörung möglich, da die FiO_2 von 0,21 auf 1,0 gesteigert werden kann. Jedoch wird das CO_2 bei einer alveolären Hypoventilation ansteigen und eventuell den alveolären Sauerstoffpartialdruck weiter senken.
- Zur Unterscheidung, ob die in der BGA gemessene erniedrigte arterielle Sauerstoffkonzentration aufgrund einer Störung des Gasaustauschs an der alveolokapillären Membran oder durch mangelnde pulmonale Ventilation entstanden ist, kann die alveolär-arterielle Sauerstoffpartialdruckdifferenz ($AaDO_2$ oder A-a-Gradient) bestimmt werden.
  - Die $AaDO_2$ ergibt sich als Differenz zwischen der berechneten alveolären O_2-Konzentration (PAO_2) und der in der BGA gemessen arteriellen O_2-Konzentration (PaO_2): $AaDO_2 = PAO_2 - PaO_2$
  - Bei einer Ventilationsstörung steigt das alveoläre CO_2 ($PACO_2$) und behindert den Aufbau eines alveolären Saustoffkonzentrationsgradienten zum Blut, der zur Oxygenierung des Bluts nötig wäre.
- Wie aus der Formel $PAO_2 = FiO_2 \times (Patm - PH_2O) - PaCO_2/RQ$ ersichtlich ist, sind für die Berechnung der alveolären Sauerstoffkonzentration (PAO_2) folgende Werte notwendig:
  - Patm: atmosphärischer Druck 760 mmHg auf Meeresniveau
  - PH_2O: Wasserdampfdruck bei 37 °C (= 47 mmHg), da die alveoläre Luft angefeuchtet ist
  - $PaCO_2$: arterieller Kohlendioxidpartialdruck (in der BGA gemessen unter Normoventilation etwa 40 mmHg)
  - RQ: respiratorischer Quotient (bei ausgewogener Ernährung etwa 0,8)
- Normalwert $AaDO_2$
  - bei FiO_2 = 0,21: 10 – 40 mmHg (altersabhängig)
  - bei FiO_2 = 1,0: 25 – 70 mmHg
- Die Normalwerte für $AaDO_2$ sind zum einen abhängig von der FiO_2 (da eine Erhöhung der FiO_2 von 21 % auf 100 % durch Verstärkung von Shunt-Effekten nicht proportional zu einer 5-fachen Erhöhung der PaO_2 führt) und zum anderen vom Alter des Patienten.
  - $AaDO_2$ = {(Alter in Jahren) + 10}/2
  - Die $AaDO_2$ steigt um etwa 5–7 mm je FiO_2-Erhöhung um 10 %.

39 Pulsoxymetrie

Khaschayar Saadat-Gilani

39.1 Steckbrief

Pulsoxymetrie ist ein komplikationsarmes, nicht invasives und schnell zu implementierendes Verfahren zur kontinuierlichen Messung der Oxygenierung. Die gemessene periphere arterielle Sauerstoffsättigung (SpO_2) ist ein Surrogat für die dem Gewebe zur Verfügung stehende arterielle Sauerstoffmenge und korreliert mit der in der Blutgasanalyse gemessenen arteriellen Sauerstoffsättigung (SaO_2). Mittels Lichtabsorption bestimmter Wellenlängen (Spektralphotometrie) kann die Pulsoxymetrie den Anteil des mit Sauerstoff beladenen Hämoglobins (Oxyhämoglobin) im arteriellen peripheren Blut berechnen. Die Pulsoxymetrie ist ein im präklinischen und klinischen Bereich etabliertes Verfahren und wird von vielen Fachgesellschaften als Teil des Standardmonitorings betrachtet. Die am häufigsten genutzten Messpunkte sind die Finger, Zehen, Nasenflügeln, Ohrläppchen oder Stirn.

39.2 Synonyme

- Sauerstoffsättigung
- O_2-Sättigung
- Sättigung

39.3 Keywords

- SpO_2
- Monitoring
- Oxygenierung

39.4 Überblick

- Die Pulsoxymetrie bietet eine nicht invasive und kontinuierliche Methode zur Bestimmung der Sauerstoffsättigung des arteriellen Bluts, ohne die Notwendigkeit einer arteriellen Punktion und Blutgasanalyse.
- Zusätzlich bietet sie eine indirekte kontinuierliche Messung des peripheren Pulses.
- In Notfallsituationen erlaubt sie deshalb eine zügige erste Evaluation der aktuellen Situation und eine kontinuierliche Erfolgskontrolle von therapeutischen Interventionen.
- Da mittels Pulsoxymeter die Sauerstoffsättigung errechnet und nicht gemessen wird, können unter Umständen bei einer SpO_2 von 100 % sehr hohe Sauerstoffkonzentrationen (Hyperoxyämie) nicht detektiert werden und bedürfen einer Messung mittels Blutgasanalyse.
- Die CO-Oxymetrie ist ein auf der gleichen Technologie basierendes Verfahren, mit jedoch mehr als 2 Leuchtdioden und ist deshalb in der Lage, neben O_2 und CO_2 – abhängig von der Anzahl der zusätzlichen Leuchtdioden – auch die Konzentration von Carboxyhämoglobin (COHb), Methämoglobin (MetHb), Glykohämoglobin (HbA_{1c}) oder Sulfhämoglobin (SulfHb) zu bestimmen.
- Die Pulsoxymetrie beruht auf der Spektralphotometrie, und nutzt die unterschiedliche Lichtabsorption von Oxyhämoglobin (O_2Hb) und Desoxyhämoglobin (HHb).
  - Monochromatisches Licht von 2 Leuchtdioden mit den Wellenlängen 660 nm (Bereich rotes Licht) und 940 nm (Nahinfrarotlicht) wird emittiert und ersteres hauptsächlich durch HHb, letzteres durch O_2Hb absorbiert, was von einem Detektor (Photodiode) registriert wird.
  - Die Absorption korreliert mit der vorhandenen oxygenierten bzw. desoxygenierten Hämoglobinmenge.
  - Das Verhältnis von durch O_2Hb absorbiertem Licht zu Gesamtabsorption durch O_2Hb und HHb ergibt den prozentualen Anteil von durch O_2Hb absorbiertem Licht.
  - Um nur die arterielle Hämoglobinkonzentrationen zu berücksichtigen (zur Bestimmung der arteriellen Sauerstoffsättigung), wird nur die pulsatile Komponente der Absorptionsmessung berücksichtigt.
  - Durch die hohe Frequenz der Lichtemission der Dioden (mehrere hundert Mal pro Sekunde) kann der pulsatile (arterielle) Blutfluss von nicht pulsatilem (venösen) und der Absorption durch das Bindegewebe und der Knochen unterschieden und für die Messung eliminiert werden (► Abb. 39.1).
  - Um Messintereferenzen durch Störsignale und Artefakte zu minimieren, werden die Messwerte zusätzlich über einen bestimmten Zeitraum hin gemittelt. Je nach Hersteller können diese Mittlungszeiten zwischen 2 bis 16 Sekunden betragen und führen damit zu einer Latenz der Anzeige der Sättigung um diese Dauer.
- Die berechneten Absorptionswerte werden mit gespeicherten Referenzwerten verglichen und korrelieren mit vordefinierten SpO_2-Werten.
  - Die Bestimmung der Referenzwerte und deren Korrelation mit SpO_2 erfolgte durch Messungen an Probanden, bei denen nach Inhalation verschiedener Sauerstoffkonzentrationen der arterielle Sauerstoffpartialdruck (SaO_2) im Blut mittels arterieller Blutgasanalysen gemessenen und mit zeitgleich berechneten Absorptionswerten mittels Pulsoxymetrie (SpO_2) korreliert wurde.
  - Aus ethischen Gründen wurden Probanden nur Sauerstoffpartialdrücke zugemutet, um Sättigungswerte von 100 % bis etwa 70 % zu erreichen.

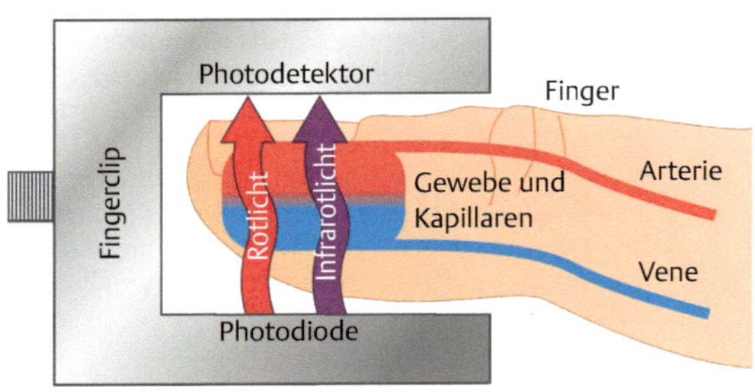

Abb. 39.1 Messprinzip beim Pulsoxymeter. Die unterschiedlichen Absorptionsmaxima von O_2Hb und HHb im roten und infraroten Wellenlängenbereich erlauben die Messung des Lichts auf der gegenüberliegenden Seite des Fingerclips. Aus diesen pulsatilen Absorptionsänderungen kann die funktionelle (partielle) Sauerstoffsättigung (SpO_2 [%]) errechnet werden: Sie bezeichnet den Anteil von O_2Hb am gesamten zum O_2-Transport fähigen Hämoglobin und wird in Prozent angegeben. (Quelle: Wetsch W, Hinkelbein J, Spöhr F. Pulsoxymetrie. In: Wetsch W, Hinkelbein J, Spöhr F, Hrsg. Kurzlehrbuch Anästhesie, Intensivmedizin, Notfallmedizin und Schmerztherapie. 2., aktualisierte Auflage. Stuttgart: Thieme; 2018)

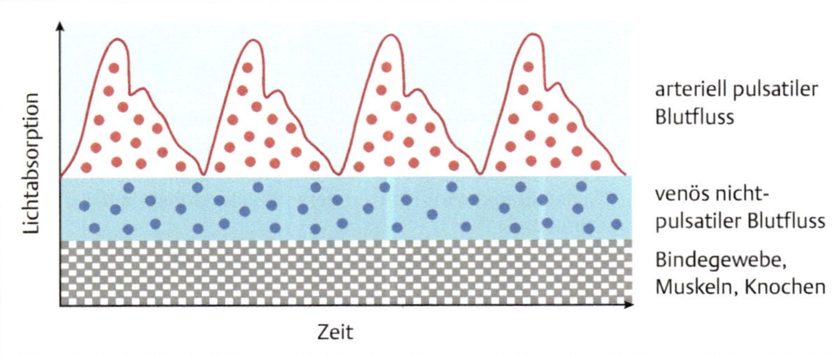

Abb. 39.2 Wellenlänge. Prinzip der Lichtabsorption und Isolierung der pulsatilen arteriellen Komponente.

  - Laut verschiedenen Herstellern ergeben die Messungen durch Extrapolation im Bereich von 100–70 % eine Streuung von maximal 2–3 %.
- Das arterielle Blut weist ein pulsatiles Flussprofil auf, währen das venöse Blut eher kontinuierlich fließt.
  - Durch mehrere hundert Messungen pro Sekunde können pulsatile Absorptionsprofile von kontinuierlichen Komponenten unterschieden werden.
  - Die Messung des pulsatilen Blutflusses und deren grafische Darstellung ermöglicht als Nebeneffekt auch die Bestimmung der Pulsfrequenz (▶ Abb. 39.2).

39.5 Indikationen

- Die Pulsoxymetrie ist ein im präklinischen und klinischen Bereich etabliertes Verfahren und wird von vielen Fachgesellschaften als Teil des Standardmonitorings betrachtet.
- Im Bereich der pädiatrischen Notfall- und Intensivmedizin kann die Pulsoxymetrie unnötige Blutgasanalysen vermeiden und unter anderem bei Neugeborenen im ambulanten Bereich zum Screening von angeborenen Herzfehlern herangezogen werden.
- Im Bereich der postoperativen Versorgung kann durch den routinemäßigen Einsatz der Pulsoxymetrie im Aufwachraum das Auftreten von hypoxischen Notfällen vermieden werden.
- Bei Untersuchungen im Schlaflabor ist die Pulsoxymetrie notwendig zur Detektion von Apnoeepisoden.

39.6 Kontraindikationen

- Absolute Kontraindikationen liegen nicht vor; Verletzungen der Finger bei kritisch kranken Patienten sind beschrieben, jedoch ursächlich eher auf die krankheitsbedingte eingeschränkte Perfusion als auf die mechanische Kompression durch das Pulsoxymeter zurückzuführen.
- Die Pulsoxymetrie gehört zu dem wenigen vorhandenen Monitoring-Optionen im Rahmen der MRT, jedoch besteht bei unsachgemäßer Platzierung das Risiko von Wärmeentwicklung, die unter Umständen zu Verbrennungen der Haut führen kann.

39.7 Aufklärung und spezielle Risiken

- Aufgrund des geringen Risikopotenzials ist eine Aufklärung vor Einsatz der Pulsoxymetrie nicht notwendig.

39.8 Vorbereitende Diagnostik

- Für diese Methode ist keine vorbereitende Diagnostik notwendig.

39.9 Anästhesie

- Für diese Methode ist keine Anästhesie notwendig.

39.10 Personal, Material und Einstelltechnik

- Da die Pulsoxymetrie allgemein als Teil des Basismonitorings von Vitalparametern etabliert ist, hat im stationären Umfeld fast jeder Anbieter für Monitoringsysteme für Vitalparameter einen Einschub oder Anschluss zum direkten Anschluss für Pulsoxymetrie, der die kontinuierlich gewonnen Messwerte direkt in die zentrale Registrierung mit anderen gemessenen Vitalparametern (zum Beispiel Blutdruck, EKG oder Herzfrequenz) einspeist.
- In Bereichen ohne vorhandene Monitoring-Einheiten für die Messung von Vitalparametern (z. B. auf den Normalstationen, dem prästationären oder ambulanten Bereich) können Pulsoxymeter verwendet werden, die batteriebetrieben bei Bedarf die Sauerstoffsättigung und Pulsfrequenz auf einem kleinen Display angeben können.

39.11 Vorbereitung

- Für diese Methode ist keine spezielle Vorbereitung notwendig.

39.12 Anatomie

- Um die endovaskuläre Lichtabsorption von HHb und O_2Hb zu optimieren und die Verluste durch das Weichteilgewebe zu minimieren, werden die Messung an Körperstellen mit oberflächlich liegenden und gut vaskularisierten Körperregionen (Finger, Zehen, Nasenflügeln, Ohrläppchen oder Stirn) vorgenommen.
- Die Pulsoxymetrie benötigt für die korrekte Funktionsweise im Messbereich eine ausreichende Gewebsperfusion, welche die generelle Perfusionsverhältnisse im Patienten repräsentierende sollte.
- Eine Messung an beispielsweise ischämischen Körperstellen mit Durchblutungsstörungen ist als qualitativer, nicht invasiver Nachweis von residualer Perfusion möglich, jedoch darf der Wert nicht zur quantitativen Bewertung der Sauerstoffsättigung herangezogen werden.
- Zur Beurteilung der Qualität der Perfusion am Ort der Messung geben die meisten Messgeräte einen Perfusionsindex als numerischen Wert an oder als grafische Darstellung eine pulsatile Perfusionskurve, deren Kurvenform der arteriellen Blutdruckkurve ähnelt.

39.13 Durchführung

- Die Pulsoxymetrie kann je nach Applikationsort als Clip oder Pflaster eingesetzt werden.
- Der optimale Ort der Messung ist abhängig vom Patientenalter, dem Aktivitätsgrad des Patienten, den individuellen anatomischen Gegebenheiten und der regionalen Durchblutungssituation.
- Während am häufigsten ein Clip auf Finger oder Zehen benutzt wird, können auch Nasenflügel oder Ohrläppchen zur Messung genutzt werden.
- Bei Neugeborenen und Kleinkindern mit dünner Epidermis und wenig subkutanem Fettgewebe sind zusätzlich die Hand- und Fußinnenflächen nutzbar, jedoch wird hier, wie auch an der Stirn, kein Clip benutzt, sondern eine Folie.
- Auf dieser sind die Lichtdiode und die Photodiode nicht gegenüber positioniert, sondern nebeneinander auf der Haut positioniert.

39.14 Mögliche Fehler und Fallstricke

39.14.1 Mangelnde Durchblutung

- Eine ausreichende Durchblutung (Blutdruck systolisch > 80 mmHg beim Erwachsenen) ist notwendig, um einen verlässlichen SpO_2-Wert zu erhalten.
- Häufige Faktoren, die eine adäquate Perfusion beeinträchtigen können, sind eine Hypothermie- oder Hypovolämie-bedingte Vasokonstriktion. Diese Situationen können grafisch durch eine schlechte Kurvenform oder durch einen erniedrigten Perfusionsindex detektiert werden.

Merke M!

Bei klinischen Zuständen mit Minderperfusion der Peripherie kann eine Messung am Nasenflügel noch gute Messwerte liefern, da diese von der Ethmoidalarterie, einem Ast der Arteria carotis interna, versorgt wird und auch bei schlechter peripheren Durchblutungsverhältnissen einen guten Blutfluss beibehält.

39.14.2 Ödematöses Gewebe

- Sollte das emittierte Licht vollständig in ödematösem Gewebe zerstreut werden, bevor es auf die Photodiode trifft, führt das schwache Signal zu Messungenauigkeiten und eine alternative Körperstelle sollte für die Messung gewählt werden.

39.14.3 Bewegungsartefakte

- Bewegungen am Applikationsort des Pulsoxymeters führen zu Veränderungen der Lichtabsorption, welche dem arteriellen pulsatilen Blutfluss ähneln können.
- Da die Photodiode nicht zwischen Bewegungsartfakten und echtem arteriellen Blutfluss unterscheiden kann, führt dies unter Umständen zu Messungenauigkeiten und eine Körperstelle mit weniger Bewegungsspielraum sollte gewählt werden.

39.14.4 Venöser Blutfluss

- Klinische Bedingungen, die mit einem erhöhten zentralen Venendruck einhergehen, können zu einem pulsatilen venösen Blutfluss und damit zu Messungenauigkeiten führen.
- Neben Rechtsherz- oder Trikuspidalklappeninsuffizienz oder schwerer pulmonaler Hypertonie können auch angelegte Staubinden, eng anliegende oder mit Pflaster fixierte Pulsoxymeter zu Pulsationen im peripheren venösen Blut und damit zu Messungenauigkeiten führen.
- Eine mechanische Stauung der die Messstelle versorgenden Gefäße sollte vermieden werden und eine Interpretation der Werte in den beschriebenen klinischen Zuständen sollte mit Vorsicht erfolgen.

39.14.5 Optische Interferenzen

- Auch Lichtquellen in der Umgebung können die pulsoxymetrischen Messungen beeinflussen.
- Ursächlich kommen neben starkem Sonnenlicht auch Infrarot-Wärmelampen, helle Leuchtstoffröhren oder Phototherapie-Leuchten in Frage.
- Sollte das Licht auf die Photodiode treffen, kann dies die Messergebnisse der Pulsoxymetrie verfälschen, deshalb sollte auf eine gut an der Körperstelle anliegende Photodiode geachtet werden und die Exposition durch interferierende Lichtquellen minimiert werden.

39.14.6 Anämie

- Zur korrekten Messung benötigt die Pulsoxymetrie Hämoglobin als den dominierenden Farbstoff im Blut.
- Bei schwerer Anämie ist die Menge an absorbierender Masse im Blut zu gering, um eine zuverlässige Messung zu gewährleisten.
- Dadurch ist eine verlässliche Bestimmung der Sauerstoffsättigung bei Hämoglobinkonzentrationen unter 5 g/dl nur bedingt möglich und eine Anhebung der Hämoglobinkonzentration oder eine Bestimmung der O_2-Konzentration mittels arterieller Blutgasanalyse sollte erwogen werden.

39

39.14.7 Kohlenmonoxid (CO)

- Das farb-, geruchs- und geschmacklose Gas entsteht bei Verbrennungen.
- CO nutzt dieselbe Bindungsstelle am Hämoglobinmolekül wie Sauerstoff, hat jedoch eine 200–300-mal größere Affinität dazu und bildet COHb statt O_2Hb.
- Damit stehen diese Hämoglobinmoleküle nicht mehr für den Gasaustausch zur Verfügung.
- COHb hat jedoch eine mit O_2Hb vergleichbare Lichtabsorption von Licht mit 660 nm Wellenlänge, deshalb wird der COHb-Anteil bei pulsoxymetrischen Messungen dem O_2Hb zugerechnet und kann bei Vergiftungen, im Brandfall oder chronischem starken Nikotinabusus zu fälschlich gemessenen normalen oder erhöhten Sättigungswerten führen.
- Der gemessene Absorptionswert von COHb nähert sich 96 %, was bei den in Realität extrem hypoxischen Patienten fälschlicherweise hohe SaO_2-Werte vermuten lässt.

Merke M!

Die arterielle Blutgasanalyse misst nur die normal erscheinende, im Blut gelöste O_2-Menge (PaO_2), welche nur 2 % des im Blut transportierten O_2 ausmacht, während das an Hämoglobin gebundene O_2 (das normalerweise 98 % des verfügbaren O_2 repräsentiert) durch CO drastisch erniedrigt sein kann. Eine CO-oxymetrische Messung kann den erhöhten COHb-Anteil und den O_2-Mangel aufdecken.

39.14.8 Methämoglobinämie

- Methämoglobin absorbiert Licht der Wellenlängen 660 nm und 940 nm.
- Klinisch erscheinen Patienten mit Methämoglobinämie mit einer Zyanose bei normalen PaO_2-Werten.
- Bei Methämoglobinwerten von bis zu 20 % fällt die SpO_2 um die Hälfte der Methämoglobinkonzentration; sollte der Methämoglobinanteil weiter steigen, nähert sich unabhängig von der wahren Sättigung die SpO_2-Messung 85 % an.

39.14.9 Intravaskuläre Farbstoffe

- Klinisch eingesetzte Farbstoffe wie Methylenblau (zur Behandlung von Methämoglobinämie oder bei endoskopischen Eingriffen verwendet), Indocyaningrün (in der Ophthalmologie, Kardiologie und zur Messung der Leberperfusion verwendet) sowie Isosulfanblau (zur perioperativen Markierung von Melanomen und Brusttumoren verwendet) können Licht der Wellenlängen 660 nm und 940 nm absorbieren und damit zu falsch erniedrigten SpO_2-Werten führen.
- Diese Verfälschungen sind jedoch nur transient und korrigieren sich nach Verdünnung und Metabolisierung der Farbstoffe.

VI

39.14.10 Nagellack und artifizielle Nägel

- Nagellack kann die pulsoxymetrische Messung an den Fingern beeinträchtigen, abhängig von der Farbe können die Abweichungen 3–6 % betragen.
- Zur Vermeidung von ungenauen Messwerten kann das Pulsoxymeter am Finger um 90 Grad rotiert werden, der Nagellack entfernt oder eine alternative Körperstelle zur Messung gewählt werden.

39.15 Mögliche Komplikationen

- Die Pulsoxymetrie ist als nicht invasive Methodik im Vergleich zur arteriellen Blutgasanalyse als komplikationsarm anzusehen.

39.15.1 Komplikationen während der Durchführung

- Bei Patienten mit schlechter Durchblutung oder Einsatz hoher Dosen von Vasopressoren wurde vereinzelt von Druckstellen oder Verletzungen am Anlageort berichtet. Es sollte bei diesen Patientengruppen eine regelmäßige Inspektion der Anlagestelle erfolgen, auf den regelmäßigen Wechsel der Clipposition geachtet oder alternativ eine Anlage am Ohrläppchen oder der Stirn erwogen werden.
- Bei Einsatz während MRT-Untersuchungen kann es zur Hitzeentwicklung am Kabel des Pulsoxymeters kommen, die zu Hautverbrennungen führen können. Durch eine sachgemäße Platzierung der Kabel ohne Hautkontakt kann das Risiko minimiert werden.

39.15.2 Komplikationen nach der Durchführung

- Bei dieser Methode ist nicht mit Komplikationen nach der Durchführung zu rechnen.

39.16 Dokumentation

- Die Messung und Dokumentation der Sauerstoffsättigung ist Teil des Grundmonitorings von Vitalparametern, wie auch zum Beispiel Atemfrequenz und Blutdruck.
- Da diese den Zeitpunkt der Änderung des klinischen Zustands eines Patienten widerspiegeln können, ist die regelmäßige Dokumentation und genaue Zeitangabe wichtig.
- Zusätzlich sollte der gemessen Wert immer in Kombination mit der dem Patienten zugeführten Sauerstoffkonzentration in der Atemluft angegeben werden (von 21 % bei Atmung von Raumluft über unterschiedliche Konzentrationen durch Sauerstoffsupplementierung mittels Nasenbrille und verschiedenen Masken bis zu 100 % durch invasive oder nicht invasive Beatmungstechniken), da eine Sauerstoffsättigung von 94 % bei Atmung von Raumluft auf eine deutlich bessere pulmonale Oxygenierungsfähigkeit schließen lässt als eine Sauerstoffsättigung von 95 % bei Einatmung von 100 % Sauerstoff.

39.17 Postoperatives/ Postinterventionelles Management

- Bei dieser Methode ist kein postoperatives/postinterventionelles Management notwendig.

39.18 Besonderheiten bei bestimmten Personengruppen

39.18.1 Besonderheiten bei Schwangeren

- Bei Schwangeren gibt es keine Besonderheiten zu berücksichtigen.

39.18.2 Besonderheiten bei Kindern und Jugendlichen

- Bei Kindern und Jugendlichen gibt es keine Besonderheiten zu berücksichtigen.

39.19 Literatur

Literatur zur weiteren Vertiefung

[273] Bongard F, Sue D. Pulse oximetry and capnography in intensive and transitional care units. West J Med 1992; 156: 57–64

[274] Edward D Chan 1, Michael M Chan, Mallory M Chan. Pulse oximetry: understanding its basic principles facilitates appreciation of its limitations. Respir Med 2013; 107: 789–799

[275] Jubran A. Pulse oximetry. Crit Care 2015; 19: 272

40 Elektrokardiografie

Philipp Sommer, Clara Stegmann

40.1 Steckbrief

Das Elektrokardiogramm (EKG) ist eine Methode zur Aufzeichnung der elektrischen Aktivität des Herzens. 1882 wurde das erste EKG durch Augustus D. Waller abgeleitet und von Einthoven, Goldberger und Wilson weiterentwickelt. Elektrische Erregungen gehen jedem Herzschlag voraus und werden über das Erregungsleitungssystem weitergeleitet. Durch die Spannungsänderungen entsteht ein geringer Strom, der an der Körperoberfläche ableitet wird. Durch seine einfache Handhabung ist das EKG speziell bei Herzinfarkten und Herzrhythmusstörungen ein essenzieller Teil der kardiologischen Diagnostik. Die Interpretation einer EKG-Kurve gibt im klinischen Alltag Hinweise auf mögliche Differenzialdiagnosen und ist damit wichtig für die weiterführende Diagnostik.

40.2 Synonyme

- EKG
- Herzspannungskurve
- Herzschrift
- electrocardiogram (ECG)

40.3 Keywords

- Herzrhythmusstörungen
- kardiologische Diagnostik
- Erregungsleitungssystem
- elektrische Herzaktion

40.4 Überblick

- Das EKG ist eine nicht invasive Methode zur temporären oder dauerhaften Aufzeichnung der Summe aller elektrischen Aktivitäten der Herzmuskelzellen.
- Es erfolgt eine Aufzeichnung von Spannungsänderungen benachbarter Herzmuskelfasern an der Körperoberfläche mithilfe von EKG-Elektroden.
- Zur weiterführenden Diagnostik von Herzrhythmusstörungen und bei der Synkopendiagnostik sind implantierbare Ereignisrekorder von immer größerer Bedeutung.
- Zudem nimmt der Anteil an mobilen EKG-Apps und Smartwatches zu, die beispielsweise im Rahmen des Telemonitorings genutzt werden können.
- Mittels EKG kann eine Aufzeichnung der Summe der elektrischen Aktivität der Herzmuskelzellen erfolgen (Summenvektor).
  - Die Erregung wird dabei vom Sinusknoten entlang des Erregungsleitungssystems auf das restliche Myokard übertragen.
  - Diese elektrische Aktivität geht jedem Herzschlag voraus und die dabei entstehenden Spannungsänderungen lassen sich durch Elektroden an der Körperoberfläche ableiten.
  - Notwendig sind hierbei mindestens drei Ableitungen unabhängiger Vektoren.
  - In Abhängigkeit der Verschaltung der einzelnen Ableitungen können uni- und bipolare Ableitungen unterschieden werden.
  - Bei den bipolaren Ableitungen werden Spannungsänderungen zwischen zwei gleichberechtigten Punkten der Körperoberfläche gemessen, während bei den unipolaren Ableitungen die Spannung zwischen einer differenten und einer indifferenten Bezugselektrode (Zusammenschaltung zweier oder mehrerer Extremitäten-Elektroden) registriert werden (► Abb. 40.1).
  - Für eine bessere Aussagekraft hat sich im klinischen Alltag die Anfertigung eines 12-Kanal-EKGs durchgesetzt.
  - Somit können Auffälligkeiten bestimmten Arealen des Herzens hinsichtlich einer Myokardischämie oder Leitungsstörungen besser zugeordnet werden.
  - Mittels EKG-Anfertigung gelingt also eine Aussage über die elektrische Aktivität des Herzens.
  - Die Auswurfleistung kann auf diese Weise nicht beurteilt werden.

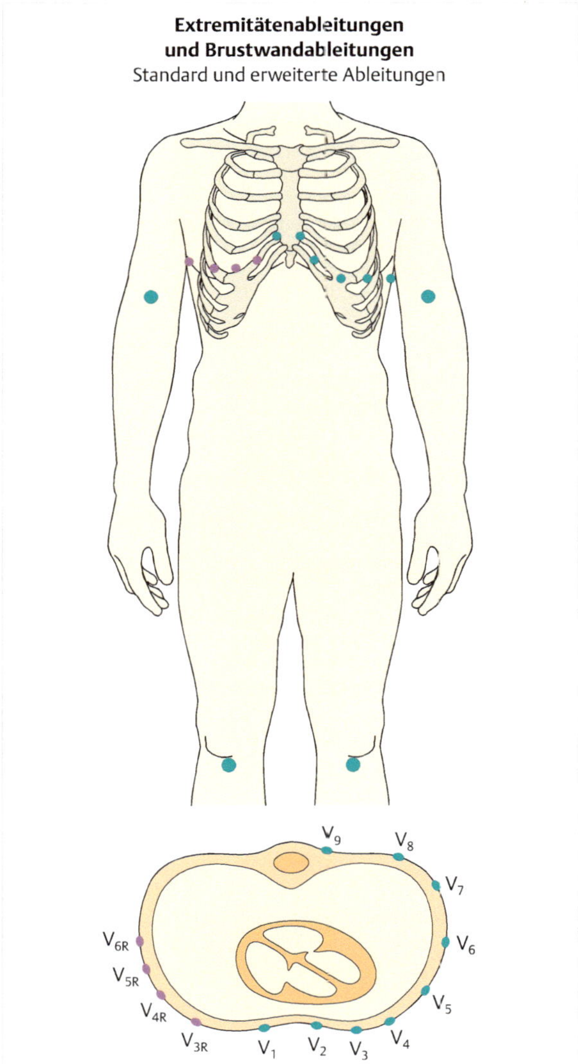

Abb. 40.1 12-Kanal-EKG. Standardableitungen.

40.5 Indikationen

- Das EKG spielt im Rahmen der Diagnostik eines akuten Koronarsyndroms (speziell ST-Hebungsinfarkt) und Herzrhythmusstörungen eine Rolle.
- Es kann zudem klinische Hinweise auf das Vorliegen einer Myokardhypertrophie, einer Peri-/Myokarditis, von Elektrolytstörungen, einer Lungenarterienembolie bzw. eines Cor pulmonale, eines Perikardergusses, von Medikamentenintoxikationen, eines Long-QT-Syndroms oder eines Brugada-Syndroms liefern.
- Im Notfall ist stets die Dokumentation eines 12-Kanal-EKGs ratsam.
- In der Notfall- und Intensivmedizin sind zudem Telemetrie- oder Monitorüberwachung von großer Bedeutung, die meist die Dokumentation eines 2- bis 3-Kanal-EKGs beinhalten.

40.6 Kontraindikationen

- Es existieren keine absoluten Kontraindikationen für das Schreiben eines Ruhe-EKGs.
- Kontraindikationen für die Durchführung eines Belastungs-EKGs:
  - Verdacht auf Herzinfarkt bzw. instabile Angina pectoris
  - bisher nicht abgeklärte höhergradige Klappenvitien
  - Blutdruckentgleisungen
  - schwere Herzinsuffizienz
  - Vorliegen einer Peri-/Myokarditis
  - ventrikuläre Rhythmusstörungen bei eingeschränkter linksventrikulären Pumpfunktion
  - Aortendissektion

VI

40.7 Aufklärung und spezielle Risiken

- Für diese Methode ist keine spezielle Aufklärung notwendig.
- Es gibt keine speziellen Risiken.

40.8 Vorbereitende Diagnostik

- Bei Durchführung eines Belastungs-EKGs sind folgende Erkrankungen auszuschließen:
  - hypertensive Entgleisung
  - höhergradige Vitien
  - ventrikuläre Herzrhythmusstörungen bei eingeschränkter linksventrikulärer Pumpfunktion
- Erfragen von Medikamenten, welche die EKG-Kurve beeinflussen könnten (z. B. Digitoxin), sowie aktueller Beschwerden (z. B. Angina pectoris)

40.9 Anästhesie

- Für die Durchführung einer EKG-Aufzeichnung ist keine Anästhesie notwendig.

40.10 Personal, Material und Einstelltechnik

- geschultes Personal
- Die Materialen beziehen sich auf die Aufzeichnung eines 12-Kanal-EKGs und können variieren bei Langzeit-EKG, Belastungs-EKG, intrakardialem EKG sowie der Telemetrie- oder Monitorüberwachung.
- EKG-Gerät
- Millimeterpapier (alternativ: elektronische Aufzeichnung)
- Elektroden
- Elektrodengel bzw. Desinfektionsmittel

40.11 Vorbereitung

- Für diese Methode ist keine spezielle Vorbereitung notwendig.

40.12 Anatomie

- Die Anatomie ist auf die Aufzeichnung eines 12-Kanal-EKGs in Ruhebedingungen bezogen (▸ Abb. 40.1) und kann variieren bei Langzeit-EKG, Belastungs-EKG, intrakardialem EKG sowie der Telemetrie- oder Monitorüberwachung.
- Extremitätenableitungen nach Einthoven (bipolar):
  - I: zwischen rechtem und linkem Arm
  - II: zwischen rechtem Arm und linkem Bein
  - III: zwischen linkem Arm und linkem Bein
- Extremitätenableitungen nach Goldberger (unipolar):
  - aVR: zwischen rechtem Arm und den zusammengeschalteten Elektroden von linkem Arm und linkem Bein
  - aVL: zwischen linkem Arm und den zusammengeschalteten Elektroden von rechtem Arm und linkem Bein
  - aVF: zwischen linkem Bein und den zusammengeschalteten Elektroden beider Arme
- Brustwandableitungen nach Wilson (unipolar, V1–V6, erweitert: V7–V9)
  - V1: 4. Interkostalraum (ICR) rechts parasternal
  - V2: 4. ICR links parasternal
  - V3: zwischen V2 und V4
  - V4: 5. ICR links Medioklavikularlinie
  - V5: vordere Axillarlinie in Höhe V4
  - V6: mittlere Axillarlinie in Höhe V4
  - V7: hintere Axillarlinie in Höhe V4–V6
  - V8: Skapularlinie in Höhe V4–V6
  - V9: Paravertebrallinie in Höhe V4–V6
- rechtspräkordiale Ableitungen (gespiegelt): V3R–V6 R

40.13 Durchführung

40.13.1 Lagerung

- Die Lagerung ist auf die Aufzeichnung eines 12-Kanal-EKGs in Ruhebedingungen bezogen und kann variieren bei Langzeit-EKG, Belastungs-EKG, intrakardialem EKG und der Telemetrie- oder Monitorüberwachung.
- Rückenlage

40.13.2 Durchführung Schritt für Schritt

- Die Durchführung bezieht sich auf die Aufzeichnung eines 12-Kanal-EKGs unter Ruhebedingungen und kann variieren bei Langzeit-EKG, Belastungs-EKG, intrakardialem EKG sowie der Telemetrie- oder Monitorüberwachung.
- Lagerung des Patienten in Rückenlage
- ggf. Rasur bei starker Behaarung des Brustkorbs
- Anbringen der Elektroden in korrekter Reihenfolge (▸ Abb. 40.1)
- Cave: Bei Vorliegen eines Situs inversus sollte das Anbringen der Elektroden ebenfalls invers erfolgen (rechtspräkordiale Ableitungen, ▸ Abb. 40.1).
- Aufzeichnung des EKGs unter Ruhebedingungen
- Patienten darauf hinweisen, still liegen zu bleiben und einen Moment lang die Luft anzuhalten, um Artefakte zu vermeiden
- Die Ableitungsgeschwindigkeit beträgt in der Regel 50 mm pro Sekunde (in den USA und Großbritannien wird meist 25 mm pro Sekunde bevorzugt), bei einem Rhythmusstreifen beträgt sie 25 mm pro Sekunde.
- Bei Verdacht auf einen Herzinfarkt empfiehlt es sich, zur besseren Beurteilbarkeit der Hinterwand des Herzens ein zweites EKG mit den Ableitungen V7–V9 anzufertigen.

- Dokumentation von Namen und Geburtsdatum des Patienten auf dem EKG

40.14 Mögliche Fehler und Fallstricke

- Verwechslungen der Ableitungen oder des Patienten (Cave: während der Auswertung) sind möglich und sollten vermieden werden.

40.15 Mögliche Komplikationen

40.15.1 Komplikationen während der Durchführung

- Atembewegungen oder Bewegungen einer Extremität können zu Artefakten während der Aufzeichnung führen.
- In diesem Fall ist es ratsam, eine Wiederholung der Aufzeichnung durchzuführen.

40.15.2 Komplikationen nach der Durchführung

- Allergische Hautreaktionen durch die Elektroden bzw. das Elektrodengel können auftreten.

40.16 Dokumentation

- Idealerweise wird das EKG digital erstellt und entsprechend archiviert. Das macht nachträglich durchzuführende z. B. KI-basierte Analysen möglich und erlaubt es, EKGs großer Patientengruppen zu bearbeiten.

40.17 Ergebnisse

- nützliche Hilfsinstrumente zur EKG-Auswertung:
  - EKG-Lineal
  - EKG-Zirkel
  - Cabrera-Kreis
- Eine systematische EKG-Auswertung ist empfehlenswert (▸ Tab. 40.1).

40.18 Besonderheiten bei bestimmten Personengruppen

40.18.1 Besonderheiten bei Schwangeren

- Bei Kompression der Vena cava inferior ist ggf. keine Rückenlagerung möglich. Alternativ kann ein Versuch in Linksseitenlagerung erfolgen.

40.18.2 Besonderheiten bei Kindern und Jugendlichen

- Die hier genannten Normwerte beziehen sich auf die EKG-Interpretation bei Erwachsenen. Unterschiede bestehen beispielsweise beim Lagetyp oder den Normwerten der Herzfrequenz.

40.18.3 Besonderheiten bei anderen Personen- bzw. Risikogruppen

- Bei Immobilität, Traumata oder anderen Komorbiditäten sind ggf. keine Rückenlagerung oder Anbringen der Elektroden in korrekter anatomischer Position möglich. Alternativ ist ein Versuch in sitzender Position bzw. eine veränderte Elektrodenposition möglich. In diesem Fall sollte der Arzt zur besseren Interpretation des EKG-Befundes entsprechend informiert werden.
- Bei Situs inversus Anbringen der Elektroden ebenfalls invers (rechtspräkordiale Ableitungen, ▸ Abb. 40.1).

40.19 Literatur

Literatur zur weiteren Vertiefung

[276] Sommer P, Fürnau G, Thiele H. EKG-Diagnostik. Notfallmedizin up2date 2010; 3: 193–208

40

Tab. 40.1 Systematische EKG-Auswertung.

EKG-Abschnitt	Normwerte	Definition und Interpretation
Rhythmus	Sinusrhythmus	Ist eine P-Welle vor jedem QRS-Komplex? Sind die QRS-Komplexe regelmäßig?
Herzfrequenz	50–100/min	Zeigen sich Hinweise für eine Brady- oder Tachykardie, z. B. bei Herzrhythmusstörungen, Schmerzen oder Intoxikationen?
Lagetyp	Steil- bis Linkstyp	Richtung des Vektors der elektrischen Herzachse: Zeigen sich z. B. Hinweise auf eine Lungenarterienembolie?
P-Welle	< 100 ms	Depolarisation der Vorhöfe: Zeigen sich z. B. Hinweise auf einen vergrößerten Vorhof?
PQ-Zeit	< 200 ms	Zeit vom Ende der Vorhoferregung bis zum Beginn der Kammererregung: Zeigen sich Hinweise auf AV-Blockierungen?
QRS-Komplex	< 120 ms	Depolarisation der Herzkammern: Zeigen sich Hinweise auf einen stattgehabten Herzinfarkt oder Blockbilder?
QT-Zeit	frequenzabhängig	Gesamtdauer der Kammererregung; ggf. frequenzkorrigierte QT-Zeit berechnen (QTc) zur Beurteilung eines QT-Syndroms
ST-Strecke	frequenzabhängig	Dauer der völligen Erregung der Herzkammern: Zeigen sich z. B. Hinweise auf einen ST-Hebungsinfarkt?
T-Welle	frequenzabhängig	Repolarisation der Herzkammern: Zeigen sich z. B. Hinweise auf Elektrolytstörungen oder Myokardischämie?

41 Sonographie

Christoph Martin, Christoph Lenska-Mathar

41.1 Durchführung der Sonographie

41.1.1 Durchführung der Sonographie allgemein

Steckbrief

Die Sonographie zeichnet sich durch eine optionale „bettseitige" Anwendung aus, die es ermöglicht, niederschwellig und bei Bedarf schnell die mit diesem Verfahren mögliche Diagnostik und therapeutische Unterstützung auch außerhalb eines speziellen Funktionsdiagnostikbereichs am Patienten durchzuführen. Der Einsatz von Ultraschallverfahren auf Normalstation, im Operationsbereich, in der Notaufnahme und auf der Intensivstation gehört zum medizinischen Alltag und zählt damit zu den Routineverfahren.

VI

Synonyme

- Ultraschall
- Echographie
- Ultraschalldiagnostik
- sonographische Punktion
- „Echo"
- „Sono"

Keywords

- Echokardiographie
- Thoraxsonographie
- Abdomensonographie
- Duplex-/Doppler-Sonographie
- sonographische Gefäßpunktion
- sonographische Regionalanästhesie

Überblick

- Die Sonographie erfordert sowohl ein Grundwissen über die eingesetzten Geräte, was deren Bedienung und Pflege angeht, als auch über physikalische Eigenschaften von Ultraschallwellen, deren Fortleitung in Geweben und insbesondere die Entstehung und Deutung von Artefakten. Außerdem ist ein reichhaltiges Wissen an Anatomie, Physiologie und Pathophysiologie erforderlich, um den diagnostischen bzw. therapeutischen Gewinn durch den Einsatz der sonographischen Technik bestmöglich für den Patienten einsetzen zu können.
- Ein schonender Umgang mit der hochsensiblen Technik ist für einen langdauernden Einsatz zwingend erforderlich (stoßfreier Transport, Sondenkabel nicht knicken, verdrehen oder beschädigen, Sondenköpfe vor Sturz sichern, Reinigung mit geeignetem Desinfektionsmittel etc.).
- Die Sonographie benötigt im Gegensatz zu anderen bildgebenden Verfahren keine Röntgenstrahlung (vgl. konventionelle Röntgenuntersuchung oder Computertomographie), keine Radionuklide (vgl. Szintigraphie) und keine elektromagnetischen Wechselfelder (vgl. Magnetresonanztomographie) womit sie nebenwirkungs-, risiko- und schädigungsarm durchführbar ist.
- Da potenziell schädliche Substanzen und Strahlung bei der Sonographie nicht verwendet werden, kommt dieses Verfahren für eine breite Patientengruppe in Betracht – inklusive Kinder, Schwangere und Patienten mit Organinsuffizienzen. Lediglich bei Verwendung von Doppler-Verfahren in der Schwangerschaft oder bei Verwendung von Ultraschall-Kontrastmittel müssen Einschränkungen beachtet werden.
- Sonographiegeräte zeichnen sich durch ihre Mobilität und Flexibilität mittels Fahrlafette oder tragbarer Variante aus womit sie sich für den bettseitigen Einsatz eignen und somit zeit- und personalsparend (kein Patiententransport zur Untersuchung) eingesetzt werden können (▶ Abb. 41.1).
- Im Vergleich zu anderen bildgebenden Verfahren ist sowohl die Grundanschaffung als auch der Einsatz aufgrund geringen Aufwands an Verbrauchsmaterial (Hüllen, Gel) kostengünstig bzw. -effizient.
- Sonographische Techniken sind für den Anwender schnell erlernbar und können z. B. bei invasiven Techniken (z. B. Gefäßpunktionen) unterstützend eingesetzt werden und dabei die Patientensicherheit und den Patientenkomfort erhöhen (schnellerer Punktionserfolg auch bei schwieriger Anatomie, weniger Punktionsversuche).
- Der Schallkopf des Ultraschallgeräts sendet und empfängt Schallwellen oberhalb des für den Menschen hörbaren Bereichs aus, welche an den verschiedenen anatomischen Strukturen in Abhängigkeit der jeweiligen Dichte gestreut, absorbiert, reflektiert und/oder gebrochen werden.
    - Die den Schallkopf wieder erreichenden Wellen (= „Echo") werden verrechnet und in ein optisches Signal umgewandelt.
    - Ferner können mittels Doppler-Verfahren Flussprofile von Strömungen (z. B. Blut) wiedergegeben werden.
    - Grundlage für die Erzeugung der Schallwellen ist der piezoelektrische Effekt, wobei beim Anlegen einer elektrischen Spannung an einen Kristall (im Ultraschallkopf meist Kerami-

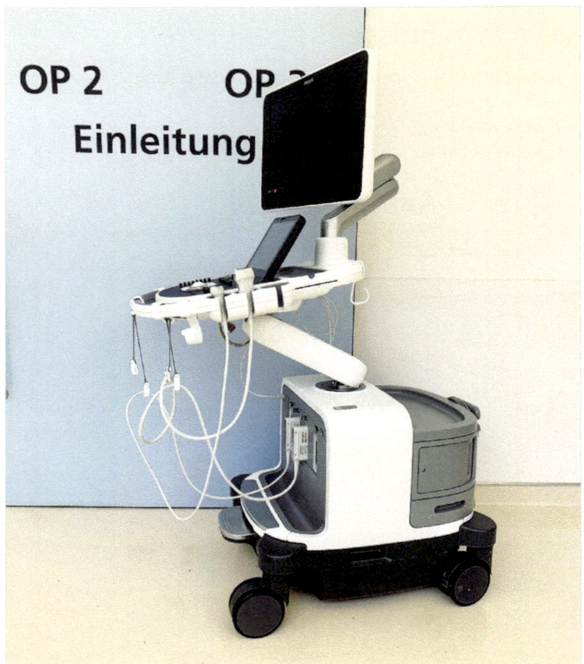

Abb. 41.1 Ultraschallgerät auf Fahrlafette mit Linear- und Sektorschallkopf. Sowohl die Bedien- als auch die Bildschirmkomponente sind individuell ausrichtbar. Zur Transportsicherung sind sämtliche Kabel am Gerät in Schlaufen fixiert.

ken) elektrische Energie in mechanische Energie umgewandelt wird.
  - Der Kristall gerät dadurch in Schwingungen, die sich als Schallwellen im Medium ausbreiten.
- Das Ultraschallgerät misst die Intensität der entsendeten und empfangenen Schallwellen („Schallecho") und analysiert bzw. berechnet das Zeitmuster, nachdem diese empfangen wurden. Anschließend wird das jeweilige Signal in Bildpunkte unterschiedlicher Helligkeitsstufen umgewandelt, welche auf dem Monitor des Sonographiegeräts sichtbar wird.
- Die durch hellgraue bis weiße Bildpunkte erzeugten Linien und Flächen werden als hyperechogen (echoreich) bezeichnet (z. B. Knochen, Muskel, Bindegewebe). Analog werden die dunkelgrauen bis schwarzen Strukturen als hypoechogen (echoarm) beschrieben (z. B. Wasser, Blut, Fettgewebe).
- Die Eindringtiefe der Schallwellen hängt im Wesentlichen von der Frequenz ab:
  - Hochfrequente Schallwellen erzeugen vor allem im Nahbereich hochaufgelöste Bilder, verlieren aber auf dem Weg durch das Gewebe schnell an Energie und damit an Eindringtiefe.
  - Niedrigfrequente Wellen gelangen dagegen in größere Tiefen des Gewebes, liefern dafür aber Bilder mit vergleichsweise geringerer Auflösung.
  - Daher werden für oberflächlich lokalisierte Strukturen Schallköpfe mit höheren Frequenzbereichen (z. B. Linearschallkopf) eingesetzt, für die Sonographie viszeraler Organe dagegen Schallköpfe mit niedrigen Frequenzbereichen (z. B. Konvexschallkopf).
  - Die erzeugten und ausgesendeten Ultraschallwellen verlieren in Abhängigkeit der jeweiligen Gewebe an Energie. Der Energieverlust ist z. B. in Wasser wesentlich geringer als in Luft, weshalb zur luftfreien Kontaktfläche ein Ultraschallgel zur störfreien bzw. gleichmäßigen Ankopplung verwendet wird.

Indikationen

- Das Indikationsspektrum für sonographische Untersuchungen ist in Abhängigkeit der Erfahrung des Untersuchers sehr breit und wird technisch durch die Möglichkeiten des zu verwendenden Schallkopfs bestimmt (▶ Abb. 41.2).
- Linearschallkopf (piezoelektrischen Kristalle sind auf einer geraden Ebene angeordnet; diese können einzeln oder in Gruppen angesteuert werden; Frequenzbereich 7,5–18MHz; Vorteil: hohe Auflösung im Nahfeld):
  - Gefäßpunktionen
  - Regionalanästhesie oberflächlich gelegener Nerven und Faszien
  - Lungensonographie
  - Schilddrüsensonographie
  - Sonographie von Haut, Nerven, Sehnen
- Sektorschallkopf/„Phased-Array-Scanner" (ähnlich dem Linearschallkopf jedoch wesentlich kleiner; piezoelektrische Elemente können zeitlich verzögert („phased") angeregt werden, wodurch der Schallbündel schräg abgestrahlt wird; Frequenzbereich 1–8MHz; Vorteil: gute Darstellung tiefer Kompartimente):
  - fokussierte Lungensonographie
  - transthorakale Echokardiographie
- Konvexschallkopf/„Curved Array" (bogenförmige Anordnung der piezoelektrischen Elemente; Frequenzbereich 2–8Mhz; weites Blickfeld in tiefere Regionen)
  - Abdomensonographie
  - fokussierte Lungensonographie
  - Milz-, Nieren-, Prostatasonographie
  - Regionalanästhesie tief gelegener Nerven- und Faszien
- Spezialsonden:
  - transösophageale Echokardiographie
  - Rektal- oder Vaginalsonde (Prostata-, gynäkologisch-/geburtshilfliche Sonographie)
  - intravaskulärer Ultraschall

Kontraindikationen

- Bei bestimmungsgemäßen bzw. indizierten Einsatz sind die Kontraindikationen für die Sonographie gering:
  - Ablehnung durch den Patienten
  - Infektionen, Wunden oder Läsionen im Ankopplungsbereich
  - Bei intrakorporaler Sonographie ist bei prädisponierenden Faktoren für eine Schädigung eine sorgfältige Nutzen-Risiko-Abwägung erforderlich (z. B. transösophageale Echokardiographie bei Ösophagusvarizen).

Aufklärung und spezielle Risiken

- Die transdermale Sonographie ohne weitere Intervention bzw. Applikation von Medikamenten hat keine speziellen Risiken und erfordert daher keine zusätzliche Aufklärung.
- Speziell jedoch bei intrakorporalen Sonographieverfahren (transösophageal, rektal, vaginal) ist eine Aufklärung von verfahrensimmanenten Risiken und Nebenwirkungen angezeigt.
- allgemein: Verletzung von Schleimhaut und Gewebe mit Infektion und Blutung
- speziell transösophageale Echokardiographie:

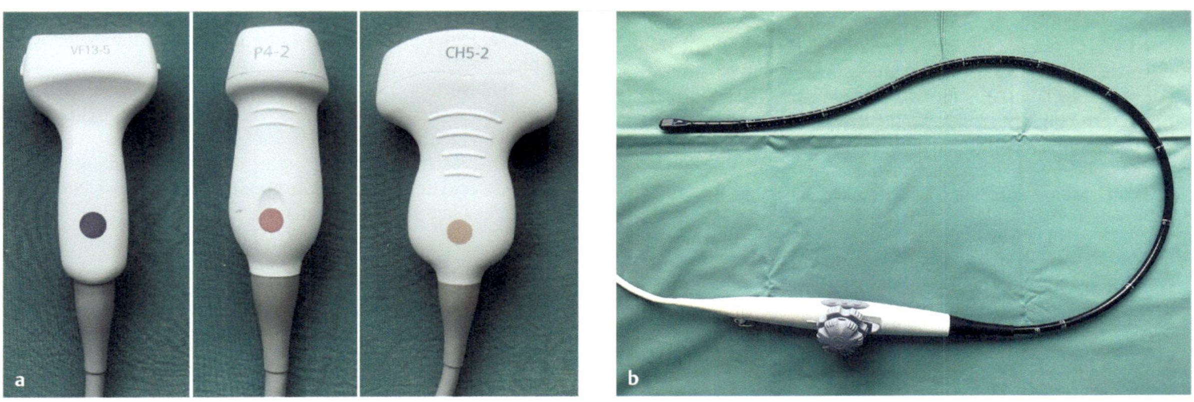

Abb. 41.2 Auswahl an verschiedenen Ultraschallsonden.
a Links Linearschallkopf, Mitte Sektorschallkopf, rechts Konvexschallkopf.
b Sonde zur transösophagealen Echokardiographie.

  - Verletzung von Ösophagus mit Blutung, Perforation und/oder Infektion
  - Verletzung knorpeliger Strukturen (z. B. Kehlkopf) mit Schluckstörung
  - Zahnschaden
  - spezielle Risiken und Nebenwirkungen durch eine flankierende Sedierung

Vorbereitende Diagnostik

- Um die Durchführbarkeit des geplanten Sonographieverfahrens abschätzen zu können, empfiehlt sich bei transdermalen Verfahren eine vorherige Inspektion des Ankopplungsbereichs hinsichtlich Wunden, Infektionen oder Läsionen.
- Bei erforderlich spezieller Lagerung sollte überprüft werden, ob diese durchführbar ist (z. B. Trendelnburg-Lagerung bei schwerer Dyspnoe).
- Für intrakorporale Verfahren ist eine Anamnese (z. B. Ösophagusvarizen bei transösophagealer Echokardiographie) und Aufklärung erforderlich.

VI

Anästhesie

- Die transdermale Sonographie erfordert für sich keine anästhesiologischen Maßnahmen.
- Bei Interventionen, die sonographisch geführt werden, kann eine flankierende Sedation vorteilhaft sein.
- Dies kann ebenfalls bei intrakorporalen Sonographieverfahren wie der transösophagealen Echokardiographie erforderlich sein.

Personal, Material und Einstelltechnik

- Der große Vorteil der Sonographie besteht in der bettseitigen Anwendung.
- Dies bedeutet, dass das Untersuchungsgerät zum Patienten gebracht werden kann bzw. die Technik in der Regel nicht zwingend ortsgebunden ist.
- Für die terminoptimierte Diagnostik kann trotzdem ein Verbringen der Patienten in einem Funktionsdiagnostikbereich organisatorisch vorteilhaft sein (z. B. Echokardiographie).
- Die Untersuchung ist grundsätzlich nicht personalintensiv.
- Für reine transdermale Diagnostik wird neben der untersuchenden Person kein weiteres Personal benötigt.
- Eine Assistenzkraft kann bei interventionellen Verfahren von Vorteil und bei einer flankierenden Sedierung obligat erforderlich sein.
- Neben der apparativen Technik (Ultraschallgerät und Sonde) und Lagerungsmaterialien (Patientenliege) benötigt eine transdermale Untersuchung ein geeignetes Ankopplungsmedium (Ultraschallgel, Vorlaufstrecke) und bei intrakorporalen Techniken spezielle Schutzhüllen mit Ultraschallgel.
- Für sonographische Techniken im Sterilbereich (z. B. zentralvenöse Punktionen) werden sterile Ultraschallhüllen mit Ultraschallgel, Kochsalzlösung oder Klebefläche verwendet.

Vorbereitung

- Ultraschallgerät funktionsbereit und gereinigt?
- geeigneter Schallkopf für die geplante Untersuchung vorhanden und einsatzbereit?
- Material für Schallkopfankopplung vorhanden?
- Gerätepositionierung für die Untersuchung optimal (Monitor einsehbar und Bedienfeld bedienbar?

Anatomie

- Die Sonographie wird eingesetzt, um (Hohl-)Organe, Gefäße, Nerven und anatomische Strukturen sowie deren pathologische Prozesse und Zustände in sämtlichen der Technik zugänglichen Bereichen zu visualisieren.
- Die untersuchende Person muss als Spezialist in dem zu untersuchenden Bereich die anatomischen und physiologischen Gegebenheiten kennen, um Norm- und pathologischen Befund richtig und umfänglich erfassen und deuten zu können.
- Die Sonographie ist das Paradebeispiel für enge Interaktion von anatomischen Gegebenheiten und physikalischen Aspekten. Um einen maximal möglichen diagnostischen bzw. therapeutischen Benefit zu erzielen, ist für die jeweilige anatomische Struktur die Berücksichtigung der physikalischen Grundeigenschaften des Ultraschalls essenziell.

Durchführung

- Für eine optimale Durchführung der Sonographie ist eine gute Einweisung der anwendenden Person in das jeweilige Ultraschallgerät essenziell.
- Nur so kann unter maximaler Ausschöpfung der Möglichkeiten des Geräts die bestmögliche Visualisierung erreicht werden.
- Neben standardisierten Einstellungen für die jeweilige Untersuchungsregion bzw. Zielstruktur („Presets") sind meist individuelle Anpassungen erforderlich:
  - Bildtiefe: Die Tiefeneinstellung sollte so gewählt werden, dass die Zielstruktur etwa in der Bildmitte erfasst wird, um eine detaillierte Darstellung zu erreichen.
  - Bildverstärkung („Gain"):
    - Die Bildverstärkung beeinflusst die Grauwertdarstellung in Abhängigkeit der unterschiedlichen Intensitäten der individuellen Gewebestruktur und kann durch Verstärkung oder Abschwächung am Gerät angepasst werden.
    - Ist die Bildverstärkung zu gering, erscheint das Ultraschallbild zu dunkel und eine Differenzierung wird genauso erschwert wie eine zu starke (überstrahlt helle) Verstärkung.
    - Meist ist zudem eine individuelle Bildverstärkungseinstellung in einzelnen Tiefenregionen möglich.
  - Fokus: Im Fokusbereich ist die Darstellung am besten und sollte an den Zielbereich angepasst werden.

Lagerung

- In Abhängigkeit der zu untersuchenden Region bzw. Zielstruktur können viele Lagerungsformen erforderlich werden wie beispielsweise:
  - Rückenlagerung/Neutral-0-Lagerung: z. B. Abdomensonographie
  - Seitenlagerung: z. B. Echokardiographie
  - Oberkörperhochlagerung: z. B. Thoraxsonographie (Volumetrie von Pleuraergüssen)
  - Bauchlagerung: z. B. Sonographie der Poplitealgefäße
  - Oberkörpertief-/Trendelenburg: z. B. zentralvenöse Punktion der Vena jugularis oder subclavia

Schnittebenen

- Grundsätzlich wird das sonographische (zweidimensionale) Schnittbild im Verhältnis zum Zielobjekt (z. B. Nerv) benannt (▶ Abb. 41.3).

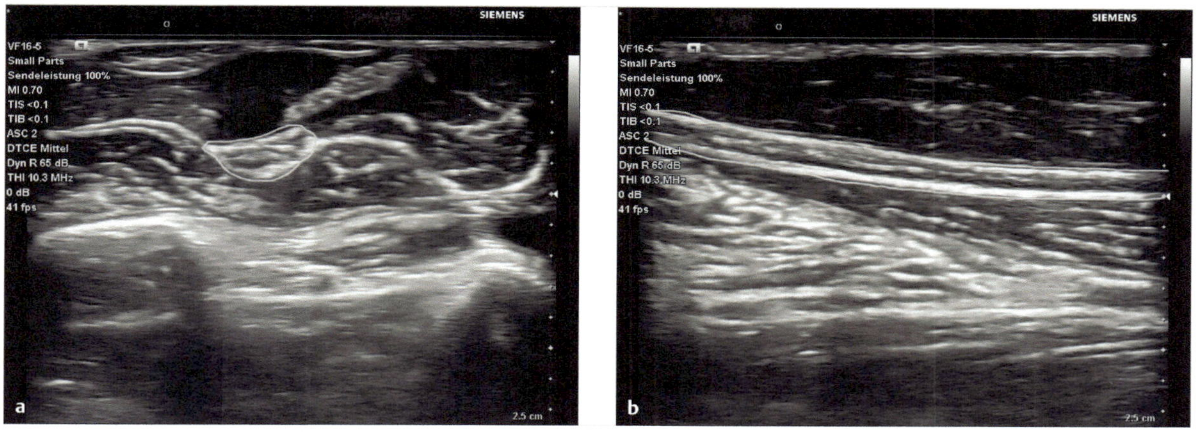

Abb. 41.3 Sonographische Darstellung des Nervus medianus.
a Kurze Achse: Darstellung der anatomischen Zielstruktur im Querschnitt.
b Lange Achse: Darstellung der anatomischen Zielstruktur im Längsschnitt.

Durchführung Schritt für Schritt

- Grundsätzlich bestimmt neben der optimalen Geräteeinstellung die geübte Schallkopfbewegung in feinen Anpassungsschritten die Qualität der Bilddarstellung und damit der Befundung. Hier werden diverse Manöver unterschieden:
  - Querverschiebung: Schallkopfbewegung in der kurzen Achse, um die Zielstruktur zu zentrieren
  - Längsverschiebung: Schallkopfbewegung im Verlauf der anatomischen Zielstruktur
  - Schallkopfkippung: Kippen des Schallkopfs zur Veränderung des Anschallwinkels in Längs- oder Querachse

Mögliche Fehler und Fallstricke

- Die häufigsten Fehler in der Bildeinstellung ergeben sich aus einem „Verlieren“ in den Einstellungen bzw. falschen Einstellungen, deren schrittweises Zurücksetzen erschwert oder kaum noch möglich erscheint.
- Hier empfiehlt sich oftmals das gesamte Zurücksetzen in die Standardeinstellung und das erneute Anpassen an die geplante Untersuchung bzw. den Patienten.

Mögliche Komplikationen

- Bei der transdermalen Sonographie ohne weitere Intervention bzw. Applikation von Medikamenten sind keine Komplikationen zu erwarten.
- In Ausnahmefällen sind vagale Reaktionen durch eine Schmerzverstärkung bei hohem Schallkopfanpressdruck bei vorbestehenden akuten Schmerzen (z. B. abdominell) zu beobachten.

Komplikationen während der Durchführung

- Speziell bei intrakorporalen Sonographieverfahren (transösophageal, rektal, vaginal) sind folgende Komplikationen möglich:
  - allgemein: Verletzung von Schleimhaut und Gewebe mit Blutung
  - speziell transösophageale Echokardiographie:
    - Verletzung von Ösophagus mit Blutung und/oder Perforation
    - Verletzung knorpeliger Strukturen (z. B. Kehlkopf)
    - Zahnschaden
    - spezielle Risiken und Nebenwirkungen durch eine flankierende Sedierung

Komplikationen nach der Durchführung

- Speziell bei intrakorporalen Sonographieverfahren (transösophageal, rektal, vaginal) sind folgende Komplikationen möglich:
  - allgemein: Verletzung von Schleimhaut und Gewebe mit Infektion
  - speziell transösophageale Echokardiographie:
    - Verletzung von Ösophagus mit Blutung, Perforation und/oder Infektion
    - Verletzung knorpeliger Strukturen mit Schluckstörung
    - respiratorische Insuffizienz bzw. pulmonale Komplikationen nach einer flankierenden Sedierung

Dokumentation

- Orientierend an der Vereinbarung von Qualitätssicherungsmaßnahmen zur Ultraschalldiagnostik ist der Untersucher verpflichtet, die Indikation und die Durchführung der Ultraschalluntersuchung zu dokumentieren [277].
- Daraus muss folgendes hervorgehen:
  - Patientenidentität (Name und Alter)
  - Untersucheridentifikation
  - Untersuchungsdatum
  - Fragestellung bzw. Indikation der Untersuchung
  - Einschränkungen der Untersuchungsbedingungen bzw. der Beurteilbarkeit (falls gegeben)
  - organspezifische Befundbeschreibungen, außer Normalbefunden
  - (Verdachts-)Diagnose(n)
  - abgeleitete diagnostische und/oder therapeutische Konsequenzen und/oder abgeleitetes anderweitiges Vorgehen, außer Normalbefund
- Aus der Bilddokumentation müssen mindestens hervorgehen:
  - bei Normalbefund: Darstellung von einer oder mehreren geeigneten Schnittebenen zur Belegung des Normalbefundes im Sinne der Fragestellung
  - bei pathologischem Befund: Darstellung in zwei Schnittebenen oder – wenn dies nicht möglich ist – in einer Schnittebene

Postoperatives/Postinterventionelles Management

- Nach sonographischer Untersuchung ist keine Nachbeobachtung erforderlich.
- Wenn eine flankierende Sedation (z. B. im Rahmen einer transösophagealen Echokardiographie) zum Einsatz kam, ist eine Überwachung angezeigt und sollte sich an der Empfehlung zur Überwachung nach Anästhesieverfahren orientieren [279].
- Die Dauer dieser Überwachungsphase ist dabei variabel und u. a. abhängig von der eingesetzten Medikation und Dosierung sowie Komorbiditäten und Alter des Patienten/der Patientin.

Ergebnisse

- Ergebnisse von Ultraschalluntersuchungen sind in ihrer Qualität sowohl von der Technik als auch von dem Untersucher bzw. der Erfahrung und Expertise abhängig.
- Unabhängig davon sind Artefakte (Bildfehler) aufgrund der physikalischen Eigenschaften des Ultraschalls häufig und gilt es bei der Interpretation zu berücksichtigen.
- Die durch Absorption, Reflektion, Streuung und Brechung an den verschiedenen Gewebestrukturen und -dichten entstehende Artefakte gilt es dabei zu erkennen bzw. richtig deuten zu können, um eine Fehlinterpretation vermeiden zu können.
- Folgend seien einige Artefakte erklärt:
  - Schallschatten: Hinter Strukturen hoher Dichte/Echogenität entsteht aufgrund der Reflexion der Schallwellen ein Schatten, der keine Abbildung zulässt.
  - Wiederholungsartefakte:
    - Ultraschallwellen können zwischen dichten Strukturen mehrfach reflektiert werden.
    - Hierbei können (mehrere) Kopien der Reflektionsfläche abgebildet werden (Reverberationen).
  - Spiegelartefakte: Hinter einem starken Reflektor erscheint eine Kopie von davor abgebildeten Strukturen.
  - Brechungsartefakte:
    - Abhängig vom Unterschied der Impendanz zwischen den Geweben ändert sich der Winkel der Ultraschallwelle.
    - Die gebrochenen Schallwellen werden durch einen bereits von anderen Schallwellen durchlaufenen Bereich geleitet.
    - Dies führt zu der Darstellung eines Duplikates des Reflektors an anderer Position.

Besonderheiten bei bestimmten Personengruppen

Besonderheiten bei Schwangeren

- In der Schwangerschaft kommt die Sonographie zu diagnostischen Zwecken häufig zum Einsatz.
- Kritisch wird eine mögliche Temperaturerhöhung des Fruchtwassers durch die Ultraschallwellen diskutiert.
- Letztlich sollte der Einsatz des PW-Doppler-Ultraschalls über einen längeren Zeitraum kritisch betrachtet werden.
- Eine der Einzelverordnungen der StrSchV (Artikel 4 StrSchV) ist die Verordnung zum Schutz vor schädlichen Wirkungen nichtionisierender Strahlung bei der Anwendung am Menschen (NiSV). Der Absatz 4 (= NiSV) § 10 besagt, dass „bei den Anwendungen von Ultraschall-Geräten zu nicht medizinischen Zwecken ein Fötus nicht exponiert werden darf".

Besonderheiten bei Kindern und Jugendlichen

- Bei indikationsgerechtem Einsatz der Sonographie gibt es keine Einschränkungen oder Besonderheiten.
- Zur Erhöhung der Compliance bzw. des Patientenkomforts empfiehlt es sich, angewärmtes Ultraschallgel zu verwenden.
- Durch das geringe Nebenwirkungsprofil der Ultraschallwellen und die bessere anatomische Zugänglichkeit bei Kindern wird die Ultraschalldiagnostik bei Kindern und Jugendlichen häufiger eingesetzt (z. B. transkranieller Ultraschall, Hüftdysplasie-Screening).

Literatur

Quellenangaben

[277] Kassenärztliche Bundesvereinigung (KBV). Vereinbarung von Qualitätssicherungsmaßnahmen nach § 135 Abs. 2 SGB V zur Ultraschalldiagnostik (2019). Im Internet: www.kbv.de/media/sp/Ultraschallvereinbarung.pdf; Stand: 17.06.2024

[278] Moore CL, Copel JA. Point-of-care ultrasonography. N Engl J Med 2011; 364: 749–757

[279] Überwachung nach Anästhesieverfahren, Empfehlung der DGAI und des BDA. Anästh Intensivmed 2009; 50: S 486–489

Literatur zur weiteren Vertiefung

[280] Bailer B, Recker F, Matuschek E. Basiswissen POCUS: Point-of-Care-Ultraschall lernen und sinnvoll einsetzen. Stuttgart: Thieme; 2019

Wichtige Internetadressen

- www.degum.de/
- www.ak-ultraschall.dgai.de/

41.1.2 Durchführung der Sonographie – Abdomensonographie

Steckbrief

Die Abdomensonographie ist eine bettseitige Untersuchungsmethode, die aufgrund der portablen Ultraschallgeräte ubiquitär im Krankenhaus verfügbar ist. Die bildgebende Methodik nutzt hochfrequente Schallwellen, um detaillierte Bilder der intraabdominellen Organe in Echtzeit zu erzeugen. Die Technik erfordert eine geschulte Handhabung des Ultraschallgeräts sowie eine profunde Kenntnis der anatomischen Strukturen. Mit ihrer Hilfe können intraabdominelle Pathologien identifiziert werden, wie Leberverfettung, Aszites, Gallensteine oder Ileus. Die Echtzeitbilder ermöglichen zudem eine dynamische Beurteilung der Perfusion der Organe sowie der Peristaltik des Intestinaltrakts.

Synonyme

- Sono Abdomen
- Bauchultraschall
- Ultraschall des Abdomens

Keywords

- Sonographie Abdomen
- Darmsonographie
- Lebersonographie
- Nierensonographie
- Pankreassonographie
- Milzsonographie
- Sonographie der Harnwege
- Sonographie des Retroperitoneums

Überblick

- Die Sonographie des Abdomens ist eine bettseitige Bildgebung der intraabdominellen Organe in Echtzeit.
- Sie ist ubiquitär verfügbar, patienten- sowie ressourcenschonend und kann daher in der Notaufnahme, auf der Intensivstation oder der Normalstation als primäres bildgebendes Verfahren in der Aufklärung intraabdomineller Fragestellungen angewendet werden.
- Durch einen Standarduntersuchungsgang werden nacheinander alle intraabdominellen Organe in zwei Ebenen dargestellt und auf mögliche pathologische Veränderungen hin untersucht.
- Aufgrund des Fehlens einer Strahlenbelastung sowie der Überlegenheit im Hinblick auf Sensitivität und Spezifität in der Detektion intraabdomineller Pathologien (u. a. Ileus), hat sie die Standard-Röntgenuntersuchung des Abdomens abgelöst.
- Die Qualität der Untersuchung ist allerdings vom Untersucher, sowie den Untersuchungsbedingungen (z. B. Meteorismus, Adipositas) der Patientin bzw. des Patienten abhängig.
- Der Untersucher sollte daher in der Methodik geschult sein und im Zweifel einen in der Sonographie des Abdomens erfahrenen Arzt hinzuziehen.
- Bei erschwerten Schallbedingungen, z. B. durch Übergewicht oder vermehrtes Darmgas, kann zudem eine weiterführende Schnittbildgebung (z. B. CT-Abdomen) erforderlich werden.
- Zur Qualitätssicherung sollten Ärzte eine strukturierte Ausbildung in der Sonographie des Abdomens durchlaufen und durch regelmäßige Supervisionen durch einen versierten Arzt unterstütz werden.
- Besonders hilfreich ist die Abdomensonographie zur Beurteilung von Patient*innen mit unklaren Bauchbeschwerden, Ikterus oder akuter Verschlechterung der Nierenfunktion.
- Zudem dient sie zur Verlaufskontrolle von Therapien oder zur gezielten Punktion von Flüssigkeitsansammlungen.
- Aufgrund der guten Verfügbarkeit, der Strahlungsfreiheit, der dynamischen Beurteilung in Echtzeit sowie aus ökonomischen Gesichtspunkten ist die Abdomensonographie ein unverzichtbares Instrument für die Diagnostik der abdominellen Organe.

Indikationen

- Die Indikation der Abdomensonographie ist sehr breit.
- Sie reicht vom unklaren Bauchschmerz über die Abklärung erhöhter Leberwerte bis hin zur gezielten Punktion von intraabdominellen Flüssigkeitsansammlungen, wie Aszites.
- Folgende Indikationen sind häufig:
  - unklarer Bauchschmerz
  - Ikterus und Leberwerterhöhung
  - Gallensteinleiden
  - akute Nierenschädigung
  - V. a. Ileus
  - Pankreatitis
  - Infektfokussuche
  - V. a. intraabdominelle Blutung
  - Aszitespunktion
  - V. a. Mesenterialischämie

Kontraindikationen

- Strenge Kontraindikationen bestehen bis auf die Ablehnung durch den Patienten oder fokale Läsionen im Bereich des Anlotpunkts für die fokussierte Abdomensonographie nicht.
- Fehlende Lagerbarkeit bzw. Bauchlage oder morbide Adipositas sind relative Kontraindikationen aufgrund der deutlich eingeschränkten Beurteilbarkeit.

Aufklärung und spezielle Risiken

- Die Abdomensonographie birgt keine speziellen Risiken und benötigt daher keine gesonderte Aufklärung.
- Wird die Methode jedoch zur visuellen Unterstützung einer Punktion verwendet, wie beispielsweise der Aszitespunktion, bedarf es einer Aufklärung über die Risiken und möglichen Komplikationen der Punktion.

Vorbereitende Diagnostik

- Vor Untersuchungsbeginn sollte das Integument auf Läsionen bzw. Wunden hin untersucht werden.
- Eine suffiziente Analgesie bei akuten Schmerzen ist unabdingbar, um eine Untersuchung überhaupt zu ermöglichen.
- Eine Verzögerung einer Analgesie vor Diagnostik ist medizinethisch nicht mehr vertretbar und daher obsolet.

Anästhesie

- Eine Anästhesie ist in der Regel nicht notwendig.
- Bei akuten Bauchschmerzen bzw. akutem Abdomen sollte jedoch im Vorfeld auf eine profunde Analgesie geachtet werden.
- Dies ist zum einen aus ethisch-moralischen Gesichtspunkten unabdingbar und ermöglich zudem erst eine aussagekräftige Sonographie.

Personal, Material und Einstelltechnik

- Die Sonographie des Abdomens ist eine bettseitige Anwendung.
- Das Ultraschallgerät kann in aller Regel zum Patienten gebracht werden.
- Manchmal kann es aber aus personell-organisatorischen Gründen unter Umständen erforderlich sein, den Patienten in einen Funktionsbereich zu verbringen, um die Expertise eines besonders erfahrenen Untersuchers oder eine spezielle Untersuchungstechnik (CEUS, Elastographie) zu nutzen.
- Die Abdomensonographie an sich ist nicht personalintensiv und benötigt in der Regel nur einen Untersucher.
- Gegebenenfalls kann es je nach Zustand des Patienten vorteilhaft sein, eine weitere Person als Assistenz zur Verfügung zu haben, um bspw. beim Lagern zu helfen.
- Der Untersucher sollte in der Sonographie des Abdomens erfahren sein.
- An apparativer Technik ist ein Ultraschallgerät mit einem Konvexschallkopf und einem Linearschallkopf erforderlich.
- Des Weiteren sind ausreichend Ultraschallgel, am besten vorgewärmt, Handtücher oder Zellstoff sowie eine Patientenliege erforderlich.
- Eine Möglichkeit zur Abdunklung des Raums und damit Kontrasterhöhung ist von Vorteil.
- Aus ergonomischen Gesichtspunkten erfolgt die Untersuchung bestenfalls im Sitzen auf einem höhenverstellbaren Hocker.
- Zur Optimierung der Schallbedingungen wird die Untersuchung, sofern vom Patienten toleriert, in flacher Rückenlage durchgeführt.
- Je nach Habitus und Fragestellung kann es sinnvoll sein, den Patienten auch in die Seitenlage umzulagern.
- Am Ultraschallgerät sollte das Preset Abdomen ausgewählt werden.
- Die Bildtiefe wird so eingestellt, dass die zu untersuchende Region mittig dargestellt und zu Beginn der Untersuchung das jeweilige Organ komplett abgebildet wird.
- Mithilfe des Gainreglers wird die Grauwerteinstellung und hierüber der Kontrast optimiert.

- Darüber hinaus kann es sinnvoll sein, anhand der Time Gain Compensation die Grauwerteinstellung in der Tiefe anzupassen. Hierdurch kann beispielsweise eine Überstrahlung dorsal von echoarmen Strukturen wie der Harnblase vermieden werden.

Vorbereitung

- Hochfahren des Ultraschallgeräts
- Anschließen und Reinigen des Konvexschallkopfs und ggf. Linearschallkopf
- Bereitstellen von ausreichend vorgewärmtem Ultraschallgel
- Lagerung des Patienten (Rückenlage, Linksseitenlage etc.) und Freimachen der zu untersuchenden Region
- Abdecken von Patientenkleidung im Bereich der zu untersuchenden Region mit Zellstoff
- Abdunkeln des Patientenzimmers

Anatomie

- Die Sonographie des Abdomens ist eine Schnittbildgebung.
- Zur Interpretation der Befunde ist eine profunde Kenntnis der Anatomie des Abdomens Voraussetzung.
- Die Untersuchung findet in Rückenlage statt.
- Zur Optimierung der Schallbedingungen und zur Differenzialdiagnostik ist mitunter eine Umlagerung notwendig. Diese kann helfen, um z. B. Gallensteine von Polypen zu differenzieren.
- Auch kann der häufig luftgefüllte Darm die Untersuchung des Darms oder der retroperitoneal liegenden Gefäße und Organe erschweren. Auch hier kann Lagerung oder Ausüben von sanftem, konstanten Druck durch den Schallkopf helfen.
- Weiterhin ist die Kenntnis von gängigen Artefakten wichtig. Hierzu gehört u. a. die Schallauslöschung, der sogenannte Schallschatten, hinter Strukturen hoher Dichte bzw. an Grenzflächen mit hohem Impedanzsprung, wie bspw. Knochen oder kalkhaltigen Gallensteinen.

Durchführung

- Zur Optimierung der Untersuchungsqualität sollte der Untersucher in das jeweilige Ultraschallgerät eingewiesen und mit den vielfältigen Einstellungsmöglichkeiten vertraut sein.
- Die Abdomensonographie wird mit dem Konvexschallkopf begonnen.
- Im Verlauf der Untersuchung kann je nach Fragestellung auf den Linearschallkopf mit höherer Ortsauflösung, aber geringerer Eindringtiefe gewechselt werden.
- Bei Kindern und sehr schlanken Patienten kann ggf. zu Beginn bereits der Linearschallkopf eingesetzt werden.
- Die Abdomensonographie wird anhand eines strukturierten Standarduntersuchungsgangs durchgeführt.
- Jedes Organ wird dabei nacheinander in mindestens zwei Ebenen untersucht.
- Dabei kommen verschiedene Standardschnittebenen zur Anwendung.
- Mithilfe von Gleit-, Kipp- und Schwenkbewegungen wird jedes Organ von Organgrenze zu Organgrenze komplett durchgemustert.
- Hierdurch wird das Übersehen von fokalen Pathologien verhindert.
- Zu Beginn jeder Untersuchung wird anhand folgender Parameter die Darstellung der Strukturen optimiert:
  - Bildtiefe: Die Tiefeneinstellung sollte so gewählt werden, dass die Zielstruktur etwa in der Bildmitte erfasst wird, um eine detaillierte Darstellung zu erreichen.
  - Bildverstärkung („Gain"):
    - Die Bildverstärkung beeinflusst die Grauwertdarstellung in Abhängigkeit der unterschiedlichen Intensitäten der individuellen Gewebestruktur und kann durch Verstärkung oder Abschwächung am Gerät angepasst werden.
    - Ist die Bildverstärkung zu gering, erscheint das Ultraschallbild zu dunkel und eine Differenzierung wird genauso erschwert wie eine zu starke (überstrahlt helle) Verstärkung.
    - Darüber hinaus kann es sinnvoll sein, anhand der Time Gain Compensation die Grauwerteinstellung in der Tiefe anzupassen. Hierdurch kann beispielsweise eine Überstrahlung dorsal von echoarmen Strukturen wie der Harnblase vermieden werden.
  - Fokus: Im Fokusbereich ist die Auflösung am höchsten und sollte daher an den Zielbereich angepasst werden.

Lagerung

- In Abhängigkeit der zu untersuchenden Region bzw. Zielstruktur können viele Lagerungsformen erforderlich werden.
- Die Abdomensonographie beginnt mit dem Patienten in Rückenlage.
- Je nach Fragestellung und Standardschnitt (z. B. Cholezystolithiasis, Nephrolithiasis, freie Luft, u. a.) kann es aber auch im Verlauf sinnvoll werden, den Patienten in die Seitenlage zu verbringen

Schnittebenen

- Der Ablauf der Sonographie des Abdomens ist strukturiert und folgt einer Standarduntersuchung.
- Dabei empfiehlt es sich, bei jeder Untersuchung eine festgelegte Reihenfolge beizubehalten.
- Nach dieser Abfolge wird nacheinander jedes Organ in mindestens zwei Ebenen untersucht: in der langen Achse bzw. im Längsschnitt und in der kurzen Achse, respektive im Querschnitt
- Durch Kipp-, Gleit- und Schwenkbewegungen wird jedes Organ über die Organgrenzen hinweg in der jeweiligen Ebene durchgemustert.
- Es empfiehlt sich folgender Ablauf:
  - Oberbauchquerschnitt (Transversalschnitt): Pankreas
  - Oberbauchlängsschnitt (Longitudinalschnitt): linker Leberlappen, Aorta abdominalis, Truncus coeliacus, A. mesenterica superior.
  - Rippenbogenrandschnitt (Subkostalschnitt): linker, rechter Leberlappen. Lebervenenstern
  - Schulter-Nabel-Schnitt: Gallenblase, Ductus hepatocholedochus, Vena portae, Vena cava inferior.
  - Interkostalschnitt rechts: rechter Leberlappen, Gallenblase, Portalfeld mit Vena portae
  - Flankenschnitt und -querschnitt rechts: rechte Niere, Morrison-Pouch, Sinus phrenicocostalis rechts; rechter Leberlappen
  - Interkostalschnitt links: Milz, Sinus phrenicocostalis links, Pankreasschwanz
  - Flankenschnitt und -querschnitt links: linke Niere, Milz, Koller-Pouch
  - Unterbauchlängs- und -querschnitt: Harnblase, Douglasraum, Uterus und Vagina bei der weiblichen Patientin bzw. Excavatio rectovesicalis und Prostata beim männlichen Patienten
  - Mittelbauchquerschnitt: Aorta abdominalis, Vena cava inferior
  - freie Ebenen: Abfahren des Kolonrahmens beginnend inguinal rechts im Uhrzeigersinn + meanderförmiges Abfahren des Mittelbauchs bzw. Dünndarms

Durchführung Schritt für Schritt

- Grundsätzlich bestimmt neben der optimalen Geräteeinstellung die geübte Schallkopfbewegung in feinen Anpassungsschritten die Qualität der Bilddarstellung und damit der Befundung.
- Hier werden diverse Manöver unterschieden:
  - Querverschiebung: Schallkopfbewegung in der kurzen Achse, um die Zielstruktur zu zentrieren
  - Längsverschiebung: Schallkopfbewegung im Verlauf der anatomischen Zielstruktur
  - Schallkopfkippung: Kippen des Schallkopfs zur Veränderung des Anschallwinkels in Längs- oder Querachse

Pankreas

- Die Abdomensonographie beginnt nach oben genanntem Standardablauf im Oberbauchquerschnitt.
- Zielstruktur der Schnittebene ist das Pankreas im Längsschnitt.
- Der Konvexschallkopf wird subxiphoidal aufgesetzt und leicht nach kaudal gekippt.
- Bei Luftüberlagerung beim nicht nüchternen Patienten kann durch tiefes Einatmen und Atemanhalten bzw. „Bauchherausstrecken" der linke Leberlappen als Schallfenster genutzt werden.
- Leitstruktur des Pankreas ist die Vena lienalis, die dorsal dem Pankreas anliegt.
- Je nach Habitus kann eine leichte Rotation des Schallkopfs gegen den Uhrzeigersinn helfen, den gesamten Pankreasschwanz zur Darstellung zu bringen.
- Das Pankreas stellt sich beim jungen Patienten echoarm vergleichbar mit gesundem Leberparenchym und durch lipomatöse Veränderung beim älteren Patienten, v. a. beim Diabetiker eher echoreicher dar.
- Der Pankreaskopf liegt in der Regel ventral der Vena cava inferior an.
- Es existieren jedoch bei bis zu 10 % Lagevarianten.
- Durch Rotation um 90° gegen den Uhrzeigersinn gelangt man in den Oberbauchlängsschnitt.
- Der Schallkopf wird dabei in longitudinaler Ausrichtung paramedian links aufgesetzt.
- Der linke Leberlappen kommt im Längsschnitt zur Darstellung.
- Kaudal der Leber zeigt sich die Aorta mit Truncus coeliacus und dem Abgang der Arteria mesenterica superior.
- Unter Zuhilfenahme des Dopplers können erste Hinweise auf höhergradige Stenosen erfasst werden.
- Der Leberlappen wird von Organgrenze zu Organgrenze komplett durchgefächert.
- Dabei wird auf die Echogenität, physiologisch mittelstark mit homogenem, mittelgroßem Echomuster sowie auf fokale Läsionen geachtet.

Leber

- Durch Gleiten nach Patientenrechts entlang des Rippenbogens bis zur rechten Flanke wird der rechte Leberlappen abgefahren und ebenfalls nach Echogenität und fokalen Läsionen durchmustert.
- Eine orientierende Größenbestimmung kann subkostal als kraniokaudale Ausdehnung bestimmt werden.
- Im nächsten Schritt erfolgt die Drehung des Schallkopfs um etwa 120° gegen den Uhrzeigersinn.
- Der Schallkopf liegt im Rippenbogenrandschnitt direkt dem Rippenbogen rechts an.
- Der rechte und linke Leberlappen werden im Querschnitt angelotet.
- Durch Abkippen des Schallkopfs nach kaudal kann der Lebervenenstern mit Einstrom in die Vena cava inferior dargestellt werden.
- Anhand des Lebervenensterns wird die Leber in ihre Segmente (I–VIII) unterteilt.
- Der Subkostalschnitt kann somit helfen, um fokale Läsionen einem Segment zuzuordnen.
- Durch Kippen wird die Leber im Rippenbogenrandschnitt einmal über die Organgrenzen hinaus komplett durchgefächert.

Gallenblase

- Hier kann die Gallenblase bereits einmal orientierend beurteilt werden.
- Im nächsten Schritt wird durch Drehen des Schallkopfs um 90° gegen den Uhrzeigersinn der Schulternabelschnitt eingestellt.
- Dieser eignet sich besonders für die Untersuchung der Gallenblase sowie des Ductus hepatocholedochus (DHC).
- Der Schallkopf wird dabei auf einer gedachten Linie zwischen Schulter und Bauchnabel aufgesetzt.
- Dorsal des DHC kommen die Vena portae sowie die Vena cava inferior zur Darstellung.
- In dieser Schnitteben wird durch Kippen um die Längsachse des Schallkopfs sowie vorsichtiges Gleiten die Gallenblase sowie der linke Leberlappen erneut durchgemustert.
- Unter physiologischen Bedingungen ist die Gallenblase birnenförmig, intravesikal echofrei mit dorsaler Schallverstärkung.
- Postprandial ist das Volumen der Gallenblase deutlich kleiner mit einer dreischichtigen Wand.
- Auf den Schulter-Nabel-Schnitt folgt der rechte Flankenschnitt mit Anlotung des Schallkopfs auf Höhe der mittleren-hinteren Axillarlinie am unteren Rippenbogenrand in longitudinaler Ausrichtung.
- Durch tiefes Einatmen wird der Recessus phrenicocostalis eingesehen sowie der rechte Leberlappen (v. a. Segment VI).
- Durch Gleiten nach kaudal werden die Niere im Längsschnitt sowie der Morrison-Pouch dargestellt.

Nieren

- Die Nieren werden in Längsachse sowie im Querschnitt vermessen.
- Unter physiologischen Bedingungen lassen sich die Rinde von den Markpyramiden sowie dem Nierensinus gut abgrenzen. Die Parenchymbreite wird von der Pyramidenspitze bis zur Nierenkontur gemessen.
- Im Vergleich zu Leber und Milz ist die Nierenrinde etwas echoärmer.
- Der Sinus ist deutlich echoreicher als die Rinde.
- Zur Durchmusterung der Niere im Querschnitt wird der Schallkopf um 90° entgegen dem Uhrzeigersinn gedreht.
- Hierauf folgend wird der Schallkopf in longitudinaler Ausrichtung etwa in Höhe des Zehnten Interkostalraums laterodorsal links aufgesetzt.

Milz

- Durch Atemmanöver lassen sich der linke Recessus costodiaphragmaticus sowie die Milz beurteilen.
- Hierzu wird der Schallkopf weit dorsal positioniert.
- Im Bereich des Sinus der Milz kann mitunter der Pankreasschwanz untersucht werden.
- Durch Gleiten nach kaudal bis zum unteren Rippenbogen gelangt man in den linken Flankenschnitt.
- Dieser wird zu Beurteilung der linken Nieren sowie des Koller-Pouchs (mit Frage nach freier Flüssigkeit) genutzt.
- Häufig ist die Beurteilung der linken Niere durch Darmgasüberlagerung erschwert.

- Hier können tiefes Einatmen sowie Lagern des Patienten auf die rechte Seite helfen.
- Im nächsten Schritt folgt der Unterbauchlängsschnitt mit Aufsetzen des Schallkopfs in longitudinaler Ausrichtung etwas kranial der Symphyse.

Harnblase

- Die Harnblase lässt sich im Längsschnitt darstellen und wird durchgefächert.
- Durch Abkippen des Schallkopfs nach kranial werden der Uterus mit dorsal anliegendem Douglas-Raum bei der Frau bzw. der Prostata beim Mann mit der Excavatio rectovesicalis (tiefster Punkt des Peritonealraums) dargestellt.
- Die Organe des kleinen Beckens werden durch Kippbewegen durchgemustert.
- Durch eine 90°-Rotation des Schallkopfs gegen den Uhrzeigersinn werden die Organe des kleinen Beckens im Unterbauchquerschnitt dargestellt.
- Die Ureter münden am Blasenboden über die Ostien in die Harnblase.
- Mithilfe der Doppler-Sonographie lässt sich der Einstrom von Urin (Ureterjet) im Unterbauchquerschnitt darstellen.
- Uterus, Vagina und Adnexe werden im Längs- und Querschnitt dargestellt.
- Das Auffinden der Ovarien kann anspruchsvoll sein.
- Durch Darstellung der Iliakalgefäße in Längsachse auf Höhe des Abgangs der Internagefäße gelingt durch eine leichte Schwenkbewegung nach jeweils medial häufig das Auffinden der Ovarien.
- Beim Mann wird die Prostata in beiden Ebenen untersucht und das Volumen über die Ellipsoidformel ermittelt ($V = B \times H \times T \times 0{,}5$).

Aorta abdominalis

- Nach Abschluss der Untersuchung des kleinen Beckens folgt der Mittelbauchquerschnitt etwa 3 Querfinger oberhalb des Bauchnabels.
- Fokus liegt hierbei auf der Aorta abdominalis.
- Diese stellt sich als runde, echofreie, mit echoreichem Randsaum, pulsierende Struktur ventral links der Wirbelkörperkante dar.
- Sie wird einmal im Querschnitt in der längsten Ausdehnung „edge to edge" vermessen.
  - Als Normwerte gelten ein maximaler Durchmesser von < 2,5 cm suprarenal und < 2 cm infrarenal.
  - Ein Durchmesser von 2,5–3 cm gilt als Ektasie.
  - Ein Durchmesser größer 3 cm definiert das Aneurysma.

Vena cava inferior

- Im Anschluss an die Darstellung der Aorta abdominalis wird orientierend die proximale Vena cava inferior (VCI) zunächst im Oberbauchquerschnitt paramedian rechts knapp unterhalb des epigastrischen Winkels aufgesucht.
- Der Durchmesser der Vena cava inferior sollte 2 cm (Ausdauersportler 2,5 cm) nicht überschreiten und eine deutliche Atemvariabilität (ca. 50 %) aufweisen.
- Komplettierend wird die VCI auch im Oberbauchlängsschnitt dargestellt.

Darm

- Die Sonographie des Abdomens wird durch das Abfahren des gesamten Kolonrahmens im Querschnitt beginnend inguinal rechts über dem Zökum im Uhrzeigersinn bis ingiunal links komplettiert.
- Zusätzlich wird der Dünndarm über dem Mittelbauch meanderförmig abgefahren.
- Dabei wird vor allem geachtet auf Erweiterungen der Darmschlingen, Kokarden, freie Flüssigkeit und auffällige Peristaltik (z. B. Pendelperistaltik).
- Bei Auffälligkeiten empfiehlt es sich v. a. bei schlanken Patienten auf den Linearschallkopf mit höherer Auflösung im Nahfeld zu wechseln.

Mögliche Fehler und Fallstricke

- Die häufigsten Fehler in der Bildeinstellung ergeben sich aus einem „Verlieren" in den Einstellungen bzw. falschen Einstellungen, deren schrittweises Zurücksetzen erschwert oder kaum noch möglich erscheint.
- Hier empfiehlt sich oftmals das gesamte Zurücksetzen in die Standardeinstellung und das erneute Anpassen an die geplante Untersuchung bzw. den Patienten.

Mögliche Komplikationen

- Bei der transdermalen Sonographie ohne weitere Intervention bzw. Applikation von Medikamenten sind keine Komplikationen zu erwarten.
- In Ausnahmefällen sind vagale Reaktionen durch eine Schmerzverstärkung bei hohem Schallkopfanpressdruck bei vorbestehenden akuten Schmerzen (z. B. abdominell) zu beobachten. Hier sollte immer vor der Untersuchung auf eine suffiziente Analgesie geachtet werden.

Komplikationen während der Durchführung

- Bei der Abdomensonographie sind bis auf seltene, vagale Reaktionen durch eine Schmerzverstärkung aufgrund eines hohen Schallkopfanpressdrucks keine Komplikationen während der Durchführung zu erwarten.
- Vorbeugend ist eine adäquate Analgesie vor allem bei Patienten mit Bauchschmerzen essenziell.

Komplikationen nach der Durchführung

- Komplikationen nach der Durchführung sind bei der abdominellen Sonographie nicht zu erwarten.

Dokumentation

- Orientierend an der Vereinbarung von Qualitätssicherungsmaßnahmen zur Ultraschalldiagnostik ist der Untersucher verpflichtet, die Indikation und die Durchführung der Ultraschalluntersuchung zu dokumentieren [282].
- Daraus muss folgendes hervorgehen:
  - Patientenidentität (Name und Alter)
  - Untersucheridentifikation
  - Untersuchungsdatum
  - Fragestellung bzw. Indikation der Untersuchung
  - Einschränkungen der Untersuchungsbedingungen bzw. der Beurteilbarkeit (falls gegeben)
  - organspezifische Befundbeschreibungen, außer Normalbefunden
  - (Verdachts-)Diagnose(n)
  - Abgeleitete diagnostische und/oder therapeutische Konsequenzen und/oder abgeleitetes anderweitiges Vorgehen, außer Normalbefund
- Aus der Bilddokumentation müssen mindestens hervorgehen:
  - Anlage

- bei Normalbefund: Darstellung von einer oder mehreren geeigneten Schnittebenen zur Belegung des Normalbefundes im Sinne der Fragestellung
- bei pathologischem Befund: Darstellung in zwei Schnittebenen oder – wenn dies nicht möglich ist – in einer Schnittebene

Postoperatives/Postinterventionelles Management

- Eine Nachbeobachtung bzw. Überwachung nach einer Abdomensonographie ist in der Regel nicht erforderlich.

Ergebnisse

- Ergebnisse von Ultraschalluntersuchungen sind in ihrer Qualität sowohl von der Technik als auch von dem Untersucher bzw. der Erfahrung und Expertise abhängig.
- Unabhängig davon sind Artefakte (Bildfehler) aufgrund der physikalischen Eigenschaften des Ultraschalls häufig und gilt es bei der Interpretation zu berücksichtigen.
- Die durch Absorption, Reflektion, Streuung und Brechung an den verschiedenen Gewebestrukturen und -dichten entstehende Artefakte gilt es dabei zu erkennen bzw. richtig deuten zu können, um eine Fehlinterpretation vermeiden zu können.
- Folgend seien einige Artefakte erklärt:
  - Schallschatten: Hinter Strukturen hoher Dichte/Echogenität entsteht aufgrund der Reflexion der Schallwellen ein Schatten, der keine Abbildung zulässt.
  - Wiederholungsartefakte:
    - Ultraschallwellen können zwischen dichten Strukturen mehrfach reflektiert werden.
    - Hierbei können (mehrere) Kopien der Reflektionsfläche abgebildet werden (Reverberationen).
  - Spiegelartefakte: Hinter einem starken Reflektor erscheint eine Kopie von davor abgebildeten Strukturen.
  - Brechungsartefakte:
    - Abhängig vom Unterschied der Impendanz zwischen den Geweben ändert sich der Winkel der Ultraschallwelle.
    - Die gebrochenen Schallwellen werden durch einen bereits von anderen Schallwellen durchlaufenen Bereich geleitet.
    - Dies führt zu der Darstellung eines Duplikates des Reflektors an anderer Position.

Besonderheiten bei bestimmten Personengruppen

Besonderheiten bei Schwangeren

- In der Schwangerschaft kommt die Sonographie zu diagnostischen Zwecken häufig zum Einsatz.
- Kritisch wird eine mögliche Temperaturerhöhung des Fruchtwassers durch die Ultraschallwellen diskutiert.
- Letztlich sollte der Einsatz des PW-Doppler-Ultraschalls über einen längeren Zeitraum kritisch betrachtet werden.
- Eine der Einzelverordnungen der StrSchV (Artikel 4 StrSchV) ist die Verordnung zum Schutz vor schädlichen Wirkungen nichtionisierender Strahlung bei der Anwendung am Menschen (NiSV). Der Absatz 4 (= NiSV) § 10 besagt, dass „bei den Anwendungen von Ultraschall-Geräten zu nicht medizinischen Zwecken ein Fötus nicht exponiert werden darf" [282].

Besonderheiten bei Kindern und Jugendlichen

- Bei indikationsgerechtem Einsatz der Sonographie gibt es keine Einschränkungen oder Besonderheiten.
- Zur Erhöhung der Compliance bzw. des Patientenkomforts empfiehlt es sich, angewärmtes Ultraschallgel zu verwenden.
- Durch das geringe Nebenwirkungsprofil der Ultraschallwellen und die bessere anatomische Zugänglichkeit bei Kindern wird die Ultraschalldiagnostik bei Kindern und Jugendlichen häufiger eingesetzt.
- In der Abdomensonographie empfiehlt es sich, bei Kindern – je nach Habitus – den Linearschallkopf zu verwenden.

Literatur

Quellenangaben

[281] Moore CL, Copel JA. Point-of-Care ultrasonography. N Engl J Med 364: 749–757

[282] Bundesministerium der Justiz. Strahlenschutzverordnung (StrSchV); 2018

Literatur zur weiteren Vertiefung

[283] Schmidt G, Görg C, Hrsg. Kursbuch Ultraschall. 6. Aktualisierte und erweiterte Auflage. Stuttgart: Thieme; 2015

Wichtige Internetadressen

- www.degum.de

41.2 Durchführung der Befundung der Sonographie

41.2.1 Steckbrief

Die Befundung der Sonographie folgt einem standardisierten Schema. Ein eingeübter Ablauf verhindert das Vergessen von Strukturen. Vor allem für den Anfänger empfiehlt es sich, sich an den Organregionen zu orientieren und diese einer Reihenfolge nach abzuarbeiten. Die Befundung der jeweiligen Region bzw. Organe erfolgt ebenfalls standardisiert. Dabei wird immer die Ausdehnung des Organs, deren Abgrenzung zu Nachbarregionen sowie die Echogenität und Musterung des Parenchyms beurteilt. Die Befunde werden in der Beurteilung mit Normwerten verglichen und in Bezug auf den Patienten (Alter, Geschlecht, Habitus, Klinik etc.) interpretiert.

41.2.2 Wichtige Parameter für die Befundung der Sonographie

- Die Befundung der einzelnen Organe beinhaltet immer die folgenden Parameter:
  - Größe (L × B × T)
  - Form
  - Oberfläche (glatt, buckelig, höckerig)
  - Muster:
    - Echodichte (echoleer, -arm, -reich; feinkörnig/grobkörnig)
    - Verteilung (homogen vs. inhomogen)
  - fokale Veränderungen (Raumforderungen, zystische Veränderungen, Abszedierungen etc.)

41.2.3 Vorgehen bei der Befundung bei Sonographie

Ablauf der Befundung

- Die Befundung der Sonographie folgt einem standardisierten Ablauf.
- Jede Region, bzw. Organ wird dabei immer in mindestens zwei Schnittebenen dargestellt und von Organgrenze zu Organgrenze durchgemustert.
- Dabei werden folgende Untersuchungsziele verfolgt:
  - Größe (L × B × T)
  - Form
  - Oberfläche (glatt, buckelig, höckerig)
  - Muster:
    - Echodichte (echoleer, -arm, -reich; feinkörnig/grobkörnig)
    - Verteilung (homogen vs. inhomogen)
  - fokale Veränderungen (Raumforderungen, zystische Veränderungen, Abszedierungen etc.)
- Eine mögliche Reihenfolge der Befundung der Abdomensonographie mit folgenden Standardschnitten ist:
  - Pankreas: Oberbauchquerschnitt, -längsschnitt mit Modifzierungen
  - Leber + Gallenblase: Oberbauchquerschnitt, -längsschnitt mit Verschiebung entlang des Rippenbogens, Rippenbogenrandschnitt, Subkostalschnitt, Interkostalschnitt, Schulternabelschnitt mit Modifizierungen
  - Milz: hoher, modifizierter Flankenschnitt links
  - linke Niere: Flankenschnitt links, Querschnitt
  - rechte Niere: Flankenschnitt rechts, Querschnitt
  - Blase und ableitende Harnwege: suprapubischer Querschnitt, -längsschnitt
  - kleines Becken mit Prostata bzw. Uterus: suprapubischer Querschnitt, -längsschnitt
  - Aorta abdominalis: Mittelbauchquerschnitt, -längsschnitt
  - Vena cava inferior: Oberbauchquerschnitt, paramedianer Oberbauchlängsschnitt
  - Darm: Querschnitt mit Anlotung inguinals rechts, Abfahren des gesamten Kolonrahmens, meanderförmiges Durchmustern des Mittelbauchs
- Die Befunde werden mit den organspezifischen Normwerten verglichen.

Beschreibung der Befunde

- Die Beschreibung der Befunde erfolgt gegliedert nach der jeweiligen Region bzw. Organ.
- Dabei werden zunächst die Schallbedingungen kurz beschrieben (gut, erschwert etc.).
- Falls eine komplette Beurteilung des Organs z. B. durch Luftüberlagerung oder fehlende Lagerbarkeit des Patienten nicht möglich ist, muss dies unbedingt erwähnt werden.
- Hierauf folgt die Befundbeschreibung nach dargelegtem Ablauf.
- Die Befunde werden mit den spezifischen Normwerten in Beziehung gesetzt (z. B. leichte Vergrößerung der Leber mit mittelgradiger Steatosis) und in Hinblick auf den individuellen Patienten (Geschlecht, Alter, Größe, Habitus) und vor allem dessen Klinik und Fragestellung interpretiert (z. B. V. a. metabolisch assoziierte Fettlebererkrankung).

41.3 Befunde der Abdomensonographie

41.3.1 Normalbefunde, Normvarianten und Grenzbefunde der Abdomensonogaphie

- s. ▸ Tab. 41.1

Normalbefund Pankreas

Befundbeschreibung

- Das Pankreas findet sich von epigartisch angelotet retroperitoneal vor der oberen Lendenwirbelsäule (▸ Abb. 41.4).
- Es erstreckt sich mit dem Caput vom duodenalen C aus nach links in einem Winkel von ca. 30° Richtung Schulter ziehend bis in den Milzhilus.
- Hier endet der Pankreasschwanz. Dieser lässt sich im Interkostalschnitt links mit Anlotung der Milz häufig gut im Hilus darstellen.
- Das Korpus liegt ventral der Aorta abdominalis.
- Leitstruktur des Pankreas ist die V. lienalis.
- Normwerte für die Ausdehnung des Pankreas werden differenziert nach Caput, Korpus und Cauda und jeweils als anterioposteriorer Durchmesser ermittelt.
- Die Normwerte schwanken je nach Literatur:
  - Caput: 25–30 mm
  - Korpus: < 20 mm
  - Cauda: < 35 mm
- Das Parenchym stellt sich songoraphisch glatt konturiert mit einem eher echoarmen, homogen Reflexmuster und feinkörnigen Binnenstruktur dar.
- Die Echogenität ist altersabhängig und nimmt im Alter tendenziell zu.
- Vor allem ältere Patienten mit Diabetes mellitus weisen aufgrund der lipomatösen Veränderung ein echoreicheres Reflexmuster auf.
- Perifokal findet sich keine freie Flüssigkeit.
- Der Pankreasgang ist im Gesunden kleiner als 3 mm im Durchmesser und weist keine Kaliberschwankungen auf.
- Die ventral des Pankreas und dorsal des Magens liegende Bursa omentalis ist physiologisch frei von Flüssigkeit und daher sonographisch normalerweise nicht darstellbar.

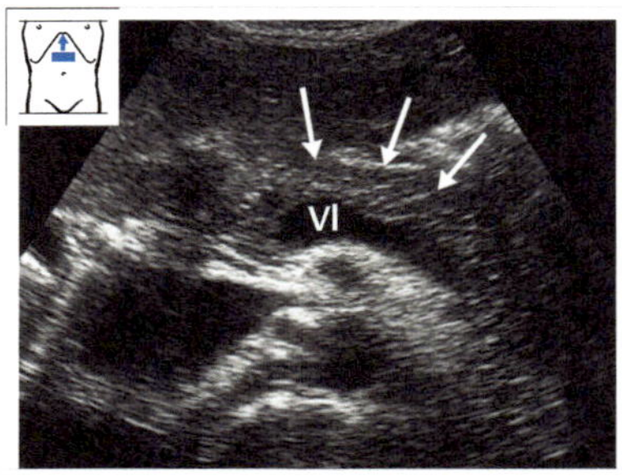

Abb. 41.4 Normalbefund Befund Pankreas – Korpus. (Quelle: Block B. Darstellung des Pankreas über Oberbauchquerschnitte. In: Block B, Hrsg. Der Sono-Trainer. 6., unveränderte Auflage. Stuttgart: Thieme; 2021)

Tab. 41.1 Normalbefunde, Normvarianten und Grenzbefunde der Abdomensonographie.

Befund	Einordnung (Normalbefund, Normvariante oder an der Grenze zum pathologischen Befund)	Beschreibung
Pankreas	Normalbefund	Caput a. p.: < 30 mm, Korpus < 20 mm, Cauda < 35 mm; echoarme, feinkörnige Binnentextur; D. Wirsangius ≤ 3 mm ohne Kaliberschwankungen
Leber	Normalbefund	kraniokaudale Ausdehnung ≤ 14 cm; Oberfläche glatt; Parenchym mit homogenem, mittelstarkem, mittelkörnigen Reflexmuster ohne fokale Läsionen; Gefäße normal weit; keine intra- oder extrahepatische Cholestase
Gallenblase	Normalbefund	birnenförmige Konfiguration; intravesikal echofrei mit dorsaler Schallverstärkung; Gallenblasenwand einschichtig ≤ 3 mm
	Normvariante	postprandial kleines Volumen mit dreischichtiger Wand DHC < 7 mm vielfältige Normvarianten der Konfiguration
Nieren	Normalbefund	Länge 9–13 cm, Breite 4–6 cm; Parenchymbreite 14–18 mm; Oberfläche glatt, kein Harnaufstau, keine Konkremente
Milz	Normalbefund	Polabstand 8–13 cm, Breite 3–5 cm; Oberfläche glatt; homogenes, mittelstarkes Reflexmuster ohne fokale Läsionen; in bis zu 10 % der Fälle
	Normvariante	Vorhandensein von Nebenmilzen
Harnblase	Normalbefund	Harnblasenwand glatt; Wandstärke < 3 mm; echofreies Binnenreflexmuster; keine Konkremente; Füllungsvolumen: B × H × T × 0,5
Uterus	Normalbefund	Oberfläche glatt; echoarmes, homogenes Reflexmuster; Endometrium zyklusabhängig als echoreicher Reflexstreifen bis 8 mm Dicke, postmenopausal bis 5 mm
Prostata	Normalbefund	ovale Konfiguration im Querschnitt; zentral echoarmes Reflexmuster
	Normvariante	peripher etwas echoreicher; B × H × T = 40 × 25 × 30 mm; Volumen ca. 1520 ml (B × H × T × 0,5); Verkalkungen häufig ohne Krankheitswert
Aorta abdominalis	Normabefund	rundliche, echofreie Struktur mit echoreichem Randsaum; Durchmesser suprarenal: < 2,5 cm, infrarenal < 2 cm
Vena cava inferior	Normnalbefund	rundliche, echofreie Struktur mit echoreichem Randsaum; Durchmesser proximal 1–2(2,5)cm mit Atemvariabilität (ca. 50 %)
Darm	Normalbefund	C. ascendens und descendens mit luftgefüllten Haustren jeweils im lateralen Abdomen gut verfolgbar; C. transversum mit Querverlauf im Oberbauch, nicht selten weiter kaudal liegend; C. sigmoideum mit schrägem Verlauf über M. Iliopsoas und Iliakalgefäße linksseitig bis ins kleine Becken verfolgbar
	Normvariante	Jejunum und Ileum mit variabler Lokalisation im Mittelbauch; Differenzierung möglich anhand der nach aboral abnehmender Höhe der Kerckring-Falten bei flüssigkeitsgefüllten Darmschlingen

Normalbefund Leber

Befundbeschreibung

- Die Leber ist das größte solide Organ im Abdomen und kann nicht komplett mit einer Anlotung abgebildet werden, sondern wird in mehreren Schnitten konsekutiv durchgemustert.
- Beginnend im paramedianen Längsschnitt links wird der linke Leberlappen in der Längsachse dargestellt.
- Die Oberfläche ist physiologisch glatt.
- Der Leberunterrand läuft links spitzwinklig mit einem Winkel von 30–45° je nach Habitus zu.
- Das Reflexmuster des Parenchyms ist mittelstark und mittelgrob sowie homogen.
- Es zeigen sich keine fokalen Läsionen oder Verfettungen (▶ Abb. 41.5).
- Zur Beurteilung des Parenchyms wird die gesamte Leber durchgefächert. Im Längsschnitt auf Höhe der rechten Medioklavikularlinie wird orientierend die kraniokaudale Ausdehnung des rechten Leberlappens ermittelt. Diese sollte 11–14 cm nicht überschreiten. Es besteht jedoch eine große interindividueller Varianz in Abhängigkeit vom Habitus.
- Der Unterrand des rechten Leberlappens ist stumpfer, physiologisch jedoch nicht größer als 75°, je nach Literatur.
- Im Rippenbogenrandschnitt stellt sich der Lebervenenstern mit Aufzweigung der Lebervenen dar.
- Das Kaliber des proximalen Abschnitts der Lebervenen ist physiologisch bis 10 mm weit und verjüngt sich zur Peripherpie hin.
- Anhand der Lebervenen werden die einzelnen Segmente beurteilt.

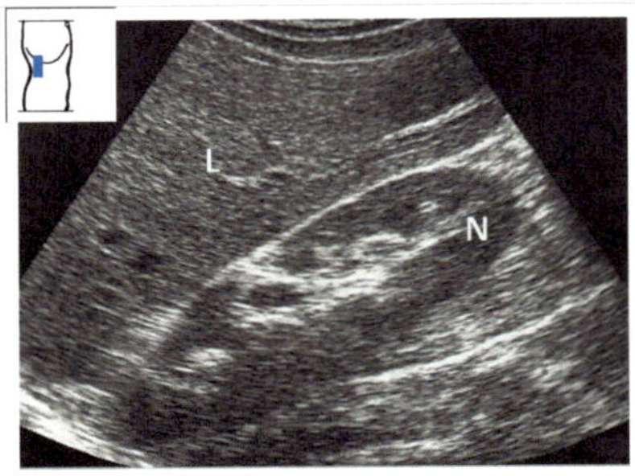

Abb. 41.5 Normalbefund rechter Leberlappen. Darstellung des rechten Leberlappens mit Anschnitt der rechten Niere. Das gesunde Leberparenchym entspricht in der Echogenität in etwa dem Reflexmuster des Nierenparenchyms. (Quelle: Block B. Parenchymmuster. In: Block B, Hrsg. Der Sono-Trainer. 6., unveränderte Auflage. Stuttgart: Thieme; 2021)

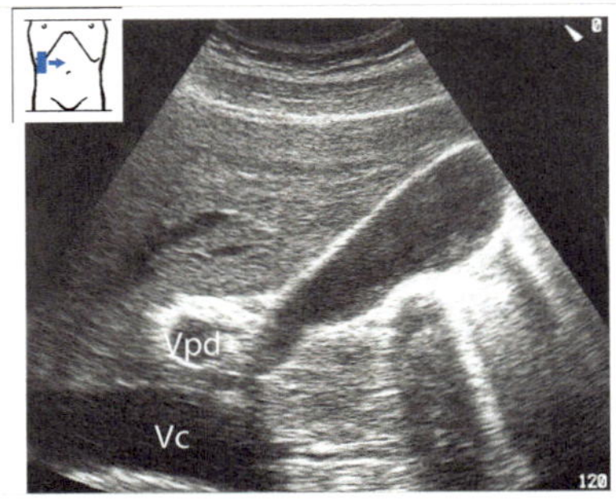

Abb. 41.6 Normalbefund Gallenblase. Darstellung der Gallenblase im Oberbauchlängsschnitt. Die Gallenblase ist moderat gefüllt ohne intravesikale Konkremente und schlanker Wand. Gas im Duodenum hier dorsal der Gallenblase als helle Reflexe sichtbar. Vpd: Pfortaderhauptast; Vc: Vena cava inferior. (Quelle: Block B. Gallenblase. In: Block B, Hrsg. Der Sono-Trainer. 6., unveränderte Auflage. Stuttgart: Thieme; 2021)

VI

- Physiologisch ist der Lobus caudatus nicht hypertrophiert.
- Die Gallengänge verlaufen parallel zu den Pfortaderästen.
- Physiologisch bzw. bei fehlender Cholestase sind die Gallengänge nur in Hilusnähe sichtbar, aber können nicht in die Peripherie hin verfolgt werden.
- Die Glisson-Trias ist im Portalfeld sonographisch in der Regel gut differenzierbar.
- Der Ductus hepaticus choledochus kann mittels Farbdoppler im Zweifel von der Arteria hepatica communis und der Portalvene unterschieden werden.
- Der DHC ist physiologisch maximal 6 mm weit, ohne intravesikale Konkremente.
- Perihepatisch findet sich physiologisch keine freie Flüssigkeit.

Normalbefund Gallenblase

Befundbeschreibung

- Die Konfiguration der Gallenblase ist von der Nahrungsaufnahme abhängig.
- Nüchtern ist sie moderat gefüllt und erscheint in der Regel birnenförmig im Schulternabelschnitt (▸ Abb. 41.6).
- Sie erreicht physiologisch eine Größe von bis zu 4 × 10 cm im nüchternen Zustand.
- Das Volumen wird physiologisch mit 40–60 ml (B × H × T × 0,5) angegeben.
- Die Gallenblase ist sonographisch glatt begrenzt und intravesikal echofrei mit dorsaler Schallverstärkung.
- Die Gallenblasenwand ist maximal bis zu 3 mm stark und erscheint im gefüllten Zustand einschichtig.
- Postprandial ändert sich die Erscheinung bedingt durch die Kontraktion der Gallenblase.
- Sie ist dann deutlich kleiner und eher oval-rundlich.
- Die Gallenblasenwand kann postprandial dreischichtig gegliedert erscheinen.
- Es existieren Normvarianten der Gallenblasenform. Häufig sind Sektierertum-Gallenblasen sowie das Bild der „phrygischen Mütze“ mit abgeknicktem Fundus.
- Der Ductus hepaticocholedochus ist physiologisch maximal 5–7 mm normal weit und intraluminal echofrei.
- Perivesikal ist im Gesunden keine freie Flüssigkeit detektierbar.

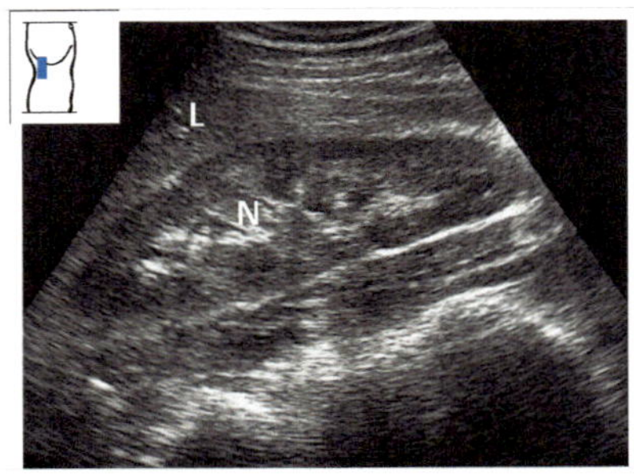

Abb. 41.7 Normalbefund rechte Niere. Darstellung der rechten Niere im Flankenlängsschnitt. Ventral ist die Leber (L) angeschnitten. Dorsal zeigt sich der M. psoas. (Quelle: Block B. Aufsuchen der Nieren. In: Block B, Hrsg. Der Sono-Trainer. 6., unveränderte Auflage. Stuttgart: Thieme; 2021)

Normalbefund Nieren

Befundbeschreibung

- Die Nieren sind beidseits retroperitoneal jeweils lateral der Wirbelsäule gelegen (▸ Abb. 41.7).
- Der obere Pol wird beidseits von den unteren Rippen des Rippenbogens überlagert.
- Atemmanöver ermöglichen der Schallauslöschung durch die Rippen bei der Beurteilung der oberen Pole der Nieren zu umgehen.
- Die Nieren erscheinen im Flankenschnitt in longitudinaler Ausrichtung angelotet bohnenförmig.
- Die Oberfläche ist glatt, kann bei jungen Patienten aber auch gebuckelt erscheinen.
- Häufig findet sich bei der linken Niere eine Vorwölbung unterhalb der Milz, die als Milzbuckel bezeichnet wird.
- Physiologisch beträgt die Ausdehnung der Nieren in der Längsachse 9–13 cm und in der Querachse 4–6 cm.
- Bei der gesunden Niere sind Rinde, Markpyramiden und Sinus sonographisch gut differenzierbar.
- Das Parenchym setzt sich aus Rinde und Mark, das wiederum aus 5–20 Markpyramiden besteht, zusammen.
- Die Parenchymbreite nimmt tendenziell mit dem Alter leicht ab und beträgt physiologisch 14–18 mm.

- Im Vergleich zu Leber und Milz ist die Rinde jeweils leicht echoärmer und die Sinus deutlich echoreicher im Reflexmuster.
- Fokale Läsionen oder Konkremente lassen sich physiologisch nicht darstellen.

Normalbefund Milz

Befundbeschreibung

- Die Milz stellt sich im modifizierten Interkostalschnitt linksseitig auf Höhe der mittleren Axillarlinie dar.
- Zu den kompletten sonographischen Darstellungen hilft die Anlotung in Exspiration und ggf. Rechtsseitenlage.
- Die Milz ist halbmondförmig konfiguriert (▶ Abb. 41.8).
- Nach lateral ist sie konvex und im Bereich des Hilus konkav geformt.
- Je nach Habitus erscheint sie eher gestreckt und schlank oder plump.
- Physiologisch weist das Organ eine glatte Oberfläche auf.
- Das Binnenreflexmuster ist regulär leicht echoärmer im Vergleich zur Leber und homogen.
- Fokale Läsionen zeigen sich physiologisch nicht.
- Mit einem Pol-zu-Pol-Abstand von 8–13 cm und einer Breite von 3–5 cm – vom Hilus ausgemessen – ist sie normal groß.
- Nebenmilzen stellen einen häufigen sonographischen Zufallsbefund ohne Krankheitswert dar. Meist sind sie im Hilusbereich lokalisiert.
- Perilienal, respektive im Koller-Pouch, sollte keine freie Flüssigkeit zur Darstellung kommen.

Normalbefund Harnblase

Befundbeschreibung

- Die Harnblase findet sich durch suprapubische Anlotung im kleinen Becken.
- Das Volumen und damit auch die Konfiguration der Harnblase schwankt je nach Füllungszustand.
- Die Harnblasenwand stellt sich sonographisch glatt dar und sollte im Gesunden eine Wandstärke von 2–3 mm nicht überschreiten.
- Intravesikal weist die Blase ein echofreies Reflexmuster ohne Hinweise auf Konkremente oder Raumforderungen auf.
- Über den Einmündungen der Ureteren am unteren Pol der Harnblase lassen sich im Unterbauchquerschnitt mittels Farbdoppler regelhaft Jets als Äquivalente des einströmenden Harns darstellen.
- Postmiktionem sollte die Harnblase komplett geleert sein. Restharnvolumina (B × H × T × 0,5) weniger als 100 ml gelten als noch nicht pathologisch.

Normalbefund Uterus

Befundbeschreibung

- Der Uterus zeigt sich im Unterbauch Längsschnitt bei fast leerer Harnblase häufig anteflektiert.
- Auch eine Retroflektion des Korpus vor allem bei gefüllter Harnblase findet sich sonographisch.
- Die Oberfläche stellt sich glatt dar (▶ Abb. 41.9).
- Je nach Alter und Anzahl der stattgehabten Geburten unterliegt die Größe des Uterus einer Schwankungsbreite.
  - Bei der geschlechtsreifen Frau ist der Uterus durchschnittlich 7 × 3 cm, bei Multipara 9 × 4 cm groß.
  - Postmenopausal kommt es zur Rückbildung mit durchschnittlicher Ausdehnung von 5 × 2 cm.
- Das Myometrium weist ein echoarmes und homogenes Reflexmuster auf, ohne fokale Läsionen.
- Das Endometrium erscheint physiologisch als echoreicher Reflexstreifen mit einer Stärke zyklusabhängig bis maximal 8 mm.
- Fokale Läsionen lassen sich hier von transabdominell meist nicht abgrenzen.
- Zyklusabhängig kann wenig freie Flüssigkeit im Douglas-Raum physiologisch sein.

Normalbefund Prostata

Befundbeschreibung

- Die Prostata stellt sich im Querschnitt oval konfiguriert dar und überschreitet physiologisch eine maximale Ausdehnung von 40 × 25 × 30 mm nicht.
- Das Parenchym stellt sich zentral echoarm dar (▶ Abb. 41.10).
- Die periphere Zone lässt bei guten Schallbedingungen davon diskret mit etwas echoreicherem Reflexmuster abgrenzen.
- Vereinzelte Verkalkungen sind altersabhängig detektierbar ohne besonderen Krankheitswert.
- Bei guten Schallbedingungen lassen sie die Samenblasen dorsal der Harnblase an die Prostata angrenzend als echoarme keulenförmige Strukturen abgrenzen.

41

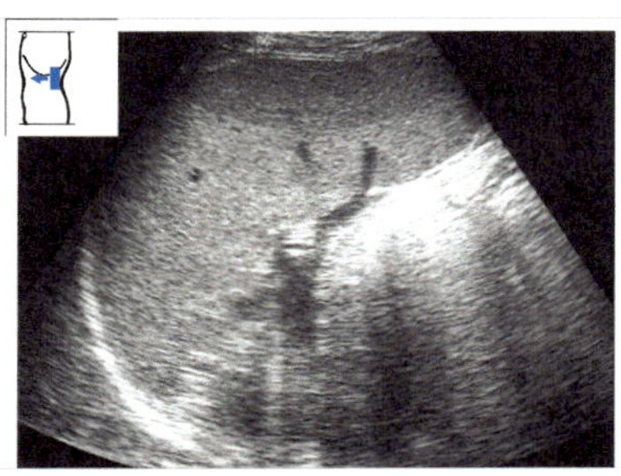

Abb. 41.8 Normalbefund der Milz. Darstellung der Milz im Flankenlängsschnitt angeschnittenem Sinus. (Quelle: Block B. Darstellung des Pankreas über Oberbauchquerschnitte. In: Block B, Hrsg. Der Sono-Trainer. 6., unveränderte Auflage. Stuttgart: Thieme; 2021)

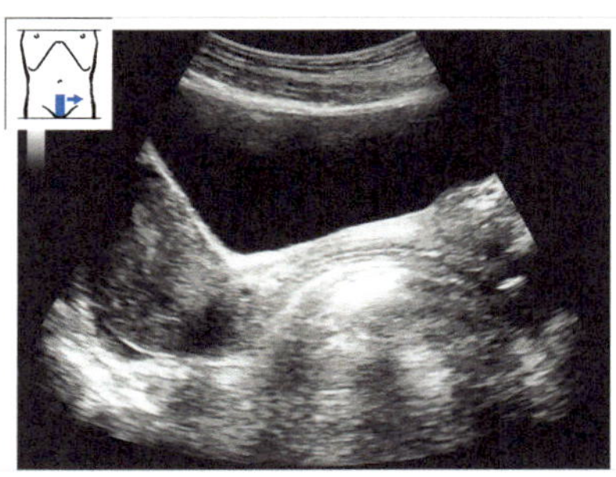

Abb. 41.9 Normalbefund Harnblase und Uterus. Darstellung von Harnblase, Uterus, Vagina und Rektum im Unterbauchlängsschnitt. (Quelle: Block B. Harnblase, Uterus, Prostata. In: Block B, Hrsg. Der Sono-Trainer. 6., unveränderte Auflage. Stuttgart: Thieme; 2021)

VI

Normalbefund Darm

Befundbeschreibung

- Aufgrund der intraluminal befindlichen Luft ist die Sonographie das Gastrointestinaltrakts durch die hierdurch erzeugten Artefakte häufig eingeschränkt.
- Die dünnen Wandschichten des Darms, die sich in der Nähe des Schallkopfs befinden, lassen sich bei fehlender Luft durch den hochauflösenden Linearschallkopf darstellen.
- Am Magenantrum ist sie nicht selten schon mithilfe des Konvexschallkopfs erkennbar.
- Das Darmlumen ist im Dickdarm in der Regel gasgefüllt und daher stark reflektierend, was zu Schallstreuung führt.
- Im Dünndarm kann der Inhalt gelegentlich echoreich sein, mit vereinzelten Luftblasen oder flüssigkeitsgefüllt.
- Oft ist das Darmlumen auch kollabiert.
- Die Kerckring-Falten sind im flüssigkeitsgefüllten Darm sichtbar.
- Selten lässt sich aufgrund der nach aboral abnehmender Höhe der Kerckring-Falten das Jejunum vom Ileum differenzieren.
- Das Kolon stellt sich sonographisch mit typischen Luftreflex der Haustren dar.
- Messungen der Darmwanddicke hängen erheblich vom Kontraktionszustand ab.
  - Im Normalfall kann die Magenwand präpylorisch Werte bis zu 8 mm aufweisen, während der Dickdarm bei Kontraktion etwa 5 mm dick sein kann.
  - Bei Dehnung beträgt die Darmwanddicke jedoch in der Regel nicht mehr als 2 mm.
- Die geordnete Peristaltik ist sonographisch gut darstellbar. Eine Pendelbewegung muss dabei, solange nur fokal auftretend, nicht zwingend pathologisch sein.

Literatur

Literatur zur weiteren Vertiefung

[284] Block B, Hrsg. Der Sono-Trainer. 6. Auflage. Stuttgart: Thieme; 2021

[285] Dietrich CF, Hrsg. Ultraschall-Kurs. Organbezogene Darstellung von Grund-, Aufbau- und Abschlusskurs. 6. Auflage. Köln: Deutscher Ärzte Verlag; 2012

Wichtige Internetadressen

- www.degum.de

41.3.2 Pathologische Leitbefunde der Abdomensonographie

- s. ▶ Tab. 41.2

Pathologischer Leitbefund Schallschatten

Befundbeschreibung

- Hinter Strukturen hoher Dichte bzw. Echogenität entsteht aufgrund der Reflexion der Schallwellen ein Schatten, der die Untersuchung der sich dahinter befindlicher Strukturen erschwert (▶ Abb. 41.11).
- Der Impedanzsprung im Vergleich zum umliegenden Gewebe ist ursächlich für die Reflexion oder Absorption der Schallwellen.
- Schallschatten entstehen beispielsweise hinter Knochen, Luft, und Konkrementen.

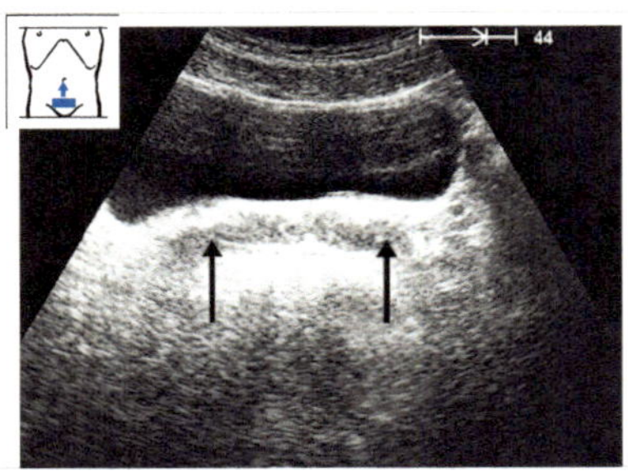

Abb. 41.10 Normalbefund Harnblase und Prostata. Harnblase und Prostata im Querschnitt. Die Samenbläschen sind mit angeschnitten (Pfeile). (Quelle: Block B. Harnblase, Uterus, Prostata. In: Block B, Hrsg. Der Sono-Trainer. 6., unveränderte Auflage. Stuttgart: Thieme; 2021)

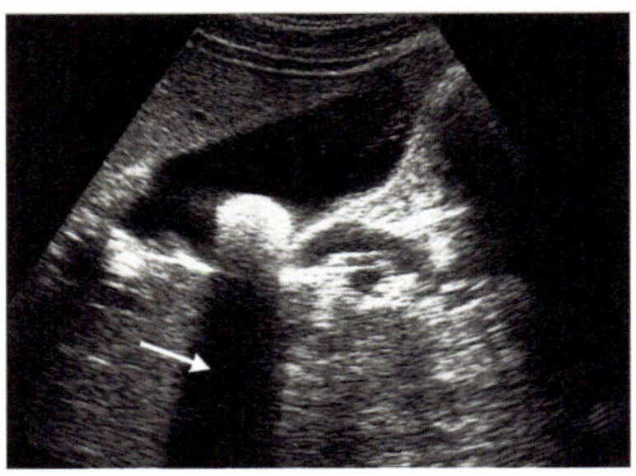

Abb. 41.11 Dorsaler Schallschatten eines Gallenblasensteins. Darstellung der Gallenblase mit großem solitärem Konkrement und dorsalem Schallschatten (Pfeil). (Quelle: Block B. Schallschatten. In: Block B, Hrsg. Der Sono-Trainer. 6., unveränderte Auflage. Stuttgart: Thieme; 2021)

Tab. 41.2 Pathologische Leitbefunde der Abdomensonographie allgemein.

pathologischer Befund	mögliche Diagnosen	Abgrenzungskriterien
Schallschatten	Schallauslöschung hinter Knochen, Luft, Konkrementen	Atemmanöver, Umlagerung oder dosierter Druck können helfen den Schallschatten minimieren (z. B. bei Darmgas)
Randschatten	Auftreten bei flüssigkeitsgefüllten Hohlräumen, z. B. Gallenblase, Zysten etc.	Cave: Verwechslungsgefahr mit kleinen Konkrementen der Gallenblase möglich!
Zyste	abhängig von der Lokalisation: häufig: Nierenzyste, Leberzyste	echofreie, glatt begrenzte Raumforderung mit dorsaler Schallverstärkung

Interpretation und klinische Bewertung

- Schallschatten entstehen immer an Strukturen mit großem Impedanzsprung im Vergleich zum umliegenden Gewebe.
- Ein Schallschatten kann somit auch als Hinweis dienen, um kleine Konkremente, beispielsweise im Ureter und Nierenbeckenkelchsystem, nicht zu übersehen.

Die nächsten Schritte

- Es ist immer sinnvoll, die Struktur aus mehreren Richtungen anzuloten, falls die Ursache des Schallschattens nicht eindeutig ist bzw. ein kleines Konkrement vermutet wird.
- Stören Schallschatten beispielsweise bei der Sonographie der Milz und linken Nieren aufgrund von Rippen oder Darmgas, sind Atemmanöver und Umlagerungen hilfreich, um die Zielstruktur aus dem Schallschatten herauszubewegen.

Pathologischer Leitbefund Randschatten

Befundbeschreibung

- Randschatten treten an den lateralen Randbereichen flüssigkeitsgefüllter Hohlräume auf.
- Sie ziehen parallel zueinander als dünner Schweif jeweils vom Rand hin nach schallkopffern weg.
- Sie finden sich häufig als Artefakt bei der sonographischen Darstellung von Zysten oder auch der Gallenblase.

Interpretation und klinische Bewertung

- Es besteht die Gefahr, dass der ungeübte Untersucher das Randschattenartefakt mit dem Schallschatten eines kleinen Konkrements beispielsweise der Gallenblase verwechselt und das Phänomen damit als pathologisch bewertet.

Die nächsten Schritte

- Die Anlotung aus mehreren Richtungen ist sinnvoll, um das Randschattenphänomen von beispielsweise schattenwerfenden Konkrementen zu unterscheiden.

Pathologischer Leitbefund Zyste

Befundbeschreibung

- Zysten stellen sich sonographisch als rundliche, glatt begrenzte Raumforderungen dar (► Abb. 41.12).
- Der Inhalt der Zyste ist typischerweise echofrei.

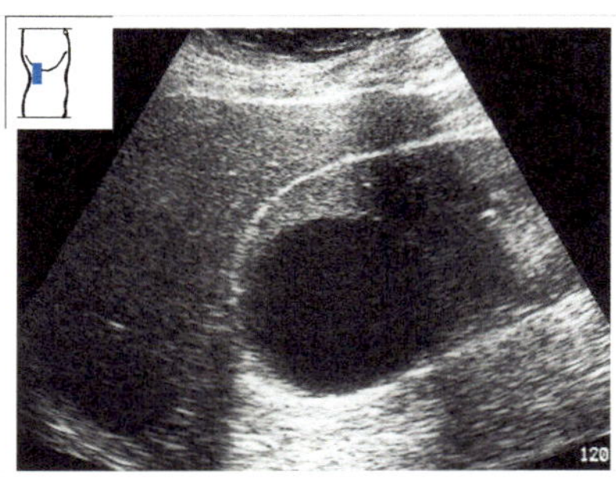

Abb. 41.12 Nierenzyste. Darstellung einer großen, kortikalen Nierenzyste mit typischer dorsaler Schallverstärkung. (Quelle: Block B. Umschriebene Veränderungen. In: Block B, Hrsg. Der Sono-Trainer. 6., unveränderte Auflage. Stuttgart: Thieme; 2021)

- Komplizierte bzw. größere Zysten können auch septiert erscheinen oder eine sekundäre Einblutung beinhalten.
- Aufgrund der jedoch meist echofreien Flüssigkeit weisen Zysten eine charakteristische dorsale Schallverstärkung auf.
- Zysten finden sich sonographisch häufig als Zufallsbefund der Nieren und der Leber.

Interpretation und klinische Bewertung

- Bei unklaren Raumforderungen stellt sich häufig die Frage nach der Dignität.
- Einfache Zysten mit echofreiem Inhalt und runder, glatter Begrenzung sind benigne.
- Größere, komplexe und septierte Zysten sind nicht immer einfach in der Beurteilung. Hier kann CEUS in der weiteren Differenzierung helfen.

Die nächsten Schritte

- Eine Anlotung aus mehreren Richtungen sowie die Verwendung des Farbdopplers ist bei unklarer Zuordnung hilfreich.
- Sollte eine Zyste komplexer sein, mit Septierungen oder ggf. nicht ganz echofreiem Inhalt, kann der CEUS bei der Beurteilung helfen.

Literatur

Literatur zur weiteren Vertiefung

[286] Dietrich CF, Hrsg. Ultraschall-Kurs. Organbezogene Darstellung von Grund-, Aufbau- und Abschlusskurs. 6. Auflage. Köln: Deutscher Ärzte Verlag; 2012

Wichtige Internetadressen

- www.degum.de

41.3.3 Befunde der Abdomensonographie bei einzelnen Krankheitsbildern/Läsionen

Befunde der Abdomensonographie bei akuter Cholezystitis

Befundbeschreibung

- Die akute Cholezystitis ist ein häufiges Krankheitsbild und stellt eine der Hauptdifferenzialdiagnosen bei rechtsseitigem Oberbauchschmerz dar (► Abb. 41.13).

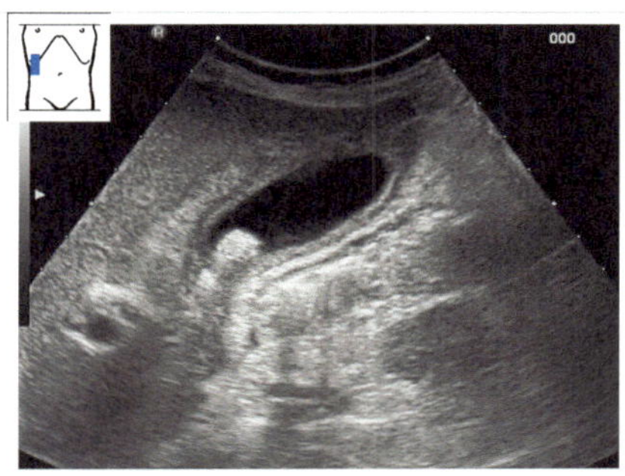

Abb. 41.13 Akute Cholezystitis. Darstellung einer akuten Cholezystitig im Oberbauchlängsschnitt. Deutlich erkennbar die verdickte und mehrschichtige Gallenblasenwand. Zudem lassen sich mindestens zwei Konkrementedarstellen. (Quelle: Block B. Gallenblase. In: Block B, Hrsg. Der Sono-Trainer. 6., unveränderte Auflage. Stuttgart: Thieme; 2021)

Tab. 41.3 Pathognomonische Befunde und Befundkonstellationen bei Cholezystitis.

pathognomonischer Befund	Beschreibung	Abgrenzungskriterien
sonographischen Murphy-Zeichen	deutliche Druckdolenz bei Ausüben von Druck mit dem Schallkopf über dem Gallenblasenbett	DD: Cholangitis
verdickte Gallenblasenwand	Stärke der Wand > 3 mm und dreischichtig	DD: postprandial Stauungsgallenblase
intravesikale Konkremente	Nachweis von mindestes 1 Konkrement mit echoreichem Reflex und dorsalem Schallschatten	DD: asymptomatische Cholezystolithiasis bei fehlender Klinik. Gallenblasenpolyp: kein dorsaler Schallschatten

DD: Differenzialdiagnose

- Die Untersuchung wird mit dem Konvexschallkopf durchgeführt.
- Bei der kalkulösen Cholezystitis stellt sich die Gallenblasenwand verdickt auf über 3 mm und meist mehrschichtig dar.
- Zusätzlich kann perifokal freie Flüssigkeit auftreten.
- Intravesikal lassen sich ein oder mehrere Konkremente nachweisen. Diese stellen sich mit echoreichem Reflex und dorsalem Schallschatten dar.
- Zusätzlich spricht man von einem positiven sonographischen Murphy-Zeichen, falls mit dem Schallkopf ausgeübter Druck über dem Gallenblasenbett deutlich schmerzhaft ist.
- Anspruchsvoller in der Diagnostik ist die akute akalkulöse Cholezystitis.
  - Der sonographische Nachweis der Trias aus Gallenblasenhydrops, also einer deutlichen Vergrößerung des Volumens der Gallenblase, als Hinweis auf ein Abflusshindernis, die Mehrschichtung der Gallenblasenwand mit ggf. Nachweis von hyperechogenen Gaseinschlüssen sowie fokal freier Flüssigkeit lenken die Verdachtsdiagnose.
  - Eine laborchemische Erhöhung der Transaminasen erhärten den Verdacht.

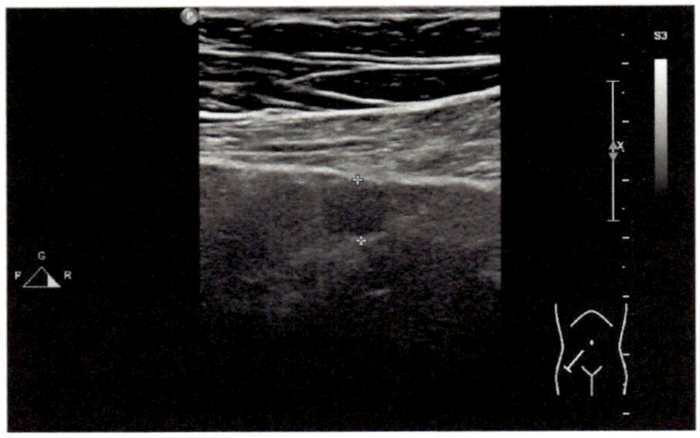

Abb. 41.14 **Akute Appendizitis.** Sonographische Darstellung des entzündeten Appendix im Längsschnitt. Ödematöse Wandverdickung mit deutlich erweitertem Lumen > 6 mm. (Quelle: Angst E. Sonografie. In: Sailer M, Aigner F, Hetzer F, Holmer C, Kreis M, Hrsg. Referenz Allgemein- und Viszeralchirurgie – Unterer Gastrointestinaltrakt. 1. Auflage. Stuttgart: Thieme; 2021)

Pathognomonische Befunde und Befundkonstellationen

- s. ▶ Tab. 41.3

Interpretation und klinische Bewertung

- Der sonographischen pathognomische Befund hat bei passender Klinik eine hohe Sensitivität und Spezifität.
- Bei atypischer Symptomatik muss an Differenzialdiagnosen des Oberbauchschmerzes gedacht werden.
- Der asymptomatische Nachweis einer Cholezystolithiasis ohne Verdickung der Gallenblasenwand und negativem Murphy-Zeichen spricht gegen eine akute Cholezystitis.
- Gallenblasenpolypen, insbesondere Cholesterinpolypen, können mit Gallensteinen verwechselt werden.
- Zur Abgrenzung helfen der fehlende Schallschatten sowie die fehlende Umlagerbarkeit der Polypen.

Die nächsten Schritte

- Bei typischer Klinik mit kolikartigem rechtsseitigen Oberbauchschmerz sowie Nausea und ggf. Erbrechen sowie sonographisch eindeutigem Befund gilt die Diagnose einer akuten Cholezystitis als gestellt.
- Bei unklaren Befunden kann eine weiterführende Bildgebung wie ein CT des Abdomens zielführend sein.
- Zur weiteren Planung des Procederes ist die Darstellung des Ductus hepaticocholedochus wichtig. Kann dieser transabdominell gut dargestellt werden und ist nicht erweitert und steinfrei, kann bei fehlenden Cholestaseparametern auf eine weitere Diagnostik – wie bspw. Endosonographie – in der Regel verzichtetet werden.
- In den weiteren Schritten folgt dann die Planung der Cholezystektomie innerhalb der nächsten 24h sowie – falls noch nicht erfolgt – die Einleitung einer antimikrobiellen Therapie.

Befunde der Abdomensonographie bei akuter Appendizitis

Befundbeschreibung

- Die Sonographie der Appendix beginnt mit der Transversalen Anlotung des rechten Unterbauchs mit Darstellung der Iliakalgefäße (▶ Abb. 41.14).
- Hilfreich ist es, den Punkt des stärksten Schmerzes mit dem Schallkopf aufzusuchen.
- Initial wird der Konvexschallkopf verwendet, um sich einen sonographischen Überblick zu verschaffen.
- Im Verlauf der Untersuchung sollte bei guten Schallbedingungen und insbesondere bei schlanken Patienten und Kindern auf den Linearschallkopf gewechselt werden.
- Durch Gleiten des Schallkopfs von inguinal langsam in Richtung kranial wird das Zökum aufgesucht. Dieses stellt sich als Luftreflex mit fehlender Peristaltik dar.
- In der Region des Zökums werden dann terminales Ileum (Peristaltik!) und schließlich Appendix aufgesucht.

Tab. 41.4 Pathognomonische Befunde und Befundkonstellationen bei akuter Appendizitis.

pathognomonischer Befund	Beschreibung	Abgrenzungskriterien
Kokarde	Der Appendix stellt sich Im Querschnitt einer Schießscheibe ähnelnd dar.	DD: Invagination, z. B. des termlnallen Ileums
Appendix > 6 mm	aufgequollen imponierende Appendix mit einem Durchmesser meist deutlich über 6 mm	
intraluminaler Fäkolith	in ⅓ der Fälle Fäkolith intraluminal als echoreicher Reflex mit dorsaler Schallauslöschung darstellbar	DD: Gaseinschlüsse
perifokale Fettgewebsimbibierung	echoreiche Verdichtung des angrenzenden Fettgewebes	

DD: Differenzialdiagnose

- Die Begrenzungen nach lateral sind die Beckenschaufel sowie nach dorsal der M. iliopsoas.
- Der Appendix erscheint als blind endende, tubuläre Struktur meist von der medialen Seite des Zökalpols abgehend.
- Ein entzündeter Appendix ist auf über 6 mm erweitert und stellt sich im Querschnitt rund mit typischer Kokarde dar.
- Die Wand ist ödematös, also echoarm, aufgequollen.
- Der entzündlich veränderte Appendix lässt sich durch Druck nicht komprimieren.
- Bei fortschreitender Entzündung ist die Wandschichtung nicht mehr sonographisch darstellbar.
- Häufig findet sich eine perifokale Fettgewebsimbibierung mit echoreich darstellbarem Fettgewebe um den Appendix.
- In etwa 30 % der Fälle lassen sich Fäkolithen in dem Appendix darstellen. Diese erscheinen als echoreicher Reflex mit dorsaler Schallauslöschung.
- Kommt es zur Perforation der Appendix findet sich freie Flüssigkeit und es können ggf. Abszedierungen sonographisch erfasst werden. Zudem finden sich häufig lokal vergrößerte Lymphknoten.

Pathognomonische Befunde und Befundkonstellationen

- s. ▶ Tab. 41.4

Interpretation und klinische Bewertung

- Aufgrund der variablen Lage der Appendix lässt sich diese nicht immer sicher sonographisch auffinden.
  - Sind die typischen pathognomischen Befunde mit erweitertem Appendix, perifokale Fettgewebsimbibierung und ggf. Nachweis eines Kotsteins vorhanden, spricht das bei passender Klinik für eine akute Appendizitis.
  - Lässt sich den Appendix sonographisch nicht sicher darstellen, muss über eine weiterführende Bildgebung nachgedacht werden.
  - Ein sicherer Ausschluss einer Appendizitis gelingt mit der Sonographie nicht, wenn der Appendix nicht aufgefunden werden kann!
- Bei typischem rechtsseitigen Unterbauchschmerz und sonographisch pathognomischem Befund ist die Diagnose gestellt.
  - Da die Sonographie der Appendix jedoch anspruchsvoll ist, sollte sie von einem erfahrenen Untersucher durchgeführt werden.
  - Es sollte immer an die möglichen Differenzialdiagnosen gedacht werden, die durch den unerfahrenen Untersucher nicht immer leicht zu unterscheiden sind.
  - Hierzu gehören die Ileitis terminalis, die rechtsseitige Divertikulitis, die Enterokolitis, die Meckel-Divertikulitis und das Zökumkarzinom.

Die nächsten Schritte

- Die sonographische Untersuchung sollte immer in Zusammenschau der Klinik interpretiert werden.
- Bei typischem Beschwerdebild und sonographisch verdickter, nicht komprimierbarer Appendix und Zeichen der perifokalen Beteiligung des Fettgewebes oder sogar freier Flüssigkeit bzw. Abszedierung, bedarf es in der Regel keiner weiteren Diagnostik.
- Da die Appendizitis vor allem junge Patienten betrifft, sollte bei pathognomischen Befunden auf eine CT-Bildgebung verzichtet werden, um eine unnötige Strahlenbelastung zu vermeiden.
- Bei unklarer Konstellation stellt das CT-Abdomen jedoch den nächsten sinnvollen Schritt zur Sicherung der Diagnose dar.

41

Literatur

Literatur zur weiteren Vertiefung

[287] Dietrich CF, Hrsg. Ultraschall-Kurs. Organbezogene Darstellung von Grund-, Aufbau- und Abschlusskurs. 6. Auflage. Köln: Deutscher Ärzte Verlag; 2012

[288] Milkau M, Noll T, Sayk F. Point-of-care-Sonographie des Abdomens in der Notfall- und Intensivmedizin. Med Klin Intensivmed Notfmed 2018; 113: 638–348

Wichtige Internetadressen

- www.degum.de

42 Lungenfunktionsdiagnostik

Jens Schreiber, Eva Kristin Lücke, Thomas Hachenberg

42.1 Durchführung der Lungenfunktionsdiagnostik allgemein

42.1.1 Steckbrief

Die Lungenfunktionsdiagnostik folgt einem standardisierten Vorgehen an lungenfunktionellen Messplätzen (Spirometer, Ganzkörperplethysmograf, Diffusionsmessplatz, Atemmuskulatur) meist am sitzenden Patienten, der verschiedene Atemmanöver entweder in Ruheatmung oder als forcierte Atemmanöver durchführt. Dies ist in unterschiedlichem Ausmaß von der Mitarbeit der Patienten und seiner funktionellen Kompromittierung abhängig. Die Ergebnisse werden sowohl als Absolutwerte als auch im Bezug zu individuellen Sollwerten interpretiert. Zum Nachweis latenter Störungen werden Belastungsuntersuchungen wie die Spiroergometrie durchgeführt, die auch eine Einschätzung des perioperativen Risikos vor thoraxchirurgischen Eingriffen ermöglicht.

VI

42.1.2 Synonyme

- Lungenfunktionsuntersuchungen
- Lungenfunktionsdiagnostik

42.1.3 Keywords

- Lungenfunktionsdiagnostik
- Ventilation
- Diffusion
- Single-Breath-Methode
- Spirometrie
- Spirografie
- Fluss-Volumen-Kurve
- Ganzkörperplethysmografie
- Bodyplethysmografie
- Atemmuskulaturmessung

42.1.4 Überblick

- Die Lungenfunktionsdiagnostik ermöglicht eine Differenzierung und Quantifizierung von Störungen von Teilfunktionen der äußeren Atmung – Ventilation, Diffusion, Perfusion. Sie ist essenziell in der Einschätzung des perioperativen Risikos.
- Lungenfunktionsuntersuchungen sind nicht invasive Methoden zur Quantifizierung und Interpretation von relevanten Funktionen der Atmungsorgane, vor allem der Ventilation und der Diffusion und deren Konsequenzen für den Gasaustausch. Sie ermöglichen eine Diagnostik und Schweregradeinteilung von pathologischen Veränderungen dieser respiratorischen Funktionen.
- Zur Charakterisierung der pulmonalen Perfusion, einschließlich deren regionaler Verteilung, sind szintigrafische Verfahren, die Lungenventilations- und Perfusionsszintigrafie, etabliert.
- Zur Charakterisierung der Konsequenzen für die rechtsventrikuläre Funktion und die pulmonale Hämodynamik dienen die Echokardiografie und die Rechtsherzkatheteruntersuchung.
- Bei obstruktiven und restriktiven Lungenerkrankungen (COPD, Emphysem, Fibrosen) gewinnen bildgebende Untersuchungsverfahren, v. a. die thorakale Computertomografie, eine zunehmende Bedeutung, v. a. auch hinsichtlich der Interpretation regionaler Unterschiede.
- Lungenfunktionelle Untersuchungsergebnisse sollten im Kontext mit den anderen Methoden hinsichtlich ihrer klinischen Relevanz interpretiert werden.
- Die Lungenfunktionsdiagnostik beinhaltet ein Repertoire von Methoden zur Quantifizierung von Störungen der
  - Ventilation
  - Distribution (Ventilations-Perfusions-Verteilung)
  - Diffusion (Gasaustausch)
  - Funktion der Atemmuskulatur
  - Prüfung der Reversibilität einer Störung
- Zusätzlich können bedeutsam sein:
  - Untersuchung der Dehnbarkeit des thorako-pleuro-pulmonalen Systems (Compliance/Elastance)
  - Untersuchung der pulmonalen Perfusion
  - Nachweis einer bronchialen Hyperreaktivität
  - Untersuchung der zentralen Atemsteuerung
- Dabei finden v. a. die folgenden Methoden Anwendung:
  - Spirometrie/Spirografie und Fluss-Volumen-Kurve
  - Bodyplethysmografie
  - Bronchospasmolysetestung (Reversibilitätstest)
  - Diffusionsmessung
  - Compliance-Messung
  - unspezifische (oder spezifische) inhalative Provokationstestung
  - Blutgasanalyse
- Die Untersuchungen erfolgen meist in körperlicher Ruhe. Sie können durch Belastungsuntersuchungen (Ergometrie, Ergooxytensiometrie, Spiroergometrie) zum Nachweis von latenten Störungen (pulmonal und/oder kardial und/oder muskulär), zur Differenzialdiagnostik kardialer, pulmonaler und muskulärer Limitierungen und zur Quantifizierung der kardiopulmonalen Leistungsbreite ergänzt werden (▸ Abb. 42.1).
- Es werden statische und dynamische Lungenfunktionsparameter unterschieden (▸ Tab. 42.1, ▸ Tab. 42.2, ▸ Tab. 42.3, ▸ Tab. 42.4, ▸ Tab. 42.5).
- Die Lungenvolumina werden unterteilt in:
  - mobilisierbare („atembare") Volumina
  - nicht mobilisierbare („nicht atembare") Volumina
- Mobilisierbare Parameter können mithilfe der Spirometrie gemessen werden (▸ Abb. 42.2, ▸ Abb. 42.3).
- nicht mobilisierbare Parameter:
  - Diese sind einer spirometrischen Messung nicht zugänglich.
  - Sie erfordern eine Bodyplethysmografie.
  - Die flussabhängigen Parameter werden u. a. in der Fluss-Volumen-Kurve erfasst.
- Die einzelnen Parameter werden jeweils als aktueller Messwert (Ist-Wert) zu den alters-, gewichts- und geschlechtsbezogenen Sollwerten in Beziehung gesetzt (relative Werte = Prozent der Sollwerte).

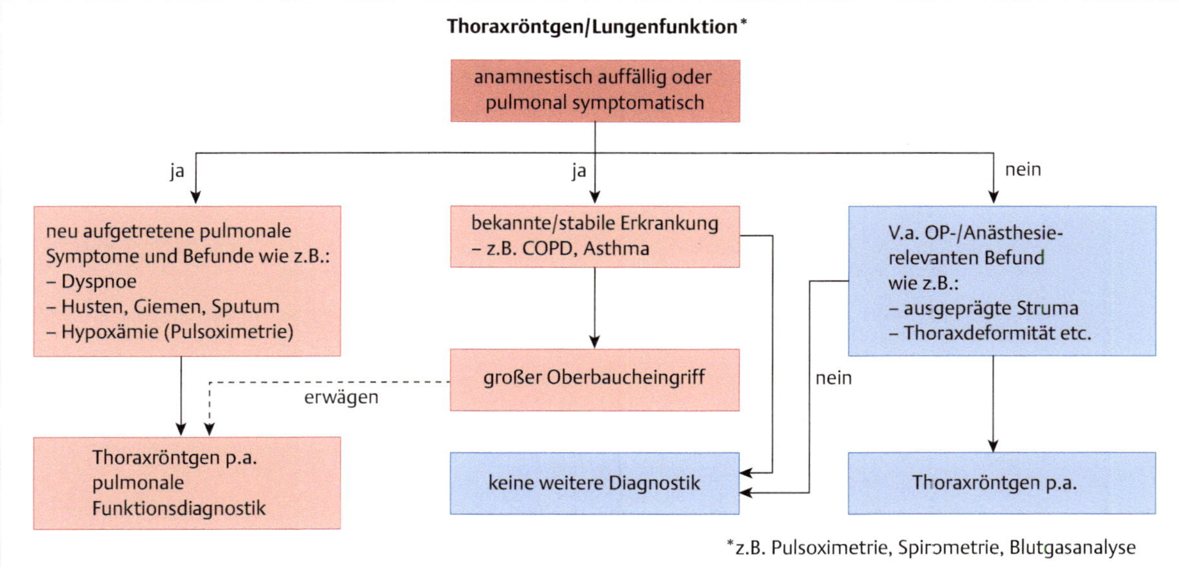

Abb. 42.1 Einteilung der Ventilationsstörungen. Präoperatives diagnostisches Vorgehen. (Quelle: Schreiber J, Lücke E, Hachenberg T. Lungenfunktionsdiagnostik. In: Zacharowski K, Marx G, Hrsg. Referenz Anästhesie. 1. Auflage. Stuttgart: Thieme; 2020)

Tab. 42.1 Definitionen: Statische Lungenvolumina.

Abkürzung	Begriff	Beschreibung
AML	Atemmittellage	Wendepunkt zwischen Aus- und Einatmung bei Ruheatmung
V_T	Tidalvolumen	Atemzugvolumen, das bei Ruheatmung pro Atemzug ein- bzw. ausgeatmete Volumen (l oder ml)
IRV	inspiratorisches Reservevolumen	Volumen, das nach normaler Inspiration noch zusätzlich maximal eingeatmet werden kann (l oder ml)
IC	inspiratorische Kapazität	Volumen, das aus der Atemruhelage heraus noch maximal eingeatmet werden kann (l oder ml)
ERV	exspiratorisches Reservevolumen	Volumen, das nach normaler Exspiration noch zusätzlich maximal ausgeatmet werden kann (l oder ml)
VC	Vitalkapazität	Maximal atembares (mobilisierbares) Volumen (VC = VT + IRV + ERV) (l oder ml)
VC_{IN}	inspiratorische Vitalkapazität	Volumen, das nach einer maximalen Exspiration noch maximal eingeatmet werden kann (l oder ml)
VC_{EX}	exspiratorische Vitalkapazität	Volumen, das nach maximaler Inspiration maximal ausgeatmet werden kann (l oder ml)
FVC	forcierte Vitalkapazität	Volumen, das nach maximaler Inspiration schnellstmöglich maximal ausgeatmet werden kann (l oder ml)
FRC	funktionelle Residualkapazität	Volumen, das sich nach einer normalen Exspiration noch in der Lunge befindet – (FRC = ERV + RV) (Messung mit Heliumdilution) (l oder ml)
ITGV	intrathorakales Gasvolumen	Volumen, das sich nach normaler Exspiration noch in der Lunge befindet (ITGV = ERV + RV) (Messung mit Bodyplethysmografie) (l oder ml)
RV	Residualvolumen	Volumen, das sich nach maximaler Exspiration noch in der Lunge befindet und nicht ausgeatmet werden kann (l oder ml)
TLC	totale Lungenkapazität	Volumen, das sich nach maximaler Inspiration in der Lunge befindet (TLC = VC + RV) (l oder ml)

42

Tab. 42.2 Definitionen: dynamische Ventilationsparameter.

Abkürzung	Begriff	Beschreibung
FEV1	forciertes exspiratorisches Volumen in der 1. Sekunde	Das nach maximaler Inspiration schnellstmöglich ausgeatmete Volumen in der 1. Sekunde (Synonym: 1-Sekunden-Kapazität) (l oder ml)
FEV1/FVC	relative 1-Sekunden-Kapazität	Verhältnis (prozentualer Anteil) des FEV1 zur Vitalkapazität (FVC oder VC IN) (%) Synonym: Tiffeneau-Index
PEF	Peak Exspiratory Flow = maximaler exspiratorischer Fluss	Spitzenfluss (Atemstromstärke) bei forcierter Exspiration nach kompletter Inspiration (l/min)
PIF	Peak Inspiratory Flow = maximaler inspiratorischer Fluss	Spitzenfluss (Atemstromstärke) bei forcierter Inspiration nach kompletter Exspiration (l/min)
MEF_{75}		maximaler exspiratorischer Fluss (Atemstromstärke) zu dem Zeitpunkt, bei dem noch 75 % der VC auszuatmen sind (l/min)
MEF_{50}		maximaler exspiratorischer Fluss (Atemstromstärke) zu dem Zeitpunkt, bei dem noch 50 % der VC auszuatmen sind (l/min)
MEF_{25}		maximaler exspiratorischer Fluss (Atemstromstärke) zu dem Zeitpunkt, bei dem noch 25 % der VC auszuatmen sind (l/min)

Tab. 42.3 Definitionen: Atemwegswiderstand (Resistance).

Abkürzung	Begriff	Beschreibung
R_{AW} tot	totaler Atemwegswiderstand (totale Resistance)	Gerade zwischen den maximalen in- und exspiratorischen Druckpunkten des Druckflussdiagramms (Resistance-Schleife) (kPa/[l/s])
sR_{AW} tot	spezifischer totaler Atemwegswiderstand (spezifische totale Resistance)	auf das thorakale Volumen bezogener Atemwegswiderstand R_{AW} tot × ITGV (kPa × s)
R_{AW} ex	exspiratorischer Teilwiderstand (kPa/[l/s])	
R_{AW} in	inspiratorischer Teilwiderstand (kPa/[l/s])	

Tab. 42.4 Definitionen: Diffusionsparameter.

Abkürzung	Begriff	Beschreibung
TLCO	Transferfaktor für Kohlenmonoxid (Synonym DLCO)	Diffusionskapazität für Kohlenmonoxid ([mmol/min]/kPa)
KCO	Transferkoeffizient (Krogh-Index) (Synonym DLCO/VA)	Transferfaktor (Diffusionskapazität) für Kohlenmonoxid bezogen auf das Alveolarvolumen ([mmol/min/kPa]/l])
VA	Alveolarvolumen (l)	
FRC-He	funktionelle Residualkapazität	mittels Heliumdilution gemessen (l)
RV-He	Residualvolumen	mittels Heliumdilution gemessen (l)

Tab. 42.5 Definitionen: Mundverschlussdruckparameter (Parameter der Atemmuskulatur).

Abkürzung	Beschreibung
$P_{0,1}$	inspiratorischer Munddruck 0,1 s nach Beginn der Inspiration bei Ruheatmung (kPa)
PI_{max}	maximaler inspiratorischer Mundverschlussdruck bei forcierter Inspiration nach vorheriger kompletter Exspiration (kPa)
$P_{0,1}/PI_{max}$	$P_{0,1}$ bezogen auf den maximalen inspiratorischen Munddruck
PE_{max}	maximaler exspiratorischer Mundverschlussdruck bei forcierter Exspiration nach vorheriger kompletter Inspiration (kPa)

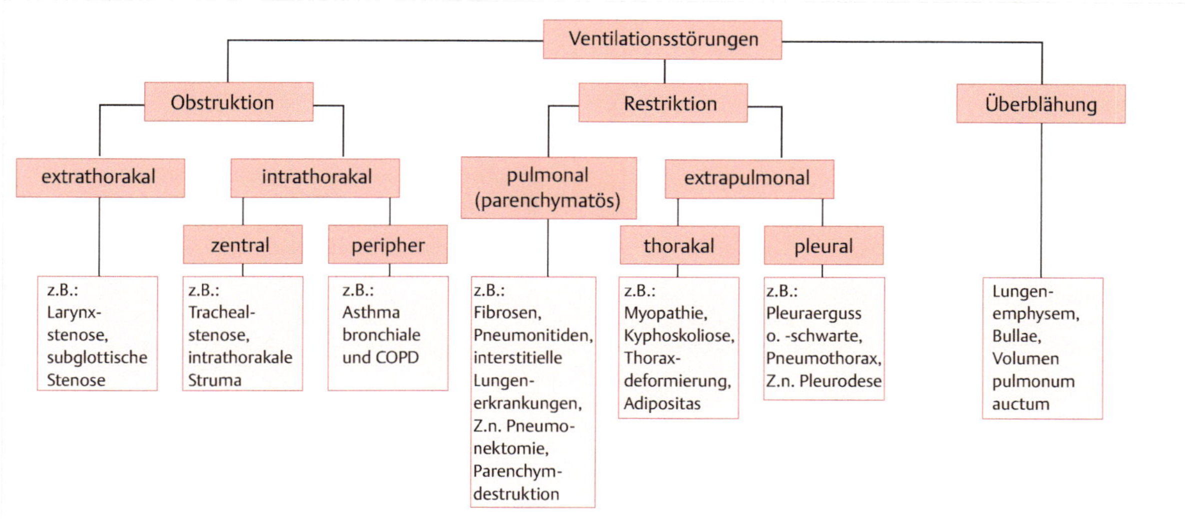

Abb. 42.2 Spirogramm. Schematische Darstellung der verschiedenen Messparameter im Spirogramm. (Quelle: Schreiber J, Lücke E, Hachenberg T. Lungenfunktionsdiagnostik. In: Zacharowski K, Marx G, Hrsg. Referenz Anästhesie. 1. Auflage. Stuttgart: Thieme; 2020)

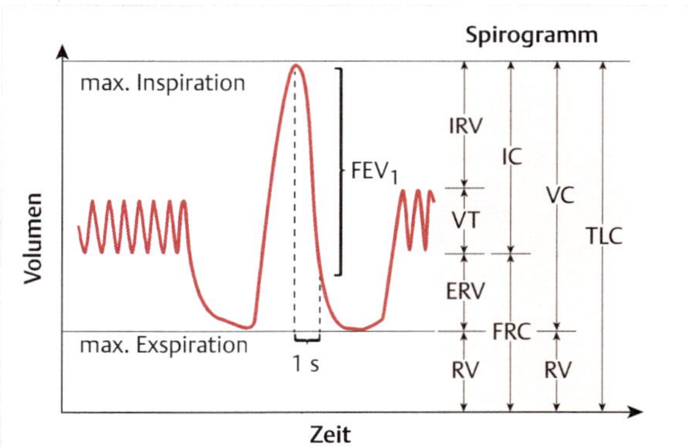

Abb. 42.3 Spirografie. Volumen-Zeit-Diagramm. (Quelle: Schreiber J, Lücke E, Hachenberg T. Lungenfunktionsdiagnostik. In: Zacharowski K, Marx G, Hrsg. Referenz Anästhesie. 1. Auflage. Stuttgart: Thieme; 2020)

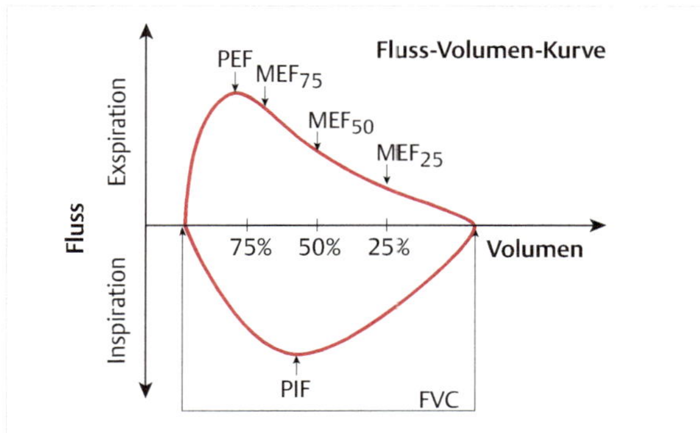

Abb. 42.4 Fluss-Volumen-Kurve. (Quelle: Schreiber J, Lücke E, Hachenberg T. Lungenfunktionsdiagnostik. In: Zacharowski K, Marx G, Hrsg. Referenz Anästhesie. 1. Auflage. Stuttgart: Thieme; 2020)

42.1.5 Indikationen

- Die Lungenfunktionsdiagnostik hat in der Anästhesie neben der differenzialdiagnostischen Einschätzung und der Quantifizierung der funktionellen Konsequenzen von Erkrankungen der Atmungsorgane die folgenden Aufgaben:
  - Abschätzung des perioperativen Risikos
  - Beurteilung der potenziellen Reversibilität einer Ventilationsstörung
  - Quantifizierung des Ausmaßes einer möglichen Lungenresektion und Prognose der postoperativen Lungenfunktion
  - Differenzialdiagnostik und Quantifizierung der bronchopulmonalen Limitierung bei gleichzeitig bestehenden kardiovaskulären Risiken
  - Einschätzung der Gesamtprognose
- Spirometrie: Abklärung bronchopulmonaler Symptome und präoperative Risikoabschätzung
- Fluss-Volumen-Kurve (▶ Abb. 42.4):
  - Diagnostik einer obstruktiven Ventilationsstörung
  - Hinweise auf periphere Bronchialobstruktion
  - Hinweise auf Restriktion und Überblähung
  - Hinweise auf Trachealstenosen
- Bodyplethysmografie:
  - sichere Differenzierung zwischen restriktiver und obstruktiver Ventilationsstörung
  - Quantifizierung der pulmonalen Überblähung
  - weitgehend mitarbeitsunabhängige Messung der Atemwegswiderstände als Obstruktionsparameter
- Diffusionsmessung:
  - Quantifizierung einer Diffusionsstörung
  - perioperative Risikoeinschätzung
  - Unterscheidung pulmonale und extrapulmonale Restriktion
  - Differenzierung belüfteter und nicht belüfteter pulmonaler Anteile
- Atemmuskulaturmessung: Nachweis und Quantifizierung einer primären oder sekundären Insuffizienz der Atemmuskulatur

42.1.6 Kontraindikationen

- Spirometrie:
  - keine absoluten Kontraindikationen bei mitarbeitsfähigen Patienten
  - starke Mitarbeitsabhängigkeit der Untersuchung
  - Eine fehlende Mitarbeitsfähigkeit des Patienten ist eine relative Kontraindikation.
- Bodyplethysmografie:
  - weniger mitarbeitsabhängige Untersuchung
  - keine absoluten Kontraindikationen
- Diffusionsmessung:
  - keine absoluten Kontraindikationen,
  - Relative Kontraindikation sind eine VC < 1000 ml und fehlende Möglichkeit des Patienten, das Atemanhaltemanöver auszuführen.
- inhalative Provokationstestungen: eingeschränkte Ausgangslungenfunktion

42.1.7 Aufklärung und spezielle Risiken

- Unter Beachtung bestehender Kontraindikationen sind die Verfahren der Lungenfunktionsdiagnostik sicher und weitestgehend komplikationsfrei.
- Bei inhalativen Provokationstestungen ist die Induktion von relevanten Bronchialobstruktionen möglich.
- Bei der Spirometrie, der Fluss-Volumen-Kurve und der Diffusionsmessung ist die Mitarbeit des Patienten entscheidend, um valide Daten zu erhalten.
- Die Bodypletysmografie ist weniger mitarbeitsabhängig.
- Für Belastungsuntersuchungen gelten gesonderte Kontraindikationen.

VI

42.1.8 Vorbereitende Diagnostik

- Eine vorbereitende Diagnostik beschränkt sich auf eine klinische Untersuchung der Patienten.
- Diese beinhaltet auch die Einschätzung, ob der Patient in der Lage ist, diese mitarbeitsabhängigen Untersuchungen durchzuführen.

42.1.9 Anästhesie

- Für lungenfunktionelle Untersuchungen ist keine Anästhesie erforderlich.

42.1.10 Personal, Material und Einstelltechnik

- Gut geschultes und mit der Methodik vertrautes Personal ist essenziell.
- apparative Ausstattung:
  - Spirometer (Spirograf)
  - Bodyplethysmograf
  - Diffusionsmessplatz
  - Atemmuskulaturmessplatz, meist im Bodyplethysmografen integriert

42.1.11 Vorbereitung

- Lungenfunktionelle Untersuchungen erfordern keine speziellen Vorbereitungen.

42.1.12 Anatomie

- Für die Interpretation der Lungenfunktionsuntersuchungen ist folgende Einteilung der anatomischen Strukturen empfehlenswert:
  - obere, extrathorakale Atemwege
  - zentrale intrathorakale Atemwege
  - periphere intrathorakale Atemwege – Bronchiolen
  - Alveolarraum, in dem der Gasaustausch stattfindet
- Die Atemwege, in denen kein Gasaustausch stattfindet, werden als anatomischer Totraum bezeichnet.

42.1.13 Durchführung

- Die Untersuchungen erfolgen in der Regel am sitzenden Patienten.
- Die Nase wird mit einer Nasenklemme verschlossen und der Patient führt über ein Mundstück die entsprechenden Atemmanöver aus.
- Dabei ist eine gute Mitarbeit essenziell.
- Deshalb sollten die Atemmanöver mehrfach wiederholt und das beste Ergebnis ausgewertet werden.

42.1.14 Mögliche Fehler und Fallstricke

- fehlerhafte oder fehlende Eichung der Messgeräte
- Unmöglichkeit des Patienten, adäquate Atemmanöver durchzuführen

42.1.15 Mögliche Komplikationen

- Unter Beachtung bestehender Kontraindikationen sind die Verfahren der Lungenfunktionsdiagnostik sicher und weitestgehend komplikationsfrei.
- Bei inhalativen Provokationstestungen besteht ein Risiko der Induktion von relevanten Bronchialobstruktionen.

42.1.16 Dokumentation

- Die Dokumentation sollte neben den originalen Kurvenverläufen (Spirometrie, Fluss-Volumen-Kurve, Resistance und ITGV) die Referenzwerte, die Messwerte und die Ergebnisse der Messungen in Prozent der individuellen Sollwerte umfassen.

42.1.17 Ergebnisse

- Die Lungenfunktionsdiagnostik ermöglicht eine Aussage über die Art einer Ventilationsstörung und eine Quantifizierung des Schweregrads.
- Ventilationsstörungen werden unterteilt in (▶ Tab. 42.6):
  - Obstruktion (Verengung der Atemwege)
  - Restriktion (Verlust an funktionsfähigem Lungenparenchym – volumengeminderte, starre Lunge)
  - Überblähung (schlaffe Lunge mit erhöhtem Gesamtvolumen und erniedrigten mobilisierbaren Volumina)
- zu beachten:
  - Eine Obstruktion kann intrathorakal und extrathorakal lokalisiert sein und die zentralen und peripheren Atemwege betreffen.
  - Bei einer Restriktion müssen pulmonale (parenchymale) und extrapulmonale Ursachen unterschieden werden.
  - Bei einer Obstruktion und einer Überblähung wird das Ausmaß der Reversibilität bestimmt (Bronchospasmolysetest, Reversibilitätstestung: Wiederholung der Untersuchung nach Applikation bronchodilatatorisch wirkender Substanzen).

Tab. 42.6 Typische Veränderungen der Lungenfunktionsparameter bei den verschiedenen Ventilationsstörungen.

Obstruktion	Restriktion	Überblähung
= Verengung der Atemwege	= starres, volumengemindertes thorakopleuropulmonales System mit erniedrigter Dehnbarkeit (Compliance)	= „schlaffe“ Lunge mit erhöhtem Gesamtvolumen und erniedrigten mobilisierbaren Volumina und erhöhter Dehnbarkeit (Compliance)
extrathorakal versus intrathorakal zentral versus peripher reversibel versus irreversibel	pulmonal versus extrapulmonal	reversibel versus irreversibel
Erniedrigung von: FEV1 FEV1/FVC PEF MEF_{75-25}	Erniedrigung von: VC/FVC und TLC FEV1 bei normalem FEV1/FVC (Compliance)	Erniedrigung von: FEV1 und VC/FVC
Erhöhung von: R_{AW} sR_{AW}		Erhöhung von: TLC ITGV/RV (Compliance)

FEV1: forciertes exspiratorisches Volumen in 1s; FVC: forcierte Vitalkapazität; PEF: Peak Exspiratory Flow; MEF: maximaler exspiratorischer Fluss; R_{AW}: Resistance (Atemwegswiderstand); VC: Vitalkapazität; TLC: Transferfaktor für Kohlenmonoxid; ITGV: intrathorakales Gasvolumen; RV: Residualvolumen

  - Beim gleichzeitigen Vorliegen einer Obstruktion und einer Restriktion wird von einer kombinierten Ventilationsstörung gesprochen.

Bronchospasmolysetest

- Wenn eine bronchiale Obstruktion nachgewiesen wurde, kann es sinnvoll sein, ihre Reversibilität im Bronchospasmolysetest zu prüfen.
- Nach inhalativer Applikation eines Bronchospasmolytikums (meist β2-Sympathomimetikum) wird nach adäquater Einwirkzeit (15–20 min) der Lungenfunktionstest wiederholt und die Reversibilität der Obstruktion (FEV1, sR_{AW}) und der Überblähung (IVC; TLC) beurteilt.
- Die Reversibilität einer Bronchialobstruktion ist ein wichtiges differenzialdiagnostisches Kriterium bei der Unterscheidung zwischen Asthma bronchiale und chronisch obstruktiver Bronchitis.

M!

Merke

Der Beurteilung des perioperativen Risikos von Patienten mit obstruktiven Atemwegserkrankungen werden die lungenfunktionellen Ergebnisse unter adäquater Therapie zugrunde gelegt.

Unspezifische inhalative Provokationstestung

- Die unspezifische inhalative Provokationstestung dient dem Nachweis einer bronchialen Hyperreaktivität.
- Die Hyperreaktivität ist ein charakteristisches pathophysiologisches Phänomen beim Asthma bronchiale (jedoch auch bei anderen Erkrankungen).
- Bei dieser Untersuchung wird eine bronchokonstriktorisch wirkende Substanz, wie Metacholin oder Histamin, oder ein bronchokonstriktorisch wirkender physikalischer Stimulus, wie kalte Luft, inhalativ appliziert und die daraus resultierende Bronchialobstruktion lungenfunktionell objektiviert.
- Es wird die Konzentration (PC = „provocative concentration“) oder Dosis (PD = „provocative dosis“) der Testsubstanz berechnet, die
  - einen 20 %igen Abfall des FEV1 (PD_{20} FEV1 oder PC_{20} FEV1) oder
  - einen 100 %igen Anstieg des Atemwegswiderstands (PD_{100} R_{AW} oder PC_{100} R_{AW}) induziert.
- Eine unspezifische inhalative Provokationstestung ist in der thorakalen Anästhesie in Ausnahmefällen indiziert, da eine höhergradige bronchiale Hyperreaktivität auch bei normalen Ventilationsparametern ein perioperatives Risiko sein kann.

M!

Merke

Normale Ventilationsparameter in der Spirometrie und Bodyplethysmografie schließen ein variables Krankheitsbild wie das Asthma bronchiale nicht aus. Bei anamnestischen Hinweisen auf ein Asthma kann eine unspezifische Provokationstestung zum Nachweis einer bronchialen Hyperreagibilität indiziert sein.

42.1.18 Besonderheiten bei bestimmten Personengruppen

Besonderheiten bei Schwangeren

- In der Schwangerschaft sollten inhalative Provokationstestungen vermieden werden. Lungenfunktionsuntersuchungen sind möglich.

Besonderheiten bei Kindern und Jugendlichen

- Bei Kindern und Jugendlichen gelten eigene Referenzwerte.

42.2 Durchführung der Spirometrie, Fluss-Volumen-Kurve

42.2.1 Steckbrief

Die Spirometrie ist unverändert die Basis der Lungenfunktionsdiagnostik. Moderne Spirometer arbeiten meist nach dem Prinzip der Pneumotachografie, was neben einer Messung des Atemflusses zusätzlich eine Berechnung der Volumina ermöglicht. Dies ermöglicht eine Darstellung der Volumenänderung gegen die Zeit (Spirogramm) und zusätzlich die Registrierung der Atemströmung (Flussgeschwindigkeit) gegen das Volumen (Fluss-Volumen-Kurve).

42.2.2 Synonyme

- kleine Lungenfunktion

42.2.3 Keywords

- Spirometrie
- Fluss-Volumen-Kurve
- Obstruktion
- Restriktion

VI

42.2.4 Überblick

- Der besondere Wert der Spirometrie liegt in der Diagnostik obstruktiver Ventilationsstörungen und in der Möglichkeit, deren Reversibilität zu prüfen.
- Die Diagnostik einer restriktiven Ventilationsstörung oder einer pulmonalen Überblähung ist mit der Spirometrie nur eingeschränkt möglich.
- Eine Obstruktion ist in der Spirometrie durch eine Abnahme von PEF, FEV1/FVC und MEF_{75-25} gekennzeichnet.
- Der spirometrischen Schweregradeinteilung einer Obstruktion liegt das FEV1 zugrunde (▶ Tab. 42.7, ▶ Tab. 42.8).
- Eine Restriktion hingegen ist gekennzeichnet durch eine proportionale Verringerung der statischen Lungenvolumina TLC und VC.
- Eine alleinige Erniedrigung der Vitalkapazität gestattet keine Unterscheidung zwischen einer Restriktion und einer pulmonalen Überblähung.
- Insbesondere bei einer fortgeschrittenen chronisch obstruktiven Bronchitis liegt die Ursache meist in einer Überblähung mit erhöhtem Residualvolumen und konsekutiv erniedrigten mobilisierbaren Volumina.
- Aus diesem Grund ist auch der Nachweis von kombinierten Ventilationsstörungen mithilfe der alleinigen Spirometrie problematisch.
- Ein Hinweis auf eine Restriktion in der Spirometrie ist jedoch, eine erniedrigte Vitalkapazität ≤ 80 % vom Soll) mit einer normalen oder gar erhöhten relativen 1-Sekunden-Kapazität.
- Bei einer deutlich eingeschränkten Vitalkapazität ist die Beurteilung der Obstruktion mittels der spirometrischen Parameter insbesondere des FEV1 schwierig.
- Neben der relativen 1-Sekunden-Kapazität muss deshalb der Verlauf der Flussvolumenkurve bewertet werden.
- Bei gesunden Personen besteht kein bedeutsamer Unterschied zwischen VC_{IN}, VC_{EX} und FVC.
- Patienten mit einer obstruktiven Ventilationsstörung und gefesselter Luft („air trapping“) infolge eines Bronchiolenkollapses bei maximaler Exspiration kann $VC_{IN} > VC_{EX} >$ FVC sein.
- Die Durchführung der Spirometrie erfordert eine maximale Atemanstrengung und ist deshalb hochgradig von der Motivation und der Mitarbeit der Patienten abhängig.

Tab. 42.7 Spirometrischer Schweregrad der Obstruktion.

Schweregrad	FEV1 (% Sollwert)
I: leicht	≥ 70 %
II: mäßig	60–69 %
III: mittelschwer	50–59 %
IV: schwer	35–49 %
V: sehr schwer	≤ 35 %

Tab. 42.8 Spirometrischer Schweregrad der Restriktion.

Schweregrad	VC_{IN} (% Sollwert)
I: leicht	≥ 70 %
II: mäßig	60–69 %
III: mittelschwer	50–59 %
IV: schwer	35–49 %
V: sehr schwer	≤ 35 %

- Deshalb ist die Durchführung von mindestens 2 (besser 3) Messungen erforderlich, wobei das jeweils beste Messergebnis in die Auswertung eingeht.
- Sowohl die Bewertung der Sollwert-bezogenen Messwerte als auch die Formanalyse der Kurven ermöglichen differenzialdiagnostische Aussagen.
- Die Normalwerte bzw. Sollwerte sind abhängig von der Größe, dem Alter und dem Geschlecht.
- Für die Fluss-Volumen-Kurve gilt:
  - Die Parameter der ersten Hälfte der ausgeatmeten Vitalkapazität (PEF und MEF_{75}) sind hochgradig von der Mitarbeit des Patienten abhängig.
  - Die Parameter der zweiten Hälfte der ausgeatmeten Vitalkapazität (MEF_{50} und MEF_{25}) werden überwiegend durch die elastischen Rückstellkräfte der Lungen und die Strömungsverhältnisse in den peripheren Bronchien bedingt und sind mitarbeitsunabhängiger.
- Air Trapping:
  - Eine forcierte Exspiration kann eine Kompression der peripheren Bronchien (Bronchiolenkollaps) induzieren, was zur gefesselten Luft („air trapping“) führen kann.
  - Deshalb können Lungenvolumina, die bei maximaler forcierter Exspiration gemessen werden, geringer sein als bei Messung bei langsamer maximaler In- oder Exspiration.
  - Die Differenz zwischen in- und exspiratorischem Anteil der FVC beim exspiratorischen Nullfluss ist ein quantitatives Maß für die gefesselte Luft.

M!

Merke

Normabweichungen der Messwerte oder der Kurvenformen in der Spirometrie können durch pathologische Ventilationsstörungen, aber auch durch eine ungenügende Mitarbeit der Patienten oder durch Artefakte bedingt sein.

42.2.5 Indikationen

- Diagnostik und Schweregradeinteilung bei bronchopulmonalen (z. B. Asthma, COPD, Lungenfibrosen) oder extrapulmonalen (z. B. neuromuskuläre Erkrankungen) respiratorischen Limitierungen)

42.2.6 Aufklärung und spezielle Risiken

- Die Patienten müssen über Sinn und Durchführung der Untersuchungen aufgeklärt werden.
- Spezielle Risiken gibt es nicht.
- Für Provokationstestungen und Belastungsuntersuchungen gelten spezielle Aufklärungen.

42.2.7 Vorbereitende Diagnostik

- Lungenfunktionelle Untersuchungen erfordern keine speziellen Vorbereitungen.

42.2.8 Personal, Material und Einstelltechnik

- Für die Spirometrie stehen verschiedene Messplätze zur Verfügung. Das reicht von einfachen transportablen Spirometern, die auch eine bettseitige Diagnostik ermöglichen, bis hin zu den meist üblichen Spirometriemessplätzen, die in Bodyplethysmografen integriert und damit nicht transportabel sind.
- Essenziell ist ein gut geschultes Personal, in der Regel qualifizierte F-MTA, denen es gelingt, die Patienten entsprechend zu motivieren und anzuleiten. Für die Untersuchung ist ein(e) MTA ausreichend.
- Vor den Untersuchungen ist eine Eichung der Geräte erforderlich.

42.2.9 Vorbereitung

- Für diese Methode ist keine spezielle patientenbezogene Vorbereitung notwendig.
- Die Vorbereitung der Messplätze erfordert eine Eichung und adäquate Hygienemaßnahmen.

42.2.10 Anatomie

- Für die Interpretation der Lungenfunktionsuntersuchungen, insbesondere der Spirometrie, ist folgende Einteilung der anatomischen Strukturen empfehlenswert:
  - obere, extrathorakale Atemwege
  - zentrale intrathorakale Atemwege
  - periphere intrathorakale Atemwege – Bronchiolen
  - Alveolarraum, in dem der Gasaustausch stattfindet
- Die Atemwege, in denen kein Gasaustausch stattfindet, werden als anatomischer Totraum bezeichnet.

42.2.11 Durchführung

Lagerung

- Patient befindet sich meist in aufrecht sitzender Haltung.

Durchführung Schritt für Schritt

- Patient in aufrecht sitzender Haltung, die Nasenklemme ist angelegt.
- Es erfolgt eine Aufzeichnung einer Ruheatmung, danach folgen die forcierten und maximale Atemmanöver, die dreimal wiederholt werden.
- Bei guter Mitarbeit sollten die Messwerte nicht mehr als 5 % voneinander abweichen.

42.2.12 Mögliche Fehler und Fallstricke

- Normabweichungen der Messwerte oder der Kurvenformen in der Spirometrie können durch pathologische Ventilationsstörungen, aber auch durch eine ungenügende Mitarbeit der Patienten oder durch Artefakte bedingt sein.

42.3 Durchführung der Bodyplethysmografie

42.3.1 Steckbrief

Die nicht mobilisierbaren Volumina (ITGV, RV) sind einer spirometrischen Erfassung nicht zugänglich; dies erfordert eine Bodyplethysmografie. Die Bodyplethysmografie ermöglicht eine umfassende Charakterisierung der Lungenfunktion, da sie eine zusätzliche Messung der nicht mobilisierbaren Lungenvolumina (intrathorakales Gasvolumen, ITGV) und der Atemwegswiderstände (R_{AW}) ermöglicht. Diese Messungen erfolgen bei Ruheatmung, sind weitgehend mitarbeitsunabhängig und für die Patienten wenig belastend. Moderne Bodyplethysmografen ermöglichen zusätzlich die Registrierung der Spirografie und der Fluss-Volumen-Kurve, wodurch in einem Untersuchungsgang eine komplette Diagnostik der Ventilation möglich ist.

42.3.2 Synonyme

- Ganzkörperplethysmografie

42.3.3 Keywords

- Atemwegswiderstand
- Resistance
- intrathorakales Gasvolumen
- Residualvolumen
- totale Lungenkapazität

42.3.4 Indikationen

- komplexe Charakterisierung der Atemmechanik und Lungenfunktion

42.3.5 Kontraindikationen

- bei mitarbeitsfähigen Patienten keine relevanten Kontraindikationen
- Eine Klaustrophobie kann trotz Transparenz der Kabine eine relative Kontraindikation sein.

42.3.6 Aufklärung und spezielle Risiken

- Für diese Methode ist keine spezielle Aufklärung notwendig.
- Es gibt keine speziellen Risiken.

42.3.7 Ergebnisse

Druckflussdiagramm

- Bei Ruheatmung kommt es infolge der thorakalen Atemexkursionen zur Kompression und Dekompression der Innenluft in der geschlossenen Kammer des Bodyplethysmografen.
- Diese Druckschwankungen werden synchron zum Atemfluss am Mundstück registriert und ein Druckflussdiagramm aufgezeichnet.

Merke

M!

Die Bodyplethysmografie ist diagnostisch und differenzialdiagnostisch indiziert bei der Abklärung von unklaren oder kombinierten Ventilationsstörungen.

Resistance

- Die Steilheit des Druckflussdiagramms ist ein Maß des Atemwegswiderstands (Resistance).
- Der Atemwegswiderstand ist ein Maß für die Weite bzw. Enge der Atemwege/Bronchien.
- Da der Atemwegswiderstand abhängig vom Lungenvolumen ist, wird die spezifische, volumenbezogene Resistance (sR_{AW} tot) durch Multiplikation von R_{AW} tot mit dem ITGV berechnet.
- Bei Gesunden sind keine signifikanten Unterschiede im Atemwegswiderstand zwischen Inspiration und Exspiration nachweisbar, bei Patienten mit obstruktiven Atemwegserkrankungen ist jedoch eine vorwiegend exspiratorische Resistance-Erhöhung nachweisbar.
- Deshalb werden ein exspiratorischer (R_{AW} ex) und ein inspiratorischer Teilwiderstand (R_{AW} in) unterschieden (▶ Abb. 42.5).
- Zusätzlich sind ventilatorische Inhomogenitäten durch typische Kurvenverläufe der Resistance-Schleife erkennbar.

ITGV

- Die bodyplethysmografische Messung des intrathorakalen Gasvolumens (ITGV) beruht auf dem physikalischen Gesetz von Boyle und Mariott, nach dem das Produkt aus Druck und Volumen konstant ist.
- Da das Volumen der Kammer bekannt ist, der Druck in der Kammer und am Mund des Patienten gemessen werden kann, lässt sich das Lungenvolumen zu einer bestimmten Zeit des Atemzyklus, z. B. als ITGV, errechnen.
- Hierzu wird am endexspiratorischen Punkt der Ruheatmung für kurze Zeit der Atemstrom verschlossen.
- Der Patient vollführt frustrane Atemexkursionen und die Druckänderungen werden synchron registriert. Die Steilheit des Verschlussdruckwinkels (α) entspricht dem ITGV (▶ Abb. 42.4).

Normalbefund

- Bei einem bodyplethysmografischen Normalbefund sind die Resistance-Schleifen steil und zeigen einen hohen Fluss bei geringen Druckschwankungen.
- Der Verlauf ist gerade und die Schenkel weichen nicht relevant voneinander ab.
- Die gemessenen Parameter sind bezogen auf die individuellen Sollwerte im Normbereich (< 100 %).
- Die Normwerte des Atemwegswiderstands sind bei Erwachsenen unabhängig von Größe, Gewicht und Geschlecht.
- Normale ITGV-Kurven (Verschlussdruckkurven) verlaufen gerade.

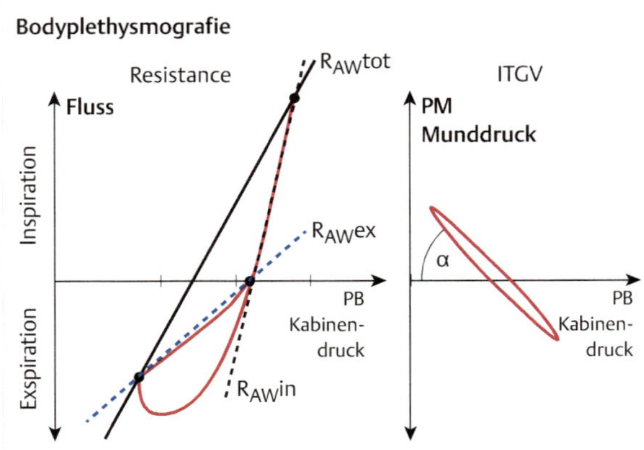

Abb. 42.5 **Bodyplethysmografie.** Darstellung der per Bodyplethysmografie erfassten Messparameter. ITGV: intrathorakales Gasvolumen. (Quelle: Schreiber J, Lücke E, Hachenberg T. Lungenfunktionsdiagnostik. In: Zacharowski K, Marx G, Hrsg. Referenz Anästhesie. 1. Auflage. Stuttgart: Thieme; 2020)

Diagnostik von Obstruktion und Restriktion/ Bodyplethysmografie

- Zur sicheren Differenzierung ist eine Bodyplethysmografie mit Bestimmung der TLC erforderlich.
- Eine Restriktion ist über eine Verminderung der TLC auf < 80 % vom Sollwert definiert:
  - Die VC muss proportional erniedrigt sein.
  - Bei einer bodyplethysmografisch nachgewiesenen restriktiven Ventilationsstörung (Erniedrigung von TLC und VC) ist zur Differenzierung einer intra- und extrapulmonalen Ursache neben einer geeigneten Bildgebung die Durchführung der Diffusionsmessung sinnvoll.
  - Bei extrapulmonalen Ursachen ist die auf das Alveolarvolumen bezogene Diffusionskapazität nicht eingeschränkt.
- obstruktive Ventilationsstörung:
  - Diese zeigt in der Bodyplethysmografie eine Erhöhung des Atemwegswiderstands, wobei bei einer intrathorakalen Obstruktion der exspiratorische Anteil höher ist als der inspiratorische Anteil (▶ Tab. 42.10).
  - Typische Deformierungen der Resistance-Schleife sind von differenzialdiagnostischer Bedeutung.
  - Bei einer relevanten Obstruktion und Überblähung ist eine sogenannte „Keulenform" der Resistance-Schleife typisch.
  - Die Resistance ist vom Lungenvolumen abhängig (▶ Tab. 42.9).
  - Die spezifische Resistance (sR_{AW} tot) ist volumenkorrigiert und deshalb ein vom ITGV unabhängiges Maß der Atemwegsobstruktion.
- Eine isolierte Obstruktion der kleinen peripheren Bronchien kann ein Hinweis auf ein beginnendes Lungenemphysem sein.
  - Dies führt zu einer Verschiebung der Atemmittellage zur Inspiration, die gekennzeichnet ist durch eine Verringerung des FEV1 und des FVC mit erhöhtem RV und RV/TLC, bei normalem Verhältnis FEV1/VC und TLC.
  - Eine Verschiebung der Atemmittellage zur Inspiration kann im Alter physiologisch sein, tritt jedoch auch bei der COPD auf.
- Ebenso ist es altersphysiologisch, dass bei betagten Menschen das Verhältnis FEV1/FVC < 70 % abfällt, was zu einer Überdiagnostik obstruktiver Ventilationsstörungen führen kann.

Tab. 42.9 Schweregrad der Obstruktion – Resistance.

Schweregrad	RAW in kPa × s/l	sR_{AW} (%Soll)
I: grenzwertig	0,3–0,35	
II: leicht	< 0,5	< 170 %
III: mittel	0,5–1,0	170–350 %
IV: schwer	> 1,0	> 350 %

Tab. 42.10 Schweregradeinteilung einer Diffusionsstörung.

Schweregrad	TLCO (% Sollwert)
leicht	> 60
mittel	40–60
schwer	≤ 40

 - ○ Umgekehrt kann bei jüngeren Menschen trotz FEV1/FVC > 70 % bereits eine obstruktive Ventilationsstörung vorliegen.
 - ○ In beiden Situationen hat sich die Berücksichtigung des LLN („lower limit of normal") bewährt.
- Der Atemwegswiderstand muss bei einer vorwiegend peripheren und noch gering ausgeprägten Obstruktion nicht erhöht sein.
- Ein frühes Zeichen ist eine Reduktion der peripheren Flüsse (MEF_{50} und MEF_{25}) in der Fluss-Volumen-Kurve, was zu einem typischen „Durchhängen" ihres exspiratorischen Schenkels führt.
- Bei einer ausgeprägten peripheren Bronchialobstruktion kann es infolge eines Bronchiolenkollaps zu einer derartig starken Reduktion der peripheren Flüsse kommen, dass ein paralleler Verlauf des endexspiratorischen Anteils der Fluss-Volumen-Kurve knapp oberhalb des Nullflusses resultiert.
- Der Schweregrad der Überblähung wird anhand der TLC, ITGV und RV und dem Verhältnis RV/TLC bestimmt.
- Eine Atemwegsobstruktion, oder -stenose kann extra- oder intrathorakal lokalisiert sein:
  - ○ Eine intrathorakale Obstruktion erkennt man an der überwiegend exspiratorischen Flusslimitierung, erfasst durch ein forciertes Exspirationsmanöver.
  - ○ Eine extrathorakale Obstruktion erkennt man hingegen an einer inspiratorischen Flusslimitierung, erfasst durch ein forciertes inspiratorisches Manöver. Die Resistance-Schleife zeigt bei einer extrathorakalen Obstruktion eine charakteristische S-Form.

42.4 Durchführung der Diffusionsmessung

42.4.1 Steckbrief

Neben der Ventilation ist die Diffusion eine weitere wesentliche Teilfunktion der äußeren Atmung, die den Transport der Atemgase zwischen dem Alveolarraum und dem Hämoglobin der Erythrozyten (= Diffusionsstrecke) beschreibt. Die Untersuchung erfolgt mithilfe eines Testgasgemischs, das Stickstoff (N), Helium (He) und Kohlenmonoxid (CO) enthält, und in der klinischen Praxis meist mit der Einatemzugmethode („single breath CO" = SB-CO) durchgeführt wird.

42.4.2 Synonyme

- Diffusionskapazität

42.4.3 Keywords

- Diffusion
- Diffusionskapazität
- Transfer-Faktor
- Krogh-Index
- Alveolarvolumen
- Single-Breath-Methode

42.4.4 Überblick

- Die Messung der pulmonalen Diffusionskapazität ist eine sensitive Methode zur Charakterisierung respiratorischer Kompromittierungen.
- Sie unterliegt allerdings erheblichen und komplexen Einflüssen, was die Interpretation erschwert.
- Die Diffusionskapazität kann auch bei normaler Ventilation eingeschränkt sein, was differenzialdiagnostisch und zur Risikostratifizierung in der Anästhesiologie bedeutsam ist.
- Die Diffusion beschreibt den Transport der Atemgase zwischen dem Alveolarraum und dem Hämoglobin der Erythrozyten (= Diffusionsstrecke; ▸ Abb. 42.6).
- Prinzip:
  - ○ Das Prinzip der Methode besteht darin, dass das Testgasgemisch während einer tiefen Inspiration der Atemluft zugemischt wird.
  - ○ Während der folgenden Atemanhaltephase (meist 10s) diffundiert das Testgas (CO) und wird an Hämoglobin gebunden abtransportiert.
  - ○ Das verbliebene Gas wird nach der Atemanhaltezeit ausgeatmet und analysiert.
  - ○ Je höher die Diffusion des Testgases war, desto weniger wird zurückgeatmet und umgekehrt.
  - ○ In die Messung der TLCO gehen neben der Diffusionsstrecke u. a. die Diffusionsfläche, ventilatorische Inhomogenitäten, die Perfusion und die Hämoglobinkonzentration im Blut ein, die bei der Untersuchung unspezifisch miterfasst werden.
  - ○ Bei der Berechnung des sogenannten Transfer-Koeffizienten (= Krogh-Index) (TLCO/VA) wird die TLCO in Bezug auf das Alveolarvolumen (VA) gesetzt. Dies ist u. a. hilfreich bei einer Unterscheidung einer extrapulmonalen von einer pulmonalen Ursache einer Restriktion .
  - ○ Die Messung von VA erfolgt durch das inerte Helium (He) im Testgasgemisch:
    - – Die Dilution („Verdünnung") des Heliums ermöglicht eine Aussage über nicht mobilisierbare, jedoch ventilierte Lungenvolumina.

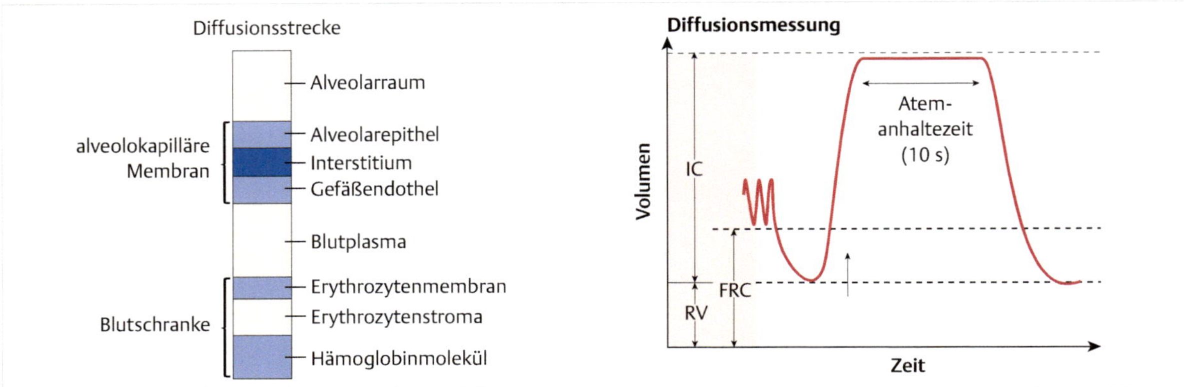

Abb. 42.6 Diffusionsmessung. Die Diffusion beschreibt den Transport der Atemgase zwischen dem Alveolarraum und dem Hämoglobin der Erythrozyten; schematisch dargestellt sind auch die einzelnen Abschnitte der Diffusionsstrecke. (Quelle: Schreiber J, Lücke E, Hachenberg T. Lungenfunktionsdiagnostik. In: Zacharowski K, Marx G, Hrsg. Referenz Anästhesie. 1. Auflage. Stuttgart: Thieme; 2020)

VI

- Ein Vergleich mit den bodyplethysmografisch gemessenen nicht mobilisierbaren Lungenvolumina ermöglicht eine Abschätzung von nicht ventilierbaren Lungenanteilen (z. B. Bullae).
- In diesen Fällen können sich FRC und ITGV (s. ▸ Tab. 42.1) unterscheiden.

Merke

M!

Die Diffusionsmessung eignet sich zur weiteren Differenzierung einer Restriktion und der Unterscheidung einer parenchymalen von einer extraparenchymalen Ursache. Bei extraparenchymalen Ursachen ist TLCO/VA im Gegensatz zu den parenchymalen Ursachen normal.

42.4.5 Indikationen

- Charakterisierung der pulmonalen Diffusion
- Differenzierung pulmonaler und extrapulmonaler Restriktion
- Hinweise auf pulmonalvaskuläre Veränderungen

42.4.6 Kontraindikationen

- Unmöglichkeit, das Atemanhaltemanöver durchzuführen, meist aufgrund der respiratorischen Kompromittierung
- VC < 1000 ml: Bei einer niedrigeren VC kann das Untersuchungsergebnis durch einen zu geringen Alveolarluftanteil verfälscht werden und die Ergebnisse müssen mit entsprechender Vorsicht interpretiert werden.

42.4.7 Aufklärung und spezielle Risiken

- keine speziellen Risiken bei mitarbeitsfähigen Patienten

42.4.8 Personal, Material und Einstelltechnik

- Für die Diffusionsmessung stehen verschiedene Messplätze zur Verfügung.
- Das Testgasgemisch muss als medizinisches Gas mit den entsprechenden Sicherheitsvorkehrungen angewandt werden.
- Essenziell ist ein gut geschultes Personal, in der Regel qualifizierte F-MTA, denen es gelingt, die Patienten entsprechend zu motivieren und anzuleiten. Für die Untersuchung ist ein(e) MTA ausreichend.

42.4.9 Vorbereitung

- Eine spezielle Vorbereitung der Patienten ist nicht erforderlich.

42.4.10 Anatomie

- Die Diffusion der Atemgase findet im belüfteten Alveolarraum statt.
  - Dabei müssen die Testgase die sogenannte alveolokapilläre Membran überwinden.
  - Diese besteht aus einer alveolären Epithelschicht, der fusionierten Basalmembran und der vaskulären Endothelschicht.
  - Weiterhin sind die kapilläre Diffusionsstrecke und die pulmonale kapilläre Blutversorgung und die Hämoglobinkonzentration essenziell, sodass diese Messung durch eine Anämie verfälscht werden kann und auf die Hämoglobinkonzentration korrigiert werden muss.
  - Sowohl eine Verdickung der alveolokapillären Membran (z. B. Fibrosierung) als auch eine Rarifizierung der Diffusionsfläche (z. B. Emphysem) beeinflussen das Ergebnis.
- Inhomogene Bronchialobstruktionen, meist in den peripheren Bronchien, bedingen ventilatorische Inhomogenitäten und dadurch Unterschiede in den Testgaskonzentrationen in den unterschiedlichen alveolären Kompartimenten, wodurch die Ergebnisse beeinflusst werden.
- Extrapulmonale restriktive Ventilationsstörungen, z. B. durch Thoraxwanddeformitäten oder pleurale Prozesse, beeinflussen die gesamte Diffusionskapazität. Deshalb ist eine Umrechnung auf das belüftete Alveolarvolumen, das in der gleichen Untersuchung mit der Heliumverdünnung gemessen wird, erforderlich.

42.4.11 Durchführung

- Der Patient befindet sich in aufrecht sitzender Position.
- Die Nase ist mit einer Nasenklemme verschlossen und er atmet über ein Mundstück.
- Nach einigen Atemzügen einer Ruheatmung erfolgt eine maximale Exspiration mit nachfolgender maximaler Inspiration.

- Zu Beginn dieser Inspiration wird das Testgasgemisch der Einatemluft beigemischt.
- Auf dem maximalen Inspirationsniveau folgt eine 10-sekündige Atemanhaltezeit, während der die Diffusion des Testgases erfolgt.
- Nach der Atemanhaltezeit erfolgt eine maximale Exspiration.
- Der Totraum- und Mischluftanteil der ausgeatmeten Luft wird verworfen und die alveoläre Fraktion analysiert.

Lagerung

- Der Patient befindet sich in aufrecht sitzender Position.

Durchführung Schritt für Schritt

- Die Untersuchung erfolgt am sitzenden Patienten.
- Die Nase ist mit einer Nasenklammer verschlossen.
- Über ein Mundstück erfolgt eine maximale Exspiration.
- Zu Beginn der nachfolgenden Inspiration wird das Testgasgemisch beigemischt.
- Es erfolgt in maximaler Inspiration eine Atempause von meist 10 s, in der die Diffusion erfolgt.
- Danach erfolgt eine maximale Exspiration.
- In der ausgeatmeten Luft wird ein Totraum- und Mischluftanteil verworfen und die alveoläre Luft analysiert hinsichtlich CO- und He-Konzentrationen. Daraus werden TLCO und VA errechnet.

42.4.12 Mögliche Fehler und Fallstricke

- Eine zu niedrige VC < 1000 ml führ zu einer Verfälschung der Ergebnisse, da der Alveolarluftanteil dann zu gering ist.
- Unmöglichkeit, die Atmung 10 s anzuhalten bei respiratorischer Kompromittierung
- fehlende Hb-Korrektur

42.4.13 Mögliche Komplikationen

- Das Verfahren ist sicher und weitestgehend komplikationsfrei.

42.4.14 Dokumentation

- Es werden TLCO, TLCO/AV korrigiert nach der Hämoglobinkonzentration und das Alveolarvolumen (VA) als Messwerte und in Bezug auf die individuellen Sollwerte dokumentiert.

42.4.15 Ergebnisse

- Die Ergebnisse der Diffusionsmessungen müssen im Kontext der vielfältigen Einflussfaktoren interpretiert werden.
- Veränderungen in allen Kompartimenten der Diffusionsstrecke beeinflussen die Ergebnisse.
- Veränderungen der Diffusionskapazität > 10 % sind klinisch bedeutsam.
- Die Diffusionskapazität kann auch bei normaler Ventilation eingeschränkt sein, was differenzialdiagnostisch und zur Risikostratifizierung in der Anästhesiologie bedeutsam ist.
- Die Diffusionsmessung eignet sich zur weiteren Differenzierung einer Restriktion und der Unterscheidung einer parenchymalen von einer extraparenchymalen Ursache. Bei extraparenchymalen Ursachen ist TLCO/VA im Gegensatz zu den parenchymalen Ursachen normal.

42.4.16 Besonderheiten bei bestimmten Personengruppen

Besonderheiten bei Schwangeren

- Obwohl bei Schwangeren keine negativen Auswirkungen der Testgase beschrieben wurden, wird empfohlen, diese Untersuchung in der Schwangerschaft nur nach strenger Indikationsstellung anzuwenden.

Besonderheiten bei Kindern und Jugendlichen

- Bei kooperationsfähigen Kindern mit einem entsprechenden Lungenvolumen ist eine Diffusionsmessung möglich.

Besonderheiten bei anderen Personen- bzw. Risikogruppen

- Bei kognitiv oder körperlich stark kompromittierten Patienten kann die Messung schwierig oder unmöglich sein.

42.5 Durchführung der Messung der Atemmuskulatur (Mundverschlussdruckmessung)

42.5.1 Steckbrief

Die Ventilation der Lungen setzt eine effektive Atempumpe (Atemmuskultur und zentrale Atemsteuerung) voraus. Eine Erschöpfung der Atempumpe bei Überlastung kann z. B. infolge chronischer Lungen- oder Bronchialerkrankungen, von Thoraxdeformitäten oder bei neuromuskulären Erkrankungen auftreten. Da das Zwerchfell der wichtigste Atemmuskel ist, sind Zwerchfellparesen häufige Ursachen einer Einschränkung der Atemmuskulatur. Eine Bestimmung der Kraft der Atemmuskulatur erfolgt über eine Messung des Drucks am Mund bei verschlossenem Atemventil bei verschiedenen Atemmanövern.

42.5.2 Synonyme

- Atemmuskulaturmessung

42.5.3 Keywords

- Atemmuskulatur
- Mundverschlussdruckmethode
- Insuffizienz der Atemmuskulatur

42.5.4 Überblick

- Eine Insuffizienz der Atemmuskulatur kann primär eine Folge (neuro-)muskulärer Erkrankungen sein oder sekundär infolge einer chronischen Überlastung durch vermehrte Atemarbeit bei bronchopulmonalen Erkrankungen auftreten.
- Häufige Ursachen sind Zwerchfellparesen.
- Mit der Mundverschlussdruckmessung lassen sich Einschränkungen der maximalen Inspirations-, bzw. Exspirationsmuskulatur messen.
  - Diese Messungen sind hochgradig von der Mitarbeit des Patienten abhängig.
  - Das Verhältnis von $P_{0,1}$ zu PI_{max} ist ein Maß für die Beanspruchung der Atemmuskulatur bei Ruheatmung.

42

42.5.5 Indikationen

- Diagnostik primärer oder sekundärer Insuffizienz der Atemmuskulatur

42.5.6 Kontraindikationen

- Unmöglichkeit, die Atemmanöver adäquat durchzuführen

42.5.7 Aufklärung und spezielle Risiken

- bei mitarbeitsfähigen Patienten keine speziellen Risiken

42.5.8 Personal, Material und Einstelltechnik

- Die Messplätze für die Messung der Atemmuskulatur sind in der Regel in Bodyplethysmografen integriert. Essentiell ist ein gut geschultes Personal, in der Regel qualifizierte F-MTA, denen es gelingt, die Patienten entsprechend zu motivieren und anzuleiten. Für die Untersuchung ist ein(e) MTA ausreichend.

42.5.9 Vorbereitung

- Eine spezielle Vorbereitung ist nicht erforderlich.

42.5.10 Durchführung

- Der Patient befindet sich in einer aufrecht sitzenden Position.
- Die Nase ist mit einer Nasenklammer verschlossen.
- Er führt über ein Mundstück erst eine Ruheatmung durch, danach erfolgt nach einer maximalen Exspiration eine maximale Inspiration gegen ein verschlossenes Mundstück.
- Der dabei erzeugte Unterdruck ist ein Maß für die maximale Kraft der inspiratorischen Atemmuskulatur.
- Danach erfolgt nach maximaler Inspiration die maximale Ausatmung gegen ein verschlossenes Mundstück.
- Dies ist ein Maß für die maximale exspiratorische Atemmuskelkraft.

Lagerung

- Der Patient befindet sich in aufrecht sitzender Position.

Durchführung Schritt für Schritt

- Der Messplatz zur Messung der Atemmuskulatur ist meist in modernen Bodyplethysmografen integriert.
- Mit verschlossener Nase (Nasenklammer) führt der Patient zunächst eine Ruheatmung über ein Mundstück durch.
- Dabei wird der Unterdruck 0,1 s nach Beginn der Inspiration gemessen ($P_{0,1}$).
- Danach erfolgen eine maximale Inspiration aus der Ausatemstellung und eine maximale Exspiration aus der Einatemstellung, jeweils gegen ein verschlossenes Mundstück.
- Der dabei aufgebaute Über- bzw. Unterdruck sind Maße für die maximale In- und exspiratorische Atemmuskelkraft PI_{max} und PE_{max}. Diese Werte sind in sehr hohem Maße von der Mitarbeit der Patienten abhängig.
- $P_{0,1}/PI_{max}$ ist ein Maß für die Beanspruchung der Atemmuskulatur bei Ruheatmung.
  - Bei Gesunden ist $P_{0,1} < 3\,\%$ von PI_{max}.
  - Steigt dieser Wert über 5 %, droht eine ventilatorische Insuffizienz.

42.5.11 Mögliche Fehler und Fallstricke

- ungenügende maximale Atemanstrengungen

42.5.12 Mögliche Komplikationen

- Die Verfahren der Lungenfunktionsdiagnostik sind sicher und weitestgehend komplikationsfrei.

42.5.13 Dokumentation

- Es werden $P_{0,1}$, $P_{0,1}/PI_{max}$, PI_{max} und PE_{max} als Absolutwerte und in Bezug auf die individuellen Referenzwerte dokumentiert.

42.6 Literatur

Literatur zur weiteren Vertiefung

[289] ATS/ACCP Statement on Cardiopulmonary Exercise Testing. Am J Respir Crit Care Med 2003; 167: 211–277

[290] ATS/ERS Statement on Respiratory Muscle Testing. Am J Respir Crit Care Med 2002; 166: 518–642

[291] Brusasco V, Crapo R, Viegi G. ATS/ERS Task Force. Standardisation of Lung Function Testing. Eur Respir J 2005; 26: 1–5

[292] Canet J, Gallart L, Gomar C et al. ARISCAT Group. Prediction of postoperative pulmonary complications in a population-based surgical cohort. Anesthesiology 2010; 113: 1338–1350

[293] Deutsche Gesellschaft für Pneumologie. Empfehlungen zur Durchführung und Bewertung von Belastungsuntersuchungen in der Pneumologie. Pneumologie 2013; 67: 16–37

[294] Kabitz HJ. Messung der Atemmuskelfunktion Empfehlungen der Deutschen Atemwegsliga e.V. in der Deutschen Gesellschaft für Pneumologie und Beatmungsmedizin (DGP). 2014

[295] MacIntyre N, Crapo RO, Viegi G et al. ATS/ERS Task Force: Standardisation of Lung Function Testing: Standardisation of the single-breath determination of carbon monoxide uptake in the lung. Eur Respir J 2005; 26: 720–735

[296] Miller MR, Crapo R, Hankinson J et al. ATS/ERS Task Force: Standardisation of Lung Function Testing: General considerations for lung function testing. Eur Respir J 2005; 26: 153–161

[297] Miller MR, Hankinson J, Brusasco V et al. ATS/ERS Task Force: Standardisation of Lung Function Testing: Standardisation of spirometry. Eur Respir J 2005; 26: 319–338

[298] Pellegrino R, Viegi G, Brusasco V et al. ATS/ERS Task Force: Standardisation of Lung Function Testing: Interpretative strategies for lung function tests. Eur Respir J 2005; 26: 948–968

[299] Wanger J, Clausen JL, Coates A et al. ATS/ERS Task Force: Standardisation of Lung Function Testing: Standardisation of the measurement of lung volumes. Eur Respir J 2005; 26: 511–522

[300] Zwißler B. Präoperative Evaluation erwachsener Patienten vor elektiven, nicht herz-thoraxchirurgischen Eingriffen. Anästh Intensivmed 2017; 58: 349–364

Wichtige Internetadressen

- www.dgp.de
- www.atemwegsliga.de

43 Nicht invasive hämodynamische Monitoringverfahren

Bernd Saugel, Karim Kouz, Moritz Flick

43.1 Steckbrief

Nicht invasive hämodynamische Monitoringverfahren ermöglichen ein hämodynamisches Monitoring ohne die Notwendigkeit invasiver Maßnahmen (z. B. das Einbringen eines Gefäßkatheters). Innovative nicht invasive hämodynamische Monitoringverfahren ermöglichen zudem eine kontinuierliche Blutdruckmessung sowie die Möglichkeit, erweiterte hämodynamische Variablen zu messen. Sie bilden somit eine Brücke zwischen dem hämodynamischen Basismonitoring und einem erweiterten hämodynamischen Monitoring, das bisher nur bei Patienten mit entsprechender Indikation zur Anlage invasiver Gefäßkatheter möglich gewesen ist.

43.2 Synonyme

- Oszillometrie
- nicht invasives Kreislaufmonitoring
- Finger-Cuff-Methode

43.3 Keywords

- hämodynamisches Monitoring, nicht invasiv
- Blutdruckmessung, nicht invasiv
- Herzzeitvolumenmessung, nicht invasiv
- Abschätzung der Volumenreagibilität, nicht invasiv
- dynamische Vorlast

43.4 Überblick

- Nicht invasive hämodynamische Monitoringverfahren erfordern keine Punktion eines Gefäßes und keine Anlage von Gefäßkathetern. Sie sind damit risikoarme Alternativen zu den invasiven hämodynamischen Monitoringverfahren.
- Grundsätzlich ist die Anwendung nicht invasiver hämodynamischer Monitoringverfahren in nahezu allen medizinischen Situationen möglich. Die Wahl des geeigneten Verfahrens ist immer vom klinischen Kontext abhängig (Patienten- und Eingriff-spezifisches Risiko). Bei zunehmender hämodynamischer Instabilität oder Veränderung des Risikos sollte frühzeitig ein invasives Verfahren angewendet werden.
- Eine einfache und sehr häufig verwendete Methode des nicht invasiven hämodynamischen Monitorings ist die intermittierende oszillometrische Blutdruckmessung mittels Oberarmmanschette.
- Innovative nicht invasive hämodynamische Monitoringverfahren ermöglichen ein nicht invasives kontinuierliches Monitoring des Blutdrucks und erweiterter hämodynamischer Variablen (z. B. Herzzeitvolumen, Pulsdruckvariation).
- Nicht alle nicht invasiven hämodynamischen Monitoringverfahren haben eine klinisch akzeptable Messgenauigkeit. Sie sollten daher immer unter Berücksichtigung Methoden-spezifischer Kontraindikationen und Limitationen eingesetzt werden.
- Der klinische Goldstandard der Blutdruckmessung ist die direkte Messung des Blutdrucks mit einem arteriellen Katheter.
- Der klinische Goldstandard für die Messung des Herzzeitvolumens sind Indikatorverdünnungsverfahren (z. B. Thermodilution).
- **nicht invasive Blutdruckmessung**:
  - Die nicht invasive Blutdruckmessung gehört zum Basismonitoring jedes anästhesiologischen Patienten.
  - Bei jedem Patienten unter Narkose soll der Blutdruck mindestens alle 5 min gemessen werden. In den meisten Fällen erfolgt dies über eine automatische oszillometrische Blutdruckmessung mittels Oberarmmanschette.
  - Die Messgenauigkeit der oszillometrischen Blutdruckmessung hängt unter anderem von der korrekten Auswahl der Manschettengröße ab. Eine zu breite bzw. zu schmale Oberarmmanschette kann zu falsch hohen bzw. falsch niedrig gemessenen Blutdruckwerten führen. Zudem sollte sich die Oberarmmanschette während der Messung auf Höhe des Herzniveaus befinden. Externe Kompression, Erschütterung oder Muskelaktivität während der Messung können zu Artefakten führen.
  - Die Messgenauigkeit der oszillometrischen Blutdruckmessung – im Vergleich zur invasiven Blutdruckmessung (Referenzmethode) – ist bei sehr niedrigen und sehr hohen Blutdrücken schlechter als generell angenommen. Dabei wird ein niedriger Blutdruck oft falsch hoch gemessen, d. h. Hypotonie unterschätzt, und ein hoher Blutdruck falsch niedrig gemessen, d. h. Hypertonie unterschätzt [308].
  - Neben der oszillometrischen Blutdruckmessung stehen auch eine Reihe kontinuierlicher Verfahren zur nicht invasiven Blutdruckmessung zur Verfügung [305].
    - Das am häufigsten verwendete kontinuierliche nicht invasive Blutdruckmessverfahren beruht auf der sogenannten „Finger-Cuff-Methode".
    - Die Finger-Cuff-Methode ermöglicht eine kontinuierliche nicht invasive Blutdruckmessung und ein auf der Pulskonturanalyse beruhendes erweitertes hämodynamisches Monitoring.
    - Durch eine kontinuierliche Druckanpassung des Finger-Cuffs wird indirekt der arterielle Blutdruck im Finger abgeleitet und der Blutdruck in der Brachialarterie abgeschätzt.
    - Die Finger-Cuff-Methode ist das am besten untersuchte nicht invasive erweiterte hämodynamische Monitoringverfahren [306].
  - In mehreren randomisierten Studien konnte gezeigt werden, dass die perioperative kontinuierliche Blutdrucküberwachung mittels Finger-Cuff-Methode im Vergleich zur intermittierenden Oszillometrie die Dauer und Schwere intraoperativer Hypotonie reduziert [302][303][304].
  - Weitere nicht invasive kontinuierliche Blutdruckmessverfahren sind die Pulswellentransitzeit und die Photoplethysmografie. Letztere wird zunehmend häufiger bei Wearables und Smartwatches zur kontinuierlichen Blutdruckmessung angewandt. Die Messgenauigkeit dieser Systeme ist bislang jedoch nicht ausreichend gut für eine breite medizinische Anwendung.
- **nicht invasive Messung des Herzzeitvolumens**:
  - Neben den nicht invasiven (kontinuierlichen) Blutdruckmessverfahren gibt es eine Reihe innovativer nicht invasiver (kontinuierlicher) Verfahren zur Messung des Schlag- bzw. des Herzzeitvolumens und davon abgeleiteten Variablen.
  - Wie bei der invasiven kontinuierlichen Blutdruckmessung ermöglicht eine nicht invasive kontinuierliche Blutdruckmessung mit Aufzeichnung der Blutdruckkurve die Anwendung von Pulskonturanalyseverfahren. Mittels Pulskonturanalyse können neben dem Schlag- und Herzzeitvolumen eine Reihe weiterer erweiterter hämodynamischer Variablen abgeleitet werden.
  - Weitere nicht invasive Monitoringverfahren zur Abschätzung des Schlag- bzw. Herzzeitvolumens sind:
    - Bioimpedanz und Bioreaktanz
    - partielle CO_2-Rückatmung
    - Pulswellentransitzeitmessung

Diese nicht invasiven Monitoringverfahren eignen sich in erster Linie zur Beurteilung von Veränderungen des Schlag- bzw. Herzzeitvolumens (Trending), z. B. nach therapeutischen Interventionen. Die absolute Messgenauigkeit dieser Verfahren entspricht jedoch oft nicht den klinischen Anforderungen, sodass ein breiter klinischer Einsatz außerhalb von Studien derzeit nicht empfohlen werden kann [301][307].

- Verschiedene physiologische Voraussetzungen sind – abhängig von der jeweiligen Messmethode – notwendig, um eine ausreichende Messgenauigkeit zu gewährleisten.
  - Die Finger-Cuff-Methode sollte nicht bei Patienten mit höhergradiger peripherer arterieller Verschlusskrankheit angewendet werden, da die eingeschränkte periphere Perfusion die Messgenauigkeit einschränken kann.
  - Herzrhythmusstörungen können zu einer ungenauen Berechnung von Schlag- und Herzzeitvolumen aus der Pulskontur führen.
  - Bei der Bioimpedanz bzw. Bioreaktanz kann es durch Herzschrittmacher zu elektrischen Störsignalen und damit zu Artefakten in der Messung kommen.

VI

43.5 Indikationen

- Mit den nicht invasiven hämodynamischen Monitoringverfahren stehen Alternativen zu den invasiven Monitoringverfahren zur Verfügung, die insbesondere perioperativ zum Einsatz kommen, wenn keine Indikation für die Anlage eines arteriellen oder zentralen Gefäßkatheters besteht.
- Nicht invasive hämodynamische Monitoringverfahren wie die Finger-Cuff-Methode können perioperativ zur kontinuierlichen Blutdruckmessung und zur kontinuierlichen Abschätzung des Schlag- und Herzzeitvolumens oder der dynamischen Vorlast eingesetzt werden.
- Nicht invasive hämodynamische Monitoringverfahren können für eine perioperative zielgerichtete Therapie eingesetzt werden.
- Trotz der Vielzahl an innovativen Methoden für ein nicht invasives hämodynamisches Monitoring, erfüllen nur wenige Methoden die klinischen Anforderungen für eine Anwendung außerhalb von wissenschaftlichen Untersuchungen.

43.6 Kontraindikationen

- Abhängig von technischen, anatomischen und physiologischen Grundprinzipien des ausgewählten nicht invasiven hämodynamischen Monitoringverfahrens bestehen für jedes Monitoringverfahren Kontraindikationen
- So bestehen z. B. für die Anwendung der Finger-Cuff-Methode folgende Kontraindikationen:
  - Alter < 4 Jahre
  - Präeklampsie
  - schlechte periphere Durchblutung
  - periphere Gefäßerkrankungen (Arteriosklerose, Raynaud-Syndrom, Endarteriitis obliterans, Kollagenosen, Shunts, schwer fortgeschrittene Gefäßerkrankungen, periphere arterielle Verschlusskrankheit)
  - Fingerödeme

43.7 Aufklärung und spezielle Risiken

- Bei korrekter Anwendung sind die meisten nicht invasiven hämodynamischen Monitoringverfahren belastungs- und komplikationsarm und daher in der Regel nicht aufklärungspflichtig.

43.8 Vorbereitende Diagnostik

- Für diese Methoden ist keine vorbereitende Diagnostik notwendig.

43.9 Anästhesie

- Für diese Methoden ist keine Anästhesie notwendig.

43.10 Personal, Material und Einstelltechnik

- Wie bei allen in der Medizin genutzten Geräten muss das Personal ausreichend geschult und eingewiesen sein.
- Für die Anwendung der jeweiligen Messmethode müssen die entsprechenden Messgeräte sowie Zubehör (z. B. Finger-Cuff-Sensoren, Elektroden) zur Verfügung stehen.
- Je nach Monitorsystem kann es sich bei dem notwendigen Zubehör (z. B. Finger-Cuff-Sensor) um Einmalmaterial handeln.

43.11 Durchführung der Finger-Cuff-Methode

- Der Finger-Cuff-Monitor sollte entsprechend der Angaben des Herstellers vorbereitet werden.
- Die passende Größe des Finger-Cuffs sollte basierend auf der Fingerdicke des Patienten ausgewählt werden. In der Regel werden Zeige- und/oder Mittelfinger genutzt und der Cuff über dem proximalen oder mittleren Phalanx platziert.
- Zu Beginn der Messung ist je nach Hersteller eine Kalibrierung, z. B. mittels oszillometrischer Blutdruckmessung oder eine Nullung des Systems auf Herzhöhe, erforderlich. Dies muss ggf. in regelmäßigen Abständen, z. B. bei Änderung der Körperposition, wiederholt werden.
- Die Eingabe biometrischer Daten (Alter, Größe, Gewicht, Geschlecht) ermöglicht über eine interne Kalibrierung ein erweitertes hämodynamisches Monitoring.
- Die nicht invasiv abgeleitete Blutdruckkurve sollte auf Artefakte und Plausibilität geprüft werden.
- Gerätespezifische Schritte der Anwendung (siehe Benutzerhandbuch) müssen berücksichtigt werden.

43.12 Literatur

Quellenangaben

[301] Clement RP, Vos JJ, Scheeren TWL. Minimally invasive cardiac output technologies in the ICU: putting it all together. Curr Opin Crit Care 2017; 23: 302–309

[302] Kouz K, Weidemann F, Naebian A et al. Continuous finger-cuff versus intermittent oscillometric arterial pressure monitoring and hypotension during induction of anesthesia and non-cardiac surgery: The DETECT randomized trial. Anesthesiology 2023; 139: 298–308

[303] Maheshwari K et al. A Randomized Trial of Continuous Noninvasive Blood Pressure Monitoring During Noncardiac Surgery. Anesth Analg 2018; 127: 424–431

[304] Meidert AS et al. The impact of continuous non-invasive arterial blood pressure monitoring on blood pressure stability during general anaesthesia in orthopaedic patients: A randomised trial. Eur J Anaesthesiol 2017; 34: 716–722

[305] Meidert AS, Saugel B. Techniques for Non-Invasive Monitoring of Arterial Blood Pressure. Front Med (Lausanne) 2017; 4: 231

[306] Saugel B et al. Continuous noninvasive pulse wave analysis using finger cuff technologies for arterial blood pressure and cardiac output monitoring in perioperative and intensive care medicine: a systematic review and meta-analysis. Br J Anaesth 2020; 125: 25–37
[307] Teboul JL et al. Less invasive hemodynamic monitoring in critically ill patients. Intensive Care Med 2016; 42: 1350–1359
[308] Wax DB, Lin HM, Leibowitz AB. Invasive and concomitant noninvasive intraoperative blood pressure monitoring: observed differences in measurements and associated therapeutic interventions. Anesthesiology 2011; 115: 973–978

44 Thromboembolieprophylaxe und Antikoagulation

Jan Schmitz

44.1 Steckbrief

In der Allgemeinbevölkerung liegt die jährliche Inzidenz symptomatischer, tiefer Beinvenenthrombosen (TVT) je nach Literatur bei 100–130 pro 100 000 Einwohner. Eine TVT entsteht auf der Basis von Veränderungen der Gefäßwände, des Blutstroms sowie der Blutzusammensetzung (Virchow-Trias). Bei vielen Erkrankungen und Situationen, in denen eine Neigung zur Bildung von Blutgerinnseln vorliegt, ist eine Gerinnungshemmung nötig, um potenziell lebensbedrohliche Folgen von venösen und arteriellen Thrombosen bzw. Embolien zu verhindern. Verschiedene Scores erlauben die Einschätzung einer Thrombosewahrscheinlichkeit bezogen auf definierte Krankheitsbilder, wie auch das Risiko, durch die verabreichte Antikoagulation ein erhöhtes Blutungsrisiko aufzuweisen. Durch die Gabe von gerinnungshemmenden Medikamenten können Thrombosen bzw. Embolien vermieden werden.

44.2 Synonyme

- Gerinnungshemmung
- Antikoagulation
- Blutverdünnung (?)
- perioperative Prophylaxe

44.3 Keywords

- Thrombose
- Immobilisierung
- tiefe Venenthrombose
- Lungenarterienembolie

44.4 Überblick

- Die Blutgerinnung ist ein lebenswichtiger Prozess, der eine Blutung mithilfe eines Gerinnsels (Thrombus) beendet, jedoch auch durch verschiedene Erkrankungen oder Patientenzustände, auch ohne aktive Blutung, hervorgerufen werden kann.
- Die Gesamtheit der Schritte bis zur Thrombusentstehung wird unter dem Begriff Hämostase zusammengefasst.
  - Zunächst entsteht während der primären Hämostase ein dreidimensionales Netzwerk aus Thrombozyten.
  - Bei der sekundären Hämostase werden Gerinnungsfaktoren durch proteolytische Spaltung aktiviert.
  - Ein aktivierter Gerinnungsfaktor aktiviert dann spezifisch einen anderen Faktor, sodass ein stufenartiger Prozess entsteht, der in der Aktivierung von Thrombin mündet und damit ein quervernetzer (und damit stabiler) Fibrinthrombus entsteht.
- Die Virchow-Trias beschreibt die drei wesentlichen pathophysiologischen Ursachen, die zur Entstehung einer (venösen) Thrombose führen:
  - entzündliche oder traumatische Schädigungen des Gefäßendothels
  - Herabsetzung der Blutströmungsgeschwindigkeit (z. B. durch Varizen oder Immobilisation)
  - Veränderungen der Blutzusammensetzung
- Die Diagnose einer beginnenden TVT ist in der klinischen Praxis oft erschwert, da beginnende Thrombosen noch keine entzündlich-schmerzhafte Reaktion der Gefäßwand bzw. eine symptomatische venöse Abflussstörung hervorruft. Eine große Gefahr besteht in der frühen Entstehung einer Lungenarterienembolie (LAE), da zu diesem Zeitpunkt das Risiko einer Ablösung von sehr lockeren Gerinnseln am größten ist.
- Grundsätzlich werden Patienten mit niedrigem, mittlerem und hohem Thromboembolierisiko unterschieden. Das individuelle Thromboserisiko setzt sich aus eingriffsbedingten (expositionellen) und patienteneigenen (dispositionellen) Risikofaktoren zusammen.
- Risikofaktoren für eine Thrombose:
  - stattgehabte Thrombose → ca. 30-fache Risikosteigerung
  - Immobilisierung → ca. 20-fache Risikosteigerung
  - Adipositas (BMI > 30)
  - Alter > 60 Jahre
  - aktive Malignome
  - hereditäre Erkrankungen (z. B. Antiphospholipid-Syndrom)
  - Veränderungen von Gerinnungsfaktoren (z. B. Leberzirrhose, nephrotisches Syndrom)
  - Dehydratation (z. B. nach Durchfällen, Ödemausschwemmung)
  - Schwangerschaft und Postpartal-Phase (bis 6 Wochen)
  - Zigarettenrauchen
  - Herzklappenersatz, Gefäßprothesen
  - Einnahme östrogenhaltiger Präparate (z. B. Kontrazeptivum)
- Thrombozytenaggregationshemmer (z. B. ASS, Clopidogrel) sind zur perioperativen Thromboseprophylaxe nicht geeignet!
- Vitamin-K-Antagonisten (Cumarine, z. B. Marcumar) werden i. d. R. nur zur Langzeitantikoagulation eingesetzt.
- DOAK (direkte orale Antikoagulanzien, z. B. Apixaban, Edoxaban, Rivaroxaban) weisen heutzutage wesentliche Vorteile wegen einfacher Anwendung und dem Wegfall regelmäßiger Gerinnungskontrollen auf.
- Heparine werden häufig zur Akuttherapie (therapeutisch) und perioperativ (prophylaktisch, „Bridging“) eingesetzt.

M!

Merke

Da die weit überwiegende Anzahl letaler Lungenarterienembolien ohne klinische Ankündigung auftritt, kommt der Thromboembolieprophylaxe eine entscheidende Rolle zu. Hierbei erfolgen die Indikationsstellung und die Wahl der Prophylaxeform individuell und risikoadaptiert.

44.5 Indikationen

- Die Prophylaxe richtet sich nach dem individuellen Risiko des Patienten. Dieses setzt sich zusammen aus der Art des Eingriffs (expositionell) und der persönlichen Disposition (▶ Tab. 44.1).
  - niedriges Risiko: Basismaßnahmen (z. B. Mobilisation) + physikalische Maßnahmen (z. B.) Kompression (meist bei stationärem Aufenthalt auch medikamentöse Prophylaxe)
  - mittleres und hohes Risiko: medikamentöse Prophylaxe + Basismaßnahmen + physikalische Maßnahmen

Tab. 44.1 Einschätzung des Risikos einer perioperativen Thrombembolie.

niedriges Risiko	mittleres Risiko	hohes Risiko
kurze Eingriffe < 45 min, ohne dispositionelles Risiko	allgemeinchirurgische Eingriffe > 45 min, ohne dispositionelles Risiko	große Operationen, Polytrauma
unkomplizierte Operationen an der oberen Extremität, ohne dispositionelles Risiko	kurze Eingriffe > 45 min mit dispositionellem Risiko*	mittlere Eingriffe mit dispositionellem Risiko*
	Immobilisation der unteren Extremität	Z. n. Thrombose, Z. n. Lungenembolie

*dispositionelle Risiken sind u. a.: Immobilisierung, Rauchen, Schwangerschaft, Adipositas, Kontrazeptiva, > 60. LJ, akute Infektion, Z. n. Thrombembolie, Thrombophilie, Malignome

44.6 Kontraindikationen

- Dem Nutzen einer Antikoagulation steht immer das Risiko einer Blutungskomplikation gegenüber.
- Es gibt verschiedene Herangehensweisen, um das Risiko einer Thrombose bzw. Thromboembolie gegen das Risiko der Antikoagulation abzuwägen, z. B. den HAS-BLED-Score bei Patient*innen mit Vorhofflimmern.

M!

Merke

Thromboembolieprophylaxe ist immer eine Einzelfallentscheidung unter strenger Abwägung von Risiko und Nutzen.

44.7 Aufklärung und spezielle Risiken

- Bei jedem Patienten ist durch eine zielgerichtete Anamnese auf dispositionelle Risiken für das Auftreten einer Thrombose zu achten und anhand aktuell gültiger Leitlinien nach erfolgter Risiko-Nutzen-Aufklärung einzuleiten.
- Bei der Aufklärung ist insbesondere über blutungsspezifische Komplikationen und deren Folgen aufzuklären.

44.8 Anästhesie

- Der potenzielle Nutzen eines Regionalanästhesieverfahrens unter Antikoagulation muss präoperativ gegen die möglichen Risiken abgewogen werden.
- Dabei sind sowohl das Risiko einer Blutung und deren Folgen (z. B. spinale Kompression durch epidurales Hämatom mit neurologischen Komplikationen) als auch das Thromboembolierisiko bei Absetzen der Antikoagulation zu beachten.
- Als Faustregel ist zu beachten: Der Sicherheitsabstand bei prophylaktischer Antikoagulation beträgt 2 Halbwertszeiten, der bei therapeutischer Antikoagulation 4–5 Halbwertszeiten.
- Bei allen leitliniengerechten Empfehlungen zu Abständen zwischen letztmalig eingenommener Antikoagulation und rückenmarksnaher Anästhesie ist zu beachten, dass sich die notwendigen Abstände durch vorliegende Nierenfunktionsstörung erheblich verlängern. Bei Kombination mit Aspirin verlängern sich die Intervalle für DOAK und Heparine um ein Vielfaches (s. Leitlinie: https://register.awmf.org/assets/guidelines/001–005l_S 1_Rueckenmarksnahe-Regionalanaesthesien-Thrombembolieprophylaxe-antithrombotische-Medikation_2021–10_1.pdf).

44.9 Personal, Material und Einstelltechnik

- Für diese Methode sind keine Besonderheiten bei Personal, Material oder Einstelltechnik zu berücksichtigen.

44.10 Anatomie

- Venöse Thrombosen betreffen aufgrund anatomischer und physiologischer Gegebenheiten vor allem die Beinvenen, wobei man nach der Lokalisation eine oberflächliche Form der Thrombose (Thrombophlebitis) von der tiefen Venenthrombose (Phlebothrombose) unterscheidet.
- Arterielle Thrombosen befallen bevorzugt die Koronararterien (Myokardinfarkt), die Hirnarterien (Apoplex) und die Beinarterien (arterieller Verschluss). Die Thrombose kann am Entstehungsort selbst zu einem Gefäßverschluss führen oder in Form einer Embolie andere, dem Blutfluss nachfolgende Gefäßabschnitte der Strombahn (venös = proximal, arteriell = distal) verschließen.

M!

Merke

Thrombosen des linken Beins sind aufgrund anatomischer Gegebenheiten häufiger. Grund dafür ist eine Kompression der linken Vena iliaca communis durch die rechte Arteria iliaca communis (Überkreuzungsphänomen).

44.11 Durchführung

- Prinzipiell sind die folgenden allgemeinen Empfehlungen zur Thromboembolieprophylaxe bei allen Patient*innen zu beachten:
  - kritische Indikationsstellung immobilisierender Maßnahmen
  - kurzer Immobilisationszeitraum
  - kurzes Intervall zwischen Trauma und Operation

44.11.1 Durchführung Schritt für Schritt

Basismaßnahmen

- Frühmobilisation mit aktiver und regelmäßiger Bewegung!
- Eine ausreichende Analgesie muss gewährleistet sein.
- Schmerz darf die Mobilisierung nach Möglichkeit nicht verzögern oder einschränken.
- Eigenübungen zur Aktivierung der „Muskelpumpe", ggf. passive Bewegungsübungen, ausreichende Hydratation

Physikalische Maßnahmen

- Ziel: Blutströmungsgeschwindigkeit in den Venen erhöhen und damit Thromboseentstehung vorbeugen
- medizinische Thromboseprophylaxestrümpfe (MTPS), veraltete Bezeichnung Antithrombosestrumpf (ATS):
  - Wenn eine medikamentöse Prophylaxe nicht möglich ist, besteht weiterhin eine klare Indikation für MTPS.
  - Größe bzw. Länge sollen individuell angepasst sein; wahrscheinlich kein Unterschied zwischen Knie- und Oberschenkel-langen MTPS.
- intermittierende pneumatische Kompression:
  - ersetzen Arbeit der Wadenmuskelpumpe
  - Über aufblasbare Bein- oder Hosenmanschetten wird intermittierend Druck ausgeübt.
  - wird nicht eingesetzt bei dekompensierter Herzinsuffizienz, Phlebitis, Erysipel, Traumata, Neuropathien und hypertensiver/-m Entgleisung/Notfall

Medikamentöse Prophylaxe mit Heparin

- Heparine (niedermolekular (NMH) und unfraktioniert (UFH)) sind die bevorzugten Mittel zur kurzfristigen Antikoagulation.
- Beginn: zeitnah zur OP → je nach Eingriff bzw. Substanz am Abend vor oder am Abend nach der OP
- Dauer:
  - In der Regel werden Patienten auch mit fortbestehendem Thromboembolierisiko früh aus der stationären Behandlung entlassen, sodass vor Entlassung eine erneute Risikoeinschätzung vorzunehmen und die Prophylaxemaßnahmen entsprechend anzupassen sind.
  - Empfohlen wird z. B. bei OPs im Bauch- oder Beckenbereich mind. 5–7d, nach Eingriffen am Hüftgelenk oder nach onkologischen Eingriffen 28–35d.
- Kontraindikationen: HIT II (heparininduzierte Thrombozytopenie), Heparinallergie bzw. -unverträglichkeit; starke Blutung, septische Endokarditis, Erkrankungen, bei denen der Verdacht auf Läsionen des Gefäßsystems besteht (z. B. Hirnblutung)
- Alternativen bei Heparin-Unverträglichkeit: z. B. Fondaparinux

Merke

- niedermolekulares Heparin (= NMH), z. B. Fragmin, Fraxiparin, Mono Embolex NM, Clexane:
  - Vorteil: längere Halbwertszeit → Gabe 1 × täglich ausreichend, weniger Nebenwirkungen (z. B. HIT-II-Risiko geringer als bei UFH), Subkutangabe möglich
  - Nachteil: nur zur s. c.-Gabe zugelassen, höhere Kosten, Cave bei Niereninsuffizienz → Gefahr der Akkumulation!
  - bei Adipositas gewichtsadaptierte Dosierung!
- unfraktioniertes Heparin (= UFH), z. B. Liquemin, Calciparin:
  - Vorteil: kostengünstiger als NMH, leicht antagonisierbar
  - Nachteil: Monitoring durch aPTT notwendig
  - regelmäßige Bestimmung der Thrombozytenzahl, da Risiko für HIT II ab 5. Therapietag ↑

Cave

Thrombozytenaggregationshemmer (z. B. ASS, Clopidogrel) sind zur perioperativen Thromboseprophylaxe nicht geeignet!

Vitamin-K-Antagonisten (Cumarine, z. B. Marcumar) und DOAK (direkte orale Antikoagulanzien, z. B. Rivaroxaban) werden i. d. R. zur Langzeitantikoagulation eingesetzt und werden perioperativ oft durch Heparine ersetzt („Bridging").

44.12 Mögliche Komplikationen

- Heparin-induzierte Thrombozytopenie:
  - Komplikation bei der Behandlung mit Heparin
  - Dabei kommt es zu einer Verminderung der Thrombozytenzahl bei gleichzeitiger paradoxer Thromboseneigung.
- HIT Typ I (häufigere, nicht immunologische Frühform): klinisch harmlos, beruht auf direkten Wechselwirkungen von Heparin mit den Thrombozyten
- HIT Typ II (seltenere, immunologisch bedingte Form):
  - potenziell lebensbedrohlich
  - Es kommt zur Immunreaktion und Ausbildung von Antikörpern gegen den Komplex aus Plättchenfaktor 4 (PF4) und Heparin.

44.13 Dokumentation

- Die getroffene Risikoabschätzung einer Thromboembolieprophylaxe und die sich daraus ergebenden Maßnahmen müssen bezüglich des Nutzens, Risikos und Alternativen mit dem Patienten besprochen und dokumentiert werden.
- Die wesentlichen Inhalte sollen schriftlich dokumentiert werden.
- Die etwaige Verweigerung des Patienteneinverständnisses und/oder den ärztlichen Verzicht auf eine Prophylaxe sollte der/die Arzt/Ärztin in die Patientenakte aufnehmen.

44.14 Postoperatives/Postinterventionelles Management

- niedermolekulares Heparin (NMH): Nachweis der Anti-Xa-Aktivität möglich, aber selten notwendig, Kontrolle der Thrombozytenzahl
- unfraktioniertes Heparin (UFH): aPTT, Kontrolle der Thrombozytenzahl
- Vitamin-K-Antagonisten (VKA): TPZ zur INR-Bestimmung
- direkte orale Antikoagulanzien (DOAK): i. d. R. nicht notwendig, für DOAK vom Anti-FIIa-Typ ggf. Ecarin-Clotting-Time (ECT), für DOAK vom Anti-FXa-Typ Anti-Faktor-Xa-Aktivität

44.15 Besonderheiten bei bestimmten Personengruppen

44.15.1 Besonderheiten bei Schwangeren

- Die Inzidenz venöser Thromboembolien steigt vor und nach einer Geburt um etwa das 5- bzw. 15-Fache im Vergleich zur Allgemeinbevölkerung an.
- Aufgrund des jüngeren Alters der Schwangeren wird das Risiko bei nicht vorhandenen dispositionellen Risikofaktoren als gering eingestuft.

- Eine Entbindung per Kaiserschnitt erhöht das Risiko eines Thromboembolie-Ereignisses um den Faktor 5 im Vergleich zur vaginalen Entbindung.
- Insgesamt kann die Sicherheit der medikamentösen VTE-Prophylaxe mit Heparinen für das ungeborene Kind als sehr hoch gelten.

Merke

M!

Vor und nach einer natürlichen Geburt oder einer Entbindung per Sectio ist bei Frauen, bei denen keine zusätzlichen Risikofaktoren vorliegen, eine medikamentöse Thromboembolieprophylaxe nicht erforderlich!

Liegen Risikofaktoren für eine VTE vor, sollte zusätzlich zur nicht medikamentösen Thromboembolieprophylaxe eine medikamentöse Prophylaxe mit NMH für die Dauer des erhöhten Risikos bzw. im Wochenbett (bis 6 Wochen postpartal) durchgeführt werden!

44.15.2 Besonderheiten bei Kindern und Jugendlichen

- Die Indikation einer medikamentösen Thromboembolieprophylaxe ist bei komplexen, pädiatrischen Traumapatienten individuell zu entscheiden, es existieren jedoch keine international gültigen, allgemeinen Richtlinien für Thromboembolieprophylaxe im Kindesalter.
- Vor der Pubertät ist eine Thromboseprophylaxe sehr selten notwendig, da hier die Blutungsgefahr den Nutzen übersteigt.

44.15.3 Besonderheiten bei anderen Personen- bzw. Risikogruppen

- Immobilisation ohne akute Erkrankung:
  - keine Begründung für Thromboembolieprophylaxe
  - Dauerhaft bettlägerige Patienten oder Patienten im Rollstuhl, die zu Hause oder im Heim gepflegt werden, benötigen keine über die allgemeinen Basismaßnahmen hinausgehenden Prophylaxe, solange keine schwere, akute und über mehrere Tage anhaltende Erkrankung hinzutritt.
- langdauernde Flug- oder Busreisen:
  - kaum quantifizierbares Thromboembolierisiko
  - erfordern keine speziellen Prophylaxemaßnahmen – Empfehlung zu Basismaßnahmen

44.16 Literatur

Wichtige Internetadressen

- ausführliche Informationen: https://register.awmf.org/assets/guidelines/003-001l_S3_VTE-Prophylaxe_2015-10-abgelaufen_01.pdf

44

45 Bettseitige Gerinnungsdiagnostik mit der Viskoelastometrie

Christian Weber, Kai Zacharowski

45.1 Steckbrief

Weil die Ergebnisse der konventionellen Laborgerinnungsanalytik für die Diagnostik und die Therapiesteuerung von Koagulopathien ungeeignet sind, werden zu diesem Zweck so genannte Point-of-Care-Verfahren eingesetzt. Unter diesem Oberbegriff werden verschiedene Methoden zusammengefasst, denen die Möglichkeit zur schnellen, bettseitig verfügbaren Analyse eines Teilbereichs der Hämostase gemeinsam sind. Metaanalysen zeigten, dass der Einsatz von POC-Methoden die Transfusionsrate allogener Blutprodukte reduzieren und das klinische Ergebnis koagulopathischer Patienten verbessern kann. Die Thrombozytenfunktion wird oftmals mittels aggregometrischer Methoden charakterisiert, während viskoelastische Verfahren genutzt werden, um die Gerinnselbildungszeit, -festigkeit und -stabilität zu untersuchen. Die Methodik moderner POC-Verfahren kann auf Testkassetten basieren, die eine nahezu autonome Analytik ermöglichen, sodass aufwändige Pipettierarbeiten entfallen.

45.2 Synonyme

- Thrombelastogramm
- Thrombelastograf
- Viskoelastometer
- Viskoelastometrie
- bettseitige Gerinnungsdiagnostik
- Point-of-Care-Verfahren

45.3 Keywords

- Point-of-Care-Verfahren
- Gerinnungsdiagnostik
- Thrombelastografie
- Hämotherapie
- POC coagulation analyses
- viscoelastic measures
- hemotherapy

45.4 Überblick

- Weil die Ergebnisse der konventionellen Laborgerinnungsanalytik für die Diagnostik und die Therapiesteuerung von Koagulopathien ungeeignet sind, werden zu diesem Zweck so genannte Point-of-Care-Verfahren eingesetzt [309][317].
- In den vergangenen 20 Jahren haben sich viskoelastische POC-Methoden im klinischen Alltag etabliert, weil sie eine rasche Diagnostik von Koagulopathien und eine zielgerichtete Hämotherapie ermöglichen. Durch eine Erweiterung des klassischen Testportfolios rückt seit einigen Jahren das viskoelastische Monitoring der direkten oralen Antikoagulanzien (DOAC, DOAK) und des fibrinolytischen Systems in den Vordergrund.
- POC-Verfahren können außerhalb eines Zentrallabors in unmittelbarer Nähe des Patienten (bettseitig) betrieben werden.
  - Üblicherweise sind die nötigen Reagenzien sofort einsatzbereit und es sind keine aufwändigen präanalytischen Arbeitsschritte (z. B. Zentrifugation) nötig.
  - POC-Verfahren zeichnen sich typischerweise durch einfache Ergebnisinterpretation aus (z. B. Analyse der Blutzuckerkonzentration mittels Teststreifensystems).
  - Auch die viskoelastischen Methoden zur bettseitigen Diagnostik der Hämostase gelten als POC-Verfahren, obwohl in Abhängigkeit des Verfahrens die Durchführung der Messungen und auch die Ergebnisinterpretation anspruchsvoll sein können.
  - Im deutschsprachigen Raum finden aktuell hauptsächlich die Methoden ROTEM (Werfen), CloPro und TEG6 s (Haemonetics) Anwendung.
  - Sie unterscheiden sich in den der jeweiligen Testmethode zugrunde liegenden Testprinzipien und den diagnostischen Spektren.
  - Es existieren methodenspezifische Hämotherapie-Algorithmen [315].
- Die Analyse der aktivierten partiellen Thromboplastinzeit (aPTT), des Quick- bzw. INR-Werts sowie der Thrombozytenzahl gilt als die Standard-Gerinnungsdiagnostik, die insbesondere bei der Therapie von Hämorrhagien/Koagulopathien um die Analyse der Fibrinogenkonzentration ergänzt werden kann. Zwei besonders relevante Limitationen schränken den klinischen Stellenwert der sogenannten konventionellen laboranalytischen Gerinnungsdiagnostik ein:
  - eingeschränkte Sensitivität und Spezifität
    - Normwertabweichungen von aPTT und INR stehen oft in keinem Zusammenhang mit dem Ausmaß einer Koagulopathie [314].
    - Die Parameter eignen sich daher weder für die Diagnostik noch die Therapiesteuerung von Gerinnungsstörungen.
    - Manche Koagulopathien (z. B. Einzelfaktordefizite, Von-Willebrand-Syndrom, medikamentöse Einschränkung der Hämostase, beispielsweise durch Aggregationshemmer oder direkte orale Antikoagulanzien (DOAC)) bilden sich nicht oder nur unspezifisch in der klassischen Gerinnungsdiagnostik ab.
    - In einzelnen Teilbereichen, wie beispielsweise dem Monitoring der Effekte von DOAC, kann die Viskoelastometrie sensitivere und spezifischere Diagnostik ermöglichen [313].
  - verzögerte Ergebnisbereitstellung
    - Bei der konventionellen Gerinnungsdiagnostik variiert die Dauer zwischen Blutentnahme und Ergebnisbereitstellung in Abhängigkeit verschiedener Prozesse (Präanalytik, Analytik, Validierung) und kann auch in Abhängigkeit personeller Ressourcen, Priorisierung und Uhrzeit mehr als 60 min betragen [316].
    - Mit zunehmender Verzögerungsdauer werden die übermittelten Ergebnisse weniger brauchbar.
    - Weil bei der Durchführung von viskoelastischer Gerinnungsdiagnostik keine präanalytischen Schritte nötig sind und die Messung direkt nach der Blutentnahme starten kann, liegen erste verwertbare Ergebnisse (Clotting Time, CT) üblicherweise bereits nach weniger als 5 min nach dem Analysestart vor.
    - Einzelne Ergebnisparameter, z. B. die Lysezeit (LT), stehen in Abhängigkeit von klinischer Fragestellung und gewähltem Testansatz nach einer Analysezeit von ca. 30–60 min zur Verfügung.
- Im vorliegenden Kapitel wird auf die Viskoelastometrie fokussiert, deren Einsatz zur Therapiesteuerung z. B. bei der Versorgung von polytraumatisierten Patienten oder Patientinnen mit geburtshilflichen Blutungen in aktuellen Leitlinien empfohlen wird [312].
- Die Methodik der Viskoelastometrie wurde erstmalig 1948 beschrieben [310]. Sie basiert auf dem „Cup & Pin“ – Prinzip:
  - Ein Pin ragt in eine mit antikoaguliertem Blut gefüllte Zelle und dreht sich dort ungehindert.

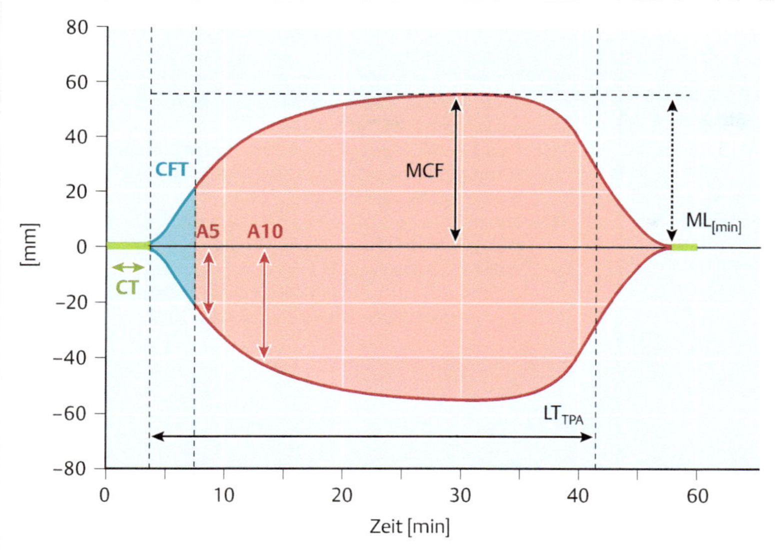

Abb. 45.1 Viskoelastometrie ROTEM/ClotPro. CT = Clotting Time, A5 und A10 = Gerinnselfestigkeit 5 min bzw. 10 min nach Beginn der Gerinnselbildung, MCF = maximale Clotfestigkeit, LTTPA = Lysezeit im TPA-Test (nur beim ClotPro-System verfügbar, ML [min] = maximale Lyse nach x Minuten. Die CT reflektiert das plasmatische System; eine verlängerte CT-Zeit kann hinweisgebend für extrinsischen (CT-EXTEM/EXTEST) bzw. intrinsischen (CT-INTEM/INTEST) Faktorenmangel oder eine Heparinwirkung (CT-INTEM/INTEST). Die A5/A10-Werte sowie die MCF reflektieren die Gerinnselfestigkeit zu verschiedenen Zeitpunkten und können bei Reduktion hinweisgebend für einen Fibrinogenmangel und/oder eine Thrombozytopenie sein. Die LT im TPA-Test und die ML bzw der Lyseindex (LI) fokussieren auf das fibrinolytische System und können eine vermehrte bzw. reduzierte fibrinolytische Aktivität indizieren [318].

- Patentrechtlich notwendig gewordene Modifikationen dieser Entwicklung basieren weiterhin auf einer Bewegung des Pins in der Zelle, die anders als bei der erstbeschriebenen Methode z. B. auch durch ein Auf und Ab des Pins oder durch ein Rotieren der Zelle realisiert wird.
- Sobald das Blut nach Hinzugabe verschiedener Agonisten zu Gerinnen beginnt, muss der rotierende PIN einen ansteigenden Widerstand überwinden.
- Die Widerstandsänderung wird grafisch in Relation zur Messdauer aufgetragen und es resultiert das klassische Viskoelastogramm (▶ Abb. 45.1).

45.5 Indikationen

- Überall dort, wo potenziell koagulopathische Patienten behandelt werden, können POC-Methoden zum Einsatz kommen. Ihr Einsatzspektrum erstreckt sich von der hämostaseologischen Ambulanz über die anästhesiologische Prämedikationsambulanz und die Notfallambulanz bzw. den Schockraum bis zum Operationssaal und die Intensivstation.
- Eine Verkürzung der CT-Zeiten kann auf Hyperkoagulopathie und Thrombophilie hinweisen; eine Verlängerung der CT-Zeit im TPA-Test des ClotPro-Systems kann auf eine Einschränkung der Fibrinolyse hinweisen, die bei der Trauma-induzierten Koagulopathie [311] oder auch bei der Sepsis auftritt. Deswegen wird die Viskoelastometrie vermehrt auch zur Abschätzung des Thromboserisikos eingesetzt.
- Keines der verfügbaren Verfahren ermöglicht eine umfassende Analyse der Hämostase. Wichtige und auch relativ häufige Ursachen für Koagulopathien können unentdeckt bleiben (z. B. Hypothermie-induzierte Koagulopathie, Einzelfaktormangelzustände usw.).

45.6 Kontraindikationen

- Es existieren keine absoluten Kontraindikationen für die Anwendung von POC-Verfahren zur Gerinnungsdiagnostik.
- Relative Kontraindikationen sind Zustände, die zur Fehlinterpretation der Ergebnisse und Durchführung einer inadäquaten Hämotherapie führen können.
- So kann eine Hypothermie bei viskoelastischer Diagnostik fälschlicherweise das Bild eines Gerinnungsfaktorendefizits verursachen.

45.7 Aufklärung und spezielle Risiken

- POC-Verfahren zur Gerinnungsdiagnostik bergen – abgesehen von der Blutentnahme – keine speziellen Risiken.
- Eine Risikoaufklärung vor Durchführung einer hämostaseologischen Diagnostik ist nicht erforderlich.

45.8 Personal, Material und Einstelltechnik

- Für diese Methode sind keine Besonderheiten bei Personal, Material oder Einstelltechnik zu berücksichtigen.

45.9 Durchführung

- Diese Methode wird gemäß den Anweisungen des jeweiligen Herstellers durchgeführt und vermessen.

45.10 Mögliche Fehler und Fallstricke

- Die Blutproben werden im Rahmen der Analyse rekalzifiziert und auf 37 °C aufgewärmt.
- Koagulopathien, die durch pathologische Rahmenbedingungen (Hypothermie, Azidose, Hypokalzämie) bedingt sind, können deswegen nicht sensitiv und spezifisch abgebildet werden:
  - Einzelfaktordefizite werden nicht abgebildet (z. B. hereditärer Faktor-XIII-Mangel).
  - Antikoagulanzien (Xa- oder IIa-Inhibitoren) werden vom klassischen Test-Spektrum nicht detektiert, spezielle Tests sind aktuell nur für das System Clotpro verfügbar.
  - Die Wirkung von Thrombozytenaggregationshemmern wird nicht sensitiv und spezifisch abgebildet.
  - Es existieren keine allgemein gültigen Grenzwerte bzw. Therapie-Algorithmen. Die POC-basierten Hämotherapie-Algorithmen müssen deswegen auf der Klinikebene an das jeweilige Patientenkollektiv angepasst werden.

45.11 Literatur

Quellenangaben

[309] Haas T et al. Usefulness of standard plasma coagulation tests in the management of perioperative coagulopathic bleeding: is there any evidence? Br J Anaesth 2015; 114: 217–224

[310] Hartert H. [Blood clotting studies with Thrombus stressography; a new Investigation procedure]. Klin Wochenschr 1948; 26: 577–583

[311] Moore EE et al. Trauma-induced coagulopathy. Nat Rev Dis Primers 2021; 7: 30

[312] Rossaint R et al. The European guideline on management of major bleeding and coagulopathy following trauma: sixth edition. Crit Care 2023; 27: 80

[313] Sahli SD et al. The impact of direct oral anticoagulants on viscoelastic testing – A systematic review. Front Cardiovasc Med 2022; 9: 991 675

[314] Samuelson BT et al. Laboratory Assessment of the Anticoagulant Activity of Direct Oral Anticoagulants: A Systematic Review. Chest 2017; 151: 127–138

[315] Schmitt FCF et al. [Update on point-of-care-based coagulation treatment : Systems, reagents, device-specific treatment algorithms]. Anaesthesiologie 2024; 73: 110–123

[316] Toulon P et al. Point-of-care versus central laboratory coagulation testing during haemorrhagic surgery. A multicenter study. Thromb Haemost 2009; 101: 394–401

[317] Weber CF, Zacharowski K. Perioperative point of care coagulation testing. Dtsch Arztebl Int 2012; 109: 369–375

[318] Weber CF, Zacharowski K. Point of Care Testing in der Gerinnungsanalytik. In: Marx G, Muhl E, Zacharowski K, Zeuzem S, Hrsg. Die Intensivmedizin. Berlin, Heidelberg: Springer; 2023

VI

Teil VII

Atemwegssicherung und Beatmung

VII

46 Larynxmaske

Dirk Meininger

46.1 Steckbrief

Larynxmasken werden regelhaft bei elektiven Operationen an nüchternen Patienten eingesetzt, im ambulanten Bereich gelten sie als Standardverfahren zur Atemwegssicherung während Allgemeinanästhesien. Neben Design und Aufbau haben sich auch die Indikationen verändert. Entwicklungen der letzten Jahre zielten auf eine Minimierung der gastralen Luftinsufflation durch bessere Abdichtung und einen Zugang zum oberen Ösophagussphinkter ab. Larynxmasken, die über einen gastralen Zugangsort verfügen und besser abdichten, werden als Larynxmasken der 2. Generation bezeichnet. Neben der Routineanwendung sind sie insbesondere beim Management des schwierigen Atemwegs und in Notfallsituationen etabliert und integraler Bestandteil von zahlreichen Atemwegsalgorithmen.

46.2 Synonyme

- Kehlkopfmaske
- LAMA
- LMA
- brain tube

46.3 Keywords

- Atemwegsmanagement
- difficult airway
- supraglottischer Atemweg
- extraglottischer Atemweg

46.4 Überblick

- Die erste Larynxmaske – Laryngeal Mask Airway (LMA) Classic – wurde 1983 vom englischen Anästhesisten Archie Brain als Alternative zur Gesichtsmaske und der endotrachealen Intubation in die klinische Praxis eingeführt [319]. In Deutschland ist sie seit 1990 kommerziell verfügbar und findet seither eine stetige Erweiterung ihres Indikationsspektrums.
- Die Larynxmaske kann häufig eine qualitativ bessere Beatmung als eine Gesichtsmaske ermöglichen und ist weniger invasiv einzuführen als ein endotrachealer Tubus.
- Im Vergleich zur Gesichtsmaske bestechen Larynxmasken durch eine bessere Abdichtung des Larynx mit geringerer Leckage und ggf. verminderter Narkosegasbelastung der Umgebung. Auch die Bindung des Anästhesisten wird durch den Einsatz im Vergleich zur Gesichtsmaske reduziert.
- Gegenüber der endotrachealen Intubation können bei Anwendung der Larynxmaske hämodynamische Schwankungen während der Narkose Ein- und Ausleitung reduziert werden.
  - Verletzungen der Zähne, des Larynx, des Pharynx und die Inzidenz von postoperativer Heiserkeit und Halsschmerzen können durch die Anwendung einer Larynxmaske im Vergleich zur endotrachealen Intubation ebenfalls reduziert werden.
  - Zudem kann auf die routinemäßige Anwendung von Muskelrelaxanzien zur Intubation verzichtet werden, womit auch die Gefahr für postoperative Restrelaxierungen verringert wird.
- Die klassische Larynxmaske besteht aus einem ellipsoiden Maskenanteil mit einem integrierten Cuff.
  - An den Maskenteil schließt sich ein Schaft mit Normkonnektor zum Anschluss eines Beatmungsfilters, Beatmungsbeutels oder eines Beatmungs- oder Narkosegeräts.
  - Nach korrekter Positionierung der Larynxmaske und Insufflation des Cuffs über einen eigenen Schlauch dichtet die Maske den Eingang des Larynx ab.

46.5 Indikationen

- Larynxmasken eignen sich zur kurzzeitigen maschinellen Beatmung bei Patienten ohne erhöhtes Aspirationsrisiko, bei denen keine Beatmungsprobleme (z. B. Sekretverhalt, hohe Beatmungsdrücke) zu erwarten sind.
- Der Einsatz auf der Intensivstation ist bislang einigen wenigen Indikationen vorbehalten: Management des schwierigen Atemwegs in Notfallsituationen sowie Beatmung während perkutaner Dilatationstracheotomie.
- In der Notfallmedizin kann bei frustraner Laryngoskopie und auch bei schwieriger Maskenbeatmung die Ventilation über eine korrekt positionierte Larynxmaske möglich sein.

46.6 Kontraindikationen

- unmögliche Platzierung der Larynxmaske durch:
  - eingeschränkte Mundöffnung
  - anatomische Besonderheiten
  - pharyngeale Raumforderungen
  - Blutungen oder Infektionen
- erhöhtes Aspirationsrisiko
- erhöhtes Risiko für hohe Beatmungsdrücke
- Notwendigkeit einer wiederholten trachealen Absaugung
- relative Kontraindikationen:
  - große abdominelle Eingriffe
  - Schwangerschaft > 14SSW
  - sitzende Position
  - Operationen am Atemweg
  - laparoskopische Eingriffe
  - BMI > 30
  - eingeschränkte Lungencompliance

46.7 Aufklärung und spezielle Risiken

- Postoperative Halsschmerzen und Schluckbeschwerden treten gehäuft auf, in einzelnen Fällen auch Zahnschäden bei In- und Extubation, aber auch durch Biss des Patienten auf den Tubus in der Aufwachphase.
- Bei unsachgemäßer Einlage der Larynxmaske sind auch schmerzhafte Abrisse des Zungenbändchens beschrieben.

46.8 Vorbereitende Diagnostik

- Vor Einlage sollten Mundöffnung, Reklination und der Zahnstatus des Patienten geprüft werden.

46.9 Anästhesie

- Nach Einleitung einer Allgemeinanästhesie (intravenös oder auch inhalativ) kann die Larynxmaske unabhängig von der Verwendung eines Muskelrelaxans leicht eingebracht werden.

46.10 Personal, Material und Einstelltechnik

- Larynxmaske
- Gesichtsmaske
- Atemgasfilter
- Gel zum Benetzen der Larynxmaske (und zur Lagekontrolle bei 2. Generation)
- Einleitungsmedikamente
- Handschuhe
- Beatmungsbeutel/Beatmungsgerät/Narkosegerät
- Standardmonitoring: SpO_2, EKG, NIBP

46.11 Vorbereitung

- Für diese Methode ist keine spezielle Vorbereitung notwendig.

46.12 Anatomie

- Im Gegensatz zum Endotrachealtubus kommt die Larynxmaske supraglottisch zum Liegen.
- Der aufblasbare elliptische Cuff entfaltet sich im Hypopharynx und sorgt für eine Abdichtung des Raumes um und hinter dem Kehlkopf.
- Durch die supraglottische Lage kommt es praktisch zu keiner Reizung des Larynx oder der Trachea.

46.13 Durchführung

46.13.1 Zugangswege

- oral

46.13.2 Lagerung

- Patient ist in Rückenlage

46.13.3 Durchführung Schritt für Schritt

- Das enorale Einführen einer klassischen Larynxmaske erfolgt unter digitaler Führung in mehreren Schritten.
- Zunächst wird die passende Larynxmaske (1. oder 2. Generation), der passenden Größe für den Patienten ausgewählt und mit Gleitmittel benetzt.
- Nach Präoxygenierung und Narkoseeinleitung wird der Kopf des Patienten leicht überstreckt und der Mund des Patienten geöffnet.
- Gehalten wird die Larynxmaske so, dass der Zeigefinger unter der Cufflippe auf dem Tubus liegt (▶ Abb. 46.1a).
- Die Maske wird zunächst in Richtung des harten Gaumens eingeführt (▶ Abb. 46.1b), danach wird die Larynxmaske unter digitaler Führung weiter in Richtung Kehlkopf (▶ Abb. 46.1c) vorgeschoben.
- Gegebenenfalls muss die Zunge des Patienten digital fixiert werden, damit sie beim Vorschieben der Maske nicht umschlägt.

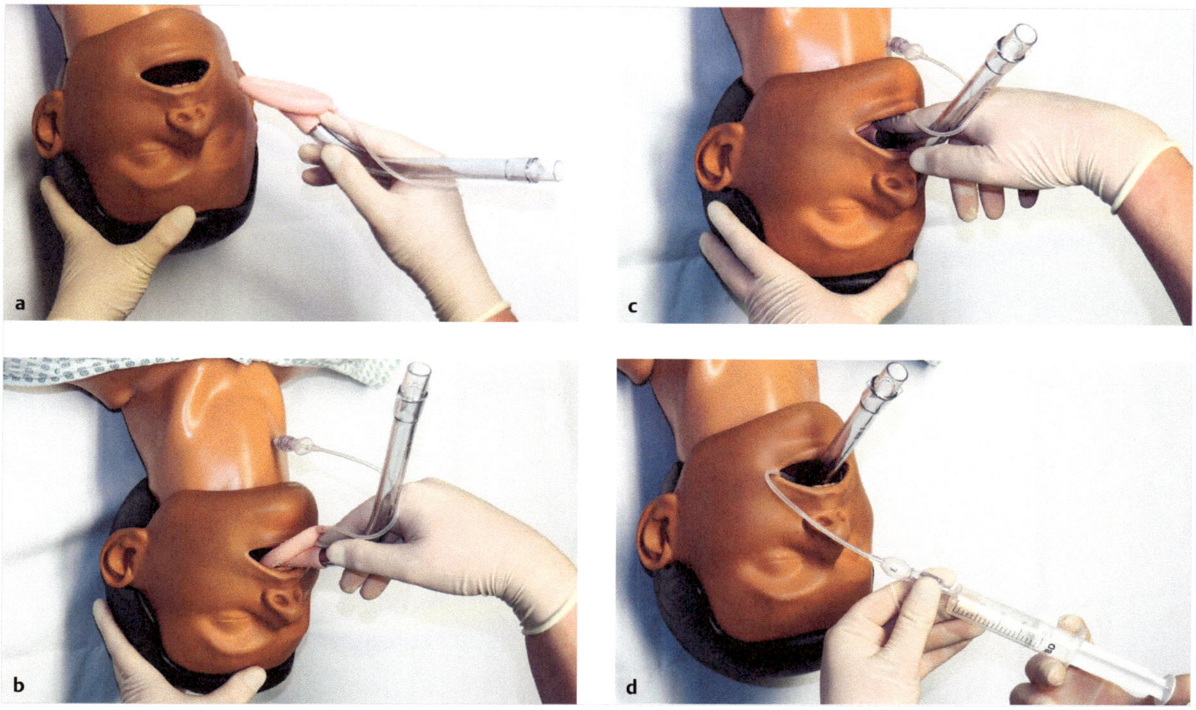

Abb. 46.1 Larynxmaske.
a Halten Sie die Larynxmaske so, dass der Zeigefinger unter der Cufflippe auf dem Tubus liegt.
b Einführen der klassischen Larynxmaske in Richtung des harten Gaumens.
c Weiteres Vorschieben der Larynxmaske mit enoraler Führung.
d Aufblasen des Cuffs.
(Quelle: Dembinski R, Scholtyschik D. Die Larynxmaske – Schritt für Schritt. Dtsch Med Wochenschr 2019; 144: 690–694)

- Bei Erreichen eines federnden Widerstands ist der Cuff entsprechend den Herstellerangaben aufzublasen (▶ Abb. 46.1d) und die korrekte Platzierung sowie Auskultation der Ventilation zu prüfen.
- Dabei ist auf offensichtliche Leckagen bei der Inspiration zu achten.

46.14 Mögliche Fehler und Fallstricke

- Bei unzureichender Narkosetiefe kann die Einlage durch eine unzureichende Mundöffnung des Patienten erschwert sein, nach korrekter Anlage kann durch aktives Pressen des Patienten gegen die Beatmung diese erschwert, gar unmöglich sein. In diesen Fällen sollte entweder auf eine maximale Wirkung der Medikamente zur Allgemeinanästhesie gewartet oder die Narkose vertieft werden.
- Bei gewissen Operationen im Bereich des Oberkörpers können Tubus der Larynxmaske, Beatmungsfilter und -schläuche auf das Operationsfeld reichen; hier kann durch ein Winkelstück (Gänsegurgel) zwischen Tubus der Larynxmaske und Atemgasfilter Abhilfe geschaffen werden.
- Bei großen Leckagen sollte der Cuffdruck geprüft werden und die Maske ggf. gegen eine größere Maske oder bei Anwendung eines 1. Generationsprodukts auf Produkte der 2. Generation gewechselt werden.
- Tipps zur Problemlösung s. ▶ Tab. 46.1

46.15 Mögliche Komplikationen

- Da es sich um einen supraglottischen Atemweg handelt, ist ein sicherer Aspirationsschutz (im Vergleich zu einem geblockten Endotrachealtubus) nicht gegeben.

46.16 Dokumentation

- Jede Intervention am Patienten bedarf einer sorgfältigen und zeitnahen Dokumentation.
- Aus forensischen Gründen sollten neben der Größe und Art der verwendeten Larynxmaske die Liegedauer der Larynxmaske (oder In- und Extubationszeit), Zahnstatus vor/nach Einlage, aufgetretene Komplikationen (z. B. Blutung im Bereich des Gaumens) sowie der Cuffdruck dokumentiert werden.

Tab. 46.1 Tipps zur Problemlösung bei der Anwendung von Larynxmasken [320].

Probleme nach Platzierung	mögliche Ursachen	potenzielle Lösung
ungenügende Dichtigkeit/Leckage (hörbares Leck, insuffiziente Beatmung)	Maske sitzt nicht tief genug	Maske weiter vorschieben
	zu flache Narkose	Narkose vertiefen
	Cuff überfüllt	Cuffdruck kontrollieren und ggf. anpassen
Luftaustritt aus dem ösophagealen Drainagekanal	Maske sitzt nicht tief genug	Maske weiter vorschieben
	Maske sitzt im Kehlkopfeingang	Maske neu platzieren
	offener oberer Ösophagussphinkter	überprüfen und ggf. Magensonde einlegen
Atemwegsobstruktion (hohe Atemwegsdrücke, Stridor, Geräusche)	Maske sitzt im Kehlkopfeingang	Maske neu platzieren
	Cuff teilweise nach medial Umgeschlagen	kleinere Maskengröße ausprobieren, Cuffdruck kontrollieren und ggf. anpassen
	distale Maskenspitze sitzt im oberen Larynxeingang und blockiert die Stimmbänder	adäquate Anästhesietiefe sicherstellen, Cuffdruck prüfen, Kopf in Neutralposition lagern
Mageninsufflation	distale Maskenspitze nach hinten umgeschlagen	Maske neu platzieren oder Maskenspitze mit Finger korrigieren
	Maske sitzt nicht tief genug	Maske weiter vorschieben
Maskendislokation	Cuff überfüllt	Cuffdruck kontrollieren und ggf. anpassen
	distale Maskenspitze nach hinten umgeschlagen	Maske neu platzieren oder Maskenspitze mit Finger korrigieren
	insuffiziente Fixierung	Fixierung optimieren
Widerstand beim Einlegen der Magensonde	ungenügende Gleitfähigkeit	Gleitmittel
	distale Maske nach hinten umgeschlagen	Maske neu platzieren oder Maskenspitze mit Finger korrigieren
	Maske sitzt nicht tief genug	Maske weiter vorschieben
	Maske sitzt im Kehlkopfeingang	Maske neu platzieren
	Cuff überfüllt	Cuffdruck kontrollieren und ggf. anpassen

- Bei 2. Generations Larynxmasken sollte ggf. die Anlage und Größe der Magensonde dokumentiert werden und die Durchführung der Tests zur Lagekontrolle.

46.17 Postoperatives/ Postinterventionelles Management

- Bei dieser Methode ist kein postoperatives/postinterventionelles Management notwendig.

46.18 Ergebnisse

- Bei Larynxmasken der 2. Generation kann die richtige Positionierung über 2 Testverfahren kontrolliert werden:
  - „Bubble-Test": Bei Benetzung des Drainagekanals mit Gel bilden sich bei nicht korrekter Lage und entsprechenden Luftleckagen Bläschen an der Spitze des Drainagekanals.
  - „Supra-Sternal-Notch-Test": Bei korrekter Positionierung führt Druck auf das Jugulum zu einer Kompression des Cuffs und damit zu einer drucksynchronen Bewegung des Gels.

46.19 Besonderheiten bei bestimmten Personengruppen

46.19.1 Besonderheiten bei Schwangeren

- Bei Schwangeren gibt es keine Besonderheiten zu berücksichtigen.

46.19.2 Besonderheiten bei Kindern und Jugendlichen

- Bei Kindern und Jugendlichen gibt es keine Besonderheiten zu berücksichtigen.

46.20 Literatur

Quellenangaben

[319] Brain AI. The laryngeal mask – a new concept in airway management. Br J Anaest 1983; 55: 801–805

[320] Bein B, Francksen H, Steinfahrt M. Atemwegsmanagement – Supraglottische Atemwegshilfen. Anästhesiol Intensivmed Notfallmed Schmerzther 2011; 46: 598–606

47 Larynxtubus

Dirk Meininger

47.1 Steckbrief

Der Larynxtubus dient als alternatives Hilfsmittel zur temporären Atemwegssicherung in Notfallsituationen, z. B. der kardiopulmonalen Reanimation sowohl im klinischen als auch im präklinischen Umfeld. Bei korrekter, blinder Platzierung erlaubt er eine adäquate und zügige Ventilation. Wird der Larynxtubus im Rahmen einer kardiopulmonalen Reanimation eingesetzt, so kann die Einlage ohne Unterbrechung der Thoraxkompressionen erfolgen. Zur Minimierung der gastralen Luftinsufflation besitzen Larynxtuben der 2. Generation (LTS II; Larynxtubus-Suction) einen gastralen Zugangsport. Diese modifizierten Varianten sind seit 2003 verfügbar. Verschiedene Größen erlauben den Einsatz vom Neugeborenen (Größe 0) bis zum Erwachsenen (Größe 4–5). Zudem gibt es wiederverwendbare Larynxtuben und Einwegprodukte (LT-D und LTS-D; D = disposable). Das aktuelle Modell des LTS-D kam 2014 auf den Markt.

47.2 Synonyme

- LT
- LTS
- Larynxtubus
- Larynx-Tubus-Suction
- LTS-II

47.3 Keywords

- Atemwegsmanagement
- difficult airway
- supraglottischer Atemweg
- extraglottischer Atemweg

47.4 Überblick

- Der Larynxtubus (LT) wurde im Jahr 1999 von der Firma VBM Medizintechnik entwickelt und als supraglottische Atemwegshilfe für das Atemwegsmanagement unter elektiven Bedingungen sowie der Notfallmedizin eingeführt [321].
- Im Vergleich zur Gesichtsmaske bestechen Larynxtuben durch eine bessere Abdichtung des Larynx mit geringerer Leckage und ggf. verminderter Narkosegasbelastung der Umgebung. Auch die Bindung des Anästhesisten wird durch den Einsatz des Larynxtubus im Vergleich zur Gesichtsmaske reduziert.
- Gegenüber der endotrachealen Intubation können bei der Anwendung der Larynxtuben hämodynamische Schwankungen insbesondere während der Narkose Ein- und Ausleitung reduziert werden.
  - Auch können Verletzungen der Zähne, des Larynx, des Pharynx und die Inzidenz von postoperativer Heiserkeit und Halsschmerzen durch Anwendung des Larynxtubus im Vergleich zur endotrachealen Intubation reduziert werden.
  - Zudem kann auf eine routinemäßige Muskelrelaxation zur orotrachealen Intubation verzichtet werden, somit reduziert sich auch die Gefahr für eine postoperative Restrelaxierung.
- Der Larynxtubus besteht aus einem an beiden Enden geöffneten Schlauch.
  - Am proximalen Ende befindet sich ein farblich codierter Normkonnektor zum Anschluss an einen Beatmungsbeutel oder ein Narkose- bzw. Beatmungsgerät.
  - Larynxtuben haben zwei Cuffs, einen ösophagealen (kleiner, distal) und einen pharyngealen (größer, proximal).
  - Zwischen beiden Cuffs befindet sich das Beatmungslumen.

47.5 Indikationen

- Larynxtuben gelten als alternatives Hilfsmittel zur temporären Atemwegssicherung für schwierige Atemwege und Reanimationssituationen inner- als auch präklinisch.
- Sie können auch für die mechanische oder spontane Beatmung von Patienten während einer kurzen Anästhesie verwendet werden.
- In der Notfallmedizin kann primär oder bei frustraner Laryngoskopie und auch bei schwieriger Maskenbeatmung die Ventilation über einen korrekt positionierten Larynxtubus möglich sein.

47.6 Kontraindikationen

- komplette Verlegung der oberen Atemwege
- erhöhtes Aspirationsrisiko
- Notwendigkeit einer wiederholten trachealen Absaugung
- unmögliche Platzierung des Larynxtubus durch:
  - extrem eingeschränkte Mundöffnung
  - anatomische Besonderheiten
  - pharyngeale Raumforderungen
  - Blutungen oder Infektionen

47.7 Aufklärung und spezielle Risiken

- Zu den Risiken unter der Anwendung eines Larynxtubus sind Schädigungen der Schleimhaut im Rachenbereich (z. B. Blutungen) zu nennen.
- Zudem wäre eine Überblähung des Magens mit der Gefahr einer Ruptur denkbar.
- Eine Aspiration von Mageninhalt kann nicht sicher ausgeschlossen werden.
- Zudem sind Schwellungen im Zungen- und Mundbereich möglich, die in der Akutsituation vernachlässigbar sind, aber in Folge auch zu einem schwierigen Atemweg führen können.

47.8 Vorbereitende Diagnostik

- Vor Einlage sollten Mundöffnung, Reklination und der Zahnstatus des Patienten geprüft werden.

47.9 Anästhesie

- Nach Einleitung einer Allgemeinanästhesie (intravenös oder auch inhalativ) kann der Larynxtubus unabhängig der Verwendung eines Muskelrelaxans leicht eingebracht werden.

47.10 Personal, Material und Einstelltechnik

- Larynxtubus
- Gesichtsmaske
- Atemgasfilter
- Gel zum Benetzen des Larynxtubus

- Einleitungsmedikamente
- Handschuhe
- Beatmungsbeutel/Beatmungsgerät/Narkosegerät
- Standardmonitoring: SpO_2, EKG, NIBP

47.11 Vorbereitung

- Für diese Methode ist keine spezielle Vorbereitung notwendig.

47.12 Anatomie

- Im Gegensatz zum endotrachealen Tubus kommt der Larynxtubus supraglottisch zum Liegen.
- Bei korrekter Positionierung liegt der proximale Cuff im Pharynx und wird durch Gaumenbögen und Zungengrund fixiert.
- Der distale Cuff verschließt den Ösophagus.
- Durch die supraglottische Lage kommt es praktisch zu keiner Reizung der Trachea.

47.13 Durchführung

47.13.1 Durchführung Schritt für Schritt

- Nach Öffnen der Verpackung muss der für die Sterilisation notwendige Ventilöffner entfernt werden.
- Es folgt eine Sicht- und Funktionskontrolle des Larynxtubus, dann werden die Cuffs mittels einer Spritze komplett entlüftet und Tubusspitze und -rückseite gleitfähig gemacht.
- Während der Larynxtubus oral eingeführt wird ist ein Chin-Lift-Manöver (Kinn anheben) durchzuführen (▶ Abb. 47.1a). Es ist unbedingt darauf zu achten, dass die Zunge während des Einführens nicht nach hinten fällt.
- Nachdem der große (proximale) Cuff die Zähne passiert hat, wird der Larynxtubus in Richtung Nase abgekippt und am Zungengrund entlang eingeführt (▶ Abb. 47.1b).
- Die Zahnmarkierungen auf dem Tubus sorgen für eine einfache Identifizierung der korrekten Einführtiefe und dienen zudem der einfachen Orientierung bei Repositionierungen. Der Larynxtubus wird bis zur obersten Zahnmarkierung eingeführt (▶ Abb. 47.1c).
- Dann wird mittels farbcodierter Spritze der Cuff belüftet (Druck max. 60 cmH_2O) (▶ Abb. 47.1d). Die korrekte Platzierung wird dann durch Auskultation der Ventilation und der Messung von CO_2 in der Ausatemluft kontrolliert (▶ Abb. 47.1e).
- Beim LTS kann in den speziell dafür vorgesehenen Drainagekanal eine Magensonde eingeführt werden. Über diese können Magenflüssigkeiten und Gase abgesaugt werden.
- Das Einführen der Magensonde dient dabei auch der Prüfung der korrekten Lage des LTS; sollte sich die Magensonde nicht vorschieben lassen, kann dies auf eine umgeknickte Tubusspitze oder eine Fehllage im Sinus piriformis hinweisen.
- In diesen Fällen ist der Tubus zu entfernen und mittels Chin-Lift-Manöver neu zu platzieren.
- Wurde der Larynxtubus zu tief eingeführt ist er mit belüfteten Cuffs zwischen den Bereich der Zahnmarkierungen zurückzuziehen, bis eine widerstandsfreie Beatmung ermöglicht wird.
- Wurde der LTS nicht tief genug eingeführt, ist die Magensonde zu ziehen, anschließend werden die Cuffs komplett entlüftet und der Tubus mittels Chin-Lift-Manöver neu platziert.
- Zum Entfernen des Larynxtubus ist zunächst die Magensonde zu ziehen, anschließend werden die Cuffs mittels Spritze komplett entlüftet und der Tubus mit einer Drehbewegung um den Zungengrund herum aus dem Mund des Patienten herausgezogen.

47.14 Mögliche Fehler und Fallstricke

- Bei unzureichender Narkosetiefe kann die Einlage durch eine unzureichende Mundöffnung des Patienten erschwert sein, nach korrekter Anlage kann durch aktives Pressen des Patienten gegen die Beatmung diese erschwert, gar unmöglich sein. In diesen Fällen sollte entweder auf eine maximale Wirkung der Medikamente zur Allgemeinanästhesie gewartet oder die Narkose vertieft werden.

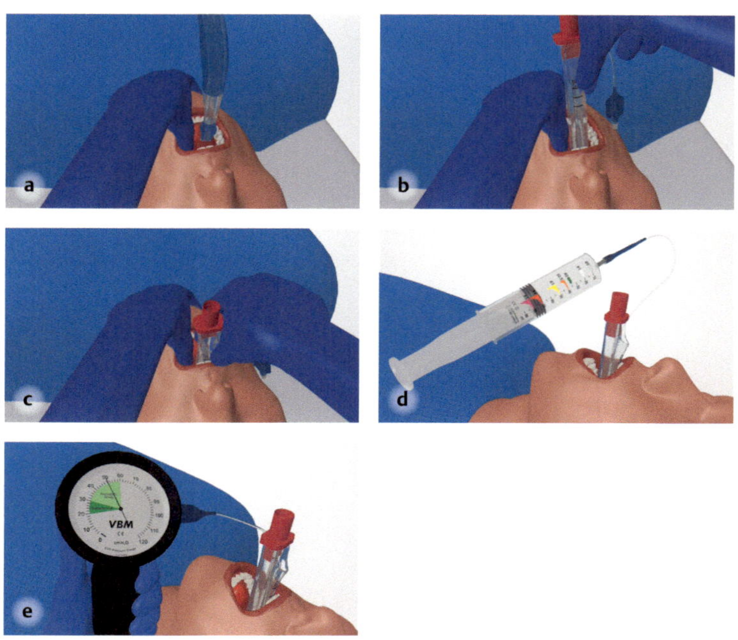

Abb. 47.1 Anwendung eines Larynxtubus.
a Chin-Lift-Manöver.
b Tubus in Richtung Nase abkippen und am Zungengrund entlang einführen.
c Larynx-Tubus bis zur obersten Zahnmarkierung einführen.
d Cuffs mittels farbcodierter Spritze belüften.
e Druckmessung des Cuffs.
(Quelle: Mit freundlicher Genehmigung von VBM Medizintechnik GmbH)

- Bei gewissen Operationen im Bereich des Oberkörpers kann der Tubus des Larynxtubus, Beatmungsfilter und -schläuche auf das Operationsfeld reichen, hier kann durch ein Winkelstück (Gänsegurgel) zwischen Tubus des Larynxtubus und Atemgasfilter Abhilfe geschaffen werden.
- Bei großen Leckagen sollten der Cuffdruck und die korrekte Platzierung geprüft werden (▸ Abb. 47.1e) und der Tubus ggf. gegen einen größeren oder bei Anwendung eines 1. Generationsprodukts auf Produkte der 2. Generation gewechselt werden.

47.15 Mögliche Komplikationen

- Da es sich um einen supraglottischen Atemweg handelt, ist ein sicherer Aspirationsschutz (im Vergleich zu einem geblockten Endotrachealtubus) nicht gegeben.

47.16 Dokumentation

- Jede Intervention am Patienten bedarf einer sorgfältigen und zeitnahen Dokumentation.
- Aus forensischen Gründen sollten neben der Größe und Art des verwendeten Larynxtubus die Liegedauer, Zahnstatus vor/nach Einlage, aufgetretene Komplikationen (z. B. Blutungen im Bereich des Gaumens) sowie der Cuffdruck dokumentiert werden.
- Bei Produkten der 2. Generation sollte zusätzlich die Anlage und Größe der Magensonde dokumentiert werden.

47.17 Postoperatives/ Postinterventionelles Management

- Bei dieser Methode ist kein postoperatives/postinterventionelles Management notwendig.

47.18 Besonderheiten bei bestimmten Personengruppen

47.18.1 Besonderheiten bei Schwangeren

- Bei Schwangeren gibt es keine Besonderheiten zu berücksichtigen.

47.18.2 Besonderheiten bei Kindern und Jugendlichen

- Bei Kindern und Jugendlichen gibt es keine Besonderheiten zu berücksichtigen.

47.19 Literatur

Quellenangaben

[321] Genzwürker H, Hilker T, Hohner E, Kuhnert-Frey. Der Larynxtubus: Eine Alternative für die vorübergehende Oxygenierung bei schwieriger Intubation? Anästhesiologie & Intensivmedizin 1999; 40: 158

48 Koniotomie

Armin Flinspach

48.1 Steckbrief

Die Koniotomie ist als medizinische Notfallmaßnahme zur Eröffnung der Atemwege in Höhe des Kehlkopfs oberhalb der Luftröhre gedacht. Anwendung findet sie in jeglicher Situation, in welcher eine konventionelle Atemwegssicherung durch Endotrachealtubus, durch anatomische Bedingungen, Trauma, Blutungen, Schwellungen oder sonstige Verlegungen nicht möglich ist. Entsprechend selten kommt sie zur Anwendung und wird als letztes Mittel bei akuter Erstickungsgefahr angewandt, zur schnellen Atemwegssicherung. Je nach zugrunde liegender Untersuchung wird der Zeitbedarf für eine Koniotomie zwischen 30–180 s angegeben. Die Koniotomie ist im Gegensatz zur Tracheotomie lediglich ein provisorischer Atemwegszugang, um vorübergehend die Sauerstoffversorgung des Körpers zu gewährleisten und so eine Hypoxie oder Asphyxie zu verhindern.

48.2 Synonyme

- Krikothyreotomie
- Krikothyreoidotomie
- Krikothyroidotomie
- Krikothyreodotomie

48.3 Keywords

- schwieriger Atemweg
- Atemwegsverlegung
- Glottisödem
- invasive Atemwegssicherung

48.4 Überblick

- Die Koniotomie ist als wichtigste invasive Ultima-Ratio-Atemwegssicherung zu begreifen. Ziel ist die schnellstmögliche Herstellung eines Zugangs zum Atemweg zum überbrückenden Erhalt eines Gasaustausches nach Versagen oder Unmöglichkeit alternativer konventioneller Atemwegssicherungen. Eine ausreichende Oxygenierung durch ein entsprechend dünnlumiges Koniotomie Device (ID: 2–4 mm) kann durch entsprechend hohe Sauerstoffstoffanteile im Gasgemisch erreicht werden. Gleichermaßen gelingt eine überbrückende Decarboxylierung.
- Die Koniotomie beabsichtigt unter Zuhilfenahme von Notfallpunktionssets oder einer offenen chirurgischen Präparation einen Atemwegszugang zwischen Schild- und Ringknorpel durch das Lig. cricothyroideum. Die Identifikation der anatomischen Strukturen erfolgt einerseits durch die zirkumferenzielle manuelle Palpation der Trachealvorderwand, um einen möglichst medianen Zugangspunkt aufzusuchen, andererseits auch das Aufsuchen des Schildknorpels und des Unterrandes des Ringknorpels.
- Eine Koniotomie sollte nach Beendigung anderer kritischer Versorgungsfaktoren schnellstmöglich zu einer finalen Atemwegssicherung übergeleitet werden.
- **perkutane Punktionskoniotomie:**
  - Für die Punktion der Trachea durch das Lig. cricothyroideum medianum mittels Nadel oder Koniotomie-Set werden unterschiedliche, steril verpackte, gebrauchsfertige Sets angeboten:
    - Direktpunktion: Quicktrach I &II (VBM Medizintechnik GmbH), Tracheoquick & Tracheoquick Plus (Rüsch)
    - Seldinger-, Dilatatorenset: Melker-Notfall-Katheter Set (Cook Critical Care), Portex Crico Kit (Smith Medical GmbH)
  - Prinzipiell basieren diese Sets auf der einhändigen Palpation der anatomischen Strukturen und Punktion dieser durch das Device in der freien Hand.
- **chirurgische Koniotomie** (▸ Abb. 48.1):
  - Zu unterscheiden ist das in diesem Fall offene Vorgehen unter Zuhilfenahme eines Skalpells. Dies wiederrum bedingt im Sinne einer spitzen Präparation ein deutlich erhöhtes Risiko hinsichtlich der Durchtrennung von vaskulären Strukturen. Selbst kleine Gefäße können hierbei durch eine eintretende Blutung, welche in der entsprechenden Situation kaum zu stillen ist, die Präparation massiv erschweren.
  - Entsprechend hilfreich sind Vorkenntnisse der Präparation am Hals durch Erfahrungen im Sinne der operativen Tracheotomie, Schilddrüsenchirurgie o. ä.
  - Die chirurgische Vorgehensweise bleibt jedoch die nahezu ubiquitär zur Verfügung stehende Rückfallebene, insbesondere hinsichtlich des Aspekts, dass nicht alle Kliniken und Rettungsdienste mit entsprechenden Punktions-Koniotomie-Sets ausgestattet sind.

48.5 Indikationen

- Notfallmaßnahme bei:
  - „Can not intubate – can not ventilate"
  - massiver Schwellung der oberen Atemwege, z. B. Zunge und Schleimhaut (z. B. allergisch, durch Verbrennungen oder Inhalationstraumata)

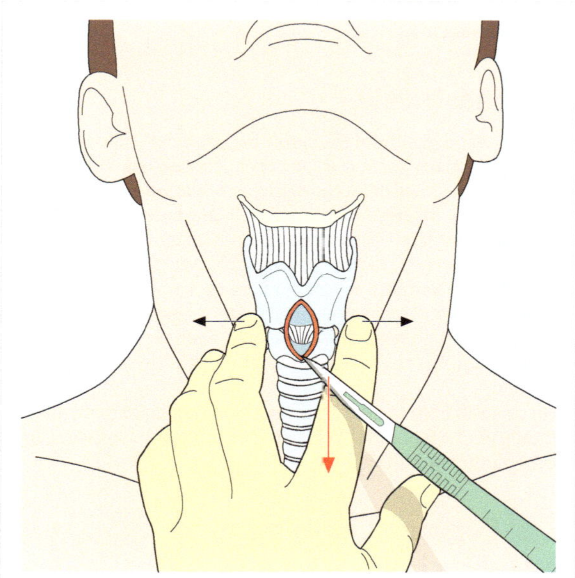

Abb. 48.1 Chirurgische Koniotomie. Nachdem der Kopf überstreckt gelagert wurde, erfolgt ein Längsschnitt durch die Haut vom Schildknorpelunterrand bis zum Ringknorpeloberrand (ca. 1,5 cm) (Quelle: Flemming A, Friedrich L, Ringe B et al. Taschenatlas Notfallmedizin, 4. Aufl. Thieme: 2024.)

  - traumatisch bedingter Zerstörung des zu passierenden Mund-Rachen-Raums
  - Unfähigkeit zur konventionellen Notfall-Atemwegsicherung aus anderer Ursache, z. B.
    - massiver Behinderung der Mundöffnung (Traumata)
    - Verletzung des Kehlkopfs (Trauma, Bolus, Tumor)

48.6 Kontraindikationen

- Als vitale Notfallmaßnahme existieren keine absoluten Kontraindikationen.
- Als einzige Kontraindikationen sind die sichtbare Unmöglichkeit des Erreichens der Zugangsstelle zu betrachten, z. B. durch anatomische Veränderungen/Trauma oder präklinisch lagerungsbedingt.

48.7 Aufklärung und spezielle Risiken

- Eine Koniotomie erfolgt ausschließlich als lebensrettende Notfallmaßnahme unter drohender Hypoxämie, basierend auf der Unmöglichkeit anderweitiger Ermöglichung des Gasaustauschs.
- Die Mehrzahl aller Koniotomien erfolgt darüber hinaus präklinisch unter erschwerten Bedingungen. Dies bedingt, dass eine Aufklärung „lege artis" regelhaft nicht möglich ist. Bedingt durch das zeitkritische Vorgehen unter vital bedrohlicher Gasaustauschstörung drohen verschiedentliche Risiken.
- Das Komplikationsrisiko insgesamt lässt sich studienbasiert nicht eruieren, ist jedoch verschiedenen Fallserien nach als hoch anzunehmen [327].

VII

48.8 Vorbereitende Diagnostik

- Eine regelhafte vorbereitende Diagnostik findet im Fall der Koniotomie nicht statt.
- Unmittelbar vor anstehender Maßnahme sollte der Durchführende eine Palpation der anatomischen Ziel- und Begleitstrukturen vornehmen.

48.9 Anästhesie

- Die Notwendigkeit und Durchführbarkeit einer Anästhesie richtet sich nach der zugrunde liegenden Ausgangssituation.
- Die deutliche Mehrheit erforderlicher Koniotomien ergibt sich aus einer bereits begonnenen (Notfall-)Narkose mit sekundärer „Can not ventilate – can not intubate"-Situation, sodass bereits eine ausreichende Narkose durchgeführt wurde.
- Im Fall einer Notfallsituation mit bereits sich verwirklichender akut drohender Hypoxämie liegt zumeist bereits eine Bewusstlosigkeit vor und die Maßnahme kann ohne weitere zeitliche Verzögerung bis zur Induktion einer Anästhesie vorgenommen werden.
- Für den Fall bestehender zeitlicher Valenzen beim nicht anästhesierten Patienten sollte eine lokale Infiltrationsanästhesie vorgenommen werden.

48.10 Personal, Material und Einstelltechnik

- Da die Koniotomie selten als geplante oder geordnete Maßnahme durchgeführt wird, bedingt sich eine starke situative Abhängigkeit hinsichtlich personeller oder materieller Möglichkeiten.
- Jeder Anästhesiologe oder Notarzt sollte sich im Vorhinein mit dem ihm zu Verfügung stehenden Notfallmaterial in seinem Arbeitsumfeld auseinandersetzen, um im gesetzten Fall den Lagerungsort und die Anwendungstechnik des entsprechenden Sets zu kennen.
- Auch für die chirurgische Koniotomie sollten entsprechende steril vorgepackte Sets zur Verfügung stehen.
- Diese sollten folgende Materialien beinhalten: Lochtuch, Skalpell (Klinge-Nr. 11), Präparierschere, langes Spekulum (z. B. Killian), mehrere Klemmchen, Sauger, sterile Kompressen und einen Nadelhalter mit Nahtmaterial. Des Weiteren für die Atemwegssicherung selbst einen Spiraltubus (Beispielweise: z. B. Mallinckrodt) mit Innendurchmesser 6,0–6,5 und eine Blockerspritze
- Entsprechend sollte idealerweise vorhanden sein:
  - Desinfektionsmittel
  - sterile Handschuhe, Haube, Mundschutz
  - Koniotomie-Set (Punktions- oder Präparationsset)
  - ggf. Lochtuch
  - Basismonitoring
  - Assistenz mit möglichst starkem sterilem Sauger
  - Lichtquelle zum ausleuchten des Situs

48.11 Anatomie

- Der kürzeste und schnellste Zugang zur Eröffnung der Luftwege ist mit der Koniotomie mittels Durchdringung des Ligamentum cricothyroideum gegeben (▸ Abb. 48.2, ▸ Abb. 48.3).
- Die Anatomie der umgebenden Regio laryngea schließt kaudal unmittelbar an die Regio hyoidea an und reicht vom oberen Rand der Cartilago thyroidea bis zum unteren Rand der Cartilago cricoidea.
- Im Rahmen der Koniotomie muss das Ligamentum cricothyroideum durchtrennt und die Cavitas infraglottica eröffnet werden. Das Ligamentum cricothyroideum stellt den freien Rand des Conus elasticus dar, welcher zwischen den beiden Musculi cricothyroidei zu finden ist [322]. Es ist die ventrale Verbindung zwischen Schildknorpel und Ringknorpel und hat eine Ausdehnung in Längsrichtung von etwa 1 cm und in Querrichtung 2–3 cm.
- Im lockeren Bindegewebe vor dem Ligamentum cricothyroideum kann der Ramus cricothyroideus, als Ast der Arteria thyroidea superior zu liegen kommen. Dieser kann insofern durchtrennt werden oder auch zu Verletzungen der unpaaren Vena mediana colli oder des Lobus pyramidalis der Schilddrüse zu erschwerenden Blutungen während der Anlage führen [327].

48.12 Durchführung

- Jedes Set und vorgefertigte Instrumentarium haben bestimmte Eigenschaften, welche eine sichere Anwendung nur erlauben, wenn sich der Anwender bereits im Vorhinein mit diesem auseinandergesetzt hat. Es ist daher zwingend zu fordern, dass jeder Anästhesiologe, innerklinisch in Atemwegssicherung involvierte Arzt und jeder Notarzt mit dem zu Verfügung stehenden Koniotomie-Set vertraut ist.

48.12.1 Zugangsweg

- Sowohl die offen-chirurgische Präparation als auch die Punktionskoniotomie erfolgt nach Palpation der entsprechenden anatomischen Strukturen durch das Ligamentum cricothyroideum unterhalb des Schildknorpels (▸ Abb. 48.4).

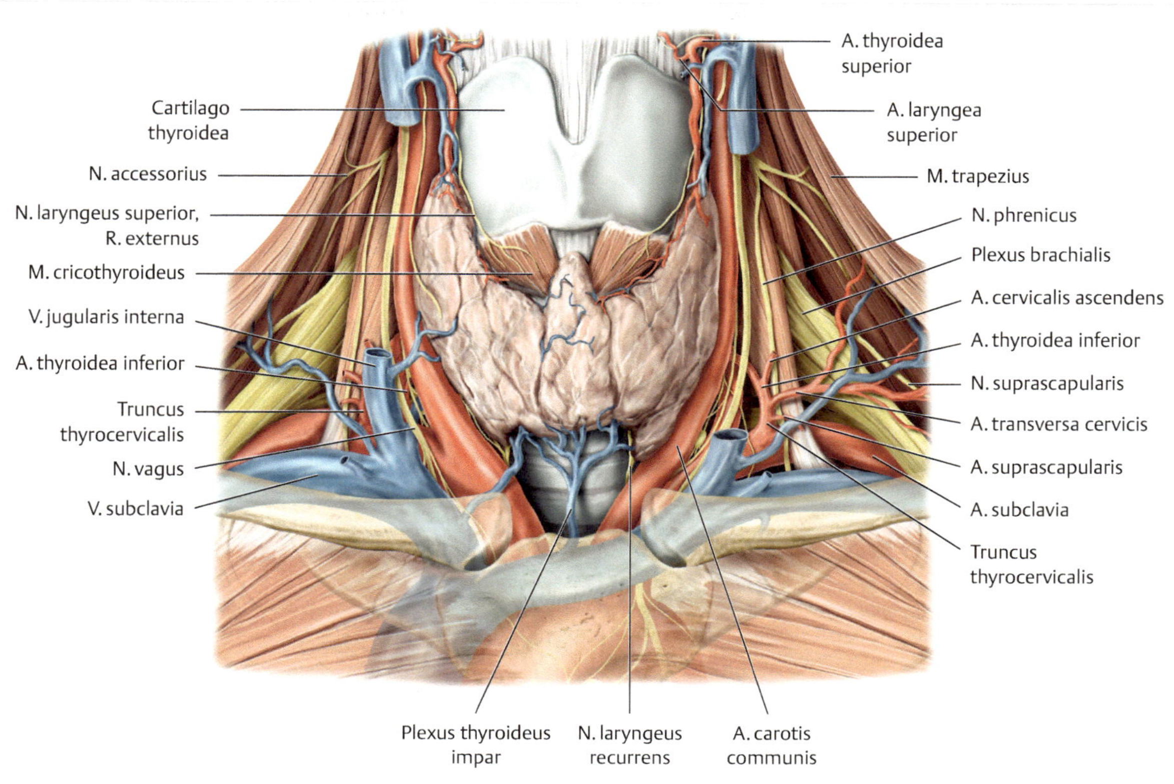

Abb. 48.2 Tiefe vordere Halsregion mit Schilddrüse. 2 Ansicht von ventral. Der Verlauf folgender Leitungsbahnen durch die obere Thoraxapertur ist gut sichtbar: A. carotis communis, A. subclavia, V. subclavia, V. jugularis interna, Plexus thyroideus impar, N. vagus, N. phrenicus, N. laryngeus recurrens. (Quelle: Schünke M, Schulte E, Schumacher U, Voll M, Wesker K. 5.42 Topografie und Bildgebung der Schilddrüse. In: Schünke M, Schulte E, Schumacher U, Voll M, Wesker K, Hrsg. Prometheus LernAtlas - Kopf, Hals und Neuroanatomie. 6. Auflage. Stuttgart: Thieme; 2022)

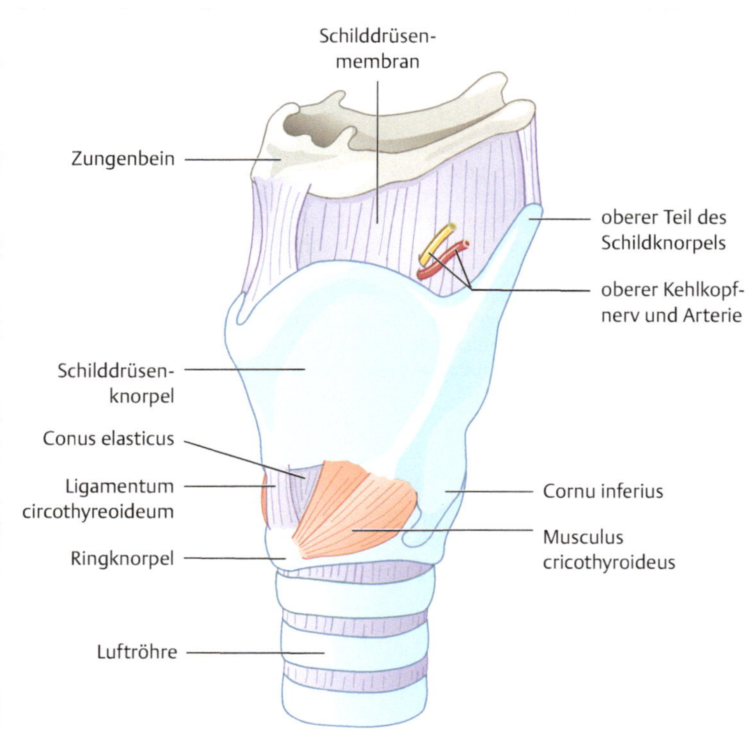

Abb. 48.3 Anatomie des Knorpel und Bandapparates des Kehlkopfes. Einschließlich des zu tastenden Schildknorpels und des zu durchtrenndenden Lig. cricothyreoideum.

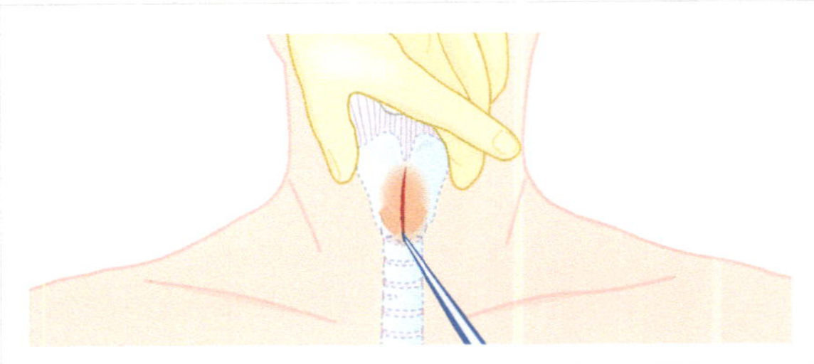

Abb. 48.4 Palpation des Zugangswegs und Längsinzision der Haut.

48.12.2 Lagerung

- Insofern dies aus der Situation (u. U. beengter präklinischer Zugang zum Patienten) möglich ist, sollte der Patient zur Durchführung einer Koniotomie in Reklination verbracht werden. Hierzu kann erwogen werden die Schulter erhöht zu lagern, um eine entsprechende stabile Überstreckung des Kopfs zu erreichen.
- Da die Mehrzahl aller Koniotomien präklinisch unter erschwerten Bedingungen stattfinden, sollte darauf geachtet werden, bei der Lagerung ausreichend Zugang zum benötigten Instrumentarium zu gewährleisten.

VII

48.12.3 Schnittführung

Chirurgische Koniotomie

- Der Hautschnitt sollte als circa 2–3 cm langer, vertikal-medianer Hautschnitt zwischen Schild- und Ringknorpel erfolgen, da eine horizontale Schnittführung der Haut das vermehrte Risiko der Durchtrennung von Gefäßen bietet. Im zweiten Schritt erfolgt die Inzision in das Ligamentum cricothyreoideum durch einen horizontalen circa 1 cm langen Schnitt.

48.12.4 Durchführung Schritt für Schritt

Chirurgische Koniotomie

- Nach entsprechender Desinfektion und Abdeckung erfolgt die Hautinzision durch einen circa 2–3 cm langen, vertikalen Schnitt median über der palpierten/antizipierten Lage des Ligaments.
- Im Anschluss erfolgt die Präparation durch Aufspreizen mithilfe einer Schere oder eines Spekulums bis auf das Ligamentum cricothyreoideum selbst. Dieses wird unter Sicht (Spekulum) durch einen 1 cm horizontalen Schnitt inzidiert und ein dünner Endotrachealtubus eingebracht.
- Insofern dies erschwert ist, bietet es sich an, mit der sogenannte Skalpell-Bougie-Methode fortzufahren, und nach der queren Inzision des Ligamentes das Skalpell um 90° zu drehen und am Oberrand des Skalpells ein dünner Führungsstab (Bougie) einzuführen, über welchem wiederum der Endotrachealtubus eingebracht werden kann.
- Im Anschluss wird der Tubus geblockt und der Patient unter Kontrolle der korrekten intratrachealen Lage beatmet (▸ Abb. 48.5).

Perkutane Koniotomie – Catheter-over-Needle-Technik

- Nach Palpation und Lokalisation wird der Kehlkopf mit der nicht dominanten Hand fixiert. Anschließend erfolgt die Punktion mit der dominanten Hand, im Fall des verbreiteten Quick-Trach-Systems bis zum Anstoßen am roten Stopp.
- Gleichermaßen erfolgt über die aufgesetzte Spritze eine Aspiration von Luft beim Eindringen in den Atemweg, was zur Sicherung der intratrachealen Kanülenposition dient.
- Im Anschluss erfolgt der Vorschub der Außenkanüle über den stählernen Innenmandrin in die Trachea. Für das QuickTrach-System erfolgt die Entfernung des roten Stoppers.
- Device-unabhängig sollte nach intratrachealer Lage das Vorschieben des scharfen Stahlmandrins vermieden werden, um eine sekundäre Verletzung der Trachea zu vermeiden. Eine versehentliche Re-Insertion der scharfen Innenkanüle wird beim QuickTrach-System durch das grüne Sicherheitselement verhindert.
- Im Anschluss wird die Kanüle geblockt und der Patient unter Kontrolle der korrekt intratrachealen Lage beatmet.
- Zur Lagekontrolle sollte eine Kapnometrie sowie Auskultation auf Seitengleichheit erfolgen (▸ Abb. 48.6).

Perkutane Koniotomie – Seldinger-Technik

- Bei der Punktion mit einem Seldinger System (z. B. Portex Crico Kit) erfolgt die Punktion analog der vorangegangenen Technik.
- Nach Palpation und Lokalisation wird der Kehlkopf mit der nicht dominanten Hand fixiert. Anschließend erfolgt die Punktion mit der dominanten Hand, die aufgesteckte Spritze sollte zur besseren Detektion der Luft als Zeichen der intratrachealen Lage etwas mit Flüssigkeit gefüllt sein.
- Sobald im Rahmen der Punktion Luft aspirabel ist, erfolgt das Einbringen des Seldinger-Drahts. Zum Einführen der Dilatatoren wird eine Querinzision der Haut vorgenommen und danach der Dilatator mit Kanüle eingebracht. Im Anschluss wird der Dilatator entfernt, die Kanüle geblockt und der Patient unter Kontrolle der korrekten intratrachealen Lage beatmet.
- Zur Lagekontrolle sollte eine Kapnometrie sowie Auskultation auf Seitengleichheit erfolgen (▸ Abb. 48.7).

48.13 Mögliche Fehler und Fallstricke

- Es sollte unmittelbar nach Beginn der Beatmung durch die Koniotomie die korrekte intratracheale Lage per Auskultation und Kapnometrie erfolgen, um jegliche Fehllagen aufzudecken und eine Beatmung in die Halsweichteile zu vermeiden.
- mögliche Fehlerquellen könnten sein:
  - zu kleiner Schnitt
  - Präparation ohne ausreichende Sicht
  - Einlage der Kanüle und Beatmung außerhalb der Trachea
  - unzureichende Kanülensicherung
  - sekundäre Kanülendislokation

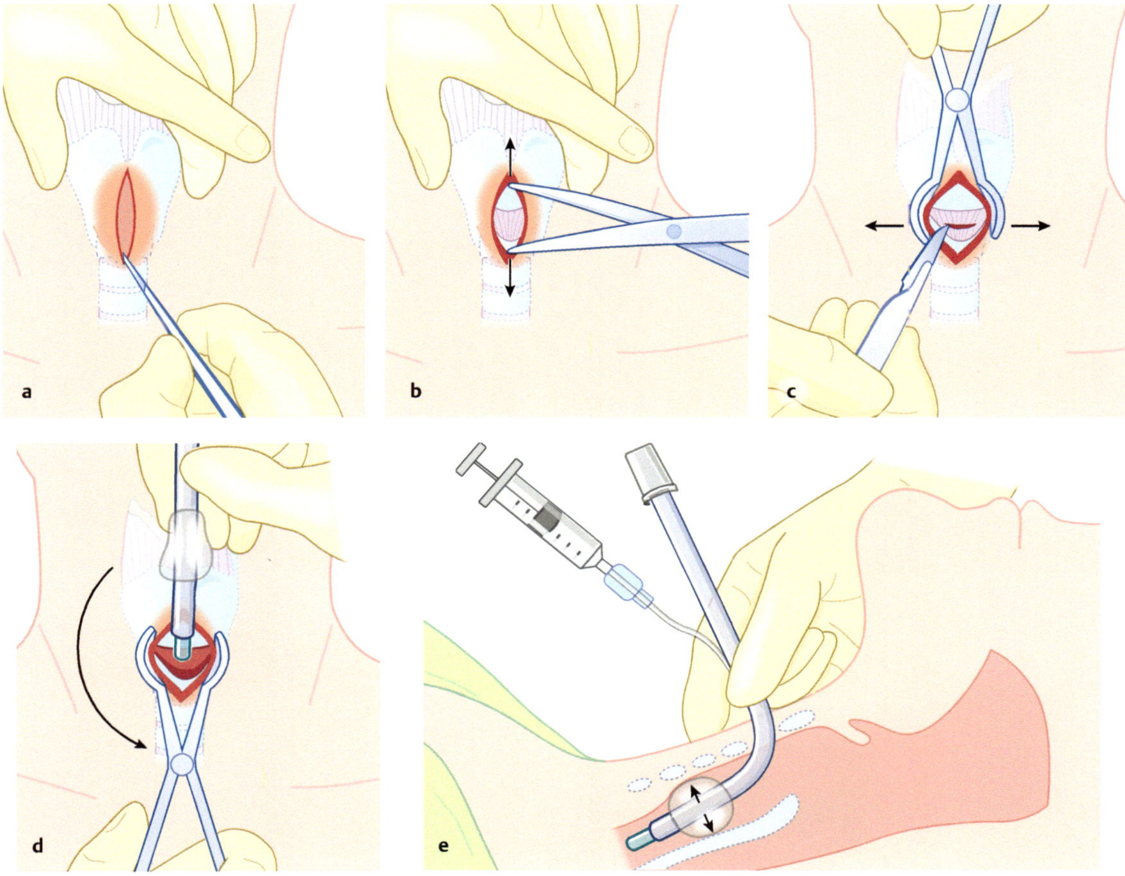

Abb. 48.5 **Chirurgische Koniotomie.**

a Palpation und manuelle Fixierung des Kehlkopfs sowie Längsinzision über dem palpierten Ligamentum cricothyroideum.
b Erweiterung des Hautschnitts im Subkutangewebe durch Spreizen der Miels-Schere oder Spekulum bis auf das Ligament.
c Querinzision des Ligamentum cricothyroideum unter Sicht.
d Einbringen des Endotrachealtubus oder der Kanüle ggf. mit einliegendem weichem Führungsstab.
e Vorsichtiges Vorschieben in die Trachea und Blocken des Cuffs.

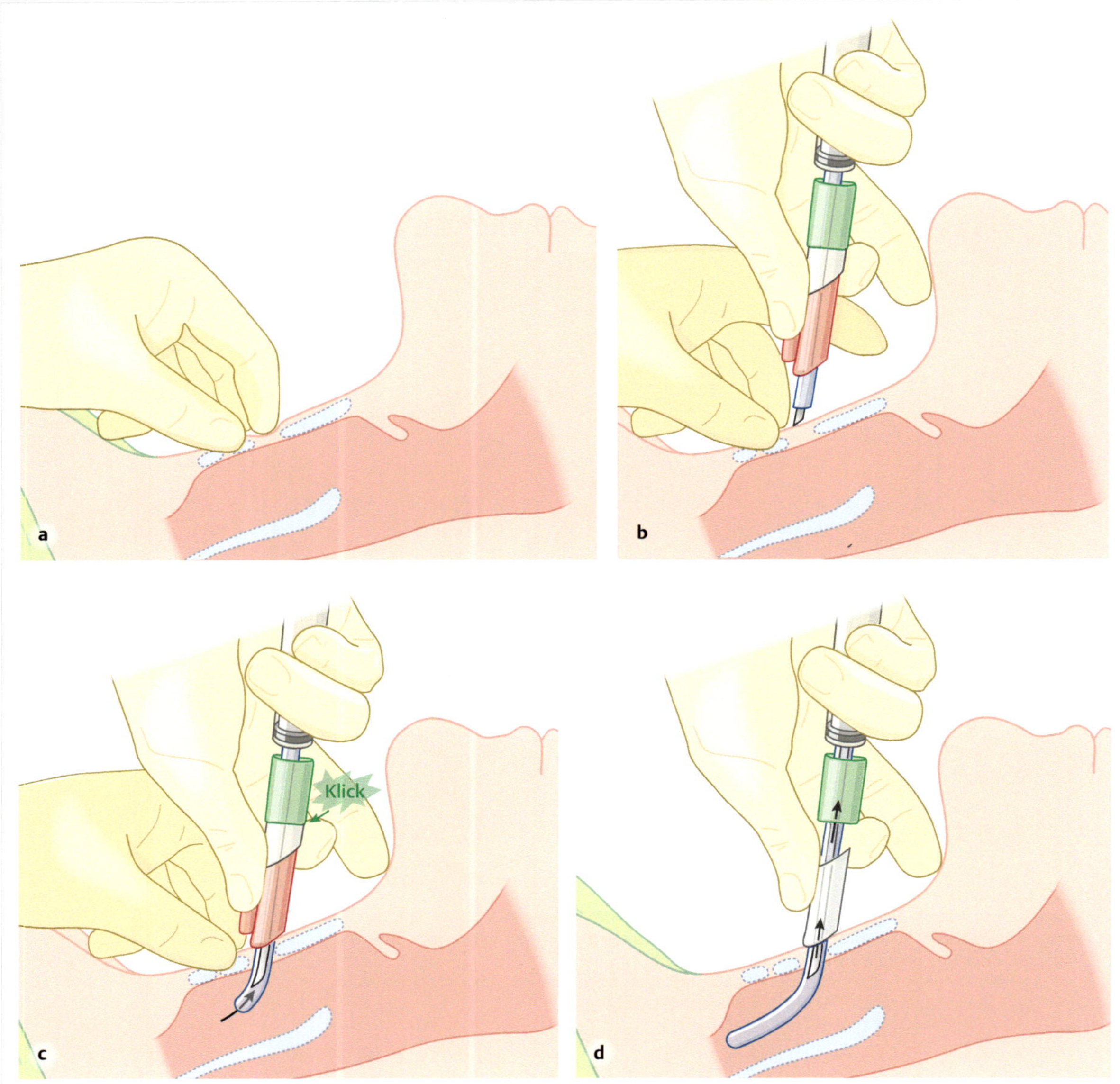

Abb. 48.6 Catheter-over-Needle-Technik.

a Palpation des Ligamentum cricothyroideum und manuelle Fixierung der Trachea.

b Punktion auf das palpierte Ligament zu bis zur Aspiration von Luft nach Eintritt in die Trachea.

c Entfernen des Stoppers beim QuickTrach-System. Einbringen der Kanüle mit vorsichtigem Rückzug des scharfen Stahlmandrins.

d Einbringen des Endotrachealtubus oder der Kanüle ggf. mit einliegendem weichem Führungsstab.

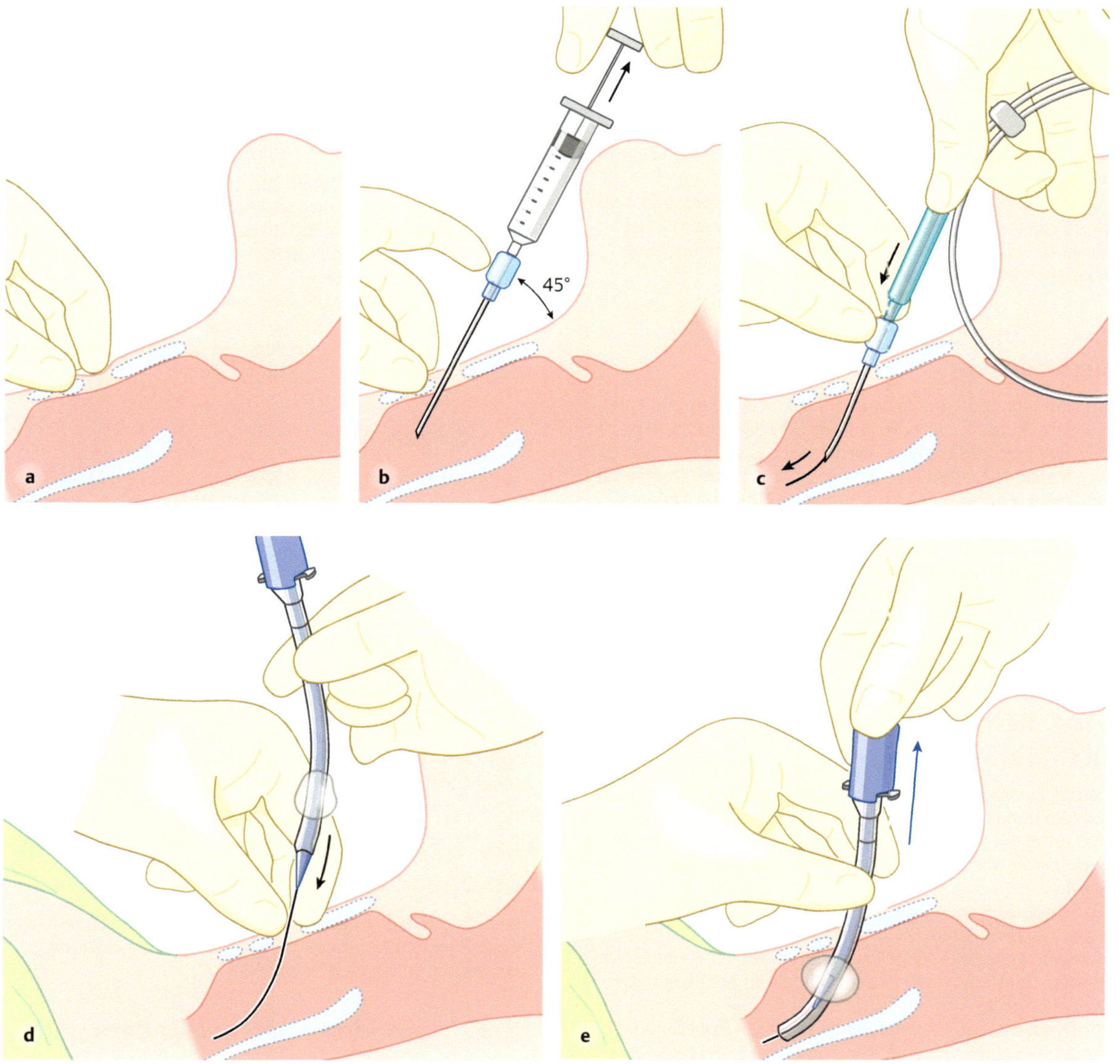

Abb. 48.7 Seldinger-Technik.

a Palpation des Ligamentum cricothyroideum und manuelle Fixierung der Trachea.

b Punktion mit einer wassergefüllten Spritze auf das palpierte Ligament zu bis zur Aspiration von Luft nach Eintritt in die Trachea.

c Diskonnektion der Spritze und einbringen des Seldinger-Drahts mit leichter Neigung Richtung Thorax.

d Entfernung der Nadel und Aufziehen der Koniotomiekanüle mit einliegendem Dilatator. Aufdilatieren des Koniotomie-Stichkanals und Einbringen der Koniotomiekanüle.

e Enfernen des Dilatators und Seldinger-Drahts, Blocken des Cuffs.

48.14 Mögliche Komplikationen

- Die möglichen Komplikationen einer notfälligen Koniotomie sind vielzählig und häufig. Einzelne Veröffentlichungen berichten von Komplikationsraten bis zu 40 %.
- Insbesondere das Vorgehen unter enormen Zeitdruck zur Vermeidung bleibender Schäden einer einsetzen Hypoxämie wie auch das mehrheitlich ungeübte Vorgehen durch die Seltenheit der Maßnahme selbst bedingen ein hohes Risiko.
- Die anatomische Nähe zu Gefäßen, der Schilddrüse, und dem an sich engen anatomischen Zielareal mit vulnerablen Nachbarstrukturen sind ausschlaggebend für die Bandbreite und Häufigkeit von Komplikationen [328].

48.14.1 Komplikationen während der Durchführung

- Als akute unter der Koniotomie zutage tretende Komplikationen sind Blutungen hervorzuheben. Wie bereits erläutert, können gleichermaßen venöse wie arterielle Gefäße im Zugangsweg liegen, ebenso wie die gut durchblutete parenchymatöse Schilddrüse im Sinn eines ausgeprägten Lobus pyramidalis.
- Im gesetzten Fall ist eine Blutstillung oft erst sekundär möglich und die Koniotomie als akut lebensrettende Maßnahme vorrangig. Gleichermaßen können periprozedurale Blutungen die Koniotomie deutlich erschweren bis unmöglich machen.
- Das Versagen der Koniotomie mit der Unmöglichkeit einer Beatmung und Oxygenierung mit Hypoxämie und Exitus letalis stellen dabei die schwerwiegendste Folge dar.

VII

48.14.2 Komplikationen nach der Durchführung

- Das zügige Vorgehen der Notfallmaßnahme bedingt insbesondere im präklinischen Rahmen regelhaft einen Mangel an Sterilität unter der Koniotomie. Folge ist ein entsprechend sekundär gesteigertes Infektionsrisiko mit möglicher Mediastinitis und Sepsis.
- Als schwerwiegende Komplikation ist die Anlage in ein falsches Lumen zu betrachten. Die Insufflation in die thorakalen und Halsweichteile kann schnell zu einem massiven Weichteilemphysem mit Unmöglichkeit der sekundären Atemwegssicherung führen.
- Durch das zeitkritische und blinde Vorgehen insbesondere unter Zuhilfenahme von Punktionskoniotomie-Sets sind des weiteren Verletzungen der Ziel- und Nachbarstruktur des Kehlkopfs (Verletzung des Schild- & Ringknorpels), des Ösophagus, der Gefäßnervenstraßen und der Halsfaszien möglich. Spätkomplikationen können subglottische Stenosen, tracheale Strikturen und Dysphonien sein [325].

48.15 Dokumentation

- Der Zeitpunkt der Koniotomie und im Zusammenhang der Anlage sowie vorheriger Atemwegssicherungsversuche erhobene Beobachtungen und Komplikationen sind genau zu dokumentieren. Die besondere Wichtigkeit dessen liegt in der zeitnah (< 24h) anzustrebenden Aufhebung der Koniotomie und Überführung zu einer dauerhaften Atemwegssicherung.
- Entsprechend terminiert der Anlagezeitpunkt das zu Verfügung stehende Intervall und Beobachtungen des Atemwegs können beispielsweise Hilfestellungen zu deren Umgehung oder spezielle Vorbereitung nach sich ziehen.
- Des Weiteren kann der Hinweis auf eine verstärkte Blutung bei Anlage der Koniotomie hinweisgebend auf eine entsprechend zu erwartende Blutung bei Rückverlagerung sein.

48.16 Postoperatives/ Postinterventionelles Management

- Unmittelbar nach Durchführung der Koniotomie sollte eine Lagekontrolle per Kapnometrie/-grafie erfolgen, um eine intratracheale Beatmung sicherzustellen.
- Eine Koniotomie sollte zeitnah (< 24h) durch einen alternativen Atemweg ersetzt werden.
- Da eine endotracheale Intubation regelhaft auch in geordnetem Setting innerhalb eines Krankenhauses nicht gelingt, ist der Wechsel hin zu einer Versorgung mit passagerem oder dauerhaftem Tracheostoma regelhaft von Nöten.

48.17 Ergebnisse

- Im Fall einer erfolgreichen Koniotomie sollte es als Folge der zügigen Insufflation mit reinem Sauerstoff zu einer schnellen Regredienz der Hypoxämie kommen.
- Im Fall einer bereits laufenden hypoxisch bedingten Reanimation kann es analog zu einem zügigen Return of Spontaneous Circulation (ROSC) kommen.
- Das Outcome von Patienten nach Koniotomie erscheint auf den ersten Blick ernüchternd. Dies ist durch den häufigen Einsatz der Maßnahme als präklinische Ultima Ratio bei bereits laufender hypoxischer Reanimation zu verstehen. Erfolgt eine Bereinigung um die vorbestehende Krankheitsschwere, so finden sich Überlebensraten (unter Patienten mit Trauma ohne Herzstillstand) von 34–75 %, von denen 9–34 % ein gutes neurologisches Outcome aufweisen [324].

48.18 Besonderheiten bei bestimmten Personengruppen

- Bedingt durch die regelhaft bestehende Notfallindikation zu einer Koniotomie entfallen Besonderheiten bei bestimmten Personengruppen weitestgehend.

48.18.1 Besonderheiten bei Kindern und Jugendlichen

- Die bestehenden anatomischen Strukturen sind deutlich erschwert zu tasten sowie entsprechend altersbedingt wesentlich kleiner und in entsprechend geringerem Abstand zu den weiteren Strukturen des Halses.
- Kommerzielle Sets werdend darüber hinaus oftmals nur in einer Einheitsgröße vorgehalten.
- Bei Kindern und Jugendlichen sollte daher bei Notwendigkeit einer Koniotomie eine chirurgische Technik mit entsprechender Anpassung des Materials, z. B. der Tubusgröße, auf individuelle Proportionen erfolgen.

48.19 Literatur

Quellenangaben

[322] Boon JM, Abrahams PH, Meiring JH, Welch T. Cricothyroidotomy: A clinical anatomy review. Clinical Anatomy 2004; 17: 478–486

[323] Edelman DA, Perkins EJ, Brewster DJ. Difficult airway management algorithms: a directed review. Anaesthesia 2019; 74: 1175–1185

[324] Fortune JB, Judkins DG, Scanzaroli D et al. Efficacy of prehospital surgical cricothyrotomy in trauma patients. Journal of Trauma and Acute Care Surgery 1997; 42: 832–838

[325] Lawlor CM, Rahbar R, Choi SS. 28 - Glottic and Subglottic Stenosis and Related Voice Disorders. In: Lesperance MM, Hrsg. Cummings Pediatric Otolaryngology. 2. Aufl. Philadelphia: Elsevier; 2021: 402–420

[326] Mutzbauer TS, Bernhard M, Doll S et al. Die notfallmäßige Koniotomie. Notfall + Rettungsmedizin 2008; 11: 310–316

[327] Scrase I, Woollard M. Needle vs surgical cricothyroidotomy: a short cut to effective ventilation. Anaesthesia 2006; 61: 962–974

[328] Zasso FB, You-Ten KE, Ryu M et al. Complications of cricothyroidotomy versus tracheostomy in emergency surgical airway management: a systematic review. BMC Anesthesiology 2020; 20: 216

49 Notfallmanagement bei Trachealkanüle

Armin Flinspach

49.1 Steckbrief

Mit steigender Anzahl von mit Tracheostoma versorgten Patienten – sowohl innerklinisch als auch bei heimbeatmeten Patienten – steigt gleichermaßen die Anzahl von Notfällen im Umgang mit einer Trachealkanüle. Das Notfallmanagement von Trachealkanülen wird vornehmlich von dem akuten Verlust des Atemwegs mit einsetzender Dyspnoe bis Apnoe bestimmt. Die Arbeitshypothese und das Vorgehen basieren insbesondere auf patientenindividuellen Erkenntnissen hinsichtlich Einliegedauer, Indikation der Versorgung, Typus der Kanüle, Dauer der Versorgung und dem Modus der Tracheotomie. So kann schnell abgewogen werden, wie komplex eine Entfernung und Neuplatzierung der Kanüle selbst sein wird und inwiefern eine alternative konventionelle endotracheale Atemwegssicherung gelingen kann. Ebenso können Device-spezifische Probleme schnell antizipiert und ggf. aufgehoben werden.

49.2 Synonyme

- Notfallmanagement nach Trachealkanüle

49.3 Keywords

- Atemwegsnotfall
- Atemwegsverlegung
- Atemwegsverlust
- Tracheotomie
- Tracheostomie
- Notfallmanagement

49.4 Überblick

- Dauerhaft angelegte Tracheostomien sind insbesondere nach einigen Wochen eine dauerhafte und feste Verbindung der Trachea mit der Haut [329]. Im Fall der Entfernung der Trachealkanüle bleibt die Verbindung zum Atemweg durch die hochgenähten fixierten Trachealspangen bestehen (▸ Abb. 49.1) [330].
- Risikobehaftet sein können die verschiedenen, insbesondere im ambulanten Sektor eingesetzten, gekammerten Trachealkanülen, teils mit einliegenden Seelen und verschiedenen Cuffs, welche eine Überdruckbeatmung unmöglich machen können (▸ Abb. 49.2).
- Darüber hinaus existieren eine Vielzahl von Aufsätzen für Trachealkanülen, insbesondere zur Sauerstoffinsufflation unter Spontanatmung und Atemwegsbefeuchtung.
- Die Annahme eines fixierten transkutanen Kanals zum Atemweg ist für dilatativ angelegte Trachealkanülen unzutreffend. Es kann zwar Wochen nach Anlage eine fixierte Verbindung vorliegen, eine Entfernung einer einliegenden Trachealkanüle kann jedoch gleichermaßen mit einem Verschieben von subkutanen Schichten und Verlust des vorbestehenden Kanals einhergehen [336].
- Basierend auf den Vorinformationen hinsichtlich Typus der Kanüle, Dauer der Versorgung, Anlagemodus, Anlageindikation und der Unterscheidung zwischen Dyskomfort versus akut drohende Hypoxämie durch Atemwegsverlust kann eine Verdachtsdiagnose erhoben und schnell entsprechend gehandelt werden.

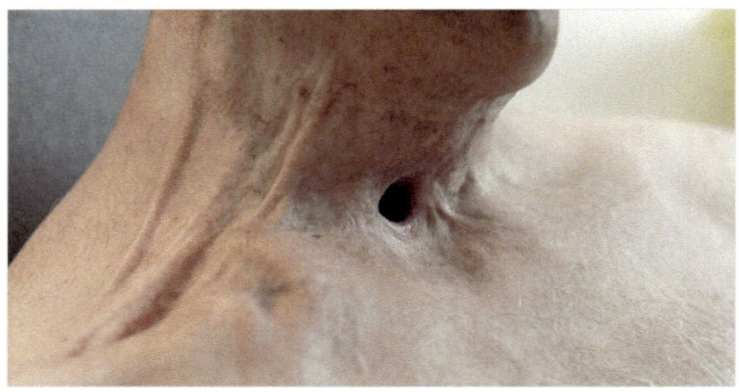

Abb. 49.1 Tracheostomie. Gut verheilte, reizlose Tracheostomie mit Epithelialiserung und stabilem Kanal zum Atemweg (Foto: W. Küper, Thieme). (Quelle: Kanülenwechsel. In: I care Pflege. 1. Auflage. Stuttgart: Thieme; 2015. doi:10.1055/b-003-125821)

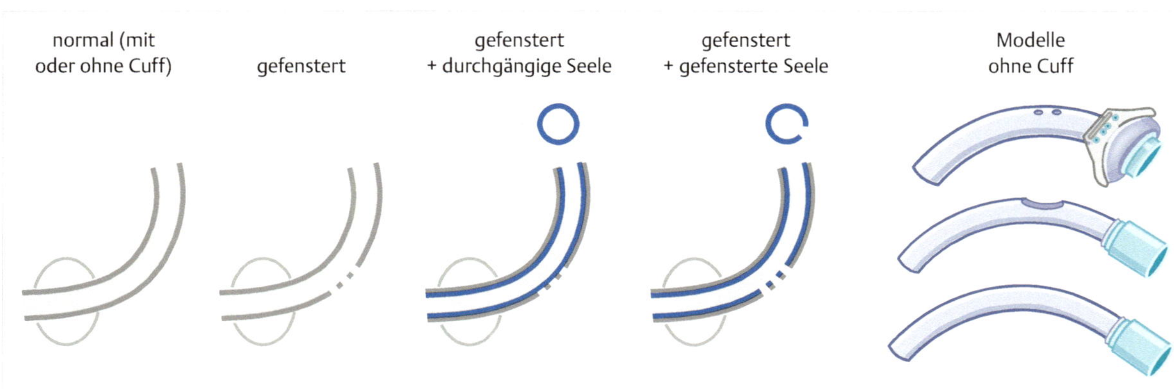

Abb. 49.2 Trachealkanülen. Auswahl verschiedener Trachealkanülen mit und ohne einliegende Seele sowie deren teilweise Fenestrierung. Zu beachten ist, dass von außen ohne explizite Kenntnis des expliziten Modells bzw. ohne entsprechende Expertise nicht erkannt werden kann, ob eine eingebrachte Seele mit oder ohne Fenestrierung in die Kanüle eingebracht ist.

- Im Fall einer drohenden respiratorischen Insuffizienz muss versucht werden, schnellmöglich eine Atmung oder Ventilation des Patienten wieder herzustellen. Dies ist im einfachsten Fall durch Absaugen auf Boden einer Sekretverlegung des einliegenden Tracheostomas zu lösen, oftmals bedarf es jedoch eines Wechsels des einliegenden Atemwegsdevices oder einer vorübergehenden konventionellen endotrachealen Atemwegssicherung, insofern dies der physiologische Atemweg erlaubt.
- Dislozierte dilatative Trachealkanülen sollten nicht blind wieder eingebracht werden. Insbesondere nach relativ kurzer Einliegedauer droht aufgrund eines Kulissenphänomens die Einlage in ein falsches Lumen [337].
- Das Notfallmanagement richtet sich nach dem zugrunde liegenden Kardinalsymptom:
  - starker Husten/Sekretverlegung
  - Fremdkörpergefühl/Schmerzen
  - Blutung
  - Atemwegsverlust
  - Atemnot
- Für das korrekte therapeutische Vorgehen sind die Anlageindikation, der Anlagemodus, die Dauer der Einlage und der Subtypen der Trachealkanüle von Relevanz.
- Als entsprechende Sofortmaßnahmen kommen infrage:
  - Absaugen und ggf. bronchoskopische Sekretevakuierung
  - Wechsel oder Positionsoptimierung der Trachealkanüle
  - alternative Atemwegssicherung
  - lokale oder offen chirurgische Blutstillung

49.5 Indikationen

- Die Bandbreite verschiedener Anlageindikationen, Anlagemodi und insbesondere einliegender Kanülen gemeinsam mit einer extrem heterogenen Patientenklientel (mobile, ambulante Tumorpatienten bis hin zu schwer kranken Beatmungspatienten) führt zu einer Vielzahl möglicher Indikationen zum Notfallmanagement von Trachealkanülen.

Als Hauptindikationen können die fünf folgenden Punkte betrachtet werden.

1. starker Husten/Sekretverlegung:
   - Häufig sind sekretbedingte Lumeneinengungen der Trachealkanüle bis hin zum kompletten Verschluss.
   - Die Atemwegsverlegung kann sowohl durch flüssige als auch durch zähe oder borkige Sekretrückstände zustande kommen.
   - Gründe reichen vom Unvermögen eines ausreichenden Hustenstoßes, einem Hindernis des Abhustens bis zur massiven Sekretüberproduktion, beispielsweise im Rahmen entzündlicher Prozesse [338].
2. Fremdkörpergefühl/Schmerzen:
   - Bereits geringe Kanülen-Fehllagen, insbesondere im intensivmedizinischen Bereich, können ein erhebliches Fremdkörpergefühl auslösen, ebenso zu große Kanülen.
   - Schmerzen können ebenso durch lokale Infekte verursacht werden.
3. Blutungen:
   - Sie treten in 4 % der Fälle nach Anlage auf und könne von einfachen, selbst limitierenden Sickerblutungen hin bis zu Verletzungen des Truncus brachiocephalicus mit notfälligem operativem Intervenieren mittels Sternotomie reichen.
   - Zu beachten ist insbesondere die Unterscheidung der Blutung nach außen, welche einfach zu detektieren ist im Gegensatz zur Blutung ins Gewebe oder in den Atemweg.
4. Atemwegsverlust:
   - Eine akzidentielle Dislokation einer einliegenden Trachealkanüle kann je nach Anlagemodus und Indikation der Tracheotomie zu erheblichen Problemen der notwendigen neuerlichen Atemwegssicherung führen.
   - Präventiv sollte eine sorgfältige Fixierung einer Trachealkanüle mittels Naht oder entsprechender Fixierungsbändchen durchgeführt werden.
5. Atemnot: Als allgemeines Symptom kann Atemnot bedingt werden durch eine Atemwegverlegung durch Sekrete, eine nicht ersichtliche Kanülen-Fehllage oder Dislokation, ebenso wie durch eine unsachgemäße Verwendung von Trachealkanülen, allem voranzufinden unter permanent versorgten Patienten mit Spezialkanülen, welche über Ventilmechanismen verfügen.

49.6 Kontraindikationen

- Es existieren keine absoluten Kontraindikationen zum Notfallmanagement von Trachealkanülen, da diese sich häufig aus vitaler Indikation selbst ergeben.

49.7 Aufklärung und spezielle Risiken

- Das Notfallmanagement bedarf insbesondere aus vitaler Indikation heraus keiner Aufklärung im klassischen Sinne.
- Es sollte jedoch – insofern der Patient kommunikationsfähig ist – versucht werden, die Situation zu schildern und beruhigend auf den Patienten einzuwirken.
- Dies wird jedoch durch die oftmals einsetzende Panik erheblich erschwert, sodass in Einzelfällen, insbesondere für eine neuerliche Atemwegssicherung, eine entsprechende Sedierung bzw. Narkose erforderlich ist.
- Als spezielle Risiken des Notfallmanagements von Trachealkanülen kann in Analogie zur Tracheotomie selbst beschrieben werden:
  - Blutungen
  - Schädigung angrenzender Strukturen
  - Beatmung in eine Via falsa
  - Verlust des Atemwegs und Versagen der gewählten Technik, um eine erfolgreiche Platzierung der Atemwege zu erreichen, unter Umständen mit einhergehender Hypoxie und Versterben

49.8 Vorbereitende Diagnostik

- Die primäre Aufgabe im Notfallmanagement von Trachealkanülen besteht in der Bereitstellung aller entscheidungsrelevanter Informationen zur Tracheostomaversorgung selbst:
  - Aus welchem Grund erfolgte die Tracheotomie?
    - Zu den häufigsten Indikationen zählen ein Atemwegshindernis (Tumore, anatomische Anomalien, operative Prozeduren); in diesen Fällen schließt sich eine konventionelle notfällige orotracheale Intubation aus.
    - Andere Indikationen können eine zu erwartende oder bereits bestehende prolongierte Beatmung oder eine anhaltende muskuläre Schwäche ggf. mit notwendigem Aspirationsschutz sein.
  - Wann und in welchem Modus erfolgte die Tracheotomie/Tracheostomie?
    - Frische Anlagen lassen eher an Blutungskomplikationen oder Fehllagen denken.
    - Darüber hinaus entscheidet sich, inwiefern der künstlich geschaffene Atemwegszugang unter Entfernung der Trachealkanüle stabil bestehen bleibt oder mit einem Kollabieren zu rechnen ist.
- Für eine schnelle Differenzialdiagnostik ist neben einem Stethoskop zur Auskultation, einem starken Absauger (ggf. einer

Kapnografie), ein Bronchoskop zur Atemwegevaluation erforderlich.

- Im Fall einer drohenden Hypoxämie bei akuter Atemnot oder Unmöglichkeit der Ventilation ist gleichermaßen Equipment zur alternativen Atemwegssicherung und entsprechende Expertise (ggf. durch HNO oder MKGP) erforderlich.

49.9 Anästhesie

- Wie bei allen Manipulationen am Atemweg sollte auf eine ausreichende Abschirmung und ggf. lokale Analgesie geachtet werden.
- Eine notfällige Atemwegssicherung erfordert unter Umständen eine konventionelle Narkose mit Muskelrelaxation.

49.10 Personal, Material und Einstelltechnik

- Das Notfallmanagement von Trachealkanülen erfordert eine ausreichende Expertise mit der Versorgung von tracheotomierten Patienten.
- Insbesondere eine Kenntnis über das einliegende Tracheostoma und die Dauer seit Anlage haben erhebliche Auswirkungen auf die Komplexität einer Umkanülierung oder Umintubation auf einen Endotrachealtubus via Tracheotomie.
- Gleichermaßen sollte bei den Kardinalsymptomen starker Husten, Sekretverlegung, Fremdkörpergefühl, Schmerzen, Atemwegsverlust und Atemnot klassisches Atemwegsequipment vorgehalten werden – inklusive alternativer Atemwegsdevices, einer neuen Trachealkanüle und Umintubationshilfen, wie ein Tubusexchanger.
- Des Weiteren sollte ein Bronchoskop vorbereitet werden und ein ausreichend erfahrener Untersucher verfügbar sein, um eine schnelle Visualisierung der Passierbarkeit der Trachealkanüle, der korrekten Lage und ggf. vorhandener Verlegungen zu ermöglichen.

49.11 Vorbereitung

- Das Notfallmanagement von Trachealkanülen ist insbesondere auf Intensivstationen ein immer wieder auftretendes Phänomen, sodass in örtlicher Nähe entsprechendes Equipment wie Spiraltuben, Trachealkanülen, Bronchoskopie-Equipment inkl. Bronchoskop und ein entsprecher Untersucher vorgehalten werden sollte.
- Durch das notfällige Geschehen ist eine längerfristige Vorbereitung mehrheitlich nicht möglich.

49.12 Anatomie

- Der initiale Anlagemodus bedingt die neu geschaffene anatomische Grundlage und ist somit für das Notfallvorgehen wie auch die Dauer seit Anlage von hoher Relevanz (▶ Abb. 49.3).

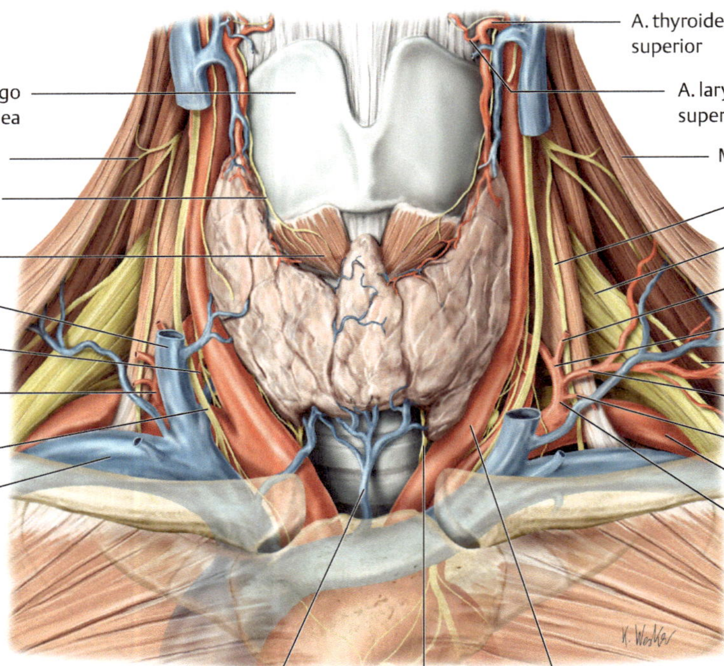

Abb. 49.3 Anatomie bei Tracheotomie-Zugang. Zu durchdringende Anatomie des Tracheotomie-Zugangs, Ansicht von ventral auf Schilddrüse und Schildknorpel. (Quelle: Schünke M, Schulte E, Schumacher U, Voll M, Wesker K. 5.42 Topografie und Bildgebung der Schilddrüse. In: Schünke M, Schulte E, Schumacher U, Voll M, Wesker K, Hrsg. Prometheus LernAtlas - Kopf, Hals und Neuroanatomie. 6. Auflage. Stuttgart: Thieme; 2022)

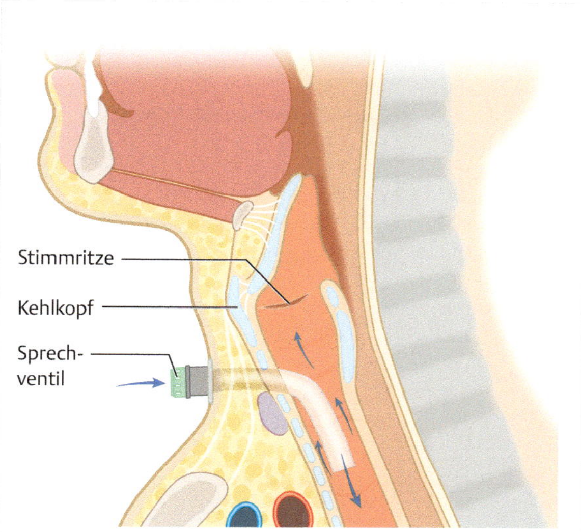

Abb. 49.4 Anatomie für Anlage einer Trachealkanüle. Zu durchdringende anatomische Strukturen im Transversalschnitt. Haut, Subkutangewebe inklusive Fett, Muskulatur sowie die Trachea selbst können sich nach Zug einer Trachealkanüle gegeneinander verschieben und so in der Tiefe der Halsweichteile eine Via falsa für eine unkontrollierte Neuanlage bilden.

  - Die dilatative Tracheotomie ist in den letzten Jahren in ihren verschiedenen technischen Variationen das weitaus häufiger angewandte Verfahren [331].
  - Die Anlage erfolgt idealerweise mittig (12 Uhr) zwischen zwei Trachealspangen.
  - Die Anlage sollte insofern möglich unterhalb der zweiten Trachealspange erfolgen, um eine ausreichende Schonung des Ringknorpels sicherzustellen [335].
- Gerade in unmittelbarem zeitlichem Zusammenhang mit einer Neuanlage eines Tracheostomas oder einem der ersten Wechsel können neu aufgetretene Verletzungen oder Arrosionen Gegenstand des Notfallmanagements sein, welche durch die umgebende Anatomie begründet sind.
  - Blutungen im Zusammenhang mit einer Tracheotomie werden so beispielsweise in 4 % der Fälle beschrieben [334].
  - Je nach Ausmaß ist in betreffenden Fällen die Blutung durch lokale Maßnahme in den Griff zu bekommen oder durch ein offen chirurgisches Vorgehen, ggf. auch mit einhergehender chirurgischer Tracheotomie, zu therapieren.
- Für die Anlage wie auch Re-Inserierung einer Trachealkanüle ist insbesondere hinsichtlich eines initial dilatativen Verfahrens wichtig, das Durchdringen verschiedener Schichten (Haut, gerade Halsmuskeln, Bindegewebe, Trachealvorderwand) am Halse als Risiko eines Kulissenphänomens zu beachten (▶ Abb. 49.4).

49.13 Durchführung

- Wird ein Notfallmanagement in Bezug auf eine Trachealkanüle erforderlich, sind die voranstehenden Sachverhalte zu klären.
- Es sollte, falls nicht ohnehin bekannt, eine schnelle Evaluation der benannten Fragestellungen erfolgen, während parallel eine Inspektion des Patienten mit erster Einschätzung der Dringlichkeit einer sofortigen Intervention erfolgt.
- Eine fokussierte körperliche Untersuchung inklusive des Versuchs des tiefen Absaugens liefert schnelle Hinweise, inwiefern eine lebensbedrohliche Atemwegsverlegung angenommen werden muss.
- Im Fall einer Atemwegsverlegung muss eine schnellstmögliche Wiederherstellung eines Atemwegs das folgende Handeln bestimmen; hierzu ist – insofern es die individuellen Umstände des Patienten ermöglichen – die orotracheale Ventilation und Intubation zu empfehlen.

49.13.1 Durchführung Schritt für Schritt

- Das Notfallvorgehen kann entsprechend der Guidelines der Taskforce des britischen National Health Service erfolgen (▶ Abb. 49.5, ▶ Abb. 49.6) [339].
- Entsprechend des ABCDE-Schemas erfolgt primär die Kontrolle des Atemwegs und sekundär der Beatmung.
  - Besteht ein Atemwegsversagen, ist die Ursache schnellstmöglich zu evaluieren und entsprechendes Atemwegsmaterial sowie personelle Expertise vor Ort zu versammeln.
  - Viele vermeintlich kritische Atemwegsnotfälle lassen sich bereits durch eine initiale Untersuchung inklusive tiefen Absaugens als vital unkritisch identifizieren und eine zeitnahe, jedoch nicht notfällige, Evaluation des Problems kann mit entsprechender Expertise und Vorbereitung erfolgen.
  - Wird jedoch eine vital bedrohliche Situation detektiert, ist schnelles Handeln gefragt.
- Die Evaluation möglicher Ursachen bis zum Einsatz eines Bronchoskops gelingt durch tiefes Absaugen, welches neben der Evakuierung möglicher flüssiger Sekrete auch Auskunft über die grundsätzliche Passagefähigkeit der Trachealkanüle liefert. Ist diese nicht gegeben, muss von einer Verlegung oder Dislokation der Trachealkanüle ausgegangen werden.
- Der Versuch einer manuellen Beutelbeatmung (beim wachen Patienten assistiert) liefert im Anschluss, bei bestehender Passierbarkeit wertvolle Hinweise zu gegebenenfalls vorliegenden erhöhten Atemwegswiderständen.
- Handelt es sich um ein unproblematisch entfernbares Tracheostoma (chirurgische Tracheostomie mit längerer Liegedauer), kann ein unmittelbarere Kanülenwechsel eingeleitet werden.
  - In allen anderen Fällen muss evaluiert werden, inwiefern eine Bronchoskopie unmittelbar möglich ist.
  - Sollte dies nicht der Fall sein, muss bei Unmöglichkeit einer Beatmung eine alternative Atemwegssicherung unternommen werden.
  - Diese kann, insofern dies grundsätzlich möglich ist, nach Entfernung der Trachealkanüle orotracheal vorgenommen werden.
  - Es kann jedoch bei teilokkludierten, aber passierfähigem Tracheostoma auch ein Kanülenwechsel versucht werden, unter Zuhilfenahme eines Tubusexchangers.
  - Ein entsprechendes Device sollte auf jedem Atemwegsnotfallwagen zu finden sein und dient der Atemwegsschienung während die einliegende Kanüle entfernt wird, bis eine neue über den weiterhin schienenden Katheter eingebracht wird.
- Sollte die Lage der Trachealkanüle unklar sein, verbietet sich ein solcher Wechsel aufgrund des Risikos einer Neuplatzierung außerhalb des Atemwegs und weiterem Aggravieren des Problems.

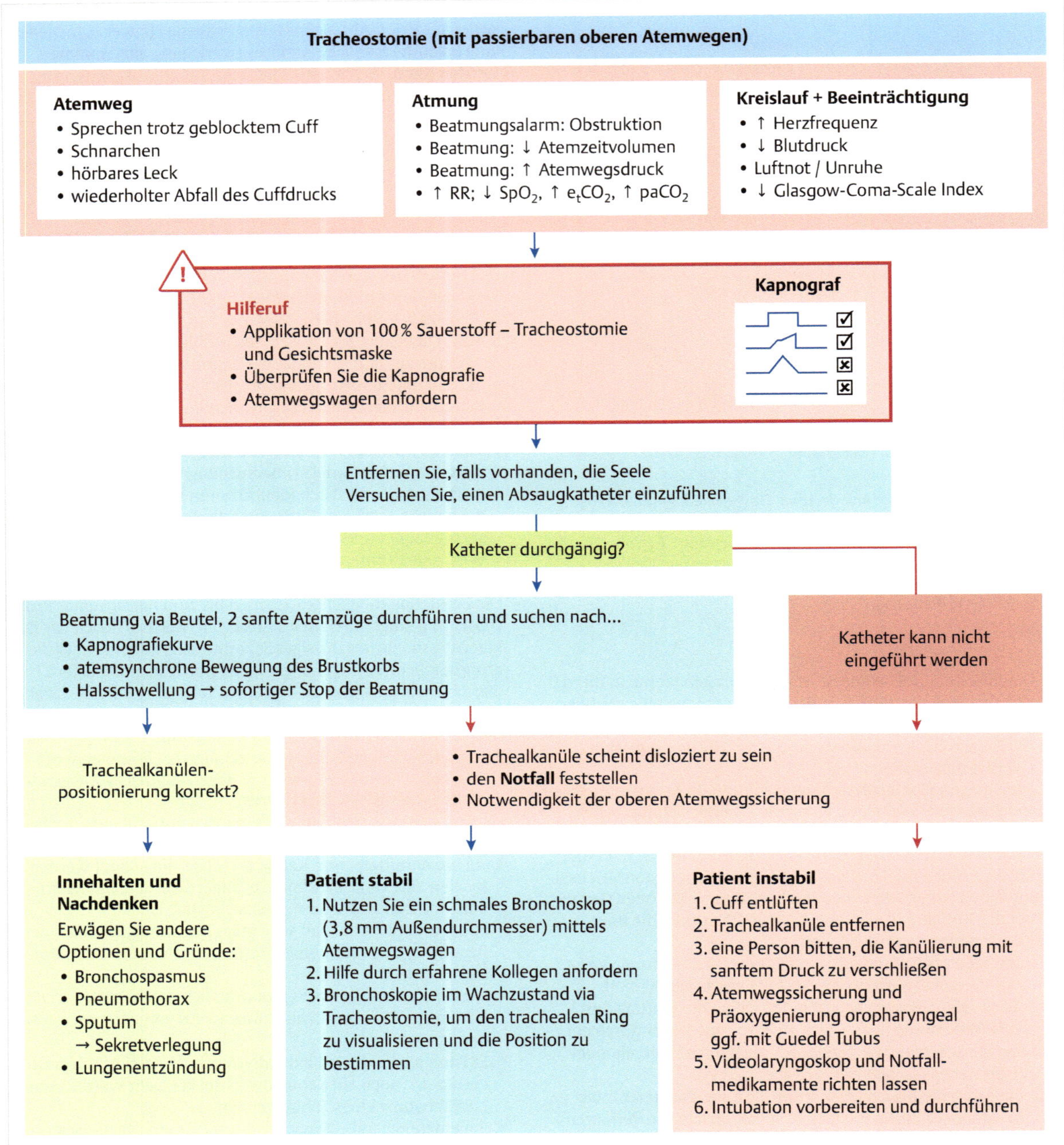

Abb. 49.5 **Algorithmus zur Tracheotomie.** [339].

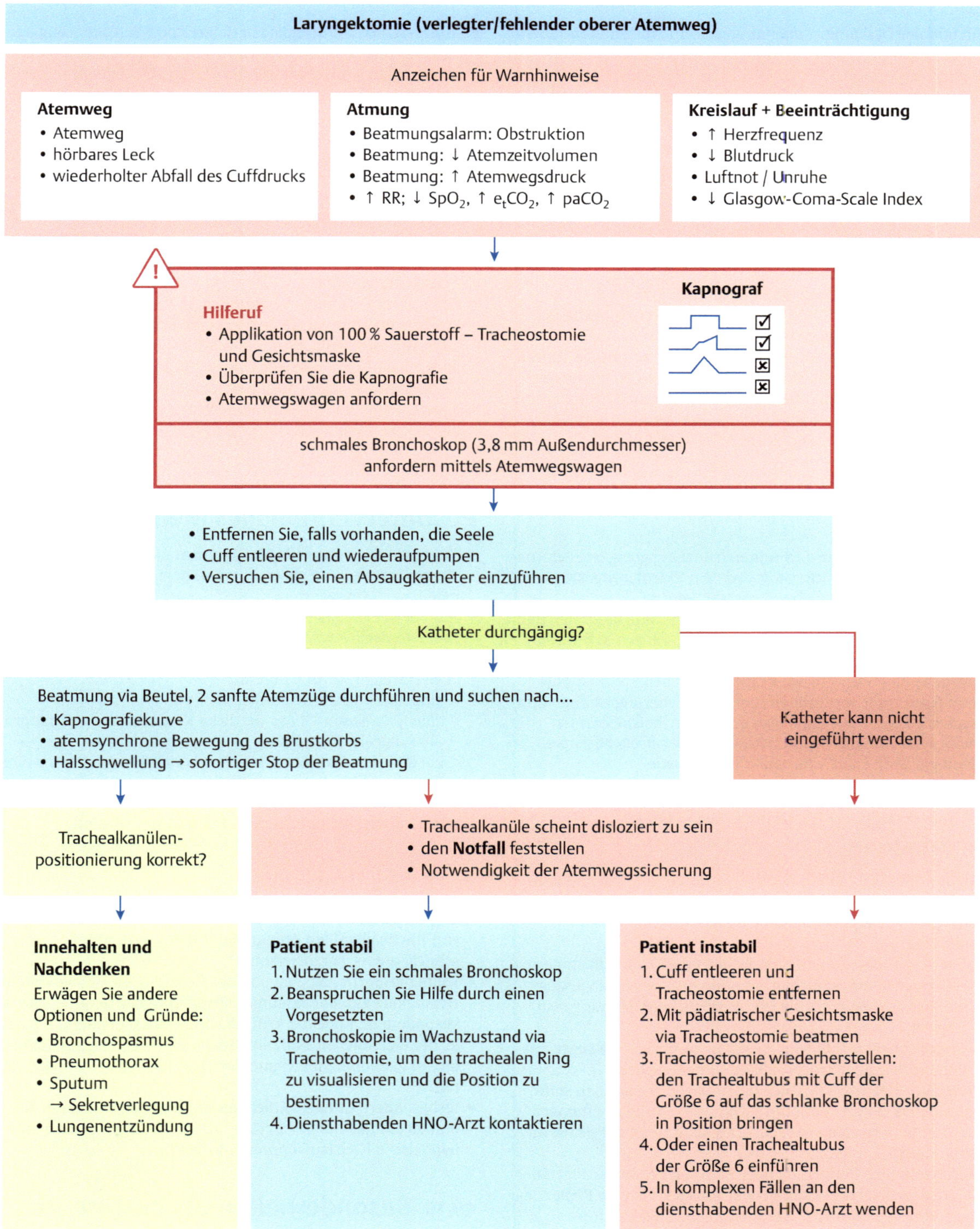

Abb. 49.6 Algortihmus zur Laryngektomie. [339].

49.14 Mögliche Fehler und Fallstricke

- Ein initialer Dyskomfort oder ausgeprägter Hustenreiz können ein erster Hinweis auf eine drohende Trachealkanülen-Verlegung sein.
- Diese ersten Frühzeichen sollten bereits zu einer Evaluation des Atemwegs führen, um eine Notfallsituation nach Möglichkeit frühzeitig zu verhindern.

49.15 Mögliche Komplikationen

- Zu den klassischen Komplikationen zählen [333]:
  - Blutungen
  - Verlust des Atemwegs
  - Schädigung angrenzender Strukturen
  - Versagen der gewählten Technik, um eine erfolgreiche Platzierung der Atemwege wieder zu erreichen
- Eine mögliche schwerwiegende Komplikationen ist die Ventilation in ein falsches Lumen nach Dislokation einer Trachealkanüle. Das sich ausbreitende Emphysem kann zu einer externen Kompression distaler Trachealabschnitte und der Unmöglichkeit einer Wiederherstellung des Atemwegs führen.

49.15.1 Komplikationen während der Durchführung

- Verlust des Atemweges: Es sollten frühzeitig geeignete Alternativen der Atemwegssicherung – wie ein Videolaryngoskop und/oder ein Bronchoskop – bereitgestellt werden.
- Blutungen: Auch in stressigen Situationen sollte besonnen und ohne unnötigen Kraftaufwand gearbeitet werden, um Verletzungen benachbarter Strukturen möglichst zu verhindern.
- Anlage in eine Via falsa mit beatmungsassoziiertem Emphysem: Nach einer vermuteten Atemwegssicherung ist eine intratracheale Lage unverzüglich zu evaluieren, beispielsweise durch Auskultation, Kapnometrie und/oder Bronchoskopie.
- Unmöglichkeit einer Ventilation mit Hypoxie

49.15.2 Komplikationen nach der Durchführung

- Pneumothorax: Insofern durch die Intervention ein Pneumothorax oder Spannungspneumothorax verursacht sein sollte, muss eine entsprechende Entlastung erfolgen.
- Aspiration:
  - Vor dem Entblocken und Entfernen einer Trachealkanüle sollte der Mund- und Pharynxraum orotracheal abgesaugt werden, um ein Eindringen von möglichem Aspirat zu verringern.
  - Gleichermaßen sollte ein ausreichend starker Absauger mit entsprechendem Saugeraufsatz vorhanden sein.
- Verletzung der Trachea: Auch in stressigen Situationen sollte besonnen und ohne unnötigen Kraftaufwand gearbeitet werden, um Verletzungen benachbarter Strukturen möglichst zu verhindern.
- Blutungen: Eine Verletzung oder Arrosion von benachbarten Gefäßen, welche entweder bei der Anlage oder eine Replatzierung entsteht, kann zu ausgeprägten Blutungen führen.
- Notwendigkeit einer chirurgischen Revision oder Tracheostomie: Je nach möglichem Modus der Atemwegssicherung bedarf es unter Umständen einer anschließenden Wundexploration und ggf. Anlage eines chirurgischen Tracheostomas.

49.16 Dokumentation

- Grundsätzlich sollte jegliche erfolgreiche Neuplatzierung oder Adjustierung an einer Trachealkanüle entsprechend dokumentiert werden – insbesondere, um die konkrete Kenntnis der Liegedauer und den Typ der einliegenden Trachealkanüle weitergeben zu können.
  - Darüber hinaus sollte die Dokumentation die Symptomatik des Patienten und ggf. retrospektiv nachvollziehbare prodromale Symptomatiken wiedergeben, um nachvollziehen zu können, welches Problem aufgetreten ist und dieses ggf. im Fall eines neuerlichen Auftretens schneller zu antizipieren.
  - Auch darf der forensische Stellenwert einer adäquaten Dokumentation bei den häufig kritisch kranken Patienten nicht verkannt werden.
- Konkret sollte festgehalten werden, inwiefern das bestehende Problem erkannt wurde und wie eine Behebung erfolgte. Des Weiteren muss dokumentiert werden, ob zur Erkennung oder im Nachgang eine spezielle Diagnostik angewandt wurde oder Nachuntersuchungen noch durchzuführen sind.
- Ebenso sollte ein Tracheostoma-Wechsel mit Zeitpunkt, Typus und Größe dokumentiert werden.

49.17 Postoperatives/ Postinterventionelles Management

- Das postinterventionelle Management dient der Sicherung des Therapieerfolgs und gleichermaßen dem frühzeitigen Erkennen möglicher Komplikationen.
- Hierbei ist entscheidend, in welchem Ausmaß eine Manipulation erforderlich war.
- Ein entsprechendes postinterventionelles Management kann bewerkstelligt werden durch:
  - eine Abschluss-Bronchoskopie
  - eine Hals-Nasen-Ohren-ärztliche Konsultation, ggf. mit oropharyngealer Einstellung,
  - ein Röntgen-Thorax zur Lagekontrolle, dem Ausschluss eines Pneumothorax oder Emphysem
- Hierbei muss abgewogen werden, inwiefern die einzelnen Untersuchungen im individuellen Fall erforderlich sind.

49.18 Ergebnisse

- Es gilt zu hoffen, dass es im Rahmen des Notfallmanagements von Trachealkanülen gelingt, den Atemweg zu erhalten oder schnell wieder herzustellen.
- Sollte dies nicht gelingen und der Patient in eine zunehmende Hypoxämie ggf. mit Reanimationspflichtigkeit geraten, ist insbesondere im Kollektiv kritisch vorerkrankter Patienten parallel der eigentlichen Notfallmaßnahmen eine kritische Evaluation des Patientenwillens und der Therapiechancen durchzuführen.
- Insbesondere ist hinsichtlich des ungünstigen Outcomes zu klären, ob ein „do-not-resuscitate" (DNR) vorliegt, insofern eine hypoxische Kreislaufsuppression eintritt.

49.19 Besonderheiten bei bestimmten Personengruppen

49.19.1 Besonderheiten bei Schwangeren

- Auch wenn als Klientel schwangerer Patientinnen mit Tracheostoma-Versorgung ausgesprochen selten vorliegt, sind keine Besonderheiten zu beachten.

49.19.2 Besonderheiten bei Kindern und Jugendlichen

- Tracheotomierte Kinder sind eine besondere Patientengruppe; einerseits aufgrund des deutlich anders gearteten Indikationsspektrums zur Tracheotomie und andererseits durch die deutlich kleinere Anatomie mit den aus der konventionellen Atemwegssicherung von Säuglingen und Kindern bekannten Besonderheiten.
- Darüber hinaus haben Kindern unter Umständen ein erheblich größeres Problem, einen Dyskomfort hinsichtlich des Tracheostomas zu artikulieren.
- Durch die deutlich kleineren Innenlumen sind darüber hinaus entsprechende Trachealkanülen und Equipment wie Bronchoskope oftmals nicht bevorratet, sodass sich im Notfall entsprechende Erschwernisse der Diagnostik und Therapie auftun können.
- Grundsätzlich unterscheidet sich das Notfallmanagement jedoch nicht vom Erwachsenen.
- Eine Versorgung von tracheotomierten Kindern sollte entsprechend nur an Zentren mit ausreichender Expertise erfolgen.

49.20 Literatur

Quellenangaben

[329] Bartels H, Bogdanski R. Tracheotomie, Tracheostomie. Laryngo-Rhino-Otologie. 2011; 90: 766–783

[330] Baumann H, Kemei C, Kluge S. Die Tracheotomie auf der Intensivstation. Pneumologie 2010; 64: 769–776

[331] Bonkowsky V. Operative versus perkutane Dilatationstracheotomie: Komplikationen im Vergleich. Laryngorhinootologie 2020; 99: 352–354

[332] Bravermen J. Airway clearance requirements among patients with mechanical ventilation and artificial airways: an overview. Adv Respir 2001: 422–428

[333] Charles G Durbin J. Early Complications of Tracheostomy. Respiratory Care 2005; 50: 511–515

[334] Dongelmans DA, van der Lely A-J, Tepaske R, Schultz MJ. Complications of percutaneous dilating tracheostomy. Critical Care 2004; 8: 1–2

[335] Epstein SK. Anatomy and physiology of tracheostomy. Respiratory care. 2005; 50: 476–482

[336] Epstein SK. Late complications of tracheostomy. Respiratory care. 2005; 50: 542–549

[337] Koscielny S, Guntinas-Lichius O. Update zur perkutanen Dilatationstracheotomie. HNO 2009; 57: 1291–1300

[338] Lewarski JS. Long-Term Care of the Patient With a Tracheostomy. Respiratory Care 2005; 50: 534–537

[339] Paulich S, Cook TM, Hall H, Churchill H, Kelly FE. Two new algorithms for managing tracheostomy emergencies on the ICU. British Journal of Anaesthesia 2020; 125: e164–e165

Wichtige Internetadressen

- https://deutschefachpflege.de/wiki/tracheostoma-und-luftroehrenschnitt/

49

50 Nicht invasive Beatmung in der Notfallsituation

Daniel Bläser, Holger Harbs

50.1 Steckbrief

Ziel der nicht invasiven Beatmung ist die Unterstützung der Eigenatmung des Patienten. Liegt ein Oxygenierungsproblem vor, d. h. eine hypoxämische respiratorische Insuffizienz, kann über die Anwendung eines kontinuierlich positiven Drucks in den Atemwegen (CPAP) und mittels bedarfsadaptierter Sauerstoffkonzentration die Oxygenierung optimiert werden. Bei einem Versagen der Atempumpe, welches zu einer hyperkapnischen respiratorischen Insuffizienz führt, kann über die Druckunterstützung der Atemhübe des Patienten (z. B. ASB, CSV-PS) die Atemmuskulatur des Patienten entlastet und dem muskulären Versagen vorgebeugt werden.

50.2 Synonyme

- nicht invasive Beatmung
- NIV
- non invasive ventilation

50.3 Keywords

- NIV
- nicht invasive Beatmung
- non invasive ventilation
- akute respiratorische Insuffizienz
- akutes kardiales Lungenödem
- akut exazerbierte COPD
- Hypoxämie
- Hyperkapnie

50.4 Überblick

- Die nicht invasive Beatmung dient der Unterstützung der Eigenatmung des Patienten im Fall der akuten respiratorischen Insuffizienz.
- Haupteinsatzbereich der nicht invasiven Beatmung in der Notfallsituation ist die akute respiratorische Insuffizienz.
  - Reicht die Sauerstoffinsufflation allein nicht aus, um die Oxygenierung zu gewährleisten oder zeigt der Patient ein Versagen der Atempumpe im Rahmen der muskulären Erschöpfung, ist die nicht invasive Beatmung unter Beachtung der Kontraindikationen das Verfahren der Wahl zu Unterstützung der Eigenatmung.
  - Im Vergleich zur invasiven Beatmung hat die nicht invasive Beatmung den Vorteil, dass keine invasive Atemwegssicherung erforderlich ist und die Eigenatmung des Patienten ohne erhöhten Atemwegwiderstand unterstützt wird.
  - Die klinisch eingesetzte nasale High-Flow-Sauerstofftherapie (Synonyme: nHFT/HFOT, „high flow nasal cannula" (HFNC)), welche ebenfalls einen CPAP erzeugt, ist für die präklinische Anwendung aktuell aufgrund der technisch bedingt notwendigen großen Mengen an Sauerstoff (Flussraten von bis zu 70 l/min) nicht geeignet.
- In einer 2017 erschienen Metaanalyse konnten Xu et al. für Patienten mit einem hypoxischen nicht hyperkapnischen respiratorischen Versagen eine reduzierte Intubationsrate sowie eine reduzierte Krankenhausmortalität durch Anwendung der NIV nachweisen [344].
- In einer Observationsstudie aus dem Jahr 2016 zeigten Nielsen et al., dass bei Patienten mit akutem respiratorischem Versagen die prähospitale Anwendung von CPAP („continous positive airway pressure") mit einem stärkeren Anstieg der Sauerstoffsättigung und einer Reduktion der Atemfrequenz verglichen mit einer konservativen Standardtherapie verbunden ist [343].

50.5 Indikationen

- Pathophysiologisch sind zwei unterschiedliche Mechanismen der akuten respiratorischen Insuffizienz notfallmedizinisch relevant.
- Zum einen kommt es bei Patienten mit einer akuten Exazerbation einer chronisch obstruktiven Lungenerkrankung zu einer progredienten muskulären Erschöpfung und somit zu einem konsekutiven Versagen der Atempumpe, was zu einem Anstieg des $PaCO_2$ führt und eine akute hyperkapnische respiratorische Insuffizienz zu Folge hat.
  - Bei Fortschreiten des Versagens der Atempumpe kommt es sekundär auch zur Hypoxämie (► Abb. 50.1) [340].
  - Mittels nicht invasiver Ventilation kann einerseits dem intrinsischen PEEP entgegengewirkt und die zum Kollaps neigenden Atemwege offengehalten werden.
  - Andererseits kann durch die Applikation von Unterstützungsdrücken die Atempumpe entlastet und die Atemarbeit für den Patienten reduziert werden, die Atemmuskulatur kann sich erholen.
  - Die Leitlinie empfiehlt die Anwendung der NIV im Rahmen einer akuten Exazerbation einer COPD bei Vorliegen eines $PaCO_2 > 45$ mmHg und einem $pH < 7{,}35$.
  - Beide Werte sind präklinisch aktuell in aller Regel nicht zu erheben, da nur wenige Rettungsdienste über transportable Blutgasanalysegeräte verfügen.
  - Es empfiehlt sich somit die Orientierung an klinischen Zeichen der drohenden Erschöpfung, wie schnelle und flache Atmung und vermehrter Einsatz der Atemhilfsmuskulatur [340].
- Zum anderen führt, z. B. bei Patienten mit kardialem Lungenödem oder Pneumonie, eine Gasaustauschstörung zu einer akuten hypoxämischen respiratorischen Insuffizienz. Die Hypo-

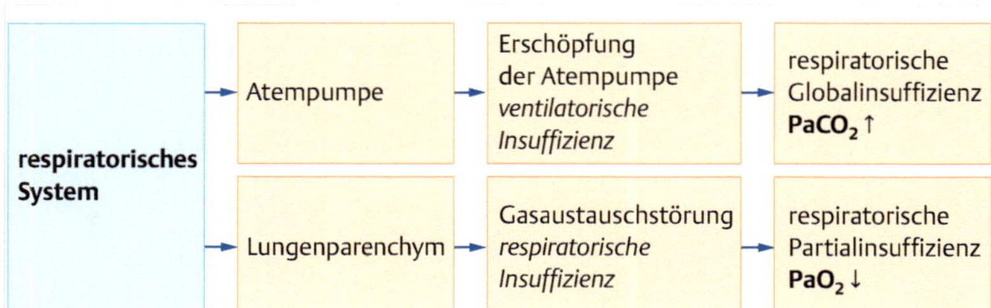

Abb. 50.1 Akute respiratorische Insuffizienz. Zwei unterschiedliche Mechanismen der akuten respiratorischen Insuffizienz sind notfallmedizinisch relevant. (Bläser D, Harbs H. Nichtinvasive Beatmung in der Notfallmedizin. In: Scholz J, Gräsner J, Bohn A, Hrsg. Referenz Notfallmedizin Thieme; 2019. doi:10.1055/b-006-149615)

xämie wird durch die Zunahme des Rechts-links-Shunts verstärkt (▶ Abb. 50.1) [340].
- Die Anwendung eines kontinuierlichen positiven Atemwegsdrucks (CPAP). ggf. ergänzt durch Unterstützung der Inspirationsphase mittels Unterstützungsdrücken, führt zu einer Rekrutierung atelektatischer Alveolen und verhindert einen erneuten Kollaps in der Exspirationsphase.
  - Der Rechts-links-Shunt nimmt ab.
  - Compliance und Resistance der Lunge verbessern sich unter CPAP [342].
  - Hier sind mitunter hohe Druckniveaus erforderlich, um die Alveolen am erneuten Kollaps zu hindern.
  - Dies wiederum hat zur Folge, dass bei dieser Indikation die NIV unter Umständen nicht ausreichen kann, da Druckniveaus, die den Verschlussdruck des unteren Ösophagussphinkters überschreiten, zu einer Überblähung des Magens führen und hieraus ein hohes Aspirationsrisiko resultiert.
  - Die aktuelle Version der Leitlinie nennt im Vergleich zur vorherigen Version nicht mehr explizit die folgenden Parameter als Indikation: Atemfrequenz > 25/min und Sauerstoffsättigung (SpO_2) < 95 % trotz Sauerstoffgabe [340].
  - Aus Sicht der Autoren können diese Parameter trotzdem weiterhin als Orientierungshilfe herangezogen werden.
- Aber auch bei akuter respiratorischer Insuffizienz unklarer oder anderer Genese kann bei entsprechender Kenntnis des Verfahrens und unter Beachtung der Kontraindikationen und Abbruchkriterien ein Therapieversuch mittels NIV erfolgen [340].

Merke

M!

Indikationen zur NIV in der Notfallmedizin:
- akute Exazerbation einer chronisch-obstruktiven Lungenerkrankung (COPD)
- akute linkskardiale Dekompensation mit Entwicklung eines Lungenödems
- Asthma bronchiale
- Pneumonie
- akute respiratorische Insuffizienz unklarer/anderer Genese (z. B. toxisch)
- Präoxygenierung

50.6 Kontraindikationen

- Es muss zwischen absoluten und relativen Kontraindikationen unterschieden werden.
- Gerade die relativen Kontraindikationen erlauben bei entsprechender Erfahrung und Ausrüstung häufig einen Therapieversuch mittels NIV. Die Möglichkeit zum sofortigen Verfahrenswechsel, d. h. die ständige Intubationsbereitschaft, ist in diesem Falle obligat.
- Bei fehlender Spontanatmung oder Schnappatmung ist die Anwendung von NIV absolut kontraindiziert.
  - Hier sind eine Atemwegssicherung und die Einleitung einer kontrollierten Beatmung erforderlich.
  - Dies gilt ebenso für das Vorliegen einer Atemwegsverlegung sowie das nicht hyperkapnisch bedingte Koma.
  - Aufgrund des stark erhöhten Aspirationsrisikos ist die Anwendung der NIV auch bei Vorliegen einer gastrointestinalen Blutung sowie eines Ileus absolut kontraindiziert.
- Ist das Koma hyperkapnisch bedingt, kann ein Therapieversuch mittels NIV erfolgen.
  - Erfolgskriterium ist die rasche klinische Besserung des Patienten.
  - Gleiches gilt für Patienten mit schwergradiger Hypoxämie und/oder Azidose sowie hämodynamischer Instabilität.
  - Bei massiver Agitation und subjektiver Interface-Inkompatibilität liegt die Herausforderung in der Führung des Patienten sowie der adäquaten Steuerung der ggf. erforderlichen Sedierung.
  - Sekretverhalt oder anatomische Interface-Inkompatibilität können die Erfolglosigkeit der NIV bedeuten, jedoch ist auch hier in aller Regel zunächst ein NIV-Versuch angezeigt.
  - Bei Patienten mit Zustand nach Operationen im Bereich des oberen Gastrointestinaltrakts ist eine individuelle Einschätzung des Aspirationsrisikos sowie eine sorgfältige Nutzen-Risiko-Abwägung erforderlich [340].

Merke

M!

- absolute Kontraindikationen:
  - fehlende Spontanatmung/Schnappatmung
  - Atemwegsverlegung (funktionell/fixiert)
  - obere gastrointestinale Blutung
  - Ileus
  - Koma (nicht hyperkapnisch bedingt)
- relative Kontraindikationen:
  - hyperkapnisch bedingtes Koma
  - massive Agitation
  - massiver Sekretverhalt
  - schwergradige Hypoxämie
  - schwergradige Azidose
  - hämodynamische Instabilität
  - anatomische und/oder subjektive Interface-Inkompatibilität
  - Zustand nach Operation im Bereich des oberen Gastrointestinaltrakts

50.7 Aufklärung und spezielle Risiken

- Für den Erfolg einer nicht invasiven Ventilation ist die Information und Aufklärung des Patienten über die Methode und den Ablauf erforderlich.
- Gerade Patienten mit Luftnot sind ängstlich und agitiert und empfinden das Vorhalten sowie dichte Aufsetzen einer Maske unter Umständen als bedrohlich, was wiederum zu einer Agitationssteigerung und einer Verstärkung der Atemnot führen kann.
- Eine schriftliche Aufklärung ist aufgrund der gebotenen Dringlichkeit bei bestehender akuter Lebensgefahr in aller Regel entbehrlich.
- Die mündliche Aufklärung muss den Ablauf der Maßnahme einschl. einer eventuell erforderlichen Analgosedierung, die Aspirationsgefahr und den bei Erfolglosigkeit notwendigen Verfahrenswechsel zur invasiven Beatmung mit Narkoseeinleitung und Atemwegssicherung beinhalten.

50.8 Vorbereitende Diagnostik

- Die Etablierung und kontinuierliche Ableitung folgender Monitoringparameter sind vor Einleitung einer nichtinvasiven Beatmung obligat:
  - Sauerstoffsättigung
  - Kapnografie
  - 4-Kanal-EKG
  - nicht invasive Blutdruckmessung

- Die Etablierung einer invasiven Blutdruckmessung sowie die engmaschige Kontrolle der arteriellen Blutgasanalyse im weiteren Verlauf optimieren das Monitoring und dienen der bedarfsadaptierten Steuerung der nicht invasiven Beatmung sowie auch dem rechtzeitigen Erkennen eines Therapieversagens.

50.9 Anästhesie

- Für die nicht invasive Beatmung wird keine Allgemeinanästhesie benötigt.
- Gegebenenfalls kann eine (Analgo-)Sedierung das Stresslevel des Patienten reduzieren und das Ansprechen auf die nicht invasive Beatmung beschleunigen.

50.10 Personal, Material und Einstelltechnik

- Für die Durchführung einer nicht invasiven Beatmung in einer Notfallsituation ist in dieser Methode ausgebildetes und erfahrenes Personal erforderlich.
- Des Weiteren wird ein hierfür zugelassenes und geeignetes Notfall- oder Intensivbeatmungsgerät benötigt, ebenso wie ein Vitalparametermonitor.
- Neben der reinen Anwendung von CPAP können bei den heutigen Notfall- und Intensivrespiratoren auch Beatmungsformen mit unterstützenden bzw. wechselnden Druckniveaus eingesetzt werden (CPAP/ASB, CSV-PS, BIPAP/BiLevel, S/T-PS/PC bzw. SIMV-PS/PC etc.). Ein weiterer Vorteil ist die Einstellbarkeit der inspiratorischen Sauerstoffkonzentration im Vergleich zu reinen CPAP-Systemen.
- Für die Durchführung der NIV sind spezifische Maskensysteme erforderlich.
  - Präklinisch hat sich der Einsatz von fixierbaren Mund-Nasen-Masken bewährt.
  - Helmsysteme finden in der Präklinik keine Anwendung, sind jedoch im klinischen Umfeld eine Alternative, ebenso sind Vollgesichtsmasken eher dort anzutreffen.

50.11 Vorbereitung

- Aufklärung
- Monitoring
- i. v.-Zugang
- Gerätevorbereitung (Gerätecheck, Maske, Maskenfixierung)
- ggf. Vorbereitung Analgosedierung

50.12 Anatomie

- Um eine nicht invasive Beatmung sicher durchführen zu können, müssen die Atemwege des Patienten frei sein.
- Des Weiteren können Verletzungen oder Anomalien im Gesichtsbereich den dichten Maskensitz erschweren oder gar ausschließen.

50.13 Durchführung

- Generell erfordert die Anwendung sowohl eines Flow-Systems als auch eines Notfallrespirators eine gerätespezifische Einweisung und eine praktische Ausbildung.
  - In einigen Rettungsdienstbereichen sind hierfür Algorithmen entwickelt worden und sind bereits Teil der Notfallsanitäter-Ausbildung.
  - Die Etablierung eines vollständigen Basismonitorings (EKG, SpO_2, Blutdruckmessung sowie einer Kapnografie) ist obligat.

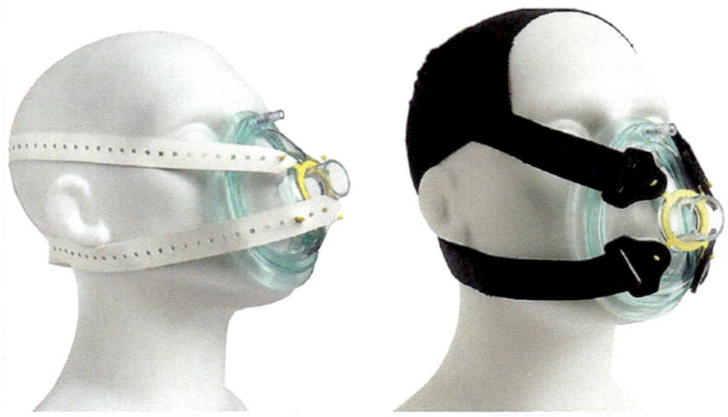

Abb. 50.2 Maske mit verschiedenen Haltebändern. (Quelle: Mit freundlicher Genehmigung der Vygon GmbH)

  - Die Aussagekraft der Kapnografie bezüglich des $etCO_2$-Werts ist vor dem Hintergrund einer immer vorhandenen und teils schwankenden Leckage sowie wechselnden Atemzugvolumina und nicht zuletzt einem bei der Mund-Nase-Maske im Vergleich zum Endotrachealtubus deutlich größeren Totraums deutlich eingeschränkt.
  - Die $etCO_2$-Werte werden daher deutlich niedriger als die $PaCO_2$-Werte ausfallen.
  - Allerdings stellt die Kapnografie eine gute Möglichkeit zur Überwachung der Atemfrequenz dar.
- Nach Aufklärung und Information des Patienten erfolgt das Anpassen der Einstellungen, zunächst am besten unter manuellem Aufsetzen der Maske. Sind die Einstellungen stabil und der Sitz der Maske dicht, kann diese mittels Haltebändern fixiert werden (▶ Abb. 50.2).
- akute hypoxämische respiratorische Insuffizienz:
  - Unter Beachtung des Pathomechanismus ist hier die Applikation eines adäquat hohen kontinuierlichen Atemwegsdrucks erforderlich.
  - Bei der Anwendung eines Flow-Systems wird der Sauerstofffluss so eingestellt, dass der gewünschte Druck erreicht wird.
    - Dieser ist an der Druckanzeige abzulesen, zwischen In- und Exspiration sind hier Druckschwankungen zu beobachten.
    - Initial sollte ein Druck von 5mbar gewählt werden, dieser kann dann auf bis zu 10mbar gesteigert werden.
  - Wird ein Notfallrespirator angewendet, kommen folgende Starteinstellungen zum Einsatz: CPAP 5mbar, inspiratorische Sauerstoffkonzentration 100 %, Flowtrigger 3 l/min
  - Unter Beachtung der Flow- und Druckkurve findet nun die Anpassung der Maske und der Parameter statt.
  - Eine dichtsitzende Maske kann in der Flowkurve an atemsynchronen positiven und negativen Ausschlägen verifiziert werden (▶ Abb. 50.3).
  - CPAP kann im weiteren Verlauf auf 10mbar gesteigert werden.
  - Die Einstellung des CPAP erfolgt bei den meisten Geräten über den PEEP („positive end exspiratory pressure“).
  - Sollte CPAP allein nicht ausreichen, kann zusätzlich ein Unterstützungsdruck (ASB, „assisted spontaneous breathing“, CSV-PS) eingestellt oder die Beatmung auf BIPAP/BiLevel bzw. S/T-PS/PC bzw. SIMV-PS/PC etc. umgestellt werden.
  - Diese Einstellungen erfolgen wie bei der akuten hyperkapnischen respiratorischen Insuffizienz und sind dort detailliert dargestellt.
- akute hyperkapnische respiratorische Insuffizienz:
  - Aufgrund des zugrunde liegenden Pathomechanismus ist die Anwendung eines Unterstützungsdrucks zur Entlastung der Atempumpe erforderlich.

VII

- Zusätzlich wird ein moderater PEEP eingestellt, um dem intrinsischen PEEP entgegenzuwirken und die Atemwege offenzuhalten.
- Vor diesem Hintergrund sind reine Flow-Systeme bei dieser Indikation nur dann angezeigt, wenn kein Notfallrespirator mit NIV-Möglichkeit zur Verfügung steht.
- Zunächst erfolgt ein Versuch mittels CPAP/ASB bzw. CSV-PS.
- In der Starteinstellung des Notfallrespirators wird ein PEEP von 3–6mbar, ein Unterstützungsdruck von 10mbar und einen Flowtrigger von 3 l/min eingestellt.
- Bei begleitend vorliegender Hypoxämie erfolgt der Beginn der NIV mit einer inspiratorischen Sauerstoffkonzentration von 100 %. Diese wird dann zügig, orientiert an der Sauerstoffsättigung, reduziert (Ziel: 88–92 %) [341] (▸ Abb. 50.4).
- Der Unterstützungsdruck kann bei Bedarf gesteigert werden, der inspiratorische Spitzendruck darf hierbei jedoch 25mbar nicht überschreiten [340].
- Erlaubt das Gerät die Einstellung eines exspiratorischen Triggers, empfiehlt sich zunächst die Einstellung auf 50 %. Durch Reduktion des exspiratorischen Triggers kann dann im weiteren Verlauf die Inspirationsdauer verlängert und das Atemzugvolumen erhöht werden.
- Im Rahmen der Einstellung des Beatmungsgeräts ist auf eine suffiziente Triggerung durch den Patienten zu achten.
- Alternativ kann eine NIV mittels BIPAP/BiLevel erfolgen.
  - Hierbei erfolgt der regelmäßige Wechsel zwischen zwei unterschiedlichen Druckniveaus.
  - Auf beiden ist eine Spontanatmung des Patienten möglich.
  - Zunächst erfolgt wieder die Einstellung eines PEEPs von 3–6mbar, eines Inspirationsdrucks von 15mbar, eines Flowtriggers von 3 l/min.
  - Für die inspiratorische Sauerstoffkonzentration wird äquivalent wie vorstehend bei CPAP/ASB (CSV-PS) vorgegangen.
  - Zusätzlich erlaubt diese Beatmungsform die Einstellung der Inspirationszeit, welche initial auf 2 s eingestellt werden sollte.
  - Die Exspirationszeit wird auf 4 s eingestellt, das Verhältnis von In- zu Exspiration beträgt somit 1:2.
  - Vorteil dieser Beatmungsform ist die sichere Applikation von Beatmungshüben unabhängig von der Triggerung durch den Patienten.
- Ist zur Durchführung einer NIV eine Sedierung erforderlich, ist Morphin aufgrund seiner angstlösenden und atemnotlindernden Eigenschaften besonders geeignet.
  - Beginnend mit 2,5–5 mg intravenös, wird Morphin bis zur gewünschten Wirkung titriert.
  - Hierbei sind eine zu tiefe Sedierung und eine damit ggf. einhergehende Atemdepression sowie der Verlust der Schutzreflexe unbedingt zu vermeiden.
- Erste Erfolge sind bei der Anwendung der NIV bereits innerhalb der ersten 30 min zu beobachten.
  - Es kommt zu einer Abnahme der Atemfrequenz und der Dyspnoe-Symptomatik.
  - Die Vigilanz des Patienten nimmt zu und die Sauerstoffsättigung steigt.
  - Steht eine Blutgasanalyse zur Verfügung, kann eine Abnahme des $PaCO_2$ sowie ein Anstieg des pH-Werts festgestellt werden [340].
- Bei der Auswahl der Zielklinik ist darauf zu achten, dass die nicht invasive Beatmung dort unterbrechungsfrei fortgeführt werden kann.

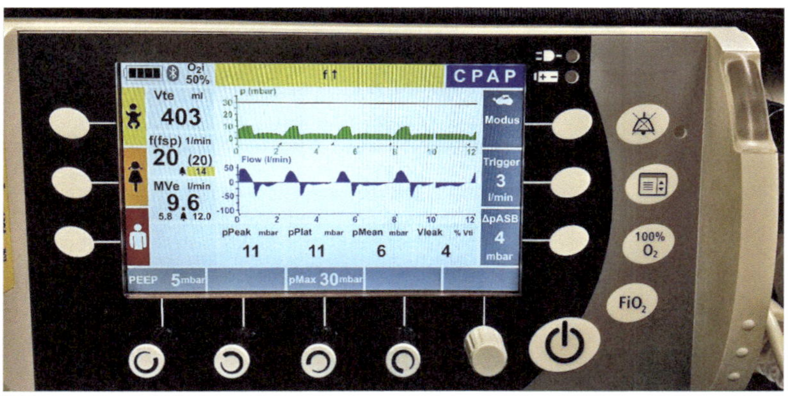

Abb. 50.3 NIV-Einstellung Medumat Transport. NIV-CPAP, PEEP 5mbar, pASB 4mbar, Trigger 3 l/min. (Quelle: Dormann H, Wolf M. Nicht invasive Beatmung (NIV) im Notarzteinsatz und in der Notaufnahme. Notarzt 2015; 31: 256–267)

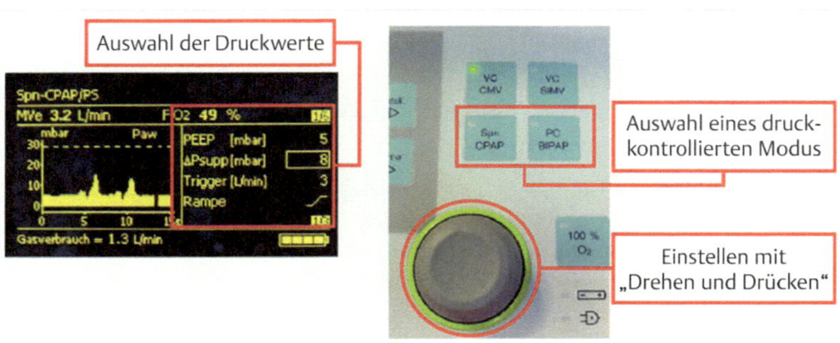

Abb. 50.4 NIV-Einstellung Oxylog 3 000 plus, Fa. Dräger. Nach Einschalten des Gerätes (o) sollte zunächst der Modus „Spn/CPAP“ angewählt werden. Über das große Drehrad rechts kann im Bildschirm der Cursor auf den „PEEP“ angesteuert werden. Durch Drücken wird der Wert aktiviert, durch Drehen verändert und nochmaliges Drücken bestätigt. Soll eine Druckunterstützung eingegeben werden, wird das Feld „Psupp“ angewählt und der Wert entsprechend verstellt. Die inspiratorische Sauerstoffkonzentration (FiO_2) wird über den entsprechenden Drehregler verändert. (Quelle: Kumle B, Merz S, Hauschel M et al. Umgang mit Notfallrespiratoren. Notfallmedizin up2date 2015; 10: 213–221)

- Die Aufnahme erfolgt daher in der Regel entweder direkt auf eine Intensivstation oder über eine entsprechend ausgestattete Notaufnahme.
- Die Übergabe erfolgt nach dem ABCDE-Schema.

M!

Merke

Das Beatmungsgerät wird an den Patienten und nicht der Patient an das Beatmungsgerät angepasst!

50.14 Mögliche Fehler und Fallstricke

- Problematisch kann die Initialphase der nicht invasiven Beatmung sein, wenn einem ängstlichen, agitierten Patienten mit stärkster Luftnot eine Maske aufgesetzt werden muss.
  - Dies kann schlimmstenfalls zu Panik und Abbruch der NIV führen.
  - Dieser Situation kann durch eine gute Kommunikation mit dem Patienten entgegengewirkt werden.
  - Unter Umständen ist in Abstimmung mit dem Patienten und nach entsprechender Aufklärung eine Analgosedierung erforderlich und hilfreich.
- Ein weiterer Fallstrick ist der Maskensitz.
  - Sitzt die Maske nicht adäquat, kommt es zu hohen Leckagen und damit zur Ineffektivität der NIV.
  - Hier kann eine Maskenkorrektur oder auch der Wechsel auf eine andere Maskengröße bzw. -typ Abhilfe schaffen.

VII

50.15 Mögliche Komplikationen

- Kommt es während laufender NIV-Therapie zu einer weiteren Verschlechterung des Patienten oder kann keine Besserung des Zustands verzeichnet werden, muss ein Verfahrenswechsel zur invasiven Beatmung mit Narkoseeinleitung und Atemwegssicherung erfolgen.
- Ausnahmen sind das Vorliegen einer Palliativsituation und/oder einer entsprechenden Patientenverfügung.
- Eine mögliche Komplikation unter NIV ist das Erbrechen des Patienten. Um eine Aspiration zu vermeiden, ist sofort die Maske abzunehmen.

50.15.1 Komplikationen während der Durchführung

- respiratorische Erschöpfung mit der Notwendigkeit zum Verfahrenswechsel, d. h. Narkoseeinleitung, endotracheale Intubation und invasive Beatmung:
  - Das Erkennen der Erschöpfung erfolgt mittels klinischer Beurteilung und Monitorings.
  - Die Maßnahmen werden in den jeweiligen Kapiteln (Maskenbeatmung, endotracheale Intubation, usw.) besprochen.
  - Zur Vermeidung von unerwarteten Notfallintubationen und damit einhergehendem erhöhten Risiko für das Auftreten unerwünschter Ereignisse ist das frühzeitige Erkennen einer drohenden Erschöpfung sowie Antizipation und strukturierte Vorbereitung einer solchen Situation im Team wichtig.
- Erbrechen mit Aspirationsgefahr:
  - kann ggf. verhindert werden durch aufmerksames Beobachten und Monitoring des Patienten
  - Vorgehen bei Erbrechen: Abnehmen der Maske, Verhindern einer Aspiration, ggf. Absaugen, Sicherstellen ausreichender Oxygenierung, ggf. Verfahrenswechsel
- Pneumothorax mit Entwicklung eines Spannungspneumothorax:
  - kann spontan erfolgen, Erkennen durch klinische Beobachtung und Monitoring, wenn verfügbar, Ultraschall der Lunge, Röntgenbild meist nicht zeitgerecht anzufertigen
  - Therapie: Spannungspneumothorax muss unmittelbar entlastet werden.
- kardiale Dekompensation:
  - Erkennen anhand von Monitoring und klinischem Bild
  - Maßnahmen sind ggf. die Anpassung der Beatmungsdrücke, notfalls der Verfahrenswechsel. Parallel kann der Einsatz von Katecholaminen notwendig sein.
- insuffiziente Ventilation und Oxygenierung aufgrund Maskenundichtigkeit:
  - Erkennen anhand der eingestellten Gerätealarme und Beatmungskurven möglich, ebenso akustisch und optisch am Sitz der Maske
  - Beheben durch den Versuch, die Maske besser an den Patienten zu adaptieren
  - Es kann auch weniger Druck auf das Gesicht (weniger Zug auf der Fixierung) teils hilfreicher als mehr Anpressdruck sein.
  - Ansonsten steht die Auswahl einer anderen Maske oder NIV-Methode sowie ggf. ein Verfahrenswechsel zur Option.
- psychische Dekompensation, welche zum Abbruch der NIV-Beatmung zwingt:
  - Erkennen durch klinische Beurteilung des Patienten und andauernden Kontakt
  - Dies stellt auch die beste Lösungsoption dar, welche situationsabhängig ggf. pharmakologisch supplementiert werden kann.
- Hautdefekte/Druckstellen im Gesichtsbereich durch Maske:
  - Hier bleibt der Wechsel der Masken-Art oder des Verfahrens die einzige Option.
  - Ein professionelles Wundmanagement kann aufgrund der exponierten Lage des Defekts notwendig sein.
- Gerätedefekt:
  - Erkennen auch hier durch den klinischen Blick und das ständige Monitoring des Patienten
  - Nicht alle Gerätedefekte gehen mit einem optischen oder akustischen Alarm einher.
  - Eine schnelle Reaktion kann notwendig werden.
  - Die Oxygenierung des Patienten muss vor der Fixierung auf die Instandsetzung der Gerätefunktion sichergestellt werden.
- unzureichender Sauerstoffvorrat:
  - Schon vor Beginn der NIV-Therapie sollte die situationsbezogene Evaluation der Sauerstoffreserve erfolgen.
  - Dies gilt vor allem für den präklinischen Einsatz sowie den innerklinischen Transport unter NIV.
  - Je nach Beatmungsgerät kann bei Ausfall der Druckgasversorgung ggf. mit Raumluft weiter beatmet werden.
  - Auf jeden Fall ist die ausreichende Oxygenierung des Patienten unmittelbar sicherzustellen und zu überwachen.

50.15.2 Komplikationen nach der Durchführung

- respiratorische Erschöpfung mit erneuter Notwendigkeit für eine NIV-Beatmung oder sogar für eine invasive Beatmung nach Narkoseeinleitung und endotrachealer Intubation
- Pneumothorax mit Entwicklung eines Spannungspneumothorax
- (stille) Aspiration mit anschließender Pneumonie
- kardiale Dekompensation

50.16 Dokumentation

- Die Dokumentation erfolgt ergänzend im Rahmen der Standarddokumentation des jeweiligen Tätigkeitsbereichs, d. h. in der Intensivdokumentation, Notarztprotokoll etc.
- Hierbei ist zu beachten, dass folgende Punkte dokumentiert werden:
  - Aufklärung
  - Beatmungsgerät
  - Beatmungsmaske
  - Beatmungsmodus
  - Beatmungsdrücke
  - Beatmungsbeginn und -ende
  - Sauerstoffsättigung
  - inspiratorische Sauerstofffraktion
  - endexspiratorisches Kohlenstoffdioxid
  - Herzfrequenz und EKG-Rhythmus
  - Blutdruck
  - Blutgasanalyse im klinischen Bereich sowie nach Möglichkeit auch präklinisch bei Verfügbarkeit
  - Komplikationen

50.17 Postoperatives/ Postinterventionelles Management

- Bei dieser Methode ist kein postoperatives/postinterventionelles Management notwendig.

50.18 Besonderheiten bei bestimmten Personengruppen

50.18.1 Besonderheiten bei Schwangeren

- Bei Schwangeren gibt es keine Besonderheiten zu berücksichtigen.

50.18.2 Besonderheiten bei Kindern und Jugendlichen

- Bei Kindern und Jugendlichen gibt es keine Besonderheiten zu berücksichtigen.

50.19 Literatur

Quellenangaben

[340] Deutsche Gesellschaft für Pneumologie und Beatmungsmedizin. S2k-Leitlinie Nichtinvasive Beatmung als Therapie der akuten respiratorischen Insuffizienz, Version 3.1, 30.12.2022. Im Internet: https://register.awmf.org/de/leitlinien/detail/020-004; Stand: 19.06.2024

[341] Global Initiative for Chronic Obstructive Lung Disease. Global Strategy for the Diagnosis, Management, and Prevention of Chronic Obstructive Lung Disease 2017 Report. Im Internet: http://goldcopd.org/download/326/; Stand: 19.06.2024

[342] Lenique F, Habis M, Lofaso F et al. Ventilatory and hemodynamic effects of continuous positive airway pressure in left heart failure. Am J Respir Crit Care Med 1997; 155: 500–505

[343] Nielsen VM, Madsen J, Aasen A et al. Prehospital treatment with continuous positive airway pressure in patients with acute respiratory failure: a regional observational study. Scand J Trauma Resusc Emerg Med 2016; 24: 121

[344] Xu XP, Zhang XC, Hu SL et al. Noninvasive Ventilation in Acute Hypoxemic Nonhypercapnic Respiratory Failure: A Systematic Review and Meta-Analysis. Crit Care Med. 2017; 45: e727–e733

50

51 Sauerstofftherapie

Jörn Grensemann, Stefan Kluge

51.1 Steckbrief

Sauerstoff ist ein geruch- und farbloses Gas, das für den aeroben Stoffwechsel und damit für Säugetiere und den Menschen lebensnotwendig ist. Sauerstoff reduziert in der Atmungskette im oxidativen Stoffwechsel die Cytochrom-C-Oxidase. Hierdurch entsteht ein mitochondrialer Transmembrangradient für Protonen, der für die Synthese von Adenosintriphosphat (ATP) erforderlich ist. Steht nicht genügend Sauerstoff zur Verfügung, wird die Atmungskette unterbrochen und die Energiegewinnung wird auf die anaerobe Glykolyse beschränkt. In hypoxiesensitiven Geweben, z. B. dem zentralen Nervensystem, kann es bei protrahierter Hypoxie zu Nekrosen kommen. Im Blut findet der Transport von Sauerstoff überwiegend ein Hämoglobin gebunden statt. Aus der sigmoidalen Bindungskurve ergibt sich, dass oberhalb eines PO_2 von 80 mmHg entsprechend einer Sauerstoffsättigung von ca. 96 % unter klinischen Bedingungen fast kein zusätzlicher Sauerstoff transportiert werden kann.

51.2 Synonyme

- O_2-Therapie

51.3 Keywords

- Sauerstoffinsufflation
- respiratorische Insuffizienz
- Sauerstofftoxizität
- Hypoxämie
- Hyperoxie

51.4 Überblick

- Für die Sauerstofftherapie stehen verschiedene Applikationsformen zur Verfügung, die in der Anwendung separat betrachtet werden müssen (▶ Tab. 51.1).

51.5 Indikationen

- hypoxämische respiratorische Insuffizienz
- Präoxygenierung vor Anästhesieinduktion und Interventionen am Atemweg (z. B. Bronchoskopie)
- Kohlenmonoxid-Intoxikation
- kardiopulmonale Reanimation bis zum Wiedereinsetzen eines Spontankreislaufs

51.6 Kontraindikationen

- für High-Flow-Therapie:
  - Kiefer-Gesichts-Traumata (abhängig vom Verletzungsmuster)
  - nasale Obstruktionen

51.7 Aufklärung und spezielle Risiken

- Sauerstofftoxizität:
  - Wird der PO_2 über 80 mmHg hinaus gesteigert, kommt es zu einer Zunahme von reaktiven Sauerstoffspezies (ROS). Insbesondere in Verbindung mit einer Inflammation oder eines Gewebetraumas kommt es durch diese ROS in Verbindung mit „danger associated molecular patterns“ (DAMPs) zu einer proinflammatorischen Mediatorausschüttung, die in der Folge zu Gewebsapoptosen und durch direkte Wirkung der ROS zu Gewebsnekrosen führen kann.
  - Sauerstoff ist ein Antagonist zu Stickstoffmonoxid, welches an der Gefäßwandmuskulatur relaxierend wirkt, sodass es durch erhöhte Sauerstoffpartialdrücke zu Gefäßkontraktionen kommen kann.
  - Retrospektive Daten legen eine Dosis-Toxizitäts-Beziehung nahe, nach der die kumulierte Sauerstoffdosis im Bereich der Hyperoxie eine Verschlechterung des Outcomes bedingen kann. Daher sollte Sauerstoff stets zielgerichtet eingesetzt werden, um definierte Sauerstoffsättigungs- oder Partialdruckziele zu erreichen.

51.8 Vorbereitende Diagnostik

- Monitoring der Sauerstoffsättigung (Pulsoxymetrie)

51.9 Personal, Material und Einstelltechnik

51.9.1 Sauerstoffinsufflation

- Nasenbrille
- Ab ca. 6 l/min setzt durch die Inspiration von Umgebungsluft ein Ceiling-Effekt ein, sodass die maximal erreichbare FiO_2 mittels dieses Verfahrens auf ungefähr 40 % begrenzt ist.
- Pro Liter Sauerstoff pro min kann die inspiratorische Sauerstofffraktion (FiO_2) um ca. 2–3 % erhöht werden.

Tab. 51.1 Applikationsformen der Sauerstofftherapie.

Methode	maximale FiO_2	Probleme
Nasenbrille	0,4	Ceiling-Effekt ab ca. 6 l/min durch Inspiration von Umgebungsluft
Gesichtsmaske ohne Reservoir	0,55	Ceiling-Effekt durch Inspiration von Umgebungsluft
Gesichtsmaske mit Reservoir	0,8–0,95	inadäquate Atemgaskonditionierung
High-Flow-Therapie	1,0	kein Einsatz während Patiententransport
Beatmung	1,0	Patient während Therapie eingeschränkt, Sprechen erschwert, keine Nahrungsaufnahme möglich

51.9.2 Gesichtsmaske

- Gesichtsmaske mit/ohne Reservoirbeutel
- ohne Reservoirbeutel maximale FiO_2 ungefähr 55 %, mit Reservoirbeutel 80–95 %
- Cave: keine Atemgaskonditionierung (Anwärmung, Befeuchtung)
- Mindestfluss sollte 6 l/min betragen, um Kohlendioxidakkumulation in Maske vorzubeugen

51.9.3 High-Flow-Sauerstofftherapie

- Materialien: High-Flow-Nasenkanüle, Heizplatte zur Atemgaskonditionierung (Anwärmung und Befeuchtung), Sauerstoffmischer
- Nasenkanüle in verschiedenen Größen verfügbar, Nasenkanüle sollte Nasenlöcher zur Hälfte ausfüllen
- Einstellung der FiO_2 über Sauerstoffmischer
- Flüsse zwischen 30 und 80 l/min
- Damit wird der Inspirationsfluss des Patienten überstiegen und die FiO_2 reguliert.
- Die High-Flow-Sauerstofftherapie hat folgende Effekte:
  - Generierung eines positiv-endexspiratorischen Drucks (PEEP) durch den hohen Inspirationsfluss. Der aufgebaute PEEP verhält sich nach Bernoulli quadratisch zum Fluss, bei Inspirationsflüssen von 35 l/min ließen sich PEEP-Werte von 1,5mbar bei geöffnetem Mund des Patienten und bis zu 3mbar bei geschlossenem Mund des Patienten messen. Bei einem Fluss von 60 l/min konnte in einer experimentellen Untersuchung ein PEEP von 8mbar gemessen werden.
  - Atemgaskonditionierung, die über Erwärmung und Befeuchtung des Inspirationsgases über eine Heizplatte erfolgt; hierdurch wird mukoziliäre Clearance verbessert
  - Auswaschen der oberen Atemwege mit Reduktion des funktionellen Totraums, sodass es zu einer Reduktion der Atemarbeit des Patienten kommt
  - Vorteilhaft bei der Anwendung der High-Flow-Sauerstofftherapie ist der Patientenkomfort; die Patienten sind anders als bei einer Maskenverwendung in der Lage normal zu kommunizieren und Nahrung zu sich zu nehmen.
- Es muss berücksichtigt werden, dass die High-Flow-Sauerstofftherapie ein hocheffektives Verfahren zur Therapie der respiratorischen Insuffizienz bei kritisch kranken Patienten darstellt, die somit stets adäquat überwacht werden müssen. Die Möglichkeit zum Eingreifen und zur Eskalation z. B. auf eine invasive Beatmung muss stets gewährleistet sein.

51.9.4 Beatmung

- Sowohl bei der nicht invasiven als auch bei der invasiven Beatmung wird die FiO_2 über einen Sauerstoffmischer einreguliert (bis zu FiO_2 1,0).
- Im Heimbereich stehen Geräte zur Verfügung, bei denen der Sauerstoff ohne Mischer mit einem Flowmeter zudosiert wird, diese haben im intensivmedizinischen Bereich jedoch keinen Stellenwert.

51.10 Durchführung

- High-Flow-Therapie:
  - Auswahl der Kanülengröße, dabei darf das Lumen der Nasenlöcher nur bis zur Hälfte ausgefüllt sein
  - Vorheizen des Systems, da die Applikation kalter Atemwegsluft zu einem Bronchospasmus führen kann
  - zunächst Start mit ca. 30–35 l/min Fluss, dann Steigerung nach Patientenakzeptanz
  - primär versuchen, Effekte der hohen Flüsse auszunutzen, bevor FiO_2 angehoben wird
- Sauerstoffzielbereiche (alle Applikationsformen):
  - Unter klinischen Bedingungen ist das Erreichen eines Zielbereichs entscheidend, da sowohl eine Hypoxämie als auch eine Hypoxie mit deletären Effekten einhergeht.
  - Eine Übersicht der Zielbereiche ist in ▸ Abb. 51.1 dargestellt.
  - Grundsätzlich gibt es für verschiedene Krankheitsbilder in den hierfür spezifischen Leitlinien unterschiedliche Empfehlungen zum Zielbereich, die hauptsächlich auf den bei den jeweiligen Krankheitsbildern unterschiedlichen Studiendesigns mit unterschiedlichen getesteten Zielbereichen beruhen.
    - Bisher konnte keine pathophysiologische Rationale für unterschiedliche Zielbereiche in Abhängigkeit der Grunderkrankung angeführt werden.
    - Letztendlich ist es jedoch in der klinischen Praxis erforderlich, ein leicht umsetzbares Konzept zu haben, um eine hohe Adhärenz zu erzielen.
    - Daher wurden in der AWMF-Leitlinie zur Sauerstofftherapie in der Akuttherapie beim Erwachsenen vereinfachte

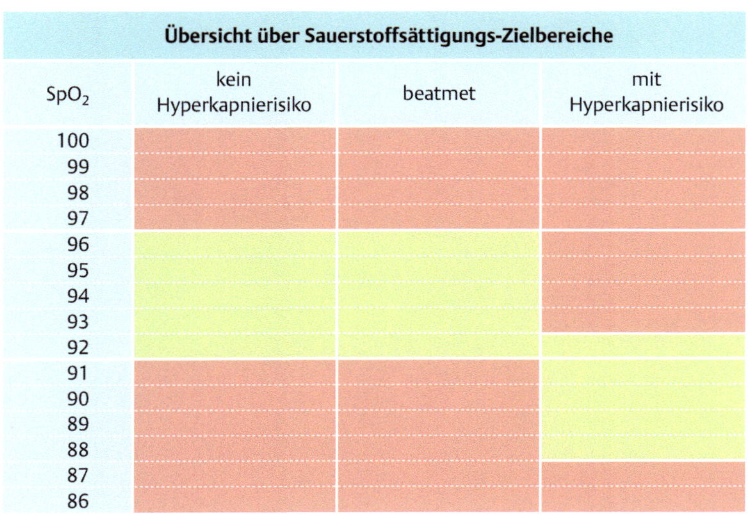

Abb. 51.1 Zielbereiche der Sauerstoffsättigung. [345]

Zielbereiche etabliert, die sich in der klinischen Praxis gut umsetzen lassen [345].

Cave

High-Flow-Therapie:

- Heizplatte nicht über Patientenniveau bringen, da ansonsten Heiz- und Kondenswasser über die Kanüle in den Patienten laufen kann
- Die Anwendung beim hyperkapnischen Lungenversagen ist bisher nicht gut untersucht, wobei positive Effekte durch die Abnahme der Atemarbeit vorstellbar sind.
- Überoxygenierung vermeiden, da hierfür mehrfach schädliche Effekte nachgewiesen werden konnten

51.11 Mögliche Fehler und Fallstricke

- Applikation von zu hohen Flüssen bei nasaler Insufflation oder Gesichtsmaske mit Ceiling-Effekt
- Überoxygenierung mit Sauerstofftoxizität

51.12 Mögliche Komplikationen

- Überoxygenierung
- Hypoxie bei klinischer Verschlechterung, daher Monitoring

51.13 Besonderheiten bei bestimmten Personengruppen

51.13.1 Besonderheiten bei Schwangeren

- Bei Schwangeren gibt es keine Besonderheiten zu berücksichtigen.

51.13.2 Besonderheiten bei Kindern und Jugendlichen

- Bei Kindern und Jugendlichen gibt es keine Besonderheiten zu berücksichtigen.

51.13.3 Besonderheiten bei anderen Personen- bzw. Risikogruppen

Patienten ohne Hyperkapnierisiko oder mit Beatmung

- Bei Patienten, bei denen kein Hyperkapnierisiko besteht oder bei Patienten, die maschinell beatmet sind, sollte die Sauerstoffapplikation so titriert werden, dass eine Sauerstoffsättigung zwischen 92 % und 96 % resultiert, entsprechend einem PaO_2 von ca. 65–80 mmHg.
- Dies ist der mutmaßliche optimale Bereich, in dem weder ein Risiko für eine Hypoxie noch für eine Hyperoxie mit konsekutiver Sauerstofftoxizität besteht.

Patienten mit Hyperkapnierisiko

- Bei Patienten mit einem Hyperkapnierisiko, z. B. Patienten mit einer chronisch obstruktiven Lungenerkrankung, sollte eine Sauerstoffsättigung zwischen 88 % und 92 % angestrebt werden.
- Dieses stellt sicher, dass:
  - das Ventilations-Perfusions-Verhältnis in der Lunge erhalten bleibt
  - Kohlendioxid nicht aus Carbamino-Verbindungen im Hämoglobin verdrängt wird (Haldane-Effekt)
  - der Atemantrieb im Rahmen einer Hyperoxie nicht über desensibilisierte Chemorezeptoren reduziert wird
- Im Fall einer zu hohen Sauerstoffsättigung könnte es ansonsten durch die beschriebenen Effekte zu einer Induktion oder Zunahme einer Hyperkapnie kommen.

51.14 Literatur

Quellenangaben

[345] Philipp J G, Capetian Ph, Hamsen U. S 3-Leitlinie: Sauerstoff in der Akuttherapie beim Erwachsenen (06/2021). Im Internet: https://register.awmf.org/assets/guidelines/020-021l_S 3_Sauerstoff-in-der-Akuttherapie-beim-Erwachsenen_2021-06.pdf; Stand: 19.06.2024

Literatur zur weiteren Vertiefung

[346] Grensemann J, Simon M, Wachs C, Kluge S: High-Flow-Sauerstofftherapie – Chancen und Risiken. Der Pneumologe 2022; 19: 21–26

[347] Grensemann J, Wachs C, Kluge S. Sauerstoff in der Notfall- und Intensivmedizin. Dtsch Med Wochenschr 2021; 146: 108–120

Teil VIII

Kreislaufmanagement und Reanimation

VIII

52 Prophylaxe und Behandlung einer Kreislaufinstabilität/ Schocktherapie

Vanessa Neef, Holger Neb

52.1 Steckbrief

Einen drohenden Schock frühzeitig zu antizipieren und einen aufgetretenen Schock adäquat zu behandeln erfordert in erster Linie eine fokussierte Anamnese und einige wenige körperliche Untersuchungen, um die Diagnose zu sichern. Hierfür wird lediglich neben adäquaten Fragestellungen (Art eines etwaigen Traumas, kardiale Vorgeschichte, Allergien etc.) die Feststellung der Pulsfrequenz und die Messung des Blutdrucks nach Riva-Rocci benötigt.

52.2 Synonyme

- niedriger Blutdruck
- hämodynamische Instabilität
- instabiler Kreislauf
- Kreislaufprobleme
- Herz-Kreislauf-System

52.3 Keywords

- Schockformen
- Hypovolämie
- Tachykardie
- Hypotonie

52.4 Überblick

- Eine Prophylaxe einer Kreislaufinstabilität ist in den meisten Fällen nicht zu gewährleisten, allerdings ist die Kenntnis der Ursachen außerordentlich hilfreich, um drohende klinische Verschlechterungen betroffener Patienten rechtzeitig zu antizipieren.
- klassisch bekannte Ursachen sind:
  - hypovolämischer Schock
  - distributiver Schock (neurogener Schock)
  - kardiogener Schock
  - obstruktiver Schock
- Ausgedehnte Verbrennungen und Verätzungen können durch massive zelluläre Schäden direkt oder immunologisch vermittelt einen distributiven Schock auslösen.
- Der obstruktiven Schock hingegen wird bedingt durch eine Verschiebung oder den Verschluss großer, herznaher Gefäße.
  - Hierbei spielen Flüssigkeiten, z. B. Blut bei einer Perikardtamponade, oder Luft bei einem Spannungspneumothorax, die entscheidende Rolle.
  - Große Fettzellen können dagegen über eine Lungenembolie einen obstruktiven Schock generieren.
  - Auch ein massiver intravasaler Lufteintritt, der möglicherweise den rechten Ventrikel des Herzens mit Luft füllt, kann ursächlich für einen kardiogenen Schock sein.
- Ein niedriger oder abfallender Blutdruck sind wichtige und direkte Hinweise auf einen sich entwickelnden Schock.
  - Um prophylaktisch tätig zu werden, gilt es hier bereits, die Ursache ausfindig zu machen.
  - Zum Beispiel sind bei einer vermuteten Blutung und damit beginnendem hypovolämen Schock nach Trauma einfache primäre Maßnahmen die Kompression und die Wiederherstellung des intravasalen Volumens.
  - Häufig können bereits beim ersten visuellen Kontakt mit dem Patienten entscheidende Hinweise gewonnen werden.
  - Folgende Symptome fallen in den ersten Sekunden des Kontakts und der körperlichen Untersuchung auf: Blässe, (kalter) Schweiß, kalte Extremitäten bei Berührung
- Als einfach durchzuführende diagnostische und therapeutische Methode eignet sich der passive Beinhebeversuch (Passive-Leg-Raise-Test, PLR). Bei der Durchführung des PLR kommt es zu einer Autotransfusion von ca. 300–450 ml Blutvolumen aus der Peripherie.
- Zudem kann zur Kreislaufstabilisierung die Gabe von isotonischer Vollelektrolytlösung nötig sein.
  - Aber auch die Gabe von Vasopressoren und Inotropika können bei einem Schock nötig werden.
  - Neben der Behandlung der Kreislaufinstabilität bzw. des Schocks muss immer die Ursache therapiert werden (z. B. Antibiotika beim septischen Schock)!

52.5 Indikationen

- Die Indikation zur Prophylaxe und Behandlung einer Kreislaufinstabilität bzw. eines Schocks ist gegeben, wenn allgemeine Symptome des Schocks auftreten oder zumindest drohen aufzutreten. Diese können sein:
  - Hypotonie, Tachykardie
  - Tachypnoe
  - blasses Hautkolorit
  - marmorierte Haut („Skin mottling" (▸ Abb. 52.1); insbesondere am Knie zu beobachten) [350]
- Symptome, die bei einem manifesten Schock auftreten:
  - systolischer Blutdruck < 90 mmHg
  - Organdysfunktionen wie Verwirrung, Bewusstseinsstörungen, Oligurie bis Anurie (Urinproduktion < 0,5 ml/kg Körpergewicht/h)
- Zusätzliche Symptome beim hypovolämischen Schock können eine Zentralisierung, kollabierte Halsvenen, ein reduzierter Hautturgor oder trockene Schleimhäute sein sowie spezifische Symptome je nach Ursache (z. B. Hämatemesis)
- Zusätzliche Symptome beim anaphylaktischen Schock können ein Larynxödem, Dyspnoe oder Bronchospasmus sein.

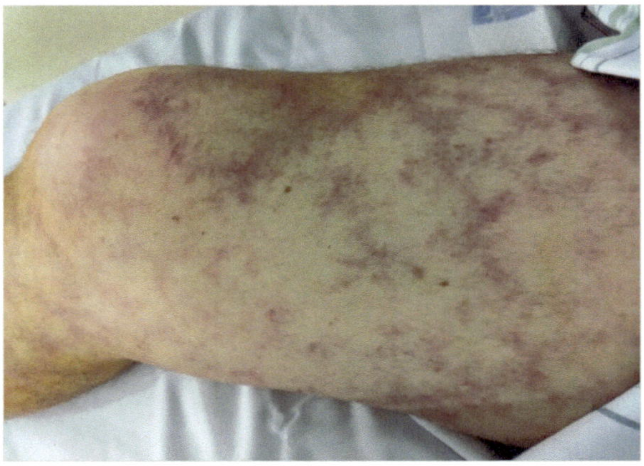

Abb. 52.1 Mottling. Darstellung eines Knies mit marmorierter Haut.

- Beim kardiogenen bzw. obstruktiven Schock können Lungenödem, gestaute Halsvenen (durch z. B. einen erhöhten zentralvenösen Druck), Zyanose oder Kaltschweißigkeit auftreten.

52.6 Kontraindikationen

- Die Diagnose und Behandlung eines Schocks ist zwingend indiziert, es gibt nahezu keine Kontraindikationen, da eine Lebensbedrohung vorliegt.
- Nur im Fall einer Palliation bzw. einer ausdrücklichen Ablehnung in Bezug auf medizinische Maßnahmen ist hierauf zu verzichten.

52.7 Aufklärung und spezielle Risiken

- Jeder Patient muss vor einer Maßnahme über verfahrensimmanente Risiken, Komplikationen und geplante Vorgehensweise mit ausreichender Bedenkzeit aufgeklärt werden.
- In Ausnahmefällen, z. B. im Rahmen von Notfallindikationen kann hierauf vor der durchgeführten Maßnahme verzichtet werden. Derartige Ausnahmefälle liegen im Rahmen eines Schocks nahezu immer vor.
- Nur formal sei auf aufklärungsrelevante Aspekte, z. B. bei der Anlage eines Venenzugangs, hingewiesen:
  - Blutung
  - Infektion
  - Hämatom
  - Gefäß- und Nervenverletzung
  - Fehlpunktion
  - Mehrfachpunktion
  - Dislokation
  - Thrombose

52.8 Vorbereitende Diagnostik

- Für diese Methode ist keine vorbereitende Diagnostik notwendig.

52.9 Anästhesie

- Beim bewusstlosen Patienten (GCS < 9) ist die Indikation zur Intubation im Allgemeinen gegeben, um die Gefahr einer Aspiration zu minimieren.
- Gerade bei unterschiedlichen Schockformen kann die Überdruckbeatmung jedoch schädlich sein (obstruktiver Schock, kardiogener Schock bei führendem Rechtsherzversagen), zudem ist eine Narkoseeinleitung bei einem bereits hypovolämen Patienten äußerst vorsichtig durchzuführen, da die iatrogene Änderung der Inotropie und Nachlast den Schock meistens aggravieren.
- Es muss hier eine Risiko-Nutzen-Abwägung je nach vermuteter Ursache und nachfolgender Therapie erfolgen.
- Zur Einleitung einer Notfallnarkose beim Schock haben sich insbesondere Benzodiazepine bewährt, wie Midazolam, Fentanyl als Opioid und das Muskelrelaxans Rocuronium.
- Als Katecholamine müssen Noradrenalin und Adrenalin aufgezogen vorbereitet sein, ohne Noradrenalin wird die Einleitung eines Patienten mit manifestem Schock und GCS < 9 mit an Sicherheit grenzender Wahrscheinlichkeit nicht stabil gelingen.

52.10 Personal, Material und Einstelltechnik

- Passive-Leg-Raise-Test (PLR):
  - EKG-Monitoring, nicht invasive Blutdruckmessung, Pulsoxymetrie
  - Patiententrage
- Anlage peripherer Venenzugang und Volumengabe:
  - Händedesinfektion
  - Stauschlauch
  - Hautdesinfektion mit Chlorhexidin- oder Octenidin-haltigen Desinfektionsmitteln als Wischdesinfektion
  - Wundverband
  - NaCl 0,9 %
  - isotonische Vollelektrolytlösung
- Medikamente:
  - Noradrenalin
  - Adrenalin
  - Midazolam
  - Fentanyl
  - Rocuronium
- Geräte:
  - Sonografiegerät
  - Intubationsbesteck (u. a. Laryngoskop, Endotrachealtuben, Führungsstäbe, Larynxmaske)

52.11 Vorbereitung

52.11.1 Beurteilung des Kreislaufs

- Die klinische Untersuchung ermöglicht eine erste Einschätzung des Kreislaufzustands des Patienten.
- Messung der Herzfrequenz: palpatorisch oder via EKG-Monitoring
- Messung des Blutdrucks: palpatorisch an der A. radialis, A. femoralis, A. carotis, A. brachialis oder via Blutdruckmanschette (automatische Blutdruckmessung oder manuell mit Blutdruckmanschette und Stethoskop)
- Sauerstoffsättigung
- Pulsoxymetrie
- Pulsqualität
- Kapillarfüllungszeit (normal ≤ 2s)
- peripherer Volumenstatus (z. B. trockene Schleimhäute, reduzierter Hautturgor)
- Temperaturdifferenz zwischen zentral und peripher (z. B. Hinweis auf Volumenmangel, Sepsis)
- Hautmarmorierung
- Halsvenenstauung (z. B. Zeichen der Rechtsherzbelastung)
- Urinproduktion

52.11.2 Behandlung in Abhängigkeit von Schockform

- hypovolämischer Schock:
  - Anlage eines peripheren Venenzugangs zur Volumengabe (isotonische Vollelektrolytlösung)
  - Bereitstellung von Blutkonserven bei akuter Blutung
- distributiver Schock:
  - Gabe von Antibiotika bei einem septischen Schock
  - Gabe von Noradrenalin bestenfalls über einen zentralen Zugang
- kardiogener Schock:
  - Gabe von Noradrenalin
  - Gabe von Adrenalin (wird in jüngeren Zeiten zunehmend kontrovers diskutiert, da der zusätzliche kardiale Sauerstoffverbrauch einen Infarkt potenziell verschlimmern kann, in

akuten Phasen werden hier daher von vielen Kliniken Dobutamin und/oder Milrinon eingesetzt)
  - Die Anlage einer venoarteriellen ECMO kann die entscheidende Brücke zur definitiven Therapie darstellen („bridge to decision").
- obstruktiver Schock:
  - Therapie der Ursache (z. B. Entlastung bei Spannungspneumothorax)
  - auch hier: Anlage einer veno-arteriellen ECMO bei fehlender Ansprache auf die kausale Therapie

52.12 Anatomie

- Anatomische Verläufe der Venen und Arterien sind erforderlich, um erfolgreich Punktionen und Kanülierungen durchzuführen.
- Da oberflächliche Venen sich interindividuell massiv unterscheiden, muss jeder Patient vor einer Punktion körperlich genau untersucht werden.
- Anatomische Kenntnisse von Herz und Lunge sind für eine fokussierte Echokardiografie essenziell.

52.13 Durchführung

- Neben der Überprüfung der Atemwege („A"), der Atmung („B"), des Bewusstseins („D") und dem Entkleiden des Patienten („E") ist die Beurteilung des Kreislaufs („C") bei einer Kreislaufinstabilität bzw. Schock essenziell (→ ABCDE-Schema).
- Das führende Zeichen des Schocks ist die Hypotonie. Häufig finden sich bereits bei der initialen Untersuchung Hinweise auf eine mögliche Ursache der Kreislaufinstabilität bzw. Schock (z. B. äußere Blutung).
- Bei der Überprüfung des Kreislaufs („C") eignet sich die Messung der Herzfrequenz, des Blutdrucks sowie der Rekapillarisierungszeit.
- Sobald die Arbeitsdiagnose Schock gestellt worden ist, muss sich zügig die Anlage einer peripheren Venenverweilkanüle anschließen.
- Nach Anlage und Anschluss von 500 ml kristalloider Lösung sollte insbesondere bei Verdacht auf kardiogenen oder obstruktiven Schock eine orientierende Echokardiografie-Untersuchung anschließend durchgeführt werden.
- Die Menge an infundiertem Volumen und/oder die Gabe von Katecholaminen richtet sich nach der diagnostizierten Schockursache.

52.13.1 Zugangswege

- Als Zugangswege für die Punktion peripherer Venen eignet sich prinzipiell jede Körperstelle.
- Als Reserve gerade bei schwieriger Anlage von peripheren Venenverweilkanülen können die Vv. jugulares ext. dienen.
- Im Gegensatz hierzu liegen die Vv. femorales häufig zu tief für eine Punktion mittels Venenverweilkanülen, hier muss dann auf großlumigere Katheter zurückgegriffen werden (bspw. „Schockraumshaldon").
- Im Rahmen eines kardiogenen oder obstruktiven Schocks muss im Extremfall eine extrakorporale Membranoxygenierung etabliert werden, hierfür verwendet man zumeist die Aa. und Vv. femorales.

52.13.2 Lagerung

- Patienten im Schock sollten zunächst auf dem Rücken gelagert werden.
- Bei vermutetem hypovolämen oder distributiven Schock kann der PLR differenzialdiagnostische Hinweise liefern.
  - Hierbei kommt es durch die Autotransfusion von Blut zu einem messbaren Anstieg des Blutdrucks (eine invasive Messung des Pulsdrucks bzw. des Herzzeitvolumens ist außerhalb einer Intensivstation nahezu unmöglich, der Anstieg des Blutdrucks lässt aber nur indirekt einen Rückschluss über eine Volumenreagibilität zu), sofern eine solche Schockform vorliegt.
  - Gerade beim kardiogenen oder obstruktiven Schock kann der Blutdruck bei einer derartigen Maßnahme abfallen, die betroffenen Patienten berichten dann häufig über eine zunehmende Dyspnoe.
  - In solchen Fällen kann die Oberkörperhochlagerung eine deutliche klinische Verbesserung bringen.

52.13.3 Durchführung Schritt für Schritt

- Die Kontrolle der Vigilanz steht an oberster Stelle. Sofern die betroffenen Patienten noch kontaktfähig sind, ist eine kurze, zielgerichtete Anamnese indiziert („Was ist passiert?"), die Abfrage von Allergien und eingenommenen Medikamenten obligat.
- Sofern keine Reanimationssituation vorliegt, schließt sich eine fokussierte körperliche Untersuchung an:
  - visuell → Blässe, Schweiß, Ödeme, Füllungsstatus Venen (insbesondere der Jugularvenen)
  - betroffenen Patienten mittels Handschlags begrüßen und beruhigen (Hand kalt oder warm?)
  - Bestimmung der Rekapillarisierungszeit (hierzu wird ein Fingernagel zwischen dem eigenen Daumen und Zeigefinger 5 s eingedrückt, beurteilt wird die Zeit bis zur Rückkehr der Durchblutung, Normwert bei Normothermie < 2s)
- Es folgen eine Auskultation der Lungen und des Herzens (Herzfrequenz, Arrhythmien, Stridor) und eine Messung des Blutdrucks und des Blutzuckers.
- Hiernach kann bereits ein vorliegender Schock mit hoher Sicherheit ausgeschlossen bzw. bestätigt werden (Schockindex nach Allgöwer: Ist die Herzfrequenz größer als der systolische Blutdruck, deutet dies auf einen Schock hin → Schockindex positiv) [348].
- In Fällen eines Schocks ist zunächst die Anlage eines peripheren Venenzugangs indiziert.
  - Dies gestaltet sich bei Volumenmangel manchmal äußerst schwierig.
  - Zwar stellt gerade im Notarztdienst der intraossäre Zugangsweg eine Alternative dar, kann aber mit Erfahrung zumeist vermieden werden.
- Reicht die alleinige Stauung einer Extremität nicht aus, empfiehlt sich ein Umwickeln einer Extremität nach distal, um das verbliebene intravasale Volumen nach distal „auszustreichen" und dort zu sammeln. Auch das lokalisierte Erwärmen der Extremität kann hilfreich sein.
- Ist eine geeignete Vene ausgemacht, gilt es gerade oberflächliche Venen möglichst flach zu punktieren. Die Sonografie stellt bei schwierigen Venenverhältnissen häufig keine geeignete Alternative dar, da oberflächliche Venen direkt komprimiert werden und ein zu steiler Einstichwinkel das Vorführen der Verweilkanüle unmöglich machen kann.
- Sobald der intravenöse Zugang etabliert ist und die Diagnose des Schocks vorliegt, muss die Ursache zumindest mit einer gewissen Wahrscheinlichkeit eingeordnet werden.
- Sofern die notwendige Zeit und Erfahrung vorliegen, kann die Echokardiografie zu diesem Zeitpunkt die entscheidenden Hinweise liefern. Hiernach schließt sich die zielgerichtete Therapie an.

- Bei einem **hypovolämischen Schock** muss eine suffiziente Volumenzufuhr erfolgen.
  - Ziel der initialen Kreislauftherapie ist die Wiederherstellung der Normovolämie [351].
  - Die Steuerung der Infusionstherapie kann anhand von hämodynamischen Parametern erfolgen (z. B. Normalisierung des Blutdrucks, Absinken der Herzfrequenz).
  - Eventuell kann auch die initiale Gabe von Vasporessoren (z. B. Noradrenalin-Bolus à 10 µg) zur Stabilisierung des Blutdrucks nötig sein.
  - Es empfiehlt sich, zunächst auf kristalloide Volumenersatzmittel zurückzugreifen.
- Beim **distributiven Schock** erfolgt zunächst die Gabe von Vasopressoren.
  - Gerade bei einer Anaphylaxie sollte 0,5 mg Adrenalin z. B. in den Oberschenkel intramuskulär injiziert werden.
  - Die relative Hypovolämie sollte mit Vollelektrolytlösung ausgeglichen werden.
  - Für die Akutbehandlung einer Anaphylaxie bzw. eines neurogenen Schocks spielen Kortikosteriode eine untergeordnete bzw. gar keine Rolle mehr, bei einer Anaphylaxie kann die Gabe von 2 mg/kg Methylprednisolon erfolgen, der Wirkungseintritt ist mit ca. 30 min aber deutlich verzögert.
- Beim **kardiogenen Schock** sollte eine frühestmögliche kardiale Diagnostik angestrebt werden (Myokardinfarkt? Klappeninsuffizienz?).
  - Behandlungsziel der medikamentösen Herz-Kreislauf-Unterstützung ist die Verbesserung der Perfusion und des Sauerstoffangebotes des Herzens.
  - Ein Volumenmangel sollte ausgeschlossen werden, liegt aber in den seltensten Fällen vor.
  - Die Herz-Kreislauf-unterstützende Pharmakotherapie erfolgt durch die Gabe von Katecholaminen.
  - Als Vasopressor eignet sich Noradernalin, als Inotropikum Dobutamin, im absoluten Notfall auch Adrenalin (erhöht den myokardialen Sauerstoffverbrauch deutlich) [354].
  - Gerade beim kardiogenen Schock stellen extrakorporale Unterstützungsverfahren (Impella, ECMO) manchmal die entscheidende Brücke zur kausalen Therapie dar.
  - Elektrokardiografie und Echokardiografie geben hier entscheidende Hinweise (regionale Wandbewegungsstörungen? ST-Streckenveränderungen?).
- Beim **obstruktiven Schock** liefert die Echokardiografie die entscheidenden Hinweise.
  - Eine Perikardtamponade und Spannungspneumothorax müssen umgehend entlastet werden.
  - Eine massive Rechtsherzbelastung in der Echokardiografie kann auf eine Lungenarterienembolie hindeuten; hier ist im präklinischen Setting zwar die Lyse möglich, außerhalb von Reanimationssituationen empfiehlt sich aber in jüngsten Zeiten der Transport in Zentren mit der Option zur extrakorporalen Unterstützungstherapie.
  - Die Gabe von Inotropika kann zusätzlich Zeit verschaffen (z. B. Adrenalin auf 0,05 µg/kg/min).
  - Eine Heparinisierung ist bei V. a. Lungenembolie absolut indiziert (5 000IE Heparin i. v.).

52.14 Mögliche Fehler und Fallstricke

- Voraussetzung für den PLR ist eigentlich eine kontinuierliche Messung des HZV.
  - Da dies häufig in der Erstbehandlung nicht verfügbar ist, eignet sich nur der Anstieg des gemessenen MAP als mäßiger Ersatzparameter.
  - Zudem wurde gezeigt, dass bei beatmeten Patienten auch Änderungen des $etCO_2$ als Surrogatparameter für die Volumenreagibilität dienen kann ($etCO_2$-Anstieg von > 5 %) [352].
- Unwohlsein und Aufwachen können wären des PLR eine adrenerge Stimulation hervorrufen, was zu einer Fehlinterpretation der HZV-Veränderungen führen kann.
- Die Echokardiografie ist untersucherabhängig und hilft bei fehlender klinischer Expertise zumeist nicht weiter. Hier kann die körperliche Untersuchung auch dem Unerfahrenen wesentlich mehr Informationen liefern.
- Die Applikation von eigentlich kontinuierlich verwendeten Medikamenten (Noradrenalin) ist selbst im Notarztdienst häufig erschwert, hier können intermittierende Bolusapplikationen den Transport in die Klinik überbrücken.
- Eine Volumenüberladung ist für Patienten mindestens genauso gefährlich wie ein Volumenmangel. Die Gabe von Volumen ist mit Gabe von Medikamenten gleichzusetzen und soll nicht unkritisch erfolgen (viel hilft hier nicht immer viel).

52.15 Mögliche Komplikationen

- Eine Kreislaufinstabilität kann sich ohne Einleitung einer adäquaten Therapie schnell verschlechtern und den Patienten vital bedrohen.

52.15.1 Komplikationen während der Durchführung

- Reanimation:
  - Bei einer akuten Kreislaufinstabilität kann es während der Initiierung von geeigneten Maßnahmen zu einer Verschlechterung der Kreislaufsituation bis hin zur Reanimationssituation kommen.
  - Bei der Abwesenheit von Lebenszeichen muss unmittelbar in den BLA- und ALS-Algorithmus gewechselt werden.
- klinische Verschlechterung:
  - Da beim PLR eine Autotransfusion von ca. 300–450 ml stattfindet, kann das Verfahren zu einer klinischen Verschlechterung beim kardiogenen Schock führen.
  - In jedem Fall muss bei jeglicher klinischen Verschlechterung trotz initiierter Maßnahmen die Arbeitsdiagnose erneut evaluiert werden.
  - Reagiert der Patient weder auf Vasopressoren noch Volumen muss eine paravasale Lage der PVK ausgeschlossen werden. PVKs dislozieren u. a. häufig beim zügigen Transport von Patienten.

52.15.2 Komplikationen nach der Durchführung

- Reanimation:
  - Bei einer akuten Kreislaufinstabilität kann es trotz adäquater Sofortmaßnahmen zu einer Verschlechterung der Kreislaufsituation bis hin zur Reanimationssituation kommen.
  - Bei der Abwesenheit von Lebenszeichen, muss unmittelbar in den BLS- und ALS-Algorithmus gewechselt werden.

52.16 Dokumentation

- Aus forensischen Gründen ist es wichtig, jede durchgeführte Maßnahme am Patienten zeitnah und in einem angemessenen Umfang schriftlich zu dokumentieren. Hierbei sollen die Anamnese, Diagnosen, Befunde, Therapie und ihre Wirkung mit Uhrzeit und Datum festgehalten werden.

- Außerdem sollten mögliche Ursachen der Kreislaufinstabilität bzw. Schock sowie mögliche Ergebnisse klinischer Untersuchungen und apparativer Diagnostik (z. B. TTE) dokumentiert werden.
- Die Patientenakte muss für zehn Jahren nach Abschluss der Behandlung aufbewahrt werden [349].
- Eine ausführliche und adäquate Dokumentation reduziert im Fall eines Rechtsstreits das Beklagen von Dokumentationsmängeln und fehlerhaftem Vorgehen.

52.17 Postoperatives/ Postinterventionelles Management

- Auch nach erfolgreicher Therapie einer Kreislaufinstabilität bzw. Schock ist es wichtig, den Patienten weiter intensiv zu beobachten (z. B. Intensivstation oder Intermediate Care Station), sofern die Ursache nicht vollständig kausal therapiert werden konnte (was in solchen Fällen sehr selten gelingt).
- Die Überwachung umfasst die hämodynamische, die laborchemische sowie die klinische Überwachung auf mögliche Organdysfunktionen:
  - Herz-Kreislauf (z. B. EKG, Blutdruck)
  - Atmung und Ventilation (z. B. Pulsoxymetrie)
  - Wasserhaushalt, Flüssigkeitsbilanzierung
  - Stoffwechsel (z. B. Blutzucker, Laktat)
  - Nierenfunktion, Leberfunktion, Blutgerinnung
- Je nach Ursache der Kreislaufinstabilität bzw. des Schocks kann möglicherweise weitere apparative Diagnostik zur Untersuchung der auslösenden Faktoren und Verlauf nötig sein (z. B. TTE, TEE, CT).

VIII

52.18 Ergebnisse

- Erst bei Wiederherstellung eines ausreichenden Herzzeitvolumens ist der Schock erfolgreich therapiert.
- Rechtzeitiges Handeln und zielgerichtete kausale Therapie erlauben zumeist eine Restitutio ad integrum.
- Bei prolongiertem Schock können selbstverständlich alle Organe permanente Schäden hiernach aufweisen.

52.19 Besonderheiten bei bestimmten Personengruppen

52.19.1 Besonderheiten bei Schwangeren

- Während der Schwangerschaft steigt das HZV um ca. 50 %, im 1. Trimenon v. a. durch die Zunahme des Schlagvolumens (Zunahme um 35 %), nach dem 1. Trimenon v. a. durch die Zunahme der Herzfrequenz (Anstieg um ca. 10–15 Schläge/min).
- Eine Besonderheit bei Schwangeren ist das Supine-Hypotensive-Syndrome (ehemals auch als Vena-Cava-Kompressionssyndrom bezeichnet).
  - Hier kommt es durch den vergrößerten Uterus zu einer Verminderung des venösen Rückstroms.
  - Dies geschieht entweder durch eine direkte Kompression der Vena cava inferior oder durch eine Erhöhung des intraabdominellen Drucks.
  - Das Supine-Hypotensive-Syndrome kann bereits ab der 16. Schwangerschaftswoche bei der auf dem Rücken liegenden Patientin hämodynamisch relevant werden und das HZV um knapp ⅓ reduzieren.
  - Zur Behandlung einer Kreislaufinstabilität kann somit eine Linksseitenlage von ca. 30° durchgeführt werden [353].

52.19.2 Besonderheiten bei Kindern und Jugendlichen

- Im Vergleich zum Erwachsenen haben Kinder einen höheren Sauerstoffverbrauch, welcher mit einem erhöhten HZV einhergeht.
- Das HZV wird bei Kindern vor allem über die Herzfrequenz (weniger über das Schlagvolumen) reguliert.
- Für jedes Alter gibt es entsprechende Normwerte für die Herzfrequenz und den systolischen Blutdruck.
- In der täglichen klinischen Praxis sind ein mittlerer arterieller Druck von > 40 mmHg für Säuglinge, > 50 mmHg für Kleinkinder und > 60 mmHg für Schulkinder der Richtwert.
- Insbesondere Kleinkinder können oftmals für eine gezielte Anamnese der Ursache einer Kreislaufinstabilität bzw. Schock noch nicht kommunizieren.
- Eine ausführliche Diagnostik und Beurteilung des Kreislaufs (Herzfrequenz, Blutdruck, Pulsqualität, periphere Perfusion, Volumenstatus, Urinproduktion) ist somit essenziell.

52.20 Literatur

Quellenangaben

[348] Allgöwer M, Burri C. ["Shock index"]. Dtsch Med Wochenschr 1967; 92: 1947–1950
[349] Bundesministerium für Justiz. Bürgerliches Gesetzbuch (BGB) – § 630f Dokumentation der Behandlung 2023
[350] Contou D, de Prost N. Skin Mottling. N Engl J Med 2016; 375: 2187
[351] Marx G. S 3-Leitlinie: Intravasale Volumentherapie bei Erwachsenen (AWMF-Registernummer 001 – 020) 2020. Im Internet: https://register.awmf.org/assets/guidelines/001-020l_S 3_Intravasale-Volumentherapie-Erwachsene_2020-10.pdf; Stand: 19.06.2024
[352] Monnet X, Bataille A, Magalhaes E et al. End-tidal carbon dioxide is better than arterial pressure for predicting volume responsiveness by the passive leg raising test. Intensive Care Med 2013; 39: 93–100
[353] Schmutz A, Bürkle H. Anaesthesia during pregnancy. Anästh& Intensivmed 2017; 58: 30–43
[354] Werdan K. Deutsch-österreichische S 3 Leitlinie: „Infarktbedingter kardiogener Schock -Diagnose, Monitoring und Therapie" 2019. Im Internet: https://register.awmf.org/assets/guidelines/019-013l_S 3_Infarktbedingter_kardiogener_Schock_2019-11.pdf; Stand: 19.06.2024

53 Kardiopulmonale Reanimation: Basismaßnahmen (Basic Life Support)

Laura Bühler, Katrin Fink, Hans-Jörg Busch

53.1 Steckbrief

Basic-Life-Support (BLS) beschreibt die lebensrettenden Sofortmaßnahmen zur Wiederbelebung einer Person mit Herz-Kreislauf-Stillstand. Der Ablauf des BLS wird häufig mit den drei Schlagwörtern „Prüfen-Rufen-Drücken" zusammengefasst. Gemeint sind hiermit das Überprüfen der Kreislauffunktion und konsekutive Erkennen des Herz-Kreislauf-Stillstands, Alarmierung des Rettungsdiensts und der Beginn der Thoraxkompressionen mit oder ohne Atemspende. Nachdem in den letzten Jahren die Versorgung mit automatisierten externen Defibrillatoren (AED) an öffentlichen Gebäuden und Plätzen zugenommen hat, ist als vierter Punkt das Einholen und Anwenden des AEDs zu nennen.

53.2 Synonyme

- Basis-Wiederbelebungsmaßnahmen
- lebensrettende Sofortmaßnahmen
- Laienreanimation

53.3 Keywords

- Herz-Kreislauf-Stillstand
- Thoraxkompressionen
- Atemspende
- Prüfen-Rufen-Drücken
- Automatisierter externer Defibrillator

53.4 Überblick

- Die Basismaßnahmen grenzen sich im Vergleich zum Advanced Life Support (ALS) – den erweiterten Reanimationsmaßnahmen – darin ab, dass bei Letzteren die Rettungsmaßnahmen von professionellen Helfer*innen, z. B. Rettungsdienstpersonal, Notärzte und Notärztinnen oder innerklinische Notfallteams durchgeführt werden. Weiterhin wird beim ALS Ausrüstung und Material notwendig, um beispielsweise den Atemweg zu sichern, einen Zugang zu legen, Medikamente zu verabreichen und die Defibrillation manuell durchzuführen.
- Techniken wie der präkordiale Faustschlag, die Perkussion-Stimulation oder die Hustentechnik sind als obsolet anzusehen und keine davon kann die Prognose von PatientInnen im Herzkreislaufstillstand im Vergleich zur klassischen kardiopulmonalen Reanimation verbessern.
- Die entscheidende Besonderheit beim Basic Life Support besteht darin, dass diese Maßnahme jederzeit, an jedem Ort von jeder Person durchgeführt werden kann und keinerlei technisches Equipment benötigt wird.
  - Ein AED soll außerklinisch nur dann verwendet werden, wenn genug Helfer*innen anwesend sind, um durchgehend qualitativ hochwertige Thoraxkompressionen zu gewährleisten.
  - Die Geräte sind so konstruiert, dass kein technisches Vorwissen zur Bedienung derselben Voraussetzung ist.
  - Innerklinisch kommt zur Durchführung der Atemspenden ein Beatmungsbeutel zum Einsatz.
- Durch die Kompression des Sternums von außen wird auch das direkt darunter liegende Herz komprimiert und hierdurch ein gewisses Blutvolumen aus dem Herzen in die Aorta gedrückt.
  - Während der Entlastung des Thorax kann sich das Herz erneut mit Blut füllen.
  - Je weniger die Reanimationsmaßnahmen unterbrochen werden, desto besser baut sich eine sogenannte „Blutsäule" und damit eine verbesserte Perfusion auf.
  - Die bewegten Volumina entsprechen selbstverständlich nicht denen eines normal schlagenden Herzens, reichen aber bei idealen Reanimationsbedingungen zur Grundversorgung lebenswichtiger Organe aus.
  - Aus diesem Grund ist darauf zu achten „Hands-off"-Zeiten, möglichst kurz zu halten – also Zeiten in denen keine Thoraxkompressionen stattfinden.

53.5 Indikationen

- Die Indikation für eine Wiederbelebung, also die Wiederherstellung des Lebens, ist ein Herz-Kreislauf-Stillstand, letztlich also der Tod einer Person.

53.6 Kontraindikationen

- Es existieren keine Kontraindikationen für die Durchführung von Thoraxkompressionen.
- Liegt bei einer hilfebedürftigen Person ein Herz-Kreislauf-Stillstand vor, so ist die Durchführung der Thoraxkompressionen die zunächst einzige und wichtigste lebensrettenden Maßnahme.
- Wehrt sich die Person aktiv gegen die Thoraxkompressionen, lag möglicherweise doch kein Herz-Kreislauf-Stillstand vor.
- Die Thoraxkompressionen sollten unterbrochen und die Atmung überprüft werden.
- Falls es hierbei zum Sistierenden der Atmung kommt, müssen die Maßnahmen fortgeführt werden.

53.7 Aufklärung und spezielle Risiken

- Für diese Methode ist keine Aufklärung notwendig.
  - In einer Notfallsituation ist insbesondere für Laienhelfer*innen grundsätzlich davon auszugehen, dass die hilfebedürftige Person mit den Wiederbelebungsmaßnahmen einverstanden ist.
  - Liegt eine eindeutige und nachvollziehbare PatientInnenverfügung über die Ablehnung von Reanimationsmaßnahmen vor, muss dieser selbstverständlich entsprochen werden.
- Für hilfebedürftige Personen mit Herz-Kreislauf-Stillstand existieren keine speziellen Risiken. Handelt es sich um einen Herz-Kreislauf-Stillstand, so sind die lebensrettenden Sofortmaßnahmen die einzige Möglichkeit zur Wiederherstellung des Kreislaufs.
- Auch für die Ersthelfenden existieren keine besonderen Risiken im engeren Sinne.
  - Im weiteren Sinne sollte der Eigenschutz bedacht werden.
  - Befindet sich die Person mit Herz-Kreislauf-Stillstand beispielsweise im Rahmen eines Verkehrsunfalls auf einer befahrenen und noch nicht gesperrten Straße so gilt, dass die

Sicherheit der Ersthelfenden Vorrang vor den Wiederbelebungsmaßnahmen hat.
- Die Übertragung von infektiösen Erregern von der hilfsbedürftigen Person auf die Ersthelfenden ist unwahrscheinlich.
  - So ist die Infektionsgefahr auch bei starken Blutungen der hilfsbedürftigen Person als gering einzuschätzen.
  - Die Wahrscheinlichkeit einer Übertragung von HIV über die oralen Schleimhäute ist sehr gering, im Speichel ist HIV nicht nachzuweisen.
  - Das Hepatitis-C-Virus ist bei hoher Viruslast zwar im Speichel nachweisbar, dennoch ist eine Übertragung über den Speichel sehr unwahrscheinlich.
  - Bei Bedenken kann auf die Mund-zu-Mund-Beatmung verzichtet oder ein Beatmungsbeutel eingesetzt werden.
  - Die Thoraxkompressionen sollten in jedem Fall durchgeführt werden.
- In Deutschland ist davon auszugehen, dass Laien- oder Ersthelfer*innen, die bestmögliche Hilfe leisten, keine straf- oder zivilrechtlichen Folgen befürchten müssen. Rechtliche Konsequenzen kann eher das Unterlassen von Hilfeleistungen nach sich ziehen.

53.8 Vorbereitende Diagnostik

- Für diese Methode ist keine vorbereitende Diagnostik notwendig.

53.9 Anästhesie

- Für diese Methode ist keine Anästhesie notwendig.

VIII

53.10 Personal, Material und Einstelltechnik

- Für diese Methode wird kein besonders geschultes Personal und kein Material benötigt.
- Im klinischen Setting werden die Atemspenden mithilfe eines Beatmungsbeutels durchgeführt.

53.11 Vorbereitung

- Für die Durchführung ist keine Vorbereitung notwendig.
- Eine regelmäßige Teilnahme an Erste-Hilfe-Kursen oder an innerklinischen Reanimationstrainings ist ratsam und wird ausdrücklich empfohlen.

53.12 Anatomie

- Fundierte anatomische Kenntnisse sind für die Durchführung des Basic Life Supports nicht notwendig.
- Das Herz befindet sich innerhalb des Thorax im unteren mittleren Mediastinum.
- Die Kontur des Herzens projiziert sich retrosternal in einen Bereich in etwa zwischen zweiter und fünfter Rippe.
- Aus diesem Grund wurde der Druckpunkt für die Thoraxkompressionen im Bereich des unteren Sternums gewählt.
- Die genaue Lage des Herzens ist theoretisch abhängig von Faktoren wie dem Trainingszustand, Alter, kardialen Vorerkrankungen oder anatomischen Besonderheiten, wie beispielsweise einem Situs inversus.
- Auf diese möglichen Abweichungen kann und soll in einer Notfallsituation nicht eingegangen werden, zumal sie in den allermeisten Fällen nicht bekannt sein werden.

53.13 Durchführung

- Die Durchführung erfolgt nach dem Leitmotiv Prüfen-Rufen-Drücken und wird im Folgenden Schritt für Schritt erklärt.

53.13.1 Lagerung

- Auf die Lagerung wird in der schrittweisen Erläuterung eingegangen.

53.13.2 Durchführung Schritt für Schritt

Sicherheit überprüfen

- Genauso wie in allen Notfallsituationen gilt auch beim Basic Life Support, dass zunächst die Sicherheit von Ersthelfer*innen und PatientInnen überprüft und gegebenenfalls für den Eigenschutz zum Beispiel durch Absichern einer Unfallstelle gesorgt werden sollte (▸ Abb. 53.1).
- Im Zweifelsfall sollte das Eintreffen von Polizei und Feuerwehr abgewartet werden.

Prüfen: Erkennen des Kreislaufstillstands

- Bei jeder Person, die nicht reagiert und nicht oder nicht normal atmet, ist von einem Herz-Kreislauf-Stillstand auszugehen.
- Die Reaktionsfähigkeit bzw. die Kontaktierbarkeit einer hilfebedürftigen Person kann durch lautes Ansprechen („Hallo, können Sie mich hören? Ist alles in Ordnung?"), Rütteln an den Schultern oder auch durch Setzen eines kurzen Schmerzreizes überprüft werden (▸ Abb. 53.2).
  - Reagiert die Person nicht, sollte als nächster Schritt die Atmung überprüft werden.
  - Liegt die Person noch nicht auf dem Rücken, sollte sie jetzt in Rückenlage gebracht werden.
- Zunächst kann durch einen Blick in den Mund überprüft werden, ob der Atemweg möglicherweise durch einen Fremdkörper verlegt ist.
  - Der Kopf sollte hierzu überstreckt werden.
  - Mit der einen Hand auf der Stirn und mit den Fingern der anderen Hand an der Kinnspitze wird der Kopf sanft nackenwärts gezogen (▸ Abb. 53.3).
  - Zur Überprüfung der Atmung sollte der/die Ersthelfende versuchen, Atemgeräusche des/der Hilfebedürftigen zu hören, indem das Ohr nah über Mund und Nase des/der Hilfebedürftigen gehalten wird.
  - Bei starkem Umgebungslärm, wie beispielsweise im Straßenverkehr kann es schwierig sein, die Atmung sicher zu hören.
  - Deshalb sollte zeitgleich durch Blick auf den Brustkorb überprüft werden, ob sich dieser hebt und senkt sowie durch Fühlen des Atemstroms an der eigenen Wange überprüft werden, ob der/die Hilfebedürftige atmet (▸ Abb. 53.4).
- Für die Überprüfung der Atmung sollten insgesamt nicht mehr als 10 s aufgewandt werden.
  - Kann durch Hören, Sehen oder Fühlen keine normale Atmung festgestellt werden, so ist von einem Herz-Kreislauf-Stillstand auszugehen.
  - Einige Menschen zeigen in den ersten Minuten nach oder kurz vor Eintreten des Herz-Kreislauf-Stillstands reflexartige Atembewegungen, welche aber nicht zur Sauerstoffversorgung des Körpers führen.
  - Deshalb soll mühsames oder agonales Atmen als Vorliegen eines Herz-Kreislauf-Stillstands gewertet werden.
  - Eine Schnappatmung ist keine suffiziente Atmung!
- Der Puls sollte entgegen älteren Leitlinien nicht zwingend getastet werden und insbesondere nicht als einziges Kriterium zur Entscheidung herangezogen werden, ob ein Herz-Kreislauf-

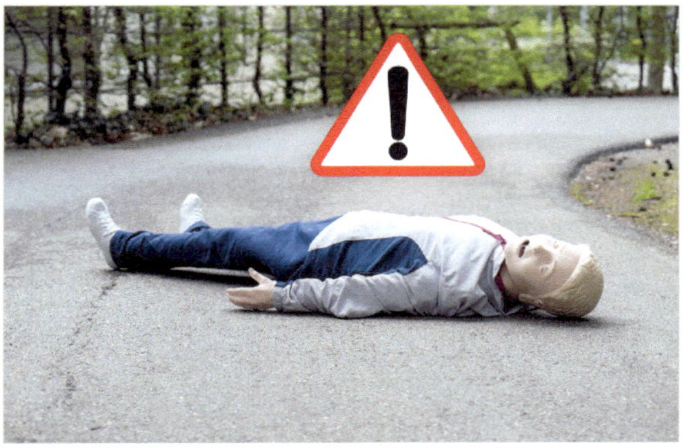

Abb. 53.1 Sicherheit überprüfen.

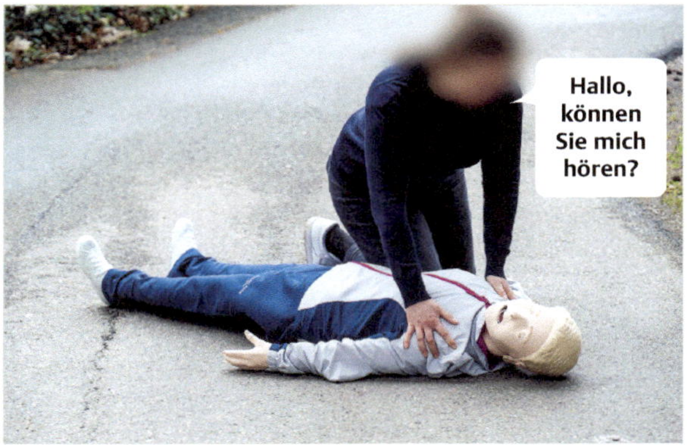

Abb. 53.2 Überprüfen des Bewusstseins und der Reaktionsfähigkeit.

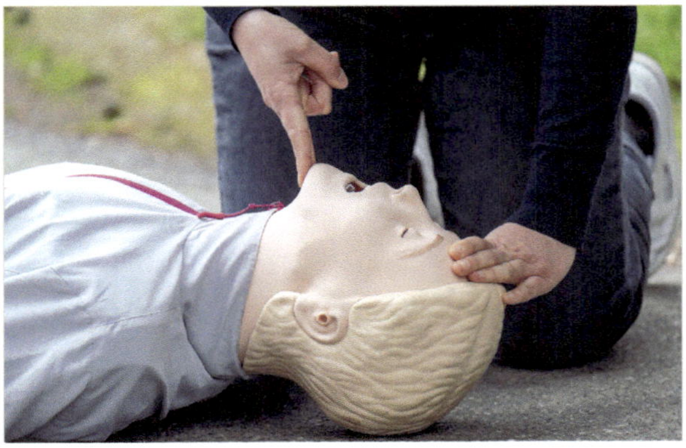

Abb. 53.3 Kopf überstrecken.

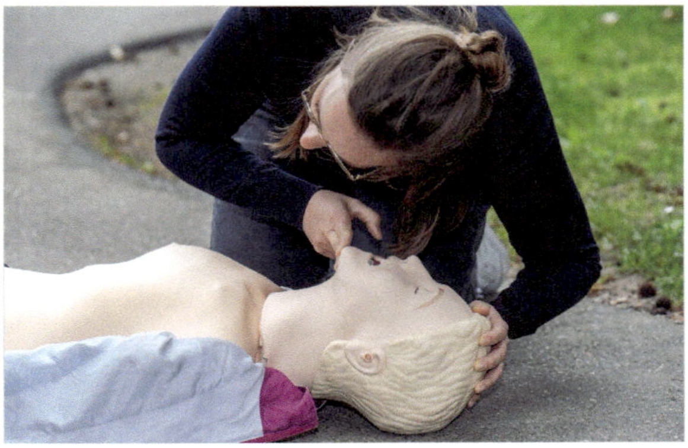

Abb. 53.4 Überprüfen der Atmung.

Stillstand vorliegt. Die diagnostische Sicherheit dieser Maßnahme hat sich sowohl für Laien als auch für Fachpersonal als unsicher und nicht sensitiv genug erwiesen.

Rufen: Alarmierung des Rettungsdiensts

- Wenn eine Person bewusstlos ist, nicht oder nicht normal atmet, sollte sofort der Rettungsdienst oder im klinischen Umfeld das Notfallteam alarmiert werden.
- Wenn ein/e Ersthelfer*in allein ist und die Überprüfung von Bewusstsein und Atmung erfolgt ist, wird als nächste Maßnahme das Absetzen des Notrufs empfohlen. Die Empfehlung trifft auch zu, wenn der/die erste Helfer*in die hilfebedürftige Person verlassen muss, um einen Notruf abzusetzen.
- Erst danach ist mit der Wiederbelebung zu beginnen.
- Sind andere Ersthelfer*innen oder weiteres Klinikpersonal in der Umgebung, sollten diese gebeten werden, den Rettungsdienst bzw. das Notfallteam zu alarmieren.
  - Präklinisch sollte in Deutschland hierfür mit dem Handy oder der Notrufsäule am Straßenrand die Nummer 112 angerufen werden, in anderen Ländern die entsprechende Notrufnummer (▸ Abb. 53.5).
  - Im klinischen Umfeld existieren meist separate Notfalltelefonnummern.
- Beim Absetzen des Notrufs soll darauf geachtet werden, die für den Rettungsdienst bzw. das Notfallteam entscheidenden Informationen zu überbringen, damit die Leitstelle schnell geeignete Rettungskräfte zuweisen kann bzw. das Notfallteam sich mit Material und Personal auf die vorliegende Situation vorbereiten kann (s. Merkebox).
- Das Telefon sollte präklinisch im Idealfall im Lautsprechermodus oder der Freisprechfunktion neben die hilfebedürftige Person abgelegt werden, damit die Leitstelle die Wiederbelebungsmaßnahmen telefonisch unterstützen und anleiten kann.
- Innerklinisch bietet es sich an, Merkzettel mit den wichtigsten Fragen an den Notruftelefonen anzubringen, damit keine Informationen untergehen.

Merke

M!

Informationen für den Leitstelle:

- Wo ist das Ereignis? → möglichst genau (z. B. Gemeindename oder Stadtteil, Straßenname, Hausnummer, Stockwerk, Besonderheiten wie Hinterhöfe, Straßentyp, Fahrtrichtung, Kilometerangaben an Straßen, Bahnlinien oder Flüssen, innerklinisch Stationsname, Stockwerk)
- Wer ruft an? → Name und Telefonnummer für Rückfragen
- Was ist geschehen? → Ereignis beschreiben, was zu sehen ist (zum Beispiel Verkehrsunfall, Absturz, Brand, Explosion, Einsturz, eingeklemmte Person, Sturz aus dem Bett, Blutung)
- Wie viele Betroffene? → Einschätzung der Zahl der betroffenen Personen, ihrer Lage und Verletzungen
- Warten auf Rückfragen? → nicht auflegen

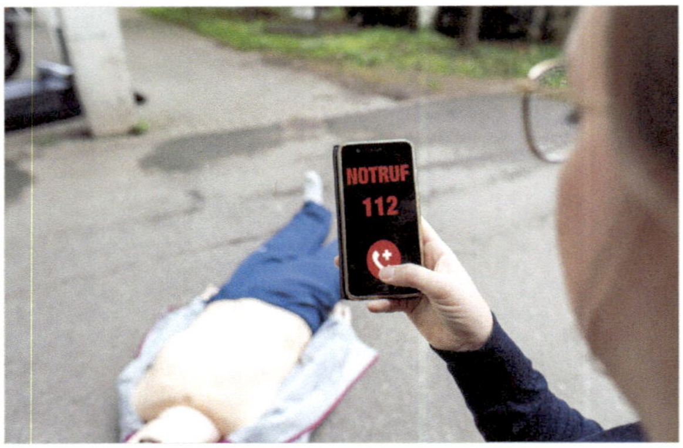

Abb. 53.5 Alarmierung des Rettungsdiensts.

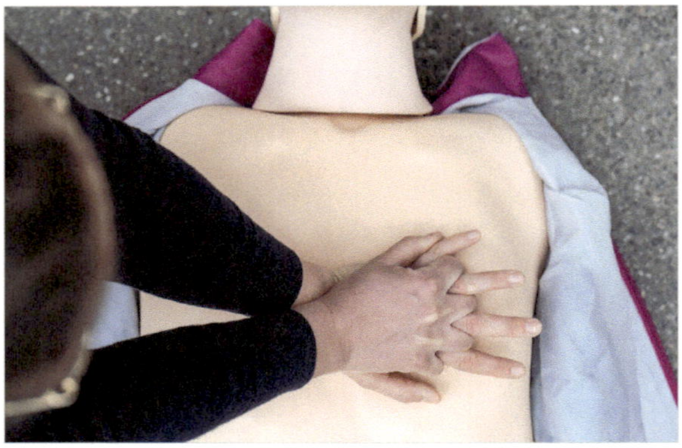

Abb. 53.6 Position der Hände auf dem Brustkorb der hilfebedürftigen Person.

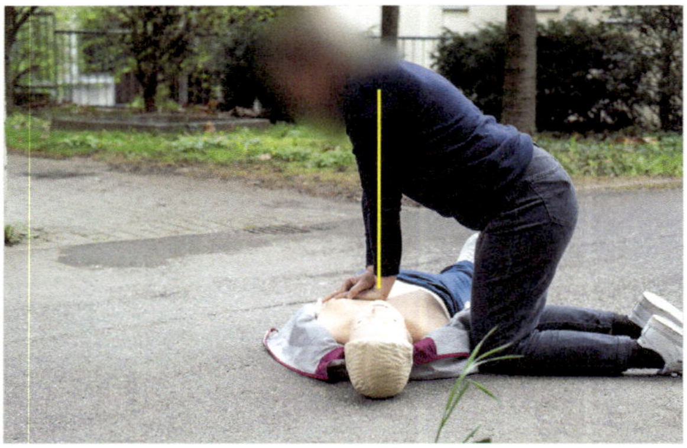

Abb. 53.7 Position der Schultern über der hilfebedürftigen Person.

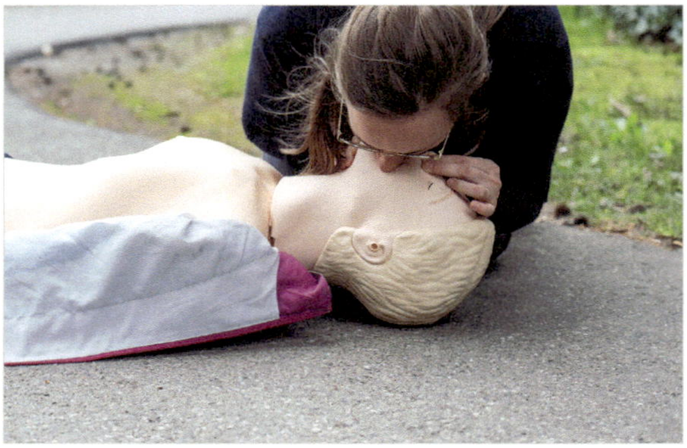

Abb. 53.8 Mund-zu-Mund-Beatmung.

VIII

Drücken: kardiopulmonale Reanimation und Atemspende

- Die/der Ersthelfende kniet sich neben die hilfebedürftige Person auf den Boden, innerklinisch steht die/der Ersthelfende seitlich neben der im Bett liegenden Person.
  - Der optimale Druckpunkt für die Thoraxkompressionen befindet sich im Bereich der unteren Hälfte des Brustbeins bzw. in der Mitte des Brustkorbs.
  - Die Handballen werden mit den Handflächen nach unten übereinandergelegt werden, die Finger verschränkt.
  - Im Idealfall sollten die verschränkten Finger vom Brustkorb des/der Hilfebedürftigen leicht abgehoben werden, um den Druckpunkt mit den Handballen exakt über dem unteren Brustbein zu positionieren (▸ Abb. 53.6).
- Die Arme sind durchgestreckt und die Schultern in senkrechter Linie oberhalb der Handballen. Das Durchstrecken der Arme ist essenziell, um die Thoraxkompressionen möglichst effizient durchzuführen und die Wiederbelebung möglichst lange durchhalten zu können (▸ Abb. 53.7).
- Nach jeder Kompression sollte der Brustkorb komplett entlastet werden, ohne den Kontakt zwischen den Händen und dem Brustkorb zu verlieren. Die Entlastung ist insofern von besonderer Bedeutung, da sich der Brustkorb wieder ausdehnen können muss damit eine passive Füllung des Herzens mit Blut möglich wird.
- Die ideale Frequenz der Thoraxkompressionen liegt zwischen 100 und 120 pro Minute. Die Tiefe der Thoraxkompressionen sollte ⅓ des Umfangs des Brustkorbs betragen oder 5 cm bis maximal 6 cm – dies entspricht ungefähr einer Daumenlänge.
- Wenn möglich, sollten die Thoraxkompressionen auf einer harten Unterlage durchgeführt werden.
  - Es sollte aber keine längere Zeit dafür aufgewendet werden, die hilfebedürftige Person an einen anderen Ort oder aus dem Krankenhausbett zu verbringen.
  - Wurde ein Herz-Kreislauf-Stillstand identifiziert, muss nach Absetzen des Notrufs sofort mit den qualitativ hochwertigen Thoraxkompressionen begonnen werden.
- Nach 30 Thoraxkompressionen folgen zwei Atemspenden.
  - Diese können durch Laien- bzw. präklinische Ersthelfer*innen mittels Mund-zu-Mund- oder Mund-zu-Nase-Beatmung durchgeführt werden.
  - Die Lippen des/der Laienhelfer*in sollten den Mund bzw. die Nase der hilfebedürftigen Person komplett umschließen und gut abdichten.
  - Parallel muss bei einer Mund-zu-Mund- bzw. Mund-zu-Nasen-Beatmung die jeweils andere Atemöffnung möglichst luftdicht verschlossen werden.
  - Der/die Laienhelfer*in atmet normal ein und normal in den Mund der bewusstlosen Person aus.
  - Durch parallelen Blick auf den Brustkorb wird überprüft, ob sich dieser hebt und senkt.

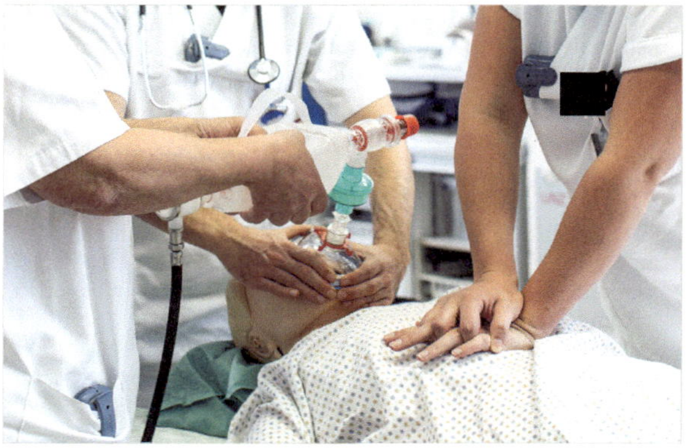

Abb. 53.9 Maske-Beutel-Beatmung.

 - Sollte dies nicht der Fall sein, sollte die Anzahl der Atemspenden nicht erhöht werden (▸ Abb. 53.8).
- Nach zwei Atemspenden – egal ob diese bei der hilfebedürftigen Person angekommen sind oder nicht – werden die Thoraxkompressionen fortgeführt.
  - Die Unterbrechung der Thoraxkompressionen sollte bei maximal 10 s liegen.
  - Die Wiederbelebungsmaßnahmen sollten fortlaufend in einer Abfolge von 30 Thoraxkompressionen und 2 Beatmungen fortgeführt werden.
  - Innerklinisch werden die Atemspenden als Beutel-Masken-Beatmung durchgeführt (▸ Abb. 53.9).
- Gerade in Bezug auf die Mund-zu-Mund-Atemspenden besteht oft Zurückhaltung, insbesondere wenn es sich bei der bewusstlosen Person um eine unbekannte Person handelt. Hinzu kann kommen, dass diese ungepflegt oder unhygienisch wirkt, Erbrochenes im Mund hat oder im Gesichtsbereich Blutungen aufweist.

Merke M!

Niemand sollte sich dazu gezwungen fühlen, Atemspenden durchführen zu müssen. Die Durchführung korrekter und effektiver Thoraxkompressionen ist weitaus wichtiger als die Atemspenden, sodass bei Ablehnung der Atemspende die alleinige Durchführung von Thoraxkompressionen erfolgen sollte. In keinem Fall sollte die Angst vor der Übertragung möglicher Infektionen, Ekel oder unhygienische Umstände dazu führen, dass die alleinigen Thoraxkompressionen gänzlich unterlassen werden.

- Es existieren verschiedene Beatmungshilfen und Beatmungsmasken für Laienhelfer*innen, welche zum Beispiel in Form von Schlüsselanhängern oder handtaschenkompatiblen Kapseln mitgeführt werden können. Diese sollen verhindern, dass man mit den Körperflüssigkeiten der hilfebedürftigen Person in Kontakt kommt. Eine hundertprozentige Sicherheit vor der Übertragung möglicher Infektionen bieten diese nicht.

Merke M!

Qualitativ hochwertige Thoraxkompressionen beinhalten:
- ausreichende Tiefe → 5 bis max. 6 cm
- ausreichende Frequenz → 100 bis 120 pro Minute
- ausreichende Dauer → bis zum Eintreffen des Rettungsdiensts oder bis zur Erschöpfung
- ausreichende Entlastung → passive Blutfüllung des Herzens ermöglichen

Einsatz des AED

- Neben der zeitnahen und optimalen Durchführung von Thoraxkompressionen ist die Erkennung und Behandlung eines defibrillierbaren Rhythmus für das Überleben der hilfebedürftigen Person mit Herzkreislaufstillstand entscheidend.
- Sind mehr als ein/e Laien- oder Ersthelfer*in vor Ort bietet es sich an, eine Person damit zu beauftragen, einen AED zu holen.
  - Ein/e einzelne/r Helfer*in soll die hilfebedürftige Person nicht verlassen, um einen AED zu holen.
  - In diesem Fall soll auf eine effektive Durchführung der Thoraxkompressionen und Atemspenden geachtet werden.
- AEDs befinden sich in Deutschland präklinisch am häufigsten in Büros oder Verwaltungsgebäuden, Sportstätten, Banken sowie in Schulen.
  - Die Lage des nächsten AEDs wird im Normalfall durch den/die LeitstellendisponentIn mitgeteilt.
  - Online bzw. in verschiedenen Apps können die Standorte ebenfalls abgerufen werden.
  - In den meisten Krankenhäusern werden neben manuellen Defibrillatoren zusätzlich AEDs vorgehalten.
- Der AED ist ein automatisierter Defibrillator, das heißt es werden keinerlei Vorkenntnisse oder Fähigkeiten benötigt, um diesen zu bedienen.
  - Leider existieren in Deutschland verschiedene Modelle, diese sind jedoch durch eine beiliegende oder gesprochene Anleitung selbsterklärend.
  - Im Normalfall wird nach dem Öffnen der äußeren Hülle oder des Schutzkastens der AED angeschaltet.
  - Im nächsten Schritt werden die Defipads in anterolateraler Position auf die nackte Brust der hilfebedürftigen Person aufgeklebt, also eine Elektrode unterhalb des rechten Schlüsselbeins, die andere in der mittleren Axillarlinie links auf Höhe der 4. bis 5. Rippe bzw. unterhalb der Achselhöhle, bei zusammenhängenden Elektroden entsprechend der beiliegenden Darstellung (▸ Abb. 53.10).
- Wenn mehr als ein/e Ersthelfer*in vor Ort ist, sollten die Pads während fortlaufender Thoraxkompressionen aufgeklebt werden.
  - Die folgenden Schritte werden die meisten Geräte akustisch ansagen oder über einen Bildschirm anzeigen.
  - Es ist wichtig, diese Schritte genau zu beachten.
- Es sollte sichergestellt werden, dass niemand die bewusstlose Person berührt, wenn ein Schock abgegeben wird.
  - Der Auslöseknopf sollte nur dann gedrückt werden, wenn das Gerät dazu auffordert.
  - Ist keine Schockabgabe erforderlich, sollten die Thoraxkompressionen umgehend weiter fortgesetzt werden.
- In den seltensten Fällen erlangt eine bewusstlose Person mit Herz-Kreislauf-Stillstand allein durch die Reanimationsmaßnahmen wieder einen Kreislauf.
  - Im Zweifelsfall sollte immer davon ausgegangen werden, dass die hilfebedürftige Person weiterhin keinen Kreislauf hat.

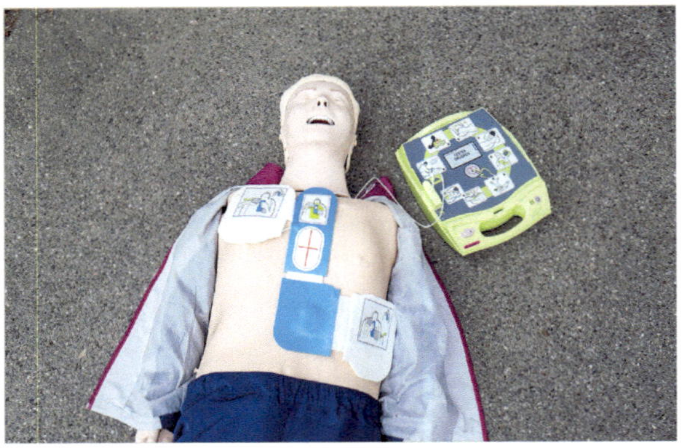

Abb. 53.10 Anbringung des AED.

  - Erst wenn eindeutige Zeichen der Erholung vorliegen – wenn die hilfebedürftige Person aufwacht, die Augen öffnet, normal atmet oder sich wehrt – sollte die Wiederbelebung beendet werden.
- In diesem Fall sollte erneut Atmung und Bewusstsein überprüft werden.
  - Eine suffizient spontan atmende, bewusstlose Person bringt man in die stabile Seitenlage.
  - Die Atmung muss hierbei durchgehen überwacht werden, bis der Rettungsdienst oder das Notfallteam eintrifft.

Übergang zum Advanced Life Support (ALS)

- Treffen professionelle Helfer*innen des Rettungsdiensts oder des Notfallteams ein, werden diese die Reanimationsmaßnahmen übernehmen.
- Hier ist es besonders wichtig zu beachten, dass mit den Thoraxkompressionen erst aufgehört werden sollte, wenn eine Person des Rettungsdiensts oder des Notfallteams sich auf der gegenüberliegenden Seite der hilfebedürftigen Person oder neben die/den Ersthelfer*in bereit gemacht hat, die Thoraxkompressionen zu übernehmen und ein klares Kommando erfolgt.
- Ersteintreffende oder Laienhelfer*innen sollte die Situation nicht sofort verlassen und auf Rückfragen durch den Rettungsdienst und/oder den Notarzt bzw. die Notärztin warten.

M!

Merke

Die kardiopulmonale Reanimation sollte nur dann unterbrochen werden, wenn:
- professionelle Helfer*innen anweisen, aufzuhören
- die hilfebedürftige Person aufwacht, sich bewegt, die Augen öffnet und normal zu atmen beginnt
- der/die Ersthelfer*in zu erschöpft ist, um die Wiederbelebung fortzuführen.

53.14 Mögliche Komplikationen

- Es kann durchaus sein, dass durch die ersten Thoraxkompressionen einzelne Rippen oder das Sternum brechen.
- Dies kann gerade bei Laienhelfer*innen zu Unsicherheit führen.
- Diese möglichen Komplikationen sind jedoch zu vernachlässigen, da die lebensrettenden Sofortmaßnahmen von übergeordneter Bedeutung sind.
- Ein Verzicht auf die Durchführung der Thoraxkompressionen bei Vorliegen eines Kreislaufstillstands führt zu einer drastischen Verschlechterung der Prognose der hilfebedürftigen Person.

53.15 Dokumentation

- Eine schriftliche Dokumentation durch Laienhelfer*innen oder Ersthelfende ist nicht vorgesehen, entscheidend ist eine gute mündliche Übergabe an das eintreffende Notfallteam oder den Rettungsdienst.
- Letztere sind im Regelfall verpflichtet, im späteren Verlauf sämtliche Maßnahmen wie den ALS, Diagnostik, Therapie, aber eben auch die durchgeführte Laienreanimation zu dokumentieren.

53.16 Postoperatives/ Postinterventionelles Management

- Insbesondere im klinischen Setting, aber auch präklinisch bei der Reanimation einer hilfebedürftigen Person durch professionelle Helfer*innen, sollte eine kurze prägnante Übergabe erfolgen.
- Im Krankenhaus sind möglicherweise Name, Alter, Vorerkrankungen oder stattgehabte Interventionen, wie beispielsweise eine kurzzeitig zurückliegende Koronarangiografie, der hilfebedürftigen Person bekannt.
- Entscheidende Informationen sind:
  - ob der Kreislaufkollaps beobachtet wurde oder nicht
  - wieviel Zeit vergangen ist bis die Wiederbelebungsmaßnahmen begonnen wurden
  - wie lange insgesamt reanimiert wurde
  - ob bei Einsatz eines AEDs dieser einen defibrillierbaren Rhythmus erkannt hat und wie oft dieser einen Schock abgegeben hat

M!

Merke

Wichtige Übergabeinformationen:
- beobachteter Herz-Kreislauf-Stillstand oder unklare Liegedauer
- No-Flow-Zeit bzw. Zeitintervall zwischen Kollaps und Beginn der Reanimationsmaßnahmen
- Gesamtdauer der Thoraxkompressionen
- bei Einsatz des AED: defibrillierbarer Rhythmus? wie viele Schockabgaben?

53.17 Besonderheiten bei bestimmten Personengruppen

53.17.1 Besonderheiten bei Schwangeren

- Neben dem Rettungsdienst oder Notfallteam sollte bei Schwangeren mit Herz-Kreislauf-Stillstand frühzeitig auch die Gynäkologie und Pädiatrie bzw. Neonatologie informiert werden.
- Bei Schwangeren über der 20. Schwangerschaftswoche oder wenn der Uterus über Nabelniveau tastbar ist, kann bei Anwesenheit weiterer Helfer*innen der Uterus während der Reanimation nach linkslateral geschoben werden, um eine aortokavale Kompression zu vermindern.
- Wenn möglich, sollte die Schwangere leicht nach links gedreht werden, der Oberkörper sollte hierbei unbedingt auf einer har-

ten Unterlage verbleiben. Der ideale Winkel ist nicht bekannt, vermutlich zwischen 15° und 30°.

- An der Art und Weise der Thoraxkompressionen insbesondere in Bezug auf den Druckpunkt, die Drucktiefe oder die Frequenz werden keine Änderungen vorgenommen.
- Die Mitalarmierung eines Gynäkologen bzw. einer Gynäkologin ist deshalb so entscheidend, da bei fehlendem Wiedererlangen des Herzkreislaufs der Mutter eine frühzeitige operative Entbindung des Kindes notwendig werden kann.

53.17.2 Besonderheiten bei Kindern

- Für die Wiederbelebung von Kindern zwischen 0 und 18 Jahren existiert ein gesonderter Algorithmus.
  - Ist dieser nicht bekannt, kann im Zweifelsfall nach den Wiederbelebungsmaßnahmen für Erwachsenen vorgegangen werden.
  - Personen, die erwachsen aussehen, können wie Erwachsene behandelt werden.
  - Eine weitere Ausnahme bilden Neugeborene direkt nach der Geburt. Auf diesen speziellen Algorithmus wird hier nicht weiter eingegangen.
- Der erste Unterschied zu den Wiederbelebungsmaßnahmen für Erwachsene besteht darin, dass bei Kindern, bei denen ein Herz-Kreislauf-Stillstand festgestellt wurde, mit 5 Atemspenden begonnen werden soll. Dies ist darin begründet, dass die häufigste Ursache für einen Herz-Kreislauf-Stillstand bei Kindern hypoxischer Genese ist.
- Weiterhin unterscheiden sich die Leitlinien bezüglich der Alarmierung des Rettungsdiensts.
  - Bei zwei Helfern alarmiert der/die zweite Helfer*in sofort nach Feststellung der Bewusstlosigkeit und/oder des Herz-Kreislauf-Stillstands den Rettungsdienst, während der/die erste Helfer*in bereits mit den Thoraxkompressionen beginnt.
  - Wenn nur ein/e Ersthelfer*in vor Ort ist, sollen erst die 5 Atemspenden durchgeführt werden und dann der Rettungsdienst kontaktiert werden.
  - Falls ein mobiles Telefon vor Ort ist, sollte es im Freisprechmodus belassen werden, damit die Leitstelle die Wiederbelebungsmaßnahmen anleiten kann.
- Nach den 5 initialen Atemspenden folgen 15 Thoraxkompressionen.
  - Der Druckpunkt auf Höhe des unteren Brustbeins, die Drucktiefe sowie die Druckfrequenz von 100–120 pro Minuten entsprechen den Empfehlungen der Erwachsenenreanimation.
  - Die Thoraxkompressionen sollten nur mit dem Handballen einer Hand durchgeführt werden, um nicht zu viel Kraft auf den Brustkorb aufzubauen.
  - 15 Thoraxkompressionen werden dann im Wechsel mit zwei Atemspenden durchgeführt.
  - Bei Säuglingen wird die 2-Daumen-Thoraxkompression durchgeführt, wobei die Hände den Brustkorb umschließen und die beiden Daumen übereinander auf dem unteren Brustbein zu liegen kommen. Alternativ können einzelne Ersthelfer*innen die 2-Finger-Technik verwenden.

53.18 Literatur

Wichtige Internetadressen

- www.grc-org.de/wissenschaft/leitlinien
- https://cpr.heart.org/en/resuscitation-science/cpr-and-ecc-guidelines
- https://reanimationsregister.de
- www.nejm.org/doi/full/10.1056/nejmoa0908991
- http://definetz.online/defikataster-hp
- https://www.ahajournals.org/doi/pdf/10.1161/CIR.0000000000000918

54 Kardiopulmonale Reanimation: Erweiterte Maßnahmen (Advanced Life Support)

Erik Popp, Nikolai Kaltschmidt, Othmar Kofler

54.1 Steckbrief

Als Advanced Life Support (ALS) werden erweiterte Maßnahmen im Rahmen der Reanimation bezeichnet. Sie gehen über die Basismaßnahmen des Basic Life Support (BLS) hinaus und umfassen beispielsweise Medikamentengaben, Atemwegssicherung und Beatmung oder invasive Notfalltechniken. Zentrales Element einer erfolgreichen Wiederbelebung ist ein schnelles Erkennen des Kreislaufstillstands und eine qualitativ hochwertige Herzdruckmassage. Darauf bauen die erweiterten Maßnahmen durch speziell geschultes Personal auf. Diese haben zum Ziel, reversible Ursachen des Kreislaufstillstands zu beseitigen und damit zeitnah einen ROSC, den „Return of Spontaneous Circulation", zu erreichen.

54.2 Synonyme

- cardiopulmonary resuscitation
- Reanimation
- Advanced Life Support
- Wiederbelebung
- Herz-Kreislauf-Stillstand

VIII

54.3 Keywords

- Reanimation
- cardiopulmonary resuscitation
- kardiopulmonale Reanimation
- Advanced Life Support
- 4Hs und HITS
- Crew Resource Management
- Atemwegssicherung
- Beatmung

54.4 Überblick

- Advanced Life Support (ALS) bezeichnet die Fortführung der kardiopulmonalen Reanimation durch geschultes Personal über das Maß der Basismaßnahmen (BLS) hinaus.
  - Hierzu gehören insbesondere die manuelle Defibrillation, die Atemwegssicherung, die Beatmung mit einem Beatmungsgerät und die Gabe von Medikamenten, aber auch erweiterte Verfahren wie eCPR oder gezielte Therapie der reversiblen Ursachen des Kreislaufstillstands.
  - Die Empfehlungen hierzu gehen aus den ERC-Leitlinien 2021 hervor [366].
- ALS soll die Maßnahmen des BLS erweitern (beispielsweise Sicherung der Atemwege per endotrachealer Intubation oder Einlage supraglottischer Atemwegshilfen), reversible Ursachen des Kreislaufstillstands beheben und Folgemaßnahmen (z. B. Transfer in ein Cardiac Arrest Center) antizipieren, um so ein bestmögliches Outcome für Patient*innen zu ermöglichen.
- Die Inzidenz des innerklinischen Kreislaufstillstands beträgt etwa 1–6/1000 Krankenhausaufnahmen.
  - In 52,7 % der Fälle finden diese Ereignisse auf Normalstation statt und in 68,7 % der Fälle sogar beobachtet.
  - Dennoch ist die Prognose schlecht.
  - Nur wenige Patient*innen überleben einen Kreislaufstillstand, ohne größere neurologische Schäden davon zu tragen (ca. 10 %).
  - Bei erwachsenen Patient*innen sind in 52,5 % der Fälle kardiale Ursachen und in 26,7 % eine Hypoxie ursächlich.
  - Dies ist vor allem für die Therapie und Nachbehandlung von Bedeutung.
  - Diese Zahlen sollen verdeutlichen, dass es sich beim Kreislaufstillstand nicht um ein seltenes Krankheitsbild handelt.
  - Schnelles Erkennen, regelmäßiges Training und eine gute Rettungskette sind Schlüsselelemente, um die Prognose für unsere Patient*innen verbessern zu können [358].
- Die Kenntnisse der Arbeitsumgebung sind im medizinischen Notfall wesentlich [361].
  - So kann z. B. die sachgerechte Bedienung des Defibrillators bei einem Patienten im Kammerflimmern schnell zum ROSC führen.
  - Hierfür ist es jedoch notwendig, dass das Team mit dem Equipment vertraut ist.
  - Das innerklinische Notfallteam sollte bei Dienstbeginn gemeinsam die Ausrüstung auf Vollständigkeit und Funktion prüfen und den adäquaten Einsatz sowie die Rollenverteilung im Team besprechen.
  - Dieser Ablauf schafft Vertrauen und wirkt sich positiv auf die Teamperformance im Notfall aus.
- Die Raumordnung von Equipment und Teammitgliedern kann den Notfall wesentlich beeinflussen (▸ Abb. 54.1). Es erscheint daher sinnvoll, diese vorher im Team zu besprechen.

Merke

Hauptziel der kardiopulmonalen Wiederbelebung bleibt die möglichst unterbrechungsarme hochqualitative Herzdruckmassage.

54.5 Indikationen

- Grundlage ist auch hier der Basic Life Support.
- Sobald ausreichend personelle Kapazitäten vorhanden sind und das benötigte Material zur Verfügung steht, wird vom BLS- auf den ALS-Algorithmus gewechselt.

54.6 Kontraindikationen

- Für medizinisches Fachpersonal gibt es keine Kontraindikationen für den Advanced Life Support.
- Ist die Entscheidung gefallen, mit Reanimationsmaßnahmen zu beginnen, sollten so bald wie möglich die Maßnahmen des ALS durchgeführt werden.
- Eine Entscheidung kann aufgehoben werden und eine Reanimation abgebrochen werden, wenn eine rechtswirksame Patientenverfügung besteht oder der Tod durch sichere Todeszeichen wie Totenstarre, Totenflecken oder Fäulnis festgestellt ist.

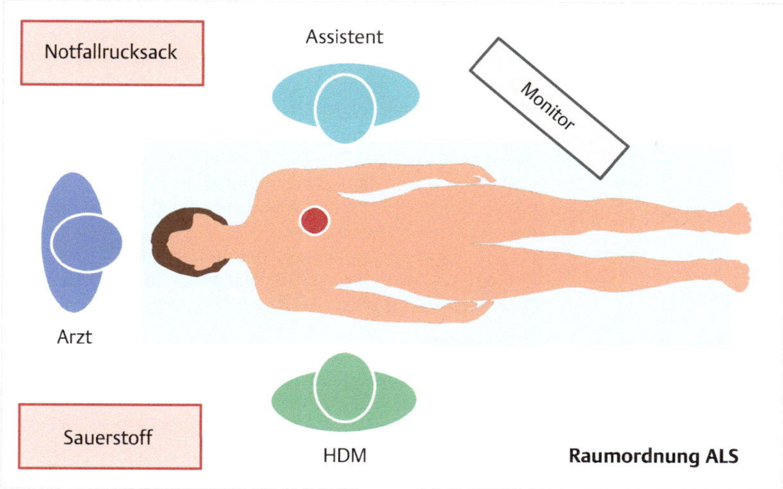

Abb. 54.1 Schematische Raumordnung während einer erweiterten Reanimation (ALS). HDM: Herzdruckmassage.

54.7 Aufklärung und spezielle Risiken

- Da es sich beim ALS um eine Notfallmaßnahme handelt, ist keine Aufklärung möglich.
- Auch eine nachträgliche Sicherungsaufklärung, wie sie beispielsweise im Rahmen von Transfusionen vorgeschrieben ist, ist nicht erforderlich.
- Spezielle Risiken für den Patienten oder die Patientin, die über Risiken der Einzelmaßnahmen hinausgehen, bestehen nicht.

54.8 Vorbereitende Diagnostik

- Da es sich um eine Notfallsituation handelt, ist eine vorbereitende Diagnostik schlicht nicht möglich.
- Was möglich ist, ist jedoch das gezielte Screening auf Risikofaktoren und die Vermeidung des Kreislaufstillstands.
- Häufig geht eine physiologische Verschlechterung dem Kreislaufstillstand voraus. Seien Sie deshalb vigilant, insbesondere wenn Patient:innen hypoton sind.
- Weitere Risikofaktoren können beispielsweise Herzrhythmusstörungen, kürzlich stattgehabte Myokardinfarkte oder auch eine akute Thrombose sein.

54.9 Anästhesie

- Während der Reanimation ist keine Allgemeinanästhesie erforderlich.
- Nach ROSC oder bei Auftreten von Abwehrbewegungen kann eine Allgemeinanästhesie erforderlich sein.
- Hierzu sollte ein möglichst kreislaufschonendes Verfahren gewählt werden.
  - Hier bieten sich opiatlastige Narkosen in Kombination mit Midazolam und suffizienter Relaxation an.
  - Auf besonders kreislaufwirksame Substanzen – beispielsweise Propofol – sollte in diesem Fall verzichtet werden.

54.10 Personal, Material und Einstelltechnik

- Erweiterte Wiederbelebungsmaßnahmen wirken sich nachweislich positiv auf das Überleben aus, sind jedoch mit technischen, sozialen, situativen und organisatorischen Hürden verbunden [361].
  - Daher ist es wichtig, dass die Teammitglieder die Rollen, die Abläufe und das Material kennen, um gezielt auf zeitkritische Notfälle zu reagieren [374].
  - Primär soll in diesem Moment der Fokus auf Perfusion (Drücken) und Oxygenierung (Masken-Beutel-Beatmung) gesetzt werden und weitere Maßnahmen darauf aufbauen [356] [366][375].
- Die Zeit spielt im Notfall eine große Rolle.
  - Die Wahrscheinlichkeit auf ein Überleben mit gutem neurologischem Ergebnis sinkt nach mehr als 60 min Herzdruckmassage wesentlich [367].
  - Dies stellt eine große Herausforderung für die Notfallteams dar.
  - Selbst wenn die örtlichen Gegebenheiten alle technischen und personellen Ressourcen bereitstellen, wird der Prozess maßgeblich von den Entscheidungen des Teams vor Ort beeinflusst.
- Damit Teamarbeit effizient funktioniert, können mentale Modelle hilfreich sein.
  - Mentale Modelle sind reduzierte Bilder eines Prozesses, um relevante Aspekte einer Struktur abrufen zu können.
  - Mithilfe dieser mentalen Modelle sollten Notfallteams bereits vorab spezifische Notfallsituationen einüben, um unter Druck effizient arbeiten zu können.
  - Stellen Sie sich bestimmte Notfallsituationen vor und entwickeln Sie einen Plan, wie Sie mit dieser Notfallsituation umgehen wollen.
    - Welches Material benötigen Sie?
    - Welche Stolpersteine gibt es?
    - Woran müssen Sie denken?
  - Dadurch können Prozessabläufe gestrafft und Entscheidungen beschleunigt werden [355].
- „10 for 10" ist eine formelle Auszeit des Teams, um in einem kurzen Briefing (10s) die nächsten 10 min zu planen, die Nutzung der Teamressourcen zu maximieren und die Verfahren zu antizipieren.
  - Zu diesem Zeitpunkt sollten kurze Überlegungen im Szenario verbalisiert, interprofessionell entschieden und als Strategie sofort eingeleitet werden.

- Diese Auszeit sollte unter Fortführung der Basismaßnahmen, während der ALS-Maßnahmen häufig, vielleicht sogar nach jeder zweiten Rhythmusanalyse stattfinden und damit eine offene Kommunikation und eine Neueinschätzung gefördert werden.

54.11 Vorbereitung

- Checkliste:
  - Scene-Safety-Situation: Ist die Umgebung sicher?
  - BLS-Maßnahmen werden korrekt durchgeführt:
    - Thoraxkompressionen (Tiefe, Frequenz, Druckpunkt)
    - Oxygenierung (Masken-Beutel-Beatmung)
  - Anamnese:
    - Auffindesituation (handelt es sich um einen bezeugten oder unbezeugten Kreislaufstillstand?)
    - Patientenzustand vor Ereignis bekannt?
    - erster Rhythmus im EKG? Schock abgegeben?
    - Dauer des BLS bislang
  - Sind die ergriffenen Maßnahmen korrekt?
    - Ist die Position des Patienten verbesserbar? (Lichtverhältnisse, räumliche Umgebung, Unterlage)
    - Beatmungsbeutel: Ist Sauerstoff über das Reservoir angeschlossen? Wird ein Atemsystemfilter verwendet?
    - Sind Druckpunkt und Drucktiefe der Thoraxkompressionen noch korrekt?
- Es liegt in der Natur der Sache, dass eine gezielte Vorbereitung auf einen Herz-Kreislauf-Stillstand nicht möglich ist. Vielmehr sind allgemeine Vorbereitung und die Optimierung von Umgebungsfaktoren relevant:
  - Arbeiten Sie an einem mentalen Modell.
  - Gehen Sie Schritt für Schritt durch, welche Maßnahmen Sie in welcher Reihenfolge wann durchführen würden, falls es in Ihrer Umgebung zu einer Reanimationssituation kommt.
  - Sie sollten insbesondere klinikinterne Notrufnummern und die Standorte des Notfallmaterials kennen und jederzeit parat haben.
  - Kurse zur Reanimation helfen, Ängste abzubauen und die erforderlichen Maßnahmen zu trainieren.
  - Den ersten Schritt haben Sie mit dem aufmerksamen Lesen dieses Beitrags bereits getan.

54.12 Anatomie

- Zur korrekten Durchführung von Thoraxkompressionen, Atemwegssicherung und Defibrillation werden die anatomischen Kenntnisse vorausgesetzt.

54.13 Durchführung

- Schritt 1: Scene-Safety-Situation: Ist die Umgebung sicher?
- Schritt 2: Kontrolle BLS-Maßnahmen:
  - Thoraxkompressionen regelhaft? (Druckpunkt, Tiefe und Frequenz)
  - Oxygenierung sichergestellt? (suffiziente Beatmung zum Zeitpunkt?)
    - Atemwegssicherung, sofern ausreichende Expertise
    - supraglottische Atemwegshilfen erwägen (Larynxmaske, Larynxtubus)
- Schritt 3: Anlage eines Gefäßzuganges zur sicheren Medikamentenapplikation (siehe entsprechendes Kapitel)
- Schritt 4: Kontrolle korrekter Algorithmus und Korrektheit der bisher ergriffenen Maßnahmen
- Schritt 5: Anamneseerhebung
  - Klären der Auffindesituation (bezeugter oder unbezeugter Kreislaufstillstand?)
  - Patientenzustand vor dem Ereignis erheben/in Erfahrung bringen
  - Wurde bereits ein Schock abgegeben? Wie war der erste abgeleitete Herzrhythmus im EKG?
  - Dauer der bisherigen BLS-Maßnahmen? Wann war das Ereignis? Wann wurde der Patient aufgefunden?
- Schritt 6: Kontrolle korrekter Algorithmus und Korrektheit der bisher ergriffenen Maßnahmen
- Schritt 7: Diagnostik, Abarbeiten der 4Hs und HITS
  - Anlage eines arteriellen Gefäßzugangs zur kontinuierlichen Drucküberwachung und Möglichkeit zur arteriellen Blutgasanalyse
  - Ultraschalldiagnostik zum Ausschluss reversibler Ursachen des Kreislaufstillstands und Möglichkeit zur Überprüfung von Herzaktionen
- Für traumatisch bedingte Kreislaufstillstände ist ein angepasstes Vorgehen erforderlich.
  - Hier hat die Behebung der lebensbedrohlichen Traumafolgen die höchste Priorität.
  - Aus diesem Grund ist zunächst die gezielte Erhebung von potenziell reversiblen Verletzungen essenziell, die mit Hypovolämie/Hämorrhagie oder Spannungspneumothorax einhergehen können.
  - Die sofortige Behebung durch blutstillende Maßnahmen, Thoraxentlastung oder Aortenkompression erfolgt direkt nach Erkennen der Situation und darf nicht aufgeschoben werden.

54.13.1 Zugangswege

- Anlage eines Gefäßzugangs zur sicheren Medikamentenapplikation (s. Applikationsweg (S. 369))

54.13.2 Lagerung

- Die Person sollte sich in Rückenlage auf einem festen Untergrund befinden, um suffiziente Thoraxkompressionen zu ermöglichen.
- Sollte sich die Person im Bett befinden, ist das Geradestellen mittels CPR-Hebels und das Unterlegen eines Reanimationsbretts erforderlich.
  - Andernfalls sollten Sie die reanimationspflichtige Person in Rückenlage auf dem Boden lagern.
  - Achten Sie darauf, frühzeitig für ausreichend Platz, um den Patienten oder die Patientin zu sorgen.

54.13.3 Durchführung Schritt für Schritt

BLS-Maßnahmen: Notfallsituation erkennen, AED anschließen und hochwertige Thoraxkompression durchführen

- Am Beginn des ALS-Algorithmus steht die Durchführung der BLS-Maßnahmen. Das klingt trivialer als es häufig ist.
- Die Angst, die Notfallkaskade in Gang zu setzen, führt oftmals zu einer verspäteten Alarmierung der medizinischen Einsatzteams (bzw. Reanimationsteams).
- Patient*innen, die keine Reaktion zeigen und keine normale Atmung aufweisen, stellen ein hartes Kriterium zur Alarmierung des hausinternen medizinischen Einsatzteams dar.
- Lassen Sie dieses alarmieren und einen automatischen externen Defibrillator (AED) holen, während Sie mit der Basisreanimation beginnen.

- Hochwertige Thoraxkompressionen sind die Grundlage für alles Weitere und genießen höchste Priorität!
- Sobald ein Defibrillator/AED zur Verfügung steht, sollte dieser unmittelbar angeschlossen werden, ohne die Thoraxkompressionen hierfür zu unterbrechen.
  - Die Reanimationsleitlinien sehen hier ein Zeitfenster von unter 3 min vor.
  - Für die Praxis bedeutet das: Sie müssen wissen, wo im Ernstfall ein AED/manueller Defibrillator zu finden ist.

Beginn ALS-Algorithmus mit Rhythmusanalyse

- Sobald das Gerät einsatzklar ist, unterbrechen Sie die Thoraxkompressionen für eine Rhythmusanalyse.
- Um die Herzdruckmassage für eine Defibrillation nur sehr kurz zu unterbrechen, sollte der Defibrillator vor jeder Rhythmusanalyse geladen werden (Pre-Charging).

Vorgehen bei Asystolie oder pulsloser elektrischer Aktivität

- Bei nicht defibrillierbaren Rhythmen, wie Asystolie oder pulsloser elektrischer Aktivität (PEA), führen Sie unmittelbar die kardiopulmonale Reanimation im Verhältnis 30:2 fort.
- Die nächste Priorität sollte die Anlage eines intravenösen Zuganges darstellen, um möglichst rasch 1 mg Adrenalin verabreichen zu können.
- Parallel hierzu findet die Atemwegssicherung statt.
- Wiederholen Sie die Rhythmusanalyse alle 2 min (5 Zyklen à 30 Thoraxkompressionen und 2 Beatmungen).
- Nach jeder zweiten Rhythmusanalyse (alle 3–5 min verabreichen Sie ein weiteres Milligramm Adrenalin.
- Inzwischen arbeiten Sie die reversiblen Ursachen des Kreislaufstillstands (4Hs und HITS) ab.

Bei defibrillierbaren Rhythmen zu beachten

- Bei defibrillierbaren Rhythmen, wie Kammerflimmern oder pulsloser ventrikulärer Tachykardie, steht die Defibrillation im Vordergrund.
- Sobald Sie in der ersten Rhythmusanalyse einen defibrillierbaren Rhythmus feststellen, sollten Sie defibrillieren und die Thoraxkompressionen unmittelbar für 2 min fortführen.

Zweite Rhythmusanalyse – Decision Point

- Die zweite Rhythmusanalyse stellt dann einen sogenannten „Decision Point“ dar [363].
- Sollte der Patient/die Patientin immer noch einen defibrillierbaren Rhythmus aufweisen, ist die Planung des weiteren Vorgehens von besonderer Bedeutung.
- Unter Fortführung der Reanimation sollten Sie mit Ihrem Team das weitere Vorgehen besprechen.

Weitere Maßnahmen: Diagnostik, Transport Medikamentenapplikation

- Im Sinne eines 10-for-10 [361] gilt es, in diesem Moment weitere Maßnahmen, Diagnostik und den Transport zu besprechen und damit zu antizipieren.
- Die Medikamentenapplikation erfolgt beim defibrillierbaren Rhythmus erst nach dem dritten Defibrillationsversuch.

Merke M!

Schematischer Ablauf einer erweiterten Reanimation:
- Prüfen, Rufen, Drücken (Basismaßnahmen)→ Ankunft erfahrenes Team mit Equipment
- 1. Rhythmusanalyse: Kammerflimmern
  - Defibrillation 150J → HDM 30:2
  - Sicherung des Atemwegs, Anlage i. v.-/i.o.-Zugang → Anamnese
- 2. Rhythmusanalyse: Asystolie
  - 1 mg Adrenalin → kontinuierliche Herzdruckmassage und Beatmung
  - „10 for 10“ → Nach der zweiten Rhythmusanalyse entscheidet das Team laut und einstimmig, dass auf der Grundlage der verfügbaren Informationen eine eCPR indiziert ist und eine Kanülierung m Cardiac Arrest Center (CAC) sinnvoll ist → Alarmierung eCPR-Team und Vorbereitung für den Transport in das CAC
- 3. Rhythmusanalyse: Asystolie; HDM über 2 min, Komplettierung Anamnese
- 4. Rhythmusanalyse: Asystolie, Anlage m-CPR; 1 mg Adrenalin → Transport unter kontinuierlicher m-CPR und Beatmung. Rhythmusanalyse, Adrenalingabe und Defibrillation können in der Transportphase pausiert werden.
- Ankunft im Cardiac Arrest Center [370]

Kardiopulmonale Reanimation

- Die kardiopulmonale Reanimation kann konventionell, mechanisch oder extrakorporal durchgeführt werden und findet beim Kreislaufstillstand und der Entscheidung zum Beginn der Maßnahmen Anwendung.

Konventionelle kardiopulmonale Reanimation: cCPR

- Unter cCPR versteht man eine Reanimation, bei der die Herzdruckmassage (HDM) „konventionell“, also durch manuelle Kompression mittels Druckpunkts in der unteren Hälfte des Brustbeins und einer Drucktiefe von 5–6 cm, 100–120 × pro Minute durchgeführt wird.
- Diese Maßnahmen sichern einen Notkreislauf im Rahmen eines Kreislaufstillstands [357][360].

Mechanische kardiopulmonale Reanimation: mCPR

- Geräte zur mechanischen Thoraxkompression werden als Ersatz einer konventionellen Herzdruckmassage in bestimmten Situationen genutzt.
- Dabei sollten diese Geräte nur dann eingesetzt werden, wenn die manuelle Thoraxkompression nicht praktikabel ist (z. B. Transport durchs Treppenhaus), die Sicherheit der Helfenden nicht gewährleistet werden kann (z. B. im Herzkatheterlabor) oder die Qualität der HDM durch Erschöpfung nicht gewährleistet werden kann.
- Daher eignen sich diese Geräte beispielsweise besonders für den Patiententransport in die Klinik.
- Die korrekte Lage muss während der Benutzung immer wieder kontrolliert werden, um Verletzungen (z. B. der Leber) zu vermeiden [365][372].

54

Extrakorporale kardiopulmonale Reanimation: eCPR

- Als eCPR (extrakorporale kardiopulmonale Reanimation) ist die Implantation eines ECLS (extrakorporales Life-Support-Systems) definiert sowie das Synonym, die venoarterielle ECMO (extrakorporale Membranoxygenierung), unter den Bedingungen einer kardiopulmonalen Reanimation.
- Die extrakorporale Herz-Kreislauf-Unterstützung wird durch die Anlage von zwei Kanülen (Arterie und Vene) in der Leiste etabliert und gewährleistet durch ein Pumpensystem sowohl die Oxygenierung als auch die Perfusion mit nahezu dem gesamt notwendigen Herzzeitvolumen (HZV) der Patienten*innen [368].
- Die eCPR ist für einen ausgewählten Teil von Patienten*innen mit refraktärem Kreislaufstillstand eine Behandlungsoption, wenn sich durch cCPR oder mCPR kein ROSC erzielen lässt.
- Hier beeinflusst die schnelle Anlage (idealerweise < 60 min) maßgeblich das Überleben.
- Eine eCPR ist kein Therapieziel, sondern eine Überbrückungsmaßnahme bis zur Erholung („Bridge to Recovery"), bis zur Therapie („Bridge to Therapy") oder, um Zeit zu gewinnen („Bridge to Decision") [368].
- In Deutschland finden wir etablierte Systeme zur innerklinischen wie auch präklinischen Durchführung einer eCPR.

Atemwegssicherung und Beatmung

- Grundsätzlich stehen zur Beatmung und Sicherung der Atemwege folgende Verfahren zur Verfügung:
  - Beutel-Masken-Beatmung (inkl. Filter und O_2-Reservoir)
  - supraglottische Atemwegshilfen (Larynxmaske, Larynxtubus)
  - endotracheale Intubation
- Auch wenn die endotracheale Intubation nach wie vor der Goldstandard in der Atemwegssicherung ist, sollte sie nur von erfahrenen Anwenderinnen und Anwendern (95 %ige Erfolgsrate bei maximal zwei Versuchen) durchgeführt werden.
- Um die Erfolgswahrscheinlichkeit hierbei noch zu erhöhen und damit auch die Unterbrechung der Thoraxkompressionen zu minimieren, sollte für die Intubation ein Videolaryngoskop verwendet werden (▸ Abb. 54.2).
- Sollte die Intubation nicht möglich sein, bieten sich supraglottische Atemwegshilfen im Rahmen der Reanimation an.
  - Sie sind schnell und ohne weitere Hilfsmittel zu platzieren und können auch durch weniger erfahrenes Personal angewandt werden (▸ Abb. 54.3) [371].
  - Bei supraglottischen Atemwegshilfen können die intrathorakalen Drucksteigerungen zu Undichtigkeiten und dadurch zu einer unzureichenden Beatmung führen.
  - In diesem Fall kehren Sie zum gewohnten 30:2-Rhythmus zurück.
- Nach der Atemwegssicherung steht die Beatmung im Vordergrund.
  - Hier gilt es, die Lage des Tubus oder supraglottischen Atemwegs per Kapnometrie oder -grafie zu verifizieren.
  - Außerdem gibt die endtidale CO_2-Konzentration wertvolle Informationen über die Qualität der Reanimation.
  - Ein ROSC kündigt sich beispielsweise häufig durch einen Anstieg des $etCO_2$ an.
  - Im Gegensatz dazu ist ein niedriges $etCO_2$ während der Reanimation (< 10 mmHg) mit einem schlechteren Outcome assoziiert.
  - Jedoch sollte für oder gegen den Abbruch einer Reanimation nicht die Kapnografie als alleiniges Kriterium herangezogen werden [364].
- Die Beatmung sollte in der Regel volumenkontrolliert und druckgesteuert mit einem Atemhubvolumen von 7 ml/kg KG (z. B. 70 kg = 490 ml), einem I:E Verhältnis von 1:5 und einer Frequenz von 10 pro Minute am Gerät erfolgen.
  - Diese Einstellung sollte ständig durch die Kapnografie reevaluiert und angepasst werden.

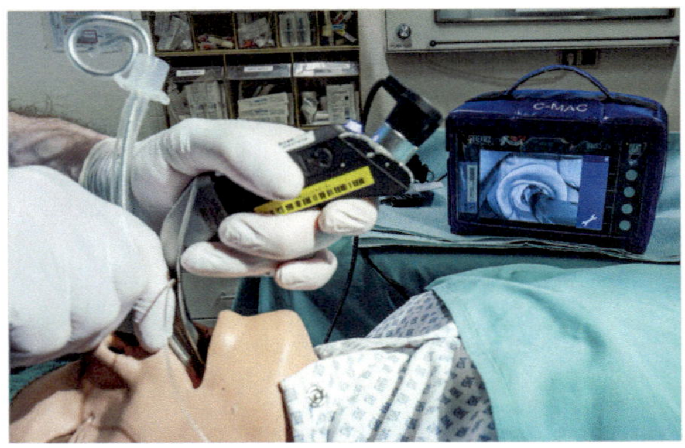

Abb. 54.2 Intubation mithilfe eines Videolaryngoskops.

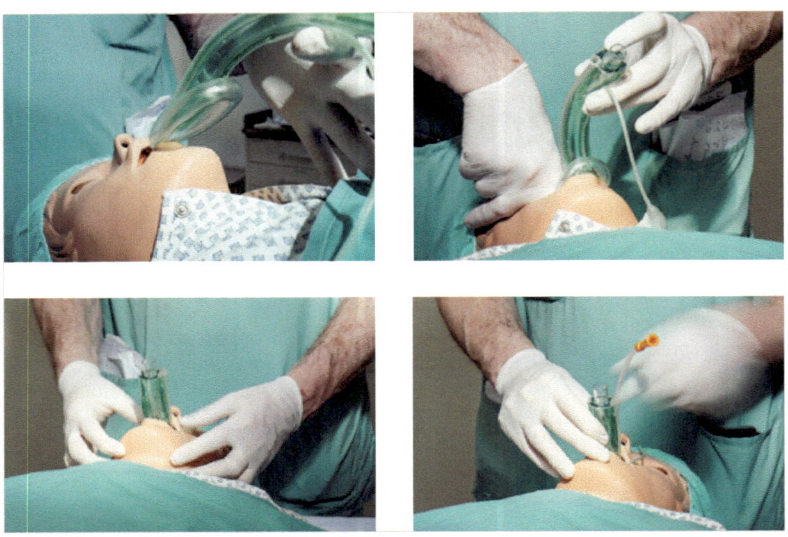

Abb. 54.3 Anlage einer Larynxmaske mit Magensonde (2. Generation).

  - Da eine Hypokapnie zu zerebraler Minderperfusion führt, können sie dies durch regelmäßige, angepasste Beatmung effektiv verhindern und eine bestmögliche Sauerstoffversorgung des Gehirns sicherstellen.
- Sobald ein gesicherter Atemweg vorliegt, kann die Reanimation beim beatmeten Patienten mit kontinuierlichen Thoraxkompressionen ohne Beatmungsunterbrechungen mit einer Beatmungsfrequenz von 10 pro Minute und maximaler Sauerstoffkonzentration fortgeführt werden.

M!

Merke

Für die Atemwegssicherung soll die Herzdruckmassage für max. 5 s unterbrochen werden.

Medikamentöse Therapie

Applikationsweg

- Die europäischen Reanimationsleitlinien favorisieren klar die Medikamentengabe über einen intravenösen (i. v.) Zugang.
- Ein intraossärer Zugang sollte erst etabliert werden, wenn die Anlage eines i. v.-Zugangs wiederholt nicht gelingt.
- Im klinischen Setting sollte dies nur in Ausnahmefällen erforderlich sein.
- Wie immer gilt: Holen Sie sich frühzeitig Hilfe!

M!

Merke

- Durch den reduzierten kardialen Auswurf unter Thoraxkompressionen liegt meist eine generalisierte Stauung vor, sodass die Venen häufig besser hervortreten und die Anlage eines intravenösen Zugangs in der Reanimationssituation leichter gelingt.
- Also haben Sie keine Scheu, auch an sonst eher unüblichen oder für den Patienten/die Patientin unangenehmen Punktionsorten zu suchen, wenn die Anlage nicht auf Anhieb gelingt.
- Gerade auf der Streckseite der Unterarme lassen sich so häufig gutlaufende Venenzugänge etablieren.
- Auch die Vena jugularis externa ist ein typischer Notfallzugang, in der Arztposition (am Kopf des Patienten sitzend) gut zu etablieren und i. d. R. gut rückläufig, sodass hier oft ein großlumiger i. v.-Zugang und meist auch die Abnahme einer venösen Blutgasanalyse während CPR gelingen kann.

Adrenalin

- Adrenalin ist fester Bestandteil der Reanimation.
- Als hochpotentes und kurzwirksames Katecholamin mit kurzer Anschlagszeit ist es das Mittel der Wahl.
- Beginnen Sie bei Patienten mit einem nicht defibrillierbaren Rhythmus so bald wie möglich 1 mg Adrenalin intravenös.
- Im defibrillierbaren Schenkel des ALS-Algorithmus soll Adrenalin nach dem 3. erfolglosen Schock verabreicht werden.
- Wiederholen Sie die Gabe von 1 mg Adrenalin i. v. alle 3–5 min, solange die ALS-Maßnahmen fortgeführt werden.
- In der Praxis bietet sich jede zweite Rhythmusanalyse an.
- Applizieren Sie Medikamente im Idealfall zu Beginn eines neuen 2-Minuten-Zyklus, damit durch die folgenden Thoraxkompressionen eine Verteilung im Blutkreislauf stattfinden kann.

Amiodaron/Antiarrhythmika

- Amiodaron als hochpotentes Klasse-III-Antiarrhythmikum wird beim erwachsenen Patienten nach dem dritten erfolglosen Defibrillationsversuch appliziert.
- 300 mg i. v. bilden hier die Erstdosis. Nach dem fünften erfolglosen Defibrillationsversuch können zusätzliche 150 mg verabreicht werden.
- 100 mg Lidocain können alternativ verabreicht werden, sollte Amiodaron nicht zur Verfügung stehen oder eine entsprechende lokale Regelung getroffen worden sein. Auch bei Lidocain sollte eine Repetitionsdosis von 50 mg nach dem fünften erfolglosen Defibrillationsversuch gegeben werden [357].
- Im Rahmen der Therapie potenziell reversibler Ursachen des Kreislaufstillstands (4Hs und HITS) kommen unter Umständen weitere Medikamente in der Reanimationssituation zum Einsatz.
  - Elektrolyte wie Kalium oder Magnesium können bei Hinweisen auf Elektrolytverschiebungen, wie beispielsweise Herzrhythmusstörungen, zum Einsatz kommen.
  - Infusionslösungen kommen in erhöhter Laufrate bei der Therapie einer Hypovolämie zur Anwendung.
  - Auch Thrombolytika – wie beispielsweise Tenecteplase bei Verdacht auf Lungenembolie oder Glukose bei vorausgegangener Hypoglykämie –müssen im interdisziplinären Konsens in Erwägung gezogen werden.

Reversible Ursachen

- Kreislaufstillstände können durch verschiedene Ursachen und Situationen entstehen.
- Im Rahmen der Wiederbelebungsmaßnahmen gilt es, zeitnah die Ursache zu detektieren und die Therapie dieser zu initiieren, um den ROSC zu erreichen.
- Die Maßnahmen in den ersten Minuten nach dem Kreislaufstillstand oder auch in der Prävention kritisch kranker Patienten beeinflussen maßgeblich das Outcome oder verhindern sogar den Kreislaufstillstand.
  - Die ERC-Leitlinie gibt konkrete Empfehlungen zu der Diagnostik und Therapie der Hs und HITS.
  - Hier kann nach Atemwegssicherung und Volumengabe, insbesondere eine orientierende Ultraschalluntersuchung, eine Blutgasanalyse oder eine schnelle Intervention/Diagnostik hilfreich sein [360][363].

M!

Merke

- 4Hs:
  - Hypoxie
  - Hypovolämie
  - Hypo-/Hyperkaliämie und andere Elektrolytentgleisungen
  - Hypo-/Hyperthermie
- HITS:
  - Herzbeuteltamponade
  - Intoxikation
  - Thrombose (koronar und pulmonal)
  - Spannungspneumothorax

Merke

Eine erfolgreiche Reanimation wird nur erreicht, wenn es gelingt, für jeden einzelnen Patienten ein Verständnis für die „besonderen Umstände" des individuellen Kreislaufstillstands zu erfassen und diese bewusst und zielgerichtet zu therapieren.

ROSC – was jetzt?

- Nach dem Return of Spontaneous Circulation (ROSC), also der Rückkehr eines Spontankreislaufs, sollten folgende Maßnahmen durchgeführt werden:
  - nach ABCDE vorgehen:
    - A – Airway
    - B – Breathing
    - C – Circulation
    - D – Disability
    - E – Exposure/Environment
  - Zielwert: SpO_2 94–96 %
  - 12-Kanal-EKG
  - Erkennen und Behandeln der Ursache
  - Temperaturmanagement[356]
- „Post Resuscitation Care" stellt einheitlich die ersten wesentlichen Maßnahmen dar und hat einen erheblichen Einfluss auf das weitere Überleben und das neurologische Ergebnis.
  - Die Weiterbehandlung soll die Phase bis zur Erholung optimieren.
  - Die Post-Reanimationsbehandlung beginnt unmittelbar nach ROSC und beginnt mit den Maßnahmen analog der ABCDE-Vorgehensweise.
  - Besteht die Indikation für eine (maschinelle) kontrollierte Beatmung, soll eine definitive Atemwegssicherung mittels endotrachealer Intubation erfolgen und die maschinelle Beatmung mit 100 % FiO_2 begonnen werden.
  - Diese soll durch eine Sauerstoffsättigung und Kapnografie oder -metrie überwacht und an Normwerte angepasst werden.
  - Zielwerte für eine Sauerstoffsättigung sind 94–98 % oder ein arterieller Sauerstoffpartialdruck (PaO_2) von 75–100 mmHg.
  - Sowohl eine Hypoxämie als auch eine Hyperoxämie sind zu vermeiden.
  - Als Zielwerte für den arteriellen Kohlendioxidpartialdruck ($PaCO_2$) werden Werte von 35–45 mmHg empfohlen.
- Unter C wie „Kreislauf" versteht sich die sofortige Ableitung eines 12-Kanal-EKG zur Detektion eines akuten Koronarsyndroms (ACS).
  - Nachfolgend gilt es, den Blutdruck auf einen systolischen Zielwert von > 100 mmHg zu stabilisieren.
  - Hierfür können sowohl intravenöse Flüssigkeit als auch Noradrenalin- und/oder Dobutamin-Gaben appliziert und am besten ultraschallgestützt gesteuert werden.
  - Die Guidelines empfehlen auch den unverzüglichen Beginn der Temperaturkontrolle (TTM) (Ziel 32–36°) und den Beginn einer Sedierung.
- Im Anschluss an die sofortigen Maßnahmen folgt die Komplettierung der Diagnostik und die Weiterbehandlung auf Intensivstation [360][364].

Ultraschalluntersuchung

- Während der Reanimation kann durch erfahrene Anwender*innen eine Ultraschalluntersuchung an Thorax, Herz und/ oder Abdomen durchgeführt werden, sollte aber die qualitativ hochwertige Herzdruckmassage nicht länger unterbrechen (z. B. Risiko minimieren durch lautes Zählen der Sekunden der Unterbrechung).
- Ziel ist es, potenziell reversible und damit behandelbare Ursachen eines Kreislaufstillstands zu identifizieren [363].

Merke

Eine Rechtsherzdilatation ist nur in den ersten Minuten des Kreislaufstillstands ein sicheres Indiz für eine massive Lungenarterienembolie

Blutgasanalyse

- Point-of-Care-Testverfahren, falls verfügbar, können in der Ursachensuche beim Kreislaufstillstand wertvolle Informationen liefern (▸ Tab. 54.1).
- Sowohl der Serumkaliumspiegel als auch die Blutglukose, der Laktatspiegel im Schock, der pH-Wert oder pO_2 und pCO_2 können mit nur einer arteriellen oder venösen Bestimmung kontrolliert werden.
- Blutgasanalysegeräte finden sich auf jeder Intensivstation.
- Zusätzlich könnte dies mit dem Etablieren einer invasiven Blutdruckmessung kombiniert werden und das Monitoring optimieren [362].

54.14 Besonderheiten bei bestimmten Patientengruppen

54.14.1 Besonderheiten bei Schwangeren

- Als lebensrettende Maßnahmen bei schwangeren Patientinnen stehen die Basismaßnahmen nach Standard im Vordergrund und sowohl Druckpunkt, Drucktiefe und Frequenz bleiben erhalten.
- Als Besonderheit gilt ab der 20. SSW (Uterus über Nabelniveau tastbar), die Vena-Cava-Kompression zu berücksichtigen und durch leichte Beckendrehung nach links zu verhindern.
- Weiters und ohne Zeitverzug, immer wenn Schwangere Auffälligkeiten im ABCDE zeigen, ein Kreislaufstillstand droht oder bereits besteht, müssen unverzüglich Experten der Gynäkologie, Neonatologie und eine Hebamme ans Bett oder die Patientin zu den Experten gebracht werden [360].

54.14.2 Besonderheiten bei Kindern und Jugendlichen

- Patienten*innen im Alter von 0 bis 18 Jahre, ausgenommen Neugeborene im Rahmen der Geburt, gehören zu dieser Gruppe.
- Hier gilt es, einheitlich den spezifischen PBLS-Algorithmus für den Basic Life Support (ABC – 15:2) zu verwenden, auf eine hochwertige Qualität zu achten und die Maßnahmen möglichst nicht zu unterbrechen.
- Im Anschluss stehen auch hier die reversiblen Ursachen im Vordergrund.
- Nach der Empfehlung der ERC sind hier vor allem die Anwendung des ABCDE-Schemas, die ggf. notwendige Schockbehandlung mit gewichtsadaptierten Flüssigkeitsboli und eine Sauerstofftitration auf eine Ziel-SpO_2 von 94–98 % hervorzuheben [360].

Tab. 54.1 Parameter einer Blutgasanalyse inkl. Referenzbereiche.

Parameter	Akronym	Maßeinheiten	Normalbereich
Natrium	Na^+	mmol/l (mEq/l)	138–146
Kalium	K^+	mmol/l (mEq/l)	3,5–4,9
Ionisiertes Kalzium	iCa^{2+}	mmol/l	1,12–1,32
Hämatokrit	Hkt	% Hk	38–51
Hämoglobin	Hb	g/dl	12–17
Glukose	Glu	mg/dL	70–105
pH-Wert	pH	dimensionslos	7,35–7,45 art.
			7,31–7,41 ven.
Kohlendioxid, Partialdruck	pCO_2	mmHg	35–45 art.
			41–51 ven.
Sauerstoff, Partialdruck	pO_2	mmHg	80–105 art.
Hydrogenkarbonat	HCO_3^-	mmol/l (mEq/l)	22–26 art.
			23–28 ven.
Basenüberschuss	BE(b)	mmol/l (mEq/l)	-2 – +3
Sauerstoffsättigung	SO_2	%	95–98
Laktat	Lac	mmol/l	0,36–1,25 art.
			0,90–1,70 ven.

54.14.3 Besonderheiten beim traumatischen Kreislaufstillstand

- Beim durch akute Verletzungen bedingten traumatischen Kreislaufstillstand sollte der Fokus auf die sofortige Suche und Behandlung der potenziell reversiblen Ursachen gelegt werden. Dabei wird dies höher priorisiert als die Thoraxkompression.
- Die häufigste Ursache für einen traumatischen Kreislaufstillstand ist eine blutungsbedingte Hypovolämie. Bei einem hämorrhagischen Schock ist es wichtig, die Blutung so schnell wie möglich durch die Anlage von Druckverbänden, Tourniquets oder einer Beckenschlinge zu stoppen und den Volumenverlust durch die Gabe von kristalloiden Lösungen oder Blutprodukten zu substituieren.
- Verursacht das Trauma beispielsweise einen Spannungspneumothorax, führt dieser zu einem obstruktiven Schock mit Pumpversagen; auch hier würde die alleinige Thoraxkompression keinen ROSC bringen.
  - Die Therapie ist die schnellstmögliche Entlastung des Spannungspneumothorax.
  - Da während der Reanimation nicht immer sicher festgestellt werden kann, ob ein Spannungspneumothorax vorliegt, sollte bei Thoraxtraumata im Zweifel auf beiden Seiten eine Entlastung durch eine Minithorakotomie erfolgen.
- In seltenen Fällen kann zum Zweck der Perikardentlastung, Aortenkompression oder Blutungskontrolle eine Notfallthorakotomie notwendig werden.
  - Die Clamshell-Thorakotomie, im Fall von potenziell reversiblen Ursachen im Rahmen eines traumabedingten Kreislaufstillstands, ermöglicht eine gute Übersicht über die intrathorakalen Organe und damit ein schnelles Beheben der Ursache [369].
  - In der ERC-Leitlinie werden die „4E“ als zwingende Voraussetzungen für die Durchführung einer Notfallthorakotomie festgelegt:
    - Expertise
    - Equipment (Ausrüstung)
    - Environment (Umgebung, z. B. Distanz zum Krankenhaus)
    - Elapsed Time (verstrichene Zeit) von weniger als 15 min zwischen Eintritt des Kreislaufstillstands und dem Beginn der Notfallthorakotomie [362]
- Bei einem traumatischen Kreislaufstillstand ist die Letalität sehr hoch. Erreicht man jedoch einen Spontankreislauf, ist die neurologische Funktion bei den Überlebenden deutlich höher als bei Patienten*innen mit einem Kreislaufstillstand anderer Genese [363].

Merke M!

Die Behandlung der traumatischen Ursache hat Vorrang. Komprimieren Sie kein leeres Herz!

54.15 Mögliche Fehler und Fallstricke

- Späte Entscheidungen und Hindernisse in der Kommunikation beeinflussen wesentlich das Outcome.

54.16 Mögliche Komplikationen

54.16.1 Komplikationen während der Durchführung

- Die Qualitätssicherung während der ALS-Maßnahmen erfolgt durch die Kapnografie, der Durchführung regelmäßiger Blutgasanalysen und der Verwendung von Ultraschall zur z. B. Druckpunktkontrolle.

54.16.2 Komplikationen nach der Durchführung

- Nach einem ROSC schließt sich die Postreanimationsbehandlung an.
- Im Rahmen dieser intensivmedizinischen Behandlung werden auch bildgebende Verfahren eingesetzt, um etwaige Reanimationsschäden zu entdecken und behandeln zu können.

54.17 Dokumentation

- Jeder Kreislaufstillstand soll im Sinne der Qualitätssicherung wie auch aus medikolegalen Aspekten vollständig dokumentiert und archiviert werden. In der Dokumentation spielen besonders die Vitalparameter, der zeitliche Ablauf, die Diagnostik und die Dokumentation des weiteren Verlaufs eine wesentliche Rolle.
- Die Übergabe nach z. B. SBAR (Situation-Background-Assessment-Recommendation) oder sinnhaft am Ende der Maßnahmen ist eine evidenzbasierte Intervention und sollte bei Ankunft im Cardiac Arrest Center kompakt und strukturiert vor dem interprofessionellen Weiterbehandlungsteam in ruhiger Umgebung und „Hands-off" erfolgen.
- Die Umsetzung fördert die konstruktive interdisziplinäre Zusammenarbeit und das weitere Vorgehen im Hochrisikobereich [359].

VIII

54.18 Postoperatives/ Postinterventionelles Management

- Die Postreanimationsbehandlung ist eine intensivmedizinische Maßnahme, deren genaue Beschreibung hier zu weit führen würde.
- Ein oft vernachlässigter Aspekt ist jedoch die Nachbesprechung, auf die die Autoren hier näher eingehen möchten.
  - Internationale Leitlinien empfehlen die Durchführung einer Nachbesprechung nach Reanimation mit Einbindung von Daten zur CPR-Qualität, wie sie beispielsweise von Feedback-Sensoren oder Defibrillatoren bereitgestellt werden.
  - Auch wenn diese nicht unmittelbar nach dem Ereignis zur Verfügung stehen, sollten diese Daten zu einem späteren Zeitpunkt ausgewertet und besprochen werden.
  - Dies kann nachweislich die CPR-Qualität, ROSC-Raten, und schließlich das Überleben nach Reanimation verbessern [357].
- Fordern Sie aktiv eine Nachbesprechung ein oder führen diese mit Ihrem Team konsequent durch. Dies kann auch Ihrem Team helfen, die Situation psychisch zu verarbeiten und bietet Raum zur Reflexion.

54.19 Ergebnisse

- Inzidenzen für den innerklinischen Kreislaufstillstand werden zwischen 1,5 und 2,8 pro 1000 Krankenhauseinweisungen angegeben.
- Überlebensraten liegen nach 30d zwischen 15 und 34 % und sind abhängig von initialem Herzrhythmus, dem Eintrittsort des Kreislaufstillstands und des Grads der Überwachung zu diesem Zeitpunkt [357].

54.20 Literatur

Quellenangaben

[355] Al-Azri NH. How to think like an emergency care provider: a conceptual mental model for decision making in emergency care. Int J Emerg Med 2020; 13: 17

[356] Dirks B, Bottiger BW. [The new 2021 international guidelines on resuscitation - here they are!]. Notf Rett Med 2021; 24: 189–191

[357] European Resuscitation Council ER. ERC Guidelines. Im Internet: www.cprguidelines.eu; Stand: 20.06.2024

[358] Fischer M, Wnent J, Gräsner JT et al. Öffentlicher Jahresbericht 2021 des Deutschen Reanimationsregisters: Außerklinische Reanimation 2021. Anaesthesiologie und Intensivmedizin 2022; doi: 10.19224/ai2022.v116

[359] Fliegenschmidt J, Merkel MJ, von Dossow V, Zwissler B. [Structured patient handover in high-risk areas : Evidence and recommendations for the practical implementation]. Anaesthesiologie 2023; 72: 183–188

[360] Gräsner JTW, Bein B, Bohn A et al. Summary of the ERC 2021 Resuscitation Guidelines. Anästh Intensivmed 2022; 63: 76–85

[361] Howard SK, Gaba DM, Fish KJ, Yang G, Sarnquist FH. Anesthesia crisis resource management training: teaching anesthesiologists to handle critical incidents. Aviat Space Environ Med 1992; 63: 763–770

[362] Lott C, Truhlar A, Alfonzo A et al. European Resuscitation Council Guidelines 2021: Cardiac arrest in special circumstances. Resuscitation 2021; 161: 152–219

[363] Metelmann C WJ, Kofler O. Preclinical treatment of cardiac arrest with and without an extracorporal life support system (ECLS). Anästh Intensivmed 2023; 64: 94–103

[364] Nolan JP, Sandroni C, Bottiger BW et al. European Resuscitation Council and European Society of Intensive Care Medicine Guidelines 2021: Post-resuscitation care. Resuscitation 2021; 161: 220–269

[365] Obermaier M, Zimmermann JB, Popp E et al. Automated mechanical cardiopulmonary resuscitation devices versus manual chest compressions in the treatment of cardiac arrest: protocol of a systematic review and meta-analysis comparing machine to human. BMJ Open 2021; 11: e042062

[366] Olasveengen TM, Semeraro F, Ristagno G et al. European Resuscitation Council Guidelines 2021: Basic Life Support. Resuscitation 2021; 161: 98–114

[367] Otani T, Sawano H, Natsukawa T et al. Low-flow time is associated with a favorable neurological outcome in out-of-hospital cardiac arrest patients resuscitated with extracorporeal cardiopulmonary resuscitation. J Crit Care 2018; 48: 15–20

[368] Pilarczyk K, Michels G, Wolfrum S, Trummer G, Haake N. [Extracorporeal cardiopulmonary resuscitation (eCPR)]. Med Klin Intensivmed Notfmed 2021; doi: 10.1007/s00063-021-00796-2

[369] Schneider N, Küßner T, Weilbacher F et al. Invasive Notfalltechniken – INTECH Advanced. Notfall Rettungsmed 2019; 22: 87–99

[370] Scholz KH, Andresen D, Bottiger BW et al. [Quality indicators and structural requirements for Cardiac Arrest Centers-German Resuscitation Council (GRC)]. Anaesthesist 2017; 66: 360–362

[371] Scholz J GJ, Bohn A. Referenz Notfallmedizin. Stuttgart: Thieme; 2019

[372] Seewald S, Dopfer S, Wnent J et al. Differences between manual CPR and corpuls cpr in regard to quality and outcome: study protocol of the comparing observational multi-center prospective registry study on resuscitation (COMPRESS). Scand J Trauma Resusc Emerg Med 2021; 29: 39

[373] Timmermann A BB, Byhahn C, Dörges V et al. S 1-Leitlinie: Prähospitales Atemwegsmanagement. Anästh Intensivmed 2019; 60: 316–336

[374] Tonna JE, Keenan HT, Weir C. A qualitative analysis of physician decision making in the use of extracorporeal cardiopulmonary resuscitation for refractory cardiac arrest. Resusc Plus 2022; 11: 100278

[375] Wnent J, Tjelmeland I, Lefering R et al. To ventilate or not to ventilate during bystander CPR - A EuReCa TWO analysis. Resuscitation 2021; 166: 101–109

55 Elektrische Kardioversion als Notfalltechnik

Stephan Willems, Da-Un Chung

55.1 Steckbrief

Die elektrische Kardioversion (eKV) ist eine der wichtigsten Notfalltechniken für Patienten mit tachykarden Herzrhythmusstörungen. Die eKV wird durch eine qualifizierte Ärztin/einen qualifizierten Arzt sowie einer Pflegefachkraft in flacher Rückenlagerung des Patienten unter adäquater Analgosedierung und kontinuierlicher Monitorüberwachung durchgeführt. Die Indikation im Notfall sind tachykarde Rhythmusstörungen mit hämodynamischer Relevanz. Nach Anbringen der Elektroden auf den Thorax des Patienten erfolgt die Aktivierung der R-Zacken-Synchronisierung. Nach abgeschlossenem Ladevorgang des Kondensators erfolgt die Stromabgabe an den Patienten. Die eKV sollte immer unter Bereitschaft einer Reanimation und Atemwegssicherung durchgeführt werden.

55.2 Synonyme

- Elektrokardioversion
- elektrische Sinuskonversion
- kardiale Elektrotherapie
- synchronisierte Defibrillation

55.3 Keywords

- Rhythmusstörung/Arrhythmie
- supraventrikuläre Tachykardie
- ventrikuläre Tachykardie
- ACLS (Advanced Cardiac Life Support)

55.4 Überblick

- Die elektrische Kardioversion (eKV) als Notfalltechnik dient der sofortigen Wiederherstellung eines Sinusrhythmus bei Patienten mit einer hämodynamisch-relevanten Herzrhythmusstörung. In der Regel handelt es sich dabei um supraventrikuläre Tachykardien (SVT) unter der Symptome einer Herzinsuffizienz, wie z. B. Hypotonie oder schwere Dyspnoe, auftreten oder in seltenen Fällen ventrikuläre Tachykardien (VT) mit erhaltener, aber eingeschränkter Hämodynamik.
- Aufgrund der hämodynamischen Relevanz wird im Fall einer SVT vor der eKV bewusst auf den vorherigen Ausschluss von intrakardialen Thromben im linken Herzohr (LAA) via transösophagealer Echokardiografie verzichtet und eine schnellstmögliche Sinuskonversion angestrebt. Hier wird das Risiko einer thromboembolischen Komplikation gegen das höhere Risiko einer hämodynamischen Verschlechterung und möglicher Reanimationspflichtigkeit aufgewogen.
- Da sich die Patienten aufgrund der erhaltenen Hämodynamik noch bei Bewusstsein befinden und somit Schmerz und Angst empfinden können, muss eine ausreichende Analgosedierung vor eKV durchgeführt werden.
- Im Gegensatz zur elektrischen Defibrillation erfolgt bei der eKV die Stromabgabe synchronisiert auf die R-Zacke (absolute Refraktärphase) der laufenden Arrhythmie, um die Induktion von Kammerflimmern (VF) zu verhindern.
- Die medikamentöse oder pharmakologische Kardioversion unter Einsatz von Antiarrhythmika ist für die akute Sinuskonversion bei hämodynamisch-relevanter Arrhythmie als alleinstehende Technik eher nicht geeignet und wird hier nicht weiter behandelt.
- Supraventrikuläre Tachykardien (SVT) haben ihren Ursprung auf Vorhofebene und können unterschieden werden in Rhythmusstörungen mit einer geordneten Erregungsausbreitung, wie Vorhofflattern, atriale Tachykardien und AV-Reentry-Tachykardien, sowie Rhythmusstörungen mit ungeordneter Erregungsausbreitung, wie das Vorhofflimmern. Bei ventrikulären Tachykardien (VT) handelt es sich um geordnete Rhythmusstörungen mit Ursprung im ventrikulären Myokard, welche aufgrund ihrer unphysiologischen Erregungsausbreitung i. d. R. zu einer akuten Einschränkung der (links-)ventrikulären Pumpfunktion führen (▶ Abb. 55.1).
- Unter den genannten Tachykardien können akute Beschwerden auftreten, wie Angina pectoris oder Symptome einer Herzinsuf-

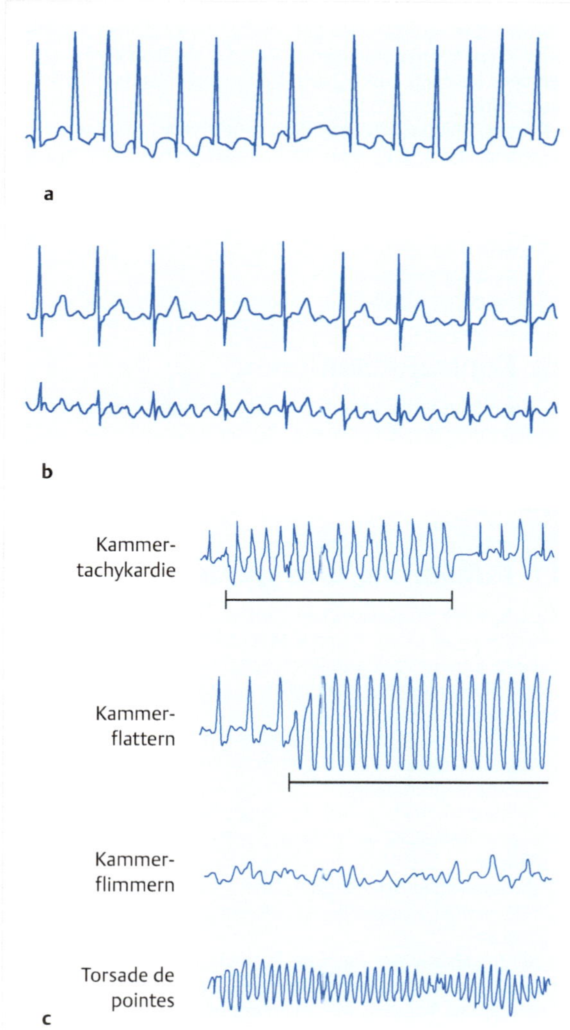

Abb. 55.1 Tachykardien.
a Vorhofflimmern.
b Vorhofflattern.
c Ventrikuläre Arrhythmien.

fizienz mit Hypotonie, Ruhe-Dyspnoe, akuter Verwirrtheit oder Bewusstseinsstörungen. In dieser Situation ist die sofortige Terminierung der Tachykardie mittels Kardioversion empfohlen.
- Der Stromstoß einer elektrischen Kardioversion führt zu einer sofortigen Depolarisation des gesamten Myokards, sodass alle laufenden Erregungen auf absolut refraktäres Myokard treffen und die Rhythmusstörung terminiert. Im Fall der Kardioversion erfolgt die Stromabgabe synchronisiert auf die R-Zacke der laufenden Rhythmusstörung, um die Auslösung von Kammerflimmern durch Partialdepolarisationen in der relativen Refraktärzeit des ventrikulären Myokards zu vermeiden.
- Der Sinusknoten nimmt anschließend seine Funktion mit normaler Herzfrequenz und Erregungsausbreitung wieder auf.

55.5 Indikationen

- supraventrikuläre Tachykardien (z. B. tachykardes Vorhofflimmern oder AV-Reentry Tachykardien) mit hämodynamischer Relevanz
- ventrikuläre Tachykardien mit erhaltenem kardialem Auswurf bzw. Kreislauf; definitionsgemäß immer mit hämodynamischen Relevanz einhergehend, daher schnellstmöglich Terminierung
- hämodynamische Relevanz: Patient mit (noch) erhaltenem Kreislauf, aber Symptomen einer akuten Herzinsuffizienz, z. B.:
  - Angina pectoris
  - Ruhe-Dyspnoe
  - Hypotonie
  - Verwirrtheit
  - Bewusstseinsstörung
  - kardiogener Schock

VIII

55.6 Kontraindikationen

- Kammerflimmern oder pulslose ventrikuläre Tachykardien; in diesen Fällen umgehend leitliniengerechte Reanimation mit Thoraxkompressionen und schnellstmöglicher Defibrillation
- Patient oder bevollmächtigte Patientenvertreter lehnt die Intervention ab.

55.7 Aufklärung und spezielle Risiken

- Da es sich bei der elektrischen Kardioversion als Notfalltechnik um eine akute, lebensrettende Maßnahme handelt kann i. d. R. auf eine formale Aufklärung verzichtet werden.
- Es gilt die Annahme, dass der Patient jeder Maßnahme zur Lebensrettung zustimmt.
  - Ausgenommen sind Fälle, in denen der Patient im Vorfeld in mündlicher oder schriftlicher Form eine Reanimation kategorisch abgelehnt hat.
  - Bei Unklarheit gilt jedoch der Grundsatz „In dubio pro vita".
- Als spezielle Risiken der elektrischen Kardioversion sind aufzuführen:
  - thromboembolische Komplikationen, z. B. ischämischer Schlaganfall, Niereninfarkte oder andere embolische Organinfarkte.
  - Rötung bis zur Verbrennung der Haut und Hautanhangsgebilde bei unsachgemäßem Anbringen der Elektroden
  - allergische Reaktion auf sedierende Medikamente
  - Reanimationspflichtigkeit durch:
    - Auslösen von höhergradigen Rhythmusstörungen, z. B. Kammerflimmern
    - respiratorische Insuffizienz i.R. der Sedierung
    - Bradykardie/Asystolie nach Kardioversion
- Kardiogener Schock nach Kardioversion

55.8 Vorbereitende Diagnostik

- Die zugrunde liegende Rhythmusstörung sollte durch ein EKG gesichert und dokumentiert sein.
- Auf die transösophageale Echokardiografie zum Ausschluss von intrakardialen Thromben kann in der **akuten Notfallsituation** verzichtet werden.

55.9 Anästhesie

- Da sich die Patienten generell noch vollständig oder teilweise bei Bewusstsein befinden, ist auf eine ausreichende Analgosedierung vor Durchführung der elektrischen Kardioversion zu achten.
- empfohlene Hypnotika und Dosierungen:
  - Midazolam i. v. (0,05–0,1 mg/kg Körpergewicht (KG))
    - Cave: Atem- und Kreislaufdepression
    - antegrade Amnesie
    - antagonisierbar durch Flumazenil i. v.
  - Propofol i. v. (0,5–1,0 mg/kg KG)
    - Cave: Atem- und Kreislaufdepression
    - nicht antagonisierbar
  - Etomidate i. v. (0,15 mg/kg KG)
    - relativ kreislauf-neutral
    - Cave: Nebennierenrinden-Suppression
    - nicht antagonisierbar
  - Ketamin S i. v. (0,25 mg/kg KG)
    - wirkt auch analgetisch
    - Cave: halluzinogen
    - Einsatz in Kombination mit Midazolam 0,025–0,05 mg/kg KG)
    - nicht antagonisierbar
- empfohlene Analgetika und Dosierungen:
  - Fentanyl i. v. (0,5–1 µg/kg KG)
    - Cave: Atem- und Kreislaufdeppression
    - antagonsierbar durch Naloxon i. v.
  - Ketamin S i. v. (s. o.)

55.10 Personal, Material und Einstelltechnik

55.10.1 Personal

- 1 × Ärztin/Arzt, idealerweise mit notfall- oder intensivmedizinischer Erfahrung (erweiterte Reanimationsmaßnahmen inkl. Atemwegssicherung sollten im Fall von Komplikationen sicher beherrscht werden)
- 1 × Pflegefachkraft oder Notfallsanitäter/-in als Assistenz

55.10.2 Räumliche Ausstattung

- im Optimalfall: separater Raum mit Möglichkeit einer Monitorüberwachung inkl. EKG, nicht invasiver Blutdruckmessung, sowie peripherer Sauerstoffsättigung
- Im Notfall ist die elektrische Kardioversion überall durchführbar.

55.10.3 Material

- Kardioverter-Defibrillator inkl. Elektroden
  - Der Kardioverter-Defibrillator besteht vereinfacht aus einem Gleichspannungswandler, einem Kondensator, einer Ausgangsstufe und einem Steuermodul mit EKG-Monitor, welche über einen Akkumulator (Batterie) oder über stationäre Stromversorgung betrieben wird (► Abb. 55.2a).

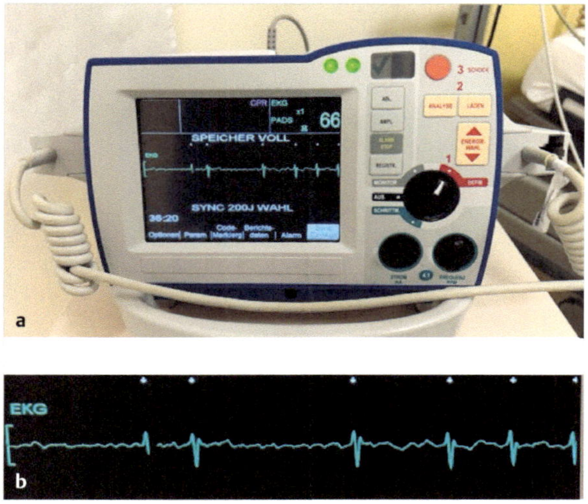

Abb. 55.2 Kardioverter-Defibrillator.

a Frontalansicht eines Kardioverter-Defibrillators mit Monitor und Steuermodul. Die EKG-Ableitung läuft über aufgeklebte Elektroden. Die Energie ist auf 200J eingestellt und die R-Synchronisation ist aktiviert.

b Vergrößerter Auszug aus dem Monitor-EKG mit aktivierter R-Synchronisation (weiße Pfeile oberhalb der R-Zacken).

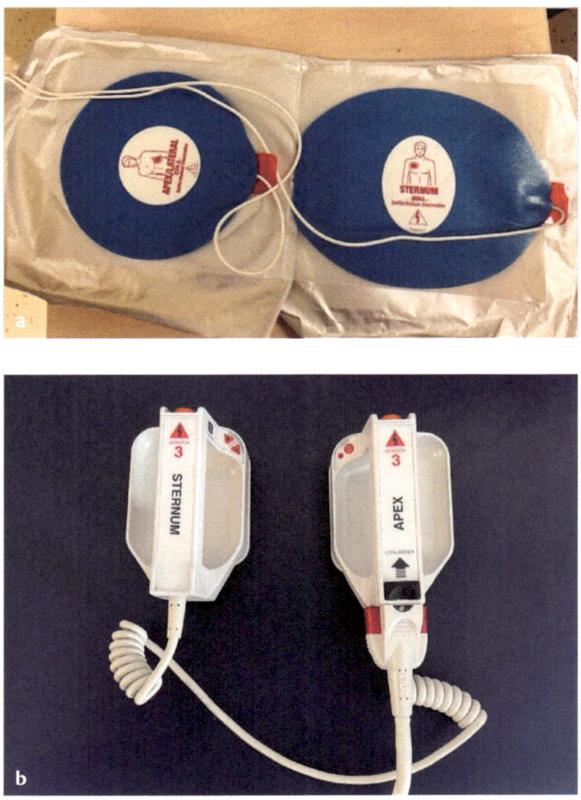

Abb. 55.3 Patches und Paddles.

a Selbstklebende Elektroden (Patches).

b Elektroden zum manuellen Aufsetzen (Paddles).

  - Die benötigte Energie in Joule (J) kann über das Steuermodul je nach Hersteller stufenlos oder stufenweise eingestellt werden.
  - Bei monophasichen Geräten beträgt die maximal wählbare Energie 360J, im Fall von biphasischen Geräten 200J.
  - Der Gleichspannungswandler lädt den Kondensator auf die gewünschte Energie auf und gibt diese über großflächige Elektroden ab, welche auf den Thorax des Patienten aufgeklebt (sogenannte Patches) oder manuell durch den Anwender aufgedrückt (sogenannte Paddles) werden können (▸ Abb. 55.3).
  - Die meisten modernen Geräte verfügen über Ausgangstufen, welchen einen biphasischen Stromstoß applizieren können, wodurch es zu einem Polaritätswechsel und Umkehr der Stromrichtung im Thorax kommt.
  - Dadurch können, im Gegensatz zu monophasischen Geräten, bei gleicher Effektivität, geringere Energien mit geringerer Gewebeschädigung genutzt werden.
  - Das Monitor-EKG kann über die Patches/Paddles (1-Kanal-EKG) oder über separate Elektroden (3-Kanal-EKG) abgeleitet und am Steuermodul eingestellt werden.
  - Die R-Zacken-Erkennung des EKG erfolgt automatisch nach Aktivierung der Funktion (▸ Abb. 55.2b).
- 12-Kanal-EKG
- periphere Venenverweilkanülen (PVK)
- Medikamente für Analgosedierung
- ggf. Medikamente zur Antikoagulation
- Notfallwagen inkl. Material und Medikamente für Reanimation und Atemwegssicherung

55.11 Vorbereitung

- Diagnosesicherung und Dokumentation der Rhythmusstörung durch 12-Kanal-EKG
- Anlage mindestens einer sicheren peripheren Venenverweilkanüle
- Etablierung eines Monitorings inkl. EKG, nicht invasiver Blutdruckmessung und peripherer Sauerstoffsättigung
- sachgerechtes Anbringen der Elektroden direkt auf die Haut des Patienten, im Fall von selbstklebenden Elektroden (Patches)
- ggf. Sauerstoff-Supplementation über Nasenbrille oder Maske
- Bereitschaft aller Medikamente/Materialien für eine Atemwegssicherung und/oder Reanimation
- im Fall von Patienten mit Vorhofflimmern oder Vorhofflattern und ohne bisherige oder unklarer Antikoagulation: i. v.-Gabe von 70–80IE/kg KG unfraktioniertes Heparin

55.12 Anatomie

- Der applizierte Stromstoß sollte, um effektiv eine vollständige Depolarisation aller Kardiomyozyten zu erreichen, mit ausreichender Energie durch das Herz fließen.
- Da die Energie transkutan durch die Thoraxoberfläche abgegeben wird, muss die Elektrodenposition so gewählt werden, dass der Strompfad optimal durch das Herz führt und einen möglichst großen Anteil an Myokard depolarisiert.
- Die gängigste Elektrodenposition ist die Sternal-Apikal-Konfiguration, bei der eine Elektrode rechts parasternal unterhalb der Klavikula des Patienten und die zweite Elektrode auf Höhe der Herzspitze im 5./6. Interkostalraum (ICR) in der mittleren Axillarlinie angebracht wird (▸ Abb. 55.4, s. auch ▸ Abb. 55.5 und ▸ Abb. 55.6).
- Je größer der Abstand der Elektroden zueinander ist bzw. je mehr Gewebe (Haut, Fettgewebe, Rippen, Muskulatur und Lunge) zwischen den Elektroden liegt, desto größer ist die Impedanz bzw. der elektrische Widerstand, welcher sich bei gleich-

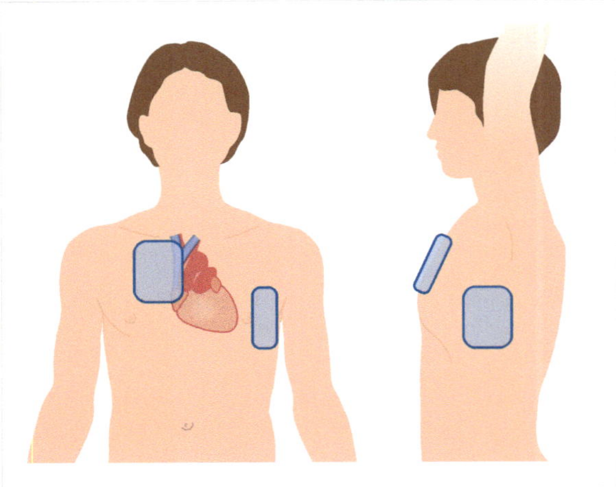

Abb. 55.4 Sternal-apikale Elektrodenposition.

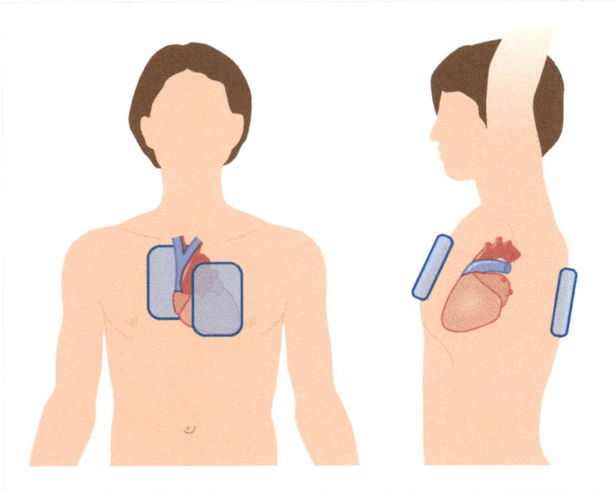

Abb. 55.5 Anterior-posteriore Elektrodenposition.

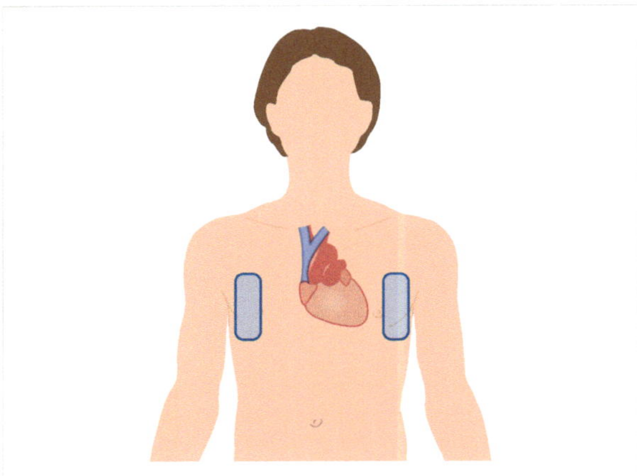

Abb. 55.6 Lateral-laterale Elektrodenposition.

bleibender Spannung negativ auf den Stromfluss und die Energiemenge des Stromstoßes auswirkt.
- Werden Paddles verwendet, müssen diese zusätzlich zur Überwindung des Übergangswiderstands zur Haut mit mindestens ca. 8 kg/Paddle an den Thorax gepresst werden.
- Moderne Kardioverter-Defibrillatoren sind in der Lage, die spezifische Impedanz des Patienten zwischen den Elektroden zu messen und die Spannung für einen optimalen Stromfluss entsprechend anzupassen.

55.13 Durchführung

55.13.1 Lagerung

- Die elektrische Kardioversion wird in flacher Rückenlagerung durchgeführt.

55.13.2 Durchführung Schritt für Schritt

- Anbringen der Elektroden für Schockabgabe und 3-Kanal-EKG auf den Thorax des Patienten
- Auswahl der Ableitung mit der größten R-Zackenamplitude
- adäquate Analgosedierung des Patienten
- Aktivierung der Synchronisierungsfunktion mit visueller Bestätigung, dass die R-Zacken korrekt erkannt werden
- Laden des Kondensators:
  - Im Fall von geordneten SVT (z. B. Vorhofflattern, atriale Tachykardien oder AV(N)RT) kann initial eine niedrigere Energie (50–100J biphasisch) versucht werden.
  - Im Fall von Vorhofflimmern sollte direkt mit höheren Energiemenge (120–150J biphasisch) vorgegangen werden.
  - Bei Unsicherheit sollte unabhängig von der Rhythmusstörung immer die maximale Energie gewählt werden (200J für biphasische Geräte; 360J für monophasische Geräte).
  - Die Dauer beträgt je nach gewählter Energie ca. 3–5 s und wird durch ein akustisches Signal begleitet.
- visuelle Bestätigung, dass sich niemand mehr im physischen Kontakt mit dem Patienten oder ggf. dem Bett/der Liege befindet
- lauter, klar verständlicher Warnruf: „Alle weg vom Patienten! Schock kommt!“
- Aktivierung der Schockabgabe: Der Knopf muss dafür bei den meisten Modellen gedrückt und, je nach Herzfrequenz, für 1–2 s gehalten werden, aufgrund einer kurzen zeitlichen Verzögerung durch die R-Zacken Synchronisierung.

55.14 Mögliche Fehler und Fallstricke

- Es ist darauf zu achten, dass sich keine Luft oder sonstiges Fremdmaterial zwischen den Elektroden und der Haut des Patienten befindet, da es sonst über die Entstehung von Lichtbögen zu schweren Verbrennungen kommen kann.
- Bei unsachgemäßer oder suboptimaler Elektrodenposition kann es zu ineffektiven oder unzureichenden Stromabgaben (► Abb. 55.7) durch das Myokard mit Persistenz der Arrhythmie kommen.
- Beim Einsatz von Paddles und entsprechendem Kontaktgel ist ein übermäßiger Einsatz des Gels zu vermeiden, da es zu elektrischen Kurzschlussverbindungen auf der Haut des Patienten mit deutlichem Verlust des Energieflusses durch das Myokard kommen kann.

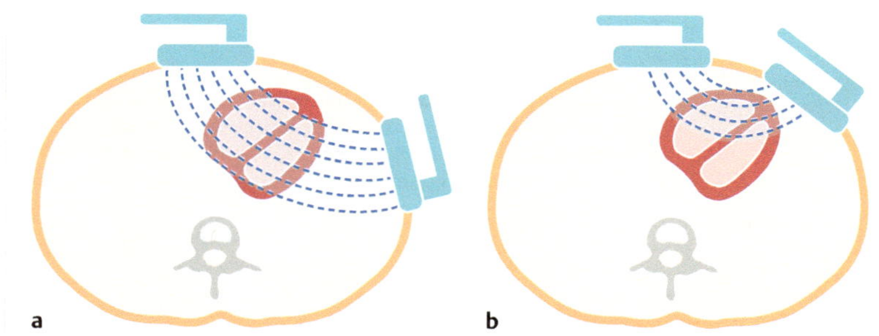

Abb. 55.7 Platzierung der Elektroden.
a Richtige Positionierung mit gutem Stromfluss durch das Myokard.
b Falsche Elektrodenpositionierung mit suboptimalem Stromfluss durch das Myokard.

55.15 Mögliche Komplikationen

55.15.1 Komplikationen während der Durchführung

- thromboembolische Komplikationen, z. B. ischämischer Schlaganfall, Organinfarkte etc.
- Rötung bis zur Verbrennung der Haut und Hautanhangsgebilde bei unsachgemäßem Anbringen der Elektroden
- allergische Reaktion auf sedierende Medikamente
- Reanimationspflichtigkeit durch:
    - Auslösen von höhergradigen Rhythmusstörungen, z. B. Kammerflimmern → Beginn einer leitliniengerechten Reanimation
    - respiratorische Insuffizienz i.R. der Sedierung →
        - Erhöhung der Sauerstoffzufuhr
        - Optimierung des supraglottischen Atemwegs mithilfe von nasopharyngealen (Wendl-Tubus) oder oropharyngealen (Güdel-Tubus) Atemwegshilfen
        - assistierte Maskenbeatmung über Beatmungsbeutel
        - supraglottische Atemwegssicherung mit Larynxmaske oder -tubus
        - endotracheale Intubation
    - Bradykardie/Asystolie nach Kardioversion
        - im Fall einer persistierenden Asystolie: Beginn einer leitliniengerechten Reanimation
        - im Fall einer persistierenden Bradykardie: bei erhaltenem Kreislauf Versuch der Gabe von Atropin 0,5–1,0 mg i. v.
        - im Fall einer persistierenden Bradykardie mit klinischen Zeichen eines kardiogenen Schocks: Beginn einer leitliniengerechten Reanimation

55.15.2 Komplikationen nach der Durchführung

- respiratorische Insuffizienz i.R. der Sedierung
- kardiogener Schock nach Kardioversion
- Rezidiv der kardiovertierten Rhythmusstörung
    - Im Fall eines Rezidivs der ursprünglichen Rhythmusstörung kann eine erneute Kardioversion unter erneuter Analgosedierung versucht werden.
    - Des Weiteren können supportiv antiarrhythmische Medikamente (z. B. Amiodaron 150–300 mg i. v. als Kurzinfusion) sowie die intravenöse Substitution von Elektrolyten (z. B. 4–8 mmol 10 % Magnesiumsulfat i. v. als Kurzinfusion) zum Einsatz kommen.
    - Bei therapierefraktären Rhythmusstörungen sollte der Rat eines Experten hinzugezogen werden.

55.16 Dokumentation

- schriftliche Dokumentation in Form eines Notfallberichts oder Befundberichts inkl.:
    - Ort, Datum und Uhrzeit
    - vollständigem Patientenname mit Geburtsdatum
    - Name und Funktion des durchführenden Personals
    - Indikation inkl. Nennung des Primärrhythmus
    - Beschreibung der rechtfertigenden Notfallindikation (z. B. akute Herzinsuffizienz unter Tachykardie)
    - kumulativer Dosis der eingesetzten Sedativa und Analgetika
    - Positionierung der Elektroden
    - Anzahl der abgegebenen Schocks
    - gewählter Energie pro Schock
    - abschließendem Rhythmus und Zustand des Patienten

55.17 Postoperatives/ Postinterventionelles Management

- EKG-Dokumentation der erfolgreichen Sinuskonversion
- Verlegung des Patienten auf eine Monitorstation mit personeller und apparativer Ausstattung zur Betreuung eines Patienten nach Analgosedierung, sowie Möglichkeit eines Rezidivs
- Evaluation einer medikamentösen antiarrhythmischen Rezidivprophylaxe
- Im Fall von Vorhofflimmern oder Vorhofflattern sollte aufgrund von Atrial Stunning für mindestens 4 Wochen nach eKV eine therapeutische Antikoagulation etabliert werden (z. B. DOAK, direktes orales Antikoagulans); anschließend Fortsetzung oder Absetzen der Antikoagulation je nach CHA2DS 2-VA Score (gemäß Vorhofflimmer-Leitlinie 2024).
- im Fall von ventrikulären Tachykardien zügige kardiale Diagnostik inkl. Ausschluss einer akuten myokardialen Ischämie, sowie strukturellen Herzerkrankungen

55.18 Besonderheiten bei bestimmten Personengruppen

55.18.1 Besonderheiten bei Schwangeren

- keine Besonderheiten
- Beim Vorliegen einer akuten Tachyarrhythmie mit hämodynamischer Relevanz gilt es, sowohl im Interesse der Mutter als auch des ungeborenen Kindes, die Arrhythmie schnellstmöglich zu beenden, um die maternale Kreislaufsituation inkl. plazentarer Perfusion zu normalisieren.

55.18.2 Besonderheiten bei Kindern und Jugendlichen

- Auf eine kinderanästhesiologische Fachexpertise bei der Durchführung der Analgosedierung ist zu achten.
- Die empfohlene Energiemenge zur elektrischen Kardioversion beträgt 4J/kg Körpergewicht.
- Selbstklebende Elektroden sind zu bevorzugen.
- Auf kindgerechte Größe der Elektroden ist zu achten:
  - Säuglinge < 10 kg: 4,5 cm Durchmesser der Elektroden
  - ältere Kinder: 8–12 cm Durchmesser der Elektroden
  - Bei zu großen Elektroden ist die anterior-posterior Positionierung der Elektroden sinnvoll.

55.19 Literatur

Quellenangaben

[376] Brugada J, Katritsis DG, Arbelo E et al. 2019 ESC Guidelines for the management of patients with supraventricular tachycardia. The Task Force for the management of patients with supraventricular tachycardia of the European Society of Cardiology (ESC). Eur Heart J 2020; 41: 655–720

[377] Roewer N, Thiel H. Taschenatlas Anästhesie. 5. Aufl. Stuttgart: Thieme; 2015

[378] Soar J, Böttiger BW, Carli P et al. Erweiterte lebensrettende Maßnahmen für Erwachsene. Notfall Rettungsmed 2021; 24: 406–446

[379] Zeppenfeld K, Tfelt-Hansen J, de Riva M et al. 2022 ESC Guidelines for the management of patients with ventricular arrhythmias and the prevention of sudden cardiac death: Developed by the task force for the management of patients with ventricular arrhythmias and the prevention of sudden cardiac death of the European Society of Cardiology (ESC) Endorsed by the Association for European Paediatric and Congenital Cardiology (AEPC). Eur Heart J 2022; 43: 3 997–4 126

Wichtige Internetadressen

- https://cprguidelines.eu
- https://academic.oup.com/eurheartj/article/43/40/3997/6675633?login=false
- https://academic.oup.com/eurheartj/article/41/5/655/5556821?login=alse

VIII

56 Defibrillation

Stephan Willems, Da-Un Chung

56.1 Steckbrief

Die Defibrillation ist der zentrale Bestandteil und die spezifische Therapie des Reanimationsalgorithmus für schockbare Rhythmen. In einer Reanimationssituation mit schockbarem Rhythmus (Kammerflimmern oder pulslose ventrikuläre Tachykardie) sollte nach sofortigem Beginn von Thoraxkompressionen eine Defibrillation vorbereitet werden. Nach Anbringen der Elektroden erfolgt die Ladung des Kardioverter-Defibrillators auf das maximale Energieniveau. Anschließend erfolgt die Stromabgabe mit sofortiger Wiederaufnahme der Thoraxkompressionen. Die Rhythmusanalyse erfolgt erst nach Durchlaufen des aktuellen Reanimationszyklus.

56.2 Synonyme

- Elektrotherapie des Herzens
- elektrische Sinuskonversion
- Elektroschocktherapie

56.3 Keywords

- Rhythmusstörung/Arrhythmie
- Reanimation
- ventrikuläre Tachykardie
- Kammerflimmern
- ACLS (Advanced Cardiac Life Support)

56.4 Überblick

- Die Defibrillation ist eine lebensrettende Notfallmaßnahme bei Tachyarrhythmien mit hämodynamischem Kollaps.
  - Sie ist der zentrale Bestandteil und die spezifische Therapie des Reanimationsalgorithmus für schockbare Rhythmen.
  - In der Reanimationssituation kann auf eine Analgosedierung des Patienten verzichtet werden. Sie führt durch eine simultane Depolarisation aller Kardiomyozyten zu einer sofortigen Terminierung der Rhythmusstörung.
- Im Gegensatz zur elektrischen Kardioversion erfolgt die Stromabgabe bei der Defibrillation nicht synchronisiert auf die R-Zacke, da es unter der Tachyarrhythmie bereits zu einem hämodynamischen Kollaps und Reanimationspflichtigkeit gekommen ist. Die Degeneration einer pulslosen ventrikulären Tachykardie in ein Kammerflimmern führt zu keiner Änderung des Reanimationsalgorithmus.
- In einer Reanimationssituation kann auf eine Analgosedierung verzichtet werden.
- Der Stromstoß einer Defibrillation führt zu einer sofortigen Depolarisation des gesamten Myokards, sodass alle laufenden Erregungen auf absolut refraktäres Myokard treffen und die Rhythmusstörung terminiert. Der Sinusknoten nimmt anschließend seine Funktion mit normaler Herzfrequenz und Erregungsausbreitung wieder auf.

56.5 Indikationen

- Die Defibrillation ist indiziert bei Tachyarrhythmien mit hämodynamischem Kollaps, wie das Kammerflimmern oder die pulslose ventrikuläre Tachykardie (▶ Abb. 56.1).

56.6 Kontraindikationen

- nicht schockbare Rhythmen (z. B. Asystolie oder pulslose elektrische Aktivität; ▶ Abb. 56.2)
- Tachyarrhythmien mit erhaltener Hämodynamik (hier sollte eine elektrische Kardioversion mit R-Zacken-Synchronisierung versucht werden)
- Patient oder bevollmächtigter Patientenvertreter haben im Vorfeld jegliche Reanimationsmaßnahmen abgelehnt (Do-not-resuscitate-Situation, DNR).

56.7 Aufklärung und spezielle Risiken

- Da es sich bei der elektrischen Kardioversion als Notfalltechnik um eine akute, lebensrettende Maßnahme handelt, kann i. d. R. auf eine formale Aufklärung verzichtet werden.
- Es gilt die Annahme, dass der Patient jeder Maßnahme zur Lebensrettung zustimmt.
  - Ausgenommen sind Fälle, in denen der Patient im Vorfeld in mündlicher oder schriftlicher Form eine Reanimation kategorisch abgelehnt hat.
  - Bei Unklarheit gilt jedoch der Grundsatz „In dubio pro vita".
- Rötung bis zur Verbrennung der Haut und Hautanhangsgebilde bei unsachgemäßem Anbringen der Elektroden

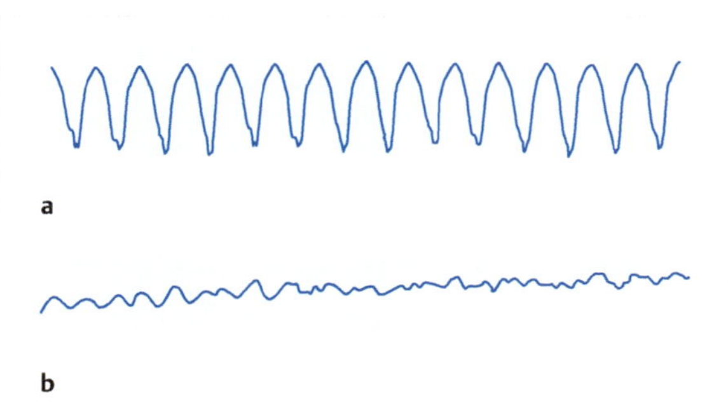

Abb. 56.1 Defibrillierbare Rhythmen.
a Ventrikuläre Tachykardie.
b Kammerflimmern.

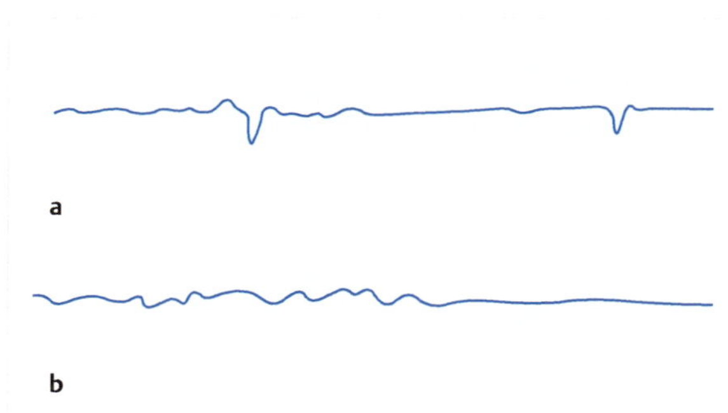

Abb. 56.2 Nicht defibrillierbare Rhythmen.
a Pulslose elektrische Aktivität.
b Asystolie.

56.8 Vorbereitende Diagnostik

- keine erforderlich
- Die zugrunde liegende Rhythmusstörung sollte mindestens durch ein Monitor-EKG gesichert sein. Eine physische (Ausdruck) oder digitale Dokumentation des Primärrhythmus ist wünschenswert, aber in der Akutsituation nicht prioritär.

56.9 Personal, Material und Einstelltechnik

56.9.1 Personal

- 1 × Ärztin/Arzt, idealerweise mit notfall- oder intensivmedizinischer Erfahrung (erweiterte Reanimationsmaßnahmen inkl. Atemwegssicherung sollten im Fall von Komplikationen sicher beherrscht werden)
- 1 × Pflegefachkraft oder Notfallsanitäter/-in als Assistenz

56.9.2 Räumliche Ausstattung

- Die Defibrillation sollte im Fall von schockbaren Rhythmen unmittelbar am Ort des Reanimationsgeschehens ohne Zeitverzögerung durchgeführt werden.

56.9.3 Material

- Kardioverter-Defibrillator inkl. Elektroden
  - Der Kardioverter-Defibrillator besteht vereinfacht aus einem Gleichspannungswandler, einem Kondensator, einer Ausgangsstufe und einem Steuermodul mit EKG-Monitor, welche über einen Akkumulator oder über stationäre Stromversorgung betrieben wird.
  - Die benötigte Energie in Joule (J) kann über das Steuermodul je nach Hersteller stufenlos oder stufenweise eingestellt werden.
  - Bei monophasichen Geräten beträgt die maximal wählbare Energie 360J, im Fall von biphasischen Geräten 200J.
  - Der Gleichspannungswandler lädt den Kondensator auf die gewünschte Energie auf und gibt diese über großflächige Elektroden ab, welche auf den Thorax des Patienten aufgeklebt (sogenannte Patches) oder manuell durch den Anwender aufgedrückt (sogenannte Paddles) werden können.
  - Das Monitor-EKG kann über die Patches/Paddles (1-Kanal-EKG) oder über separate Elektroden (3-Kanal-EKG) abgeleitet und am Steuermodul eingestellt werden.
- Notfallwagen inkl. Material und Medikamente für Reanimation und Atemwegssicherung

56.10 Vorbereitung

- Feststellung der Reanimationspflichtigkeit durch schockbaren Rhythmus
  - nicht ansprechbarer Patient ohne nachweisbare Spontanatmnung.
  - EKG-Diagnose eines schockbaren Rhythmus (z. B. Monitor-EKG)
- unmittelbarer Beginn einer leitliniengerechten Reanimation mit Thoraxkompressionen
- sachgerechtes Anbringen der Elektroden direkt auf die Haut des Patienten, im Fall von selbstklebenden Elektroden (Patches) mit minimaler Unterbrechung der Thoraxkompressionen

56.11 Anatomie

- Der applizierte Stromstoß sollte, um effektiv eine vollständige Depolarisation aller Kardiomyozyten zu erreichen, mit ausreichender Energie durch das Herz fließen.
- Da die Energie transkutan durch die Thoraxoberfläche abgegeben wird, muss die Elektrodenposition so gewählt werden, dass der Strompfad optimal durch das Herz führt und einen möglichst großen Anteil an Myokard depolarisiert.
- Die gängigste Elektrodenposition ist die Sternal-Apikal-Konfiguration, bei der eine Elektrode rechts parasternal unterhalb der Klavikula des Patienten und die zweite Elektrode auf Höhe der Herzspitze im 5./6. Interkostalraum (ICR) in der mittleren Axillarlinie angebracht wird.
- Je größer der Abstand der Elektroden zueinander ist bzw. je mehr Gewebe (Haut, Fettgewebe, Rippen, Muskulatur und Lunge) zwischen den Elektroden liegt, desto größer ist die Impedanz bzw. der elektrische Widerstand, welcher sich bei gleichbleibender Spannung negativ auf den Stromfluss und die Energiemenge des Stromstoßes auswirkt.
- Werden Paddles verwendet, müssen diese zusätzlich zur Überwindung des Übergangswiderstands zur Haut mit mindestens ca. 8 kg/Paddle an den Thorax gepresst werden.

56.12 Durchführung

56.12.1 Lagerung

- Die Defibrillation sollte im flacher Rückenlagerung des Patienten durchgeführt werden.

56.12.2 Durchführung Schritt für Schritt

- Beginn einer leitliniengerechten Reanimation
- Anbringen der Elektroden für Schockabgabe und 3-Kanal-EKG auf den Thorax des Patienten unter minimaler Unterbrechung der Thoraxkompressionen
- Laden des Kondensators:
  - Es sollte immer die maximale Energie gewählt werden (200 J für biphasische Geräte; 360J für monophasische Geräte).
  - Die Dauer beträgt je nach gewählter Energie ca. 3–5 s und wird durch ein akustisches Signal begleitet.
- visuelle Bestätigung, dass sich niemand mehr im physischen Kontakt mit dem Patienten oder ggf. dem Bett/der Liege befindet; nur für den Schock kurze Unterbrechung der Thoraxkompressionen
- lauter, klar verständlicher Warnruf: „Alle weg vom Patienten! Schock kommt!“
- Aktivierung der Schockabgabe
- sofortige Wiederaufnahme der Thoraxkompressionen bis zur nächsten Rhythmusanalyse im Reanimationszyklus
- Abweichend vom o. g. Schema kann im Fall eines beobachteten Kammerflimmerns oder bei pulsloser ventrikuläre Tachykardie (z. B. im OP, Herzkatheterlabor oder Intensivstation) direkt 3-malig hintereinander defibrilliert werden.

56.13 Mögliche Fehler und Fallstricke

- Es ist darauf zu achten, dass sich keine Luft oder sonstiges Fremdmaterial zwischen den Elektroden und der Haut des Patienten befindet, da es sonst über die Entstehung von Lichtbögen zu schweren Verbrennungen kommen kann.
- Bei unsachgemäßer oder suboptimaler Elektrodenposition kann es zu ineffektiven oder unzureichenden Stromabgaben (► Abb. 56.3) durch das Myokard mit Persistenz der Arrhythmie kommen.

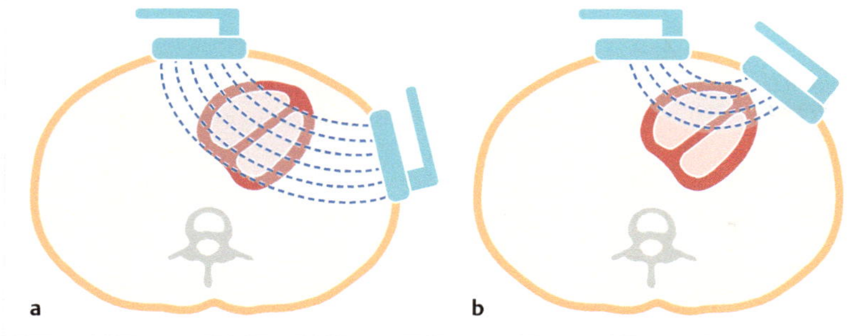

Abb. 56.3 Platzierung der Elektroden.
a Richtige Positionierung mit gutem Stromfluss durch das Myokard.
b Falsche Elektrodenpositionierung mit suboptimalem Stromfluss durch das Myokard.

- Beim Einsatz von Paddles und entsprechendem Kontaktgel ist ein übermäßiger Einsatz des Gels zu vermeiden, da es zu elektrischen Kurzschlussverbindungen auf der Haut des Patienten mit deutlichem Verlust des Energieflusses durch das Myokard kommen kann.

56.14 Mögliche Komplikationen

56.14.1 Komplikationen während der Durchführung

- thromboembolische Komplikationen, z. B. ischämischer Schlaganfall, Organinfarkte etc.
- Rötung bis zur Verbrennung der Haut und Hautanhangsgebilde bei unsachgemäßem Anbringen der Elektroden

56.14.2 Komplikationen nach der Durchführung

- Rezidiv der defibrillierten Rhythmusstörung
  - Im Fall eines Rezidivs der ursprünglichen Rhythmusstörung muss die Reanimation sofort wieder fortgesetzt werden mit Vorbereitung einer weiteren Defibrillation.
  - Die Gabe von antiarrhythmischen Medikamenten (z. B. Amiodaron 300 mg i. v. oder Lidocain 100 mg i. v.) erfolgt gemäß ERC-Leitlinie 2021 nach dem 3. Schock.
  - Nach dem 5. Schock kann die erneute Gabe von antiarrhythmischen Medikamenten (z. B. Amiodaron 150 mg i. v. oder Lidocain 50 mg i. v.) erwogen werden.
- schockrefraktäres Kammerflimmern
  - Fortsetzen der Reanimation und Vorbereitung einer erneuten Defibrillation
  - Kontrolle der Elektrodenposition (Schockvektor optimierbar?)
  - DSED-Strategie (Double-Sequential External Defibrillation) erwägen mit Hinzuziehen eines 2. Defibrillators in anterior-posterior Position bzw. Apikal-Sternal-Position (je nach ursprünglicher Elektrodenkonfiguration) und Applikation von 2 sukzessiven Schockabgaben hintereinander [380].
  - Sollte das Kammerflimmern trotz erweiterter Maßnahmen weiterhin nicht schockbar sein, müssen reversible Ursachen (z. B. Elektrolytstörungen, akute myokardiale Ischämie) identifiziert und behoben werden (s. ACLS-Leitlinie).
  - Sollte das Kammerflimmern weiterhin therapie-refraktär bleiben, ist die Anlage einer extrakorporalen Kreislaufunterstützung (ECLS – Extracorporal Life Support) i. S. einer eCPR (extracorporal cardio-pulmonary resuscitation) zu erwägen.

56.15 Dokumentation

- schriftliche Dokumentation in Form eines Notfallberichts oder Befundberichts inkl.:
  - Ort, Datum, Uhrzeit und Auffindesituation
  - vollständigem Patientenname mit Geburtsdatum
  - Name und Funktion des durchführenden Personals
  - Indikation inkl. Nennung des Primärrhythmus
  - kumulative Dosis der eingesetzten Medikamente
  - Anzahl der abgegebenen Schocks
  - gewählter Energie pro Schock
  - Dauer der Reanimation bis ROSC (Return of Spontaneous Circulation)
  - abschließendem Rhythmus und Zustand des Patienten bei Übergabe

56.16 Postoperatives/ Postinterventionelles Management

- EKG-Dokumentation der erfolgreichen Sinuskonversion
- EKG-Analyse, ob das Reanimationsereignis einer akuten myokardialen Ischämie zugrunde lag; falls ja, kardiologische Vorstellung zur Herzkatheter-Untersuchung
- Verlegung auf eine Intensivstation zur weiteren Betreuung und Überwachung

56.17 Besonderheiten bei bestimmten Personengruppen

56.17.1 Besonderheiten bei Schwangeren

- keine Besonderheiten
- Beim Vorliegen einer Tachyarrhythmie mit hämodynamischem Kollaps gilt es, sowohl im vitalen Interesse der Mutter als auch des ungeborenen Kindes, die Arrhythmie schnellstmöglich zu beenden, um die maternale Kreislaufsituation inkl. plazentarer Perfusion wiederherzustellen.

56.17.2 Besonderheiten bei Kindern und Jugendlichen

- Die empfohlene Energiemenge für die Defibrillation bei pädiatrischen Patienten beträgt 4J/kg Körpergewicht [383].
- Auf eine kindgerechte Größe der Elektroden sollte geachtet werden. Bei zu großen Elektroden ist eine anterior-posteriore Platzierung der Elektroden empfohlen.
- An dieser Stelle wird auf die Leitlinien-Empfehlungen der ERC für pädiatrische Reanimationen hingewiesen (PLS – Pediatric Life Support) [383].

56

56.18 Literatur

Quellenangaben

[380] Cheskes S, Verbeek PR, Drennan IR et al. Defibrillation Strategies for Refractory Ventricular Fibrillation. N Engl J Med 2022; 387: 1947–1956

[381] Roewer N, Thiel H. Taschenatlas Anästhesie. 5. Aufl. Stuttgart: Thieme; 2015

[382] Soar J, Böttiger BW, Carli P et al. Erweiterte lebensrettende Maßnahmen für Erwachsene. Notfall Rettungsmed 2021; 24: 406–446

[383] Van de Voorde P, Turner N, Djakow J et al. European Resuscitation Council guideline 2021. Pediatric Life Support. Resuscitation 2021; 161: 327–287

[384] Zeppenfeld K, Tfelt-Hansen J, de Riva M et al. 2022 ESC Guidelines for the management of patients with ventricular arrhythmias and the prevention of sudden cardiac death: Developed by the task force for the management of patients with ventricular arrhythmias and the prevention of sudden cardiac death of the European Society of Cardiology (ESC) Endorsed by the Association for European Paediatric and Congenital Cardiology (AEPC). Eur Heart J 2022; 43: 3 997–4 126

Wichtige Internetadressen

- https://cprguidelines.eu

VIII

57 Thoraxkompression

Stephan Willems, Da-Un Chung

57.1 Steckbrief

Die Thoraxkompression ist eine lebensrettende Sofortmaßnahme zur überbrückenden Aufrechterhaltung einer basalen Zirkulation und Organperfusion bei Kreislaufstillstand. Sie kann von jeder geschulten Person i. d. R. sofort und überall eingesetzt werden. Die fachgerechte Thoraxkompression ist zentraler Bestandteil der Reanimationsbemühungen und maßgeblich für das Überleben und die neurologische Prognose des Patienten. Die Thoraxkompression wird durch wiederholten manuellen Druck und Entlastung auf der unteren Hälfte des Sternums durchgeführt. Die Kompressionstiefe sollte ca. 5–6 cm bzw. ⅓ des sagittalen Thoraxdurchmessers betragen. Die Frequenz der Kompressionen sollte ca. 100–120/min betragen.

57.2 Synonyme

- Herzdruckmassage
- Wiederbelebung
- Reanimation
- Basic Life Support (BLS)

57.3 Keywords

- Reanimation
- Basic Life Support (BLS)

57.4 Überblick

- Die Thoraxkompression ist die einzige sofort verfügbare Technik, um im Fall eines Kreislaufstillstands eine Zirkulation und basale Perfusion von vitalen Organen zu gewährleisten.
- Sie ist damit zentraler Bestandteil aller Reanimationsbemühungen des Basic und Advanced Life Support (BLS/ALS) und maßgeblich für ihren Erfolg.
- Die Technik kann leicht erlernt werden und ist i. d. R. sofort und überall einsetzbar.
- In den letzten Jahren kam es zur Entwicklung von mechanischen Thoraxkompressionsgeräten mit der Möglichkeit der automatisierten Thoraxkompression. Diese Geräte sollten jedoch nur bei prolongierten Reanimationen oder für Transporte unter Reanimationsbedingungen eingesetzt werden.
- Durch die intrathorakale Druckerhöhung auf Herzhöhe wird bei jeder Kompression Blut aus dem Herzen in die herznahen Gefäße gedrückt.
  - Jede Kompression führt zu einem kardiofugalen Fluss in den herznahen Arterien und Venen.
  - Jede Entlastung des Thorax führt entsprechend zu einem kardiopetalen Fluss aus den o. g. Gefäßen.
- Nach wiederholten Kompressionen setzt sich der Druck aufgrund der kontinuierlichen Blutsäule bis in die Peripherie fort und generiert eine basale Zirkulation.
- Die überbrückende Aufrechterhaltung eines basalen Kreislaufs stellt die Perfusion und Sauerstoffversorgung von vitalen Organen, wie Herz und Gehirn, und somit das Überleben des Patienten bis zur definitiven Therapie des Kreislaufstillstands sicher.

Cave

Nach jeder Unterbrechung der Thoraxkompression muss der Druck und damit der Fluss in die Peripherie erst erneut aufgebaut werden! Unterbrechungen sind daher auf ein Minimum (< 10s) zu begrenzen.

57.5 Indikationen

- Reanimation/Herz-Kreislauf-Stillstand

57.6 Kontraindikationen

- Patient mit erhaltenem Kreislauf
- Patient hat im Vorfeld jegliche Reanimationsmaßnahmen abgelehnt (Do-not-resuscitate-Situation, DNR)

57.7 Aufklärung und spezielle Risiken

- keine spezielle Aufklärung notwendig, da lebensrettende Notfallmaßnahme; Annahme, dass der Patient jeder Maßnahme zur Lebensrettung zustimmt
- Ausgenommen sind Fälle, in denen der Patient im Vorfeld in mündlicher oder schriftlicher Form eine Reanimation kategorisch abgelehnt hat (DNR-Situation).
- Bei Unklarheit gilt jedoch der Grundsatz „In dubio pro vita".

57.8 Vorbereitende Diagnostik

- Sicherstellung, dass tatsächlich eine Reanimationssituation vorliegt:
  - Überprüfung der Atmung („Sehen, Hören Fühlen") für max. 10s
  - bei fehlender oder abnormaler Atmung Auslösung des Reanimationsalarms bzw. Alarmierung des Rettungsdiensts und Beginn einer leitliniengerechten Reanimation

57.9 Anästhesie

- keine spezielle Anästhesie notwendig, da es sich um eine Reanimationssituation handelt

57.10 Personal, Material und Einstelltechnik

- Jede geschulte Person kann und sollte Thoraxkompressionen durchführen.
- Die Thoraxkompression sollte an Ort und Stelle sofort begonnen werden.

57.11 Vorbereitung

- flache Rückenlagerung des Patienten
- Bei bettlägerigen Patienten sollte dem Patienten, falls vorhanden, eine harte Unterlage unter den Rücken gelegt werden, um

den Effektivitätsverlust der Thoraxkompressionen durch die weiche Matratze entgegenzuwirken.
- ggf. Aktivierung des CPR-Modus des Betts, falls vorhanden
- Falls beides nicht vorhanden sein sollte, wird empfohlen, die Thoraxkompressionen auf dem Bett durchzuführen. Eine Umlagerung des Patienten auf den Fußboden wird nicht empfohlen.

57.12 Anatomie

- Der muskuloskelettale Aufbau und Konfiguration des menschlichen Thorax erlaubt eine externe Kompression in sagittaler Ebene, welche mit einer intrathorakalen Druckerhöhung einhergeht (▸ Abb. 57.1).
- Da es sich dennoch um eine unphysiologische Deformation des Brustkorbs handelt, kann es selbst bei sachgemäßer Durchführung zu Rippenfrakturen und weiteren Verletzungen des Thorax, seiner Organe und umliegenden Strukturen kommen.
- Die Thoraxkompression sollte in der Medianlinie auf Höhe der unteren Sternumhälfte („Mitte des Brustkorbs" oder „Herzhöhe"; ▸ Abb. 57.2) durchgeführt werden.

57.13 Durchführung

57.13.1 Durchführung Schritt für Schritt

- Aufsuchen des Druckpunkts auf der unteren Hälfte des Sternums (▸ Abb. 57.2)
- Aufsetzen beider übereinander gelegten Hände
    - Die Finger beider Hände sollten dabei ineinander verschränkt sein.
    - Die Schultern des Helfers befinden sich senkrecht über dem Druckpunkt (▸ Abb. 57.2).
    - Die Druckausübung erfolgt kräftig mit den Handballen, gestreckten Ellenbogen und einer Kompressionstiefe von 5–6 cm oder ⅓ des sagittalen Thoraxdurchmessers.
    - Obwohl die Fraktur von einer bis mehreren Rippen bei o. g. Kompressionstiefe sehr wahrscheinlich ist, sollte das den Helfer nicht von einer effektiven Thoraxkompression abhalten!
- Nach jeder Kompression ist auf eine vollständige Entlastung des Thorax zu achten!
- Die Frequenz der Thoraxkompressionen sollte 100–120/min betragen.
- Für die Beatmung im Rahmen des BLS werden die Thoraxkompressionen kurz (!) für wenige Sekunden unterbrochen.
- Auf 30 Kompressionen folgen 2 Beatmungen (30:2), welche Mund-zu-Mund oder über Maskenbeatmung erfolgen kann.
- Nach einer endotrachealen Intubation können die Thoraxkompressionen kontinuierlich erfolgen.
- Bei der 2-Helfer-Methode werden die Kompressionen laut angezählt, sodass der beatmende Helfer die Beatmungen abstimmen kann.
- Nach 2 min (5 × 30:2-Reanimationszyklen) sollte der Helfer, der die Thoraxkompressionen durchführt, ausgewechselt werden, da nach dieser Zeit aufgrund von Erschöpfung i. d. R. keine effektiven Kompressionen mehr durchgeführt werden.

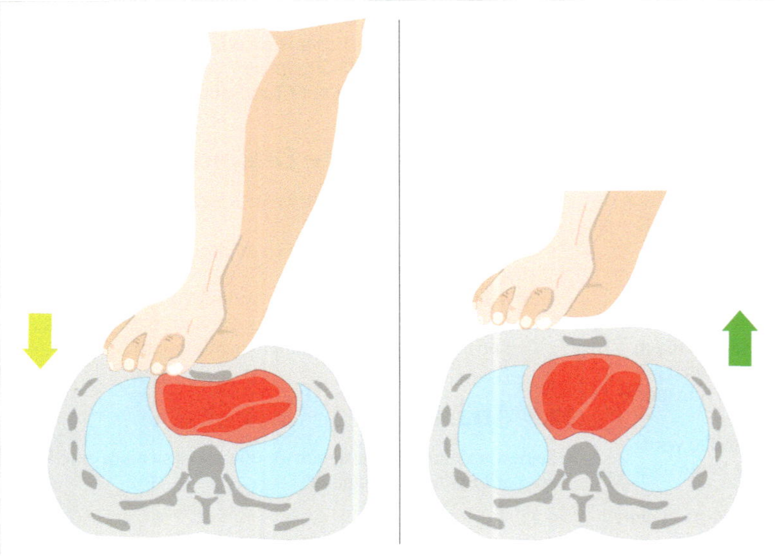

Abb. 57.1 Thoraxkompressionen. Querschnitt durch den Thorax während Thoraxkompressionen; links: Kompression, rechts: Entlastung. (Quelle: Herz-Kreislauf-Stillstand und kardiopulmonale Reanimation (CPR). In: I care Krankheitslehre. 2., überarbeitete Auflage. Stuttgart: Thieme; 2020: 187–191)

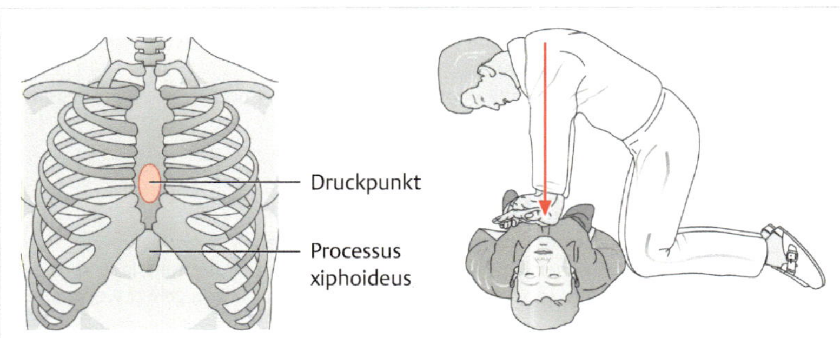

Abb. 57.2 Technik der Thoraxkompression beim Erwachsenen. Links: Druckpunkt für Thoraxkompression, rechts: Position und Technik des Helfers. (Quelle: Hahn J. Kardiopulmonale Reanimation (CPR). In: Hahn J, Hrsg. Checkliste Innere Medizin. 9., vollständig überarbeitete Auflage. Stuttgart: Thieme; 2023)

57.14 Mögliche Fehler und Fallstricke

- ineffektive Kompressionen durch:
  - zu hohes oder zu tiefes Ansetzen des Druckpunktes
  - Erschöpfung des Helfers
  - häufige Unterbrechungen der Kompressionen

57.15 Mögliche Komplikationen

- Reanimationstraumata
- Rippen(serien)frakturen
- Pneumothorax
- Hämatothorax
- Leberruptur
- Milzruptur

57.16 Dokumentation

- schriftliche Dokumentation in Form eines Notfallberichts oder Befundberichts inkl.:
  - Ort, Datum und Uhrzeit
  - vollständigem Patientenname mit Geburtsdatum
  - Name und Funktion des durchführenden Personals
  - Nennung der mutmaßlichen Reanimationsursache
  - kumulativer Dosis der eingesetzten Medikamente
  - abschließendem Rhythmus und Zustand des Patienten

57.17 Postoperatives/ Postinterventionelles Management

- Verlegung auf die Intensivstation zur weiteren Betreuung und Überwachung
- Klärung und Beheben der Ursache der Reanimationspflichtigkeit (Arrhythmie, kardiale Ischämie, Lungenarterienembolie, Hämorrhagie etc.)
- Ausschluss von Reanimationstraumata
  - sonografisch mit eFAST (Extended Fast Assessment with Sonography in Trauma)
  - projektionsradiografisch mit Röntgen-Thorax

57.18 Ergebnisse

- Die Effektivität der Thoraxkompression kann über den Femoralis-Puls getastet oder über eine invasive arterielle Druckmessung über einen intravasalen Katheter gemessen werden.

57.19 Besonderheiten bei bestimmten Personengruppen

57.19.1 Besonderheiten bei Schwangeren

- keine Besonderheiten
- Liegt bei einer schwangeren Patientin eine Reanimationspflichtigkeit vor, sollte analog zum Reanimationsalgorithmus für nicht schwangere Patienten unverzüglich mit Thoraxkompressionen begonnen werden, um den maternalen Kreislauf und damit die plazentare Perfusion aufrecht zu erhalten.
- Ggf. ist, je nach Trimenon, auf eine leichte Linksseiten-Lagerung der Patientin zu achten, um einem Vena-cava-Kompressionssyndrom entgegenzuwirken.

57.19.2 Besonderheiten bei Kindern und Jugendlichen

- Die Tiefe der Thoraxkompressionen bei Kindern und Jugendlichen sollte ebenfalls ⅓ des sagittalen Thoraxdurchmessers betragen.
- Neugeborene:
  - empfohlenes Verhältnis von Thoraxkompressionen zu Beatmung: 3 zu 1
  - Kompression mit 2-Finger-Technik bei einem Helfer (▸ Abb. 57.3)
  - Kompression in 2-Daumen- oder Zangentechnik bei zwei Helfern
- Säuglinge und Kinder:
  - Beginn der Reanimation mit 5 Initialbeatmungen
  - empfohlenes Verhältnis von Thoraxkompressionen zu Beatmung: 15 zu 2
  - Kompression je nach Größe des Kindes mit 2-Daumen-Technik (Alter < 1 Jahr) oder 1-Hand- (Alter > 1 Jahr) oder 2-Hand-Technik (ältere Kinder) möglich (▸ Abb. 57.4)

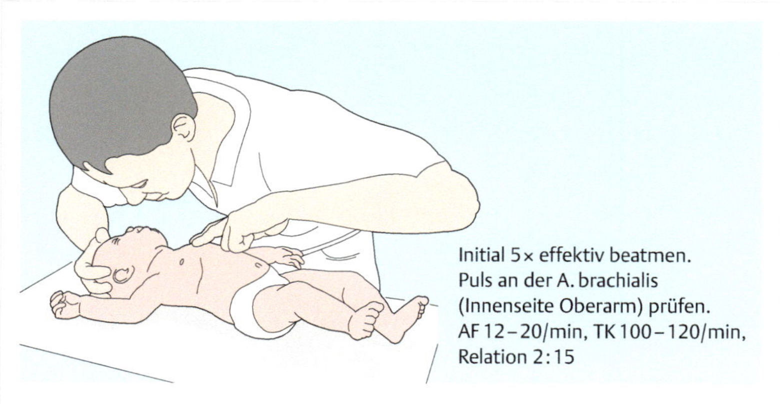

Abb. 57.3 Thoraxkompression beim Säugling. 2-Finger-Methode. (Quelle: Flemming A, Friedrich L, Ringe B et al. Taschenatlas Notfallmedizin. 4. Aufl. Stuttgart: Thieme; 2024)

57

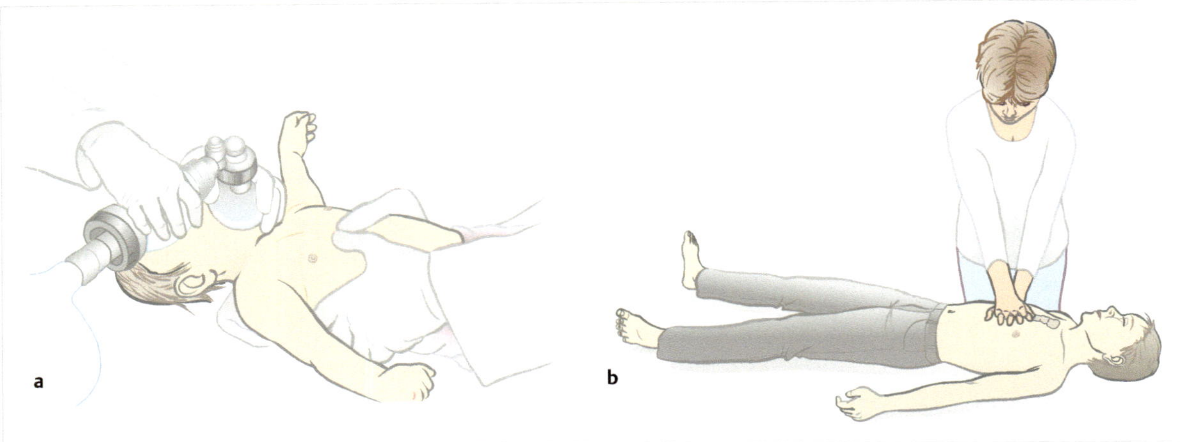

Abb. 57.4 Thoraxkompression beim Kleinkind und älteren Kind. Positionierung der Pacer-Pads auf dem Brustkorb.
a beim Kleinkind.
b beim Kind > 1 Jahr.
(Quelle: Landsleitner B, Becke K. Vorgehensweise. In: Kretz F, Becke K, Eberius C, Hrsg. Anästhesie bei Kindern. 4., vollständig überarbeitete Auflage. Stuttgart: Thieme; 2019)

57.20 Literatur

Literatur zur weiteren Vertiefung

[385] Olasveengen T, Semeraro F, Ristagno G et al. European Resuscitation Council Guidelines 2021: Basic Life Support. Resuscitation 2021; 161: 98–114

[386] Van de Voorde P, Turner N, Djakow J et al. European Resuscitation Council guideline 2021: Pediatric Life Support. Resuscitation 2021; 161: 327–287

Wichtige Internetadressen

- https://cprguidelines.eu

VIII

58 Temporäres Notfallpacing

Ingo Voigt

58.1 Steckbrief

Das temporäre Notfallpacing kann bei hämodynamisch relevanten Herzrhythmusstörungen notwendig werden. Dabei kann entweder ein transkutanes Pacing über geeignete Stimulationselektroden auf dem Brustkorb oder ein transvenöses Pacing über eine Stimulationselektrode durch eine einliegende Schleuse in der V. femoralis, V. jugularis oder V. subclavia, erfolgen. Mittels sonografischer, radiologischer, fluoroskopischer Bildgebung oder anhand des Oberflächen-EKGs wird die Schrittmacherelektrode an den gewünschten Stimulationsort im rechten Vorhof oder Ventrikel eingebracht und an das externe Schrittmacherstimulationsgerät angeschlossen. Die weitere Beobachtung erfolgt in der Regel auf einer IMC oder Intensivstation, bis der Entschluss für oder gegen die Implantation eines permanenten Schrittmachersystems erfolgt ist.

58.2 Synonyme

- temporärer Herzschrittmacher
- transkutanes Pacing
- transvenöses Pacing
- Elektrostimulation des Herzens

58.3 Keywords

- Bradykardie
- Asystolie
- temporärer Herzschrittmacher

58.4 Überblick

- Temporäre Schrittmacher werden zur Aufrechterhaltung einer definierten Herzfrequenz oder zur Überbrückung bei symptomatischen Bradykardien/Asystolien eingesetzt.
- Zudem besteht die Möglichkeit zur risikoarmen und ohne Narkose durchführbaren antitachykarden Schrittmachertherapie (Overdrive-Stimulation mit transvenöser Stimulation des rechten Vorhofs oder rechten Ventrikels) als alternative Maßnahme zur medikamentösen oder elektrischen Kardioversion, in diesem Fall mittels Hochfrequenzstimulation.
- Das temporäre Notfallpacing unterscheidet sich im Vergleich zur permanenten Schrittmacherimplantation in ihrer Dringlichkeit sowie den damit verbundenen Stimulationsmöglichkeiten.
    - Ziel ist in den meisten Fällen die Sicherung bzw. Stabilisierung des Herz-Kreislauf-Systems durch eine definierte elektrische ventrikuläre Stimulation des Herzens.
    - Aus diesem Grund steht die schnelle und effektive Stimulation im Vordergrund.
    - Abzugrenzen sind dabei zwei verschiedene Methoden, das transkutane Pacing über spezielle Defibrillationselektroden und die transvenöse Einlage einer Schrittmacherelektrode in den rechten Vorhof oder Ventrikel.
- Während eines temporären Notfallpacings kommen in der Regel folgenden Stimulationsmodi zum Einsatz (▸ Tab. 58.1):
    - transkutanes Pacing: VVI, VVO
    - transvenöses Pacing: VVI, VVO, AAI, AAO (selten DDI, DDO)
- Die biventrikuläre Stimulation, wie bei einer Resynchronisationstherapie geläufig, sowie die Frequenzadaptation im Rahmen einer chronotropen Inkompetenz ist kein regelrechter Bestandteil des Notfallpacings.
- Das Myokard ist nicht nur durch die aus dem Sinusknoten entstehenden Aktionspotenziale erregbar, sondern auch durch externe elektrische Reize.
    - Entscheidend dabei ist, dass ein Stimulus erfolgt, der das Membranpotenzial so weit anhebt und damit ein Aktionspotenzial ausgelöst wird, welches sich im Anschluss über die benachbarten Muskelzellen ausbreitet.
    - Durch die Ausbreitung der Depolarisierung auf das gesamte Myokard kann dann eine myokardiale Kontraktion erfolgen.

Tab. 58.1 Vereinfachter dreistelliger Code zur Charakterisierung von temporären Schrittmachern. Hierbei werden die Lokalisation der Stimulation und der Wahrnehmung sowie die Reaktion auf Eigenaktionen des Herzens dargestellt [387].

NBG-Code		
1. Stelle: Stimulation (Pacing)	0	keine Stimulation
	A	Stimulation im Vorhof
	V	Stimulation im Ventrikel
	D	duale Stimulation (Vorhof und Ventrikel)
2. Stelle: Detektion (Sensing)	0	keine Detektion
	A	Detektion im Vorhof
	V	Detektion im Ventrikel
	D	duale Detektion (Vorhof und Ventrikel)
3. Stelle: Betriebsart (Reaktion auf Detektion)	0	keine spezielle Betriebsart
	T	Triggerung
	I	Inhibierung
	D	dual (Triggerung und Inhibierung je nach Detektion)

  - In Abhängigkeit des Stimulationsorts bei einem transvenösen Pacing beginnt somit die extern induzierte Reizleitung entweder im rechten Vorhof oder im rechten Ventrikel.
  - Im Fall eines transkutanen Notfallpacings werden durch den erhöhten thorakalen Widerstand (Haut, Muskel, Fettgewebe) deutlich größere Impulsenergien benötigt, um ein Aktionspotenzial auszulösen.

58.5 Indikationen

- Die Indikation zur Verwendung eines temporären Notfallpacing sind in folgenden Fällen gegeben [387]:
  - akuter Myokardinfarkt mit AV-Block II. Grades Mobitz Typ II, 2:1 oder höhergradig oder AV-Block III. Grades, alternierendem Faszikelblock oder progredientem bifaszikulären Block
  - Überbrückung bei symptomatischen bradykarden Rhythmusstörungen bis zur Implantation eines permanenten Schrittmachersystems
  - akute Intoxikationen mit konsekutiven Bradyarrhythmien
  - akute Notfälle unklarer Ursache mit Asystolie oder Atropin-refraktärer symptomatischer Bradykardie
  - Terminierung von paroxysmalen Tachykardien (Overdrive-Stimulation)
  - Suppression von Torsade-de-Pointes-Tachykardien v. a. beim Long-QT-Syndrom
  - Aggregat- und/oder Sondenexplantation bei Infektion des Schrittmachersystems eines stimulationsabhängigen Patienten
- im Rahmen von diagnostischen oder therapeutischen kardialen Prozeduren:
  - nach herzchirurgischer Operation
  - während Transkatheter-Aortenklappen-Implantation (TAVI) zur kontrollierten Reduktion des Herzzeitvolumens durch Rapid-Pacing und präventiv zur Absicherung gegenüber Bradykardien durch Schädigung des His-Bündels mit AV-Blockierungen
  - Katheterablationen (z. B. bei Ablation von AV-Knotentachykardien, fokalen Tachykardien aus dem paranodalen oder parahisiären Septum)
  - alle elektrophysiologischen Untersuchungen
  - hämodynamische Untersuchung vor Implantation eines Herzschrittmachers mit hämodynamischer Indikation (z. B. hypertrophe obstruktive Kardiomyopathie, biventrikuläre Stimulation)
- Eine prophylaktische Indikation zum temporären Notfallpacing ist nur in begründeten und seltenen Ausnahmen gegeben:
  - Überbrückung zu erwartender präautomatischer Pausen, z. B. im Rahmen einer
    Elektrokardioversion bei unklarer Sinusknotenautomatiefunktion
  - während Behandlung mit bradykardisierenden Medikamenten bei vorbestehender kritischer Bradykardie
  - während Einschwemmkatheterismus bei vorbestehendem Linksschenkelblock
  - während des Aggregatwechsels bei schrittmacherabhängigen Patienten
  - während chirurgischer Eingriffe mit vagaler Reizung bei vorbekannten
    latenten Automatie- und Leitungsstörungen
  - zur Unterdrückung von idioventrikulären Rhythmen oder Reperfusionsarrhythmien

VIII

58.6 Kontraindikationen

- Im Fall einer klaren Indikation zum Notfallpacing ergeben sich keine definitiven Kontraindikationen zur Durchführung.
- Der Nachweis einer Bradykardie beim asymptomatischen und hämodynamisch stabilen Patienten sollte jedoch nicht zur Einleitung eines temporären Pacings (transvenös oder transkutan) führen.
- Dabei sollte bedacht werden, dass Patienten mit drohender Bradykardie durch eine Stimulation erst stimulationsabhängig werden können.

58.7 Aufklärung und spezielle Risiken

- In Abhängigkeit der vorliegenden Indikation zum Notfallpacing, der aktuellen Symptomatik und der hämodynamischen Stabilität sollte eine adaptierte Informationsweitergabe über den Ablauf der Prozedur sowie die wesentlichen Risiken und Behandlungsalternativen erfolgen.
- Oftmals kann eine beruhigende Erklärung des geplanten Vorgehens durch den versierten Arzt die unmittelbare Durchführung des Verfahrens und die Akzeptanz des Patienten erleichtern.
- Dabei stehen bei der transkutanen Stimulation vor allem die durch die extern applizierten Stromimpulse schmerzhaften Muskelkontraktionen im Vordergrund. Die Notwendigkeit einer periinterventionellen Analgosedierung mit entsprechenden Nebenwirkungen wie Schwindel, Schläfrigkeit und Übelkeit ist in diesem Fall zu benennen.
- Vor Anlage eines transvenösen Pacings ist der Patient über die Notwendigkeit eines sterilen Arbeitsbereichs, die Applikation der Lokalanästhesie und das Auftreten von Palpitationen durch atriale oder ventrikuläre Extrasystolie zu informieren.

58.8 Vorbereitende Diagnostik

- Die Anwendung der transkutanen Notfallstimulation benötigt in der Regel keine vorbereitende Diagnostik.

Praxistipp

- Im Fall eines geplanten transvenösen Pacings hat sich die präinterventionelle Darstellung des avisierten Punktionsorts durch Sonografie als sinnvolles Tool auch im klinischen Notfallsetting bewährt.
- So können anatomische Variationen (Lage, Gefäßverlauf, Größe etc.) dargestellt oder vor dem Einbringen großlumiger Schleusen der Durchmesser des zu punktierenden Gefäßes beurteilt werden.
- Da sich vor allem bei Patienten mit längerem Krankhausaufenthalten, Dialyse mit Shuntversorgung am Arm, bereits implantierten Sonden (Herzschrittmacher, ICD, Portsysteme, Dialysekatheter) häufig potenzielle Punktionshindernisse (Gefäßverschlüssen, Thromben etc.) detektieren lassen, ist eine Darstellung des Zielgefäßes bereits vor Einrichtung des sterilen Bereichs sinnvoll.
- Die Punktion nach anatomischen Strukturen (sogenannte Landmarkentechnik) sollte aber weiterhin gelehrt und in das Standardrepertoire eines jeden Kardiologen, Anästhesisten, Notfall- und Intensivmediziners aufgenommen werden.

58.9 Anästhesie

- transkutanes Pacing: kurzfristige Analgosedierung (z. B. Propofol 0,5 mg/kg KG + Ketanest 0,25 mg/kg KG)
- transvenöses Pacing: Lokalanästhesie (z. B. 5–10 ml Scandicain 1 %) bei wachen Patienten

58.10 Personal, Material und Einstelltechnik

- In Abhängigkeit der Dringlichkeit sowie der strukturell-lokalen Ausstattung müssen die verwendeten Ressourcen (Material und Personal) gewählt werden.
- Für die transkutane Stimulation werden benötigt:
  - externer Defibrillator mit Möglichkeit zur transkutanen Stimulation
  - geeignete Pacer-Pads
- In der Regel ist dieses Setting fester Bestandsteil des Notfallwagens auf der Intensivstation, der Notaufnahme oder im OP.
- Im Fall eines geplanten transvenösen Pacings werden benötigt:
  - Haube, Mundschutz, sterile Handschuhe und steriler Kittel
  - Hautdesinfektion mit Chlorhexidin- oder Octenidin-haltigen Desinfektionsmitteln als Wischdesinfektion
  - großflächige Abdeckung (Lochtuch oder mehrere U-Tücher)
  - NaCl 0,9 %
  - Punktionsset
  - Schleuse (5F/6F) mit Sideport sowie Kontaminationsschutzhülle
  - externe Stimulationselektrode mit Einschwemmballon
  - externes Schrittmacheraggregat
  - steriler Wundverband
  - kontinuierliches Infusionssystem
  - Monitoring (EKG, Blutdruck, Pulsoxymetrie)

58.11 Vorbereitung

- Für diese Methode ist keine spezielle Vorbereitung notwendig.

58.12 Anatomie

- Der normale elektrische Leitungsweg im Herzen startet im Sinusknoten im oberen Teil des rechten Vorhofs und verläuft dann durch den Vorhof zum AV-Knoten im unteren Teil des Vorhofs. Von dort aus führt er über das His-Bündel und die Bündeläste im interventrikulären Septum, bis er sich schließlich über die Purkinje-Fasern in den Ventrikeln ausbreitet.
- Im Fall eines transkutane Pacings werden Elektroden auf der Haut platziert, um das Herz vorübergehend mit elektrischer Stimulation zu unterstützen.
  - Die dafür relevante Anatomie, die bei der Platzierung von transkutanen Pacing-Elektroden beachtet werden muss, umfasst hauptsächlich die Haut, die Muskeln, das Fettgewebe und das Herz selbst.
  - Die genaue Positionierung der Elektroden hängt von der Größe und Form des Brustkorbs des Patienten ab.
  - Die ideale Position ist eine anterior-posteriore Anlage oder alternativ eine anterior-laterale Positionierung, um eine effektive Stimulation zu erreichen.
- Beim externen transkutanen Pacing stimulieren die Pacer-Pads vornehmlich einen Fokuspunkt im linken Ventrikel, von dem aus sich die Elektrizität im ventrikulären Myokard ausbreitet.
  - Die direkte Erfassung der Vorhöfe ist schwierig, unabhängig von der Pad-Platzierung.
  - Gelegentlich kann jedoch eine indirekte Erfassung über retrograde Leitung durch den AV-Knoten erreicht werden.
  - Im Vergleich zum normalen atrioventrikulären Pacing bietet das transkutane kardiale Pacing aufgrund der starken Zwerchfell- und Skelettmuskelkontraktionen trotz reduziertem linksventrikulärem systolischem Druck und Schlagvolumen eine höhere kardiale Ausgangsleistung.
- Die anatomischen Strukturen, die für die Platzierung eines transvenösen temporären Herzschrittmachers relevant sind, umfassen hauptsächlich die Herzhöhlen und die zum Herzen führenden Venen.
  - Hierzu wird eine spezielle Stimulationselektrode in eine große Vene, typischerweise die V. subclavia, V. femoralis oder V. jugularis, eingeführt und bis in die rechten Herzkammern (Vorhof oder Ventrikel) vorgeschoben.
  - Die korrekte Lage der Stimulationselektrode kann mithilfe des Oberflächen-EKGs oder anderen bildgebenden Verfahren – wie der Echokardiografie oder Fluoroskopie – evaluiert werden.

58.13 Durchführung

- Bei der transkutanen Stimulation werden zunächst die Defibrillations-/Stimulationspads entweder anterior-posterior oder anterior-lateral auf dem Brustkorb fixiert.
  - Im Vorfeld wird bei starkem Haarwuchs im Bereich des geplanten Punktionsorts eine Kürzung mit einem OP-Rasierer durchgeführt, um einen optimalen Kontakt der Pads zu gewährleisten.
  - Zusätzlich sollte die Haut mit einer alkoholischen Lösung von Dreck und Schweiß gereinigt werden, damit ein bestmöglicher Kontakt zur Haut ermöglicht wird (► Abb. 58.1).
- Es ist darauf zu achten, die Pads nicht über einem ICD oder einem implantierten Herzschrittmacher anzubringen (ca. 8 cm Abstand). Zudem sollten ggf. aufklebenden Medikamentenpflaster entfernt werden.
- In Abhängigkeit von dem verwendeten Defibrillator/Schrittmachergerät und im gewünschten Modus VVI (demand) oder VOO (asynchron) muss ggf. zusätzlich ein 3-Kanal-EKG angebracht werden. Die antitachykarde Therapie eines permanent einliegenden ICD sollte durch Auflage eines Magneten für die Zeit der externen Stimulation wegen möglichem Oversensing deaktiviert werden.
- Nach Aktivierung des transkutanen Pacings erfolgt die Einstellung am Defibrillator/Schrittmachstimulator (► Abb. 58.2) je nach hämodynamischer Stabilität.
  - „instabiler Patient“ (z. B. AV III° ohne adäquaten Ersatzrhythmus, Peri-Arrest-Situation)
    - 80mA Output
    - 80/min Stimulationsfrequenz
  - „semi-stabil“ (z. B. interm. AV-Block III°, Backup, bis transvenöses Pacing etabliert)
    - Output starten mit 0mA und dann langsam in 5–10-mA-Schritten steigern (bis kontinuierliche Stimulation, dann nochmal + 10) – meist 40–60mA
    - Stimulationsfrequenz 60–80/min (mind. 20 über Patienten-Eigenfrequenz)
- Die elektrische Erfassung kann auf dem EKG-Monitor beurteilt werden, wobei darauf zu achten ist, dass auf jeden Schrittmacherspike ein breiter QRS-Komplex folgt. Bereits ab einer Stimulationsenergie von 10mA können Muskelkontraktionen auftreten, die jedoch nicht mit einer effektiven mechanischen Kontraktion des Herzens zu verwechseln sind.

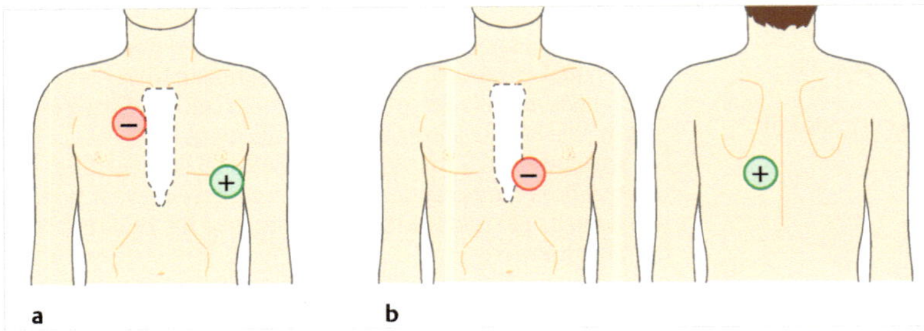

Abb. 58.1 Positionierung der Pacer-Pads. Positionierung der Pacer-Pads auf dem Brustkorb.
a Anterolateral.
b Anterior-posterior.
(Quelle: Secchi A, Ziegenfuß T. Vorgehen bei transkutaner Schrittmacherstimulation. In: Secchi A, Ziegenfuß T, Hrsg. Checkliste Notfallmedizin. 4. Auflage. Stuttgart: Thieme; 2009)

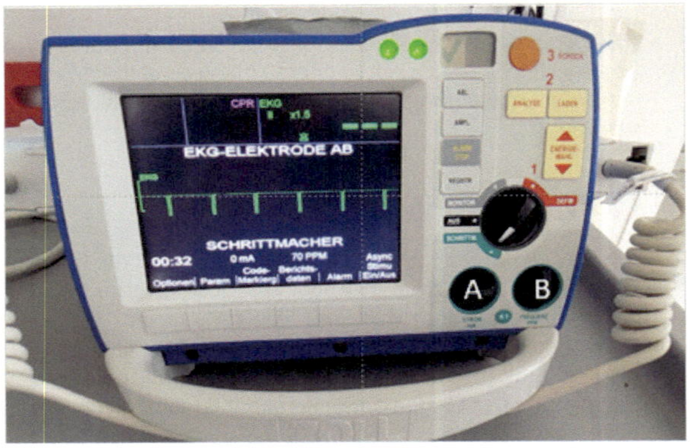

Abb. 58.2 Externer Defibrillator mit Schrittmacherfunktion. A: Drehregler zur Wahl der Stimulationsenergie (Output), B: Drehregler zur Wahl der Stimulationsfrequenz.

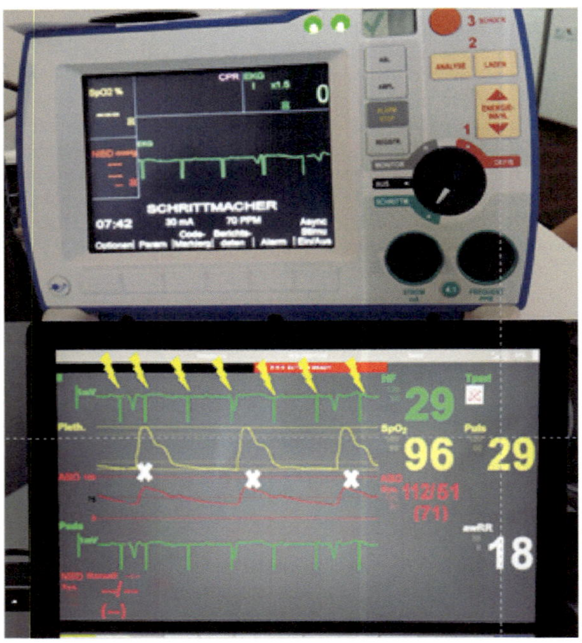

Abb. 58.3 Ineffektive transkutane Stimulation. Ineffektive transkutane Stimulation bei zu gering gewählter Stimulationsenergie (30mA). Stimulationsimpuls: 70/min, weißes Kreuz: mittels invasiver Druckmessung sowie pulsoxymetrisch messbare Ventrikelkontraktion (29/min). ABD: arterielle Blutdruckmessung; Pleth: Pulsoxymetrie; NBD: nicht invasiver Blutdruck; awRR: Atemfrequenz; HF: Herzfrequenz.

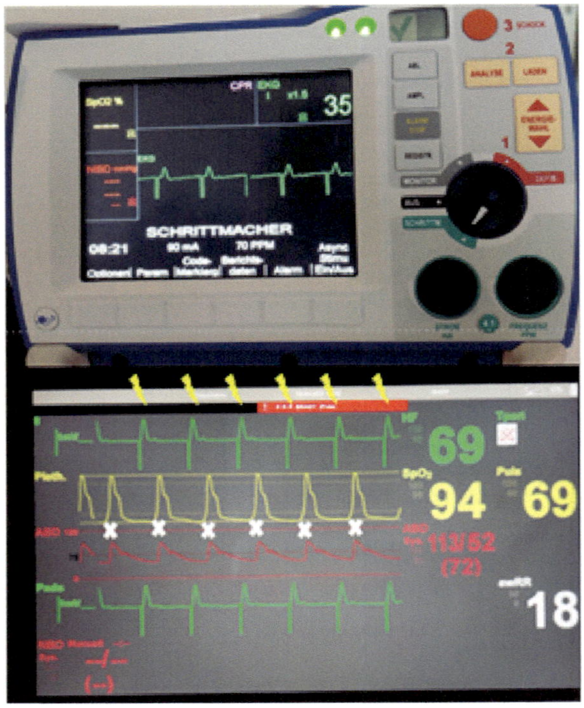

Abb. 58.4 Effektive transkutane Stimulation. Effektive transkutane Stimulation bei höherer Stimulationsenergie (90mA). Stimulationsimpuls: 70/min, weißes Kreuz: mittels invasiver Druckmessung sowie pulsoxymetrisch messbare Ventrikelkontraktion (69/min). ABD: arterielle Blutdruckmessung; Pleth: Pulsoxymetrie; NBD: nicht invasiver Blutdruck; awRR: Atemfrequenz; HF: Herzfrequenz.

- Zur Beurteilung einer effektiven Stimulation (Capture) kann hierbei auf verschiedene Methoden zurückgegriffen werden (▶ Abb. 58.3, ▶ Abb. 58.4).
  - Auswurf durch manuelles Tasten des Pulses in der A. femoralis verifizieren (Anmerkung: Durch thorakale Muskelkontraktion kann das Ertasten des Pulses an der A. carotis manchmal fehlerbehaftet sein.)
  - grafische Darstellung mittels Pulsoxykurve (Anmerkung: Die Registrierung der Pulsoxykurve am Bein ermöglicht im Vergleich zum Arm häufig aufgrund der bereits erwähnten Muskelartefakte eine bessere Darstellung.)
  - invasive arterielle Blutdruckmessung
  - echokardiografische Beurteilung der Kontraktion (nur zeitlich-punktuell, kein sicheres Monitoring)
- Überwachung:
  - transkutane Stimulation:
    - **UNBEDINGT** permanenten Auswurf beachten (Pulsoxymetrie, invasive Blutdruckmessung, tastbarer Puls A. femoralis)!

- Unter adäquate Analgosedierung (z. B. Propofol 0,5 mg/kg KG + Ketanest 0,25 mg/kg KG) sollte auf eine mögliche Atemdepression geachtet werden (ggf. Sauerstoffgabe).
- zeitnah über transvenöse Schrittmachertherapie nachdenken; in Abhängigkeit vom klinischen Setting Voranmeldung im nicht traumatologischen Schockraum der zentralen Notaufnahme, auf einer Überwachungsstation (IMC, Intensivstation) oder im Herzkatheterlabor
- transvenöse Stimulation:
  - **UNBEDINGT** permanenten Auswurf beachten (Pulsoxymetrie, invasive Blutdruckmessung, tastbarer Puls A. femoralis)!
  - EKG-Monitoring zur Detektion von möglichem Exit-Block, Over-/Undersensing
  - In den meisten Zentren wird bei längerfristig notwendiger Überwachung diese auf einer Intensivstation oder IMC-Station durchgeführt.

58.13.1 Zugangswege

- Typische Zugangswege für die Punktion zentraler Venen zum Einbringen eines transvenösen temporären Schrittmachers als Notfallpacing sind:
  - V. jugularis interna
  - V. subclavia
  - V. femoralis
- Durch eine sonografische Beurteilung des geplanten Zugangswegs kann der Operateur je nach Situation und anatomischen Möglichkeiten, den schnellsten und komplikationsärmsten Zugangsweg wählen.

V. jugularis interna

- Die Punktion der V. jugularis interna ist durch ihre anatomischen Landmarken (medial und lateral durch die Sternum- und Klavikulaköpfe des M. sternocleidomastoideus) begrenzt und häufig gut aufzufinden.
- Durch den direkten und kürzesten Weg ist die Einlage der Stimulationselektrode in den rechten Vorhof bzw. den rechten Ventrikel vor allem über die rechte V. jugularis zu bevorzugen.
- Bei Verwendung dieses Zugangswegs besteht ein besonders günstiges Verhältnis von erfolgreicher Anlage und niedriger Komplikationsrate.
- Wesentliche Nachteile sind die im Vergleich zum Subclavia-Zugang beschriebenen erhöhte Infektionsraten und der häufig von Patienten geäußerte verminderte Patientenkomfort durch den notwendigen Verband im Halsbereich.

V. subclavia

- Durch die bindegewebige Fixierung der Vene, die selbst bei ausgeprägtem Volumenmangelschock nicht kollabiert, ist die V. subclavia optimal zur Kanülierung in Schockzuständen geeignet.
- Bedingt durch die nahen angrenzenden anatomischen Strukturen ist jedoch das Risiko eines Pneumothorax erhöht.
- Ebenso kann eine akzidentelle arterielle Punktion nicht so leicht durch externe Kompression komprimiert werden.
- Dementsprechend ist insbesondere beim antikoagulierten Patienten oder bei nachweislichen Gerinnungsstörungen eine alternative Punktionsstelle zu wählen oder bei guter sonografischer Darstellbarkeit eine sonografisch geführte Punktion durchzuführen.
- Generell sollte bei einseitiger frustraner Gefäßpunktion eine kontralaterale Punktion unterbleiben.

Merke

Ist im weiteren Verlauf die Implantation eines permanenten Schrittmachers mit hoher Wahrscheinlichkeit geplant, wird empfohlen, den Zugang über die V. subclavia zu vermeiden. Neben der möglichen Gefährdung des venösen Zugangswegs durch Thrombosen, ein perivaskuläres Hämatom oder Verletzungen des Gefäßendothels ist ein für die permanente Schrittmacherimplantation zu bevorzugendes aseptisches Operationsfeld nur schwer zu gewährleisten.

V. femoralis

- Die V. femoralis ist anatomisch relativ einfach medial des tastbaren Pulses der A. femoralis lokalisiert und wegen der fehlenden Nähe zu verletzlichen Strukturen und guter Komprimierbarkeit bei Fehlpunktionen als Notfallzugang gut geeignet.
- Die regelrechte Platzierung der Stimulationselektrode ist jedoch häufig nur mit fluoroskopischer Darstellung möglich, weshalb dieser Zugangsweg für den Einsatz außerhalb des Herzkatheterlabors oder einer Durchleuchtungsmöglichkeit nicht gewählt werden sollte.
- Zudem birgt dieser Zugangsweg das größte Infektionsrisiko.
- Da der Patient aufgrund der hohen Dislokationsgefahr immobilisiert werden muss, sollte die Liegedauer von dort eingebrachten Schrittmacherelektroden daher zeitlich begrenzt sein (z. B. periprozedural) und deren Anlage Notfallindikationen (z. B. im Herzkatheterlabor) vorbehalten bleiben.

58.13.2 Durchführung Schritt für Schritt

Praxistipp

Bevor die Punktion eines großen venösen Gefäßes erfolgt, ist es sinnvoll, im Vorfeld sonografisch das Zielgefäß darzustellen. Dies ermöglicht die Beurteilung der Größe des zu punktierenden Gefäßes, die Lage zu vulnerablen Strukturen (Arterien, Nerven) sowie die Abklärung, ob eine intravaskuläre Thrombose oder einliegende Katheter (Portkatether, Schrittmacher oder ICD-Elektroden) die Punktion überhaupt ermöglichen. Im Zweifelfall ist dann auf einen alternativen Zugangsort zu wechseln.

Vorbereitung

- Nach entsprechender Information des Patienten über das geplante Prozedere erfolgt die Sicherstellung eines adäquaten Monitorings (mindestens: EKG, SpO_2, NIBP; optional: Pulsoxymetrie, invasive Blutdruckmessung, RESP, Kapnografie).

Transvenöses Notfallpacing

- Katheterinfektionen gehören zu den häufigsten nosokomialen Infektionen.
- Es ist daher trotz vorliegender Notfallindikation essenziell, bei der Anlage auf ein streng aseptisches Vorgehen zu achten.
- Hierzu sollten folgende Punkte beachtet werden:
  - Anlage benötigt 2 Personen (Arzt und Assistenz)
  - hygienische Händedesinfektion
  - Verwendung von Haube, Mundschutz, sterilen Handschuhen und Kittel

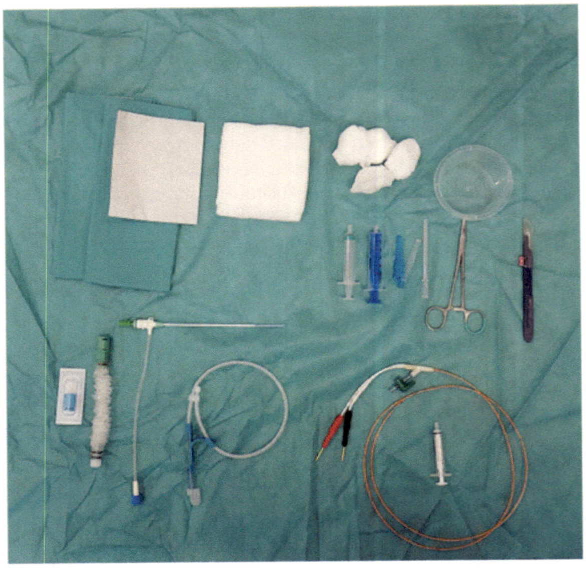

Abb. 58.5 Steriler OP-Tisch. Vorbereiteter steriler OP-Tisch zur Anlage eines transvenösen temporären Schrittmachers.

- Hautdesinfektion mit Chlorhexidin- oder Octenidin-haltigen Desinfektionsmitteln als Wischdesinfektion
- großflächige Abdeckungen (Lochtuch oder zwei U-Tücher) des geplanten Punktionsbereichs
- Verwendung von sterilen Wundverbänden
- steriles Anreichen der notwendigen Materialien durch die Assistenz
- Überprüfung der angereichten Materialien auf Unversehrtheit der Verpackung sowie dokumentierte Haltbarkeit

- Es folgt nach Vorbereitung des Punktionsareals sowie der systematischen Platzierung der notwendigen Materialien auf einem sterilen Tisch (▸ Abb. 58.5) die Verabreichung einer adäquaten Lokalanästhesie (z. B. 5–10 ml Scandicain 1 %).
- Nach Abwarten einer entsprechenden Einwirkzeit des Lokalanästhetikums erfolgt die Gefäßpunktion mittels Seldinger-Technik.
- Nach erfolgreicher Punktion des avisierten venösen Systems mit einer Mikropunktionsnadel erfolgt die sichere und widerstandslose Einlage des Schleusendrahts.
  - Mithilfe des 1. Dilatators wird die Punktionsstelle aufgedehnt.
  - Nun wird der vorbereitete und mit NaCl 0,9 % gespülte Schleusenkatheter eingebracht.
  - Der Dilatator wird entfernt und die sichere Lage mittels Aspiration von venösem Blut überprüft.
  - Im Anschluss erfolgt die Nahtfixierung der Schleuse an die Haut.
  - Nun kann die Schrittmacherelektrode durch die Kontaminationsschutzhülle in die Schleuse eingebracht werden und die Schutzhülle fest mit der Schleuse verbunden werden.
  - Dies erleichtert eine ggf. notwendige Repositionierung im Fall einer Dislokation unter Wahrung steriler Bedingungen.
  - Die Schrittmacherelektrode wird nun mittels der entsprechenden Konnektionsmöglichkeit an den externen Schrittmacher angeschlossen (▸ Abb. 58.6).
- Nun kann die Schrittmacherelektrode durch verschiedene Manöver in den je nach Indikation vorgesehenen Bereich des Herzens vorgebracht werden.

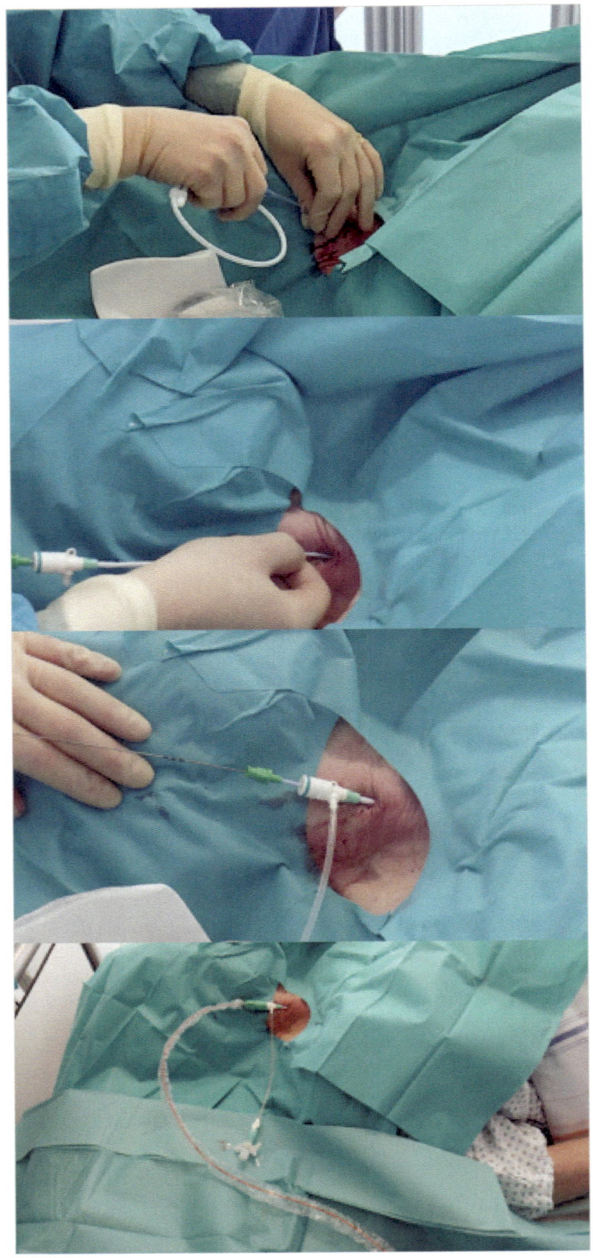

Abb. 58.6 Anlage des transvenösen temporären Schrittmachers. Anlage des transvenösen temporären Schrittmachers in Seldinger-Technik (von oben nach unten: Einbringen eines Seldinger-Drahts durch eine Mikropunktionsnadel, Dilatation, Einbringen der Schleuse mit Sideport, Stimulationselektrode in einer Kontaminationshülle durch die Schleuse eingelegt).

Einschwemmen des transvenösen Herzschrittmachers

Positionierung bei hämodynamisch stabilem Patienten

- Einstellung des Schrittmachers (VVI 30/min, Output 0 mA, Sensing 0 mV)
- Die Schrittmacherelektrode wird etwa 15 cm bis in die obere Hohlvene eingebracht, der Einschwemmballon wird mit 1,5 ml Luft aufgeblasen und durch den Absperrhahn verriegelt (▸ Abb. 58.7).
- Der aufgeblasene Ballon kann nun wie ein Segel dafür sorgen, dass die Stimulationselektrode in Strömungsrichtung des Blutflusses zum rechten Vorhof oder Ventrikel geführt werden kann.
- Während des langsamen Vorschiebens wird die Signalleuchte für die Wahrnehmung beobachtet.
- Können stabile regelmäßige Impulse wahrgenommen werden, wird die Luft aus dem Ballon gelassen und sowohl die Stimulationsfrequenz erhöht als auch die Outputenergie.
- Im Oberflächen-EKG wird nun der Stimulationsort detektiert.
  - Sollte eine durchgehende atriale Stimulation sichtbar sein, muss die Schrittmacherelektrode replatziert werden.
  - Hierzu wird der externe Schrittmacher wieder auf die Basis-Konfiguration gestellt, der Einschwemmballon erneut inflatiert und die Elektrode einige Zentimeter vorgeschoben.
- Das Auftreten ventrikulärer Extrasystolen kann die Lage der Stimulationselektrode im rechten Ventrikel vermuten lassen.
  - Erneut wird der Ballon deflatiert, die Stimulationsfrequenz und der Output erhöht.
  - Dieses Manöver wird so lange durchgeführt, bis eine sichere ventrikuläre Stimulation erreicht werden kann.
- An dieser Stelle werden erstmalig die Wahrnehmungs- und Reizschwellen gemessen.
- Es folgt abschließend die Fixierung der Schrittmacherelektrode spannungsfrei durch Verbandsfixierung.

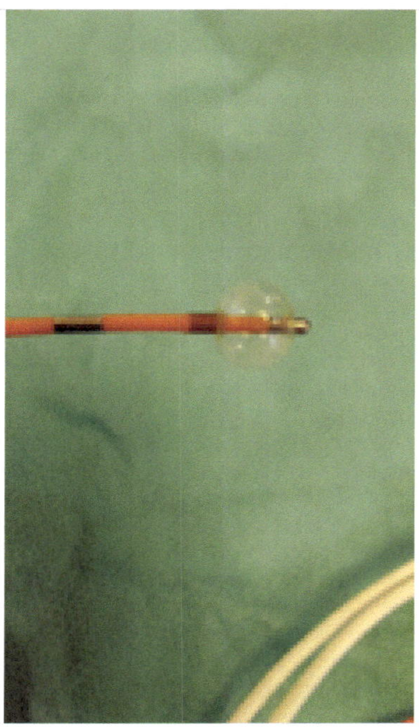

Abb. 58.7 Inflatierter Ballon der Schrittmacherelektrode.

Cave

Der Einschwemmkatheter sollten niemals mit einem inflatierten Ballon zurückgezogen werden. Zum einen kann der Ballon sich im Trabekelwerk der Trikuspidalklappe verfangen und bei Zug zu einem Sehnenfadenabriss mit konsekutiver Trikuspidalklappeninsuffizienz führen. Des Weiteren kann es bei einem sehr weit peripheren Rückzug zur Perforation des schmalkalibriger werdenden venösen Gefäßes kommen.

Praxistipp

Die Detektion eines 12-Ableitungs-EKG kann die adäquate Platzierung der Stimulationselektrode unterstützen. Vorhofextrasystolen aus dem superioren Vorhof stellen sich in den inferioren Ableitungen (II, III, avF) positiv dar. Im Vergleich hierzu sind diese negativ im Fall einer Lage der Elektrode im inferioren Vorhof nahe der Trikuspidalklappe.

Durch die rechtsventrikuläre Stimulation sind die Kammerextrasystolen linksschenkelblockartig verändert. Zeigt sich im 12-Ableitungs-EKG ein überdrehter Linkstyp, befindet sich die Stimulationselektrode im Bereich der Herzspitze, bei Steil- oder Rechtstypkonfiguration liegt diese im rechtsventrikulären Ausflusstrakt.

Asynchrones Vorbringen bei hämodynamischer Instabilität

- Obwohl dies nicht ideal ist, kann es vorkommen, dass die Dringlichkeit der Situation oder der Mangel an Ausrüstung ein blindes Einführen erfordert.
- Nachdem die Stimulationselektrode etwa 15 cm vorgeschoben wurde, wird der Schrittmacher auf einen „asynchronen" VVO-Modus eingestellt, die Frequenz auf 80/min und der Output auf Maximum (20mA).
- Nach Inflation des Einschwemmballon wird der Draht langsam vorgebracht und das EKG und die Schrittmacherkontrollleuchte beobachtet.
- Wenn eine effektive elektrische Stimulation (Capture) festgestellt wird, wird die Luft aus dem Ballon abgelassen und ein Wundverband angelegt.

Praxistipp

Schieben Sie den Draht nie weiter als 10 cm vor, sobald die Signallampe aufleuchtet. Wenn kein Capture erfolgt, ziehen Sie den Draht mit deflatiertem Ballon 10 cm zurück, drehen Sie ihn um 90 Grad und schieben Sie ihn dann langsam wieder vor.

Einführen mit Ultraschallkontrolle

- Obwohl die EKG-Führung die klassische Technik ist, bietet der Ultraschall einen alternativen Ansatz.
- Voraussetzung dazu ist neben einer weiteren Assistenz eine sonografisch adäquate Beurteilbarkeit der kardialen Strukturen.
- Vorteilhaft dabei ist, dass die standardmäßigen POCUS-Notfallansichten des Herzens angewandt werden können, um den vorrückenden Draht und die Platzierung im rechten Ventrikel

zu visualisiern und die durch Stimulation nachweisbare mechanische Kontraktion des Ventrikel zu bestätigen.
- Die subxiphoidale Anlotung bietet wahrscheinlich die beste Visualisierung der rechten Seite des Herzens.

Lagekontrolle des transvenösen Pacers

- Neben der im 12-Ableitungs-EKG sichtbaren typischen Konfiguration (Linksschenkelblock + überdrehter Linkstyp) kann postinterventionell eine a. p.- Röntgenaufnahme des Thorax durchgeführt werden.
- Die optimale Position der transvenösen Schrittmachelektrode ist der spannungsfreie Sitz im Apex des rechten Ventrikels.
- Vorteil der postinterventionellen Röntgenkontrolle ist der gleichzeitige Ausschluss einer prä- oder perinterventionellen Komplikation, wie ein Pneumo- oder Hämatothorax.
- Im Fall eines adäquaten Captures bei komplikationsloser Stimulation kann auf eine sofortige Röntgenaufnahme häufig verzichtet werden, weshalb aus Gründen der Strahlenbelastung und ggf. zusätzlicher Kosten in vielen Kliniken darauf verzichtet wird.
- Sollte sich im Verlauf jedoch eine hämodynamische Instabilität oder ein respiratorisches Problem ergeben, muss dies unverzüglich nachgeholt werden.

58.14 Mögliche Fehler und Fallstricke

- Um eine Verletzung der Gefäßwand zu verhindern, sollte unbedingt darauf geachtet werden, dass der Einschwemmballon ohne wesentlichen Widerstand inflatierbar ist.
- Insbesondere bei Anlage über linke V. jugularis interna kann durch den längeren und nicht geraden Weg eine Dislokation in eine kleine periphere Vene oder in die kontralaterale V. jugularis interna erfolgen.
- Hier ist mit größter Vorsicht vorzugehen.

VIII

58.15 Mögliche Komplikationen

58.15.1 Komplikationen während der Durchführung

Transkutanes Pacing

- schmerzhafte Muskel- und Nervenstimulation
  - Beim wachen Patienten sollte unbedingt auf eine angemessene Analgosedierung während des transkutanen Pacings geachtet werden.
  - Eine entspreche Überwachung der Vitalparameter (EKG, Blutdruck, Pulsoxysmetrie) muss gegeben sein.
  - Des Weiteren empfiehlt sich der Beginn mit minimaler Stimulationsenergie und langsamer Erhöhung unter Kontrolle eines erfolgreichen Captures.

Transvenöses Pacing

- arterielle Punktion/Blutungen
  - Bei akzidenteller arterieller Punktion ist die Nadel zu entfernen und die Einstichstelle im Bereich des Gefäßes 5–10 min zu komprimieren.
  - Durch die Punktion mit einer Mikropunktionsnadel ist dieses Vorgehen häufig ausreichend.
  - Besteht Unsicherheit über die richtige intravaskuläre Lage, sollte, falls verfügbar, die Lage vor Einbringen eines Dilatators bzw. der venösen Schleuse sonografisch oder mittels invasiver Blutdruckmessung kontrolliert werden.
- Pneumothorax, Hämatothorax
  - Der Zugang über die V. subclavia hat das höchste Pneumothoraxrisiko.
  - Die Punktion unter sonografischer Sicht kann das Risiko eines Pneumothorax deutlich reduzieren.
  - Bei komplikationsloser sonografisch gesteuerter Punktion ist meistens eine sofortige röntgenologische Kontrolle bei guter Stimulationsleistung nicht notwendig, im Fall hämodynamischer oder respiratorischer Instabilität nach Anlage jedoch zwingend.
  - Alternativ ist auch hier eine POCUS-Notfallsonografie indiziert.
- tachykarde supraventrikuläre und ventrikuläre Arrhythmien (vor allem bei Sondenplatzierung)
- AV-Blockierung/Asystolie (vor allem bei vorbestehendem Linksschenkelblock)
  - Bei hoher Wahrscheinlichkeit eines möglichen AV-Blocks unter Positionierung der Stimulationselektrode kann als Backup-Lösung bereits ein transkutanes Pacing vorbereitet werden.
  - Reanimationsbereitschaft (Notfallwagen, Medikamente, Personal) sollte bestehen.
- Verknotung der Stimulationselektrode
- Luftembolie
  - Die adäquate periinterventionelle Vorbereitung mit Spülung des Schleusenkatheters kann insbesondere bei Patienten mit erniedrigtem ZVD und/oder tiefer Inspiration die akzidentelle Luftembolie vermeiden.
  - Es ist darauf zu achten, das Schleusensystem nie länger als notwendig zur Umgebung zu öffnen.
- Perforation/Perikardtamponade
  - Bei Einlage der Elektrode in die rechte Ventrikelspitze muss sehr vorsichtig vorgegangen werden, da das Myokard an dieser Stelle nur wenige Millimeter dick ist.
  - Auch an eine zweizeitige Perforation muss im Fall eines plötzlich hämodynamisch instabilen Patienten nach Anlage eines temporären Schrittmachers gedacht werden.
  - Eine umgehende Echokardiografie zum Ausschluss eines relevanter Perikardergusses sollte erfolgen.
  - Einschwemmkatheter mit Ballon sind häufig weicher als starre Stimulationselektroden ohne Ballon.
- Verletzung des Sehnenapparates der Trikuspidalklappe: Die Deflation des Einschwemmballon bei Rückzug der Elektrode kann verhindern, dass sich der Ballon im Trabekelwerk des rechten Ventrikels verfängt und zu einem Abriss eines Sehnenfadens der Trikuspidalklappe führt.

58.15.2 Komplikationen nach der Durchführung

- katheterassoziierte Infektionen
  - Einliegende intravaskuläre Katheter gehören zu den häufigsten nosokomialen Infektionen in Deutschland.
  - Aus diesem Grunde sollte stets eine Abwägung von Risiko und Nutzen einer gewählten Methode erfolgen.
  - Neben der unbedingt aseptischen Anlage des temporären transvenösen Schrittmachersystems können die Verwendung eines Schleusensystems mit Kontaminationsschutzhülle sowie die Reduktion der Liegedauer das Risiko einer katheterassoziierten Infektion reduzieren.
  - Ein routinemäßiger Wechsel eines einliegenden temporären Schrittmachers ist nicht indiziert und eine Antibiotikaprophylaxe im Hinblick auf den dadurch bestehenden Selektionsdruck sollte unter ABS-Kriterien nicht durchgeführt werden.

- Thrombose und Lungenembolie
  - Neben Fehl- und Mehrfachpunktionen kann die mechanische Irritation des Gefäßendothel durch die einliegende venöse Schleuse oder die Stimulationselektrode zu einer lokalen Gerinnungsaktivierung führen.
  - Zusätzlich fördert die Gefäßlumeneinengung mit konsekutiver Flussreduktion des Blutstroms die lokale Stase mit Ausbildung von Thromben, welche je nach Beschaffenheit und Größe auch zu einer hämodynamisch relevanten Lungenembolie führen können.
  - Eine standardmäßige effektive Antikoagulation außerhalb einer möglich indizierten Thromboseprophylaxe ergibt keine Vorteile.
- Oversensing/Undersensing
  - Over- bzw. Undersensing können zu einer asynchronen Stimulation oder einem Stimulationsausfall führen.
  - Bei Stimulation in der vulnerablen Phase kann zudem ein Kammerflimmern induziert werden.
  - Die regelmäßige Kontrolle der Wahrnehmungsschwelle sollte aus diesem Grund alle 8h bzw. nach jeder größeren Mobilisation (z. B. radiologische Diagnostik, Umlagerung) erfolgen.
- Effektivitätsverlust der Stimulation (Exit-Block)
  - Die Erhöhung der myokardialen Reizschwelle durch Dislokation der Stimulationselektrode kann je nach programmiertem Output zu einem Exit-Block führen.
  - Die regelmäßige Kontrolle der Wahrnehmungsschwelle sollte aus diesem Grund alle 8h bzw. nach jeder größeren Mobilisation (z. B. radiologische Diagnostik, Umlagerung) erfolgen.
  - Durch spannungsfreie Fixierung der Elektrode und einen sicheren Verband kann eine Dislokation in den meisten Fällen vermieden werden.
- Materialfehler: Durch unsachgemäßen Umfang mit den verwendeten Materialen kann es zu Knickbildungen oder Bruch der venösen Schleuse oder der Stimulationselektrode mit dem Risiko einer Embolisierung kommen.

58.16 Dokumentation

- Jede Intervention am Patienten bedarf der sorgfältigen und zeitnahen Dokumentation.
- Auch im Fall einer Notfallindikation ist diese auf dem Krankenblatt bzw. im elektronischen Krankenhaus-Informations-System (KIS) zu fixieren.
- Aus forensischen Gründen ist es zudem sinnvoll, die zugrunde liegende medizinische (Notfall-)Indikation, den genauen Zeitpunkt der Anlage und die an der Intervention beteiligten Personen (Operateur, Assistenz) schriftlich festzuhalten.
- Außerdem sollten aseptisches Vorgehen, Hautreinigung und -desinfektion, Punktionsort, Punktionstechnik (z. B. sonografisch gesteuert), Fehl- bzw. Mehrfachpunktionen, Schleusenart und -größe, Art der Lagekontrolle, Fixationstiefe sowie aufgetretene intraprozedurale Komplikationen (Blutung, Luftaspiration etc.) dokumentiert werden.

58.17 Postoperatives/ Postinterventionelles Management

- Für die Verlaufsbeobachtung ist die regelmäßige Kontrolle der effektiven Stimulation essenziell.
  - Hierzu werden beim transvenösen Pacing in regelmäßigen Abständen (alle 8h) die Wahrnehmungs- und Reizschwelle bestimmt.
  - Hohe Reizschwellen bedeuten einen schlechten Kontakt mit dem Myokard oder Stimulation in einem avitalen Narbengewebe nach Myokardinfarkt und können bei weiterer Verschlechterung zum totalen Stimulationsverlust oder zu einer unangenehmen Stimulation des Diaphragmas oder des N. phrenicus führen.
  - In diesem Fall muss die Position der Stimulationselektrode optimiert werden.
  - Bei zu niedriger Empfindlichkeit kann ggf. ein wiedereinsetzender Eigenrhythmus nicht detektiert werden und eine asynchrone Stimulation erfolgt.
  - Im Fall einer zu hoch programmierten Empfindlichkeit können Artefakte (Muskelkontraktionen/-zittern, P-Wellen) als ventrikuläre Signale fehlgedeutet werden und eine Stimulation unterbleiben.
- Zur Bestimmung der Wahrnehmungsschwelle (Sensing) sollte der Patient hämodynamisch stabil sein und eine ausreichende Eigenfrequenz aufweisen.
  - Zunächst wird die Stimulationsfrequenz reduziert und sollte etwa 10/min unterhalb der aktuellen Eigenfrequenz des Patienten liegen.
  - Eine Herzfrequenz von unter 30/min wird häufig von Patienten als sehr unangenehm empfunden, dementsprechend sollte man den Patienten über das Auftreten von Symptomen wie Schwindel vor Bestimmung der Wahrnehmungsschwelle informieren.
- Nun achtet man am externen Schrittmachergerät auf die Sensing-LED (▸ Abb. 58.8).
  - Hierzu wird mit einer hohen Empfindlichkeit (ca. 0,5–1 mV) begonnen.
  - Die Sensing-Schwelle wird langsam erhöht, bis das Blinken des Sensing-Signals sistiert und somit die Stimulationsabgabe nicht mehr inhibiert wird.
  - Dieser Punkt entspricht der Wahrnehmungsschwelle.

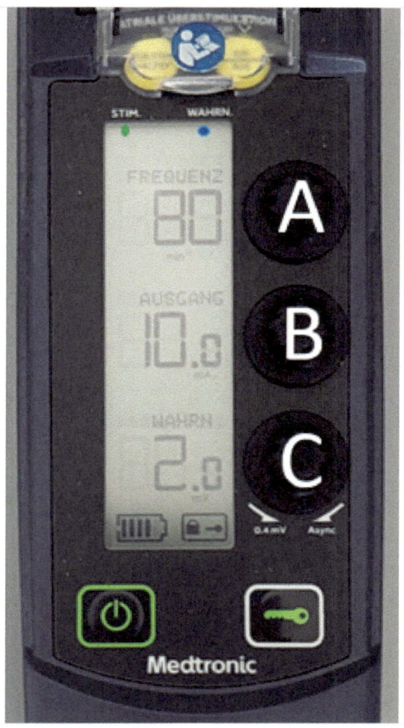

Abb. 58.8 Schrittmacheraggregat. Bedienelemente des externen temporären Schrittmacheraggregats. Grüner Punkt: Wahrnehmungsleuchte, blauer Punkt: Stimulationsleuchte, A: Drehregler Herzfrequenz (/min), B: Drehregler Stimulationsenergie (Output, mA), C: Drehregler Wahrnehmungsschwelle (Sensing, mV).

- Abschließend wird am temporären Gerät das Sensing auf 30–50 % der Wahrnehmungsschwelle (etwa 2,5–5 mV) eingestellt.
- Die Sensing-LED sollte nun, bei bestehender Eigenfrequenz des Patienten, wieder regelrecht blinken.

- Im Anschluss wird die Reizschwelle (Output) des temporären Schrittmachers bestimmt: Im Fall einer ausreichenden Eigenfrequenz sollte zwingend zuerst die Wahrnehmungsschwelle bestimmt werden, um während der Bestimmung der Reizschwelle asynchrone Überlagerungen von Herzeigenrhythmus des Patienten und Stimulation des Schrittmachers zu vermeiden, welche ggf. zur Auslösung von Kammerflimmern durch ventrikuläre Stimulation in der vulnerablen Phase führen können.
- Die Stimulationsfrequenz wird etwa 10/min oberhalb der aktuellen Eigenfrequenz des Patienten gewählt.
  - Die Stimulationsenergie wird so lange reduziert bis eine effektive Stimulation (Capture) ausfällt.
  - Zur Sicherstellung der Stimulation sollte der bestimmte Reizschwellenwert verdoppelt (ca. 4-6 mA) werden.
- Sowohl Wahrnehmungsschwelle als auch Reizschwelle sollten entsprechend in der Patientenkurve dokumentiert werden. Bei im Verlauf deutlicher Abweichung der ermittelten Werte muss über eine Lagekorrektur der Schrittmacherelektrode nachgedacht werden.

Praxistipp

Vor allem nach Mobilisationsmanövern im Rahmen der pflegerischen Versorgung oder z. B. einer radiologischen Diagnostik (Röntgen-Thorax, CT) ist die Konstanz der beiden Schwellen zu überprüfen.

58.18 Literatur

Quellenangaben

[387] Deutsche Gesellschaft für Kardiologie – Herz-und Kreislaufforschung e. V. ESC Pocket Guidelines. Schrittmacher- und kardiale Resynchronisationstherapie, Version 2021. Grünwald: Börm Bruckmeier; 2021

Literatur zur weiteren Vertiefung

[388] Fröhlig G, Carlsson J, Jung J, Koglek W, Lemke B, Markewitz A, Neuzner J, Hrsg. Herzschrittmacher- und Defibrillator-Therapie. 3., vollständig überarbeitete und aktualisierte Auflage. Stuttgart: Thieme; 2020

Teil IX

Notfallversorgung

IX

59 Epistaxis-Management

Timo Stöver, Andreas Loth

59.1 Steckbrief

Die Epistaxis ist ein ebenso häufiges wie heterogenes Symptom. Sowohl der Schweregrad als auch die Ursachen variieren stark (idiopathisch, traumatisch, unerwünschte Medikamentennebenwirkungen, iatrogene Ursachen). In der Behandlungspraxis hat sich ein Stufentherapiekonzept bewährt, das auch in diesem Leitfaden Anwendung finden soll. Man unterscheidet die Basistherapie (Kompression, Eiskrawatte etc.) von der operativen (Kauterisation) und konservativen (tamponierenden) Eskalationstherapie. Für die Durchführung dieser Maßnahmen bedarf es Kenntnisse und Instrumente, die üblicherweise in der Fachrichtung Hals-, Nasen-, Ohrenheilkunde vorgehalten werden. Führen diese Maßnahmen nicht zum Erfolg, muss die Maximaltherapie durchgeführt werden, die aus verschiedenen operativen oder radiologischen interventionellen Möglichkeiten besteht.

59.2 Synonyme

- Nasenbluten
- Nasenschleimhautblutung

59.3 Keywords

- Epistaxis
- Nasentamponade
- Nasenbluten
- Locus Kiesselbachii
- nasales Kautern

IX

59.4 Überblick

Die Epistaxis ist ein häufiges Symptom, deren Therapie stufenförmig mit mehreren Eskalationsschritten aufgebaut ist (▸ Abb. 59.6). Sie beginnt bei der *Basistherapie* (lokale Maßnahmen), die von allen im medizinischen Bereich tätigen Personen durchgeführt werden sollte. Führen diese lokalen Maßnahmen nicht zum Sistieren der Blutung, gibt es eine *operative* (Verödung) und eine *konservative* (Tamponade) *Eskalationsstufe*. Diese ist im Regelfall aufgrund des erforderlichen Instrumentariums und der speziellen anatomischen Kenntnis Fachärzten für Hals-, Nasen-, Ohrenheilkunde vorbehalten. Sollte auch diese Therapiestufe nicht zum Erfolg führen, kommt die *Maximaltherapie* (operative Blutstillung durch Unterbindung, Angiographie mit Coiling) zum Einsatz, die im Regelfall nur an größeren Zentren durchgeführt wird. In den folgenden Abschnitten werden die lokalen Maßnahmen und die Eskalationstherapie besprochen.

59.4.1 Basistherapie

Für alle im medizinischen Bereich ist die Basistherapie ohne Hilfsmittel durchführbar:

- aufrechte Haltung
- Druck auf beide Nasenflügel distal der knöchernen Nasenwurzel
- evtl. Zusatzmaßnahmen wie Eiskrawatte, Nasenspray

59.4.2 Kauterisierende Verfahren (operative Eskalationstherapie)

- Bei der Kauterisation werden Proteine durch Hitze, Kälte oder eine chemische Reaktion denaturiert und das Gewebe hierdurch koaguliert, um Blutungen zu stoppen.
- Elektrokoagulation durch Diathermie (Kauterisation durch Hitze):
  - Hierbei wird durch hochfrequente Wechselströme (HF-Chirurgie) Hitze erzeugt.
  - Abhängig von Leistung und Einwirkdauer kommt es zur Kauterisation.
  - Das Verfahren ist sehr gut dosierbar.
  - Eine Limitation ist, dass ein entsprechendes Gerät vorgehalten werden muss (▸ Abb. 59.2), zudem ist es nicht gut transportabel (Versorgung am Patientenbett).
  - Es gibt die monopolare und bipolare Ausführung.
    - monopolare Anwendungstechnik: Hier muss eine Neutralelektrode geklebt werden. Der Strom fließt zwischen der Instrumentenspitze und der Neutralelektrode. Cave: Herzschrittmacher/Defibrillatoren/Implantate müssen für die Anwendung dieser Technik geeignet sein.
    - bipolare Anwendung: Hier fließt der Strom zwischen bspw. 2 Tranchen einer Pinzette. Das Kleben einer Neutralelektrode entfällt. Ebenso ist diese Methode bei Herzschrittmachern/Defibrillatoren/Metall-Implantaten geeigneter (Cave: Hinweise Implantathersteller beachten!), da kein Strom durch den Körper fließt.
- Laser (Kauterisation durch Hitze)(▸ Abb. 59.2):
  - Verschiedene Laser eignen sich zur Blutstillung der Epistaxis.
  - Die Laser wirken entweder unspezifisch im Gewebe (CO_2, Diodenlaser) oder werden spezifisch von Hämoglobin absorbiert (z. B. Nd: YAG, Argon, KTP)
  - Laser sind aufgrund der detaillierten Schutzvorschriften und der unhandlichen Geräte meist eher der Epistaxisversorgung im Operationssaal als der Routine-Notfallbehandlung vorbehalten.
- chemische Kauterisation:
  - Silbernitrat ($AgNO_3$) ist das Salz der Salpetersäure und liegt in Kristallen vor.
  - Bei Feuchtigkeit bildet sich lokal die adstringierende Salpetersäure, welche zur Blutstillung eingesetzt werden kann.
  - Vorteil: einfacher Transport der Silbernitratstäbchen (▸ Abb. 59.2)
  - Nachteil: Wirkung schlechter dosierbar als bei den anderen Verfahren

59.4.3 Tamponierende Verfahren (konservative Eskalationstherapie)

- Der Erfolg der Tamponade beruht auf dem Kompressionsprinzip. Hierbei muss der Druck der Tamponade höher sein als der Blutdruck des eröffneten Gefäßes, um die Blutung zu stoppen.
- Es wurden zahlreiche Materialien entwickelt, um eine gleichzeitige Kompression der Blutungsquelle und ein möglichst sicheres und schonendes Einführen in die Nase zu gewährleisten. Im Folgenden werden gängige Beispiele aufgeführt:
- Salben-Streifen:
  - Gazestreifen (1–2 cm breit), die durch Salben (Paraffin, Dexpanthenol, etc.) gleitfähiger werden.
  - Diese werden fortlaufend in die Nase eingebracht, bis ausreichend Druck auf der Blutungsquelle entsteht (▸ Abb. 59.3).

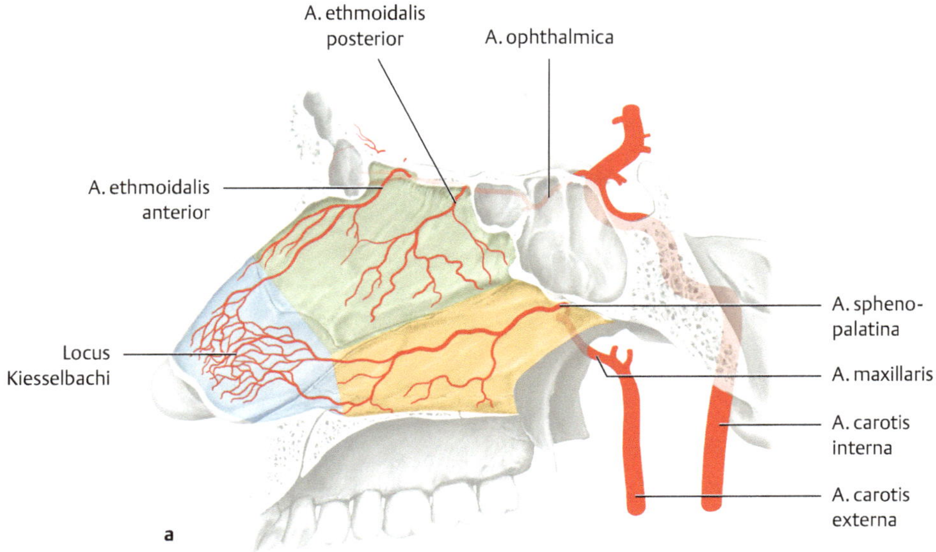

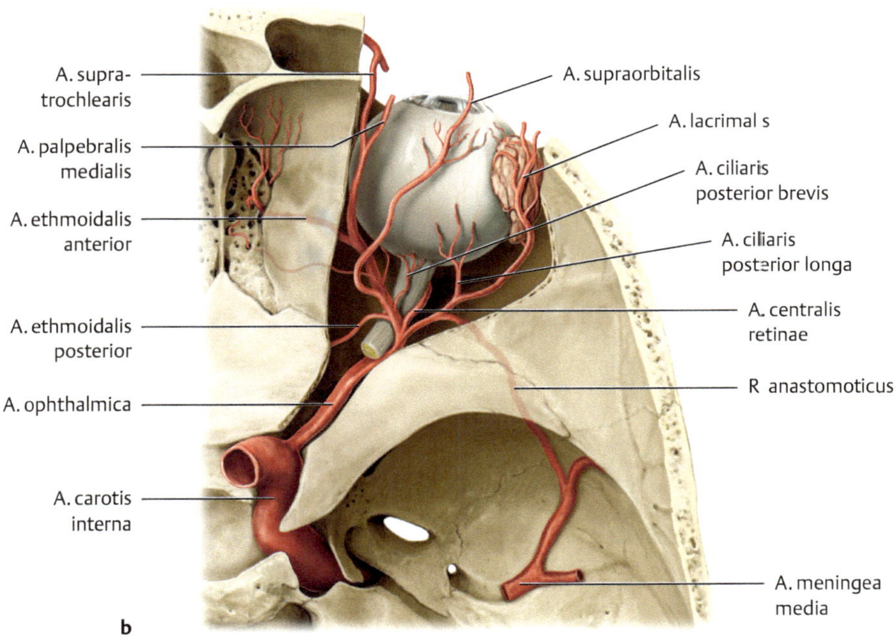

Abb. 59.1 Unterbindungsorte.

a Unterbindungsorte der blutversorgenden Gefäße der Nase. A. sphenopalatina (endonasal), A. ethmoidalis anterior et posterior (endonasal an der Schädelbasis), A. maxillaris (in Fossa ptyerigopalatina), A. carotis externa.

b Unterbindungsorte der A. etmoidalis anterior et posterior über den Zugang am medialen Lidwinkel.

(Quelle: Schünke M, Schulte E, Schumacher U, Voll M, Wesker K. 4.5 Äste der A. carotis interna, die extrazerebrale Strukturen versorgen. In: Schünke M, Schulte E, Schumacher U, Voll M, Wesker K, Hrsg. Prometheus LernAtlas - Kopf, Hals und Neuroanatomie. 6. Auflage. Stuttgart: Thieme; 2022)

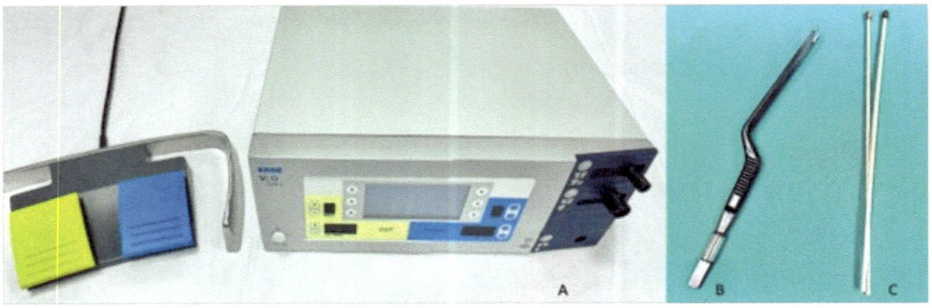

Abb. 59.2 Methoden zur Kauterisation einer Epistaxis. A: Hochfrequenz-Generator mit Fußschalter zur monpolaren oder bipolaren elektrischen Koagulation, B: bipolare Pinzette, C: Silbernitrat-Stäbchen.

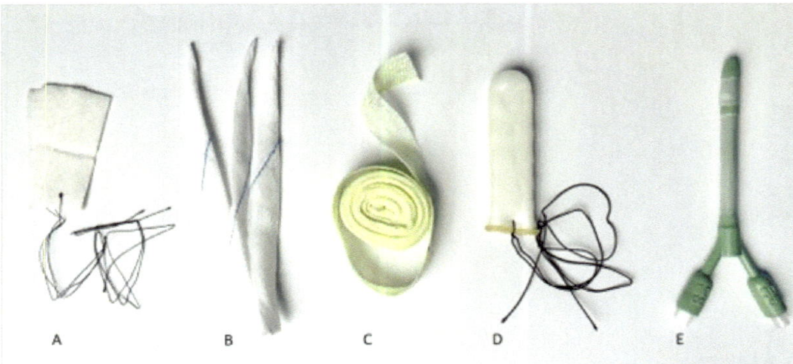

Abb. 59.3 Verschiedene Materialien und Tamponaden zur Versorgung einer Epistaxis. A: Watte (Faden-armiert), B: Spitztupfer, C: Gazestreifen, D: Fingerlingstamponade, E: Ballontamponade.

- Fingerlingstamponaden:
  - Schaumstoffkern mit Silikon- oder Latexüberzug.
  - Diese können mit einer Pinzette komprimiert und in die Nase eingeführt werden (▶ Abb. 59.3).
- hygroskopische Tamponaden:
  - Sie bestehen aus Zellulose oder ähnlichen Materialien, welche trocken klein und applizierbar sind.
  - Durch Feuchtigkeit (intranasal) kommt es zu 3–5-facher Entfaltung und einer Kompression der Blutungsquelle.
- Bellocq-Tamponade:
  - Dies ist eine Tamponade, die den Nasenrachen verschließt und daher „hintere Nasentamponade" genannt wird.
  - Sie besteht aus einem Gazetupfer, welcher mit Fäden armiert ist.
  - Man platziert diese Tamponade, indem man einen weichen Katheter durch die Nase einführt und über den Rachen ausführt, um die Fadenarmierung an diesem Katheter zu befestigen. Anschließend wird der Katheter wieder aus der Nase gezogen und so der Gazetupfer durch den Mund in den Nasenrachen platziert.
  - Ziel ist es, die Choane gegen herunterlaufendes Blut zu verschließen
  - Nach der Anlage der Bellocq-Tamponade kann eine „vordere Nasentamponade" mit Fingerlingen oder Ähnlichem durchgeführt werden.
  - Die Bellocq-Tamponade wird mittlerweile häufig durch eine sogenannte „Ballontamponade" ersetzt, die wesentlich einfacher zu platzieren ist.
- Ballontamponaden:
  - Ein oder mehrere, mit Flüssigkeit blockbare Ballons verschließen den Nasenrachen (Aspirationsschutz) und bauen Druck in der Nasenhöhle auf (Blutstillung).
  - Für Patienten äußerst schmerzhaft und für die Schleimhaut traumatisch, sollte deshalb nur bei Versagen der anderen Tamponaden eingesetzt werden (▶ Abb. 59.3).
  - Die Ballontamponade ist einfacher zu platzieren als die Bellocq-Tamponade.

59.4.4 Verfahren der Maximalversorgung (nur als Überblick)

- *Endonasale operative Gefäßligaturen:* Verschluss der Äste der A. sphenopalatina oder der A. ethmoidalis durch Koagulation oder Gefäßclips unter mikroskopischer oder endoskopischer Kontrolle (▶ Abb. 59.1a).
- *Transantrale operative Gefäßligatur der A. maxillaris:* Die Kieferhöhle kann über das Antrum eröffnet werden. Über die Hinterwand der Kieferhöhle gelangt man in die Fossa ptyerigopalatina, in welcher die A. maxillaris aufgesucht und unterbunden werden kann (▶ Abb. 59.1a).
- *Transfasziale operative Ligatur der A. ethmoidalis anterior:* Die A. ethmoidalis anterior kann über einen Schnitt im medialen Lidwinkel dargestellt und unterbunden werden (▶ Abb. 59.1b).
- *Operative Gefäßligaturen der A. carotis externa:* Eine Unterbindung der A. carotis distal der A. lingualis, über einen Zugang vom äußeren Hals, ist nur äußerst selten indiziert (Unfall, Tumorarrosion). In der Regel ist hier der radiologischen Embolisation der Vorzug zu geben (▶ Abb. 59.1a).
- *Interventionell-radiologische Embolisation:* Die selektive Embolisation der A. maxillaris oder anderer, die Nase versorgender Blutgefäße stellt eine gute und oft weniger traumatische Alternative zu den operativen Ligaturen dar.
- Häufig kann die Zeit für Organisation und Transport zur interventionellen Radiologie durch Tamponaden überbrückt werden.

59.5 Indikationen

59.5.1 Indikation Basistherapie

- Blutung aus einem oder beiden Nasenlöchern

59.5.2 Indikation kauterisierende Verfahren (operative Eskalationstherapie)

- Blutung, die sich nicht durch die Basistherapie stillen lässt und die bei der Rhinoskopie eine eindeutige und den geplanten Maßnahmen zugängliche Blutungsquelle zeigt.
- Häufig sind hier Blutungen aus dem Locus Kiesselbachii.

59.5.3 Indikation tamponierende Verfahren (konservative Eskalationstherapie)

- Blutung, die sich nicht mit der Basistherapie oder der operativen Eskalationstherapie versorgen lässt.
- Blutung, bei der sich in der Rhinoskopie keine eindeutige oder eine nicht erreichbare Blutungsquelle zeigt.
- Im Regelfall lässt sich mit Tamponaden jede Blutung zumindest für die Dauer der Tamponade versorgen, um so ggf. Zeit für weitere Eskalationsschritte oder andere medizinische Maßnahmen zu gewinnen.

59.6 Kontraindikationen

- Da es sich bei der Epistaxis um eine akute Blutung handelt, gibt es keine absoluten Kontraindikationen bei der Therapie.
- Ziel muss es sein, die Blutung zu stillen.
- Allerdings gibt es bei den verschiedenen Therapiestufen relative Kontraindikationen, welche die Behandelnden berücksichtigen müssen und die im Zweifel die Wahl auf eine andere Eskalationsstufe richten sollten.

59.6.1 Kontraindikation Basistherapie

- Für den Start der Basistherapie gibt es keine Kontraindikation.
- Bei der Therapie muss darauf geachtet werden, dass es nicht zur Aspiration oder zum Schlucken von Blut kommt.
  - Dies kann auftreten, wenn die Blutungsquelle im hinteren Teil der Nase liegt und durch die Kompression der Nasenflügel nur der Abfluss des Blutes durch die Nasenlöcher verhindert wird, nicht aber die Blutung selbst unterbunden wird.
  - Husten und Blutspucken sind Zeichen, dass Blut durch die Choanen in den Aerodigestivtrakt fließt.
  - In diesem Fall sollte von einer weiteren Kompression abgesehen werden und eine Eskalationstherapie gewählt werden.

59.6.2 Kontraindikation kauterisierender Verfahren (operative Eskalationstherapie)

- Hier ist vor allem zu beachten, dass der Knorpel des Nasenseptums aus bradytrophem Gewebe besteht, welches über Diffusion ernährt wird. Es sollte daher vermieden werden, die Schleimhaut beidseits des Nasenseptums an korrespondierenden Stellen zu kautern, um eine Knorpelnekrose mit konsekutiver Septumperforation zu verhindern.
- Vorhandene Septumperforationen sollten sehr lokalisiert und zurückhaltend mittels kauterisierender Verfahren behandelt werden, da sich Perforationen durch eine Kauterisation vergrößern können.
- Systemische Grunderkrankungen mit Beteiligung der Nase (z. B. granulomatöse Polyangiitis, hereditäre hämorrhagische Teleangiektasie) sollten ebenfalls nur zurückhaltend und sehr lokalisiert kauterisiert werden, da es auch hier zu einer Schädigung des Knorpels kommen kann.
  - Für diese Erkrankungen bietet sich der Laser an, dessen Energie von Hämoglobin absorbiert wird. Somit wirkt der Effekt vor allem im Bereich der Blutung.

59.6.3 Kontraindikation tamponierender Verfahren (konservative Eskalationstherapie)

- Frakturen oder Verletzungen, bei denen es durch die Tamponade zu Erweiterungen von Bruchspalten oder Einblutungen in benachbarte Organe (Frontalhirn, Orbita) kommen kann (in Abhängigkeit von Frakturverlauf und Stabilität)
- Kritische Indikationsstellung sollte bei folgenden Frakturen erfolgen:
  - Mittelgesichtsfrakturen
  - Orbitafrakturen
  - Frakturen der Schädelbasis
- Rezidivierende Blutungsereignisse innerhalb kurzer Zeit stellen ebenfalls eine relative Kontraindikation zur Tamponade dar. Hier kann eine Tamponade zur kurzfristigen Blutstillung erfolgen, es sollte dann aber zeitnah im Verlauf eine Eskalation zur Maximaltherapie erwogen werden
- Systemische Grunderkrankungen mit Beteiligung der Nase (z. B. die granulomatöse Polyangiitis oder die hereditäre hämorrhagische Teleangiektasie) sollten möglichst schonend behandelt werden. Eine Tamponade kann hier zu Knorpelnekrosen führen.

59.7 Aufklärung und spezielle Risiken

59.7.1 Risiken Basistherapie

- Aspiration von Blut mit Asphyxie
- Schlucken von Blut mit Nausea und Emesis
- allergische Reaktion auf verwendete Medikamente

59.7.2 Risiken operativer Eskalationstherapie (kauterisierende Verfahren)

- massive Blutung durch Verletzung
- Aspiration mit Sauerstoffmangel
- Schlucken von Blut mit Nausea und Emesis
- trockene Nasenschleimhaut
- Septumperforationen, die zu Nasenatmungsbehinderung oder Formveränderungen der Nase führen können
- Teilverlust von Nasenmuscheln, mit dauerhafter Borkenbildung in der Nase

59.7.3 Risiken konservativer Eskalationstherapie (tamponierende Verfahren)

- massive Blutung durch Verletzung beim Platzieren der Tamponaden
- Aspiration mit Sauerstoffmangel bei retrograder Blutung
- Schock und Sepsis bei länger liegenden Tamponaden und einem Übergreifen von Entzündung aus den Tamponaden in umliegendes Gewebe
- trockene Nasenschleimhaut
- Schmerzen mit Ausstrahlen in Richtung Auge oder Gaumen
- Septumperforationen, die zu Nasenatmungsbehinderung oder Formveränderungen der Nase führen können

- Teilverlust von Nasenmuscheln
- Liquorfluss oder Liquorfisteln bei Schädelbasisverletzungen durch die Tamponaden; hieraus können Hirnhautentzündungen resultieren
- Verwachsungen zwischen Nasenscheidewand und Nasenmuscheln
- Vernarbungen der Nase, des Nasenrachens und des weichen Gaumens mit Einengungen der Luftwege und Stimmlageveränderungen
- Teilverlust von Nasenmuscheln, mit dauerhafter Borkenbildung in der Nase

59.8 Vorbereitende Diagnostik

- Da die Epistaxis einen Notfall darstellt, richten sich Art und Umfang der Diagnostik vor der Versorgung nach der Schwere der Blutung.
- Folgende Diagnostik ist jedoch regelhaft sinnvoll, auch wenn der Zeitpunkt der Erhebung sich im Einzelfall ändert:
  - kurze Anamnese: Blutungsdauer, Blutungsursache, Blutungsfrequenz, Medikamentenanamnese vor allem in Hinsicht auf die Einnahme von Antikoagulanzien oder Plättchenaggregationshemmer
  - Messung des Blutdrucks und der Herzfrequenz
  - Bestimmung eines Hb-Werts
  - Bestimmen gerinnungsrelevanter serologischer Blutwerte (z. B. INR-Wert), sollten orale Antikoagulanzien auf Cumarinbasis eingenommen werden (evtl. ergänzende medikamentöse Gegenmaßnahmen)
  - orientierende Bestimmung weiterer hämatologischer Blutwerte (z. B. Thrombozyten), wenn klinisch entsprechende Anhaltspunkte für eine Ursache einer diesbezüglichen Gerinnungsstörung vorliegen

59.9 Anästhesie

59.9.1 Basistherapie

- Hier ist im Regelfall keine Anästhesie notwendig.

59.9.2 Eskalationstherapie (operativ/kauterisierend und konservativ/tamponierend)

- Die Manipulation, das Kautern in der Nase und auch das Tamponieren können für die betroffenen Patienten sehr schmerzhaft sein.
- Hier sollte vor der Behandlung eine lokale Betäubung erfolgen.
- Im Regelfall erfolgt die Auflage von Spitztupfern oder Watte, welche mit einem lokalen Anästhetikum und einem abschwellenden Medikament getränkt sind.
- Dies hat den Vorteil, dass die Nasenhöhle durch das Abschwellen der Inspektion zugänglicher wird und es bei kleineren Blutungen bereits zu einer Besserung der Blutung durch die Vasokonstriktion kommt.
- Ein Beispiel ist die folgende Rezeptur (ohne Gewähr):
  - 100 ml Naphazolinhydrochlorid 0,05 % Tetracainhydrochlorid 1 % blau gefärbt:
    - 1,0 g Tetracainhydrochlorid
    - 0,05 g Naphazolinhydrochlorid
    - Patentblau V (E131)
    - Natriumchlorid
    - Aqua ad injektabilia
- Sollten solche Lösungen nicht zu Verfügung stehen, können Pumpsprays, z. B. mit Lidocain, verwendet werden. Diese haben jedoch den Nachteil, dass sie keine abschwellende Wirkung besitzen.
- Bei beiden Methoden ist zu beachten, dass eine stärkere Blutung das Lokalanästhetikum „verdünnen" kann, bevor es seine volle Wirkung entfaltet hat. Hier müssen eventuell mehrmals (2–3 ×) frische Spitztupfer oder Hirnwatte eingelegt werden bzw. wiederholt gesprüht werden.

59.10 Personal, Material und Einstelltechnik

59.10.1 Basistherapie

- Die Basistherapie kann und sollte unabhängig von Ort und Setting durchgeführt werden. Die benötigten Materialien sind auch im außerklinischen Umfeld oft vorhanden.
- Eiskrawatte: Kühlakku oder Kühlpack, das in Stoff oder einen Verbandsstrumpf eingeschlagen wird, um einen direkten Hautkontakt zu vermeiden
- ergänzende Therapeutika je nach Verfügbarkeit:
  - abschwellendes Nasenspray: Bsp. Xylomethazolinhydrochlorid 0,1 %: Durch die vasokonstriktorische Wirkung des Xylomethazolins kann es zum Sistieren der Blutung kommen (Cave: Off-Label-Nutzung!).
  - Nasengele auf Hydroxyethylzellulosebasis:
    - können auch von medizinischen Laien eingesetzt werden
    - bilden eine Tamponade im vorderen Nasenbereich
  - Pulver auf Polysaccharid-Mikropartikel-Basis: Diese Pulver auf der Basis von Kartoffelstärke wirken auch in der Nase blutstillend und können relativ gefahrlos in die vordere Nase eingebracht werden.

59.10.2 Eskalationstherapie (operativ/kauterisierend und konservativ/tamponierend)

- Das Setting der Eskalationstherapie richtet sich vor allem nach dem Allgemeinzustand des Patienten.
  - Bei Patienten, die kreislaufstabil und transportfähig sind, ist das ideale Behandlungsumfeld ein HNO-Behandlungszimmer mit höhenverstellbarem Behandlungsstuhl, HNO-Untersuchungseinheit mit Absaugmöglichkeit, Kopflicht und Lichtquelle für die Optiken.
  - Handelt es sich um einen Patienten einer Intensivstation oder einen bettlägerigen Patienten, dann ist dieses Setting oft nicht verfügbar und es muss improvisiert werden.
- Generell gilt, dass bei nicht gesichertem Atemweg der Oberkörper des Patienten möglichst hoch, am besten leicht vornübergebeugt sein sollte, damit das Blut vorne aus der Nase laufen kann und nicht in den Pharynx.
- Die folgende Liste der benötigten Materialien muss auf den Einzelfall und die jeweilige Situation angepasst werden.
  - Assistenzperson: hilft beim schnelleren Instrumentenwechsel
  - Kittel und Mundschutz mit Visier o. ä.: Patienten können während der Behandlung Blut aushusten, hiervor sollten sich die Behandler adäquat schützen
  - Schürze für den Patienten: schützt die Kleidung des Patienten
  - Nierenschalen: werden von dem Patienten oder der Assistenzperson unter die Nase bzw. vor das Kinn gehalten und dienen als Auffanggefäß für Blut und als Ablage für z. B. benutzte Spitztupfer
  - Stirnlampe: notwendig für die anteriore Rhinoskopie
  - Nasenspekulum: notwendig für die anteriore Rhinoskopie

- Fergusson-Sauger: notwendig, um Blutkoagel und frisches Blut zu entfernen und die Blutungsquelle zu identifizieren
- Bajonettpinzette: zur Einlage der Tupfer, Hirnwatte oder Tamponaden und zum Entfernen von festen Blutkoageln
- Hirnwatte oder Spitztupfer getränkt in Lokalanästhesie
- Optiken (0°, 30°, flexible): für die posteriore Rhinoskopie
- Brünningspatel (Mundspatel): zur Beurteilung von Blutungen der Rachenhinterwand
- flexibler Sauger oder Jankauer-Sauger: zum Entfernen eventueller Blutkoagel im Rachenraum
- bipolare Pinzette:
  - Die Einstellung variiert zwischen verschiedenen Geräten.
  - Es sollte eine Steuerung per Fußschalter bevorzugt werden, um unkontrollierte Koagulationen beim Einführen der Pinzette in die Nase zu vermeiden.
  - Die Einstellungen sollten so gewählt werden, dass es zu einem Veröden, nicht Verkohlen der Schleimhaut kommt.
- Silbernitrat-Ätzstifte bei koagulierenden Verfahren
- Fingerlingstamponaden inklusive Gleitmittel oder Vaseline
- Ballontamponaden, inklusive vorbereiteter Blockerspritze mit Aqua ad injektabilia oder NaCl
  - Tamponaden sollten nicht mit Luft geblockt werden.
  - Sollte die Tamponade platzen, dann würde sich die Luft explosionsartig im Bereich sensibler Stukturen (Orbita, Riechrinne, Schädelbasis) ausbreiten.
- Pflaster zum Fixieren der Tamponade
- Nasensalbe

59.11 Vorbereitung

59.11.1 Basistherapie

- keine Vorbereitung notwendig

59.11.2 Eskalationstherapie

- Der Patient wird, wenn möglich, auf dem HNO-Behandlungsstuhl oder mit Oberkörper hoch im Bett positioniert.
- Er trägt eine Schürze.
- Eine Nierenschale fängt das Blut auf.
- Falls eine Kompression der Nasenflügel zum Sistieren der Blutung führt, sollte dies über mindestens 10 min gemacht werden.
- **Cave:** Falls eine Kompression der Nasenflügel zur Blutung in den Rachen führt, sollte diese nicht durchgeführt werden und die Blutung in Kauf genommen werden.
- peripherer venöser Zugang (in Abhängigkeit der Schwere der Blutung) ist sinnvoll für:
  - Volumensubstitution
  - Medikamentengabe (Analgesie und Blutdrucksenkung)
  - Behandlung bei Synkope (häufig bei Tamponadenanlage)
  - Behandlung bei allergischer Reaktion auf lokale Betäubung
- Die versorgenden Personen sollten die vorgesehene Schutzkleidung (Kittel, Mundschutz mit Visier, Handschuhe) anlegen.

59.12 Anatomie

- Die Nasenscheidewand teilt die Nase in 2 Nasenhaupthöhlen.
- Von lateral ragen normalerweise 3 Nasenmuscheln in die Nasenhaupthöhle und bilden zusammen mit der Nasenscheidewand die Nasengänge (Meatus nasi).
- Das Nasenseptum besteht aus einem knöchernen und einem knorpeligen Anteil. Verkrümmungen und Sporne der Nasenscheidewand in unterschiedlichem Ausmaß sind eher die Regel als die Ausnahme. Ebenso können nach Voroperationen Synechien zwischen Nasenmuscheln und Nasenscheidewand auftreten.
- Septumdeviationen und Synechien führen zu einer Verengung der Nasenhaupthöhle und können die Behandlung der Epistaxis deutlich erschweren.
- Eine Besonderheit der nasalen Blutversorgung ist, dass sie zahlreiche Anastomosen aus der A. carotis interna und A. carotis externa hat (▸ Abb. 59.4, ▸ Abb. 59.5).
- Die 3 Hauptquellen der nasalen Blutversorgung sind:
  - Arteria sphenopalatina:
    - Sie ist ein Endast der A. maxillaris (A.-carotis-externa-System) und tritt durch das Foramen sphenopalatinum im hinteren Teil des oberen Nasengangs in die Nasenhaupthöhle.
    - Sie versorgt Teile der lateralen Nasenwand mit den Nasenmuscheln sowie die Meati nasi lateral, posterior und inferior.
    - Zudem versorgt sie die mediale Nasenscheidewand mit dem Locus Kiesselbachii.
  - Die A. ethmoidales anteriores et posteriores als Endäste der A. ophtalmica (A. carotis interna) versorgen die laterale und mediale Nasenschleimhaut nach kranial sowie die Nasenscheidewand.
  - Die A. labialis, ein Endast der A. facialis, versorgt die vordere Nasenscheidewand.
- Man kann die Epistaxis unter anderem anatomisch nach Ort der Blutung in eine anteriore und eine posteriore Epistaxis einteilen.
  - Die Quelle der anterioren Epistaxis ist in der Regel der Locus Kiesselbachii.
  - Die Quelle der posterioren Epistaxis liegt im Bereich der Nasenmuscheln oder des Siebbeins.
  - Der hier vorgestellte Behandlungsalgorithmus ist für beide Formen gleich.
- Die Erfolgsaussicht der Kauterisation ist bei der posterioren Epistaxis deutlich geringer, da die anatomischen Verhältnisse häufig kein direktes Einsehen der Blutungsquelle ermöglichen. In diesem Fall wird gemäß Behandlungskonzept eine Tamponade der Blutungsquelle notwendig.

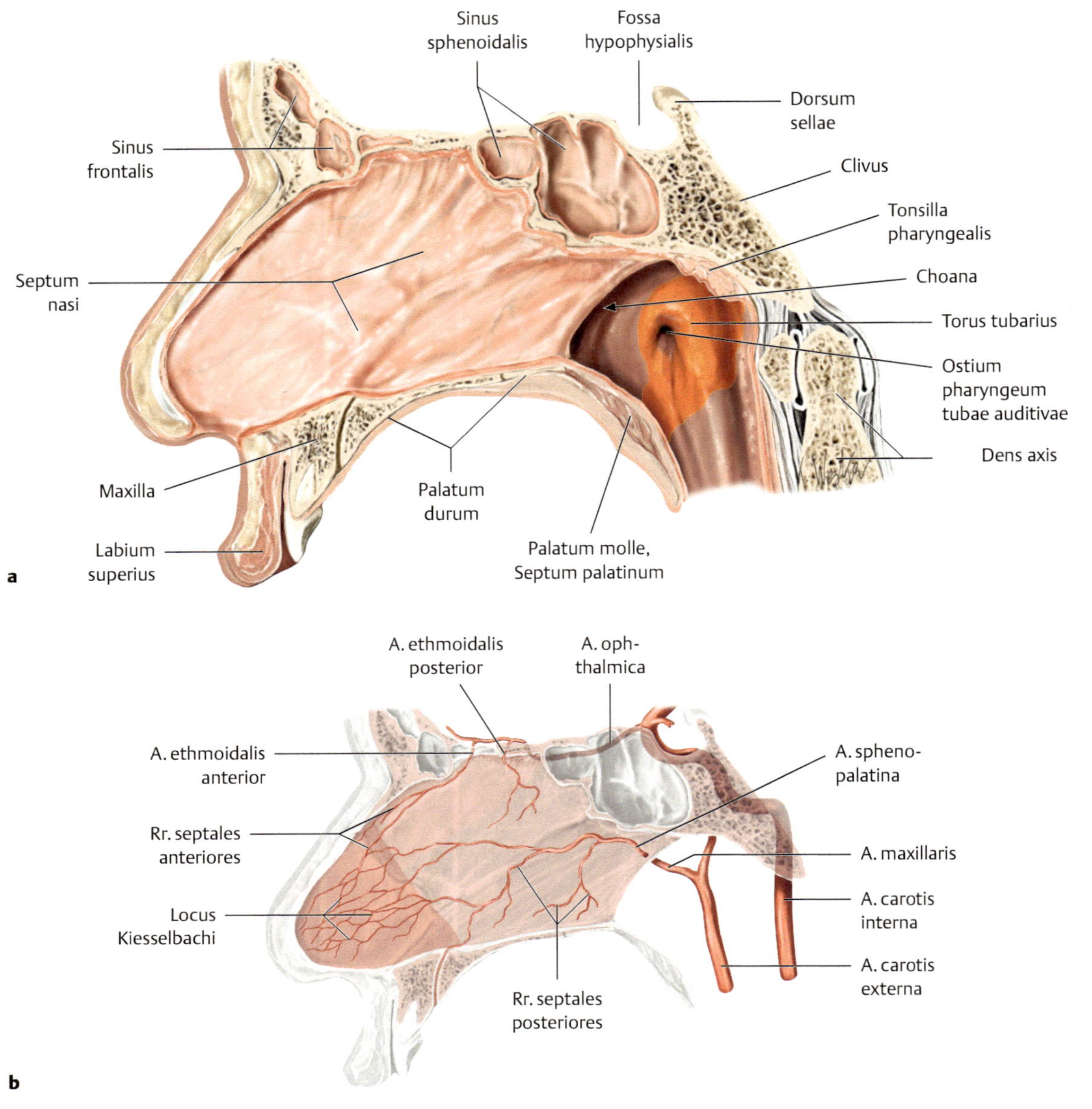

Abb. 59.4 Anatomie des Nasenseptums.

a Ansicht von links.

b Blutversorgung des Nasenseptums mit Locus Kiesselbachii und Plexus aus Endästen der A. carotis externa und interna.
(Quelle: Schünke M, Schulte E, Schumacher U, Voll M, Wesker K. 5.21 Gefäß- und Nervenversorgung der Nasenhaupthöhle. In: Schünke M, Schulte E, Schumacher U, Voll M, Wesker K, Hrsg. Prometheus LernAtlas - Kopf, Hals und Neuroanatomie. 6. Auflage. Stuttgart: Thieme; 2022)

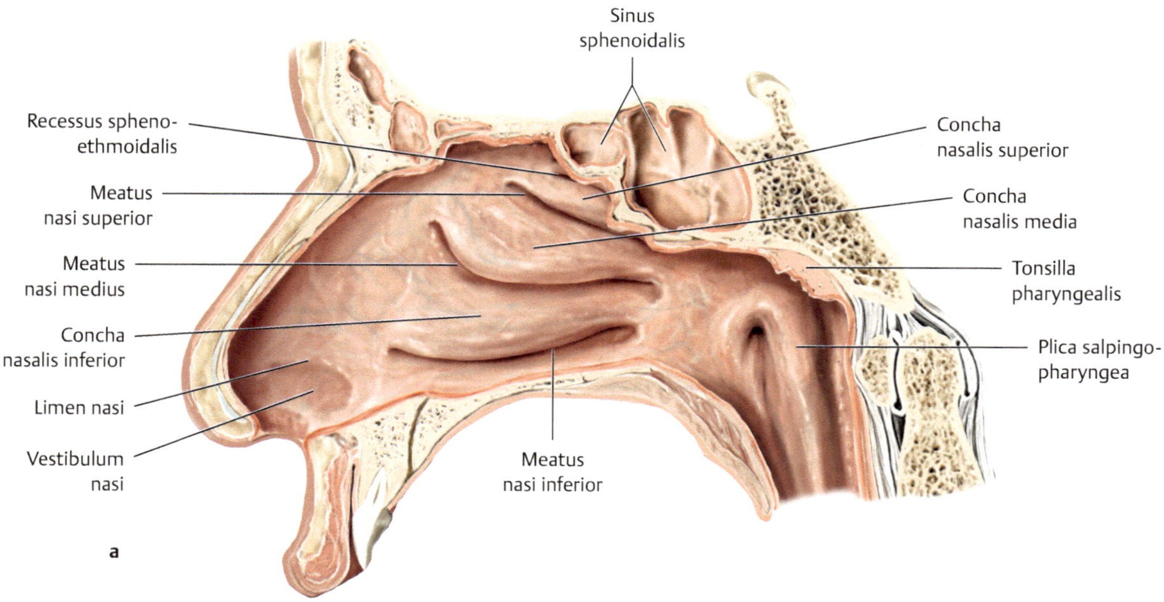

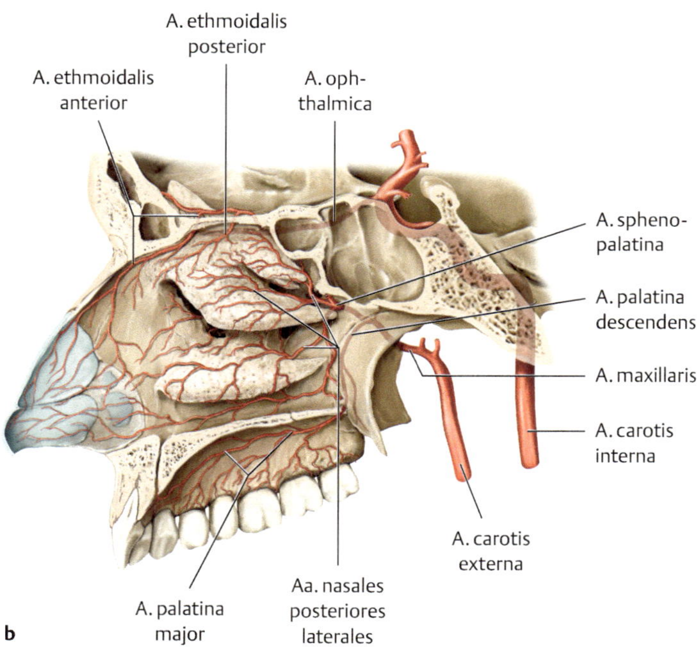

Abb. 59.5 Anatomie der rechten lateralen Nasenwand.
a Nasenmuscheln, Nasengänge und Choane.
b Blutversorgung der rechten lateralen Nasenwand mit Plexus aus Endästen der A. carotis externa und interna.
(Quelle: Schünke M, Schulte E, Schumacher U, Voll M, Wesker K. 5.21 Gefäß- und Nervenversorgung der Nasenhaupthöhle. In: Schünke M, Schulte E, Schumacher U, Voll M, Wesker K, Hrsg. Prometheus LernAtlas - Kopf, Hals und Neuroanatomie. 6. Auflage. Stuttgart: Thieme; 2022)

59.13 Durchführung

- Stufentherapie s. ▶ Abb. 59.6

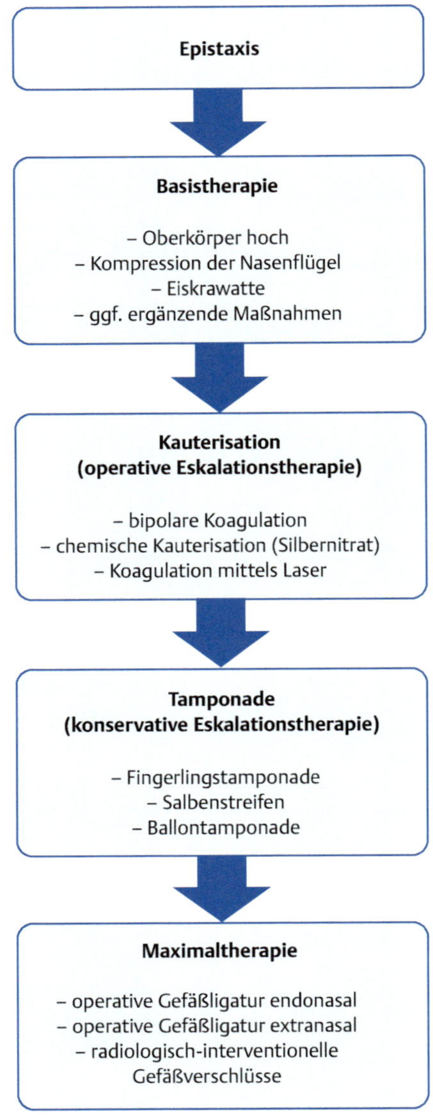

Abb. 59.6 Stufentherapieschema der Epistaxisversorgung. Die Basistherapie sollte von allen im medizinischen Bereich tätigen Personen durchgeführt werden. Die Eskalationstherapie bleibt in der Regel Fachärzten für Hals-Nasen-Ohrenheilkunde vorbehalten. Die Maximaltherapie wird in der Regel in HNO-Kliniken bzw. radiologischen Zentren durchgeführt.

59.13.1 Durchführung der Basistherapie

- Patienten mit akut aufgetretenem Nasenbluten sollten Oberkörper hoch, wenn möglich leicht vornübergebeugt positioniert werden (▶ Abb. 59.7).
  - Ziel ist es hier sicherzustellen, dass das Blut vorne aus den Nasenlöchern läuft und nicht retrograd über die Choanen in den Pharynx gerät.
  - Dies kann zu Blutverschlucken (Übelkeit, Erbrechen) oder selten zur Aspiration führen.
- Die zweite Maßnahme der Basistherapie ist das feste Zusammendrücken der Nasenflügel nahe der Wangenknochen, sodass ausreichend Druck auf den Locus Kiesselbachii aufgebaut wird (▶ Abb. 59.7).
- Sobald der Druck auf die Nasenflügel aufgebaut wird und die Blutung sistiert, sollte dieser Druck ca. 10 min aufrechterhalten werden.
- **Cave:** Kommt es beim Druck auf die Nasenflügel zu einer Blutung im Rachenbereich (Bluthusten oder Spucken), sollten die Nasenflügel nicht weiter komprimiert werden, um Aspiration oder Blutschlucken zu vermeiden. In diesem Fall sollte die Therapie eskaliert werden (operative oder konservative Eskalationstherapie).
- Es sollte zudem eine Eiskrawatte in den Nacken gelegt werden, diese sollte eingepackt sein, um Erfrierungen der Haut zu vermeiden.
- Das Beruhigen des Patienten, um einen höheren Blutdruck durch Aufregung zu vermeiden, gehört ebenfalls zu den Maßnahmen der Basistherapie.
- Off-label können Xylomethazolin 0,1 % Nasensprays (keine Tropfen) verwendet werden.
  - In der Praxis hat sich hier bewährt, 3–4 Sprühstöße in das blutende Nasenloch zu geben.
  - Die ausgelöste Vasokonstriktion kann zum Sistieren der Blutung beitragen.
- Andere Mittel, z. B. Nasengel auf Hydroxyethylzellulosebasis oder Polysaccharid-Mikropartikel-Basis, bei deren Applikation die Verletzungsgefahr der inneren Nase sehr gering ist, zählen auch zu den Maßnahmen der Basistherapie. Allerdings sind diese Produkte in der Akutsituation oft nicht verfügbar.

59.13.2 Durchführung der kauterisierenden Verfahren (operative Eskalationstherapie)

- Die Vorbereitung ist abgeschlossen und der Patient (soweit möglich) in einer aufrechten Position auf dem HNO-Untersuchungsstuhl.
- Der Untersucher befindet sich in Schutzkleidung auf einem Hocker sitzend vor dem Patienten, die Assistenzperson so, dass Sie den Kopf unterstützend festhalten kann und Instrumente anreichen kann (▶ Abb. 59.8a). In Abhängigkeit der Schwere der Blutung ist ein peripher venöser Zugang gelegt.
- Der Eingriff beginnt mit einer anterioren Rhinoskopie (▶ Abb. 59.8b) und der Schleimhautanästhesie mittels Einlage von Naphazolinhydrochlorid 0,05 % und Tetracainhydrochlorid 1 % getränkten Spitztupfern oder Hirnwatte.
  - Spekulum in der nicht dominanten Hand. In der dominanten Hand zunächst der Sauger, nach Absaugen der Nase zeigt sich häufig schon die Blutungsquelle.
  - Nun Einlage der Schleimhautanästhesie, dabei Halten der Watte/des Spitztupfers so, dass die Tranchen der Pinzette ca. 1 cm hinter der Watte beginnen. So hat man gute Kontrolle beim Platzieren, verringert aber die Gefahr, die Schleimhaut zu verletzen, da die Watte zuerst mit eventuellen Hindernissen (Septumsporn/Synechien) in Berührung kommt.
  - Einwirkzeit des Anästhetikums abwarten (ca. 2–3 min), ggf. ist bei stärkeren Blutungen ein Wechsel notwendig, da Blut das Medikament zu stark verdünnen oder auswaschen kann.
  - **Cave:** Patienten können auf lokale Betäubungsmittel allergisch reagieren.
  - **Cave:** Patienten beschreiben oft ein Taubheitsgefühl an der Oberlippe und an den Schneidezähnen, dies ist normal.

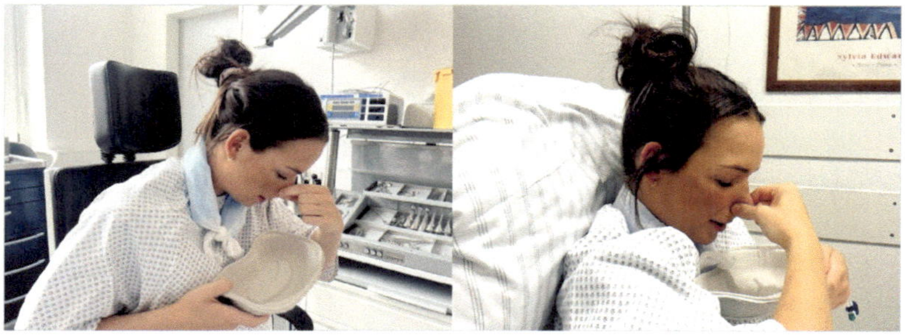

Abb. 59.7 Basistherapie. Aufrecht sitzend, Kopf leicht nach vorne gebeugt, Nasenflügel fest komprimiert, Eiskrawatte angelegt. Links: auf dem HNO-Untersuchungsstuhl, rechts: in einem Patientenbett.

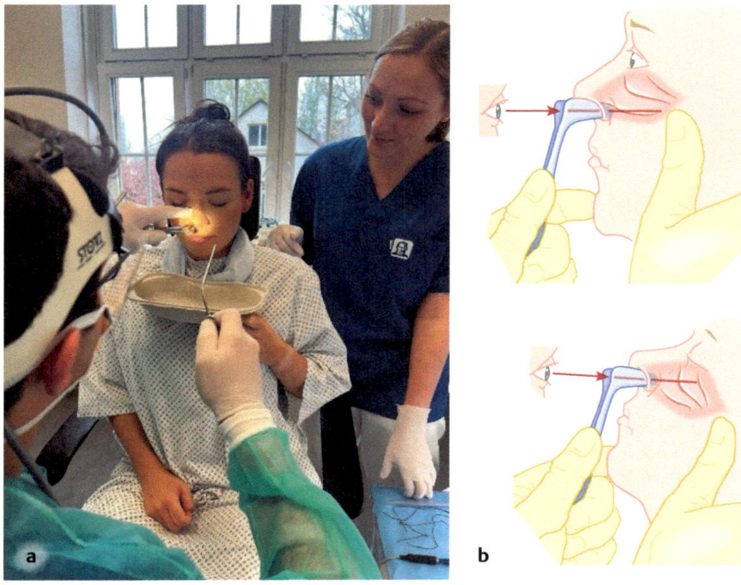

Abb. 59.8 Eskalationstherapie.
- **a** Ideales Setting der Eskalationstherapie auf dem HNO-Untersuchungsstuhl, Schutzkleidung durch Untersucher angelegt, Assistenzperson vorhanden, Basistherapie bereits (erfolglos) durchgeführt.
- **b** Schematische Darstellung der anterioren Rhinoskopie.

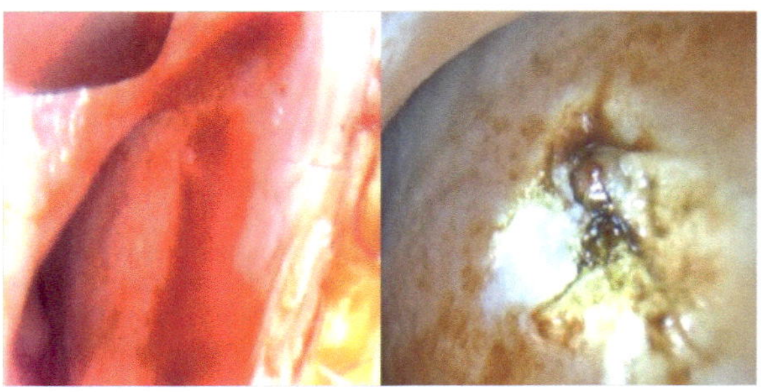

Abb. 59.9 Blutung Locus Kiesselbachii. Rechts nach Kauterisation mit der bipolaren Pinzette.

  - **Cave:** Es sollte möglichst kein lokales Betäubungsmittel in den Rachen gelangen, um die Schutzreflexe nicht zu beeinträchtigen.
  - **Cave:** Beim Einführen von Instrumenten, beispielsweise der Pinzette, können Blutkoagel nach rostral aus der Choane in den Rachen gedrückt werden → Aspirationsgefahr! Nase vorher gründlich aussaugen bzw. Absauger für den Rachen (Sauger nach Jankauer) griffbereit halten.

- Zeigt sich nach erfolgter Lokalanästhesie die Blutungsquelle beispielsweise am Locus Kiesselbachii, wird die Blutung kontrolliert und vorsichtig mit der bipolaren Koagulationspinzette gestillt (► Abb. 59.9)
  - Häufig ist ein Wechsel zwischen Sauger und Pinzette notwendig, bei dem die Assistenzperson hilfreich ist.
  - Die Blutung oder das Gefäß wird umfasst und mit dem Fußschalter die Koagulation ausgelöst.
  - **Cave:** Oft kommt es im Randbereich zu erneuten Blutungen, diese müssen dann ebenfalls gestillt werden.
  - **Cave:** Es sollte koaguliert (weißliche Schleimhaut), nicht karbonisiert (schwarze) Schleimhaut werden.
  - **Cave:** Die Schleimhaut sollte nicht beidseits an korrespondierenden Stellen des Nasenseptums koaguliert werden, um Perforationen zu vermeiden.
- Zeigt sich bei der anterioren Rhinoskopie keine Blutungsquelle, sollte mittels 0°- oder 30°-Optik eine Blutungsquelle gesucht werden (► Abb. 59.10).
  - Hierbei wird das Endoskop in der nicht dominanten Hand gehalten, mit der dominanten Hand kann zeitgleich gesaugt oder koaguliert werden.
  - **Cave:** Eine Blutstillung mittels Endoskopie ist anspruchsvoller als die Blutungsversorgung bei der anterioren Rhinoskopie und gelingt nur bei Patienten mit guter Compliance und ausreichender Lokalanästhesie. Ggf. muss an diesem Punkt nochmals eine hohe Einlage mit Lokalanästhetikum erfolgen.

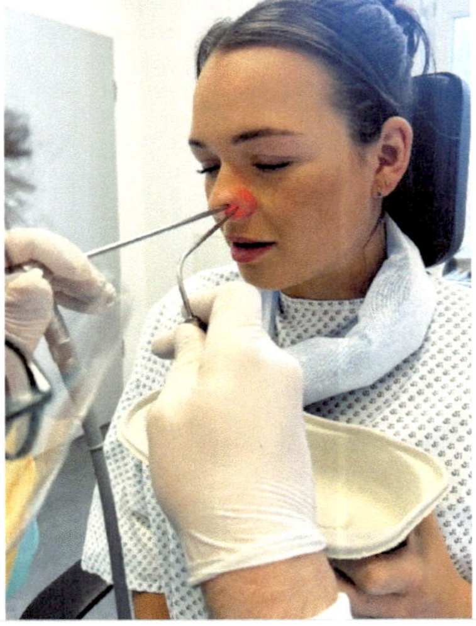

Abb. 59.10 Lokalisation von Blutungen. Lokalisation von Blutungen die tiefer in der Nase sind; mit dem Endoskop in der schwachen Hand und dem Sauger oder der Pinzette zur Behandlung in der dominanten Hand.

- Häufig ist ein Wechsel auf ein tamponierendes Verfahren notwendig.
- Führt die Kauterisation zum gewünschten Erfolg sollte eine vollständige Untersuchung der Nase und des Pharynx erfolgen, um sicherzustellen, dass keine Blutkoagel in der Nase (cave beidseits!) verblieben sind und dass keine Blutkoagel im Nasenrachen bzw. Kehlkopfbereich verblieben sind.
- Anschließend wird eine weiche Nasensalbe zur Pflege in die Nase eingebracht.
- Der Patient sollte über Vorsichtsmaßnahmen in den nächsten Tagen (Schnäutzverbot, kein Valsalva-Manöver) sowie das Verhalten bei Re-Epistaxis aufgeklärt werden.
- Eine Überwachung sollte für 30 min erfolgen, sollte es zu keiner erneuten Blutung kommen, kann der Patient ggf. entlassen werden.
- Folgende Faktoren können eine stationäre Aufnahme indizieren:
  - Stärke der Blutung
  - niedriger Hb-Wert
  - Anzahl der Blutungen
  - Synkopen
  - Begleiterkrankung
  - mangelnde Compliance
  - fehlende oder ungenügende Überwachung im häuslichen Umfeld
  - individuelle ärztliche Risikobeurteilung

59.13.3 Durchführung der konservativen Eskalationstherapie

- Die Vorbereitung ist abgeschlossen, der Patient (soweit möglich) in einer aufrechten Position auf dem HNO-Untersuchungsstuhl.
- Der Untersucher befindet sich in Schutzkleidung auf einem Hocker sitzend vor dem Patienten, die Assistenzperson so, dass Sie den Kopf unterstützend festhalten kann und Instrumente anreichen kann.
- Ein peripherer venöser Zugang sollte vorhanden sein für:

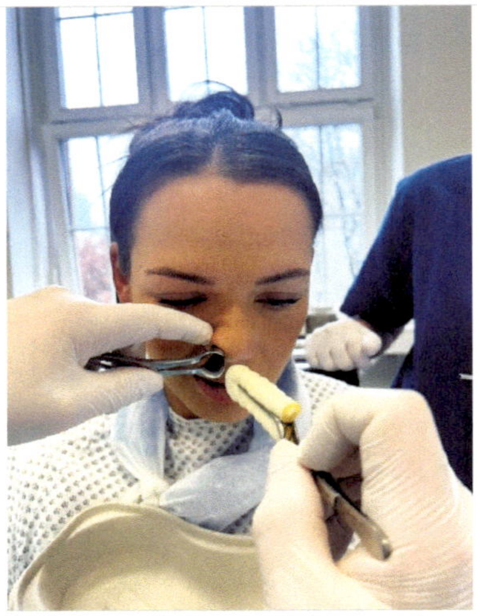

Abb. 59.11 Platzieren einer Fingerlingstamponade.

  - Volumensubstitution
  - Medikamentengabe (Analgesie und Blutdrucksenkung)
  - Behandlung bei Synkope (häufig bei Tamponadenanlage)
  - Behandlung bei allergischer Reaktion auf lokale Betäubung
- Der Eingriff beginnt mit einer anterioren Rhinoskopie und der Schleimhautanästhesie mittels Einlage von mit Naphazolinhydrochlorid 0,05 % und Tetracainhydrochlorid 1 % getränkten Spitztupfern oder Watte.
  - Spekulum wird in der nicht dominanten Hand gehalten, in der dominanten Hand zunächst Sauger, nach Absaugen der Nase zeigt sich häufig schon die Blutungsquelle.
  - Nun Einlage der Schleimhautanästhesie, dabei Halten der Hirnwatte/des Spitztupfers so, dass die Tranchen der Pinzette keine Schleimhautverletzung verursachen.
  - Einwirkzeit des Anästhetikums abwarten (ca. 2–3 min) und ggf. Wechsel, da stärkere Blutungen das Medikament zu stark verdünnen.
  - **Cave:** Patienten können auf lokale Betäubungsmittel allergisch reagieren.
  - **Cave:** Patienten beschreiben oft ein Taubheitsgefühl an den Schneidezähnen oder der Oberlippe; dies ist normal.
  - **Cave:** Es sollte möglichst kein lokales Betäubungsmittel in den Rachen gelangen, um die Schutzreflexe nicht zu beeinträchtigen.
  - **Cave:** Beim Einführen von Instrumenten, beispielsweise der Pinzette können Blutkoagel rostral aus der Choane in den Rachen gedrückt werden → Aspirationsgefahr! Nase vorher gründlich aussaugen bzw. Absauger für den Rachen (Jankauer) griffbereit halten
- Nun wird die Fingerlingstamponade in die Bajonettpinzette genommen und in den unteren Nasengang unter Sicht eingeführt (► Abb. 59.11).
  - Hierbei ist darauf zu achten, dass die Tranchen der Pinzette nicht über die Tamponade ragen. Weiches Tamponadenmaterial sollte zuerst in die Nase kommen, um iatrogene Schleimhautverletzungen durch die Pinzette zu vermeiden.
  - **Cave:** Die Tamponade muss horizontal im Verlauf des Nasenganges und nicht im Verlauf des Nasenrückens eingeführt werden (Gefahr der Schädelbasisverletzung, ► Abb. 59.12).
  - Nach Einführen einer Tamponade wird diese vorsichtig in den oberen Bereich der Nase gedrückt und eine neue Tamponade in den dadurch frei werden unteren Nasengang geführt.

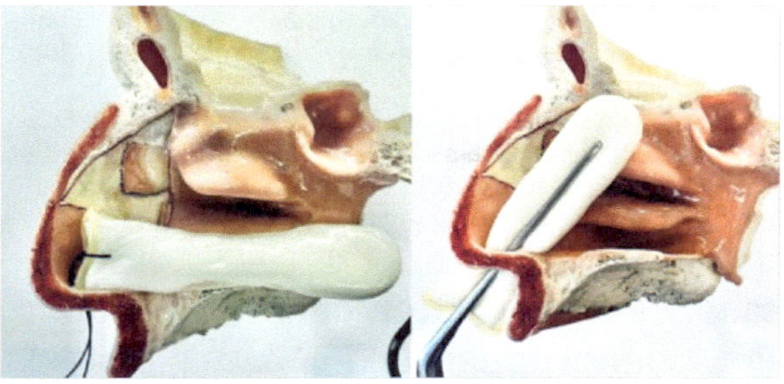

Abb. 59.12 **Platzieren einer Tamponade.** Korrekte Platzierung der Tamponade im unteren Nasengang (links) vs. falsche Platzierung mit Gefahr der Schädelbasisverletzung (rechts).

  - **Cave:** Es kann notwendig sein, dass die Assistenzperson den Kopf des Patienten festhält, um ein Einführen der Tamponade zu ermöglichen.
  - **Cave:** Tamponaden können in den Rachen abrutschen und zu einer Aspiration führen. Fingerlingstamponaden sind daher fadenarmiert. Diese Fäden sollten vor der Columella verknotet werden, um ein Abrutschen zu vermeiden.
  - **Cave:** Bei der Fixierung der Tamponaden ist darauf zu achten, dass es keine Druckstellen durch z. B. den Armierungsfaden der Fingerlingstamponade an der Columella oder den Nasenflügeln gibt. Diese beiden Stellen sind sehr empfindlich und Druckstellen oder Nekrosen können schon nach kurzer Zeit entstehen.
  - Das Einführen und der Verbleib der Tamponade sind für die Patienten trotz Lokalanästhesie oft schmerzhaft. Hier ist es hilfreich, den Patienten über diese Symptome aufzuklären und gleichzeitig systemische Schmerzmittel zu verabreichen.
- Der Vorgang der Tamponade wird so lange abwechselnd durchgeführt, bis die Blutung sistiert oder die Patienten keine weitere Tamponade tolerieren.
- Nach 1 oder 2 Tamponaden auf der ipsilateralen Blutungsseite kann bei Nichtsistieren der Blutung die kontralaterale Seite ebenfalls tamponiert werde.
  - Der Druck von unilateralen Tamponaden kann dazu führen, dass sich die Nasenscheidewand zur kontralateralen Seite verschiebt.
  - Dies hat zum einen die Folge, dass der Druck auf die Blutung nachlässt, zum anderen kann dies irreversibel sein und für die Patienten eine permanente Nasenatmungsbehinderung bedeuten.
  - Der Nachteil der bilateralen Tamponade ist, dass eine komplette Nasenatmungsbehinderung verursacht wird und oft stärkere Schmerzen entstehen.
- Nach erfolgter Tamponade ist sofort eine Inspektion des Rachenraums vorzunehmen, um sicherzustellen, dass sich kein Blut oder Blutkoagel im Oro- oder Epipharynx befindet.
  - Blutkoagel müssen entfernt werden (Aspirationsgefahr!).
  - Findet sich frisches Blut an der Pharynxhinterwand, so ist die Tamponade nicht ausreichend und es muss die Verwendung einer Bellocq-Tamponade oder einer Ballontamponade erwogen werden.
- Nach erfolgter Tamponade kann eine stationäre Überwachung indiziert sein. Dies sollte sich an folgenden Faktoren orientieren:
  - Stärke der Blutung
  - niedriger Hb-Wert
  - Anzahl der Blutungen
  - Synkopen
  - Begleiterkrankung
  - mangelnde Compliance
  - fehlende oder ungenügende Überwachung im häuslichen Umfeld
  - individuelle ärztliche Risikobeurteilung
  - Schmerzen durch die Tamponaden
  - nach Anlage einer Ballontamponade

59.14 Mögliche Fehler und Fallstricke

- Basistherapie:
  - Druck nicht auf dem knorpeligen Teil des Nasengerüsts sondern auf dem knöchernen Nasenbein, daraus resultiert eine insuffiziente Kompression
- Operative Eskalationstherapie:
  - Koagulation an korrespondierenden Septumstellen beidseits kann das Risiko für eine Septumperforation erhöhen.
- Konservative Eskalationstherapie:
  - Durch ausgeprägte Tamponade einer Seite und unzureichender Tamponade der Gegenseite Verlagerung des Septums mit konsektivem Wirkverlust der Tamponade durch nachlassenden Druck.

59.15 Mögliche Komplikationen

59.15.1 Komplikationen während der Durchführung

- Die Aspiration, obwohl selten, ist eine der gefährlichsten Komplikationen bei der Versorgung der Epistaxis. Sie kann mehrere Ursachen haben, die gleichermaßen beachtet werden müssen:
  - Aspiration von frischem Blut, welches retrograd über die Nase abfließt, da der Abflussweg durch die Nasenlöcher, z. B. durch Kompression oder Tamponaden verlegt ist
  - Blutkoagel, die sich in der hinteren Nase gebildet haben und sich bei Manipulation mit der Pinzette oder dem Sauger lösen und retrograd über die Choanen in den Pharynx gelangen; dies kann z. B. schon bei der Applikation von hohen Einlagen vorkommen
  - Tamponaden, die nach retrograd dislozieren, da die Fixierung nicht suffizient war oder durch den Patienten an den Tamponaden manipuliert wurde
- Häufig kommt es bei der operativen oder konservativen Eskalationstherapie bei Manipulation in der Nase zu vasovagalen Synkopen.
  - Hierauf müssen die Behandelnden vorbereitet sein.
  - Schnelle Schocklagerung (Oberkörper tief, Beine angehoben) schafft in der Regel schnell Besserung der Symptome.
  - Allerdings erschwert dies im Gegenzug meist auch die Versorgung der Epistaxis.

Cave

Für die Dauer der Synkope sistiert die Blutung in der Regel, da der Blutdruck im Rahmen der Synkope sehr niedrig wird. Nach der Schocklagerung erhöht sich dieser aber schnell, sodass die Blutung wieder beginnt. Oft ist es in diesem Fall notwendig, schnell die Nase zu tamponieren, um die Blutung zu behandeln. Gegebenenfalls kann zu einem späteren Zeitpunkt erneut der Versuch der Kauterisation gemacht werden.

59.15.2 Komplikationen nach der Durchführung

- Septumperforation nach Kauterisation (vor allem bei Kauterisation an korrespondierenden Schleimhautstellen)
- Tamponaden selbst können Druckstellen und Infektionen an der Nasenscheidewand verursachen.
  - Das Risiko steigt mit steigender Verweildauer der Tamponaden.
  - Es hat sich daher etabliert, Tamponaden wenn möglich nur 2–3d zu belassen.
- Allergische Reaktionen und Fremdkörperreaktionen
- Tubendysfunktionen
- Paraffingranulome
- Dekompensation eines vorbestehenden Schlaf-Apnoe-Syndroms (Einzelfallbeschreibungen)
- Staphylococcal-toxic-Shock-Syndrom (Einzelfallbeschreibungen)

59.16 Dokumentation

- Jede Handlung am Patienten sollte dokumentiert werden.
- Bei kauterisierenden Maßnahmen sollten als minimaler Standard die Art der Lokalanästhesie, der Ort der Blutung, die verwendete Methode der Kauterisation und der Erfolg dokumentiert werden.
- Bei tamponierenden Verfahren mit Fingerlings- oder vergleichbaren Tamponaden sollten die Anzahl und Art der Tamponaden pro Nasenseite sowie der voraussichtliche Zeitpunkt der Entfernung der Tamponade vermerkt werden. Des Weiteren sollte die Fixierung der Tamponaden zur Vermeidung der Aspiration festgehalten werden.
- Nach der Versorgung einer Epistaxis sollte zudem dokumentiert werden, dass eine Inspektion des Rachenraums erfolgt ist und ggf., dass keine weitere Blutung sowie kein Blutkoagel sichtbar waren.
- Zudem sollten Blutdruck, Herzfrequenz, Hb-Wert und ggf. sonstige Laborwerte dokumentiert werden.
- Unter Umständen kann eine stationäre Überwachung indiziert sein. Wenn Überwachungspflicht besteht, sollte diese ärztlich begründet und dokumentiert werden.

IX

59.17 Postoperatives/ Postinterventionelles Management

- intensive Nasenschleimhautpflege mit einer Nasensalbe
- Schnäuzverbot

59.18 Ergebnisse

- Nasenbluten ist in der Laienöffentlichkeit als potenziell chronisches und wiederkehrendes Problem bekannt. Faktoren, welche zu einem erneuten Nasenbluten beitragen können, sind die Revaskularisierung der Nasenschleimhaut, anhaltende Traumata (vor allem bei Kindern durch fortgesetzte digitale Manipulation) oder eine bakterielle Besiedlung.
- Die in der Literatur berichteten Raten von erneuter Epistaxis trotz Therapie variieren erheblich zwischen den angewendeten Methoden (Zwischen < 10 % und 60 %) und sind aufgrund der heterogenen Studien nur bedingt vergleichbar.
- Für die Verfahren der operativen Eskalationstherapie (Koagulation) werden die Erfolgsraten der Elektrokoagulation bei ca. 85 % und für die chemische Koagulation bei ca. 65 % angegeben.
- Für die Verfahren der konservativen Eskalationstherapie (Tamponade) werden die Erfolgsraten je nach Studie mit 40 %–80 % angegeben.
- Generell ist festzuhalten, dass ein erneutes Auftreten der Epistaxis durchaus häufig sein kann und dass in einem solchen Fall der nächste Eskalationsschritt der Therapie erwogen werden sollte.

59.19 Besonderheiten bei bestimmten Personengruppen

59.19.1 Besonderheiten bei Schwangeren

- Epistaxis in der Schwangerschaft ist ein häufiges Problem. In Studien wird von bis zu 20 % der Schwangeren ausgegangen die eine oder mehrere Episoden von Epistaxis in der Schwangerschaft haben.
- In der Regel ist diese Epistaxis jedoch selbstlimitierend bzw. mit den Basismaßnahmen therapierbar.
- In sehr seltenen Fällen (Einzelfallberichte) ist die Epistaxis lebensbedrohlich und es muss eine operative Blutstillung und ein Kaiserschnitt vorgenommen werden.
- Bei der operativen und konservativen Eskalationstherapie sollte ein Lokalanästhetikum verwendet werden, für welches es genügend Erfahrung in der Schwangerschaft gibt. Für das gängige Xylocain-Pump Spray gilt: Lidocain sollte in der Schwangerschaft nur bei strenger Indikationsstellung angewendet werden, da keine kontrollierten Studien an Schwangeren durchgeführt wurden. Bisher liegen keine Hinweise auf angeborene Missbildungen nach Lidocainexposition in der Schwangerschaft vor. Lidocain passiert nach parenteraler Gabe die Plazenta. Untersuchungen zum plazentaren Übergang nach topischer Anwendung liegen nicht vor.
- Alle Maßnahmen sollten unter einer sorgfältigen Nutzen-Risikoabwägung erfolgen.

59.19.2 Besonderheiten bei Kindern und Jugendlichen

- In der Regel Blutungen des Locus Kiesselbachii, die mit den Maßnahmen der Basistherapie behandelt werden.
- Bei Kauterisation eher Silbernitrat-Stift wählen, da dieser weniger schmerzhaft ist als die Elektrokauterisation.
- Ausgiebige Untersuchung oder blutstillende Maßnahmen in der Regel nur in ITN möglich.

59.20 Literatur

Literatur zur weiteren Vertiefung

[389] Beck R, Sorge M, Schneider A, Dietz A. Current Approaches to Epistaxis Treatment in Primary and Secondary Care. Dtsch Arztebl Int 2018; 115: 12–22

[390] Beule AG, Weber RK, Kaftan H, Hosemann W. Ubersicht: Art und Wirkung geläufiger Nasentamponaden [Review: pathophysiology and methodology of nasal packing]. Laryngorhinootologie 2004; 83: 534–551

[391] Crunkhorn RE, Mitchell-Innes A, Muzaffar J. Torrential epistaxis in the third trimester: a management conundrum. BMJ Case Rep. 2014 Oct 9;2014:bcr2014203892. doi: 10.1136/bcr-2014-203892. PMID: 25301417; PMCID: PMC4195212

[392] Delank KW. Diagnostik und Therapie der Epistaxis [Diagnosis and therapy of epistaxis]. Laryngorhinootologie 2006; 85: 593–603

[393] Mcleod RWJ, Price A, Williams RJ et al. Intranasal cautery for the management of adult epistaxis: systematic review. J Laryngol Otol. 2017 Dec;131(12):1056-1064. doi: 10.1017/S0022215117002043. PMID: 29280692

[394] Schlosser RJ. Clinical practice. Epistaxis. N Engl J Med. 2009 Feb 19;360(8):784-9. doi: 10.1056/NEJMcp0807078. PMID: 19228621

[395] Tunkel DE, Anne S, Payne SC et al. Clinical Practice Guideline: Nosebleed (Epistaxis). Otolaryngol Head Neck Surg. 2020 Jan;162(1_suppl): S 1-S 38. doi: 10.1177/0194599819890327. PMID: 31910111

[396] Viehweg TL, Roberson JB, Hudson JW. Epistaxis: diagnosis and treatment. J Oral Maxillofac Surg. 2006 Mar;64(3):511-8. doi: 10.1016/j.joms.2005.11.031. PMID: 16487816

60 Erstversorgung des Neugeborenen

Rolf Schlößer, Boris Wittekindt

60.1 Steckbrief

Die Erstversorgung des Neugeborenen beinhaltet Maßnahmen, die die Transition vom fetalen zum neonatalen Leben unterstützen und bei gestörter Adaption des Kindes mitunter lebensrettend sind. Im Fokus steht dabei an erster Stelle die Sicherstellung der Atmung bzw. Beatmung, da die Belüftung der Lunge nach der Geburt der entscheidende Punkt der Adaptation ist. Bei fehlender Atmung ist in manchen Fällen eine Stimulation des Neugeborenen ausreichend. Je unreifer das Kind, umso dosierter muss die Stimulation sein. Wenn diese Maßnahmen nicht zum Erfolg geführt haben oder das Kind bradykard ist, muss man es aktiv beatmen. Andere Aspekte, z. B. die Kreislaufumstellung, der Volumenstatus, das Wärmemanagement, die Glukosehomöostase und die Einschätzung der neurologischen Situation, sind aber ebenfalls wichtig und sollen hier kurz behandelt werden.

60.2 Synonyme

- Kreißsaal-Reanimation
- Neugeborenen-Reanimation
- Support of Transition

60.3 Keywords

- verzögerte Abnabelung
- Maskenbeatmung
- endotracheale Intubation
- Thoraxdruckmassage

IX

60.4 Überblick

- Die Versorgung eines Neugeborenen unmittelbar nach seiner Geburt reicht von der „Begleitung" des Kindes beim Übergang vom intrauterinen zum extrauterinen Leben bis hin zur Reanimation mit teils invasiven Maßnahmen. Frühgeborene sind gesondert zu betrachten.
- Voraussetzung einer adäquaten Erstversorgung ist die richtige Einschätzung des klinischen Zustands des Neugeborenen. Atmung und Herzfrequenz sind die entscheidenden Parameter aus den fünf Kriterien des APGAR-Scores.
- Im Unterschied zur Reanimation von Kindern oder Erwachsenen besteht beim Neugeborenen in den allermeisten Fällen weder eine Asystolie noch ein Kammerflimmern, sondern eine Bradykardie, die häufig durch die alleinige Belüftung der Lunge behandelt wird. Letzteres, also die Belüftung der Lunge ist, weil diese primär flüssigkeitsgefüllt ist, technisch nicht trivial.
- Die Situation des Fetus ist grundsätzlich eine andere als die des Neugeborenen auf dem Erstversorgungstisch.
  - Der entscheidende physiologische Unterschied ist die Atmung von Luft in die Alveolen und die Verdrängung der pulmonalen Flüssigkeit aus den Alveolen.
  - Die sukzessive Belüftung der Lungenanteile ist die Voraussetzung der Durchblutung derselben und die Absenkung des pulmonalen Widerstandes.
  - Dann stellt sich der fetale auf den neonatalen Kreislauf um, nun liegt also eine „In Reihe-Schaltung" anstatt der „Parallelschaltung" vor.
  - Die Belüftung der Lunge ist also der Schlüssel bei der Erstversorgung des Neugeborenen, unabhängig von seinem Reifealter oder assoziierten Fehlbildungen.
  - Der andere wichtige Aspekt ist das größere Blutvolumen, das durch eine verzögerte Abnabelung dem rechten Herzen zur Verfügung gestellt wird.
  - Die Durchtrennung der Nabelschnur sollte idealerweise erst erfolgen, wenn die (Be-)Atmung eingesetzt hat und damit nach der Belüftung der pulmonale Widerstand abfällt und die Durchblutung ansteigt („delayed cord clamping").

60.5 Indikationen

- Nach jeder Geburt muss die Adaption klinisch überwacht werden, dies erfolgt im Regelfall durch Hebammen und Geburtshelfer.
- Je nach Zustand sind dann weitere Maßnahmen nötig, für die dann ggf. auch andere Berufsgruppen (Anästhesie, Pädiatrie) hinzugezogen werden.
- Zeichen einer gestörten Adaptation sind: Bradykardie, fehlende oder gestörte Atmung (Dyspnoe/Tachypnoe), Zyanose oder Blässe.
- Fehlender oder schwacher Muskeltonus und fehlende oder abgeschwächte Reflexe komplettieren den APGAR-Score (▶ Abb. 60.1), sind aber für die Aufnahme von erweiterten Reanimationsmaßnahmen nicht wegweisend.

60.6 Kontraindikationen

- Ist ein Kind intrauterin verstorben, sollten Reanimationsmaßnahmen nicht durchgeführt werden.
- Klinische Zeichen dafür sind: Lazeration der Haut, thrombosierte Nabelgefäße
- Im Zweifelsfall werden Reanimationsmaßnahmen so lange durchgeführt, bis der bereits eingetretene Tod durch andere Untersuchungen (z. B. EKG) untermauert sind.

60.7 Aufklärung und spezielle Risiken

- Eine Aufklärung über die ergriffenen Maßnahmen ist aufgrund des Notfallcharakters in der Regel nicht möglich.
- Es gibt Hinweise aus der Literatur, dass die Anwesenheit eines Elternteils bei der Reanimation, bzw. Erstversorgung für die Familie selber vorteilhaft ist [398].
- Immer sollte nach der Reanimation ein ausführliches Gespräch mit den Eltern über die Ereignisse und die möglichen Folgen geführt werden.

60.8 Vorbereitende Diagnostik

- Relevante Vorabinformationen liefern der Mutterpass und die geburtshilfliche Anamnese:
  - Gestationsalter
  - geschätztes Gewicht
  - Fruchtwassermenge
  - Zeitpunkt des Blasensprungs
  - Beschaffenheit des Fruchtwassers
  - Kardiotokografie (CTG)
  - mütterliche Erkrankungen
  - Geburtsablauf
  - vorgeburtlich diagnostizierte Fehlbildungen oder Auffälligkeiten

Punkte	0	1	2
Aussehen	blau oder weiß	Stamm rosig, Extremitäten blau	rosig
Puls	fehlt	schwach (< 100/min)	kräftig (> 100/min)
Grimassen (Reflexe) beim Absaugen	keine	Grimassen	kräftiges Schreien, Husten, Niesen
Aktivität (Muskeltonus)	keine Spontanbewegungen, schlaff	geringe Flexion der Extremitäten, träge	aktive Spontanbewegungen
Respiration (Atmung)	keine	unregelmäßig, schnappend	regelmäßig

Durchführung: Die Bewertung erfolgt 1,5 und 10 Minuten post partum
Wert: 8–10 Punkte = lebensfrisches Kind, 5–7 Punkte = leichte Depression, 0–4 Punkte = schwere Depression

Abb. 60.1 APGAR-Score. (Quelle: Flemming A, Friedrich L, Ringe B et al. Geburtshilfe und Gynäkologie. In: Flemming A, Friedrich L, Ringe B et al. Taschenatlas Notfallmedizin. 4. Aufl. Stuttgart: Thieme; 2024)

60.9 Anästhesie

- Bei der Intubation des apshyktischen Neugeborenen sind in der Regel keine Medikamente zur Sedierung oder Analgesie erforderlich, da sie unverzüglich beim „leblosen" Kind vorgenommen werden muss.
- Die sekundäre Intubation bei einem Kind mit unzureichender Atmung oder bei Fehlbildungen, bei dem auch bei einem durchaus lebhaftes Kind Indikationen zur Intubation bestehen (z. B. CDH, Zwerchfellhernie), sollte unter Sedierung und Analgesie, evtl. auch Relaxierung durchgeführt werden.
  - Dazu gibt es je nach Zentrum und Erfahrung unterschiedliche Protokolle [410].
  - Voraussetzung ist ein intravenöser Zugang.
  - Auch für die sogenannte „Less Invasive Surfactant Application" (LISA) beim Frühgeborenen gibt es Medikamentenempfehlungen [399].
- Nicht invasive Beatmungsformen bei der Erstversorgung (CPAP) erfordern keine spezielle Medikation. Zur Atemstimulation beim Frühgeborenen wird von einigen Autoren eine frühzeitige Gabe von Koffeinzitrat empfohlen [403].

60.10 Personal, Material und Einstelltechnik

- Personal:
  - Für die Erstversorgung von Neugeborenen sollten binnen kürzester Zeit mindestens zwei entsprechend ausgebildete Personen zur Verfügung stehen. Schnell können auch noch weitere Personen mit zusätzlichen Kompetenzen notwendig werden, weshalb in jeder Geburtsklinik entsprechende Notfallketten etabliert sein sollten.
  - Für die Versorgung von Risikoneugeborenen, die in einem Perinatalzentrum stattfinden sollte, gibt es detailliertere Anforderungen an das Personal. Bei der Geburt von sehr kleinen Frühgeborenen soll eine(r) von ihnen NeonatologIn sein [408]. „Ein Facharzt für Kinder- und Jugendmedizin mit der Schwerpunktbezeichnung „Neonatologie" sollte bei Geburt eines extrem unreifen Frühgeborenen anwesend sein."
- Material:
  - Masken, Beatmungsbeutel, PVKs, Tuben und Absaugkatheter in geeigneten Größen
  - Laryngoskop mit Macintosh und Miller-Spatel in geeigneten Größen, evtl. Videolaryngoskop
  - titrierbare Sauerstoffzufuhr
  - altersangepasstes Monitoring: EKG, SaO_2, RR, Temperatur
  - Wärmebett
  - Point-of-Care-Labor: Blutgasanalyse, Blutzuckermessung
  - evtl. Geräte für die druckkontrollierte Beatmung, CPAP und/oder High-Flow-Therapie

60.11 Vorbereitung

- Kontrolle der Dichtigkeit des Beatmungsbeutels
- Kontrolle der Geräte und der korrekten Konnektion von Sauerstoffzufuhr und Absaugung
- Einschalten des Wärmestrahlers und der Beleuchtung
- Erhöhung der Raumtemperatur (bei Frühgeborenen) auf mindestens 26 °C [404]
- Überprüfung des Laryngoskops und der Absaugung

60.12 Anatomie

- Die Unterschiede des fetalen Kreislaufs zum postnatalen ist für das Verständnis der Adaptation bzw. der Adaptationsstörung von Bedeutung.
- Das oxygenierte Blut aus der Plazenta wird über die Nabelvene zum rechten Vorhof gebracht.
- Dabei fließt es nur zu einem geringen Teil durch die Leber, zum größeren über den Ductus venosus an ihr vorbei.
- Die Eustach-Klappe am Übergang der unteren Hohlvene zum rechten Vorhof leitet das Blut nur über das Foramen ovale in den linken Vorhof.
- Von dort strömt es in den linken Ventrikel, der es in die Aorta pumpt und vor allem den Kopf mit sauerstoffreichem Blut versorgt.
- Von der Vena cava superior wird das sauerstoffarme Blut aus diesem Bereich nun in den rechten Vorhof gebracht, wo es in den rechten Ventrikel geleitet wird.
- Von dort wird das Blut in den Truncus pulmonalis gepumpt, aufgrund des hohen Gefäßwiderstands in der Lunge pränatal jedoch an der Lunge vorbei über den Ductus arteriosus Botalli in die Aorta descendens geleitet.

- Die Nabelarterien führen das sauerstoffarme Blut nun wieder zurück in die Plazenta. Somit werden die Organe Leber und Lunge vor der Geburt vom Blutkreislauf nahezu ausgeschlossen.

60.13 Durchführung

60.13.1 Verzögerte Abnabelung

- Pathophysiologisch ist ein Abnabeln nach dem ersten Atemzug sinnvoller als das sofortige Abnabeln nach der Geburt.
- So kann dem rechten Herzen eine größere Menge an Blut aus der Nabelschnur, bzw. der Plazenta zur Verfügung gestellt werden und das Defizit von Blut, das durch den Abfall des pulmonalen Widerstands entsteht, kompensiert werden.
- Bei der Geburt von Frühgeborenen ist diese Maßnahme schon länger empfohlen.
- Die sicherste Methode ist, das Kind mindestens 1 min an der pulsierenden Nabelschnur zu lassen; beim „Ausmelken" der Nabelschnur, das schneller geht, wurden hingegen mehr Hirnblutungen bei Frühgeborenen gefunden.
- In der Notfallsituation beim asphyktischen Kind ist die verzögerte Abnabelung technisch schwierig und im Fall einer Anämie des Fetus bzw. Kindes auch kaum realisierbar.
- Zurzeit laufen noch Studien mit Geräten, die eine Versorgung des Kindes in unmittelbarer Nähe der Mutter ermöglichen (Concord).

60.13.2 Maskenbeatmung

Lagerung

- Bei reifen Kindern ist die Rückenlagerung der beste Weg für eine effektive Notfallversorgung.
- Bei Frühgeborenen wird bei einigen Autoren auch die so genannte „Embryonalstellung" bevorzugt.

IX

Vorbereitung

- Beatmungsbeutel bzw. T-Stück-Gerät auf Dichtigkeit prüfen, indem man mit der Hand die Maske abdichtet und mit dem Finger das T-Stück zuhält bzw. das Pop-off-Ventil verschließt. Der Druck im System sollte dann nicht durch ein Leck entweichen.
- Bei den Masken gibt es runde Silikonmasken, aber auch tropfenförmig geformte, verschiedene große Masken (00, 0, 1).

Absaugen

- Bei klarem Fruchtwasser kann auf das Absaugen vor dem Beginn der Maskenbeatmung auch verzichtet werden.
- Bei jeglichem äußeren Verdacht auf eine mögliche Obstruktion der Atemwege sollte der Mund des Kindes auf Verlegungen durch Blutkoagel, dickem Mekonium oder dergleichen untersucht und bei Bedarf durch kurzes Auswischen oder Absaugen des Rachens grob gereinigt werden, sodass die oberen Atemwege frei sind.
- Bei tiefem Absaugen kann es zu einer Vagusreaktion, dem Verschluss der Stimmritze und zur Verlängerung der Apnoe kommen, weshalb das tiefe Absaugen nur bei manifesten Beatmungsproblemen erfolgen sollte.

Durchführung

- Die Beatmung mit der Maske ist die erste Maßnahme, um bei einem nicht oder nicht ausreichend atmenden Neugeborenen die Belüftung der Lunge sicher zu stellen.
- Sie wird bei der Reanimation immer vor einer Thoraxdruckmassage durchgeführt und macht diese in den meisten Fällen nicht mehr nötig.
- Die Beatmung muss effektiv sein, das heißt, dass Thoraxbewegungen beim Kind sichtbar sind und keine Leckagen auftreten.
- Bei allen verwendeten Systemen kann bei Bedarf das Atemgas mit Sauerstoff angereichert werden – was in der primären Beatmung Neugeborener nur nach Bedarf geschehen soll – und es besteht eine Limitierung des maximal applizierbaren Spitzendrucks.
- Eine Maskenbeatmung ist grundsätzlich sowohl mit einem halbautomatischen Beatmungsgerät durchführbar als auch mit einem Beatmungsbeutel:
  - Der Beatmungsbeutel sollte ein Überdruckventil (Pop-off-Ventil) haben, das bei ungünstiger Anatomie auch geschlossen werden kann und unter Umständen höhere Drücke zulässt.
  - Die gebräuchlichsten Beatmungsbeutel sind „selbstentfaltend" („self-inflating bag"), die Füllung nach der manuellen Kompression erfolgt also passiv und auch ohne Gaszufuhr, was den Einsatz in der Notfallsituation sicherer macht.
  - Verwendet werden Beutelvolumen von ca. 220 ml, wobei im Notfall auch mit größeren Beuteln beatmet werden kann.
  - Aus Sicherheitsgründen haben die Beatmungsbeutel ein Überdruckventil, dass zwischen 35 und 40 cm H_2O öffnet und somit den maximal applizierbaren Druck begrenzt.
  - Neben dieser konventionellen Beutel-Maskenbeatmung kommen zunehmend häufig halbautomatische Beatmungssysteme zum Einsatz, die mit einem kontinuierlichem, druckbegrenztem Gasfluss arbeiten und über ein sogenanntes T-Stück mit der Maske verbunden sind (z. B. Perivent, Neopuff, Neo-Tee).
  - Vorteile dieser Beatmungsform sind: effektive Kontrolle eines PEEP, partielle Kompensation eine Maskenleckage [401]
  - Ob die Verwendung der T-Stück Beatmungsgeräte tatsächlich auch einen klinischen Vorteil bringen, ist aktuell noch unklar, für die Subgruppe der Frühgeborenen gibt es hierfür Hinweise [407].
- Vom Rechtshänder wird der Beutel in die rechte Hand genommen und die linke umfasst mit den ersten beiden Fingern die Maske.
- Mit den übrigen kann man dann den Kopf des Neugeborenen am Kinn in eine gerade Position legen.
- Die Maske umschließt Nase und Mund des Kindes.
- Ihre Größe sollte deshalb entsprechend der Größe des Kindes gewählt werden.
- Die Nasenspitze des Kindes sollte der höchste Punkt sein, der Kopf sollte jedoch nicht überstreckt werden und in neutraler Position und in Mittelstellung liegen.
- Mit dem Beutel wird zunächst eine längere Inspiration appliziert und der Thorax sollte sich dabei heben.
- Danach werden weitere Inspirationen gegeben, wobei darauf zu achten ist, dass sie effektiv sind und nicht hastig.
- In der Leitlinie des ERC [404] werden 5 „Blähhübe" empfohlen und dann die Re-Evaluation.
- Das Ziel ist die Belüftung der Lunge, die sich auch in einem Anstieg der Herzfrequenz zeigt, die am einfachsten durch Auskultation mit dem Stethoskop und/oder (unsicherer) durch Palpation des Nabelschnurpulses beurteilt wird.
- Auch Rosigwerden des Kindes ist Zeichen für den ersten Erfolg der Beatmung.

60.13.3 Endotracheale Intubation beim Neugeborenen

- Bei der Intubation ist zu beachten, dass der Larynx des Neugeborenen zum Zungengrund relativ höher als bei Erwachsenen oder älteren Kindern steht. Deshalb sind gerade Intubationsspatel für eine Intubation geeigneter als gebogene.
- Die endotracheale Intubation im Kreißsaal wird in den meisten Fällen als Notfallmaßnahme durchgeführt.
- Dann sind eine Sedierung und Analgesie in der Regel nicht möglich und beim leblosen Kind auch nicht notwendig.
- Bei der elektiven Intubation hingegen ist eine vorangehende Medikation indiziert, um verschiedene unerwünschte physiologische Reaktionen, wie Erhöhung des intrakraniellen Drucks, Bradykardie, Hypoxämie, Blutdruckanstieg, zu verhindern oder zu mildern [405]. Die Prozedur der endotrachealen Intubation ist in jedem Fall aber gleich.

Notwendiges Zubehör

- Larnyngoskopgriff
- Spatel (vorzugsweise Miller/Forreger) Größen 00, 0 und 1
- Magillzange (bzw. „Ohrzange")
- Tubus in Größen 2.0 bis 3.5
- Absauger und Absaugkatheter
- Maske 0 und 1
- Beatmungsbeutel
- Führungsstab (Stilett)

Assistenz

- mindestens 1 Assistenz für Handreichungen und Kontrolle des klinischen Zustands des Patienten

Lagerung

- Das Kind liegt in neutraler Position mit Kopfmittellage, keine Überstreckung des Kopfs.
- Ob ein Unterpolstern der Schultern hilfreich oder störend ist, hängt sehr von der Größe des Kindes und von der Form des Kopfs ab.
- Bei manchen Kindern (kongenitaler Hydrozephalus, Caput succedaneum) ist ein Unterpolstern der Schultern im Regelfall hilfreich.

Durchführung der nasotrachealen Intubation

- Einführen des Tubus über das Nasenloch bis zum Pharynx
  - Cave: Nach kranialer Einführung in das Nasenloch, den Tubus direkt nach kaudal leiten.
  - Die Passage soll ohne Widerstand möglich sein, sonst kleineren Tubus nehmen oder anderes Nasenloch.
  - Hilfreich ist eine Befeuchtung des Tubus mit Speichel des Kindes oder ggf. Gleitgel.
- Bei Rechtshändern wird das Laryngoskop in die linke Hand genommen und mit der rechten (behandschuhten) Hand der Mund geöffnet.
  - Einige Anwender halten das Laryngoskop alleine mit Daumen und zwei Fingern, sodass der Ringfinger der linken Hand Kontakt zum Unterkiefer halten kann und damit verhindert, dass der Kopf zur Seite rollt, und der kleine Finger von außen auf dem Larynx liegt.
  - Hierdurch kann bei Bedarf ein sanfter Druck auf das Cricoid ausgeübt werden und die Passage des Tubus durch den Larynx palpatorisch registriert werden.
  - Der Spatel wird über der Zunge eingeführt und diese sanft nach unten gedrückt, die Uvula sollte in der Mitte liegen.
  - Der Spatel wird vorgeführt und der Unterkiefer mit dem Spatel nach unten vorne gedrückt.
  - Sichtbar werden jetzt die Epiglottis und die Stimmritze sowie die Tubusspitze, die idealerweise schon davor zu liegen kommt.
  - Mithilfe der Zange wird die Tubusspitze gegriffen und durch die Stimmritze geführt.
  - Ggf. kann die Assistenz den Tubus mit ihrer Hand nachführen.
  - Manche Tubi haben eine schwarze Markierung, die gerade hinter der Stimmritze verschwinden sollte; dann ist die korrekte Position des Tubus anzunehmen.
- Nach Intubation wird der Tubuskonnektor an einen Beatmungsbeutel angeschlossen.
  - Regelrechte Thoraxexkursionen zeigen die korrekte Intubation an.
  - Weitere Zeichen für eine gute Tubuslage ist die Erholung des Patienten (Anstieg der Herzfrequenz, Rosigwerden, Anstieg der Sättigung).
  - Die Auskultation ist kein sicheres Zeichen, wird aber in jedem Fall durchgeführt und sollte ein beidseitiges Atemgeräusch zu Gehör bringen.
  - Sicherer ist hingegen der Nachweis von exspiratorischem CO_2 mit einem geeigneten Gerät.
  - Bei weiterer Unsicherheit über die Tubuslage sollte noch einmal das Laryngoskop eingeführt werden und der in der Stimmritze liegende Tubus dargestellt werden.

Vorteile der nasalen Intubation

- weniger Sichtbehinderung bei der Prozedur selbst
- Stabilisierung des Tubus (auch eines weicheren) durch die nasalen Atemwege
- bessere natürliche Fixierung nach stattgehabter Intubation und bei weiterer Beatmung und/oder ggf. Manipulation des kindlichen Körpers bei Umlagerung oder Transport

Nachteile der nasalen Intubation

- Die Passage der Choanen kann mitunter erschwert sein, was die Intubation verzögert.
- Bei sehr kleinen Frühgeborenen kann es hilfreich sein zunächst eine Magensonde durch den Tubus zu schieben und diese durch die Nase in den Rachen einzuführen, damit man für den nachfolgenden Tubus dann eine Schienung hat.

Durchführung der oralen Intubation

- Zusätzlich zum oben erwähnten Zubehör sollte ein Führungsstab bereitliegen, um einen weicheren Tubus aufzufädeln und besser in den Larynx einführen zu können.
- Bei der peroralen Intubation kann die Sicht durch den in die Mundhöhle eingebrachten Spatel, den Tubus und ggf. die Zange schwierig werden.
- Die Einführung des Spatels ist gleich wie bei der nasalen Intubation.
- Der Tubus wird direkt in die eingestellte Stimmritze eingebracht.
- Beim Gebrauch eines Stiletts ist darauf zu achten, dass ihre Spitze nicht mit der Tubusspitze endet oder sie überragt.

60.13.4 Thoraxdruckmassage

- Die Herzdruckmassage bei der Reanimation des Neugeborenen ist eher selten nötig.
- Wegen der noch sehr elastischen Knochen und der Größenverhältnisse ist eine ausdauernd effektive Herzdruckmassage im Vergleich zum Erwachsenen leichter möglich.
- Zwei Techniken werden vertreten:
  - Die Kompression des Sternums mit zwei Fingern einer Hand und die Kompression mit den Daumen beider Hände bei gleichzeitigem Umgreifen des Thorax.
  - Auch wenn die „Zwei-Daumen-Methode" bezüglich der Effektivität zumindest im Modell effektiver scheint [406], gibt es Situationen, in denen man nur mit einer Hand Zugriff auf den Patienten hat, z. B. bei Reanimation im Inkubator oder, wenn parallel ein Nabelvenenkatheter gelegt wird.
- Die Effektivität der Kompressionen lässt sich – ähnlich wie bei Erwachsenen – an der Pulsoxymetriekurve abschätzen.
- Wichtigste Nebenwirkung der Thoraxkompressionen ist die Beeinträchtigung der Beatmung:
  - Die Leckage bei nichtinvasiver Maskenbeatmung nimmt zu, bei gleichzeitig verminderter Inspirationszeit, weshalb die Notwendigkeit der Herzdruckmassage eine (relative) Indikation zur Intubation darstellt.
  - Zu Reduktion von Druckspitzen im Thorax wird eine koordinierte Beatmung während der Herzdruckmassage im Verhältnis 3:1 empfohlen.

60.14 Mögliche Fehler und Fallstricke

- s. ▸ Tab. 60.1, ▸ Tab. 60.2
- Bei der Erstversorgung/Reanimation ist ein Unterlassen genauso schädlich wie ein blinder Aktionismus.

Tab. 60.1 Fehler und Fallstricke bei der Erstversorgung Neugeborener.

relevante Parameter	wichtige Aspekte	Hinweis auf...	Lösung
Pulsoxymetrie leitet nicht ab	Sensoren für Neugeborene verwenden	schlechte Perfusion	Herzfrequenz per EKG bestimmen
EKG-Elektroden kleben nicht	Käseschmiere erschwert die Ableitung und das Kleben	Unreife	Haut mit alkoholischem Desinfektionsmittel oder Waschbenzin entfetten
Maske ist nicht dicht	geeignete Größe verwenden	Lungenpathologie	neu Positionieren evtl. Maskenwechsel
Thorax hebt sich nicht trotz guter Beatmungstechnik	keine Leckage, korrekte Position des Kopfs	Lungenpathologie	Überdruckventil schließen um (kurzzeitig) erhöhten Druck zu applizieren
persistierende Blässe trotz guter Herzfrequenz	Herzfrequenz apparativ objektivieren (EKG)	Hypovolämie, fetaler Blutverlust	rasche Volumengabe
Beatmungsbeutel baut keinen Druck auf	sollte vor dem Einsatz überprüft werden	nicht verschlossene Öffnung, defektes Ventil	Öffnung verschließen, Beutel wechseln
Atemwegsobstruktion trotz klarem Fruchtwasser	beim Halten der Maske nicht in den Zungengrund drücken	Schleimpfropft, Blutkoagel,	Absaugen, Esmarch
Atemwegsobstruktion bei auffälliger Fazies	Retrognathie	Pierre-Robin	Esmarch, Wendeltubus, Larynxmaske
persistierende Zyanose trotz gute Lungenbelüftung	vitales, aktives Kind	zyanotisches Vitium	Echokardiografie evtl. Prostaglandin-Infusion
persistierende Apnoe trotz guter Vitalparameter	bei Asphyxie Erholung häufig nach einigen Minuten	schwere Asphyxie, Myopathie, Undine-Syndrom	Fortsetzung der Beatmung, erweiterte Diagnostik
zunehmend erschwerte Beatmung	vorgewölbtes Abdomen	Spannungspneumothorax	Drainage
zunehmend erschwerte Maskenbeatmung	eingefallenes Abdomen	angeborene Zwerchfellhernie	Intubation
plötzliche Unfähigkeit, über einen zuvor gelegten Tubus zu ventilieren	Bradykardie, massiv gestörte Flusskurve	Tubusobstruktion	Absaugen, Tubus wechseln
keine Lungenbelüftung trotz visuell eindeutige Tubuspassage der Stimmritze und durchgängigem Tubus	wiederholte laryngoskopische Kontrolle	Larynxatresie	evtl. Belüftung über eine ösophagotracheale Fistel, evtl. Tracheotomie

Tab. 60.2 Maßnahmen zur Optimierung der Beatmung.

Maßnahmen	Anmerkung
Lagerung	ürimäre Lagerung: Schnüffelstellung, Schultern bei Bedarf leicht unterpolstern
Atemwege freimachen, Absaugen	primäres Absaugen vor dem Beginn der Maskenbeatmung nur bei mekoniumverschmiertem Kind
Beatmungsdruck erhöhen	evtl. zusätzlich das Überdruckventil schließen
Maske auf Leckage prüfen	Maske neu positionieren, evtl, andere Maske verwenden
„Zweihelfer-Methode“	eine Person hält den Kopf des Kindes und die Maske mit beiden Händen, die andere bedient den Beutel
Larynxmaske	Alternative zur Intubation bei Pierre-Robin
Intubation	niederschwellig bei V. a. Zwerchfellhernie oder Mekoniumaspiration

Tab. 60.3 APGAR-Werte.

	0 Punkte	1 Punkte	2 Punkte	Bemerkung
Aussehen/Hautkolorit	weiß oder tief zyanotisch	bläulich oder periphere Zyanose	rosig	sehr subjektiv
Puls/Herzfrequenz	kein Herzschlag	< 100/min	> 100/min	Auskultation, EKG oder Palpation
Grundtonus/Bewegungen	kein Muskeltonus	Muskeltonus vorhanden, aber keine Spontanmotorik	Spontanmotorik vorhanden	
Atmung	Apnoe oder vereinzelte Schnappatmung	unregelmäßige oder insuffiziente Atmung	Schreien	
Reflexe/Reaktion auf Absaugen	keine Reaktion auf Absaugen	Grimassieren	Husten/Niesen	wenn kein Absaugen erfolgt, werden andere Reaktionen gewertet

60.15 Mögliche Komplikationen

60.15.1 Komplikationen während der Durchführung,

- unzureichende Lungenbelüftung
- Pneumothorax
- Fehlintubation
- Hypoxämie
- Blutdruckabfall

60.15.2 Komplikationen nach der Durchführung

- Pneumothorax
- Hypoglykämie
- Hypothermie (insbesondere bei Frühgeborenen)
- arterielle Hypotension

60.16 Dokumentation

- Es gibt diverse Vorschläge für die Dokumentation der Erstversorgung.
- Essenziell sind APGAR-Werte bei 1, 5 und 10 Minuten, die Aufzählung der durchgeführten Maßnahmen, die Gaben von Medikamenten, die applizierte Konzentration von inspiratorischem Sauerstoff, Vitalparameter Herzfrequenz, Sauerstoffsättigung, Nabelschnur-pH (aus Arterie und Vene), wenn vorhanden, erste Blutgasanalyse nach Reanimation, zentrale Temperatur nach Reanimation, Blutzucker, Hämoglobinwert (▸ Abb. 60.1, ▸ Tab. 60.3).
- Empfehlung der AAP zur Reanimation: APGAR-Scores sind aussagekräftiger, wenn man die Maßnahmen dokumentiert, die zu einem bestimmten Zustand geführt haben: ETT, endotrachealer Tubus, PPV/NCPAP, positiv-Druck Beatmung, nasaler CPAP

60.17 Postoperatives/ Postinterventionelles Management

- Überwachung des Kindes mit Pulsoxymeter/EKG, Blutzucker, Körpertemperatur, Hinzuziehen der Eltern
- Bei Reanimationen asphyktischer Kinder muss eine neurologische Untersuchung zur Feststellung einer hypoxisch-ischämischen Enzephalopathie erfolgen, um über die Indikation für eine therapeutische Hypothermie zu entscheiden. Der Zustand des Kindes kann dabei mit verschiedenen Scores (nach Sarnat oder nach Thompson) festgehalten werden [409].

60

- Maßnahmen zum Wärmeerhalt (Abtrocknen, Zudecken) werden im Rahmen der Reanimation häufig vernachlässigt, da die Etablierung einer Lungenbelüftung, die Kreislaufunterstützung, sowie das klinische und apparative Monitoring prioritär sind. Daher sind viele Kinder nach Reanimation hypotherm, was einerseits protektiv in Bezug auf mögliche Hirnschäden sein kann, andererseits über eine Erhöhung des pulmonalen Widerstands die respiratorische Stabilisierung auch gefährden kann.
- Sollte es der klinische Zustand zulassen (ausreichende Oxygenierung) wird daher bei reifen Kindern empfohlen, keine aktive Erwärmung durchzuführen, um potenziell schädliche Hyperthermie zu verhindern. Bei Frühgeborenen – hier ist die therapeutische Hypothermie kein etabliertes Verfahren – sollte eine rasche Normothermie angestrebt werden.
- Da im Rahmen des anaeroben Stoffwechsels große Mengen an Glukose verbraucht und zu Laktat umgewandelt werden, sind Hypoglykämien in der Postreanimationsphase nicht selten und tragen – wenn unbehandelt – zu einer möglichen Hirnschädigung bei.

60.18 Besonderheiten bei bestimmten Personengruppen

60.18.1 Besonderheiten bei Frühgeborenen

- Auch bei Frühgeborenen steht die Lungenbelüftung im Vordergrund.
- Bei Kindern mit ausreichender Atmung ist nach einem Lungenrecruitment mit prolongiertem höherem Druck die CPAP-Beatmung anzustreben.
- Bei Frühgeborenen ist die Auskühlung gerade während der Erstversorgung strikt zu vermeiden.

60.18.2 Besonderheiten bei Neugeborenen mit Mekoniumverschmierung

- Kommt das Neugeborene mekoniumverschmiert auf die Welt, besteht die Gefahr, dass bei heftigen Atembewegungen intrauterin Mekonium in die unteren Atemwege und die Alveolen gelangt ist.
- Dies führt einerseits zu einer Obstruktion, über eine chemische Entzündung aber auch zu einer schweren Oxygenierungsstörung.
- Konsequenzen für die Erstversorgung:
  - Absaugen von Mund und Rachen vor Beginn der Maskenbeatmung
  - großzügige Sauerstoffgabe
  - bei erschwerter Maskenbeatmung frühzeitige Intubation, dann auch tracheales Absaugen
  - häufige Komplikation: Pneumothorax

60.18.3 Besonderheiten bei Kindern mit Fehlbildungen

- Neugeborene mit angeborener Zwerchfellhernie sollen noch vor dem ersten Atemzug intubiert werden.
- Kinder mit pränatal vermuteten erschwerten Atemweg (z. B. Halsteratom, Lymphangiom) profitieren vom EXIT-Verfahren, beim die Nabelschnur an der Plazenta verbleibt und das Kind bei dem dazu notwenigen Kaiserschnitt neben dem Operationstisch erstversorgt wird. Die Sauerstoffversorgung über die Nabelschnur erlaubt eine vorbereitete, möglicherweise endoskopisch gesteuerte Intubation oder Tracheotomie.
- Kinder mit angeborenen Herzfehlern zeigen in der Regel allenfalls eine leichte Beeinträchtigung der primären Adaption.
- Auch bei den zyanotischen Vitien ist die Belüftung der Lunge und der hiermit einhergehende Abfall des Widerstands im kleinen Kreislauf entscheidend für die Adaption. Die Maßnahmen in der Erstversorgung unterscheiden sich also nur darin, dass eventuell noch zurückhaltender Sauerstoff appliziert wird, insbesondere dann, wenn für die Zirkulation ein offener Ductus arteriosus (PDA) nötig ist.

60.18.4 Besonderheiten der Neugeborenen-Erstversorgung nach außerklinischer Geburt

- Bei ungeplanten außerklinischen Geburten wird im Regelfall der Rettungsdienst und ein Notarzt angefordert.
- Bei der Erstversorgung gibt es einige Besonderheiten, s. ▸ Tab. 60.4.

Tab. 60.4 Besonderheiten der Erstversorgung bei außerklinischer Geburt.

	mögliche Probleme	Maßnahme
Monitoring	Elektroden, SaO_2-Sensoren und Blutdruckmanschetten nicht in geeigneter Größe vorhanden	EKG: in größerem Abstand kleben. SaO_2: ganzen Hand/ganzen Fuß mit dem Klipp umfassen RR: Klinische Einschätzung (Pulsqualität)
Wärmeerhalt	Luftzug, kein Wärmestrahler, Durcheinander	Kind schnellstmöglich einwickeln, durch direkten Körperkontakt erwärmen
Maskenbeatmung	keine Beutel für Neugeborene vorhanden	Beutel für erwachsene nur mit zwei Fingern komprimieren Überdruckventil muss offen sein
Personal	sehr komplexes Notfallgeschehen (z. B. kranke Mutter und krankes Kind)	zweites Team oder Kindernotarzt nachalarmieren rascher Transport in nächstliegende Klinik

IX

60.19 Literatur

Quellenangaben

[397] American Academy of pediatrics committee on fetus and newborn. The Apgar Score. Pediatrics 2015; 136: 819–822

[398] Brunt J, Alnababtah K. The experiences of parents witnessing their child's resuscitation in hospital. Br J Nurs 2023; 32: 136–142

[399] Durrmeyer X, Walter-Nicolet E, Chollat C et al. Premedication before laryngoscopy in neonates: Evidence-based statement from the French society of neonatology (SFN). Front Pediatr 2023; 10: 1 075 184

[400] Foglia EE, Ades A, Sawyer T et al. Neonatal Intubation Practice and Outcomes: An International Registry Study. Pediatrics 2019; 143: e20 180 902

[401] Hartung JC, te Pas AB, Fischer H, Schmalisch G, Roehr CC. Leak during manual neonatal ventilation and its effect on the delivered pressures and volumes: an in vitro study. Neonatology 2012; 102: 190–195

[402] Knol R, Brouwer E, van den Akker T et al. Physiological-based cord clamping in very preterm infants: the Aeration, Breathing, Clamping 3 (ABC 3) trial-study protocol for a multicentre randomized controlled trial. Trials 2022; 23: 838

[403] Kribs A, Hummler H. Ancillary therapies to enhance success of non-invasive modes of respiratory support – Approaches to delivery room use of surfactant and caffeine? Semin Fetal Neonatal Med 2016; 21: 212–218

[404] Madar J, Roehr CC, Ainsworth S et al. European Resuscitation Council Guidelines 2021: Newborn resuscitation and support of transition of infants at birth. Resuscitation 2021; 161: 291–326

[405] Maheshwari R, Tracy M, Badawi N, Hinder M. Neonatal endotracheal intubation: How to make it more baby friendly. J Paediatr Child Health 2016; 52: 480–486

[406] Millin MG, Bogumil D, Fishe JN, Burke RV. Comparing the two-finger versus two-thumb technique for single person infant CPR: A systematic review and meta-analysis. Resuscitation 2020; 148: 161–172

[407] Roehr CC, Davis PG, Weiner GM et al. T-piece resuscitator or self-inflating bag during neonatal resuscitation: a scoping review. Pediatr Res 2021; 89: 760–766

[408] Rossi R, Bauer NH, Becke-Jakob K et al. Empfehlungen für die strukturellen Voraussetzungen der perinatologischen Versorgung in Deutschland (Entwicklungsstufe S 2k, AWMF-Leitlinien-Register Nr. 087-001, März 2021). Z Geburtshilfe Neonatol 2021; 225: 306–319

[409] Thompson CM, Puterman AS, Linley et al. The value of the Hypoxic Ischaemic Encephalopathy score in predicting neurodevelopmental outcome. Acta Paediatrica 1997; 86: 757–761

[410] Zemlin M, Buxmann H, Felgentreff S et al. Different Effects of Two Protocols for Pre-Procedural Analgosedation on Vital Signs in Neonates during and after Endotracheal Intubation. Klin Padiatr 2021; 233: 181–188

Teil X

Todesfeststellung

X

61 Feststellung des Todes und Leichenschau

Claas T. Buschmann, Benjamin Ondruschka

61.1 Steckbrief

Der Tod ist die gravierendste Diagnose, die einen Menschen treffen kann. Todesfeststellung und Leichenschau sind nicht delegierbare ärztliche Maßnahmen und geschehen nach Feststellung von mindestens einem der 3 sicheren Todeszeichen: Totenflecke (Livores), Totenstarre (Rigor mortis) und Leichenfäulnis. Generell sollte die kardiopulmonale Reanimation lege artis unter Ausschöpfung aller gebotenen invasiven Maßnahmen und nach Ausschluss potenziell reversibler Ursachen für mindestens 30 min durchgeführt werden. Sichere Todeszeichen können nach erfolglosem Reanimationsabbruch initial noch nicht feststellbar sein. Auch wird der Rettungsdienst häufig bei beobachteten Herz-Kreislauf-Stillständen alarmiert und trifft dann so frühzeitig ein, dass sichere Todeszeichen noch nicht vorliegen. Selbstverständlich muss in diesen Fällen reanimiert werden. Unsichere und sichere Todeszeichen dürfen keinesfalls verwechselt werden.

61.2 Synonyme

- Todesfeststellung
- Legalinspektion (Schweiz)
- Totenbeschau (Österreich)
- „letzte Visite“

61.3 Keywords

- Tod
- Leichenschau
- Reanimationsabbruch
- sichere Todeszeichen
- unsichere Todeszeichen

X

61.4 Überblick

- Todesfeststellung und Leichenschau sind nicht delegierbare ärztliche Maßnahmen.
- Sie geschehen nach Feststellung von mindestens einem der 3 sicheren Todeszeichen:
  - Totenflecke (Livores)
  - Totenstarre (Rigor mortis)
  - Leichenfäulnis

61.4.1 Unsichere Todeszeichen

- Es existieren zahlreiche sogenannte „unsichere“ Todeszeichen (Atemstillstand, Pulslosigkeit, Atonie, („Leichen“-)Blässe, Abkühlung, Areflexie usw.). Diese können bei adäquater medizinischer Behandlung umkehrbar sein bzw. weisen auf mögliche diagnostische Fehlerquellen hin.
- Es wäre unzulässig, anhand solcher „unsicheren“ Todeszeichen indizierte notfallmedizinische Maßnahmen zu unterlassen. Insbesondere gilt dies für Unterkühlungs- bzw. Ertrinkungsszenarien („nobody is dead, until he is warm and dead“), aber auch für die kontinuierliche Evaluation des Patienten hinsichtlich der potenziell reversiblen Ursachen eines Herz-Kreislauf-Stillstands (4H + HITS):
  - 4H: Hypoxie, Hypovolämie, Hypothermie, Hypo- bzw. Hyperkaliämie
  - HITS: Herzbeuteltamponade, Intoxikation, Thrombembolie, Spannungspneumothorax
- Kann nach Ausschluss dieser Ursachen kein Spontankreislauf etabliert werden, können die Reanimationsmaßnahmen durch einen Arzt abgebrochen werden.
  - Zuvor muss die trotz Reanimationsmaßnahmen persistierende Asystolie durch Reevaluation kontinuierlich überprüft werden.
  - Hierfür werden u. a. die elektrischen Verbindungen vom Patienten zum EKG-Gerät kontrolliert, die EKG-Ableitungen gewechselt und die Amplitudeneinstellung überprüft.

Do-not-resuscitate-Verfügung

- Das Vorliegen einer Do-not-resuscitate-Verfügung (DNR-Verfügung), z. B. in einem präfinalen Erkrankungsstadium, ist bei Fehlen sicherer Todeszeichen eine notfallmedizinische Grenzsituation und bedarf jeweils einer schnellen, aber gründlichen notärztlichen Würdigung der Gesamtumstände.
- So ist zu prüfen, ob die schriftlich niedergelegten Wünsche tatsächlich auf die aktuelle Lebens- und Behandlungssituation des Patienten zutreffen.
- Dies wird bei Antreffen eines reanimationspflichtigen, also akut behandlungsbedürftigen Patienten nicht möglich sein, sodass in letzter Konsequenz auch bei Vorliegen einer DNR-Verfügung zunächst reanimiert werden muss, sofern der Tod nicht sicher festgestellt werden kann.
- Weitere Informationen über den mutmaßlichen Patientenwillen können ggf. durch ein Angehörigengespräch und/oder telefonische Rücksprache mit dem behandelnden Arzt in Erfahrung gebracht werden.
- Im Zweifelsfall sollte auch bei Vorliegen einer DNR-Verfügung mindestens 30 min lang suffizient reanimiert werden.

Lazarus-Phänomen

- Als „Lazarus-Phänomen“ wird die plötzliche Rückkehr einer spontanen Kreislauffunktion nach Beendigung von Reanimationsmaßnahmen und Todesfeststellung, allerdings ohne Vorliegen mindestens eines der 3 sicheren Todeszeichen, bei initial dokumentiertem Herz-Kreislauf-Stillstand bezeichnet.
- Dokumentiert sind derartige Ereignisse für Patienten mit Herzschrittmacher und unter Monitoring. Als mögliche Erklärungsansätze werden Elektrolytverschiebungen, Hyperventilation, Auto-PEEP (PEEP: positiver endexpiratorischer Druck) und eine verzögerte kardiale Katecholaminwirkung angegeben.
- Nach Reanimationsabbruch sollte deswegen mindestens 10 min lang ein weiteres EKG-Monitoring mit dauerhafter Asystolie durchgeführt werden. Sollte es darunter zu einer Rhythmusänderung kommen, muss ggf. umgehend mit abermaligen Reanimationsmaßnahmen reagiert werden.
- Letztlich existiert weder ein suffizientes pathophysiologisches Erklärungsmodell für das Phänomen noch Evidenz für Vermeidungsstrategien.
  - Als retrospektiv weitaus wahrscheinlichere Erklärung erscheint schlicht die falsch positive Todesfeststellung in einem Scheintod-Zustand (Vita reducta, Vita minima).
  - Potenzielle Ursachen der Vita reducta bzw. der Vita minima orientieren sich an der A-E-I-O-U-Regel (▸ Tab. 61.1).
  - Diese Zustände müssen stets vor Beendigung der Reanimation ausgeschlossen bzw. erkannt und behandelt werden.

Tab. 61.1 Potenzielle Ursachen eines Scheintod-Zustands.

Regel	Ursachen
A	Anämie, Alkoholabusus, Hypoxie
E	Elektrizität, Strom
I	Injury (Hirn-, Thorax-, Abdominaltrauma)
O	Opiate, Drogen, Medikamente
U	Unterkühlung, Urämie, diabetisches Koma

Massenanfall von Verletzten (MANV)

- Gerade in einer MANV-Situation darf die definitive Todesfeststellung nicht voreilig erfolgen. Auch in einer primären Überforderungssituation wäre es ethisch hoch bedenklich, eine Sichtungskategorie IV (blau – abwartende Behandlung) leichtfertig zu vergeben.
- In den ersten Minuten ist eine komplette individualmedizinische Notfallbehandlung aller Patienten aufgrund der initial begrenzten Ressourcen sicher nicht möglich. Erfahrungen aus den letzten Großschadenereignissen in Deutschland haben jedoch gezeigt, dass recht schnell eine Vielzahl von Rettungsmitteln an den Einsatzort zu bringen sind.
- Die Sichtungskategorie IV wäre unterhalb der Katastrophenschwelle allenfalls dann zu vergeben, wenn Patienten ohne Überlebenschance angetroffen würden (z. B. nahezu vollständige Verbrennung).
- Im MANV-Fall müssen – wie bei jedem anderen Einsatz auch – beim leblosen Patienten so schnell wie möglich Reanimationsversuche unternommen werden, falls nicht initial mindestens ein sicheres Todeszeichen festgestellt werden kann, und zwar bis zum ggf. ärztlich angeordneten Abbruch der Reanimation.
- Insbesondere bei der Reanimation nach Trauma muss der Patient hinsichtlich potenziell reversibler Ursachen des Herz-Kreislauf-Stillstands kontinuierlich evaluiert werden.

Nicht mit dem Leben vereinbare Verletzungen

- Die notärztliche Einschätzung der Verletzungsschwere ist teils fehlerbehaftet, was zu therapeutischen Konsequenzen führen kann.
- Insbesondere hinsichtlich der Einleitung von Reanimationsbemühungen nach Trauma ist von einer signifikanten präklinischen Irrtumshäufigkeit im Sinn einer Überschätzung der Verletzungsschwere (mit entsprechendem Unterlassen von Wiederbelebungsversuchen) auszugehen.
- Bekannt ist, dass tödliche Verletzungsmuster bei der äußeren Inspektion nicht nur leicht übersehen werden können, sondern teils äußerlich überhaupt nicht erkennbar sind. Im Zweifel muss reanimiert werden!

61.4.2 Sichere Todeszeichen

- Die Todesfeststellung im Rettungsdienst sollte ausschließlich anhand der 3 klassischen sicheren Todeszeichen erfolgen:
  - Totenflecke
  - Totenstarre
  - Leichenfäulnis
- Diese sicheren Todeszeichen können auch (in Abhängigkeit vom Todeszeitpunkt) einzeln auftreten.

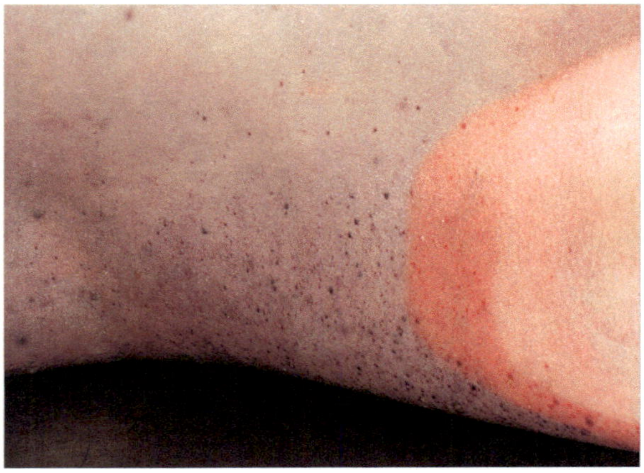

Abb. 61.1 Totenflecke (Livores mortis).

- Alle Leichenveränderungen sind sehr stark temperaturabhängig, sodass die hier angegebenen Zeiträume stark variieren können.

Totenflecke (Livores mortis)

- Nach dem Stillstand des Herzens kommt es zu einem Absinken des Bluts.
- Das ehemals zirkulierende Blutvolumen folgt der Schwerkraft und stellt sich in den abhängigen Körperpartien durch Desoxygenierung als flächenhafte livide Verfärbung dar, wobei Aufliegeflächen und Bereiche enganliegender Textilstücke ausgespart bleiben (▶ Abb. 61.1).
- Spärlich ausgeprägte Totenflecke können z. B. auf einen größeren Blutverlust nach innen bzw. außen oder auf eine vorbestehende Anämie hinweisen. Es ist natürlich auch möglich, dass sich die Totenflecke gerade ausbilden und daher (noch) schwach ausgeprägt sind.
- Totenflecke treten bereits ca. 15–30 min nach Herz-Kreislauf-Stillstand vereinzelt im Kopf- und Nackenbereich auf. Nach etwa 1–4h fließen sie zusammen und erreichen nach wenigen Stunden ihre maximale Ausdehnung.
- Bei längerer Agonie ist das Auftreten früher Totenflecke bei dem noch Lebenden (Kirchhofrosen) im Wangen- und Halsbereich bekannt.
- Totenflecken können prinzipiell sogar unter längerer Reanimation ohne Erreichen einer eigenen Herztätigkeit auftreten, da sich selbst durch eine korrekt ausgeführte externe Herzdruckmassage nur etwa 30 % der gesunden Herzleistung erreichen lassen.
- Unter der Einwirkung der Schwerkraft kann es zur Ausbildung von punktförmigen Berstungsblutungen in den Totenflecken kommen, wenn Blut nach dem Tod aus dem Gefäßsystem ins Gewebe austritt.
- Bei Kohlenmonoxid (CO)- oder Blausäurevergiftungen sowie bei Lagerung des Leichnams in der Kälte zeigen die Totenflecke eine hellrote Farbe. Bei Verstorbenen mit homogen hellroten Totenflecken, die in geschlossenen Räumen aufgefunden wurden, muss also immer – v. a. im Hinblick auf den Eigenschutz – eine CO-Vergiftung in Betracht gezogen bzw. ausgeschlossen werden.
- Braune oder grüne Totenflecke treten bei Intoxikationen mit Stoffen auf, die Methämoglobin bzw. Sulfhämoglobin bilden.
- Bis ca. 6h post mortem (p.m.) lassen sich die Totenflecke vollständig umlagern:

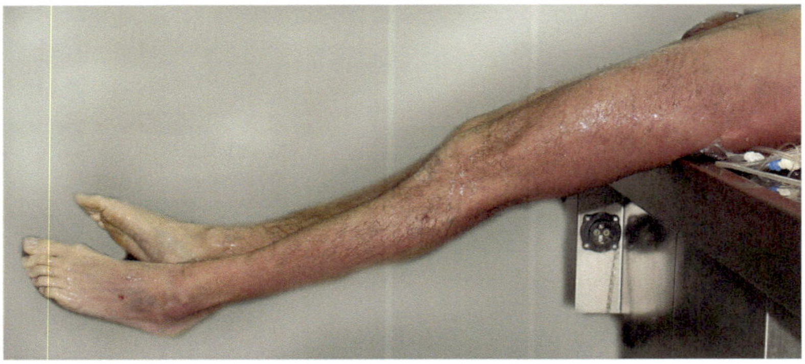

Abb. 61.2 Totenstarre (Rigor mortis).

- Wird die Position des Leichnams verändert, verlagern sich auch die Totenflecke vollständig entsprechend der Schwerkraft.
- In einem Zeitraum zwischen 6 und 12h p.m. gilt dies noch partiell, ab einem Post-mortem-Intervall > 12h sind Totenflecke nicht mehr umlagerbar.
- Innerhalb von 20h p.m. sind Totenflecke auf Fingerdruck komplett wegdrückbar (ähnlich der Kapillarprobe), bis 36h p.m. nur noch auf Kantendruck, z. B. mittels einer Pinzette.

Totenstarre (Rigor mortis)

- Sobald die Glykogen-Reserven p.m. im Muskel erschöpft sind, resultiert unter Rest-ATP eine „Verkrampfung" der Aktin- und Myosinfilamente, was sich als Totenstarre (Rigor mortis, ▶ Abb. 61.2) zeigt.
- Die Ausbreitung folgt meist der Nysten-Regel: Beginnend nach ca. 1–3h mit der Muskulatur im Kiefergelenk und in der weiteren Folge zu den unteren Gliedmaßen absteigend, ist die Totenstarre nach etwa 6–10h voll ausgebildet.
- In den ersten Stunden nach dem Tod kann sich die Totenstarre nach Brechung erneut bilden. Die Lösung der Totenstarre geschieht temperaturabhängig nach etwa 2–4d in der gleichen Reihenfolge wie die Entstehung.
- Die Intensität der Totenstarre ist proportional zur Muskelmasse und abhängig vom Schweregrad einer zuvor erfolgten körperlichen Anstrengung.
- Potenzielle Fehlerquellen bei der Beurteilung der Totenstarre sind die Kältestarre (einseitig Starre bei Seitenlage auf kaltem Untergrund), das Paralysestadium bei Hypothermie sowie Arthrose bzw. Arthrodesen. Totenstarre daher immer im Seitenvergleich prüfen!

Leichenfäulnis

- Die Zersetzung eines Leichnams geschieht als Kombination aus bakterieller Fäulnis und enzymatisch ausgelöster Autolyse.
- Als erstes sichtbares Zeichen kommt es etwa 2–3d p.m. (stark temperaturabhängig!) zur Grünverfärbung der Haut am rechten Unterbauch, wo die Appendix der Bauchwand dicht anliegt.
- Im weiteren Verlauf löst sich die Totenstarre vollständig und es kommt zu einer zunehmenden Grünverfärbung der Haut (▶ Abb. 61.3) mit sogenanntem Durchschlagen des Venennetzes durch intravasale Hämolyse.
- Später bilden sich Fäulnisblasen in der Oberhaut, die Bauchdecke ist aufgetrieben und aus Mund und Nase rinnt rötliche Fäulnisflüssigkeit ab (hämolysebedingt, wird gelegentlich mit Blut verwechselt).
- Etwa 2–3 Wochen p.m. kommt es zur Ablösung der Haut in Fetzen, Haare und Nägel sind leicht ausziehbar.

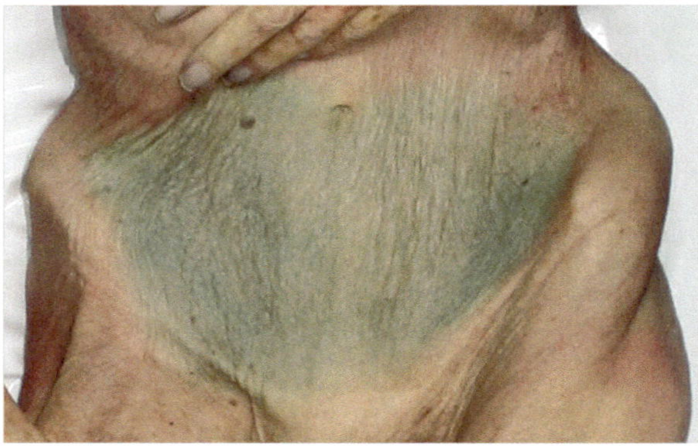

Abb. 61.3 Leichenfäulnis. Am Unterbauch mit zunehmender Grünfärbung der Haut.

- Unter besonderen klimatischen Bedingungen (niedriger Sauerstoffgehalt der Umgebung, Kälte) kann es Monate nach dem Tod zu einer wächsern-seifigen Gewebsumwandlung des Körpers kommen (sogenannte Fettwachsbildung, Adipocire). Dies ist v. a. bei aus dem Wasser geborgenen Leichen zu beobachten.
- Auf weitere Leichenveränderungen, z. B. durch Tierfraß (nicht nur durch Wildtiere!) oder Mumifizierung kann im Rahmen dieses Beitrags nicht eingegangen werden.

61.5 Indikationen

- Vorliegen von mindestens einem sicheren Todeszeichen
- erfolglose Reanimation lege artis > 30 min

61.6 Personal, Material und Einstelltechnik

- Handschuhe
- Pinzette
- ggf. Lichtquelle

61.7 Vorbereitung

- Ist der Tod sicher festgestellt?
- Sind Sie von der Identität der verstorbenen Person überzeugt?
- Sind Gefahren für Sie oder Ihr Team durch die Situation oder den Leichnam ausgeschlossen?

- Haben Sie das Gefühl, dass eine pietätvolle und vollständige Untersuchung am Ort der Feststellung des Todes möglich ist?
- Sorgen Sie für eine vollständige Entkleidung und prüfen dabei als erstes die Ausprägungsgrade der sicheren Todeszeichen.

61.8 Durchführung

61.8.1 Durchführung Schritt für Schritt

- Jeder menschliche Leichnam ist zur definitiven Feststellung des Todes, des Todeszeitpunkts, der Todesursache und der Todesart von einem Arzt unverzüglich zu untersuchen (ärztliche Leichenschau, § 159 Strafprozessordnung, StPO).
- Dabei ist für den im Notfalleinsatz befindlichen Arzt auf bundeslandspezifische Besonderheiten zu achten:
  - Alle erhobenen Befunde müssen nachvollziehbar dokumentiert werden.
  - Der Körper eines Verstorbenen darf erst nach der ärztlichen Feststellung des Todes auch wie eine Leiche behandelt werden (Transport, Lagerung etc.).
- Auch die Ausstellung eines offiziellen Leichenschauscheins ist eine ärztliche Aufgabe.
- Eine sorgfältige äußere Leichenschau zur Ermittlung der Todesursache, insbesondere von äußeren Schadensursachen, ist für die Rechtssicherheit, die Hinterbliebenen und nicht zuletzt auch für die Qualitätskontrolle des Rettungsdiensts von entscheidender Bedeutung.
- In Deutschland existiert in 14 von 16 Bundesländern (nicht in Niedersachsen und Thüringen) die Regelung, dass sich der Notarzt bzw. erstuntersuchende Arzt nach einer erfolglosen Reanimation oder bei einer aufgefundenen Leiche auf die sichere Feststellung des Todes mit einer (grob orientierenden) Leichenschau beschränkt und eine vorläufige Todesbescheinigung ausstellt.
  - Damit ist die Einsatzbereitschaft möglichst schnell wiederhergestellt.
  - Dies entbindet den erstuntersuchenden Arzt jedoch nicht von der Einhaltung seiner Meldepflichten!
- Daneben sollte die Durchführung der Leichenschau durch einen anderen Arzt sichergestellt werden.
- Die eigentliche Leichenschau erfolgt nach einem festgelegten Verfahren durch einen niedergelassenen Arzt, einen Arzt des kassenärztlichen Bereitschaftsdiensts oder im zuständigen rechtsmedizinischen Institut.
- Regelmäßig wird eine vollständige Leichenschau im Rettungsdienst nicht möglich sein (z. B. fäulnisveränderter Leichnam, öffentlicher Raum mit Schaulustigen, Angehörige, ungünstige räumliche Situation, schlechte Lichtverhältnisse). In diesen Fällen muss, nach Bescheinigung einer unklaren Todesursache und Todesart, die Kriminalpolizei informiert werden, um eine adäquate Leichenschau ggf. durch die lokal zuständige Rechtsmedizin zu gewährleisten.

61.8.2 Vollständige Leichenschau durch den Notarzt bzw. erstuntersuchenden Arzt

- Entschließt sich der Notarzt bzw. erstuntersuchende Arzt zur Durchführung einer vollständigen Leichenschau, sind Besonderheiten zu beachten.
  - Zunächst ist gesetzlich festgelegt, dass die Leichenschau allseitig am vollständig entkleideten Körper unter Einbeziehung aller Körperöffnungen durchzuführen ist.
  - Diese Forderung kollidiert zunächst häufig mit den Gegebenheiten im rettungsdienstlichen Alltag.
  - Genauso wie es nur in der Minderzahl der klinischen Notfallbilder gelingt, ausschließlich durch eine körperliche Untersuchung eine zuverlässige Diagnose zu stellen, versagt die sichere Feststellung einer inneren Todesursache durch eine äußere Leichenschau insbesondere bei leerer Anamnese.
- Bei Vorliegen offensichtlicher, ggf. sogar todesursächlicher Verletzungen kann mit Vorsicht die Feststellung einer traumatischen Todesursache durch eine äußere Leichenschau möglich sein.
- Generell muss die äußere Leichenschau jedoch als unzuverlässiges diagnostisches Instrument bezeichnet werden, insbesondere bei der Durchführung durch Ungeübte. Die Bescheinigung einer unklaren Todesursache darf nicht mit mangelndem Fachwissen gleichgesetzt werden!

Cave

Der Nachweis der Vitalität von Verletzungsbefunden gelingt nur durch eine Obduktion!

61.8.3 Abbruch der Reanimation

- Starre zeitliche Grenzen für die Dauer einer Reanimation existieren nicht.
- Reanimationsmaßnahmen können bei Aussichtslosigkeit abgebrochen werden; dies ist idealerweise eine ärztlich geführte Teamentscheidung.
- Sollte die Reanimation erfolglos bleiben, ist die Festlegung des Todeszeitpunkts auf den Moment der Beendigung der Reanimation gerechtfertigt.
- Bemerkenswert ist die Tatsache, dass petechiale Stauungsblutungen in seltenen Fällen auch unter Reanimation provoziert werden können, was dann bei der Leichenschau eventuell an eine todesursächliche Gewalteinwirkung gegen den Hals, jedenfalls aber an das Vorliegen einer venösen oberen Einflussstauung, denken lassen muss (▶ Abb. 61.4).
- Dass jegliche Rettungsmaßnahmen zunächst ohne Rücksicht auf eine eventuelle Spurensicherung durchgeführt werden können und müssen, bedarf keiner weiteren Erläuterung. Dies gilt auch bei einem vermuteten suizidalen Geschehen.
- Steht allerdings der Tod zweifelsfrei fest, müssen bei jedem unklaren bzw. nicht natürlichen Todesfall Leiche und Leichenfundort für die kriminalpolizeiliche Spurensicherung unverändert belassen werden.

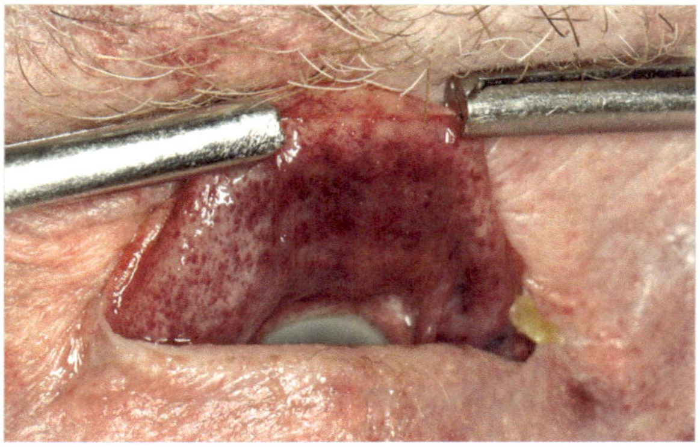

Abb. 61.4 Petechiale Stauungsblutungen. Können selten auch unter Reanimation provoziert werden.

61.8.4 Aufgefundene Tote

- Prinzipiell hellhörig werden sollte der Arzt bei Leichen, die in speziellen Positionen vorgefunden werden, z. B. in Bauchlage (evtl. gewollte Überlagerung von ggf. strangulationsbedingten Petechien im Gesicht durch Leichenfleckberstungsblutungen entsprechend der Schwerkraft), vollständig bedeckt (evtl. Undoing), im Wasser oder in einer Körperposition mit Behinderung der Atemexkursionen (sogenannte positionelle Asphyxie).
- Das Rettungsdienstpersonal kann mit eigenen Beobachtungen an der Einsatzstelle und im Umfeld zur Beurteilung der Gesamtsituation beitragen.
- Vor der Leichenschau sind zunächst alle Auffälligkeiten am Leichenfundort zu registrieren (Situationsfehler). Hierfür ist kein rechtsmedizinisches Fachwissen, sondern vor allem gesunder Menschenverstand erforderlich!
- Generell von Bedeutung sind auch die Verschlussverhältnisse der Wohnung bei notfallmäßiger Türöffnung.
- Bei komplexen Einsatzszenarien kann die Anfertigung eines Gedächtnisprotokolls für spätere Ermittlungsverfahren sinnvoll sein.

61.8.5 Durchführung der Leichenschau

- Die Durchführung einer Leichenschau entspricht prinzipiell der körperlichen Untersuchung am Lebenden:
  - Der Untersucher trägt zum Eigenschutz Einmalhandschuhe.
  - Bei guten Lichtverhältnissen wird der Leichnam zunächst komplett entkleidet.
  - Im Idealfall sollte auf das Zerschneiden von Bekleidung zur Vermeidung von Trugspuren wann immer möglich verzichtet werden.
  - Prinzipiell wird analog zum Bodycheck systematisch von Kopf bis Fuß vorgegangen und auf jegliche Auffälligkeiten geachtet (Checkliste in ▸ Tab. 61.2).
- Insbesondere sind oberflächliche Haut- und Schleimhautbefunde von Bedeutung, die wichtige Hinweise auf die zugrunde liegende Todesursache und Todesart geben können:
  - punkt- oder fleckförmige Stauungsblutungen (Petechien) im Kopf- und Halsbereich v. a. in den Schleimhäuten (als Ausdruck einer oberen Einflussstauung bei Behinderung des venösen Abflusses, entweder aus innerer (z. B. kardialer) oder äußerer Ursache (z. B. durch komprimierende Gewalt gegen den Hals)
  - Injektionsstellen (als Hinweis auf fragliche Intoxikationen bzw. Suchterkrankung)
  - Strommarken v. a. an den Händen und Fingern (Nachweis auch zur Sicherheit weiterer Personen!)
  - Hämatome, Hautabschürfungen, Schwellungen (z. B. als Schlag-/Sturzfolge oder nach Strangulation)
- Aus der Auffindesituation und Umgebung sollten folgende Zeichen zur besonderen Achtsamkeit führen:
  - Kampfspuren
  - durchwühlte Schränke, umgestoßenes Mobiliar
  - Blutspuren
  - geleerte Tablettenblister
  - Abschiedsbrief o. ä.
- Wenn bei der äußeren Leichenschau der Verdacht auf (ggf. sogar todesursächliche) Gewalteinwirkung aufkommt, wird die Leichenschau abgebrochen und die Polizei verständigt. An der Einsatzstelle und am Leichnam dürfen dann keine Manipulationen mehr vorgenommen werden.
- Sollte es bereits durch die äußere Leichenschau möglich sein, die Todesursache zu bestimmen, muss diese Todesursache durch den leichenschauenden Arzt einer entsprechenden Todesart zugeordnet werden.

Tab. 61.2 Vorgehen bei der Leichenschau.

Bereich	Fragestellung
Körperrückseite	Wirbelsäule und Schulterblätter stabil? Verletzungen der Haut?
Kopf	knöcherner Schädel stabil? behaarte Kopfhaut unverletzt? Gesichtsschädel und Nasenskelett stabil? Gesichtshaut unverletzt? Stauungsblutungen im Kopf- und Halsbereich an typischer Lokalisation, d. h. • in den Augenbindehäuten und den Lidhäuten? • in der Gesichtshaut bzw. hinter den Ohren? • in den Schleimhäuten des Mundvorhofes?
Hals	Strangmarken, Würgemale, Schwellungen?
Brustbereich	knöcherner Brustkorb stabil? Haut des Brustkorbs unverletzt?
Bauch- und Beckenbereich	knöchernes Becken stabil? Haut des Bauches unverletzt? Genital- und Afterregion unverletzt?
Beine	Knochen stabil? Haut der Beine und Füße unverletzt?
Arme	Knochen stabil? Haut der Arme und Hände unverletzt, insbesondere: • Injektionsstellen? Strommarken? • Abwehrverletzungen (Oberarm medial, Unterarm ulnar, Finger palmar)? • Pulsaderschnitte an den Innenseiten der Handgelenke?

OA: Oberarm, UA: Unterarm

- Auch bei offensichtlich todeswürdigen Befunden (z. B. Erhängen, Erschießen, Erstechen, Polytrauma) muss die definitive Festlegung, ob diese Verletzungen tatsächlich zu Lebzeiten entstanden sind bzw. ursächlich den Tod erklären, der rechtsmedizinischen Obduktion vorbehalten bleiben. So lassen beispielsweise kräftig ausgeprägte Totenflecke bei einem grob verstümmelten Leichnam nach Bahnüberrollung Zweifel an einem vitalen Geschehen aufkommen.

61.8.6 Feststellung der Todesart

- Die Feststellung der Todesart (nicht zu verwechseln mit der Todesursache!) soll klären, ob es sich um einen natürlichen oder einen nicht natürlichen Tod handelt.
- Ein natürlicher Tod ist nur dann zu bescheinigen, wenn gravierende und zum gegebenen Zeitpunkt plausibel erklärende Grunderkrankungen sicher vorgelegen haben und jegliche Hinweise auf einen Tod durch äußere Ursache fehlen – ein bloßer Verdacht auf eine Erkrankung rechtfertigt die Bescheinigung eines natürlichen Todes nicht.
- Entsprechende Leitsymptome (z. B. Ikterus, Leberversagen, urämischer Geruch, Nierenversagen, kaffeesatzartige Flüssigkeit an Mund/Nase, Varizen-/Ulkusblutung) können zur richtigen Diagnose hinführen.
- Unbedingt zu vermeiden ist die Angabe von funktionellen Endzuständen als Todesursache (z. B. Herzstillstand).

X

- Die Klassifikation der Todesart basiert auf einem naturwissenschaftlich begründeten Kausalitätsprinzip hinsichtlich der Frage, ob der Todeseintritt im Zusammenhang mit einem von außen verursachtem oder beeinflusstem Ereignis stattfand oder nicht. Hierbei ist es im Fall eines nicht natürlichen Todes irrelevant, ob ein Fremd- oder Eigenverschulden vorlag.
- Klassische nicht natürliche Sterbefälle im stationären Bereich sind Komplikationen einer medizinischen Behandlung (z. B. postoperative Nahtinsuffizienzen) oder Unfallfolgen (z. B. Lungenembolie nach Immobilisation bei sturzbedingtem Schenkelhalsbruch).

Todesart

- Die Klassifikation eines Todesfalls als nicht natürlich bedeutet also keinesfalls zwingend, dass jemand anders eine (ggf. sogar justitiable) Schuld daran trägt!
- In der Mehrzahl der Todesfälle im Rettungsdienst wird es allerdings kaum möglich sein, allein durch eine äußere Leichenschau die Todesursache (und damit die Todesart) zuverlässig zu bestimmen.
- Generell kann nur vor der leichtfertigen Bescheinigung einer natürlichen Todesart gewarnt werden, da diese Sterbefälle ohne Ermittlungsverfahren und regelhaft ohne Obduktion bestattet werden. In diesen Fällen muss die Todesursache dann mit „unklar" bescheinigt werden, die Todesart ebenso.
- Konsequenz bei unklarer Todesart am Einsatzort:
  - Es wird – wie auch bei unbekannter Identität des Toten und Hinweisen auf einen nicht natürlichen Sterbefall – die Polizei verständigt.
  - Am Leichnam dürfen dann keine Veränderungen mehr vorgenommen werden; dies gilt insbesondere für die Entfernung notfallmedizinischer Verbrauchsmaterialien vom Leichnam nach frustraner Reanimation!
  - Der Leichnam wird nun polizeilich beschlagnahmt.
- Die Identifizierung eines Toten ist eine polizeiliche, keine rettungsdienstliche Aufgabe! Die Identifizierung geschieht i. d. R. durch Vergleich eines Lichtbildausweises des Toten mit dem Leichnam oder durch Angaben von Angehörigen bzw. Dritten. Im Rahmen der notärztlichen Leichenschau kann aber bereits nach einem Lichtbildausweis zumindest gesucht werden, um einen orientierenden Vergleich vornehmen zu können.

Kausalkette

- Gefordert wird nicht nur die Angabe der Todesursache, sondern auch die Herleitung derselben aus einem medizinischen Gesamtzusammenhang, d. h. auf Basis ggf. vorbestehender Erkrankungen oder äußerer Einflüsse.
  - Ist der Patient dem leichenschauenden Arzt bekannt, mögen dem Arzt solche Informationen durchaus vorliegen.
  - Im Rettungsdienst ist dies regelmäßig nicht der Fall.
  - Hier muss vor (not-)ärztlicher Leichtgläubigkeit gewarnt werden.
- Der leichenschauhaltende Arzt sollte sich nicht auf fremdanamnestische Angaben verlassen, sondern ausschließlich objektivierbare Befunde am Leichnam oder Arztbriefe bzw. Medikamentenpläne der jüngeren Vergangenheit zur Beurteilung evaluieren.
- In den meisten Bundesländern besteht im Übrigen eine gesetzliche Auskunftspflicht gegenüber dem Leichenschauarzt! Damit ist ein Telefonat mit dem Hausarzt ebenso praktisch hilfreich wie juristisch zulässig.
- Kann die Kausalkette medizinisch nachvollziehbar hergeleitet werden, entscheidet der Beginn der Kausalkette über die Zuordnung zu einer Todesart. Auch bei Feststellung offensichtlicher todeswürdiger Befunde können nur diese Befunde im Leichenschauschein dokumentiert werden: Die Kausalkette beginnt und endet also mit der festgestellten Todesursache („unmittelbar zum Tode führende Krankheit").

61.8.7 Fazit für die Praxis

- Das Rettungsdienstpersonal muss über die regionalen Vereinbarungen zur Todesfeststellung und Leichenschau informiert sein. Eine definitive notärztliche Leichenschau bzw. Leichenschau durch den erstuntersuchenden Arzt ist bundeslandabhängig die Ausnahme.
- Sollte eine Leichenschau durchgeführt werden, muss sie o. g. Qualitätskriterien entsprechen.
- Analog zur definitiven Leichenschau kann die Klärung der konkreten Todesursache und der Kausalitätskette nicht originäre Aufgabe des Rettungsdiensts sein. Deshalb sollte der im Einsatz befindliche Arzt als Todesart „unklar" oder „nicht natürlich" auf dem meist vorläufigen Leichenschauschein vermerken.

61.9 Mögliche Fehler und Fallstricke

- Terminologisch besteht im Einsatz oft Unsicherheit in der Verwendung der Begriffe „Todesursache" und „Todesart". Während sich unter der Todesursache die zum Tode führende(n) Krankheit(en) bzw. Verletzung(en) summieren, ist die Todesart die Schlussfolgerung hinsichtlich der Ätiologie des Todesmechanismus.
- Allein die ärztliche Feststellung der dem Sterbefall zugrunde liegenden Todesart ist ausschlaggebend für die Meldung an Polizei oder Staatsanwaltschaft.
- Generell ist die Leichenschau allerdings kein sicheres diagnostisches Mittel, insbesondere bei unbekannter/leerer Anamnese und Durchführung durch Ungeübte.
- Goldstandard für die notfallmedizinische Qualitätskontrolle im Todesfall ist und bleibt die (rechtsmedizinische) Obduktion, ggf. unterstützt durch weitere Untersuchungen wie die Postmortem-Bildgebung.

61.10 Dokumentation

- Es empfiehlt sich bei auffälligen/besonderen Sterbefällen ein kurzes Gedächtnisprotokoll, auch die fotografische Dokumentation der Auffindesituation kann später einen Mehrwert bekommen.
- Die Ergebnisse der Untersuchung müssen in die länderspezifischen Todesbescheinigungen eingetragen werden.
- Wenn sich darauf beschränkt werden muss, den Tod festzustellen muss der „vorläufige Totenschein" des jeweiligen Rettungsdienstbereichs (wiederum bundeslandspezifisch) verwendet werden.

61.11 Besonderheiten bei bestimmten Personengruppen

61.11.1 Besonderheiten bei Schwangeren

- Auf den meisten Todesbescheinigungen ist explizit zu attestieren, ob es sich um derzeit schwangere oder jüngst schwanger gewesene Patientinnen handelt.
- Ist dies im Sonderfall nach erfolgloser Reanimation zutreffend, muss sofort potenzielle Vitalität des Fetus geprüft werden, was ohne hospitale Ausstattung nicht gelingt, es wäre hier in letzter Konsequenz eine Notsectio zu erwägen.

61.11.2 Besonderheiten bei Kindern und Jugendlichen

- Sterbefälle von Neugeborenen, Kleinkindern und Jugendlichen sind besonders emotional.
- Ein bedenkenloses Bescheinigen natürlicher Todesumstände ist obsolet.
- Gerade im Säuglings- und Kleinkindalter sind spurenarme Gewaltanwendungen möglich und müssen stets in die Differenzialdiagnostik einbezogen werden.

61.11.3 Besonderheiten bei anderen Personen- bzw. Risikogruppen

- Von nachweislich infektiösen Verstorbenen kann eine Infektionsgefahr ausgehen.
- Bei gasförmigen Noxen oder gefährlichen Einsatzlagen in der Umgebung der Verstorbenen ist an den Selbstschutz für Ärztin/Arzt und ihr/sein Team zu denken („Fremdschutz geht vor Eigenschutz“).

Cave

Totenflecke und beginnende Fäulnis können bei Menschen mit dunkler Hautfarbe ggf. nur erschwert beurteilt werden.

61.12 Literatur

Literatur zur weiteren Vertiefung

[411] Buschmann C, Kierdorf J. Rechtsmedizinreport – Verkehrsunfall. Notfallsanitäter 2014; 2: 56–60

[412] Buschmann C, Kierdorf J. Todesfeststellung im Rettungsdienst – ein Überblick. Notfallsanitäter 2014; 2: 42

[413] Buschmann C, Kleber C, Thamm OC, Poloczek S. Todesfeststellung im Rettungsdienst: Die Leichenschau. Rettungsdienst 2014; 37: 64–70

[414] Buschmann C, Kleber C, Thamm OC, Poloczek S. Todesfeststellung im Rettungsdienst. Rettungsdienst 2014; 37: 52–60

[415] Ondruschka B, Buschmann C. Todesfeststellung und Leichenschau im Rettungsdienst. Notfallmedizin up2date 2019; 14: 153–168

[416] Püschel K, Buschmann C. Plötzlicher und unerwarteter Tod aus innerer Ursache – Teil 1. Rettungsdienst 2014; 37: 58–63

[417] Püschel K, Buschmann C. Plötzlicher und unerwarteter Tod aus innerer Ursache – Teil 2. Rettungsdienst 2014; 37: 68–73

Wichtige Internetadressen

- www.dgrm.de (Deutsche Gesellschaft für Rechtsmedizin)

62 Todesbescheinigung

Marcel A. Verhoff, Doreen Gehrels

62.1 Steckbrief

Die ärztliche Leichenschau ist der letzte Dienst am Verstorbenen, am toten Patienten. Mindestens genauso wichtig, wenn nicht sogar deutlich relevanter ist der damit verbundene Dienst an den Lebenden: Die ärztliche Leichenschau ist ein entscheidendes Instrument, um andere Menschen möglicherweise vor demselben Schicksal zu bewahren, das den gerade zu untersuchenden Verstorbenen ereilt hat. Mit „Schicksal" können Erkrankungen, Tötungen oder tückische Unglücksfälle gemeint sein. Darüber hinaus geht es um Gerechtigkeit – der bzw. dem Verstorbenen und ihren/seinen Angehörigen gegenüber. Bei letzterem Aspekt wird man zuerst an Tötungsdelikte und deren Aufklärung denken. Weniger geläufig ist oftmals die ärztliche Meldepflicht eines Todesfalls bei Verdacht auf eine Berufskrankheit oder einen (Spät-)Tod nach einem Arbeitsunfall. Unterbleibt diese Meldung bei der zuständigen Berufsgenossenschaft können die Hinterbliebenen, um die ihnen eigentlich zustehenden Rentenzahlungen gebracht werden.

62.2 Synonyme

- Leichenschauschein (Berlin, Hessen)
- Totenschein (Brandenburg, Rheinland-Pfalz, Thüringen)
- Leichenschaubescheinigung (Bremen)

62.3 Keywords

- ärztliche Leichenschau
- gesetzliche Grundlagen der Leichenschau
- Pflichten des Leichenschauenden
- vorläufige Todesbescheinigung
- Todesursachenkaskade
- Todesart

62.4 Überblick

- Die Todesbescheinigung ist die ärztliche Bescheinigung zur juristisch sicheren Todesfeststellung, außerdem zur Dokumentation von Todesumständen, Todesursache und Todesart.
- Das Ausstellen ist obligater Bestandteil der ärztlichen Leichenschau.

62.4.1 Leichenschau als Voraussetzung für eine Bestattung

- In der Bundesrepublik Deutschland besteht Bestattungspflicht.
- Die ärztliche Leichenschau ist Voraussetzung für eine Bestattung.
- Somit benötigt jeder Verstorbene eine ärztliche Leichenschau.
- Die Resultate der ärztlichen Leichenschau werden in der Todesbescheinigung festgehalten, die aus einem nicht vertraulichen und einem vertraulichen Teil besteht.
- Das Ausstellen der Todesbescheinigung stellt den letzten Akt der ärztlichen Leichenschau dar.
- Ohne vorliegende Todesbescheinigung (nicht vertraulicher Teil) stellt das zuständige Standesamt keine Sterbeurkunde aus.

62.4.2 Föderalistisches System

- In dem föderalistischen System der Bundesrepublik Deutschland besteht die Gesetzgebungskompetenz für das Bestattungsrecht, wozu die ärztliche Leichenschau gezählt wird, bei den Ländern.
- Dies hat zur Folge, dass jedes der 16 Bundesländer ein eigenes „Bestattungsgesetz" – zum Teil ergänzt durch Verordnungen – besitzt.
- Die Namen dieser Gesetze können sich unterscheiden, z. B. gibt es in Hessen das „Friedhofs- und Bestattungsgesetz" oder in Schleswig-Holstein das „Gesetz über das Leichen-, Bestattungs- und Friedhofswesen des Landes Schleswig-Holstein".
- Da sich aber nicht nur die Namen der Gesetze unterscheiden, sondern auch deren Inhalt in Bezug auf die ärztliche Leichenschau, ist es für Ärztinnen und Ärzte unabdingbar, sich mit dem „Bestattungsgesetz" des jeweiligen Bundeslands auseinanderzusetzen, in dem die ärztliche Tätigkeit ausgeübt wird.

62.5 Indikationen

62.5.1 Recht und Pflicht zur Leichenschau

- Die Leichenschau ist eine allgemeine ärztliche Aufgabe.
- Das bedeutet, dass jede Ärztin und jeder Arzt grundsätzlich zur Durchführung der ärztlichen Leichenschau berechtigt ist.
- Es wird also keine Gebietsbezeichnung (z. B. Rechtsmedizin), kein Fachkundenachweis (z. B. Notfallmedizin) und keine sonstige (Zusatz-)Qualifikation verlangt; die ärztliche Approbation (allein) berechtigt und qualifiziert zur Übernahme der amtlichen Aufgabe „ärztliche Leichenschau".
- Die einzige Ausnahme findet sich im kleinsten Bundesland: In Bremen sind nur (noch) „speziell hierfür qualifizierte" Leichenschauärztinnen oder Leichenschauärzte zur Leichenschau berechtigt.
  - Demzufolge dürfen hier alle anderen Ärztinnen und Ärzte, die diese „spezielle Qualifikation" nicht vorweisen, die Leichenschau nicht durchführen. Allerdings ist in Bremen der Leichenschau noch eine „Todesfeststellung" vorgeschaltet, die durch jede Ärztin und jeden Arzt erfolgen kann (und muss).

Leichenschau durch besonders qualifizierte Ärzte

- Das „Bremer Modell" folgt seit November 2019 den Forderungen verschiedener polizeilicher und ärztlicher Standesvertretungen nach einer „Professionalisierung" der Leichenschau.
- Seit dieser Zeit ist in Bremen die dortige (städtische) Rechtsmedizin mit der Leichenschau betraut.
- Die Kehrseite der Medaille ist, dass die eigentliche Leichenschau nicht mehr am Todes- bzw. Auffindeort des Leichnams erfolgt, und somit dem Leichenschauarzt wichtige Informationen fehlen können.
- Die Verstorbenen werden nämlich nach der „Todesfeststellung" zur eigentlichen Leichenschau in die Bremer Rechtsmedizin überführt.
- Anders wäre es gar nicht zu leisten, dass alle Leichenschauen von der Rechtmedizin übernommen werden.
- Die Voraussetzungen in dem kleinsten Stadtstaat sind jedoch deutlich anders als in den meisten Bundesländern, insbesondere in den Flächenländern.

- Aber es gibt noch einen weiteren Aspekt, der gegen eine Ausweitung dieses Modells spricht: Würde man die ärztliche Leichenschau an eine spezielle, zu erlangende (Zusatz-)Qualifikation knüpfen, wäre in Anbetracht des aktuellen Arbeitsmarktes nicht damit zu rechnen, dass in absehbarer Zeit ausreichend viele Leichenschauärztinnen und -ärzte zur Verfügung stehen würden.
- Daher wird noch auf lange Sicht unabdingbar sein, dass jede Ärztin und jeder Arzt zur ärztlichen Leichenschau berechtigt und verpflichtbar ist.

Zuständigkeiten

- Während in einigen Ländern jede Ärztin/jeder Arzt zur Leichenschau verpflichtbar ist, wird zunehmend und mittlerweile in der überwiegenden Zahl der Länder eine Differenzierung dahingehend vorgenommen, dass für zu Hause Verstorbene nur niedergelassene Ärztinnen und Ärzte und für in Krankenhäusern Verstorbene nur dort tätige Ärztinnen und Ärzte zur Leichenschau verpflichtet werden können.
- Das würde praktisch bedeuten, dass ein im Krankenhaus angestellter Arzt die Leichenschau ablehnen kann, wenn es sich um einen zu Hause Verstorbenen handelt; er darf die Leichenschau aber durchführen, wenn er möchte.

Veranlassung der Leichenschau

- Primär sind es die Angehörigen eines Verstorbenen, die eine Ärztin oder einen Arzt zur Leichenschau verpflichten.
  - Diese Angehörigen werden auch „Totensorgepflichtige" oder „Totensorgeberechtigte" genannt.
  - Sie sind verpflichtet, die Leichenschau zu veranlassen, die Bestattung zu organisieren und die (für beides) anfallenden Kosten zu tragen.
  - Die exakte Reihenfolge der Totensorgepflichtigen legt das jeweilige „Bestattungsgesetz" fest.
  - Dabei gibt es von Land zu Land deutliche Unterschiede.
  - Überall ist jedoch an erster Stelle die Ehepartnerin bzw. der Ehepartner des oder der Verstorbenen genannt.
- Bei im Krankenhaus Verstorbenen wäre es wenig praktikabel, erst die Ankunft der Angehörigen abzuwarten und diese zu fragen, wer (der anwesenden Ärztinnen und Ärzte) die ärztliche Leichenschau durchführen soll.
  - Deshalb gibt es in den meisten Ländern die Regelung, dass an dieser Stelle der Einrichtungsleiter die Rolle des Totensorgepflichtigen übernehmen kann.
  - Diese Funktion der Chefärztin/des Chefarztes kann beispielsweise auf die Oberärztin oder den Oberarzt übertragen werden, die oder der dann einer Assistenzärztin oder einem Assistenzarzt den Auftrag zur Leichenschau erteilt.
- Sind bei zu Hause Verstorbenen oder tot Aufgefundenen keine Angehörigen bekannt und nicht zu ermitteln, wird die Totensorgepflicht von der zuständigen Stadt oder Gemeinde übernommen.

Einschränkungen bei der Leichenschau

- Außer dem Sonderfall Bremen finden sich in 6 Bundesländern explizite Ausschlüsse von Ärztinnen oder Ärzten von der Leichenschau bezogen auf konkrete Konstellationen. In Baden-Württemberg und Hessen sind es Anhaltspunkte dafür, dass der Tod in Zusammenhang mit medizinischen Maßnahmen eingetreten sein könnte; dann dürfen die Ärztinnen und Ärzte, die an der Veranlassung oder Durchführung der Maßnahme beteiligt waren, keine Leichenschau durchführen.
- In Sachsen und Thüringen wird darauf hingewiesen, dass der „nächste Angehörige" berechtigt ist, einen Arzt als Leichenschauarzt abzulehnen, wenn dieser den nunmehr Verstorbenen wegen der dem Tode unmittelbar vorausgegangenen Krankheit behandelt hat.
- In Berlin und dem Saarland ist es Ärztinnen und Ärzten untersagt, Leichenschauen bei verstorbenen nahen Verwandten zu leisten. Die betroffenen Verwandtschaftsgrade werden im Saarländischen Gesetz explizit formuliert, im Berliner Gesetz wird auf die Verwandtschaftsgrade Bezug genommen, die gemäß der Strafprozessordnung ein Zeugnisverweigerungsrecht begründen würden.
- In Nordrhein-Westfalen wird die Ansicht vertreten, dass Ärztinnen und Ärzte, die Angehörige einer verstorbenen Person im Sinne von § 20 Abs. 5 Verwaltungsverfahrensgesetz Nordrhein-Westfalen (VwVfG NRW) sind, die Leichenschau nicht durchführen dürfen.

62.6 Durchführung

62.6.1 Aufgaben der Leichenschau

- Folgende Aufgaben, Ziele oder Anforderungen an die ärztliche Leichenschau sind in 14 von 16 „Bestattungsgesetzen" formuliert. Festzustellen sind:
  - Tod
  - Todeszeit
  - Todesursache
  - Todesart
- Ausnahmslos in allen 16 Gesetzen ist die Feststellung des Todes und der Todesursache genannt. Bis auf Bayern und Bremen verlangen alle Länder Angaben zum Todeszeitpunkt; dabei eröffnen nur Hessen und das Saarland die Möglichkeit, alternativ zu einem konkreten Zeitpunkt des Todes einen Zeitraum oder den Auffindezeitpunkt anzugeben.
- Die Feststellung der Todesart ist in 14 Ländern festgeschrieben. Dagegen gilt es in Niedersachsen zu erkennen, ob „Anhaltspunkte für einen nicht natürlichen Todesfall vorliegen", und in Nordrhein-Westfalen werden „Angaben zu weiteren Umständen des Todes" gefordert.
- In Ergänzung dazu gibt es in 3 Ländern weitere Aufträge an die Leichenschauärztin bzw. den Leichenschauarzt:
  - Das Thüringer Gesetz fordert dazu auf, „insbesondere auf Merkmale und Zeichen zu achten, die auf einen nicht natürlichen Tod hindeuten".
  - Nordrhein-Westfalen verlangt das Aussprechen eines Warnhinweises bei möglicher Gesundheitsgefährdung.
  - In Hamburg wird einerseits verlangt festzustellen, „ob Anhaltspunkte für einen nicht natürlichen Tod bestehen oder ob ein solcher sich nicht mit Sicherheit ausschließen lässt", andererseits wird an die meldepflichtigen und ähnlichen gefährlichen übertragbaren Krankheiten erinnert, die im Umgang mit der Leiche verbreitet werden können.

Todesfeststellung

- Die Feststellung des Todes eines Menschen ist mit erheblichen rechtlichen Konsequenzen verbunden.
  - Die zuverlässige Todesfeststellung ist nicht nur deshalb von hoher Relevanz.
  - Einerseits gilt es, der ureigenen Angst vor dem Scheintod und dem Lebendigbegrabenwerden zu begegnen.
  - Andererseits muss sichergestellt werden, dass keine Erfolgsaussicht von Reanimationsversuchen mehr besteht.
- Für die weitere Betrachtung ist es hilfreich, sich das Sterben als Prozess zu vergegenwärtigen.
  - Dieser beginnt mit der Agoniephase.

- Der Herzstillstand stellt eine Zäsur dar, ist jedoch nicht unumkehrbar.
  - Nach dem Herzstillstand (sogenannter klinischer Tod) folgt die Phase des intermediären Lebens, die bis zum endgültigen Tod reicht.
  - Der endgültige Tod bedeutet, dass die letzte Zelle abgestorben ist.
  - Auf dem Weg dahin sind einzelne Zellen (Generierung von Zellkulturen), ganze Organe (Organtransplantation) oder sogar der vollständige Organismus (erfolgreiche Reanimation) wiederbelebbar.
- In der Agoniephase können die Lebensfunktionen bereits erheblich reduziert sein.
  - Möglicherweise ist kein Puls palpierbar, kein Herzton auskultierbar, keine Atembewegung sichtbar.
  - Dann handelt es sich um eine sogenannte Vita minima oder Vita reducta.
  - Dieser Zustand wäre gleichbedeutend mit dem sogenannten Scheintod.
  - An eine Vita minima ist vorwiegend zu denken bei Unterkühlungen, Vergiftungen, Stoffwechselentgleisungen (diabetisches oder urämisches Koma) oder nach Schädel-Hirn-Trauma.
  - Demzufolge ist die fühlbare Abkühlung des Körpers ebenfalls nicht zur Todesfeststellung geeignet.
- Die Frage, ob eine erfolgreiche Reanimation nach tatsächlichem Herzstillstand noch gelingen kann, ist vom schwächsten Glied in der Kette abhängig.
  - Diese Rolle wird dem Gehirn zuteil: Bereits nach 3 min ohne Kreislauf sind erste Schäden des Zentralnervensystems zu erwarten, nach 5 min wird sich das Gehirn trotz wiedereinsetzender suffizienter Herzaktion nicht mehr erholen.
  - Diese Zeiten sind jedoch nicht als absolut zu verstehen, sondern können beispielsweise bei akuter Hypothermie (z. B. nach Einbrechen in Eiswasser) deutlich verlängert sein.
- Zur sicheren Todesfeststellung bedarf es also Veränderungen, genauer gesagt Leichenerscheinungen, die einerseits sicherstellen, dass keine Vita minima vorliegt und andererseits, dass Reanimationsversuche nicht mehr erfolgversprechend sind bzw. wären. Diese Anforderungen erfüllen die drei sogenannten sicheren Todeszeichen:
  - Totenflecke
  - Totenstarre
  - Fäulnis
- Erst, wenn mindestens eines dieser drei sicheren Todeszeichen vorhanden ist, darf der Tod festgestellt und die Todesbescheinigung ausgestellt werden.

Nicht mit dem Leben zu vereinbarende Verletzungen

- Eine Sonderstellung nehmen die „nicht mit dem Leben zu vereinbarenden Verletzungen“ ein, die bei den meisten Todesbescheinigungen unter „Sichere Todeszeichen“ ankreuzbar sind.
- Damit sind Verletzungen gemeint, wie eine Dekapitation oder eine Destruktion des Thorax, die per se eine erfolgreiche Reanimation ausschließen.
- Wenn derartige Verletzungen beispielsweise nach einem Verkehrsunfall vorliegen, ist es nicht notwendig, bis auf das Eintreten von Totenflecken oder Totenstarre zu warten, sondern der Tod kann bereits vorher bescheinigt werden.

Hirntod

- Eine weitere Grundlage, den Tod sicher festzustellen, ist der „Hirntod“.
- Die Hirntoddiagnostik ist ein eigenes Thema, auf das hier nicht näher eingegangen werden kann.
- In der Praxis betrifft die Feststellung des Hirntodes nur Patienten, bei denen das Herz-Kreislauf-System und die Atmung, maschinell unterstützt oder ersetzt und so funktionstüchtig gehalten werden, um mit Beendigung dieser intensivmedizinischen Maßnahmen eine Organexplantation vornehmen zu können.
- Erforderlich ist die Feststellung des irreversiblen Hirnfunktionsausfalls unter festgelegten Voraussetzungen, die normativ u. a. im Transplantationsgesetz verankert sind.

Totenflecke

- Mit Erliegen des Kreislaufs wird das Blut aus dem venösen System nicht mehr zurückgepumpt und folgt der Schwerkraft.
- In den abhängigen Körperpartien sammelt sich das Blut in den Gefäßen und Kapillaren und wird in den oberflächlichen Kapillaren unter der Haut als sogenannte Totenflecke sichtbar.
- An den Aufliegestellen des Leichnams erhalten die Kapillaren zu viel Gegendruck, sodass sich hier keine Totenflecke ausbilden.
- Vom Kreislaufstillstand bis zur Sichtbarkeit der ersten Totenflecke vergehen normalerweise mindestens 20 min – es kann aber bis zu 2h dauern.
- Die volle Ausprägung der Totenflecke wird nach 6–12h erreicht.
  - Innerhalb der ersten 6h sind die Totenflecke mit Fingerkuppendruck noch wegdrückbar und vollständig umlagerbar.
  - Im Lauf der Zeit werden die Totenflecke schwerer (nur noch unvollständig) wegdrückbar und nach etwa einem Tag bei Zimmertemperatur sind sie nicht mehr wegdrückbar.
  - Wird ein Leichnam innerhalb eines Zeitfensters von etwa 6–12h nach dem Tod beispielsweise von einer Bauch- in die Rückenlage gedreht, bilden sich in den rückwärtigen Körperpartien neue Totenflecke aus.
  - An den vorderen Körperpartien bleiben die bis dahin gebildeten Totenflecke teilweise erhalten.
  - Man spricht von teilweiser Umlagerbarkeit und einem sogenannten doppelten Totenflecksystem.
  - Wird ein Leichnam mehr als 12h nach dem Kreislaufstillstand in seiner Position umgelagert, verändern sich die Totenflecke nicht mehr.
- Sind Totenflecke vorhanden, muss der Kreislaufstillstand mindestens 20 min zurückliegen, was eine erfolgreiche Reanimation ausschließt.
- Über das reine Vorhandensein hinaus hat der Leichenschauarzt folgende Parameter der Totenflecke kritisch zu würdigen:
  - Lagerichtigkeit
  - Ausdehnung
  - Farbe
- Wenn die Positionierung der Totenflecke nicht zu der Lage des Leichnams passt (z. B. Leichnam in Rückenlage aber Totenflecke am Bauch), deutet dies darauf hin, dass der Leichnam vor der Leichenschau umgelagert wurde, also die Situation bei der Leichenschau nicht der beim Auffinden entspricht.
- Gering ausgebildete Totenflecke können auf eine frühe Entwicklungsphase der Totenflecke hindeuten oder auf einen Blutverlust nach innen oder außen sowie auf eine vorbestehende Anämie.
- Die Abschätzung der Quantität der Totenflecke erfordert etwas Erfahrung; als Anhaltspunkt gilt: Bei einem Leichnam in ebener Rückenlage sollten die Totenflecke seitlich mindestens bis an die mittlere Axillarlinie heranreichen.

- Die Farbe der Totenflecke sollte üblicherweise blauviolett sein.
- Hellrote Totenflecke stellen ein Alarmzeichen für eine Vergiftung mit Kohlenmonoxid (CO) dar.
  - Als Alternative kann u. a. ein Tod im Rahmen einer Unterkühlung in Betracht kommen.
  - Wird ein Leichnam in einer kalten Umgebung aufgefunden, kann die Abkühlung des Leichnams eine oberflächliche postmortale Reoxygenierung des Hämoglobins, also im Bereich der sichtbaren Totenflecke bewirken.
  - In Abgrenzung zur CO-Vergiftung oder der tödlichen Hypothermie sind bei der postmortalen Reoxygenierung die Nagelbetten nicht betroffen.

Totenstarre

- Das Adenosintriphosphat (ATP) besitzt als Muskeltreibstoff gleichzeitig eine Weichmacherfunktion.
  - Mit dem Kreislaufstillstand versiegt der Nachschub an ATP, und das ATP wird in den Muskelfaserkompartimenten verbraucht.
  - Ist kein ATP mehr verfügbar, verharren die Aktin- und Myosin-Moleküle in einem Starrekomplex.
  - So tritt nach und nach (muskelfaserweise) an allen Gelenken die sogenannte Totenstarre ein.
  - Verschiedentlich formulierte Regeln des Eintretens (z. B. erst die kleinen, dann die großen Gelenke) sind im Einzelfall nicht belastbar.
  - Wichtig ist, immer mehrere Gelenke zu prüfen, um keinem Irrtum aufzuliegen: Beispielsweise könnte ein vorbestehend versteiftes Knie zur fälschlichen Annahme der Totenstarre in diesem Gelenk führen.
- Frühestens nach etwa 30 min ist die Totenstarre sicher feststellbar. Je nach Gesamtkonstitution, insbesondere bei schwacher Muskulatur oder bei Unterkühlung kann sich das merkbare Eintreten verzögern, ggf. bis etwa 2h.
- Als Folge der Autolyse löst sich die Totenstarre wieder.
  - Bei Zimmertemperatur wird hierfür ein postmortales Intervall von wenigstens 2–3d angesetzt.
  - Bei vollständig gelöster Totenstarre und ggf. nicht ausgebildeten Totenflecken (Verbluten, Anämie) sollten sich unter diesen Bedingungen äußerlich sichtbare Fäulnisveränderungen ausgebildet haben.

X

Fäulnis

- Fäulnis wird oftmals überbegrifflich für die späten Leichenerscheinungen verwendet.
- Im engeren Sinn ist mit Fäulnis das postmortale Bakterienwachstum gemeint.
  - Dieses nimmt seinen Ausgang von den Darmbakterien, da die Barrierefunktion des Darms nach dem Tod zunehmend nachlässt.
  - Die erste flächenhafte Grünfäulnis wird meist etwa handflächengroß am rechten Unterbauch beobachtet, da hier der Abstand vom Blinddarm zur Bauchwand entsprechend gering ist.
  - Ein anderer Ausbreitungsweg der Bakterien findet über die Blutgefäße statt, da Blut ein gutes Substrat für Bakterienwachstum darstellt.
  - So kommt es zu den äußerlich sichtbaren sogenannten durchgeschlagenen Venennetzen.
- Mit der Fäulnis einher geht die Autolyse, die auf makroskopischer und zellulärer Ebene stattfindet.
  - Postmortal gibt es keine Kontrolle mehr über die bereits produzierten Verdauungssäfte (Magensäure, Pankreassekret, Gallenflüssigkeit).
  - Außerdem werden die Lysozyme aus den Lysosomen der absterbenden Zellen unkontrolliert freigesetzt.
  - Die Autolyse reduziert die Barrieren für die Ausbreitung der Bakterien und wird so zum Kofaktor der Fäulnis.
- Ebenfalls zu den späten Leichenerscheinungen gehört der Tierfraß.
  - Als Nekrophage können Insekten, deren Larven („Maden“) oder Säugetiere, also Haustiere (z. B. Hund, Katze) oder Wildtiere (z. B. Dachs, Fuchs) in Erscheinung treten.
  - Während Fäulnis und Autolyse obligat nach dem Tod auftreten, kommt es zum Tierfraß nur, wenn die betreffenden Tiere Zugang zum Leichnam haben.
- Weitere fakultative späte Leichenerscheinungen sind die Mumifizierung und die Fettwachsbildung.
- Mumifizierung entsteht bei beschleunigter Austrocknung des Leichnams, beispielsweise bei ständigem Luftzug und hohen Temperaturen (z. B. Erhängter auf einem zugigen Dachboden) oder schneller Aufnahme der Flüssigkeit des Leichnams von der Umgebung (z. B. Leichnam im Sandboden).
  - Durch die Mumifizierung werden Fäulnis und Autolyse gestoppt, da beide Prozesse Wasser benötigen.
  - Deshalb wurde die Mumifizierung von den alten Ägyptern und anderen Kulturen intentionell eingesetzt, um tote Körper zu konservieren.
- Fettwachs entsteht bei Sauerstoffmangel oder sogar -abschluss nach dem Tod.
  - Szenarien können ein luftdicht in einem Kunststoffsack verpackter oder ein unter Wasser befindlicher Leichnam sein.
  - Im Sinn einer Substrathemmung werden Fäulnis und Autolyse unterdrückt.
  - Gleichzeitig kommt es zu einer Veresterung (Verseifung) der Fettsäuren (Unterhautfettgewebe, Omentum majus, Baufett, fetthaltiges Knochenmark).
  - Bei dem Vollbild einer sogenannten Fettwachsleiche ist die Körperoberfläche oftmals hervorragend erhalten, sodass das Gesicht des Verstorbenen noch problemlos wiedererkennbar ist und Stich- oder Schusswunden noch exakt darstell- und vermessbar sind.
  - Unter der festen Oberfläche sind üblicherweise jedoch keine Weichteilstrukturen mehr differenzierbar.

Todeszeit

- Bis auf Bayern und Bremen verlangen alle Länder Angaben zum Todeszeitpunkt; dabei eröffnen nur Hessen und das Saarland die Möglichkeit, alternativ zu einem konkreten Zeitpunkt des Todes einen Zeitraum oder den Auffindezeitpunkt anzugeben.
- Ein grundlegendes Problem ist, dass die Standesämter einen Todeszeitpunkt auf Stunde und Minute genau verlangen, um eine Sterbeurkunde auszustellen.
  - Das wird aber im Wege einer ärztlichen Leichenschau nicht immer realisierbar sein.
  - Die Todeszeitbestimmung bzw. -eingrenzung bei aufgefundenen Verstorbenen ist eine Domäne der Rechtsmedizin.
  - Der Ausprägungsgrad der sicheren Todeszeichen wird bewertet, die tiefe Rektaltemperatur gemessen und supravitale Reaktionen werden untersucht.
  - Als Resultate erhält man Wahrscheinlichkeitsintervalle, die eher im Stundenbereich liegen.
  - Bei längerer Leichenliegezeit kann die forensische Entomologie hilfreich sein – hiermit erhält man Todeszeitintervalle von 1–2d.
- Demzufolge sollte man sich als Leichenschauärztin oder Leichenschauarzt nicht darauf einlassen, „minutengenaue Schätzungen“ in der Todesbescheinigung abzugeben. In vielen Fällen gibt es mehrere Lösungsoptionen, wie im Folgenden dargestellt.

- Die einfachste Konstellation ist sicherlich, wenn ein Patient im Krankenhaus am Monitor verstirbt und (aus unterschiedlichen möglichen Gründen) keine Reanimationsversuche mehr durchgeführt werden.
  - Dann darf der Tod zwar erst bescheinigt werden, sobald das erste sichere Todeszeichen festzustellen ist (üblicherweise Totenflecke).
  - Aber der Todeszeitpunkt ist bereits automatisch dokumentiert.
- Werden andererseits doch Reanimationsversuche eingeleitet, die frustran verlaufen, wird oftmals der Zeitpunkt des Abbruchs der Reanimationsbemühungen als Todeszeit eingetragen.
  - Dies ist rein logisch nicht korrekt, wird aber sicher nicht als Fehler anzukreiden sein.
- Noch häufiger wird der Zeitpunkt des Abbruchs der Reanimationsbemühungen als Todeszeit bei Notarzteinsätzen verwendet; hier liegt ja üblicherweise kein dokumentierter Zeitpunkt des Herzstillstands vor.
- Wird man als Leichenschauärztin oder Leichenschauarzt zu einem Leichnam mit sicheren Todeszeichen gerufen, sind Reanimationsversuche obsolet.
- Wenn man sich bezüglich der Todeszeit nicht auf Angaben Dritter verlassen möchte, bleibt eigentlich nur, den Zeitpunkt zu nehmen, an dem man selbst den Leichnam zum ersten Mal gesehen hat.

Praxisbeispiel

Sie sind als Hausärztin oder Hausarzt zu einer 89-jährigen Patientin mit einem metastasierenden Karzinom von deren Sohn um 14:00 Uhr zur Leichenschau gerufen worden und Sie treffen um 14:20 Uhr dort ein. Der Sohn teilt Ihnen mit, dass seine Mutter um 12:00 Uhr den letzten Atemzug gemacht, er zwei Stunden allein von ihr Abschied genommen und Sie dann angerufen habe. In diesem Fall wäre es wohl vertretbar – falls ansonsten im Rahmen der Leichenschau alles stimmig ist, die Todeszeit 12:00 Uhr in die Todesbescheinigung einzutragen.

Todesursache

Feststellung der Todesursache im Wege der Leichenschau

- Zur Feststellung der Todesursache wird eigentlich eine Obduktion benötigt.
- Doch die Gesetzgeber verlangen, dass die Todesursache im Wege der Leichenschau festgestellt werden muss.
  - Man könnte sich auf den Standpunkt begeben, dass diese Forderung unmöglich zu erfüllen ist.
  - Betrachtet man jedoch die Todesursache als medizinische Diagnose, gelten theoretische Überlegungen wie für jede andere Diagnose: Jede medizinische Diagnose ist eine Wahrscheinlichkeitsrechnung. Je mehr diagnostische Verfahren (sinnvoll) eingesetzt werden, desto sicherer wird die Diagnose, bzw. desto geringer wird die Irrtumswahrscheinlichkeit.
  - Das der Leichenschau logisch folgende diagnostische Mittel wäre die Obduktion.
  - Durch die Obduktion wird die Diagnosesicherheit erheblich gesteigert.
  - Die Obduktion ist aber nicht regelmäßig vorgesehen.
    - Die Ärztin oder der Arzt ist also gezwungen, die Diagnose ohne dieses aussagekräftige diagnostische Mittel zu stellen.
    - Dementsprechend muss der „Auftraggeber" in Kauf nehmen, dass die Diagnose Todesursache auf Grundlage der Leichenschau und der Anamnese einer hohen Irrtumswahrscheinlichkeit unterliegt.
- Diese Argumentationslinie soll aber keinesfalls dazu führen, die Leichenschau als überflüssig oder unnütz darzustellen.
  - Ebenfalls stellt sie keine Rechtfertigung dafür dar, bei der Leichenschau nicht richtig hinzuschauen.
  - Denn die Leichenschau kann und wird in vielen Fällen wichtige Befunde liefern (▸ Tab. 62.1, ▸ Tab. 62.2).
- Umgekehrt formuliert ist die vollständige Leichenschau am entkleideten Leichnam bei guter Beleuchtung eine obligate Voraussetzung für die Diagnose der Todesursache.
  - In der Mehrzahl der Bestattungsgesetzte findet sich zudem, dass alle Körperöffnungen, die Augenbindehäute, die behaarte Kopfhaut und der Rücken zu untersuchen sind.
  - Diese zusätzlichen Hinweise erscheinen vor dem Hintergrund der Maßgabe einer vollständigen Leichenschau eigentlich überflüssig, sind aber als Beleg dafür zu werten, dass es Fälle gab, in denen diese Regionen nachweislich nicht angeschaut wurden.
- Die nicht sorgfältig oder unvollständig durchgeführte Leichenschau stellt eine Ordnungswidrigkeit dar, die mit einem Bußgeld geahndet werden kann.
- In der Natur des Begriffs Leichenschau liegt, dass nur geschaut werden darf.
  - Es darf aber auch palpiert oder perkutiert werden.
  - Nicht gestattet ist normalerweise die Störung der Integrität des Leichnams. Es darf also beispielsweise kein Hautschnitt im Bereich einer Hautverfärbung erfolgen, um zu überprüfen, ob sich darunter ein Hämatom befindet.
  - In Ausnahmefällen (z. B. richterliche Anordnung) ist für eine postmortale Blutentnahme eine Punktion oder falls notwendig eine Venensektion erlaubt.
  - Ansonsten ist die einzige Legitimation zur Störung der Integrität des Leichnams die Obduktion.
- Die Diagnose der Todesursache basiert auf der Kombination aus Leichenschaubefund und Anamnese. Es gibt zweifellos Fälle, bei denen eins von beiden allein wegweisend ist oder umgekehrt keine Aussagekraft für die Todesursache besitzt.

Todesursachenkaskade

- Die Todesursache ist in allen Todesbescheinigungen in einer retrograden Kaskade im Sinn einer Kausalkette anzugeben.
  - An erster Stelle steht die unmittelbare Todesursache.
  - Diese ist typischerweise die Folge von einem Zustand oder einem Ereignis, das an zweiter Stelle steht.
  - In den meisten Todesbescheinigungen besteht die Möglichkeit, davor noch ein „Grundleiden" zu setzen, sodass eine dreigliedrige Kette entsteht.
- In der Praxis handelt es sich selbstverständlich nicht immer um genau drei Kettenglieder.
  - Als dreigliedriges Beispiel wäre zu nennen: unmittelbare Todesursache „Verbluten nach innen" als Folge von „Arrosion der Vena cava" als Folge von (Grundleiden) „Pankreaskarzinom".
  - Ein Beispiel mit mehr Kettengliedern wäre: unmittelbare Todesursache „zentrales Regulationsversagen" als Folge von „Hirnmassenblutung" als Folge von „Zerebralarteriensklerose" als Folge von (Grundleiden) „arterieller Hypertonie".
    - Die üblichen Todesbescheinigungsformulare bieten jedoch nicht die Möglichkeit, diese vier Glieder einzutragen.
    - Allerdings könnte man wohl problemlos die „Zerebralarteriensklerose" weglassen, und die Kausalkette wäre noch immer verständlich.

Tab. 62.1 Leichenschaubefunde – mögliche Todesursachen bei natürlicher Todesart.

Leichenschaubefund	Interpretation	mögliche Todesursachen (Bsp.)
geringe Totenflecke	Blutarmut	Anämie bei Grunderkrankung, inneres Verbluten nach Aneurysmaruptur oder Gefäßarrosion durch Tumor, Verbluten nach außen bei Ösophagusvarizenruptur
gelbes Hautkolorit	Ikterus	Leberdekompensation
pralles Abdomen mit palpierbar freier Flüssigkeit	Aszites	Leberdekompensation, Malnutrition
gedunsene Kopf- und Halsweichteile, bis zum Dekolletee reichend, mit livider Hautverfärbung, keine Hinweise auf Gewalt gegen den Hals	obere Einflussstauung	Rechts- bzw. globale Herzdekompensation, z. B. infolge eines Myokardinfarkts
stark abgemagert, kein subkutanes Fettgewebe mehr sichtbar, Knochenvorsprünge hervorgetreten	Kachexie	Tumorkachexie
Unterschenkel beidseits geschwollen, auf Druck bleiben Dellen stehen	Unterschenkelödeme	protrahierte Rechtsherzdekompensation
Bein- oder Unterschenkelumfangsdifferenzen	tiefe Beinvenenthrombose	Lungenarterienembolie
Fassthorax, Trommelschlegelfinger, Uhrglasnägel	COPD	Lungenversagen bei akuter Exazerbation
urinähnlicher Geruch	Urämie	Nierenversagen
kachektische Patientin mit Ulzerationen oder Knoten an einer Mamma, Totenflecke unauffällig	fortgeschrittenes Mammakarzinom	Tumorkachexie oder Tumortoxikose

Tab. 62.2 Leichenschaubefunde – mögliche Todesursachen bei nicht natürlicher Todesart.

Leichenschaubefund	Interpretation	mögliche Todesursachen (Bsp.)
Einschusswunde an der rechten Schläfe, Ausschuss in der linken Scheitelregion	Kopfdurchschuss	zentrales Regulationsversagen
Zerteilung des Rumpfs; im Gleisbett liegend	Überrollen durch Schienenfahrzeug	Polytrauma
Stichverletzung links neben dem Brustbein, Totenflecke nicht reduziert	Herzstichverletzung	Herzbeuteltamponade
Petechien in den Augenbindehäuten, Lidhäuten und in der Gesichtshaut, unregelmäßige Vertrocknungen in der Halshaut	Erwürgen	zentrale Zirkulationsstörung infolge Strangulation
frei hängend in einer Schlinge; Seil an einem Deckenhaken befestigt, keine Petechien, Speichelabrinnspur	(typisches) Erhängen	zentrale Zirkulationsstörung infolge Strangulation
offenes Schädel-Hirn-Trauma, Teilenthirnung; auf dem Boden vor einem Hochhaus aufgefunden	Sturz aus großer Höhe	zentrales Regulationsversagen infolge Schädel-Hirn-Trauma
grün-blaue Verfärbung um den Mund herum	agonales oder postmortales Zurückfließen von Mageninhalt mit Schutzfarbstoff	Vergiftung mit E605 oder Flunitrazepam (Rohypnol)
sogenannter Schaumpilz an Mund und Nase, keine Fäulniszeichen; im Wasser aufgefunden	Inhalation von Wasser; DD: akutes Lungenödem	Ertrinken; DD: Intoxikation
große glattrandige Eröffnung der linksseitigen Halshaut mit darunterliegenden Weichteilen, Totenflecke kaum ausgebildet; sogenannte arterielle Spritzspuren in der Umgebung des Leichnams	Halsschnittverletzung mit Eröffnung arterieller Gefäße	Verbluten
große glattrandige Eröffnung der linksseitigen Halshaut mit darunterliegenden Weichteilen, Totenflecke unauffällig; relativ wenig Blut in der Umgebung, in Form von Tropfspuren	Halsschnittverletzung mit Eröffnung venöser Gefäße	Luftembolie

X

 - Exemplarisch für eine kürzere Kette wäre: unmittelbare Todesursache „zentrales Regulationsversagen“ als Folge von „Kopfdurchschuss“.
   - Bemerkenswert ist, dass die unmittelbare Todesursache die gleiche ist, wie bei dem Beispiel zuvor.
   - Dennoch ist die Todesart eine andere.
- In diesem Zusammenhang ist darauf hinzuweisen, dass in einigen Todesbescheinigungsformularen verlangt wird, dass bei nicht natürlichen Todesfällen nicht die Felder für die Todesursachenkaskade verwendet werden, sondern andere, extra dafür vorgesehene Felder.
  - Dennoch wäre die Verwendung der Todesursachenkaskaden-Felder kaum als Fehler zu bezeichnen.
- Weitere Beispiele für Todesursachenkaskaden, jeweils adaptiert an drei Kettenglieder, gibt ▸ Tab. 62.3.
- Weiterhin ist zu beachten, dass es keine zeitliche Limitation zwischen einem in der Todesursachenkaskade zugrunde liegenden Ereignis und dem Todeseintritt gibt.
  - Dies wird insbesondere bei der nicht natürlichen Todesart relevant.
  - Für jedes einzelne Glied der Todesursachenkaskade soll die Zeitdauer zwischen Beginn und Tod angegeben werden.
  - Das wäre z. B. bei einer bekannten Tumorerkrankung als Grundleiden der Zeitpunkt der Erstdiagnose, die dadurch bedingte Arrosion eines Gefäßes bzw. deren Beginn könnte mit „Stunden“ oder „Tagen“ eingeschätzt werden und das Verbluten mit „Minuten“.

Todesart

Natürlicher vs. nicht natürlicher Tod

- Die Differenzierung zwischen Todesart und Todesursache fällt nicht nur medizinischen Laien oftmals schwer. Immer wieder werden diese beiden Begriffe durcheinandergebracht.
- Grundsätzlich gibt es nur zwei mögliche Todesarten: natürlich und nicht natürlich.
  - Aus medizinisch-naturwissenschaftlicher Sicht liegt einem natürlichen Tod eine innere Erkrankung zugrunde.
  - Ein nicht natürlicher Tod wird durch ein äußeres Ereignis ausgelöst.
  - Bei vermeintlich schwierigen Konstellationen kann es hilfreich sein, sich auf diese einfache Definition zurückzubesinnen.

Festlegung der Todesart anhand der Kausalkette der Todesursache

- Maßgeblich für die Einordnung der Todesart ist nicht die unmittelbare Todesursache sondern, das „Grundleiden“ bzw. das „zugrunde liegende Ereignis“.
- So kann die gleiche unmittelbare Todesursache sowohl bei einem natürlichen als auch einem nicht natürlichen Tod vorliegen, wie das o. g. Beispiel des zentralen Regulationsversagens zeigt, das infolge einer Hirnmassenblutung oder eines Kopfdurchschusses eingetreten sein kann.
- Ein anderes Beispiel wäre ein „Pumpversagen des Herzens“ infolge einer „Herzbeuteltamponade“.
  - An dieser Stelle trennen sich die Kausalketten.
  - Bei einer natürlichen Todesart könnte die Kaskade weitergehen: infolge von „Herzwandruptur“ infolge von (Grundleiden) „Myokardinfarkt vor 3 Tagen“. Diese bereits viergliedrige Kausalkette könnte noch verlängert werden, da der Myokardinfarkt kein Grundleiden im eigentlichen Sinn darstellt: infolge von „Koronarthrombose“ infolge von „Koronare Herzkrankheit“.
  - Wäre dagegen die „Herzbeuteltamponade“ infolge von „Stichverletzung“ eingetreten, wäre die Todesart nicht natürlich.
- Wird ein Patient mit einer frischen thorakalen Stichverletzung notfallmäßig behandelt, und verstirbt trotz aller Bemühungen, dürfte es dem leichenschauenden Arzt nicht schwerfallen, die Todesart als nicht natürlich einzustufen.
- Schwieriger gestaltet es sich in der Praxis, wenn zwischen dem äußeren Ereignis und dem Todeseintritt längere Zeit vergangen ist.
  - So wird bei einem alten Patienten, der nach einer Oberschenkelhalsfraktur eine Hüft-Totalendoprothese implantiert bekommt, und der beispielsweise 10d postoperativ unter den klinischen Zeichen einer Lungenarterienthrombembolie oder einer Pneumonie verstirbt, nicht selten eine natürliche Todesart angekreuzt.
    - Dabei wäre aber eigentlich die Fraktur als Folge eines äußeren Ereignisses (z. B. Sturz) zu werten.
    - Insbesondere, wenn der Patient zuvor noch mobil war, ist die Immobilisation aufgrund der Verletzung eingetreten und Lungenarterienembolien oder Pneumonien wären typische Folgen einer Immobilisation.

Tab. 62.3 Todesursachenkaskade – Beispiele.

unmittelbare Todesursache	als Folge von	als Folge von (Grundleiden)
zentrales Regulationsversagen	(ausgedehnter) Hirninfarkt	Zerebralarteriensklerose
Rechtsherzversagen	Lungenarterienthrombembolie	tiefe Beinvenenthrombose bei Tumorerkrankung im Endstadium
protrahiertes Linksherzversagen	Linksherzinsuffizienz	dilatative Kardiomyopathie
akutes Linksherzversagen	akute Koronarthrombose (RIVA) – Myokardinfarkt	koronare Herzkrankheit
Herzbeuteltamponade	Herzwandruptur nach Myokardinfarkt	koronare Herzkrankheit
urämische Entgleisung	Nierenversagen aufgrund Harnableitungsstörung	Harnblasenkarzinom mit Verschluss beider Uretereingänge
Leberdekompensation	Leberzirrhose	Alkoholkrankheit
Rechtsherzversagen infolge Lungenarterienembolie	tiefe Beinvenenthrombose infolge Bettlägerigkeit	Oberschenkelhalsfraktur bei Sturzereignis mit TEP-Implantation
zentrales Regulationsversagen	Schädel-Hirn-Trauma	Verkehrsunfall als Fußgänger mit PKW

- Somit würde der Sturz am Anfang der Kausalkette stehen, und die Todesart wäre nicht natürlich.
- Wenn man jedoch noch einen Schritt weiter (zurück) denkt, und der Sturz durch eine Synkope ausgelöst wurde, die beispielsweise durch eine Arrhythmie oder einen Hypotonus bedingt war, würde am Anfang der Kausalkette (wieder) eine innere Erkrankung stehen – und die Todesart wäre natürlich.
- Die Aufklärung dieser Umstände ist Aufgabe der Ermittlungsbehörden in einem Todesermittlungsverfahren, bestenfalls unter Anordnung einer gerichtlichen Leichenöffnung. Deshalb sollten in derartigen Fällen die Todesart als ungeklärt und die Polizei (Ermittlungsbehörden) informiert werden.

Praxisbeispiel

Dass zwischen äußerem Ereignis und Todeseintritt noch deutlich längere Zeiträume liegen können, zeigt das folgende Beispiel: Ein 68-jähriger Patient verstarb an einem Leberversagen infolge einer Leberzirrhose. Weder ein Alkoholabusus noch eine Hepatitis waren für die Ausbildung der Leberzirrhose verantwortlich, sondern die langjährige hochdosierte Einnahme verschiedener Antikonvulsiva. Das Krampfleiden hatte sich posttraumatisch nach einem Sturz von einer Leiter auf den Hinterkopf im Alter von 46 Jahren ausgebildet. Über die Jahre gelang es nicht, die Dosierung der Antikonvulsiva nachhaltig zu senken, da bei entsprechenden Versuchen immer wieder Krampfanfälle auftraten. Somit stand am Anfang der Kausalkette ein äußeres Ereignis, das 22 Jahre vor dem Todeseintritt stattgefunden hatte. Die Todesart war folglich nicht natürlich. Eine weitere Besonderheit war, dass es sich damals um einen Arbeitsunfall gehandelt hatte, was für den Leichenschauarzt eine diesbezügliche Meldepflicht bedeutete.

Problem: Klassifikation der Todesart vor Feststellung der Todesursache

- Ein Problem ist, dass in vielen Todesbescheinigungsformularen die Festlegung der Todesart bereits im nicht vertraulichen Teil – der dem vertraulichen Teil vorgeheftet ist – anzukreuzen ist.
  - Das führt in der Praxis immer wieder dazu, dass der Leichenschauarzt bzw. die Leichenschauärztin z. B. bei einem verstorbenen alten Menschen primär denkt, „es wird schon ein natürlicher Tod sein“ und dies im nicht vertraulichen Teil ankreuzt.
  - Wenn dann die Bearbeitung des vertraulichen Teils ansteht, gelingt es plötzlich nicht, eine plausible Kausalkette zu konstruieren.
  - Aus einer gewissen Verzweiflung heraus kommt es dann bei der Todesursache zu in jeder Hinsicht unsinnigen Eintragungen wie „natürlicher Tod aus unklarer Ursache“.
- Als Grundregel gilt: Eine natürliche Todesart kann nur dann bescheinigt bzw. angekreuzt werden, wenn eine plausible Kausalkette der Todesursachenkaskade aufgestellt wurde. Gelingt dies nicht, kann keine natürliche Todesart bescheinigt werden.

Todesart ungeklärt

- Wenn keine natürliche Todesart determiniert werden kann, bedeutet dies jedoch nicht automatisch, dass eine nicht natürliche Todesart festzustellen ist.
- Die meisten Todesbescheinigungen bieten eine dritte Option an, am häufigsten „Todesart ungeklärt“ oder „Todesart nicht aufgeklärt“.
- Diese dritte Option stellt ein Sammelbecken für die Fälle dar, bei denen keine natürliche Todesart bescheinigt werden kann, oder bei denen zwar Hinweise auf eine nicht natürliche Todesart bestehen (z. B. leere Tablettenblister neben dem Bett oder Sturzereignis in der Vergangenheit), diese Hinweise jedoch nicht als stark genug bewertet werden, um die Todesart als nicht natürlich zu klassifizieren.
- In die zweite Gruppe können insbesondere Todesfälle in der Klinik nach zurückliegenden Sturzgeschehen eingeordnet werden, da man ja nie sicher sagen kann, ob der Patient mit anderen Risikofaktoren vielleicht einen Myokardinfarkt oder einen zerebralen Insult erlitten hat.
- Demnach kann die Leichenschauärztin oder der Leichenschauarzt mit einer „ungeklärten Todesart“ eigentlich nie einen Fehler begehen, was allerdings eine Meldepflicht an die Ermittlungsbehörden nach sich zieht.

Subklassifikation der nicht natürlichen Todesart

- Bei der Kategorie „nicht natürliche Todesart“ wird in vielen Todesbescheinigungsformularen (im vertraulichen Teil) eine Subklassifizierung in „Selbsttötung“ – „Unfalltod“ – „Tötung“ verlangt. Hier sollte sich die Leichenschauerin/der Leichenschauer gründlich überlegen, ob sie/er sich darauf einlässt (es kann aber muss nicht angekreuzt werden).
  - Denn es handelt sich strenggenommen um eine juristische/kriminalistische Wertung. Selbst wenn man beispielsweise zu einem aufgefundenen Erhängten gerufen wird, und ein Abschiedsbrief liegt auf dem Tisch, könnte es sich dennoch um eine Tötung handeln, und das Erhängen ist vorgetäuscht.
  - Genau das muss im Rahmen eines Todesermittlungsverfahrens geklärt werden.

Todesermittlungsverfahren

- Ein Todesermittlungsverfahren wird dadurch in Gang gesetzt, dass die Leichenschauärztin oder der Leichenschauarzt die Ermittlungsbehörden informiert.
- Zu dieser ärztlichen Meldepflicht an die Polizei (oder Staatsanwaltschaft) kommt es, wenn die Todesart als „nicht natürlich“ oder als „ungeklärt“ klassifiziert wird.
- Wenngleich in den „Bestattungsgesetzen“ der 16 Bundesländer etwas differierende Formulierungen existieren, kann im Grundsatz festgestellt werden, dass es irrelevant ist, ob „nicht natürlich“ oder „ungeklärt“ angekreuzt wird – die Konsequenz ist dieselbe: Meldung an die Ermittlungsbehörden und damit Anstoßen eines Todesermittlungsverfahrens.
- In diesem Zusammenhang ist zu erwähnen, dass ein Todesermittlungsverfahren ebenfalls dadurch angestoßen werden kann, dass eine andere Person der Polizei einen Leichenfund meldet (z. B. Auffinden in der Öffentlichkeit oder Gestank aus der Nachbarwohnung).
  - In derartigen Fällen ist die Polizei (zunächst Schutzpolizei, später Kriminalpolizei) zuerst am Leichnam und versucht danach, eine Leichenschauärztin oder einen Leichenschauarzt zu mobilisieren.
  - Zwar führt die Kriminalpolizei eine eigene „kriminalpolizeiliche Leichenschau“ im Rahmen des Todesermittlungsverfahrens durch, die ärztliche Leichenschau bleibt aber dennoch obligat.
  - Eine weitere Besonderheit ist, dass die Polizei in keinem Bundesland den Status eines Totensorgepflichtigen innehat und deshalb keine Ärztin/keinen Arzt zur Leichenschau verpflich-

ten kann. Dies führt immer wieder zu langen Wartezeiten am Leichenfundort.
  - Aber selbstverständlich ist jede Ärztin/jeder Arzt berechtigt, im Auftrag der Polizei eine ärztliche Leichenschau durchzuführen, wenn sie oder er angefragt wird.

Juristisch-kriminalistische Definition der nicht natürlichen Todesart

- In der Interaktion mit der Polizei kommen mit der Leichenschauärztin oder dem Leichenschauarzt regelmäßig Konflikte auf.
- Grundlage ist häufig ein unterschiedliches Verständnis von der Definition des nicht natürlichen Todes.
- Aus medizinisch-naturwissenschaftlicher Sicht liegt eine nicht natürliche Todesart bei einem Tod durch ein äußeres Ereignis vor.
- Nach der juristisch-kriminalistischen Definition handelt es sich um eine nicht natürliche Todesart bei einem Tod, der durch ein juristisch relevantes äußeres Ereignis hervorgerufen wurde.
  - In diesem Zusammenhang wird gern der Begriff „Fremdverschulden" verwendet.
- So kann es zu Situationen kommen, bei denen die Leichenschauärztin bzw. der Leichenschauarzt nach Leichenschau und Kenntnisnahme der Anamnese nicht in der Lage ist, eine plausible Kausalkette für die Todesursache aufzustellen und deshalb (korrekterweise) die Todesart als „ungeklärt" ankreuzt sowie folgerichtig die Polizei informiert.
  - Die eingetroffenen Polizeibeamten verweisen darauf, dass es doch „keinen Hinweis auf ein Fremdverschulden" gebe, und folglich gar kein nicht natürlicher Tod vorliegen könne. Deshalb solle die Ärztin/der Arzt doch bitte einen natürlichen Tod bescheinigen.
  - Hintergrund ist, dass bei einem Abändern in eine natürliche Todesart die Grundlage für das Todesermittlungsverfahren entfällt, was das Anlegen einer Ermittlungsakte und das Anfertigen polizeilicher Berichte erspart. Es sind sogar Fälle bekannt, bei denen sich Leichenschauärztinnen und Leichenschauärzte bei einem anscheinend „klaren" Suizid, also beispielsweise mit vorhandenem Abschiedsbrief und ggf. „klaren Verschlussverhältnissen" (Anm.: Polizeijargon, z. B. Tür war verschlossen, Schlüssel steckte von innen, folglich hätte niemand Zutritt erlangen oder die Wohnung verlassen können) mit derselben Argumentation der fehlenden Hinweise auf ein Fremdverschulden haben überreden lassen, eine natürliche Todesart zu bescheinigen.
- Ärztlicherseits ist es wichtig, sich auf die medizinisch-naturwissenschaftliche Definition der nicht natürlichen Todesart zurückzuziehen. Die Bewertung, ob das äußere Ereignis juristisch relevant ist oder nicht, ist die Aufgabe der Ermittlungsbehörden.

Todesart bei Todesfällen im Krankenhaus

- Ein weiteres grundlegendes Problem stellen Todesfälle im Krankenhaus dar.
- Unabhängig von der Erkrankung selbst, der Schwere ihrer Ausprägung, der Aufenthaltsdauer im Krankenhaus oder der Erwartbarkeit des Todeseintritts hat der Patient vor seinem Tod üblicherweise ärztliche Maßnahmen erfahren (u. a. Diagnostik, medikamentöse Therapie oder operative Eingriffe).
  - Eine ärztliche Maßnahme ist immer ein äußeres Ereignis.
  - Allein im Wege der Leichenschau wird man nicht sagen können, ob nicht eine der ärztlichen Maßnahmen eine todesursächliche Bedeutung erlangt hat.
  - Diese Betrachtung wäre unabhängig von der Frage eines Behandlungsfehlers anzustellen.
- Umgekehrt könnte eine Nicht-Handlung (in Diagnostik oder Therapie) todesursächlich gewesen sein, wobei für diese Sichtweise ein Versäumnis und somit ein Behandlungsfehler in den Raum gestellt würde.
- Dieser Argumentationsschiene folgend, müsste bei jedem Verstorbenen im Krankenhaus eine ungeklärte Todesart attestiert und die Ermittlungsbehörden informiert werden.
- Bemüht man auf der anderen Seite an dieser Stelle das Kausalkettenprinzip steht am Anfang die (Grund-)Erkrankung.
  - Diese führt in ihrem Verlauf über Ausprägungen von Symptomen zu einer Behandlungsbedürftigkeit.
  - Über die ärztliche Maßnahme wird aufgeklärt, insbesondere über die Risiken.
  - Wenn der Patient nach Aufklärung in die Maßnahme rechtsverbindlich einwilligt, und ein Risiko, über das aufgeklärt wurde, realisiert sich, steht am Anfang der Kausalkette noch immer die Erkrankung, womit die Todesart als natürlich zu klassifizieren wäre.
- Eine klare Lösung für dieses Problem kann an dieser Stelle nicht offeriert werden.
  - Einerseits erscheint es kaum sinnvoll, wenn nicht sogar völlig unrealistisch, bei jedem Verstorbenen im Krankenhaus (und eigentlich sogar nach ambulanten ärztlichen Maßnahmen) eine ungeklärte Todesart zu bescheinigen, mit der sich anschließenden Pflicht, die Ermittlungsbehörden zu informieren und somit ein Todesermittlungsverfahren anzustoßen.
  - Andererseits kann nicht bei jedem Verstorbenen im Krankenhaus gesagt werden, dass es schon ein Risiko sein wird, über das aufgeklärt wurde und der Tod natürlich sein muss.
  - Zudem gibt es in den Landesgesetzen teils deutlich abweichende Vorgaben.
- Das Thema ist Gegenstand aktueller medizinrechtlicher Forschung. Im Einzelfall kann nach dem aktuellen Stand nur dazu aufgefordert werden, mit Augenmaß zu handeln. Die Bescheinigung einer unklaren Todesart wäre zumindest nicht als Fehler zu ahnden.

62.6.2 Vorläufige Todesbescheinigung

- In den Ländern Bayern, Berlin, Brandenburg, Hessen, Rheinland-Pfalz, Saarland und Sachsen können Notärztinnen und Notärzte im Einsatz nicht zur Durchführung einer Leichenschau verpflichtet werden.
  - Lediglich im Saarland fallen in diese Ausnahmeregelung zusätzlich „Ärztinnen und Ärzte im ärztlichen Bereitschaftsdienst".
  - Das bedeutet umgekehrt nicht, dass den betreffenden Ärztinnen und Ärzten die Durchführung einer Leichenschau im konkreten Fall verboten ist, es sei denn, dies wird durch einen Arbeitsvertrag mit dem Rettungsdienstträger so festgelegt.
- Hintergrund ist, dass man in den 7 genannten Ländern die Funktionsfähigkeit des Rettungssystems (im Saarland zusätzlich des Bereitschaftsdiensts) nicht dadurch gefährden möchte, dass die eingesetzten Ärztinnen und Ärzte zu lang bei Leichenschauen gebunden sind.
  - Der Zeitaufwand ergibt sich, neben der sorgfältigen Durchführung der Leichenschau, aus der Anamneseerhebung, die durch teils frustrane Kontaktaufnahmeversuche zur Hausärztin bzw. zum Hausarzt oder zu anderen behandelnden Ärztinnen und Ärzten gekennzeichnet sein kann.
  - Weiterhin bedarf es zur rechtsverbindlichen Todesfeststellung das Vorliegen mindestens eines sicheren Todeszeichens.
  - Wenn kurz nach einem Herzstillstand suffiziente (jedoch nicht erfolgreiche) Reanimationsmaßnahmen durchgeführt

werden, verzögert der künstlich hergestellte Kreislauf das Eintreten der sicheren Todeszeichen.
  - Somit beginnt nach Beendigung der Reanimationsversuche die Wartezeit.
  - Frühestens nach 20 min ist mit der Ausbildung der Totenflecke zu rechnen. Es kann allerdings eine Stunde oder länger dauern, bis Totenflecke oder Totenstarre festzustellen sind.
- Die Notärztin oder der Notarzt darf allerdings in keinem der genannten Länder einfach den Einsatzort verlassen, sondern ist verpflichtet, eine „Vorläufige Todesbescheinigung“ auszustellen, wobei in jedem der Länder ein anderes Formular verwendet wird.
  - In diesem sind Alternativen zu den sicheren Todeszeichen ankreuzbar, z. B. die Angabe der Zeitdauer der erfolglosen Reanimationsversuche.
  - Außerdem ist eine Aussage darüber zu treffen, ob sich Anhaltspunkte für einen nicht natürlichen Tod ergeben bzw. ob die Todesart als ungeklärt eingeordnet wird.
  - Sollte dies der Fall sein, ist die Notärztin bzw. der Notarzt zudem verpflichtet, die Ermittlungsbehörden zu informieren, womit ein Todesermittlungsverfahren angestoßen wird.
  - Dennoch ist dann keine Verpflichtung für die Notärztin oder den Notarzt gegeben, auf das Eintreffen der Polizei zu warten.
- Bei fehlenden Hinweisen auf eine nicht natürliche Todesart (Einordnung als natürliche Todesart) verbleibt die vorläufige Todesbescheinigung am Leichnam und dient dem definitiven Leichenschauenden als Information.

62.6.3 Formular der Todesbescheinigung

- Jedes der 16 Bundesländer verwendet ein eigenes Formular für die Todesbescheinigung.
  - Die genaue Ausgestaltung der Formulare ist zum Teil in Anhängen der „Bestattungsgesetze“, in Verordnungen oder auf dem Erlassweg festgelegt.
  - Selbstverständlich kann im Folgenden nicht auf jedes einzelne Formular eingegangen werden.
  - Thematisiert werden sollen vielmehr die Gemeinsamkeiten und inhaltliche Fallstricke.
- Ende 2024 haben alle Länder Todesbescheinigungen im Durchschreibeverfahren im Einsatz.
- Das erste Blatt ist der sogenannte nicht vertrauliche Teil, der zur Vorlage beim Standesamt als Voraussetzung für die Sterbeurkunde dient.
- Dahinter folgen meist 4–5 weitere Blätter des vertraulichen Teils, die vorgesehen sind für das Gesundheitsamt, ggf. das Krebsregister, das Statistische Landesamt, Obduktion/Zweite Leichenschau, Beleg für den Leichenschauenden.
- Aus diesem Aufbau ist bereits erkennbar, dass ein Teil der Daten auf dem ersten Blatt (nicht vertraulicher Teil) auf alle weiteren Blätter (vertraulicher Teil) übertragen wird; zu einem bestimmten Zeitpunkt bzw. Fortschritt des Ausfüllens muss dann das erste Blatt entfernt und ggf. isoliert vervollständigt werden.
- Der vertrauliche Teil wird auf Blatt 2 fertiggestellt, mit Durchschlag auf alle weiteren Blätter.
- Daraus ergeben sich zwei Herausforderungen:
  - Damit das letzte Blatt noch lesbar ist, ist es erforderlich, das Formular mit einem Kugelschreiber unter konsequent festem Andruck auszufüllen.
  - Wenn der richtige Zeitpunkt zum Entfernen von Blatt 1 verpasst wird, kommt es zu unerwünschten Durchschriften in den vertraulichen Teil, und man kann das gesamte Prozedere mit einem neuen Formular beginnen.
- Das logische Problem, das entsteht, wenn bereits im nicht vertraulichen Teil die Todesart angekreuzt werden muss, wurde bereits oben beschrieben. Es empfiehlt sich, die Kausalkette bereits vor dem Ausfüllen der Todesbescheinigung zu skizzieren und nur dann die natürliche Todesart anzukreuzen, wenn dies gelungen ist.
- Die Angaben zur Identität der oder des Verstorbenen werden im nicht vertraulichen Teil eingetragen und in die Durchschläge des vertraulichen Teils durchgeschrieben.
  - Hier werden neben Namen, ggf. Geburtsnamen, Geburtsort und Adresse verlangt.
  - In vielen Ländern haben die Formulare Eingabemöglichkeiten, woher die Kenntnis der Identität stammt, z. B. dem Leichenschauenden persönlich bekannt, nach Einsicht in den Personalausweis/Reisepass, durch Angabe von Dritten o. ä.
  - Die Leichenschauenden sollten diese Option nutzen, wenn der Verstorbene nicht persönlich bekannt ist.
  - Sind keine ergänzenden Angaben vorgesehen, sollte auf andere Weise gekennzeichnet werden, woher die Informationen zur Identität stammen, z. B. handschriftlich in Klammern hinter dem Namen.
  - Die Leichenschauenden müssen sich bewusst sein, dass nach der Todesbescheinigung die Sterbeurkunde ausgestellt wird und somit die Person, deren Identität in die Todesbescheinigung eingetragen wurde, als verstorben gilt, mit allen rechtlichen Konsequenzen.
  - Sollte die beurkundete Person tatsächlich noch leben, ist davon auszugehen, dass sie sich hinsichtlich möglicherweise entstandener materieller Schäden an den „Verursacher“ wenden wird.
- Die wesentlichen inhaltlichen Gesichtspunkte zur Todeszeit, zur Todesursachenkaskade, zur Todesart und zum Vorgehen bei einer nicht natürlichen Todesart sind oben bereits behandelt.
- Hinsichtlich des Todesorts ist zu ergänzen, dass zwischen Todesort und Auffindeort unterschieden wird.
  - Die Option „Auffindeort“ sollte immer dann gewählt werden, wenn es Hinweise auf oder Belege dafür gibt, dass nach dem Todeseintritt der Leichnam noch transportiert wurde – an den Ort der Leichenschau.
  - In Zweifelsfällen ist „Auffindeort“ die sicherere Alternative.
- Im nicht vertraulichen Teil der Todesbescheinigung ist ggf. auf eine Infektionsgefahr hinzuweisen, im vertraulichen Teil sollten Infektionskrankheit und Erreger angegeben werden. Wichtig ist, dass den unterschiedlichen Meldepflichten durch eine Eintragung in der Todesbescheinigung nicht genüge getan ist.
- Am Ende der Todesbescheinigung ist neben der Unterschrift die Identität der Ärztin oder des Arztes einzutragen, die oder der die Leichenschau durchgeführt hat.
  - Dabei reicht es nicht, einen Stempel der Klinik, des Rettungsdiensts oder des Ärztlichen Bereitschaftsdiensts zu verwenden und diesen mit einer unleserlichen Unterschrift zu vervollständigen.
  - Die ärztliche Leichenschau ist eine amtliche Aufgabe der betreffenden Ärztin oder des Arztes, also muss diese oder dieser klar identifizierbar und für Rückfragen vom Gesundheitsamt, vom Zweitleichenschauenden oder den Ermittlungsbehörden erreichbar sein.
  - Deshalb sollten, falls kein persönlicher Stempel verwendet wird, der Name lesbar eingetragen und um eine Telefonnummer (ggf. mobil) ergänzt werden.
- Die fertig ausgefüllte Todesbescheinigung ist am Leichnam zu belassen, wenn eine natürliche Todesart angekreuzt ist (der nicht vertrauliche Teil offen, die Blätter des vertraulichen Teils in dem dafür vorgesehenen, verschlossenen Umschlag).
- Andernfalls ist die Polizei zu informieren und dieser bei deren Eintreffen die Todesbescheinigung (am besten unverschlossen) auszuhändigen.
- Bei Hinweisen auf einen nicht natürlichen Tod ist (zu dem Zeitpunkt, an dem die Hinweise gewahr werden) in vielen Ländern die Leichenschau zu unterbrechen und erst in Anwesenheit der Polizei fortzuführen.

62.6.4 Meldepflichten

- Das Ausfüllen der Todesbescheinigung ist Bestandteil und Abschluss der ärztlichen Leichenschau.
- Aber abhängig vom Todesfall können sich darüber hinaus Meldepflichten ergeben.

Meldepflicht an die Ermittlungsbehörden

- An erster Stelle ist die Meldepflicht an die Ermittlungsbehörden zu nennen, die in allen Ländern besteht und der durch eine Meldung an die Polizei Folge geleistet wird.
- In Brandenburg, Hamburg, Hessen, Mecklenburg-Vorpommern, Niedersachsen und Thüringen ist alternativ eine Meldung an die Staatsanwaltschaft möglich.
- Meldepflichtig sind in allen Ländern bis auf Thüringen und Mecklenburg-Vorpommern Anhaltspunkte für einen nicht natürlichen Tod.
- In Thüringen und Mecklenburg-Vorpommern besteht die Meldepflicht, wenn es durch äußere Merkmale bereits erkennbar oder nicht auszuschließen ist, dass es sich um einen nicht natürlichen Tod handelt, womit sinngemäß die nicht natürliche und die ungeklärte Todesart einbezogen sind.
- In allen Ländern außer Niedersachsen, Nordrhein-Westfalen, Rheinland-Pfalz, Sachsen-Anhalt und Schleswig-Holstein ist die ungeklärte Todesart explizit meldepflichtig, also ohne konkreten Hinweis auf eine nicht natürliche Todesart.
- Darüber hinaus ist an die Ermittlungsbehörden zu melden, wenn es sich um die Leiche eines Unbekannten handelt bzw. der Verstorbene „nicht sicher zu identifizieren“ ist. Diese Meldepflicht ist lediglich im „Bestattungsgesetz“ von Rheinland-Pfalz nicht aufgeführt.

Meldepflicht an das Gesundheitsamt

- Gemäß § 9 Abs.3 Infektionsschutzgesetz hat der Leichenschauarzt unverzüglich, spätestens jedoch innerhalb von 24h Meldung an das für den Aufenthalts- bzw. Sterbeort zuständige Gesundheitsamt zu erstatten, wenn die Todesursache eine übertragbare Krankheit war, oder der Verstorbene an einer übertragbaren Krankheit gelitten hat bzw. ein entsprechender Verdacht besteht.

Meldepflicht an die Berufsgenossenschaft

- Nach den Vorgaben des siebten Buchs des Sozialgesetzbuchs besteht eine ärztliche Meldepflicht an die „Gesetzliche Unfallversicherung“ bei Verdacht auf eine Berufskrankheit und bei Verdacht auf einen Tod infolge einer Berufskrankheit oder eines Arbeitsunfalls.
- Die Meldung hat an die zuständige Berufsgenossenschaft zu erfolgen.
  - In einigen Fällen gelingt es dem Leichenschauenden jedoch nicht, diese zu identifizieren.
  - Der Meldepflicht kann dann alternativ genügt werden durch eine Meldung an die zuständige Landesgewerbeärztin bzw. den zuständigen Landesgewerbearzt.

62.7 Literatur

Literatur zur weiteren Vertiefung

[418] Dettmeyer B, Veit F, Verhoff MA. Rechtsmedizin. 4. Aufl. Heidelberg/Berlin: Springer; 2024

[419] Deutsche Gesellschaft für Rechtsmedizin. Regeln zur Durchführung der ärztlichen Leichenschau (2017). Im Internet: https://register.awmf.org/assets/guidelines/054-002l_S 1_Regeln-zur-Durchfuehrung-der-aerztlichen-Leichenschau_2023-03.pdf; Stand: 08.04.2025

[420] Madea B, Hrsg. Die Ärztliche Leichenschau – Rechtsgrundlagen, praktische Durchführung, Problemlösungen. 4. Aufl. Heidelberg/Berlin: Springer; 2019

[421] Madea B, Hrsg. Rechtsmedizin – Befunderhebung, Rekonstruktion, Begutachtung. 4. Aufl. Heidelberg/Berlin: Springer; 2023

Teil XI

Gesprächsführung

XI

63 Visite

Yvonne Kollrack

63.1 Durchführung der Visite

63.1.1 Steckbrief

Die Visite beinhaltet den täglichen ärztlichen und pflegerischen Besuch (mindestens eines für die Station verantwortlichen ärztlichen und pflegerischen Mitarbeiters) bei allen Patienten. Ziel ist es, den aktuellen subjektiven und objektiven Befund zu erheben, Veränderungen des Gesundheitszustandes zu erkennen und darauf mit gezielten Maßnahmen zu reagieren. Nach der Visite sollte sich der Patient informiert und auf den neuesten Stand gebracht fühlen. Ausführliche Einzelgespräche sollten außerhalb der Visite stattfinden. Auch das Team sollte auf dem neuesten Stand sein und resultierende Tagesaufgaben verteilt sein. Die gesamte Kommunikation sollte respektvoll und auf Augenhöhe erfolgen.

63.1.2 Synonyme

- Visite
- Oberarztvisite
- Chefvisite
- Kurvenvisite
- Schmerzvisite

63.1.3 Keywords

- Zeitmanagement
- Informationsaustausch
- Teamwork
- Kommunikation
- Befunderhebung
- Therapieplanung
- Entlassungsmanagement

63.1.4 Überblick

- Die Visite findet täglich durch die Ärzte statt, welche die Station betreuen.
  - Am Wochenende wird die Visite meist durch einen der Bereitschaftsdienstärzte übernommen.
  - Während unter der Woche die Visite möglichst vormittags, zu einem festen Zeitpunkt, stattfinden sollte, findet sie am Wochenende meist vor oder nach der Übergabe oder zu einem unregelmäßigen Zeitpunkt statt.
  - Mancherorts wird die Wochenend-Visite auch nur auf Akutfälle begrenzt.
- Am Tag eines operativen Eingriffs findet meist nur eine kurze Visite statt, hier können kurze Fragen geklärt, die Nüchternheit und die korrekte Seitenmarkierung überprüft werden.
- Die postoperative Visite findet meist durch den Operateur zeitnah nach dem Eingriff statt. Hier sollte gegebenenfalls ein kurzes Informationsgespräch sowie die Überprüfung (und Dokumentation) von Verband und peripherer Durchblutung, Motorik und Sensibilität erfolgen.
- Die tägliche Visite ist Pflicht.
  - Sie sollte in der Regel in den Vormittagsstunden stattfinden. Patienten, welche während der Visite bei Untersuchungen sind, müssen später nachvisitiert werden.
  - Sinnvoll ist ein festes Zeitfenster, damit die Patienten sich auch vor Ort befinden.
- Ziel der Visite ist die Erhebung des aktuellen Untersuchungsbefunds, das Erkennen und Abklären von Veränderungen und das Festlegen weiterer Diagnostik und Therapieplanung.
  - Es findet ein Informationsaustausch über die – durch ärztliches Personal, Pflege und gegebenenfalls weitere Personengruppen – erhobenen Befunde statt.
  - Neben diesen medizinisch-pflegerischen Gesichtspunkten dient die Visite dem Informationsaustausch und der Kommunikation mit den Patienten.
  - Oberarztvisite und Chefvisite finden meistens einmal wöchentlich statt und dienen vor allem dem Übersichtsgewinn über den Krankheitsverlauf, die Wirtschaftlichkeit von Maßnahmen, der Weiterbildung und Überprüfung der Assistenzärzte, der Qualitätsprüfung und der Lehre.

Merke M!

- Stationsvisite: meist täglich, wichtigster Kontaktpunkt zwischen Arzt und Patient! → Beachte: Für den Patienten ist die Visite ein zentrales und wichtiges Tagesereignis und keine Routine!
- Kurvenvisite: täglich, Aktualisierung und Prüfung von Anordnungen
- Oberarztvisite/Chefarztvisite: meist einmal wöchentlich
- Schmerzvisite: durch speziell ausgebildete Schmerztherapeuten (z. B. Ärzte/Pflegende der Anästhesie) Überprüfung der Analgesie /Schmerzkatheter/Medikation
- Pflegevisite: Visite des Pflegepersonals mit Schwerpunkt „Bedürfnisse der Patienten", Pflegeoptimierung
- postoperative Visite (meist durch den Operateur)
- präoperative Visite (Überprüfung Nüchternheit, Seitenmarkierung, letzte Fragen)

63.1.5 Indikationen

- interdisziplinärer Austausch zwischen den behandelnden Fachgruppen
- Informationsaustausch mit dem Patienten
- Befunderhebung und Befundbesprechung
- Prüfung der bisherigen diagnostischen und therapeutischen Maßnahmen
- Planung weiterer diagnostischer und therapeutischer Maßnahmen
- Entlassungsmanagement

63.1.6 Kontraindikationen

- keine
  - Jeder Patient wird täglich visitiert.
  - Sollte ein Patient nicht aufnahmefähig sein (z. B. postoperativ), sollte die Visite zu einem späteren Zeitpunkt nachgeholt werden.
  - Delir, Schlaf oder präfinaler Zustand sind keine Kontraindikation.
- Angehörige können in die Visite eingebunden werden, wenn der Patient dies wünscht (Schweigepflicht, Achtung auch bei telefonischer Auskunft). Sie müssten jedoch bei der Visite des Zimmernachbarn aus Gründen des Datenschutzes den Raum verlassen.

63.1.7 Aufklärung und spezielle Risiken

- Die Patienten sollten darüber informiert sein, in welchem Zeitfenster die Visite üblicherweise stattfindet.
- Zu beachten ist, ob eine Betreuung vorliegt.
  - In manchen Fällen wünschen die Betreuer nicht, dass der Betreute vollumfänglich Informationen erhält.
  - Bisweilen legt die betreuende Person auch fest, wer außer ihr berechtigt ist, medizinische Informationen zu erhalten.
  - Dies muss aus Datenschutzgründen unbedingt beachtet werden.

63.1.8 Vorbereitende Diagnostik

- Laborbefunde und Untersuchungsbefunde des Vortags sollten bekannt und verfügbar sein.
- Oft bietet es sich an, zu Arbeitsbeginn die Befunde des Vortags zu sichten und ihre Ergebnisse in der analogen oder digitalen Patientenkurve zu dokumentieren.

63.1.9 Anästhesie

- Die Kollegen der Anästhesie können insofern in eine Visite involviert werden, indem eine Schmerzvisite etabliert wird, oder ein schmerztherapeutisches oder anästhesiologisches Konsil (z. B. Risikoabklärung präoperativ) für notwendig erachtet wird.
- Auch bei postoperativ narkoseassoziierten Problemen (Zahnschäden, Sensibilitätsstörungen nach Schmerzkatheter etc.) kann eine zusätzliche anästhesiologische Visite sinnvoll sein.
- Auf Intensivstationen findet die Visite meist unter anästhesiologischer Führung statt.

63.1.10 Personal, Material und Einstelltechnik

- Die tägliche Visite wird von mindestens einem der die Station betreuenden Ärzte sowie der zuständigen Bereichspflege-/Pflegekraft durchgeführt.
- Alle an der Visite teilnehmenden sollten über den Zeitpunkt informiert sein und zur Verfügung stehen.
- Der Visitenwagen soll vollständig und auf dem neuesten Stand sein.
- Die Patientenkurven werden auf die Visite mitgenommen. Dabei muss der Datenschutz beachtet werden, die Kurven dürfen nicht unbeaufsichtigt z. B. auf dem Flur zurückgelassen werden.
- Relevante Röntgenbilder oder Befunde, die dem Patienten demonstriert werden sollen, sollten parat liegen.
- Die persönliche Ausrüstung (funktionierender Stift, Stethoskop, Reflexhammer, Stationsliste etc.) sollte zur Verfügung stehen und funktionstüchtig sein.

63.1.11 Vorbereitung

- Zu Dienstbeginn sollte geklärt werden, wer vom ärztlichen Personal an diesem Tag für die Visite zuständig ist.
  - Oft fallen Kollegen aufgrund von „frei nach Dienst“, „im OP“ oder Krankheit aus.
  - Eine gute Dokumentation sowie eine schriftliche oder mündliche Übergabe helfen hier weiter.
- Eine kurze Rücksprache mit dem Pflegepersonal, ob der verabredete Zeitpunkt eingehalten werden kann, ist hilfreich.
- Gleiches gilt für die Chefarztvisite bzw. Oberarztvisite. Auch hier ist am Morgen des Visitentags eine kurze Rückversicherung hilfreich, ob der Visitenzeitpunkt eingehalten werden kann.

63.1.12 Durchführung

- Hygieneregeln:
  - Eine Händedesinfektion sollte durchgeführt werden:
    - vor Patientenkontakt
    - vor aseptischen Tätigkeiten
    - nach Kontakt mit potenziell infektiösen Materialien
    - nach Patientenkontakt
    - nach Kontakt mit Oberflächen in unmittelbarer Umgebung des Patienten
  - Bei der Begrüßung der Patienten erfolgt kein Händeschütteln. Die Patienten sollten darüber informiert werden, dass dies aus hygienischen Gründen nicht erfolgt und nicht aus Unhöflichkeit.
  - VOR Patientenkontakt schützt die Händedesinfektion den Patienten vor den Keimen an der Hand des Mitarbeiters.
  - NACH Patientenkontakt schützt sie den nächsten Patienten und den Mitarbeiter.
  - Auch Untersuchungsmaterialien, wie beispielsweise das Stethoskop, müssen nach jeder Untersuchung desinfiziert werden.

Lagerung

- Der Patient sollte auf Augenhöhe kommunizieren können.
- Wenn medizinisch keine Kontraindikation besteht (z. B. Wirbelsäulenverletzung), sollte das Kopfteil bequem hochgestellt sein.
- Man kann sich auch auf einem Stuhl zum Patienten ans Bett setzen, aus Hygienegründen jedoch nicht aufs Patientenbett!

Durchführung Schritt für Schritt

Stationsvisite

- Zeitpunkt: Die Stationsvisite sollte möglichst stets zur gleichen Tageszeit, integriert in den Tagesablauf von Patienten und Pflege und nicht während der Mahlzeiten stattfinden.
- Vorbereitung:
  - Bereits vor dem Patientenzimmer rekapituliert man die Zimmerbelegung (Namen!).
  - Es sollte ein kurzer Austausch mit dem Pflegepersonal stattfinden und man umreißt die aktuellen Probleme.
- Patientenkontakt:
  - Der Patient wird begrüßt. Beachte: Nach jedem Patienten Händedesinfektion!
  - Der Patient, der im Mittelpunkt der Visite steht, wird nach seinem aktuellen Befinden befragt. Er soll seine Beschwerden und Sorgen äußern können und über den aktuellen Stand von Diagnose und Therapie informiert werden.
  - Veränderungen hinsichtlich des Allgemeinzustands, der Schmerzen und des Mobilisationsgrads werden erfasst.
  - Es erfolgt, je nach Patient, eine Wundkontrolle/Befundkontrolle, Kontrolle evtl. vorhandener Drainagen.
  - Temperatur, Stuhlgang, Miktion, Ein- und Ausfuhr werden kontrolliert.
  - Neue Untersuchungsergebnisse und Laborwerte werden gesichtet und bewertet. Neue Anordnungen werden getroffen.
  - Die aktuelle Medikation wird überprüft, die Dosierung hinterfragt. Können Medikamente abgesetzt werden? Was muss neu angesetzt werden?
  - Es ist wichtig, die Beobachtungen des Pflege- und evtl. auch des Physiotherapiepersonals einzubeziehen.
    - Diese liefern aktuelle Informationen über die Pflegesituation, das soziale Umfeld des Patienten und ggf. über den Grad der Mobilisation.

  - Manche Patienten vergessen auch, wichtige (oder vor dem Arzt peinliche) Punkte/Fragen bei der Visite vorzubringen und vertrauen diese dann dem Pflegepersonal an.
- Die Weiterversorgung oder Entlassung werden geplant.
- Wichtig: sorgfältige Dokumentation der Visite (genauer Eintrag in die Kurve mit Handzeichen und ggf. Uhrzeit)

Merke

Die Dokumentation scheint anfangs ein lästiges Übel zu sein. Sie ist allerdings nicht nur aus juristischen Gründen unerlässlich, sondern hilft auch, den Behandlungsverlauf nachvollziehen zu können. So kann ein Kollege im Nachtdienst, der einen Patienten nicht kennt, leichter eine Übersicht gewinnen und Entscheidungen treffen. Oft erfolgt die Dokumentation nach dem Check-Act-Schema (Befund-Anordnung).

Kurvenvisite

- Zeitpunkt: bei Dienstbeginn des Folgetags oder nachmittags, wenn die Ergebnisse der tagsüber durchgeführten Untersuchungen vorliegen
- Durchführung:
  - Die Untersuchungsergebnisse des Tages werden gesichtet und bewertet.
  - Sind alle für den Tag getroffenen Anordnungen durchgeführt wurden? Wenn nein, warum nicht und wann ist es möglich?
  - Überprüfung der Medikation (besonders: Was kann abgesetzt werden?)
  - Die Anordnungen für die neu aufgenommenen Patienten werden nochmals überprüft.
  - Krankheitsverläufe in der Akte werden aktualisiert (erleichtert später auch das Verfassen des Arztbriefes).
  - Problemliste aktualisieren, ggf. To-do-Plan für den nächsten Tag erstellen.

Cave

Unnötige Medikamente werden häufig nicht gleich abgesetzt und manchmal passieren bei der Anlage neuer Kurvenblätter Übertragungsfehler. Prüfen Sie täglich die angeordnete Dosierung und Frequenz! Bei Beginn eines neuen Kurvenblatts ist das Abzeichnen/Prüfen der Anordnungen meistens Teil des QM.

Tipps für den Anfänger

Nehmen Sie aktiv an der Visite teil und stehen Sie nicht teilnahmslos in der letzten Reihe. Reichen Sie z. B. Verbandmaterial an, assistieren Sie beim Verbandswechsel oder helfen Sie bei der Lagerung. Stellen Sie Fragen, wenn Ihnen etwas unklar ist – aber überlegen Sie, wann dazu der richtige Zeitpunkt ist!

Bitten Sie den Stationsarzt, dass Sie auffällige Auskultations- oder Palpationsbefunde nachvollziehen dürfen. Damit signalisieren Sie Interesse und lernen viel.

63.1.13 Mögliche Fehler und Fallstricke

- Die häufigsten Fallstricke betreffen das Zeitmanagement und die Kommunikation.
- Die Visitenzeiten sind nicht immer verlässlich, oft sind die Patienten bei Untersuchungen oder die Ärzte im Funktionsbereich oder im OP eingebunden.
  - Aufgrund der hohen Arbeitsdichte herrscht oft Zeitdruck und die Visite wird zum notwendigen Übel.
  - Personalmangel führt zu Informationsverlust und Informationsdefiziten.
  - Des Weiteren ist das Pflegepersonal oft unterbesetzt und kann an der Visite nicht teilnehmen.
- Oft gehen dadurch wichtige Informationen verloren und die Patienten können ihre Anliegen nicht ausreichend vorbringen.
- Verschiedene Studien zeigen, dass Visiten durchschnittlich nur 3–4 min pro Patient dauern, Ärzte durchschnittlich 8 Fragen an die Patienten stellen, die Patienten aber jedoch weniger als 2 Fragen in der Lage zu stellen sind.
  - Zudem sind > 50 % der Visiten durch Unterbrechungen gekennzeichnet.
  - In der Folge können sich Patienten nach der Visite an weniger als 20 % des Inhalts erinnern.
- Dadurch entsteht ein Teufelskreis verschiedener Probleme und Unzufriedenheiten.
- Bisweilen bestehen Sprachbarrieren. Bei der Involvierung von Dolmetschern muss der Datenschutz beachtet werden.

63.1.14 Mögliche Komplikationen

- Konflikte bezüglich Zeitmanagement und Kommunikation
- interpersonelle Konflikte
- Unterbrechungen
- Informationsverlust

Komplikationen während der Durchführung

- Unkenntnis aktueller Befunde oder Krankheitsverläufe:
  - Wenn sie als Visitierender einspringen müssen, kann es passieren, dass sie nicht voll umfänglich informiert sind und Fragen des Patienten nicht beantworten können.
  - Bleiben Sie freundlich und beschaffen Sie sich die fehlenden Informationen zeitnah, um sie dem Patienten dann gesondert mitzuteilen.
- Unterbrechung durch Telefon, Notfälle, Einspringen an anderer Stelle:
  - Klären sie vorher, ob Sie ihr Telefon gegebenenfalls auf Vibrationsalarm stellen können.
  - Manchmal kann man bereits an der Nummer einschätzen, ob etwas wichtig ist oder nicht. Rufen Sie gegebenenfalls zurück.
  - Beenden Sie, wenn möglich, das gerade besprochene Thema mit dem Patienten.
  - Bei unaufschiebbaren Gesprächen kommunizieren Sie dies mit dem Patienten.
  - Wenn Sie die Visite abbrechen müssen, teilen Sie, wenn möglich, mit, wann eine Fortsetzung zu erwarten ist.
- den Zeitrahmen überschreitender Gesprächsbedarf:
  - Machen Sie mit dem Patienten oder den Angehörigen einen gesonderten Gesprächstermin aus.
  - Weisen Sie freundlich darauf hin, dass Sie dann nur für deren Belange verfügbar sind.
- Gesprächseskalation:
  - Bleiben Sie ruhig und sachlich.
  - Nehmen Sie verbale Angriffe nicht persönlich, oft stecken Ängste dahinter.

  - Ist die Situation akut nicht zu deeskalieren, gehen Sie aus der Situation und verweisen auf einen späteren Gesprächstermin gegebenenfalls im Beisein eines Oberarztes/Chefarztes.
  - Dokumentation nicht vergessen!
- (Kommunikations-)differenzen im Team: Klären Sie diese nicht vor dem Patienten, sondern außerhalb des Patientenzimmers.
- Kommunikationsebene:
  - Die Kommunikation sollte auf Augenhöhe erfolgen und nicht von oben herab.
  - Vor allem aber sollte darauf geachtet werden, eine für den Patienten verständliche Sprache zu benutzen und sich gegebenenfalls rückzuversichern, ob das Gesagte verstanden wurde.

Komplikationen nach der Durchführung

- Informationsverlust:
  - Dokumentieren Sie Befunde und Anordnungen idealerweise direkt beim entsprechenden Patienten.
  - Notieren Sie sich zu Erledigendes zum späteren Abarbeiten oder setzen Sie es auf eine Übergabeliste.
- Differenzen im Team: Klären Sie diese zeitnah.

63.1.15 Dokumentation

- sorgfältige Dokumentation der Visite (genauer Eintrag in die Kurve mit Handzeichen und ggf. Uhrzeit)
- Dokumentieren Sie tagesaktuelle Anamnese, Befunde und die ergriffenen Maßnahmen.
- Dokumentieren Sie auch relevante Gesprächsinhalte, z. B. Sicherungsaufklärung.
- Beachten Sie das Entlassungsmanagement und geben Sie die Informationen zur Bettenplanung weiter. Planen Sie die Arztbriefschreibung.
- Krankheitsverläufe in der Akte werden aktualisiert (erleichtert später auch das Verfassen des Arztbriefes).
- Problemliste aktualisieren, ggf. To-do-Plan oder Übergabeliste für den nächsten Tag erstellen

63.1.16 Postoperatives/ Postinterventionelles Management

- Welche Konsequenzen ergeben sich aus der Visite?
  - Welche diagnostischen oder therapeutischen Maßnahmen müssen angemeldet, organisiert und aufgeklärt werden?
  - Müssen andere Fachrichtungen oder Dienste involviert werden?
  - Müssen Eintragungen im Operationsplan gemacht werden und Operationsaufklärungen durchgeführt werden?
  - Welche Aufgaben sind angefallen und wie werden sie verteilt?
  - Welche Arztbriefe müssen wann von wem geschrieben werden?
- Welche neuen Diagnosen und therapeutischen Maßnahmen müssen codiert werden?
- Welche Fragen/Entscheidungen müssen an Vorgesetzte herangetragen werden?

63.1.17 Ergebnisse

- Nach der Visite sollten alle beteiligten Fachgruppen auf dem neuesten Stand sein.
- Vor allem aber sollten die Patienten sich wahrgenommen und informiert fühlen.

63.1.18 Besonderheiten bei bestimmten Personengruppen

Besonderheiten bei Schwangeren

- Beachtung besonderer geburtshilflicher/gynäkologischer Untersuchungstechniken und Zeitabläufe, besondere Involvierung der Partner

Besonderheiten bei Kindern und Jugendlichen

- Es sollte eine altersgerechte Visite durchgeführt werden.
- Auch jüngeren Kindern können Maßnahmen und Prognose durchaus erklärt werden. Verharmlosungen und Lügen sind nicht angebracht.
- Die Kommunikation mit Hilfsmitteln (z. B. Stofftier, Puppe) ist zu erwägen.
- Meistens findet die Visite im Beisein der Eltern statt. Die getrennte Visite/Information ist jedoch individuell zu erwägen.

Besonderheiten bei anderen Personen- bzw. Risikogruppen

- Die Kommunikation sollte bezüglich Wortwahl und Sprachstil auf die jeweilige Person angepasst sein.
- Auf laienverständliche Sprache sollte geachtet werden.
- Bei schweren Krankheitsbildern oder schlechter Prognose sollte im Rahmen der Visite auf eine Stufenaufklärung geachtet werden und eher Einzelgespräche bevorzugt werden.

63.1.19 Literatur

Wichtige Internetadressen

- www.aerzteblatt.de/archiv/204268/Kommunikation-So-gelingt-die-Visite
- www.aerzteblatt.de/archiv/183215/Arbeitsorganisation-So-laesst-sich-die-Visite-optimieren
- www.aerzteblatt.de/archiv/81918/Hygiene-Saubere-Haende-retten-Leben
- www.krankenhaus.de/magazin/visite-im-krankenhaus/

64 Kommunikation mit Patienten und Angehörigen/Hinterbliebenen

Stefan Kluge, Uwe Janssens

64.1 Steckbrief

In der täglichen Patient*innenversorgung nehmen die mündliche und schriftliche Nachrichtenübermittlung eine wichtige Rolle ein. Regelhaft gibt es in diesem Prozess viele Schnittstellen; bei stationärer Patient*innenversorgung sind im Regelfall sehr viele verschiedene betreuende Personen und medizinische Fachabteilungen beteiligt. Neben der interdisziplinären und interprofessionellen Nachrichtenübermittlung findet zudem noch eine Kommunikation mit Patient:innen und Angehörigen statt. Kommunikationsschwierigkeiten, d. h. Missverständnisse oder das Fehlen notwendiger Kommunikation, sind in der Medizin ein relevantes und alltägliches Problem. Klare und effektive Kommunikation sichert die hohe Qualität der Patientenversorgung, trägt zur Fehlervermeidung bei und schafft ein Arbeitsumfeld, in dem Patienten, Angehörige und Mitarbeitende eine hohe Zufriedenheit erfahren.

64.2 Synonyme

- keine

64.3 Keywords

- Patientenkommunikation
- Angehörigenkommunikation
- Hinterbliebenenkommunikation

64.4 Überblick

- In der täglichen Patient*innenversorgung nehmen die mündliche und schriftliche Nachrichtenübermittlung eine wichtige Rolle ein.
- Regelhaft gibt es in diesem Prozess viele Schnittstellen; bei stationärer Patient*innenversorgung sind im Regelfall sehr viele verschiedene betreuende Personen und medizinische Fachabteilungen beteiligt [432].
- Neben der interdisziplinären und interprofessionellen Nachrichtenübermittlung findet zudem noch eine Kommunikation mit Patient*innen und Angehörigen statt.
- Klare und effektive Kommunikation sichert die hohe Qualität der Patientenversorgung, trägt zur Fehlervermeidung bei und schafft ein Arbeitsumfeld, in dem Patientinnen und Patienten, Angehörige und Mitarbeitende eine hohe Zufriedenheit erfahren [429].
- Dabei treten die häufigsten Konflikte zwischen ärztlichem und pflegerischem Personal auf und betreffen insbesondere Diskussionen bezüglich Prognose und Entscheidungen am Lebensende.
- Einfache strukturelle Maßnahmen, wie regelmäßige Teambesprechungen und Schulung kommunikativer Kompetenzen, sind geeignete Maßnahmen, um die Kommunikation gezielt zu verbessern. Aktuell sind diese Maßnahmen in klinischem Alltag und Forschung jedoch zumeist deutlich unterrepräsentiert [424].

64.5 Indikationen

- Kommunikation innerhalb des medizinischen Personals
- Kommunikation zwischen medizinischem Personal und Patient*innen
- Kommunikation zwischen medizinischem Personal und Angehörigen/Hinterbliebenen

Tab. 64.1 Alternative Kommunikationshilfsmittel [433][434].

einfache Hilfsmittel	komplexe Hilfsmittel
Tafeln	Tablet mit Touchscreen
Bilder	Handy
Schreibbretter	„Eye movement“
	tragbare Computer

64.6 Aufklärung und spezielle Risiken

- Risikobereiche für Fehler durch mangelhafte und fehlende interdisziplinäre und interprofessionelle Kommunikation sind neben Intensivstationen insbesondere auch Notaufnahmen und der OP.
- Eine Vielzahl von Werkzeugen, wie interne Standards, Checklisten, Team-Time-Outs, strukturierte Kommunikationsschulungen und viele ähnliche Instrumente, wurden entwickelt, um eine möglichst effektive Kommunikation in diesen Bereichen zu gewährleisten [424][441].

64.7 Personal, Material und Einstelltechnik

- Kommunikationshilfsmittel für Patient*innen umfassen z. B. Bilder, Buchstabentafeln und ähnliche Methoden.
  - Diese Hilfsmittel werden jedoch einem komplexen Bedürfnis nach Informationsaustausch in der Situation der ITS häufig nicht gerecht [433].
  - Mobile Techniken ermöglichen eine verbesserte Interaktion mit den Patientinnen und Patienten (▶ Tab. 64.1).
- Vor allem Pflegefachkräfte bestimmen über die Art und Weise sowie die Dauer der Kommunikation [433]. Patient*innen benötigen neben der Möglichkeit der verbalen oder nonverbalen Interaktion vor allem die Anerkennung und den Respekt der Individualität sowie ein empathisches Verhalten des Teams [433][448][451].
- Die Schulung des Personals im Umgang mit der Vielzahl der Hilfsmittel sowie der Einsatz verschiedener Kommunikationstechniken sollte gefördert und ausgebaut werden, um die Zufriedenheit der Patient*innen und des Personals zu verbessern [435][453].

64.8 Durchführung

64.8.1 Kommunikation innerhalb verschiedener Berufsgruppen im Krankenhaus

- Die Kommunikation im Krankenhaus muss sowohl über verschiedene Fachbereiche (interdisziplinär) als auch über verschiedene Berufsgruppen (interprofessionell) hinweg effektiv funktionieren, um eine nahtlose Versorgung zu gewährleisten [424].
  - Dies umfasst den Austausch von Patienteninformationen, die Abstimmung von Behandlungsplänen und die gemeinsame Lösung von Problemen.

XI

- Eine gelingende Kommunikation ist entscheidend für eine Patientenversorgung zum Wohle der Patient*innen.
- Verschiedene Ausbildungs- und Erfahrungsgraden der Teammitglieder sowie Unterschiede im Hinblick auf die individuelle emotionale, kulturelle und fachspezifische Sozialisation machen eine effektive Teamkommunikation schwierig [424].
- In den vergangenen Jahren ist die körperliche und seelische Gesundheit der Mitglieder des Behandlungsteams neben dem gemeinsamen Ziel des Patientenwohls zunehmend in den Fokus gerückt.
- Eine funktionale Kommunikation im Team kann hier wesentlich dazu beitragen, die Beschäftigten vor Burnout und Krankheit zu schützen [424].

- Insbesondere in einem hektischen Krankenhausumfeld kann die Kommunikation vernachlässigt werden.
  - Durch die Förderung einer offenen Kommunikationskultur, die Priorisierung von Kommunikationsfähigkeiten bei der Mitarbeiterausbildung und die Nutzung von digitalen Technologien zur effizienteren Kommunikation können diese Herausforderungen bewältigt werden.
  - Traditionelle Hierarchien im Gesundheitswesen können die offene Kommunikation behindern.
  - Krankenhäuser sollten eine Umgebung fördern, in der alle Mitglieder des Teams sich frei äußern können und die Ideen und Meinungen jedes Einzelnen respektiert werden.
- Obwohl die Relevanz einer qualitativ hochwertigen interprofessionellen und interdisziplinären Kommunikation im Krankenhaus mittlerweile anerkannt ist, so sind die Ausbildung wesentlicher Kommunikationsfähigkeiten und strukturierte Schulungen nur vereinzelt Teil der Ausbildung der Pflegekräfte und Mediziner*innen [424].
- Befragungen zeigen, dass interdisziplinäre und interprofessionelle Konfliktsituationen im Krankenhaus häufig auftreten und sich negativ auf Arbeitsqualität und Patientenbehandlung auswirken [423].
  - Als einer der wesentlichen auslösenden Faktoren von Teamkonflikten wurde ungenügende Kommunikation, insbesondere im Zusammenhang mit „End-of-life"-Situationen auf der Intensivstation angegeben.
  - Die Mehrheit der Pflegekräfte und Ärzte sahen in Nachbesprechungen und Diskussionen den besten Weg, die Konflikte aufzulösen.
  - Es sollte demnach im Stationsalltag immer wieder darauf hingewiesen werden, dass Probleme im Team in direkter Kommunikation und zeitnah behoben werden müssen.
  - Diese Art der Problemlösung muss zu einem Wert auf der Station erklärt werden,
  - Mitarbeiter sollten motiviert werden, das offene Gespräch miteinander zu suchen.
  - Den ärztlichen und pflegerischen Stationsleitungen kommt hierbei aufgrund der Vorbildfunktion eine Schlüsselrolle zu [429].
  - Die therapeutischen Teams werden erheblich durch eine mehr oder weniger effektive Führungsstruktur beeinflusst.
  - Zur Förderung einer offenen Gesprächskultur sind regelmäßige Teambesprechungen hilfreich.
  - Um das Konfliktpotenzial von End-of-Life-Situationen zu minimieren, ist die interprofessionelle Erarbeitung gemeinschaftlicher Konzepte und Entscheidungen sinnvoll.
  - Nur durch den konstruktiven Austausch von Ärzten, Pflegenden und anderen Mitgliedern des therapeutischen Teams können effektiv, patienten- und teamorientiert die Punkte bearbeitet werden, die aus Sicht der einzelnen Berufsgruppen konfliktträchtig und relevant zu sein scheinen.

64.8.2 Kommunikation mit dem Patienten

- Ein wesentlicher Bereich, in dem Kommunikation von größter Bedeutung ist, betrifft den Austausch mit dem Patienten selbst. Klare und verständliche Kommunikation mit den Patienten über ihre Diagnose, Behandlungsoptionen und den Genesungsprozess ist entscheidend, um ihre aktive Beteiligung an ihrer eigenen Gesundheitsversorgung zu fördern.
- Vor dem Hintergrund der Patientenautonomie hat allein der Patient bzw. die Patientin das Recht zu entscheiden, ob und ggf. wie lange er behandelt wird.
  - Dieses Selbstbestimmungsrecht über den eigenen Körper gilt unabhängig von der Art und dem Stadium der Erkrankung.
  - Dabei spielt es keine Rolle, ob die Ablehnung einer indizierten Behandlungsmaßnahme aus der Sicht anderer unvernünftig oder sogar lebensbedrohlich ist.
  - In der Notfall- und Intensivmedizin werden häufig Patienten behandelt, die aufgrund ihrer schweren Erkrankung nicht oder nur unzureichend ihre Einwilligung zu diagnostischen und therapeutischen Maßnahmen erteilen können.
  - Das Selbstbestimmungsrecht des Patienten geht nicht – wie viele vermuten – auf den Arzt oder die Angehörigen über, sondern es bleibt bei dem Primat des Patientenwillens.
  - Wurde vor dem Eintritt der Einwilligungsunfähigkeit ein entsprechender Wille geäußert und dokumentiert und erfasst dieser die dann eingetretene Situation, muss dem Patientenwillen im Sinne einer fortwirkenden Einwilligung bzw. Einwilligungsverweigerung gefolgt werden.
  - Ist ein Betreuer oder Bevollmächtigter eingesetzt, liegt es in der Verantwortung dieser Person, den Patientenwillen umzusetzen.
  - Eine Patientenverfügung gilt bezogen auf die mögliche Reichweite unabhängig von Art und Stadium einer Erkrankung des Patienten.
- Patientinnen und Patienten auf der Intensivstation (ITS) befinden sich in einer besonderen Ausnahmesituation.
  - Sie sind aufgrund einer lebensbedrohlichen Erkrankung ihrer gewohnten Lebenssituation entrissen, finden sich in einer völlig unbekannten Umgebung wieder und sind auf die Hilfe Fremder angewiesen, d. h. sie erleben einen totalen Kontrollverlust, der eine Bedrohung ihrer physischen und psychischen Existenz darstellt.
  - Zwar sind oft Patienten auf der Intensivstation, z. B. aufgrund einer bestehenden Analgosedierung, bei Beatmung nicht ansprechbar, für Intensivpatienten ist es aber entscheidend, ihre Bedürfnisse mitteilen zu können und zu erfahren, dass diese wahrgenommen und erfüllt werden.
  - Diese Annahme wird nicht zuletzt durch Befragungen von Patienten bzw. ihrer Angehörigen gestützt, in denen als Kriterium für eine hohe Qualität der Intensivbehandlung v. a. die zeitnahe, empathische und offene Kommunikation über Zustand, Prognose und Therapie des Patienten durch die behandelnden Ärzte angegeben wird [429].
- Mit Patient*innen auf der ITS gut zu kommunizieren ist eine große Herausforderung. Dies umfasst die folgenden Aspekte [433]:
  - Kommunikationseinschränkungen auf Seiten der Patient*innen
  - unterstützende Verständigungsmöglichkeiten
  - Wahrnehmung von Kommunikationsbedürfnisse
  - Bereitschaft zur Kommunikation als Teamperformance
  - Ausbildung in Gesprächstechniken und Hilfsmitteln

64.8.3 Kommunikation mit Angehörigen

- Vergleichbar mit der Situation des Patienten stellt die Zeit im Krankenhaus auch für die Angehörigen, insbesondere bei schwerer Erkrankung, eine sehr belastende Situation dar.
  - Angst und Sorge um einen nahestehenden, geliebten Menschen bringen sie nicht selten an ihre emotionalen Grenzen und führt zum Gefühl der Überforderung.
  - Angehörige sollten in den Entscheidungsprozess bezüglich der Pflege und Behandlung des Patienten einbezogen werden, insbesondere wenn der Patient nicht in der Lage ist, selbst Entscheidungen zu treffen.
- Die Familienzentrierung basiert auf folgenden Grundgedanken [428]:
  - Erkrankungen und belastende Behandlungssituationen wirken sich auf das gesamte System Patient-Angehörige aus und es kommt zu Wechselwirkungen, die den Krankheitsverlauf beeinflussen.
  - Die Genesung bzw. Behandlung des Patienten wird direkt durch seine Angehörigen unterstützt und ihre Bedürfnisse sollten im Sinne eines erweiterten Behandlungsauftrags berücksichtigt werden.
- In der Kommunikation mit An- und Zugehörigen soll auf Euphemismen verzichtet werden; die Kommunikation soll klar, verständlich, ehrlich und empathisch sein [447].
  - Krankheitsbild, Prognose, Therapieziel und mögliche Therapieoptionen müssen verständlich erläutert und vermittelt werden.
  - Konflikte zwischen dem Behandlungsteam und Angehörigen treten regelmäßig auf und betreffen vor allem folgende Themen [449]:
    - Uneinigkeit über die Behandlung
    - unterschiedliche Vorstellungen darüber, was das Beste für den Patienten ist
    - schlechte Kommunikation
    - unangemessenes Verhalten der Ärzte oder der Zugehörigen
    - Nichtverfügbarkeit juristischer Stellvertreter
  - Vier ursächliche Faktoren treten dabei besonders auf Intensivstationen auf [449]:
    - diagnostische und prognostische Unsicherheit
    - starke negative Emotionen
    - eine begrenzte Gesundheitskompetenz von Angehörigen eine starke Belastung der Familien
  - In Gesprächen mit Angehörigen sollten daher neben inhaltsorientierten Strategien, auch empathische Strategien angewendet werden.
    - Empathische Strategien, scheinen ein sicheres Umfeld für Angehörige zu schaffen, in dem sie ihre Gefühle, Erwartungen, Wünsche und Überzeugungen mitteilen können.
    - Erfolgte Angehörigengespräche sollten in jedem Fall in der Patientenakte dokumentiert werden.
- Die Angehörigenbesprechung ist elementares Hilfsmittel, um die Effektivität der Informationsübermittlung zu verbessern, das Schuldgefühl von Angehörigen/Zugehörigen abzubauen und die Angehörige in der Entscheidungsfindung zu unterstützen [426].
  - Die Besprechung mit Angehörigen darf nicht beiläufig am Bett des Patienten oder auf dem Flur stattfinden; ihr muss ein klarer Rahmen vorgegeben werden.
  - Dazu zählt die Bereitstellung adäquater Räumlichkeiten, die von der Intensivstation zumindest akustisch abgetrennt sind.
  - Die Mitglieder des Behandlungsteams sollten repräsentativ vertreten sein, vor allem das Pflegepersonal muss als zentrale Schnittstelle anwesend sein [431].
  - Den kommunikativen Fähigkeiten der Ärztinnen und Ärzte wird von Angehörigen dabei die höchste Priorität eingeräumt [430].
- Die Kontinuität in der Behandlung und die Verfügbarkeit von Ärzten sind aus Angehörigensicht ebenfalls wichtiger als deren klinischen Fähigkeiten [430][443].
  - Das Pflegepersonal erfüllt nicht nur während der Familienbesprechung eine wichtige Funktion, sondern spielt in der Vor- und Nachbereitung eine zentrale Rolle [431][431].
  - Die Angehörigenbesprechung muss fester Bestandteil einer qualitativ hochwertigen Behandlung des Patienten am Lebensende sein.
  - Intensivmediziner sollten dieser Besprechung die gleiche Bedeutung beimessen wie sämtlichen auf der ITS eingesetzten Monitoring- und Therapieverfahren.
  - Die Vorbereitung und Durchführung der Familienbesprechung [426] ist sehr genau und standardisiert zu planen (▸ Tab. 64.2).
- Im Zusammenhang mit der Betreuung am Lebensende (EOL) auf der ITS beschäftigt sich die Forschung zunehmend mit den Zugehörigen der Patienten.
  - Studien haben gezeigt, wie wichtig die Kommunikation zwischen den Ärzten auf der ITS und den Zugehörigen ist und welchen Einfluss sie auf die Symptome der Zugehörigen in den Monaten nach dem Tod des Patienten hat [422][442].
  - Hinterbliebene, die die Kommunikation als unzureichend empfinden, haben ein höheres Risiko einer psychischen Belastung im weiteren Verlauf der Trauerbewältigung [436].
- Die Kontinuität der Kommunikation zur Unterstützung von Zugehörigen am Lebensende auf der Intensivstation gliedert sich in 4 Teilbereiche (▸ Abb. 64.1) [438]:
  - Informationen sammeln und weitergeben
  - Emotionen erkennen und bewerten
  - Nicht-Ausschließen
  - Abschluss

64.8.4 Kommunikation mit Sterbenden

- Die Betreuung von Patientinnen und Patienten am Lebensende darf sich nicht nur auf die Bewältigung von Symptomen beschränken, sondern muss auch die Würde des Patienten wahren, seine Perspektive und seine Autonomie respektieren, indem der Behandlungsplan an seine Wünsche, Bedürfnisse und Sorgen angepasst wird [439].
- Bei denjenigen Patienten, die bei Bewusstsein und in der Lage sind, sich mitzuteilen, sollten Kliniker die Gelegenheit nicht verpassen, ihre Anliegen und Bedürfnisse zu erfragen.
- In einer qualitativ hochwertigen französischen Studie wurden Intensivpatienten mit hohem Sterberisiko aufgenommen [439]. Es konnten in einem komplexen Protokoll 7 Domänen und 41 Subdomänen identifiziert werden, die wesentliche Aspekte der End-of-Life-Behandlung aus Patientensicht reflektieren (▸ Tab. 64.3).
- Gespräche mit Patienten über das Lebensende, das Sterben und den Tod sind möglicherweise die größte Herausforderung in der Kommunikation.
- Kommunikationsstrategien, die auf die Sorgen und Fragen der Patienten eingehen, sollten als vorrangig angesehen werden.
- In der klinischen Praxis könnte eine Liste mit 15 zentralen Anliegen der betroffenen Patienten den Ärzten als Leitfaden für die Kommunikation mit Patienten mit hohem Sterberisiko dienen (s. Box).

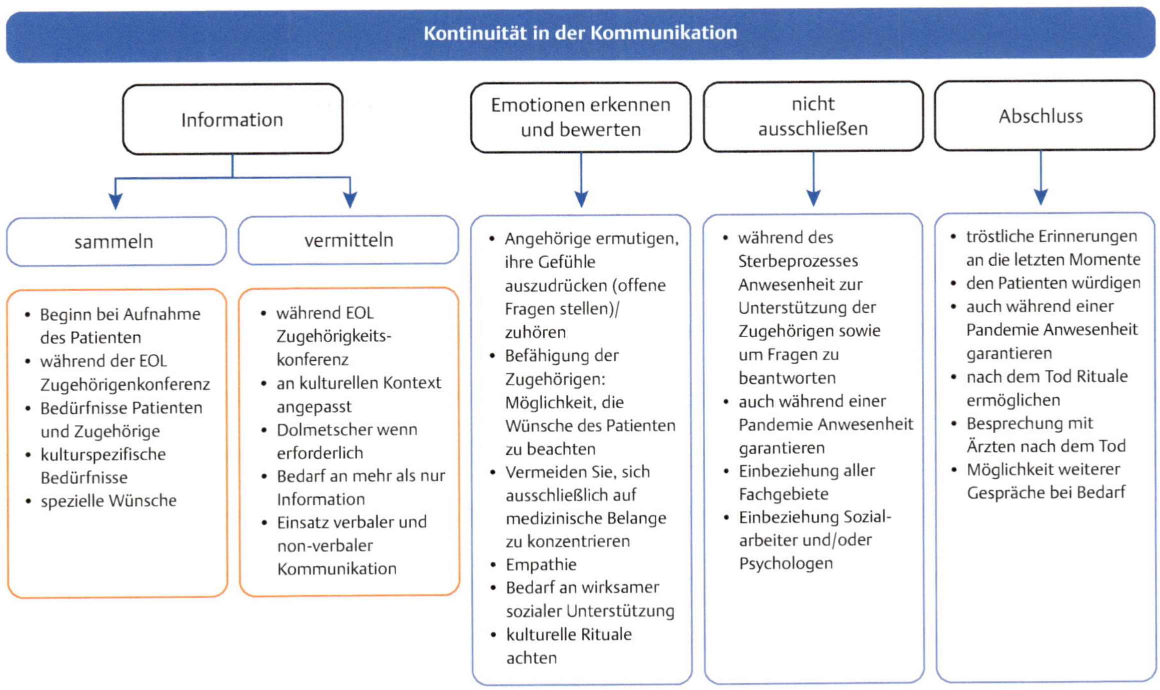

Abb. 64.1 Kontinuität der Kommunikation. Unterstützung von Zugehörigen am Lebensende auf der Intensivstation [438].

Merke

Zentrale Anliegen von Patienten mit hohem Sterberisiko als Kommunikationsbasis:

1. Ich mache mir Sorgen, dass meine Lieben wegen meiner Krankheit leiden werden.
2. Kann ich diesem Team und seiner Kompetenz vertrauen?
3. Was kann ich von meinen Behandlungsteam erwarten: Können wir meine Therapieziele besprechen?
4. Meine körperlichen und psychischen Symptome beschäftigen mich, auch während des Sterbens und des Todes
5. Wenn ich über mein Leben nachdenke, empfinde ich Bedauern und habe das Gefühl, dass es ungerecht ist.
6. Ich habe das Gefühl, dass es einen Sinn hat, ich habe ein gutes Leben gelebt.
7. Ich brauche spirituellen/religiösen Glauben und/oder Unterstützung sowie Hoffnung und Vertrauen.
8. Ich habe Angst, mich isoliert zu fühlen, ich muss mich mit anderen verbunden fühlen.
9. Ich möchte nicht handlungsunfähig werden, von anderen abhängig sein und mich als Last fühlen.
10. Ich habe genug von all dem, ich habe keine Hoffnung, lasst mich in Ruhe.
11. Ich bin eine Person, mir ist meine Würde wichtig, ich möchte kompetent bleiben und meine Entscheidungen sollen respektiert werden.
12. Ich möchte in einer wohltuenden Umgebung sein und Zufriedenheit erleben.
13. Ich mache mir Gedanken über den bevorstehenden Tod und die damit verbundenen Empfindungen.
14. Wie werde ich sterben? Was wird geschehen? Wo werde ich sterben?
15. Ich mache mir Gedanken über meine Zugehörigen nach meinem Tod.

Einbinden von Angehörigen in die Pflege

- Zugehörige sollten in die Pflege der Patient*innen auf der Intensivstation eingebunden werden.
- Die Einbeziehung der Zugehörigen ist ein Kontinuum, das von passiven („Anwesenheit“) bis hin zu aktiven Formen („Beitrag zur Pflege“) reicht, wobei letzteres der Beteiligung der Familie an wesentlichen Pflegeaktivitäten des Patienten entspricht [446].
- Mögliche wesentliche Pflegetätigkeiten sind zum Beispiel das Eincremen, das Kämmen der Haare oder die Mobilisierung [440].
- Die Beteiligung der Zugehörigen an der Grundversorgung kann als komplexe Intervention betrachtet werden, da sie sowohl von den Mitarbeitern auf der ITS als auch von den Zugehörigen eine Verhaltensänderung erfordert.

Tab. 64.2 Vorbereitung und Durchführung einer Familienbesprechung zur Behandlung des Intensivpatienten am Lebensende [426][431].

Einteilung	Einzelschritte
Vorbereitung der Angehörigenbesprechung	Überprüfung der Vorkenntnisse des Patienten und/oder der Familie
	Überprüfung der vorbekannten familiären Handlungs- und Reaktionsmuster
	Überprüfung der eigenen Kenntnis zur Erkrankung, Prognose, Behandlungsoptionen
	Überprüfung der eigenen Gefühle, Haltungen, Befangenheit
	Planung des Besprechungsraumes: Ruhig and abgeschirmt
	Information der Familie über die Teilnehmer der Familienbesprechung
Durchführung der Angehörigenbesprechung	Vorstellung aller Teilnehmer
	wenn angebracht, folgende offene Einleitung wählen: „Diese Besprechung führen wir mit allen Familienangehörigen durch...“
	Ziel der Besprechung erläutern
	Herausfinden, was die Familie versteht und verstehen kann
	Behandlungsverlauf resümieren, darstellen wie es dem Patienten geht
	Prognose des Patienten offen und aussagekräftig darstellen
	Unsicherheiten in der Prognose einräumen
	Grundprinzip erläutern, welches hinter den Entscheidungsprozessen steht: „Was würde der Patient wollen und wünschen?“
	Entscheidung der Familie unterstützen
	nicht alle Hoffnung zerstören; die Hoffnung in Richtung eines erträglichen und würdevollen Todes lenken (wenn angebracht)
	Versuch widerstehen, zu detailliert medizinische Sachverhalte darzustellen
	Vorenthaltung lebensverlängender Maßnahmen bedeutet nicht Reduktion der Pflege und Fürsorge
	klare Darstellung der symptomatischen Behandlungsverfahren, wo und wie sie durchgeführt werden, wie und wann die Angehörigen Zugang zum Patienten erhalten.
	wenn lebensverlängernde Maßnahmen nicht durchgeführt werden bzw. abgesetzt werden erläutern, dass der Tod des Patienten in der Folge auftreten kann
	wiederholt zeigen, dass der Patient oder die Angehörigen verstanden werden
	Angehörige in ihren Emotionen unterstützen und bestärken, dass Patient und Familien über diese Gefühle sprechen sollen
	Schweigen tolerieren und ertragen
Abschluss der Angehörigenbesprechung	allgemeines Verständnis über Erkrankung und Behandlung besteht bei allen Angehörigen
	explizit nachfragen, ob noch weitere Unklarheiten und Fragen bestehen
	Konsens in allen wichtigen Fragen betonen
	weiteren Behandlungsplan sicherstellen und verlässlich vereinbaren; Ansprechpartner benennen, eigene Erreichbarkeit garantieren

XI

Tab. 64.3 Aspekte der End-of-Life-Behandlung bei Intensivpatienten mit einem hohen Sterberisiko: 7 Domänen und 41 Subdomänen von Intensivpatienten mit einem hohen Sterberisiko [439].

Domäne	Unterdomäne
Sorgen um geliebte Personen	Kommunikation über Krankheit generationsübergreifende Weitergabe
Wahrnehmung der Behandlungsqualität, einschließlich des Symptommanagements	Schmerz- und Symptommanagement Diagnose und Behandlung (Therapieziele) Prognose Verlassen der ITS/des Krankenhauses
spirituelle, religiöse und existenzielle Aspekte	Bedauern Verzweiflung sinnlose Erfahrung, Ungerechtigkeit Nicht-Akzeptanz Hoffnung Vertrauen bedeutungsvolle Erfahrung Akzeptanz und Vollendung Verbundenheit
Sich-Selbstsein (physische und psychische Integrität)	allgemeine Ängste Abhängigkeit Unzulänglichkeit Gefühl, nutzlos zu sein Gefühl, eine Last zu sein Müdigkeit Vorausverfügung sich isoliert fühlen Würde Unabhängigkeit Kompetenz sich nützlich fühlen soziale Anerkennung Menschsein
wohltuende Atmosphäre und Komfort	wohltuende Atmosphäre und Komfort
Sterben und Tod	den Tod kommen spüren Angst und Furcht vor dem Tod Todeswunsch Angst vor Verlassenheit Sterbeprozess Sterbeort
Anliegen nach dem Tod	Sorgen um geliebte Menschen nach dem Tod Sorgen um Haustiere finanzielle Sorgen Planung der Beerdigung Erbschaft, Nachlass

Intensivtagebuch

- Seit den früher 1990er-Jahren werden Intensivtagebücher in Skandinavien verwendet, seit einigen Jahren auch in Deutschland, Österreich und in anderen Ländern [445].
- Ein Intensivtagebuch kann für die Entwicklung eines Kohärenzgefühls unterstützend sein.
  - Dies kann vereinfacht als innere Haltung eines Menschen beschrieben werden, dass Anforderungen aus der Umwelt strukturiert, vorhersehbar und erklärbar sind (Verstehbarkeit), dass Ressourcen zur Verfügung stehen, um diese Anforderungen zu bewältigen (Handhabbarkeit) und dass es sich lohnt, Anstrengung aufzubringen, um mit den Anforderungen umzugehen (Bedeutsamkeit).
  - Somit kann ein Intensivtagebuch insbesondere zur Verstehbarkeit der durchlebten Erkrankung beitragen und kann dadurch einen Beitrag zu einem verbesserten subjektiven Wohlbefinden leisten [445].
- Es sei angemerkt, dass die Implementierung eines Intensivtagebuchs eine mögliche Maßnahme zur Unterstützung der Angehörigen von intensivpflichtigen Patienten darstellt.
- Eine aktuelle systematische Literaturrecherche und Metaanalyse evaluierten 6 Studien mit insgesamt 605 Patienten und 145 Angehörigen [445].
  - Es fand sich eine nicht signifikante Reduktion der PTBS bei Patienten durch die Erstellung Intensivtagebüchern.
  - Bei Angst und Depression sowie bei der PTBS von Angehörigen zeigte sich eine signifikante Reduktion.

64

3-Wünsche-Projekt am Lebensende auf der Intensivstation

- Das 3-Wünsche-Projekt (3WP) geht davon aus, dass das Erfragen und Umsetzen kleiner Wünsche für sterbende Patienten und ihre Zugehörige durch Mitarbeiter die End-of-Life-Erfahrung für Patienten und ihre Zugehörigen positiv beeinflussen kann [425][450].
  - Beispiele für Wünsche sind das Abspielen der Lieblingsmusik des Patienten, das Bereitstellen einer persönlichen Decke, die nicht aus dem Krankenhaus stammt, das Organisieren eines letzten „Rendezvous-Abends" und das Versorgen trauernder Zugehöriger mit Andenken.
  - In qualitativen Auswertungen von Fokusgruppen und halbstrukturierten Interviews hat sich gezeigt, dass die 3WP die zwischenmenschlichen Beziehungen bereichern, die Trauer der Zugehörigen lindern, das Andenken würdigen und die Zufriedenheit des Klinikpersonals erhöhen [444].
- Das 3WP wurde 2013 von Deborah Cook und Mitarbeitern erstmalig auf einer interdisziplinären ITS (Hamilton, Ontario, Kanada) etabliert [425].
  - Im Kern ging es darum, die letzten Tage schwerkranker Patienten friedlich zu gestalten und den Trauerprozess zu erleichtern.
  - Durch die Ermittlung und Umsetzung einer Reihe von Wünschen, die von Patienten, Zugehörigen, dem Behandlungsteam oder dem Projektteam geäußert wurden, wurden unter anderem folgende Ziele verfolgt:
    - für die Patienten einen würdigen Tod und eine Würdigung ihres Lebens
    - für die Familienangehörigen eine Vermenschlichung der Sterbeerfahrung und die Schaffung positiver Erinnerungen
    - für die Kliniker eine intensivere patienten- und familienorientierte Betreuung
- Obwohl es sich um ein einfaches Konzept handelt, versucht das 3WP, die Perspektive auf den Tod so zu verändern, dass das Sterben auch als eine Gelegenheit gesehen wird, die Wünsche des Patienten zu achten, sein Leben zu würdigen und in den letzten Momenten friedliche Erinnerungen zu schaffen.
- Die Wünsche, die im Programm umgesetzt werden, betonen den Lebensrückblick, die Erinnerungsarbeit und die Bestätigung und Würdigung des Patienten als Person, die alle als wichtige Bestandteile eines „guten Todes" beschrieben wurden.
- Das 3WP ist individuell und geht auf die nicht medizinischen Bedürfnisse des Patienten und seiner Zugehörigen ein.
- Auch wenn es sich nur um einen kurzen Teil der Erfahrung auf der ITS handelt, verändert die 3WP die Interaktion zwischen Klinikern und Patienten von der Behandlung zur Fürsorge [444].

64.8.5 Kommunikation mit Hinterbliebenen

- Angehörige von Verstorbenen benötigen einfühlsame und unterstützende Kommunikation, um den Verlust ihres geliebten Menschen zu verarbeiten.
- Das medizinische Personal sollte ihnen Raum für ihre Gefühle geben und Trost spenden.
- Angehörige haben ein Recht darauf, über die Umstände des Todes ihres Familienmitglieds informiert zu werden.
- Das medizinische Personal sollte ihnen in verständlichen Worten erklären, was passiert ist und welche Maßnahmen ergriffen wurden.
- Krankenhäuser sollten den Angehörigen Unterstützungsdienste anbieten, wie zum Beispiel psychologische Beratung, spirituelle Begleitung oder Informationen zu Selbsthilfegruppen für Trauernde.
- Die Kommunikation mit trauernden Angehörigen kann aber auch für das medizinische Personal selbst emotional belastend sein. Krankenhäuser sollten daher Schulungen und Unterstützungsdienste anbieten, um das Personal dabei zu unterstützen, mit dieser Herausforderung umzugehen.
- Verschiedene Kulturen haben unterschiedliche Trauerrituale und -praktiken. Das medizinische Personal sollte sensibel für kulturelle Unterschiede sein und die Bedürfnisse der Angehörigen entsprechend respektieren.
  - Die Kommunikation mit Angehörigen erfordert Zeit und Ressourcen.
  - Krankenhäuser sollten sicherstellen, dass das Personal angemessen geschult und ausgestattet ist, um diese Aufgabe zu bewältigen.
- Proaktive Maßnahmen wie eine EOL-Zugehörigenkonferenz (EOL: End of Life) in Verbindung mit einer Trauerbroschüre [442] oder von Pflegekräften geleitete Interventionen zur Erleichterung der Kommunikation zwischen dem Intensivstationsteam und den Zugehörigen [427][452] haben gezeigt, dass verhaltensorientierte Interventionen durchführbar sind und die Ergebnisse für die Zugehörigen verbessern können. Dabei könnte eine dreistufige Interventionsstrategie für Zugehörige von sterbenden und verstorbenen Patienten eine relevante Bedeutung besitzen [437].
- Die Intervention umfasste drei Treffen der Ärztin bzw. des Arztes und der Pflegekraft, die den Patienten betreuen, mit den Zugehörigen, um diesen die Möglichkeit zu geben, ihre Emotionen auszudrücken, Fragen zu stellen und zu prüfen, ob sie die medizinischen Informationen verstanden haben.
  - Aufmerksames Zuhören, Sensibilität für nonverbale Kommunikation und Einfühlungsvermögen waren die Grundpfeiler dieser Treffen, die eine Sensibilisierung und Schulung erfordern.
  - Das erste Treffen war die EOL-Konferenz, bei der die Zugehörigen über die Angemessenheit der Unterlassung bzw. der Beendigung von Behandlungen aufgeklärt wurden und ermutigt wurden, ihre Emotionen auszudrücken.
  - Die Zugehörigen wurden eingeladen, den Patienten zu betreuen und gefragt, ob sie zum Zeitpunkt des Todes anwesend sein wollten und ob sie spezielle Wünsche bezüglich der spirituellen Unterstützung hatten.
  - Sie wurden ebenfalls ermutigt, sich von ihrem geliebten Menschen zu verabschieden.
- Während des Sterbeprozesses betraten der Arzt und die Pflegekraft, die für den Patienten zuständig waren, mindestens einmal getrennt das Zimmer des Patienten, um zu zeigen, dass sie ihn nicht allein lassen, um nach den Zugehörigen zu sehen und um gegebenenfalls die spirituellen Überzeugungen der Zugehörigen, die Grundsätze der Palliativmedizin, den voraussichtlichen Todeszeitpunkt, etwaige Symptome, die während des Sterbens auftreten könnten (z. B. Keuchen), das Befinden der Zugehörigen und die Notwendigkeit, dass die Zugehörigen auch für sich selbst sorgen, zu besprechen.
- Schließlich trafen sich der Arzt und die Pflegekraft nach dem Tod des Patienten mit den Zugehörigen in einem eigens dafür vorgesehenen Raum, um ihnen ihr Beileid auszusprechen, Fragen zum Aufenthalt auf der ITS und zum Tod des Patienten zu stellen und zu beantworten.
  - Den Zugehörigen wurde die Gelegenheit gegeben, ihre Gefühle auszudrücken.
  - Die Bereitschaft des Teams für einen weiteren Besuch wurde signalisiert und die Zugehörigen aufgefordert, bei Schwierigkeiten im Trauerprozess medizinische Hilfe in Anspruch zu nehmen.
- Diese dreistufige Unterstützungsstrategie verringert die Prävalenz der anhaltenden Trauerstörung bei trauernden Zugehörigen.

64.9 Mögliche Komplikationen

- Insbesondere auf der Intensivstation stellt eine professionelle Kommunikation aufgrund der Akuität, des hohen zeitlichen und psychischen Drucks sowie wechselnder personeller Konstellationen verschiedener Berufsgruppen eine besondere Herausforderung dar [424]. Eine unzureichende bis fehlende Kommunikation ist eine der Hauptursachen für Behandlungsfehler in der Intensiv- und Notfallmedizin [432].
- Krankenhäuser müssen sicherstellen, dass alle Patient*innen unabhängig von ihrer Sprache oder kulturellen Hintergrund eine angemessene Kommunikation erhalten. Dies kann durch Dolmetscherdienste, mehrsprachige Informationsmaterialien und kultursensible Schulungen erreicht werden.
- Konflikte zwischen dem Behandlungsteam und Angehörigen treten regelmäßig auf und betreffen vor allem folgende Themen [449]:
  - Uneinigkeit über die Behandlung
  - unterschiedliche Vorstellungen darüber, was das Beste für den Patienten ist
  - schlechte Kommunikation
  - unangemessenes Verhalten der Ärzte oder der Zugehörigen
  - Nichtverfügbarkeit juristischer Stellvertreter

64.10 Dokumentation

- Erfolgte Angehörigengespräche sollten in jedem Fall in der Patientenakte dokumentiert werden.

64.11 Literatur

Quellenagaben

[422] Azoulay E, Pochard F, Kentish-Barnes N. Risk of post-traumatic stress symptoms in family members of intensive care unit patients. Am J Respir Crit Care Med 2005; 171

[423] Azoulay E, Timsit JF, Sprung CL et al. Prevalence and factors of intensive care unit conflicts: the conflicus study. Am J Respir Crit Care Med 2009; 180

[424] Böll B, Naendrup JH, Reifarth E, Borrega JG. Interdisziplinäre und interprofessionelle Kommunikation im Team. Med Klin Intensivmed Notfmed 2022; 117: 588–594

[425] Cook D, Swinton M, Toledo F et al. Personalizing Death in the Intensive Care Unit: The 3 Wishes Project. Annals of Internal Medicine 2015; 163: 271–279

[426] Curtis JR, Patrick DL, Shannon SE, Treece PD, Engelberg RA, Rubenfeld GD. The family conference as a focus to improve communication about end-of-life care in the intensive care unit: opportunities for improvement. Crit Care Med 2001; 29 (2 Suppl): N26–N33

[427] Curtis JR, Treece PD, Nielsen EL, et al. Randomized Trial of Communication Facilitators to Reduce Family Distress and Intensity of End-of-life Care. Am J Respir Crit Care Med 2016; 193: 154–162

[428] Deffner T, Münch U, Riessen R, Nydahl P, Hierundar A. Psychosoziale Angehörigenversorgung: Rahmenkonzept für Intensivstationen. Medizinische Klinik - Intensivmedizin und Notfallmedizin 2022; 117: 600–606

[429] de Heer G, Kluge S. Kommunikation in der Intensivmedizin. Medizinische Klinik - Intensivmedizin und Notfallmedizin 2012; 107: 249–254

[430] Hickey M. What are the needs of families of critically ill patients? A review of the literature since 1976. Heart Lung 1990; 19: 401–415

[431] Janssens U, Graf J. Das Unfassbare verstehen: Kommunikation mit Angehörigen von sterbenden Patienten auf der Intensivstation. Intensivmedizin und Notfallmedizin 2007; 44: 325–331

[432] Janssens U, Jobges S. Kommunikation in der Intensivmedizin. Med Klin Intensivmed Notfmed 2022; 117: 585–587

[433] Jöbges S. Kommunikation mit Patientinnen auf der Intensivstation. Medizinische Klinik - Intensivmedizin und Notfallmedizin 2022; 117: 595–599

[434] Ju XX, Yang J, Liu XX. A systematic review on voiceless patients' willingness to adopt high-technology augmentative and alternative communication in intensive care units. Intensive Crit Care Nurs 2021; 63: 102948

[435] Karlsen MW, Ines MA, Heyn LG. Communication with patients in intensive care units: a scoping review. Nurs Crit Care 2019; 24: 115–131

[436] Kentish-Barnes N, Chaize M, Seegers V et al. Complicated grief after death of a relative in the intensive care unit. Eur Respir J 2015; 45: 1341–1352

[437] Kentish-Barnes N, Chevret S, Valade S et al. A three-step support strategy for relatives of patients dying in the intensive care unit: a cluster randomised trial. Lancet. 2022; 399: 656–664

[438] Kentish-Barnes N, Meddick-Dyson S. A continuum of communication: family centred care at the end of life in the intensive care unit. Intensive Care Med 2023; 49: 444–446

[439] Kentish-Barnes N, Poujol A-L, Banse E et al. Giving a voice to patients at high risk of dying in the intensive care unit: a multiple source approach. Intensive Care Medicine 2023

[440] Kitson A, Conroy T, Wengstrom Y, Profetto-McGrath J, Robertson-Malt S. Defining the fundamentals of care. Int J Nurs Pract 2010; 16: 423–434

[441] Lammert A, Alb M, Huber L et al. Professionelle Teamarbeit und Kommunikation im Operationssaal – Eine narrative Übersicht. Der Anaesthesist 2022; 71: 141–147

[442] Lautrette A, Darmon M, Megarbane B et al. A communication strategy and brochure for relatives of patients dying in the ICU. N Engl J Med 2007; 356: 469–478

[443] Molter NC. Needs of relatives of critically ill patients: a descriptive study. Heart Lung 1979; 8: 332–339

[444] Neville TH, Taich Z, Walling AM, Bear D, Cook DJ, Tseng CH, Wenger NS. The 3 Wishes Program Improves Families' Experience of Emotional and Spiritual Support at the End of Life. J Gen Intern Med 2023; 38: 115–121

[445] Nydahl P, Fischill M, Deffner T, Neudeck V, Heindl P. Intensivtagebucher senken Risiko fur psychische Folgestorungen : Systematische Literaturrecherche und Metaanalyse. Med Klin Intensivmed Notfmed 2019; 114: 68–76

[446] Olding M, McMillan SE, Reeves S, Schmitt MH, Puntillo K, Kitto S. Patient and family involvement in adult critical and intensive care settings: a scoping review. Health Expect 2016; 19: 1183–1202

[447] Schaden E, Dier H, Weixler D et al. [Comfort Terminal Care in the intensive care unit: recommendations for practice]. Anaesthesiologie 2024; 73: 177–185

[448] Seaman JB, Arnold RM, Scheunemann LP, White DB. An Integrated Framework for Effective and Efficient Communication with Families in the Adult Intensive Care Unit. Ann Am Thorac Soc 2017; 14: 1015–1020

[449] Spijkers AS, Akkermans A, Smets EMA et al. How doctors manage conflicts with families of critically ill patients during conversations about end-of-life decisions in neonatal, pediatric, and adult intensive care. Intensive Care Med 2022; 48: 910–922

[450] Swinton M, Giacomini M, Toledo F et al. Experiences and Expressions of Spirituality at the End of Life in the Intensive Care Unit. American Journal of Respiratory and Critical Care Medicine 2016; 195: 198–204

[451] Ubel PA, Scherr KA, Fagerlin A. Empowerment Failure: How Shortcomings in Physician Communication Unwittingly Undermine Patient Autonomy. Am J Bioeth 2017; 17: 31–39

[452] White DB, Angus DC, Shields AM et al. A Randomized Trial of a Family-Support Intervention in Intensive Care Units. N Engl J Med 2018; 378: 2365–2375

[453] Zaga CJ, Berney S, Vogel AP. The Feasibility, Utility, and Safety of Communication Interventions With Mechanically Ventilated Intensive Care Unit Patients: A Systematic Review. Am J Speech Lang Pathol 2019; 28: 1335–1355

65 Entscheidungen am Lebensende und ethische Aspekte

Stefan Kluge, Uwe Janssens

65.1 Steckbrief

Das Gesundheitssystem ist mit einer wachsenden Zahl älterer Patienten mit erheblichen Komorbiditäten und der steigenden Nachfrage nach technologisch fortschrittlicher Versorgung konfrontiert. Diese Entwicklung wirft die Frage nach einer angemessenen Inanspruchnahme einer Intensivtherapie am Lebensende auf. Im Zentrum aller ärztlichen Bemühungen um eine optimale Therapie schwerkranker Patienten, in der Behandlung von Patienten mit palliativem Therapieansatz oder in der Betreuung von Patienten am Lebensende stehen zwei unumstößliche Grundsätze: die medizinische Indikation und der Patientenwille. Erfüllt die jeweils geprüfte Behandlungsmaßnahme beide Voraussetzungen, muss die Behandlung eingeleitet oder fortgeführt werden. Liegt eine der beiden Voraussetzungen nicht vor, sind eine Therapiezieländerung und Begrenzung der Therapie nicht nur erlaubt, sondern sogar geboten.

65.2 Synonyme

- keine

65.3 Keywords

- Intensivstation
- Palliativmedizin
- Patientenwille
- Therapieverzicht
- Therapiebegrenzung
- Therapiebeendigung
- Therapiereduktion

65.4 Überblick

- Eine besondere Rolle kommt der Intensivstation zu, da sich 25 % der Todesfälle im Krankenhaus während oder nach einer Intensivtherapie ereignen [456].
- Prinzipiell werden Patienten auf eine Intensivstation mit einem kurativen Therapieansatz aufgenommen.
- Die Intensivtherapie stellt medizinische sowie medizintechnische Verfahren, fachliches Wissen und eine hohe Personaldichte zur Verfügung, um Zeit für das Wiedererlangen gestörter oder verlorener Körper- und Organfunktionen zu gewinnen.
- Immer wieder kommt es jedoch zu einer kompletten, teilweise irreversiblen Abhängigkeit des Patienten von lebensunterstützenden Apparaturen.
- In anderen Fällen wird die intensivmedizinische Behandlung nur mit schweren seelischen und körperlichen Defiziten überlebt, die für den Patienten nach Entlassung eine erhebliche Einschränkung seiner Lebensqualität und für die Angehörigen eine große und anhaltende Belastung bedeuten können [461].
- Im Rahmen von Behandlungsprozessen muss daher immer wieder die Frage nach dem Sinn der Behandlung gestellt werden.
- Vor diesem Hintergrund kommt einer ethisch begründeten Entscheidungsfindung im Verlauf einer schweren Erkrankung eine zentrale und unverzichtbare Rolle zu. Die ärztliche Indikation und der Patientenwille und somit die Autonomie der Patienten bilden die Grundlage einer patientenzentrierten Intensivmedizin, die immer ein sinnvolles Therapieziel im Blick haben muss.

65.5 Indikationen

- Die Indikationsstellung fällt in die alleinige Kompetenz des Arztes.
- Die medizinische Indikation ist eine fachlich begründete Einschätzung, dass eine Therapiemaßnahme geeignet ist, um ein bestimmtes Therapieziel mit einer gewissen Wahrscheinlichkeit zu erreichen.
- Eine Indikation kann also nur gestellt werden, wenn zuvor ein Therapieziel definiert wurde [457].
- Dazu sind zwei Fragen zu beantworten:
  - Welches Therapieziel wird mit der zur Diskussion stehenden Maßnahme angestrebt?
  - Ist das angestrebte Therapieziel durch diese Maßnahme mit einer realistischen Wahrscheinlichkeit zu erreichen?

65.6 Aufklärung und spezielle Risiken

- Vor dem Hintergrund der Patientenautonomie hat allein der Patient das Recht zu entscheiden, ob und ggf. wie lange er behandelt wird.
- Dieses Selbstbestimmungsrecht über den eigenen Körper gilt unabhängig von der Art und dem Stadium der Erkrankung.
- Dabei spielt es keine Rolle, ob die Ablehnung einer indizierten Behandlungsmaßnahme aus der Sicht anderer unvernünftig oder sogar lebensbedrohlich ist.
- In der Notfall- und Intensivmedizin werden häufig Patienten behandelt, die aufgrund ihrer schweren Erkrankung nicht oder nur unzureichend ihre Einwilligung zu diagnostischen und therapeutischen Maßnahmen erteilen können.
- Das Selbstbestimmungsrecht des Patienten geht nicht – wie viele vermuten – auf den Arzt oder die Angehörigen über, sondern es bleibt bei dem Primat des Patientenwillens.
- Wurde vor dem Eintritt der Einwilligungsunfähigkeit ein entsprechender Wille geäußert und dokumentiert und erfasst dieser die dann eingetretene Situation, muss dem Patientenwillen im Sinne einer fortwirkenden Einwilligung bzw. Einwilligungsverweigerung gefolgt werden.
- Ist ein Betreuer oder Bevollmächtigter eingesetzt, liegt es in der Verantwortung dieser Person, den Patientenwillen umzusetzen.
- Eine Patientenverfügung gilt bezogen auf die mögliche Reichweite unabhängig von Art und Stadium einer Erkrankung des Patienten.

65.7 Personal, Material und Einstelltechnik

- Für eine qualitativ hochwertige Versorgung am Lebensende (End-of-Life Care) sind erforderlich:
  - Kompetenz in der Entscheidungsfindung („skills in decisionmaking")
  - kommunikative Fähigkeiten
  - Zusammenarbeit eines gut funktionierenden interdisziplinären Teams

65.8 Durchführung

- Die Festlegung eines vernünftigen Therapieziels ist die Grundvoraussetzung vor Durchführung diagnostischer und therapeutischer Maßnahmen.

- Allgemein akzeptierte Therapieziele sind z. B. Heilung, Lebensverlängerung, Rehabilitation oder Erhaltung der Lebensqualität.
- Eine Indikation kann nur gestellt werden, wenn zuvor ein Therapieziel definiert wurde.
- In der konkreten Situation muss also wie folgt vorgegangen werden:
  - Der behandelnde Arzt überprüft anhand der wissenschaftlichen Evidenz, ob die geplante Maßnahme prinzipiell geeignet ist, das angestrebte Therapieziel zu erreichen.
  - Anschließend wird überprüft, ob die geplante Maßnahme auch geeignet ist, dem individuellen Patienten in seiner konkreten Situation zu helfen. Hier werden die aktuelle Erkrankung, aber auch der Schweregrad, die Prognose sowie vorliegende Begleiterkrankungen berücksichtigt.
- Therapiemaßnahmen sind indiziert, zweifelhaft, nicht indiziert oder sogar kontraindiziert [457].
  - Indizierte Therapiemaßnahmen werden dem Patienten angeboten.
  - Bei zweifelhafter Indikation wird das Angebot kritisch und ergebnisoffen mit dem Patienten oder seinen Stellvertretern diskutiert.
  - Nicht indizierte oder kontraindizierte Maßnahmen dürfen weder angeboten noch durchgeführt werden [457].
- Die ärztliche Indikationsstellung sollte in jedem Fall kritisch zwischen dem potenziellen Nutzen einer Maßnahme („beneficence") und der mit ihr verbundenen Belastung oder gar Schädigung, die es zu vermeiden bzw. zu minimieren gilt („nonmaleficence"), abwägen.
- Im Rahmen von Behandlungsprozessen muss immer wieder die Frage nach dem Sinn der Behandlung gestellt werden.
  - Dies bezieht sich auf den Sinn eines Therapieziels und die davon abhängenden diagnostischen, therapeutischen oder pflegerischen Maßnahmen.
  - Die Frage nach der Sinnhaftigkeit ist nicht objektiv zu klären, sondern bedarf des Rückgriffs auf individuelle und subjektive Bewertungen, etwa zur Bedeutung von Leben, Sterben und Leid, zur Einschätzung von Lebensqualität oder zu Lebenszielen und Lebensentwürfen [461].
- Ist eine Maßnahme für den Patienten im Hinblick auf das angestrebte Behandlungsziel ohne Nutzen oder steht der Nutzen in keinem medizinisch vertretbaren Verhältnis zu dem zu befürchtenden Schaden, so ist die Maßnahme medizinisch sinnlos (engl. „futile").
  - Für ihre Durchführung gibt es keine medizinische Begründung und damit auch keine Rechtfertigung.
  - Sie darf dem Patienten nicht angeboten werden bzw. muss – sofern sich die Sinnlosigkeit erst im Laufe der Behandlung herausstellt – beendet werden.
- Folgende Voraussetzungen für die Durchführung von Behandlungskonzepten bzw. Behandlungsmaßnahmen müssen bei einer ärztlichen Indikationsstellung vorliegen [461]:
  - Kann das angestrebte Therapieziel nach professioneller Einschätzung erreicht werden?
  - Wird dieses Therapieziel vom Patienten gewünscht?
  - Sind die Belastungen während der Behandlung durch die erreichbare Lebensqualität/Lebensperspektive aus Patientensicht gerechtfertigt?
- Alle an der Behandlung Beteiligten müssen somit gemeinsam klären, ob die patientenzentrierten Therapieziele glaubhaft erreicht werden könnten.
  - Daraus ergibt sich die medizinische Indikation zur Durchführung von Behandlungsmaßnahmen, die dann dem Patienten oder seinem Stellvertreter mitgeteilt werden, um dessen Entscheidung einzuholen [457].
  - Der Patient oder sein Stellvertreter muss darüber informiert werden, wenn die Erreichbarkeit der Therapieziele im Behandlungsteam unterschiedlich eingeschätzt wird [457].
- Bei fehlender Indikation ist die Überprüfung des Patientenwillens – und damit auch die Einrichtung einer Betreuung – entbehrlich. Dennoch sollten diese Entscheidungen dem Patienten bzw. seinem Stellvertreter einfühlsam und verständlich dargelegt werden.
- Ist eine medizinische Indikation nicht (mehr) gegeben, darf eine Behandlungsmaßnahme nicht durchgeführt werden bzw. muss sie reduziert/beendet werden, selbst dann, wenn der Patient und/oder die Zugehörigen gegenteilige Wünsche haben [454].
- Diese Prozesse der Indikationsstellung sind unabhängig von der Art der zu treffenden Entscheidung. Sie gelten sowohl für die Einleitung einer Therapie, für den Therapieverzicht, aber auch im Zusammenhang mit der regelmäßigen Überprüfung der Indikation zur Fortführung einer Therapie.
- Bei Aufnahme des Patienten auf der Intensivstation muss zunächst darauf vertraut werden, dass aus Sicht des zuweisenden Arztes ein erreichbares Therapieziel existiert.
  - Deshalb steht zunächst die Sicherung und Aufrechterhaltung der Vitalfunktionen mit dem Therapieziel „Lebenserhaltung" im Vordergrund [457].
  - In der Folge werden in Abhängigkeit von der Entscheidungs- und Einwilligungsfähigkeit des Patienten alle in Frage stehenden, indizierten Behandlungsmaßnahmen mit dem mündlich oder schriftlich vorausverfügten Patientenwillen abgeglichen.
  - In der aktuellen Entscheidungssituation prüft nun der gesetzliche Betreuer bzw. Vorsorgebevollmächtigte, ob die Festlegungen der Patientenverfügung auf die „aktuelle Lebens- und Behandlungssituation zutreffen.
  - Im klinischen Alltag ist eine passgenaue Übereinstimmung der in der Patientenverfügung niedergeschriebenen Vorgaben mit der aktuellen klinischen Situation regelhaft nicht zu erwarten.
  - Zusätzlich muss sich der Arzt über Wünsche, Einstellungen und Präferenzen des Patienten ein genaues Bild verschaffen, um die Patientenverfügungen bzw. Behandlungswünsche ausreichend genau auslegen zu können.

65.9 Mögliche Komplikationen

- Einwilligungsunfähige Patienten können nur durch Gesundheitsbevollmächtigte, gerichtlich bestellte Betreuer oder seit dem 01.01.2023 in Deutschland durch Ehegatten/eingetragene Lebenspartner (Ehegattennotvertretungsrecht) vertreten werden [455].
  - In Notfällen, in denen obengenannte Ansprechpartner nicht erreichbar sind, entscheidet der Arzt auf der Grundlage des (mutmaßlichen) Patientenwillens.
  - Wenn der Patient nicht einwilligungsfähig ist, keine wirksame Patientenverfügung vorliegt und kein Stellvertreter (Bevollmächtigter, Betreuer oder Ehegatte) bekannt ist, muss umgehend eine Betreuung beantragt werden.
  - Der Arzt ist an die Vertreterentscheidung nur dann nicht gebunden, wenn sich der Vertreter in einen offensichtlichen Widerspruch zum Patientenwillen setzt.
  - Das Betreuungsgericht sollte immer dann vom Arzt angerufen werden, wenn dieser Zweifel an der Rechtmäßigkeit des Vertreterhandelns hat.
- Eine weitere mögliche Strategie bei bestehenden Unsicherheiten ist die Durchführung eines zeitlich begrenzten Therapieversuchs („time-limited trial", TLT) [459].
- ► Tab. 65.1 zeigt Formen der Begrenzung intensivmedizinischer Maßnahmen.

Tab. 65.1 Formen der Begrenzung intensivmedizinischer Maßnahmen [462].

Form	Beschreibung
primärer Therapieverzicht	Verzicht auf die Aufnahme eines Patienten auf die Intensivstation
Therapiebegrenzung („withholding treatment“)	Instrument der Limitation therapeutischer Maßnahmen auf einem zuvor definierten Umfang (z. B. Nierenersatztherapie, Beatmung, Antibiotikatherapie)
Therapiebeendigung („withdrawing treatment“)	aktive Beendigung jeglicher lebenserhaltender Maßnahmen
Therapiereduktion/Therapieminimierung	Rücknahme begonnener intensivmedizinischer Maßnahmen

65.10 Literatur

Quellenangaben

[454] Bundesärztekammer/Zentrale Ethikkommission bei der Bundesärztekammer. Hinweise und Empfehlungen zum Umgang mit Vorsorgevollmachten und Patientenverfügungen im ärztlichen Alltag. Dtsch Arztebl International 2018; 115: A-2434

[455] Dutzmann J, Michalsen A, Duttge G et al. Ehegattennotvertretungsrecht. Eine Handreichung der Sektion Ethik der Deutschen Interdisziplinären Vereinigung für Intensiv- und Notfallmedizin e. V. (DIVI). Dtsch Med Wochenschr 2023; 148: 499–502

[456] Fleischmann-Struzek C, Mikolajetz A, Reinhart K et al. Hospitalization and Intensive Therapy at the End of Life. Dtsch Arztebl Int 2019; 116: 653–660

[457] Janssens U, Burchardi N, Duttge G et al. Therapiezieländerung und Therapiebegrenzung in der Intensivmedizin. DIVI 2012; 3: 103–107

[458] Jöbges S, Dutzmann J, Barndt I et al. Ethisch begründet entscheiden in der Intensivmedizin. Anasthesiol Intensivmed Notfallmed Schmerzther 2024; 59: 52–57

[459] Jöbges S, Seidlein AH, Knochel K et al. Zeitlich begrenzter Therapieversuch ("time-limited trial", TLT) auf der Intensivstation: Handlungsempfehlung der Sektion Ethik der DIVI und der Sektion Ethik der DGIIN. Med Klin Intensivmed Notfmed 2024; 119: 291–295

[460] Michalsen A, Neitzke G, Dutzmann J et al. Überversorgung in der Intensivmedizin: erkennen, benennen, vermeiden : Positionspapier der Sektion Ethik der DIVI und der Sektion Ethik der DGIIN. Med Klin Intensivmed Notfmed 2021; 116: 281–294

[461] Neitzke G, Burchardi H, Duttge G et al. Grenzen der Sinnhaftigkeit von Intensivmedizin : Positionspapier der Sektion Ethik der DIVI. Med Klin Intensivmed Notfmed 2019; 114: 46–52

[462] Scheffold N, Riemann U, Paoli A et al. Konzept zur Therapiebegrenzung in der Intensivmedizin. Intensivmed 2009; 47: 124–129

XI

66 Rechtliche Aspekte der ärztlichen Tätigkeit

Peter Jan Chabiera, Marcel A. Verhoff

66.1 Das Medizinrecht als Begriff und Querschnittsgebiet

- Das Medizinrecht (umfassender Gesundheitsrecht) befasst sich als Querschnittsbereich mit rechtlichen Fragestellungen der Heilkundeausübung und Organisation des Gesundheitswesens. Dabei finden sich die relevanten Rechtsvorschriften im Straf-, Zivil- und öffentlichen Recht; im Bundes-, Landes- und Europarecht.
- Im **Zivilrecht** finden sich unter anderem die wesentlichen Vorschriften zum Behandlungsvertrag und zur Stellvertretung (Betreuung, Bevollmächtigung und Ehegattenvertretung).
- Die meisten im Medizinrecht relevanten **Straftatbestände** sind sogenannte Allgemeindelikte, können also von jedermann begangen werden. Die Besonderheiten liegen jedoch in der Anwendung allgemeingefasster Tatbestände (z. B. der Körperverletzung) auf den spezifischen Kontext der medizinischen Behandlung. Einzelne Delikte, wie die Verletzung von Privatgeheimnissen, sind jedoch echte Sonderdelikte, können also nur von einem bestimmten Personenkreis (beispielsweise von Ärzten) begangen werden.
- Die **verfassungsrechtlich** geschützten Rechtsgüter begrenzen unmittelbar den Staat in seinen Eingriffsmöglichkeiten und verpflichten diesen zur einer gewissen Daseinsvorsorge. Auf Grundlage des Grundgesetzes urteilte das Bundesverfassungsgericht oftmals zu Pflichten und Grenzen des ärztlichen Handelns, wie zur Zwangsfixierung oder dem assistierten Suizid. In der Auslegung und Anwendung aller anderer Normen, ebenfalls der zivilrechtlichen, müssen die Schranken des Grundgesetzes beachtet werden.
- Im **Verwaltungsrecht** finden sich zahlreiche, teils detaillierte Vorgaben zur Organisation des Gesundheitssystems oder beispielsweise zum Schutz der Bevölkerung vor gesundheitlichen Gefahren. Das Sozialrecht ist in Deutschland ebenso Teil des öffentlichen Rechts. Eine Besonderheit der ärztlichen Tätigkeit ist, dass diese zusätzlich von den Vorgaben des Standesrechts der zugehörigen Landesärztekammer erfasst wird.
- Mögliches ärztliches Fehlverhalten kann sowohl ein Zivil- als auch ein Strafverfahren zur Folge haben. Wenngleich zivil- und strafrechtliche Normen die körperliche Unversehrtheit und das Selbstbestimmungsrecht des Patienten schützen, unterscheiden sich beiden Verfahren in wesentlichen Punkten.
  - Ein Fehlverhalten führt nicht zwingenderweise gleichzeitig zu einem zivilrechtlichen Anspruch und zu strafrechtlich schuldhaftem Handeln.
  - Rechtlich vorwerfbares Verhalten kann verschiedene rechtliche Konsequenzen zur Folge haben. Neben den standesrechtlichen Sanktionen durch die Berufsgerichtsbarkeit der Landesärztekammern sind zivilrechtliche Schadensersatz- und Schmerzensgeldansprüche sowie Geld- oder Haftstrafen nach strafrechtlicher Verurteilung die für den einzelnen Arzt wichtigsten möglichen Rechtsfolgen. Infolge gravierenden Fehlverhaltens ist ebenfalls ein Berufsverbot oder Entzug der Approbation möglich.
  - Im Zivilrecht stehen sich die Parteien (i. d. R. Behandelnder und Patient) gegenüber, sie müssen jeweils die eigene Position darlegen und beweisen, wobei zugunsten des Patienten hier nicht näher aufzuführende Erleichterungen der Beweislast greifen können.
  - Demgegenüber steht im Strafrecht der Angeklagte dem Staat gegenüber, der – vertreten durch die Staatsanwaltschaft – alle Vorwürfe nachweisen muss. Der Angeklagte selbst muss nicht zum Nachweis seines strafrechtlichen Fehlverhaltens beitragen.
  - Trotz gewisser Unterschiede im Zivil- und Strafrecht ist beiden gemein, dass im Einzelfall zum einen ein Nachweis eines pflichtwidrigen Verhaltens erfolgen muss. Dies bedeutet beispielsweise ein vermeidbarer Verstoß gegen Sorgfaltspflichten oder fachliche Standards. Zum anderen muss kausal nachgewiesen werden, ob gerade aufgrund dieses pflichtwidrigen Verhaltens der in Rede stehende Schaden, meist hinsichtlich der körperlichen Unversehrtheit oder des Lebens, eingetreten ist. Ein Schaden, der auch bei korrektem Handeln eingetreten wäre oder ein pflichtwidriges Verhalten ohne eingetretenen Schaden, haben – bezogen auf diese beiden Rechtsgüter – keine zivil- oder strafrechtlichen Konsequenzen.
- Diese Einführung soll dem praktisch tätigen Arzt eine Einschätzung ermöglichen, nach welchen Maßstäben sein Handeln beurteilt wird. Das Recht gibt den Rahmen für unser Handeln nicht durch eine Auflistung von Einzelfällen oder konkreten Handlungsvorschriften, sondern durch oft allgemeingehaltene Regeln, die den Rechtsgüterschutz und die rechtlichen Beziehungen untereinander sicherstellen.

66

66.2 Behandlungsvertrag

Der in §§ 630a–h BGB normierte Behandlungsvertrag regelt die vertraglichen Verpflichtungen zwischen dem Behandelnden und dem Patienten. Die durch das Behandlungsvertragsrecht bestehenden Anforderungen prägen jedoch das Medizinrecht übergreifend. So gelten die Anforderungen zur zugesagten Behandlung, an Aufklärung, Einwilligung und Dokumentation im Großen und Ganzen auch für die zivilrechtliche Haftung jedes einzelnen behandelnden Arztes, selbst wenn dieser nicht der Vertragspartner (Behandelnder) im Sinne des Behandlungsvertrags ist oder die Behandlung beispielsweise auf öffentlich-rechtlicher Grundlage beruht, wie bei amtsärztlicher Behandlung oder teilweise im Rettungsdienst. Darüber hinaus werden die Anforderungen des Behandlungsvertragsrechts an eine Behandlung auch im Medizinstrafrecht (in Grenzen) als Maßstab herangezogen.

66.2.1 Behandelnder und fachlicher Standard

Der Behandelnde als Vertragspartner

- Neben dem Patienten ist der Vertragspartner des Behandlungsvertrags der sog. **Behandelnde.** Dies umfasst nicht nur approbierte Ärzte, sondern auch andere nicht ärztliche Heilberufe wie Psychotherapeuten, Hebammen oder Notfallsanitäter, jedoch nicht Pflegeberufe, sofern sie reine Pflege und Betreuungsleistungen erbringen. Der Behandelnde verspricht die Behandlung nach **allgemein anerkannten fachlichen Standards** zu erbringen, der Patient, dies wie vereinbart zu vergüten, soweit nicht ein Dritter zur Zahlung verpflichtet ist (oftmals die gesetzliche Krankenkasse). Insofern nicht gesichert ist, dass ein Dritter, also üblicherweise die gesetzliche Krankenkasse, für die Kosten aufkommt, ist der Patient in **Textform vor der Behandlung über die Kosten zu informieren.**
- Behandelnder ist nicht jeder Einzelne, der an der Behandlung beteiligt ist, sondern derjenige, mit dem der Vertrag für die Behandlungsleistung geschlossen wird. Im Fall einer Einzelpraxis ist dies der einzelne Arzt, bei stationären Behandlungen in der

Regel der Träger des Krankenhauses, wobei einige Abweichungen, beispielsweise bei Chefarztbehandlung oder ambulanter Behandlung im Krankenhaus bestehen.
- Der Behandelnde als Vertragspartner hat durch seine **Organisationsführung** zu gewährleisten, dass die vertraglichen Pflichten an Behandlung, Aufklärung und Einwilligung beachtet werden. Sie gelten, wie bereits dargelegt, jedoch für alle die Behandlung durchführenden Ärzte.

Der fachliche Standard einer Behandlung

- Die Behandlung ist nach **allgemein anerkannten fachlichen Standards** zu erbringen, dieser wird insbesondere durch die **Leitlinien der deutschen Fachgesellschaften** indiziert. Bei der Versorgung der Kassenpatienten sind die Richtlinien des Gemeinsamen Bundesausschusses verbindlicher Mindeststandard.
- Der Facharztstandard kann sich aus den **Weiterbildungsrichtlinien** oder einschlägigen Lehrwerken des entsprechenden Faches ergeben. Eine regelmäßige Fortbildung zu neuen Erkenntnissen und Entwicklungen des eigenen Fachgebiets wird erwartet, wobei nicht jegliche, insbesondere internationale oder fachgebietsfremde, Literatur zu kennen ist.
- Eine Behandlungsmethode ist nicht bereits dann Facharztstandard, wenn diese erst an einzelnen Institutionen etabliert oder erforscht wurde. Wenn sich jedoch aufgrund der fehlenden oder veralteten materiellen Ausstattung erhebliche Konsequenzen für den Patienten ergeben können, ist der Patient darüber aufzuklären, inwiefern in anderen Einrichtungen eine Behandlung möglich wäre. Die Vereinbarung einer **Abweichung vom fachlichen Standard** (z. B. Neuland-/Außenseitermethoden) ist in an dieser Stelle nicht näher ausgeführten Grenzen möglich.

66.2.2 Indikation, Aufklärung und Einwilligung

Indikation

M!

Merke

Eine Behandlung beruht auf 2 Säulen – der **medizinischen Indikation** einerseits und der **Einwilligung des Patienten** andererseits. Entfällt eine dieser beiden Säulen, so fehlt die Legitimation der Behandlung (abgesehen von besonders aufklärungsbedürftigen Maßnahmen wie kosmetische Eingriffe). Die **Indikationsstellung ist ausschließlich Aufgabe des behandelnden Arztes**, die **Einwilligung**, also die Entscheidung, ob das Machbare auch persönlich zumutbar ist, **ausschließlich Aufgabe des Patienten.** Bei über Monate oder Jahre **fortlaufenden Therapiemaßnahmen** ist regelmäßig **die Indikation zu überprüfen** sowie nach Aufklärung die **Einwilligung erneut einzuholen.**

Aufklärung

Der Inhalt der Aufklärung

Die Aufklärung und die daran anknüpfende Einwilligung sind zentraler Bestandteil der ärztlichen Tätigkeit und des geschlossenen Behandlungsvertrags. Diese gewährleisten die Berücksichtigung des **Selbstbestimmungsrechts des Patienten**.

M!

Merke

Der Patient ist über sämtliche für die Behandlung **wesentlichen Umstände aufzuklären.**
- Dazu gehören **insbesondere Art, Umfang, Durchführung, zu erwartende Folgen und Risiken der Maßnahme** sowie ihre **Notwendigkeit, Dringlichkeit, Eignung und Erfolgsaussichten im Hinblick auf die Diagnose oder die Therapie** (§ 630e Abs. 1 BGB).
- Auf **alternative Maßnahmen** ist hinzuweisen, wenn diese medizinisch gleichermaßen indiziert und üblich sind und zu wesentlich unterschiedlichen Belastungen, Risiken oder Heilungschancen führen können.
- Der **Empfängerhorizont des aufzuklärenden Patienten** ist zu berücksichtigen und soll diesem die Schwere und Tragweite des Eingriffs verständlich machen.
- Die Aufklärung soll also nicht alle medizinischen Details in Fachsprache beinhalten, sondern das Wesentliche im Großen und Ganzen für den Patienten verständlich darlegen. Es muss nicht jedes einzelne unwahrscheinliche Risiko genannt werden, jedoch sind die häufigen Risiken und die gravierenden, wenngleich möglicherweise sehr seltenen, Risiken zu nennen.
- Soweit indiziert, ist die **Wahl der (empfohlenen) Behandlungsmethode dem Arzt freigestellt.** Er muss daher nicht über alle therapeutischen Möglichkeiten aufklären, insofern die Behandlungsalternativen sich nicht wesentlich unterscheiden.
- Die Aufklärung soll nicht nur die Entscheidung für oder gegen eine Behandlung durch den Patienten ermöglichen, sondern soll ihn darüber hinaus zum **therapiegerechten Verhalten** während und nach der Behandlung anleiten. So ist beispielsweise über die notwendige Schonung nach einem operativen Eingriff oder das unverzügliche Aufsuchen eines Arztes bei Zeichen einer behandlungsbedürftigen Komplikation aufzuklären.
- Ein **einwilligungsunfähiger Patient** ist trotzdem, zusätzlich zur Aufklärung des Stellvertreters, an seinem Verständnishorizont orientierend aufzuklären.

Anwendung der Rechtsprechung in der Praxis

Durch eine Vielzahl von Urteilen zu Aufklärungsfehlern besteht eine (teils als uferlos kritisierte) feingliedrige Rechtsprechung für konkrete Anwendungsbereiche. Dies wird dadurch bedingt, dass oftmals aufgrund der Beweislastverteilung die Aufklärungsrüge ein zentraler Bestandteil im Arzthaftungsprozess ist.

- Es wurde als nicht aufklärungspflichtig erachtet, welcher **Zugang zum Operationsgebiet** bei einer Operationsmethode gewählt wird; demgegenüber jedoch dann, wenn eine Operation offen oder minimalinvasiv erfolgen kann.
- Ebenso liegt die Entscheidung zwischen **ähnlich effektiven und risikoreichen Regionalanästhesieverfahren** regelhaft in der Hand des behandelnden Arztes, welcher dann nur über das von ihm gewählte Verfahren aufzuklären hat.
- Eine Aufklärung über Alternativen ist geboten, wenn die indizierten und üblichen Behandlungsmethoden mit jeweils unterschiedlichen (nicht zwingenderweise höheren oder geringeren) Risiken oder Erfolgschancen einhergehen.
- Weiterhin kann über eine noch indizierte **„Zweite-Wahl"-Methode**, über die Möglichkeit einer **konservativen Behandlung gegenüber einer Operation** oder einem **abwartenden Offenhalten** aufzuklären sein. Bei Medikamenten ist in der Regel über die **wesentlichen Arzneimittelrisiken und Nebenwirkungen** aufzuklären.
- Von einem durchschnittlichen Patienten können grundlegende Kenntnisse typischer Operationsrisiken, die bei jedem operativen Eingriff bestehen, wie beispielsweise Wundinfektionen, erwartet werden.
- Diese entwickelten Maßstäbe für eine korrekte Aufklärung sind für das jeweilige Fachgebiet zu kennen. Sie werden in der Regel durch die oftmals verwendeten **standardisierten Aufklärungsbögen** berücksichtigt.

Die Form der Aufklärung

- Die Aufklärung muss **mündlich** erfolgen.
  - Eine rein schriftliche Aufklärung durch Aushändigen eines zu unterschreibenden Aufklärungsbogen genügt den gesetzlichen Anforderungen nicht (§ 630e Abs. 2 Nr. 1 BGB). Es kann jedoch auf schriftliche Aufklärungsunterlagen Bezug genommen werden.
  - Da die Aufklärung zu dokumentieren und der Arzt zur Aufklärung im zivilrechtlichen Behandlungsfehlerverfahren beweisbelastet ist, empfiehlt es sich bei Eingriffen und bestimmten Maßnahmen, kurze schriftliche Notizen während der Aufklärung anzufertigen und aufzubewahren. Ebenfalls ist zu empfehlen, die Einwilligung des Patienten schriftlich zu dokumentieren, wobei dies nicht erforderlich ist.
  - Insofern auf schriftliche Unterlagen Bezug genommen wird, muss der Patient eine Kopie dieser erhalten.
- Die Aufklärung darf nur von Ärzten vorgenommen werden, die über ausreichende theoretische Kenntnisse zur Maßnahme verfügen. Dies wird insbesondere bei fachfremden Aufklärungen im Zweifel vor Gericht nachzuweisen sein.
  - **Delegationsverbot:** Die Aufklärung zu Maßnahmen, die von einem Arzt angeordnet oder durchgeführt werden müssen, darf nur durch einen Arzt erfolgen – nicht ausschließlich durch Hilfspersonal oder Medizinstudierende. Um **Medizinstudierenden im Praktischen Jahr** das Aufklären von Patienten beizubringen, ist zuerst die Aufklärung theoretisch zu besprechen. Danach kann diese unter **Aufsicht eines Arztes** durchgeführt werden. Bei erfahrenen Studierenden ist nach einer selbstständig durchgeführten (studentischen) Aufklärung zumindest das **Wesentliche** in einem **ärztlichen Gespräch zu wiederholen**, bevor die Einwilligung erfolgt.
- Für einfache Maßnahmen kann die Aufklärung **telefonisch** erfolgen, insofern der Patient einverstanden ist.
- Für die Aufklärung von **Patienten mit geringen Deutschkenntnissen** ist sicherzustellen, dass der Patient die Aufklärung versteht. Falls notwendig, ist eine **sprachkundige Person oder ein Dolmetscher** hinzuzuziehen, ggf. beispielsweise per Videotelefonie. Der Arzt sollte bei Übersetzung durch Familienangehörige oder anderen Laien durch **gezielte Rückfragen** sicherstellen, dass der Patient die Aufklärung verstanden hat. Bleiben Zweifel bestehen, ist ein professioneller Dolmetscher auf Kosten des Patienten hinzuzuziehen; im Rahmen einer stationären Behandlung sind die Kosten gegebenenfalls durch die allgemeinen Krankenhausleistungen, die das Krankenhaus zu erbringen hat, erfasst.
- Die Aufklärung muss **rechtzeitig** erfolgen.
  - Grundsätzlich muss keine dringliche Maßnahme aufgrund der Aufklärung **unverantwortbar verzögert** werden. Bei dringlichen Maßnahmen hat sie zu erfolgen, falls unmittelbares Handeln erforderlich ist, kann die Aufklärung auch **gänzlich entfallen.**
  - Bei **elektiven Maßnahmen** hat die Aufklärung so rechtzeitig zu erfolgen, dass dem Patienten ausreichend Zeit bleibt, das Für und Wider abzuwägen. Bei Narkosen für operative Eingriffe ist in der Regel eine Aufklärung am Vortag ausreichend, bei einfachen ambulanten Eingriffen und diagnostischen Verfahren kann eine Aufklärung am Tag des Eingriffs ausreichend sein.
- Besondere Aufmerksamkeit ist den **Aufklärungen von Neuland- und Außenseitermethoden (ggf. Off Label Use) sowie nicht indizierten Maßnahmen** zu widmen.
- Eine Aufklärung für **regelmäßig und kurzfristig hintereinander erfolgende Maßnahmen** (beispielsweise im Rahmen von VAC-Wechsel) muss nicht stets erneut erfolgen. Jedoch müssen gewichtige Veränderungen der Umstände mit dem Patienten im Sinn einer Änderung der Aufklärung besprochen werden.
- Bei Eingriffen mit einer **erwartbaren Indikationserweiterung** (z. B. OP-Erweiterung abhängig vom Ergebnis eines Schnellschnittes oder einer diagnostischen Laparoskopie) ist es fehlerhaft, dies nicht bereits in der Aufklärung zu besprechen.
- Der Patient hat ein **Recht auf Nichtwissen** und kann die Aufklärung ausdrücklich ablehnen (§ 630e Abs. 3 BGB). Ein **Aufklärungsverzicht** sollte auf jeden Fall, am besten mit der Unterschrift des Patienten, dokumentiert werden. Dennoch sollten dem Patienten die Aspekte der Sicherungsaufklärung (behandlungsgerechtes Verhalten während und nach der Therapie) erklärt werden.

Die Fehleroffenbarungspflicht

Eine besondere Aufklärungspflicht ergibt sich aus der **gesetzlichen Fehleroffenbarungspflicht** (§ 630c Abs. 2 BGB).

- Auf **Nachfrage des Patienten** oder um daraus folgende **Komplikationen abzuwenden**, sind Behandlungsfehler dem Patienten mitzuteilen. Aufklärungspflichtige Behandlungsfehler umfassen auch Organisationsfehler und Fehler in der Sicherungsaufklärung – eigene und Fehler Dritter.
- Die Fehleroffenbarung darf nur nach Zustimmung des Behandelnden in einem Straf- oder Bußgeldverfahren gegen ihn verwendet werden. Dieses strafrechtliche Verwertungsverbot schützt den wichtigen Grundsatz, dass sich niemand selbst belasten muss. Jedoch ist diese Regelung aufgrund mehrerer Umgehungmöglichkeiten im Ergebnis substanzlos.

- Die Offenbarung von Fehlern Dritter greift aufgrund des berechtigten Schutzinteresses des Patienten nicht in das standesrechtliche „Denunziationsverbot“ (vgl. § 29 MBO) ein.

Einwilligung

- **Die Einwilligung** des Patienten **muss nicht schriftlich** abgegeben werden, sie kann mündlich oder konkludent (aus dem Verhalten der Person ableitbar) erfolgen. Sie kann **jederzeit formlos und ohne Angabe von Gründen widerrufen** werden.

66.2.3 Dokumentation

- Alle für derzeitige und zukünftige Behandlungen aus medizinischer Sicht **wesentlichen Maßnahmen und Ergebnisse sind aufzuzeichnen.** Dies umfasst insbesondere die Anamnese, Diagnosen, Untersuchungen und deren Ergebnisse, Befunde, Therapien bzw. Eingriffe und deren Wirkungen, Aufklärungen und Einwilligungen (§ 630f Abs. 2 BGB).
- Dies gewährleistet die **Beweissicherung** bei möglichen Vorwürfen und soll unnötige **Doppeluntersuchungen und -behandlungen** aufgrund fehlender Informationen von Mit- und Nachbehandelnden **verhindern.**
- Es bestehen zahlreiche konkrete Vorgaben zur Dokumentation im Sozialrecht, beispielsweise zur Qualitätssicherung oder Abrechnung mit den gesetzlichen Krankenkassen. Ebenso sind weitergehende Dokumentationspflichten beispielsweise im Transplantations- oder Gendiagnostikrecht zu beachten.
- Die Dokumentation in der Patientenakte hat in unmittelbarem zeitlichem Zusammenhang mit der Behandlung zu erfolgen (§ 630f Abs. 1 S. 1 BGB). Dies bedeutet in der Regel mindestens eine **taggleiche Dokumentation.**
- **Änderungen** müssen bei Patientenakten in Papierform genauso wie bei elektronisch geführten Patientenakten **nachverfolgbar** sein (§ 630f Abs. 1 S. 2,3 BGB).
- Die Patientenakte muss, soweit nicht weiterreichende Vorschriften bestehen, **10 Jahre aufbewahrt werden** (§ 630f Abs. 3 BGB).

66.3 Betreuungsrecht und Stellvertretung

66.3.1 Geschäftsunfähigkeit, Einwilligungsunfähigkeit und Betreuungsfall

- Das Recht der Stellvertretung regelt, wer mit welchen Rechten und Pflichten einen Menschen vertreten darf, wenn dieser selbst nicht mehr dazu in der Lage ist.
- Im deutschen Recht werden für Erwachsene drei Arten der Stellvertretung unterschieden: die Stellvertretung durch
  - einen gerichtlich bestellten Betreuer,
  - einen vom Patienten vorab bestimmten Bevollmächtigten,
  - den Ehegatten im Rahmen der gesetzlichen Ehegattennotvertretung.
  - Eine davon getrennt zu betrachtende Vertretung ist die der Eltern für ihre Kinder.
- Für alle Stellvertretungsregelungen wesentlich ist die Unterscheidung der Geschäftsunfähigkeit, Einwilligungsunfähigkeit und Unfähigkeit zur gesundheitsbezogenen (rechtlichen) Selbstversorgung („Betreuungsfall“).

Definition

Geschäftsfähigkeit ist erforderlich, um durch eine Willenserklärung Rechtsgeschäfte wirksam abschließen zu können (§ 105 Abs. 1 BGB). Unwirksam sind Erklärungen im Zustand der krankhaften Geistesstörung.

Geschäftsunfähigkeit:
Geschäftsunfähig ist (vgl. § 104 BGB):
1. wer nicht das 7. Lebensjahr vollendet hat,
2. wer sich in einem die freie Willensbestimmung ausschließenden Zustand krankhafter Störung der Geistestätigkeit befindet, sofern nicht der Zustand seiner Natur nach ein vorübergehender ist

Beschränkte Geschäftsfähigkeit:
Beschränkte Geschäftsfähigkeit: bei Minderjährigen zwischen dem 7. und 18. Lebensjahr (§§ 107–113 i. V. m. § 2 BGB)

Definition

Einwilligung ist die Zustimmung, dass ein Dritter in ein geschütztes, höchstpersönliches Rechtsgut eingreifen darf. Dabei ist die Einwilligungsfähigkeit immer auf die konkret vorliegende Handlungssituation zu beziehen.

Die Einwilligung ist keine Willenserklärung für einen Vertragsabschluss.

Einwilligungsunfähigkeit:
Einwilligungsunfähigkeit ist die mangelnde Kompetenz, Art, Bedeutung, Tragweite und Risiken der Maßnahmen zu erfassen (Einsichtsfähigkeit), seinen Willen hiernach zu bestimmen (Urteilsfähigkeit) und sein Handeln danach auszurichten (Steuerungsfähigkeit).

Definition

Unfähigkeit zur gesundheitsbezogenen (rechtlichen) Selbstversorgung („Betreuungsfall“):
Einschränkung der rechtlichen Handlungsfähigkeit, d. h. Unvermögen, die eigenen (näher zu bestimmenden) Angelegenheiten mit rechtlichen Bezügen selbst ausreichend regeln zu können.

Dies betrifft nicht ausschließlich Unterstützungsbedarf tatsächlicher Natur (beispielsweise Einkaufshilfen, Pflegeleistungen); umfasst rechtliche Vertretung, Einholung rechtlicher Information, Beratung, Aufklärung, und Überwachung der Angelegenheiten; weder Geschäftsunfähigkeit noch Einwilligungsunfähigkeit sind Voraussetzung, können jedoch gegeben sein; bestehende Geschäftsfähigkeit und Einwilligungsfähigkeit begrenzen die Vertretungsmacht.

- **Einwilligungsunfähigkeit** ist der Verlust aufgrund fehlender **Einsichts-, Urteils- und Steuerungsfähigkeit** dem Eingriff in ein geschütztes, höchstpersönliches Rechtsgut, konkret zumeist die körperliche Unversehrtheit, zustimmen zu können.
  - Diese liegt in vielfältigen Situationen zumindest zeitweise vor und ist im ärztlichen Alltag von besonderer Bedeutung.

  - Die Einwilligungsfähigkeit ist situativ abhängig. Diese kann beispielsweise für eine einfache Wundversorgung bei einer Person mit Demenz noch gegeben, für eine komplexe Entscheidung über eine multimodale Tumorbehandlung jedoch gleichzeitig verloren sein.
  - Der Betreuungsfall ist nicht mit einer Geschäftsunfähigkeit oder Einwilligungsunfähigkeit gleichzusetzen (s. Definitionsboxen). Eine betreute Person ist somit mitnichten zwingend einwilligungsunfähig.

66.3.2 Der Stellvertreter des Einwilligungsunfähigen

Die Feststellung des Patientenwillens

Entscheidungsmaßstäbe

- Sobald die Einwilligungsfähigkeit verloren ist und kein Notfall dringliches Handeln bedingt, darf nur ein berechtigter Stellvertreter für den Patienten Aufklärungen entgegennehmen und in medizinische Maßnahmen einwilligen. Jedoch darf der Stellvertreter nicht nach eigener Wertung entscheiden, sondern hat aus Sicht des Vertretenen das Für und Wider abzuwägen. Diese Abwägung lässt sich schematisch in folgende Stufen gliedern:
  - Bindend ist der in einer Patientenverfügung schriftlich festgehaltene, **vorausverfügte Wille**. Jedoch binden auch eindeutige, in Zeiten der Einwilligungsfähigkeit abgegebene, mündliche Erklärungen des Patienten den Stellvertreter.
  - Besteht kein vorausverfügter Wille, ist der **mutmaßliche Wille** des Patienten anhand **konkreter Anhaltspunkte** zu ermitteln. Zu berücksichtigen sind insbesondere frühere Äußerungen, ethische oder religiöse Überzeugungen und sonstige persönliche Wertvorstellungen (§ 1827 Abs. 2 BGB). Wesentlich ist hierbei das Wort konkret, es genügt nicht, den mutmaßlichen Willen an allgemeine Wertvorstellungen oder gar an den eigenen Vorstellungen des den Willen Ermittelnden festzumachen. Eine nicht einschlägige Patientenverfügung kann zur Ermittlung des mutmaßlichen Willens als Anhaltspunkt herangezogen werden.
  - Sofern dies mangels konkreter, oder überhaupt vorhandener Anhaltspunkte nicht ermittelt werden kann, gilt es im **besten Interesse des Patienten** zu entscheiden. Diese nicht einfach auszulegende Formulierung umfasst vor allem, dass auch ohne konkrete Anhaltspunkte des Betroffenen Situationen eintreten können, in denen aus außenstehender Sicht eine auf die Lebensverlängerung ausgerichtete Therapieeinleitung oder Eskalation nicht im Sinne des Patienten erscheint.
  - Bleiben jedoch auch hier Unsicherheiten bestehen, sind dem Leitsatz **„im Zweifel für das Leben"** folgend **alle ärztlich indizierten Maßnahmen** zu treffen.
- Essenziell ist sowohl aus praktischer wie rechtlicher Sicht das gemeinsame Gespräch zwischen Vertreter und Arzt zur Erörterung bestehender Indikationen und des darauf bezogenen Patientenwillens (§ 1828 Abs. 1 BGB).
- Angaben zu Vorsorgevollmachten, Betreuungs- und Patientenverfügungen oder Widersprüche gegen die Ehegattennotvertretung können, müssen jedoch nicht, persönlich oder durch den Notar, im zentralen Vorsorgeregister hinterlegt werden. Seit dem 01.01.2023 können Ärzte direkt auf das Register zugreifen, um zu prüfen, ob für einen Patienten Angaben hinterlegt sind. Informationen sind verfügbar unter: www.vorsorgeregister.de/aerzteeinsichtsrecht-ab-112023

Patientenverfügung

- Im Zuge der Ermittlung des Patientenwillens bindet der vorab verfügte, tatsächliche Wille des Patienten Stellvertreter und Ärzte. Eine solche Patientenverfügung kann ein einwilligungsfähiger Volljähriger schriftlich verfassen, um festzulegen, ob er in bestimmte Untersuchungen oder Behandlungen einwilligt oder diese untersagt. Diese Untersuchungen und Behandlungen dürfen zum Zeitpunkt des Verfassens nicht bereits unmittelbar bevorstehen.
- Der Verfügende muss hinsichtlich der zu treffenden oder unterlassenden Maßnahmen und der Situation, in der dies gelten solle, ausreichend konkrete Festlegungen treffen. Allgemeine Formulierungen, wie „insofern keine Aussicht auf Heilung besteht" als eine zu unbestimmte Situation oder ein „würdevolles Sterben ermöglichen" als zu unbestimmte Maßnahme, genügen den Bestimmtheitsanforderungen oftmals nicht. Andererseits ist zu berücksichtigen, dass aufgrund der fehlenden Vorhersehbarkeit des weiteren Lebensverlaufes die Anforderungen an die Bestimmtheit nicht überspannt werden dürfen. Es ist Aufgabe des berechtigten Stellvertreters zu prüfen, ob in der Patientenverfügung die eingetretene Situation ausreichend konkret erfasst wurde, und ob die dafür bestimmten Folgen entsprechend konkret bestimmt wurden.
- Jeder Einwilligungsfähige kann jederzeit und ohne Begründung seine Angaben in der Patientenverfügung widerrufen. Dies kann sich dahingehend herausfordernd gestalten, als dass jeder zu einem späteren Zeitpunkt, auch mündlich, bekannt gegebene Wille einen Teilwiderruf der Patientenverfügung darstellt.

Betreuung, Gesundheitsbevollmächtigung, Ehegattennotvertretung und Eltern

Betreuung

- Ein Betreuungsfall ist gegeben, wenn ein Volljähriger seine Angelegenheiten aufgrund einer Krankheit oder Behinderung rechtlich ganz oder teilweise nicht besorgen kann (§ 1819 Abs. 1 BGB).
- Der Umfang einer Betreuung wird vom Gericht festgelegt und umfasst oftmals nur einzelne Bereiche, wie die Gesundheitsfürsorge, finanzielle Angelegenheiten oder die Aufenthaltsbestimmung.
- Die Betreuungsbedürftigkeit wird durch das Betreuungsgericht unter Berücksichtigung von Sachverständigengutachten festgestellt und ein Betreuer bestellt.

Gesundheitsbevollmächtigter

- Ein Volljähriger kann eine andere Person schriftlich bevollmächtigen, seine Angelegenheiten im Fall der eigenen rechtlichen Handlungsunfähigkeit stellvertretend zu besorgen.
- Eine Bevollmächtigung hat gegenüber einer Betreuung Vorrang und unterliegt nicht der Aufsicht des Betreuungsgerichts. Es kann jedoch bei konkreten Anhaltspunkten eine Kontrollbetreuung zur Überwachung des Bevollmächtigten durch das Betreuungsgericht angeordnet werden.
- Eine Vorsorgevollmacht für Gesundheitsangelegenheiten muss ärztliche Maßnahmen mit besonderen Risiken, freiheitsentziehende Maßnahmen und Zwangsmaßnahmen explizit umfassen (§ 1820 Abs. 2 BGB). Eine Generalvollmacht für alle Angelegenheiten der Gesundheitssorge, ohne weitere Konkretisierung, umfasst dies nicht.

Ehegattennotvertretung

- Voraussetzung: Seit Anfang 2023 besteht als dritte Vertretungsmöglichkeit im Betreuungsfall aufgrund von (akut eingetretener) Bewusstlosigkeit oder Krankheit die Ehegattennotvertretung (§ 1358 BGB). Das Vertretungsrecht des Ehegatten tritt bei Vorliegen der Anforderungen und Nicht-Vorliegen von Ausschlussgründen qua Gesetz automatisch in Kraft und bedarf keiner vorherigen Bestimmung durch das Betreuungsgericht oder den vertretenen Ehegatten.
- Umfang: Die Ehegattennotvertretung ist auf dringliche und eindeutig indizierte Maßnahmen zu beschränken. Dringlich umfasst jedoch nicht nur Notfallmaßnahmen, sondern all jene, die innerhalb des zeitlich auf 6 Monate befristeten Ehegattennotvertretungsrechts oder bis zur Bestellung eines Betreuers unaufschiebbar erfolgen müssen. Sobald sich abzeichnet, dass der Betreuungsfall eine längere Zeit bestehen bleiben wird, ist weiterhin eine Betreuung beim Betreuungsgericht anzuregen. Das Ehegattennotvertretungsrecht überbrückt insbesondere die ansonsten oftmals erforderliche Eilbetreuung durch einstweilige Anordnung des Betreuungsgerichts. Die Vertretungsmacht ist nach § 1358 Abs. 1 BGB beschränkt auf:
  - in Untersuchungen des Gesundheitszustands, Heilbehandlungen oder ärztliche Eingriffe einzuwilligen oder sie zu untersagen sowie ärztliche Aufklärungen entgegenzunehmen,
  - Behandlungsverträge, Krankenhausverträge oder Verträge über eilige Maßnahmen der Rehabilitation und der Pflege abzuschließen und durchzusetzen,
  - über Maßnahmen nach § 1831 Absatz 4 (freiheitsentziehende Maßnahmen) zu entscheiden, sofern die Dauer der Maßnahme im Einzelfall 6 Wochen nicht überschreitet,
  - Ansprüche, die dem vertretenen Ehegatten aus Anlass der Erkrankung gegenüber Dritten zustehen, geltend zu machen und an die Leistungserbringer aus den Verträgen nach Nummer 2 abzutreten oder Zahlung an diese zu verlangen.
- Einbezug des Betreuungsgerichts: Weiterhin ist eine Genehmigung der Einwilligung des vertretenden Ehegatten in freiheitsentziehende Maßnahmen und Maßnahmen mit besonderen Risiken durch das Betreuungsgericht erforderlich.
- Ausschlussgründe: Die Ehegattennotvertretung ist ausgeschlossen, wenn:
  - für die Gesundheitssorge ein Betreuer bestellt oder eine Bevollmächtigung bekannt ist,
  - dem Ehegatten oder Arzt die Ablehnung der Vertretung durch den anderen Ehegatten bekannt ist,
  - die Ehegatten getrennt leben, also die eheliche Lebensgemeinschaft ablehnen („Getrenntleben" im Sinn des Eherechts); dies kann, muss sich aber nicht, in einer räumlichen Trennung widerspiegeln: Ehegatten können beispielsweise räumlich getrennt leben, wenn einer im Pflegeheim lebt, der andere zu Hause, ohne das ein „Getrenntleben" vorliegt. Andererseits können Ehegatten räumlich in derselben Wohnung leben, obwohl ein „Getrenntleben" gegeben ist,
  - die Begrenzung auf 6 Monate überschritten wurde oder die Voraussetzungen der Betreuungsbedürftigkeit nicht mehr gegeben sind.
- Dokumentationspflicht des Arztes:
  - Sobald der Arzt den Betreuungsfall aufgrund der eingetretenen Bewusstlosigkeit oder Krankheit feststellt, hat dieser dem vertretenden Ehegatten das Vorliegen der Vertretungsbedürftigkeit sowie deren Beginn schriftlich zu bestätigen.
  - Der Ehegatte ist über sein Vertretungsrecht und über die dargelegten Ausschlussgründe durch den Arzt zu informieren.
  - Daraufhin hat dieser dem Arzt das Nicht-Vorliegen der Ausschlussgründe schriftlich zu bestätigen.
  - Diese Dokumente sind dem Ehegatten zum Nachweis gegenüber weiteren Ärzten auszuhändigen.
  - Es besteht jedoch kein Gutglaubensschutz für diese schriftlichen Nachweise, sodass sie einen nachfolgenden Arzt nicht grundsätzlich von einer erneuten Überprüfung entbinden. Bei Zweifeln an der Korrektheit der Voraussetzungen oder bei neuen Erkenntnissen, beispielsweise über einen doch vorliegenden Trennungswillen, ist eine erneute Prüfung angeraten.
- Für die neu eingeführte Ehegattennotvertretung ist das ärztliche Haftungsrisiko bei fahrlässiger Verkennung der Ausschlussgründe (noch) ungeklärt. Daher ist bei begründetem Zweifel weiterhin die unmittelbare Hinzuziehung des Betreuungsgerichts empfehlenswert.

Eltern und Kinder

- Auch bei Minderjährigen ist die Einwilligungsfähigkeit von der Geschäftsfähigkeit zu trennen. Jugendliche können, insofern die Einwilligungsfähigkeit vorliegt (Einzelfallbetrachtung, i. d. R. zwischen dem 14. und 16. Lebensjahr), in eine medizinische Behandlung einwilligen, sofern sie dafür keine Kosten tragen müssen. Wenn die Einwilligungsfähigkeit gegeben ist, ist die Einwilligung durch Jugendliche ebenfalls notwendig, wenn Kosten anfallen, dann muss jedoch der Vertragsabschluss des Behandlungsvertrages zusammen mit den Eltern erfolgen.
- Die Einwilligung der (gemeinsam sorgeberechtigten) Eltern sollte nach einem Stufenschema eingeholt werden:
  - leichter Eingriff: Routineeingriffe, normale und häufig auftretende Erkrankungen und unkritische Medikamente, in der Regel auch Impfungen
    - Soweit nichts gegenteiliges bekannt, darf davon ausgegangen werden, dass der andere den anwesenden Elternteil ermächtigt hat. Somit ist die Einwilligung von einem Elternteil im Regelfall ausreichend.
  - mittlerer Eingriff: Es bestehen wesentliche Risiken, die ein ausführliches Beratungsgespräch voraussetzen.
    - Es muss nach der Ermächtigung durch den anderen Elternteil gefragt werden, wenn keine Anhaltspunkte dagegensprechen, kann auf die Aussage des anwesenden Elternteils vertraut werden.
    - Andernfalls ist der Nachweis der Ermächtigung oder die Anwesenheit beider Elternteile einzufordern.
    - Wichtig ist die Dokumentation des Entscheidungsprozesses.
  - schwerer Eingriff: mit hohen Risiken behaftet
    - Beide Elternteile müssen durch den Arzt aufgeklärt werden und einwilligen.
- In Streitfällen entscheidet das Vormundschaftsgericht. Bei dringender Gefahr und aus ärztlicher Sicht Kindeswohlgefährdung durch Entscheidung der Eltern kann eine Behandlung gegen den Willen der Eltern gerechtfertigt sein.

66.3.3 Genehmigungspflichten des Betreuungsgerichts

Lebensgefahr der Behandlung

Für indizierte Maßnahmen, deren Durchführen oder Unterlassen das begründete Risiko des Todes oder schwerer und länger anhaltender Schäden mit sich bringen, kann neben der stets notwendigen Einwilligung durch den Stellvertreter eine betreuungsrechtliche Genehmigungspflicht bestehen (§ 1829 BGB):

- Risikobegriff: Nicht jedes seltene, jedoch schwere Risiko stellt eine begründete Gefahr dar. Es muss mit einer gewissen Eintrittswahrscheinlichkeit zu rechnen sein, diese wird in der Regel bei einer ansonsten unkritischen, elektiven Intubationsnar-

XI

kose nicht gegeben sein, bei einer Operation am offenen Herzen jedoch schon.
- Schwerer und länger dauernder Schaden: Ein schwerer Schaden ist anzunehmen bei Verlust eines Körperglieds oder des Seh-, Sprach- oder Hörvermögens. Als länger anhaltend ist der schwere Schaden anzusehen, wenn dieser erwartbar über 1 Jahr vorliegen wird. All diese Konkretisierungen der gesetzlichen Vorgaben können jedoch nur orientierend herangezogen und müssen im Einzelfall abgewogen werden.
- Entfallen der Genehmigungspflicht: Dies greift nicht, auch nicht nachträglich, wenn das Abwarten der Genehmigung eine zusätzliche Gefahr für den Patienten hervorbringt. Die gerichtliche Genehmigungspflicht entfällt überdies, wenn zwischen Betreuer und dem behandelnden Arzt (bei mehreren beteiligten Fachdisziplinen aller Beteiligten) Einvernehmen besteht, dass die (Nicht-)Einwilligung oder der Widerruf des Betreuers in die Maßnahme dem Willen des Betreuten entspricht. § 1829 BGB verdeutlicht daher vor allem eine Pflicht der beteiligten Ärzte, nicht nur die Indikationsstellung kritisch zu prüfen, sondern sich selbst vom Willen des nicht mehr einwilligungsfähigen Patienten zu überzeugen.
- Gesundheitsbevollmächtigter: Ein Bevollmächtigter kann ebenso in diese Maßnahmen einwilligen, wenn die Vollmacht explizit auch die Einwilligung in lebensbedrohliche Maßnahmen oder mit dem Risiko schwerer und länger anhaltender Schäden einhergehende Maßnahmen umfasst.

Zwangsmaßnahmen

- Bei Einwilligungsunfähigen ist der sog. natürliche Wille, den der der Patient durch seine Äußerungen oder sein Handeln im einwilligungsunfähigen Zustand kundtut, zu beachten. Reflexhafte (Abwehr-)Handlungen stellen noch keine natürliche Willensäußerung dar. Ein Handeln gegen den natürlichen Willen ist eine **Zwangsbehandlung**. Solche Zwangsmaßnahmen stellen erhebliche Eingriffe in die körperliche Unversehrtheit, das Selbstbestimmungsrecht und teils die Bewegungsfreiheit des Patienten dar, sodass für diese strenge Voraussetzungen gelten, deren gesetzliche Grundlage in § 1832 BGB zu finden ist.
- Voraussetzungen: Eine Zwangsbehandlung muss zwingend notwendig sein, um einen drohenden, erheblichen gesundheitlichen Schaden vom Betreuten abzuwenden:
  - Der erwartete Nutzen muss deutlich größer sein als die durch die Maßnahme zu erwartenden Beeinträchtigungen.
  - Die Maßnahme muss das mildeste Mittel sein, um den Schaden vom Patienten abzuwenden.
  - Vor der Anwendung von Zwang ist zu versuchen, den einwilligungsunfähigen Patienten ohne Ausübung von Druck oder Täuschung von der Notwendigkeit der Maßnahmen zu überzeugen.
  - Neben der ärztlichen Indikationsstellung bedarf es selbstverständlich auch bei Zwangsmaßnahmen der Einwilligung des Stellvertreters, welcher nach dem vorausverfügten oder mutmaßlichen Willen zu entscheiden hat. Eine Einwilligung im Rahmen der Ehegattennotvertretung ist nicht möglich.
  - Neben der Einwilligung durch den Stellvertreter bedarf es zusätzlich einer Genehmigung durch das Betreuungsgericht, auch wenn der Patient zuvor in seiner Patientenverfügung in Zwangsmaßnahmen einwilligte.
- Ein Gesundheitsbevollmächtigter darf nur in ärztliche Zwangsmaßnahmen einwilligen, wenn er dazu explizit vom Patienten zuvor schriftlich bevollmächtigt wurde. Zwangsbehandlungen dürfen nach aktueller Gesetzeslage (2025) ausschließlich stationär durchgeführt werden, wobei das Bundesverfassungsgericht (Urteil v. 26.11.2024, Az. 1 BvL 1/24) dies als verfassungswidrig einstufte und den Gesetzgeber verpflichtete, bis 2027 gesetzliche Anpassungen vorzunehmen.

Freiheitsentziehende Maßnahmen

- Der Begriff der **freiheitsentziehenden Unterbringung** und der **freiheitsentziehenden Maßnahmen** umfasst nicht nur das Verbringen auf geschlossene Stationen und Fixieren, sondern alle anderen Maßnahmen, die beispielsweise durch mechanische Vorrichtungen oder Medikamente die Freiheit entziehen. So kann das Entfernen eines benötigten Rollstuhls oder das Hochziehen der Bettgitter einen Freiheitsentzug darstellen. Insbesondere bei den Bettgittern ist zu berücksichtigen, dass diese bereits oftmals an der Geeignetheit der Maßnahme scheitern, da eine Reduktion der Unfallgefahr abseits von Patiententransporten zunehmend bezweifelt wird.
- Neben den Zwangsmaßnahmen unterliegen **freiheitsentziehende Maßnahmen** ebenfalls strengen Anforderungen. Voraussetzungen sind:
  - Sie dürfen nur erfolgen, solange diese erforderlich und geeignet sind.
  - Erforderlich sein können sie aufgrund einer Gefahr der Selbsttötung oder der Abwendung eines erheblichen gesundheitlichen Schadens, wenn ohne die Freiheitseinschränkung die notwendigen medizinischen Maßnahmen nicht durchgeführt werden können (§ 1831 Abs. 1 BGB).
  - Die Einwilligung kann durch den Betreuer, im Rahmen der Ehegattennotvertretung oder durch den zuvor explizit hierzu schriftlich Bevollmächtigten erfolgen.
  - Freiheitsentziehende Maßnahmen, solang sie nicht nur von kurzfristiger Dauer sind, bedürfen der Genehmigung des Betreuungsgerichts. Nach dem Urteil des Bundesverfassungsgerichts ist in der Regel bei einer Freiheitsentziehung von über 30 Minuten eine richterliche Anordnung geboten.
  - Diese ist bei Gefahr im Verzug unverzüglich, also ohne schuldhaftes Zögern, nach Durchführung der Maßnahme zu beantragen.
- Für Zwangsmaßnahmen und freiheitsentziehende Maßnahmen gibt es außer den zivilrechtlichen Vorgaben des BGB öffentlich-rechtliche Vorgaben aus den Psychisch-Kranken-Gesetzen und den Polizeigesetzen der Länder, die neben der Eigengefährdung Regelungen zu Maßnahmen bei Fremdgefährdung enthalten. In den Grundzügen und der strengen Orientierung an der Verhältnismäßigkeit und dem Richtervorbehalt ähneln diese den zivilrechtlichen Vorgaben, trotzdem sei auf das jeweilige Landesrecht hinsichtlich der Details verwiesen.

66.4 Schweigepflicht

Verschwiegenheitspflichten in der ärztlichen Berufsausübung ergeben sich aus mehreren gesetzlichen Grundlagen wie dem Standesrecht der Ärztekammern, dem Datenschutzrecht, aufgrund arbeitsrechtlicher Bestimmungen oder zivilrechtlicher Verpflichtungen.
- Die strafrechtlichen Vorgaben zu Vergehen gegen die ärztliche Schweigepflicht finden sich in den §§ 203 – 205 StGB.
- Rechtliche Konsequenzen können sich entsprechend auch abseits eines Strafverfahrens durch Verstoß gegen arbeits-, standes- oder datenschutzrechtliche Vorgaben ergeben.
- Insbesondere bei der Verarbeitung von Patientendaten durch IT-Systeme greifen die Bestimmungen des Datenschutzes, deren Umsetzung und Überwachung zwar zumeist zentral durch die Organisationsstruktur (z. B. Krankenhausleitung/IT und Rechtsabteilung) zu gewährleisten ist, jedoch in der Durchführung auch den einzelnen Arzt betreffen.

Im Folgenden wird das Augenmerk auf die Schweigepflicht im Strafrecht gelegt.

- Strafrechtliche Vergehen gegen die Schweigepflicht sind Vorsatzdelikte. Ein fahrlässiger Bruch der Schweigepflicht ist demnach nicht strafbar, jedoch kann die Abgrenzung zum strafbaren bedingten Vorsatz schwierig sein.
- Voraussetzungen und Verpflichtete:
  - Die ärztliche Schweigepflicht setzt keinen bestehenden Behandlungsvertrag voraus.
  - Sie beginnt bereits mit der Anbahnung eines Behandlungsverhältnisses und gilt über den Tod des Patienten hinaus. Das „Erfahren" eines fremden Geheimnisses muss in Beziehung zur ärztlichen Funktion („als Arzt anvertraut") stehen. Dies kann auch außerhalb eines beruflichen Diensts in der Freizeit geschehen, wenn einem die Informationen gerade aufgrund der ärztlichen Funktion anvertraut werden. Informationen, die einem Arzt nicht in Funktion als Arzt, sondern als Privatperson mitgeteilt werden, sind nicht vom Schutz der Schweigepflicht erfasst.
  - Berufsgeheimnisträger und somit Träger der Schweigepflicht sind Ärzte und Heilberufe mit staatlich geregelter Berufsausbildung wie Hebammen und Entbindungspfleger oder Notfallsanitäter.
  - Ebenso unterliegen Heilhilfsberufe – wie Pflegekräfte als berufliche Gehilfen eines Berufsgeheimnisträgers und in Vorbereitung auf den Beruf tätige Personen wie Medizinstudierende – der Schweigepflicht.
  - Die Schweigepflicht gilt gegenüber allen, die nicht als berufliche Gehilfen oder in Berufsvorbereitung befindende Personen mit dem Berufsgeheimnisträger zusammen tätig sind, also nicht einer strukturell erkennbaren Einheit gemeinsam die Patientenversorgung übernehmen. Die Schweigepflicht gilt insbesondere auch gegenüber Angehörigen und nicht in die (konkrete) Behandlung involvierten Kollegen.
    Der Schweigepflicht unterliegende Informationen dürfen dann an externe Dritte weitergegeben werden, wenn dies zur Gewährleistung der medizinischen Versorgung erforderlich ist und diese zuvor über die für diese Personen geltende Schweigepflicht informiert werden. Dies sind beispielsweise Techniker oder IT-Dienstleister.
- Umfang der Schweigepflicht:
  - Von der Schweigepflicht umfasst sind alle Tatsachen eines anderen Menschen, die nur einem begrenzten Personenkreis bekannt sind, und die geheim gehalten werden sollen. Die Tatsachen müssen einen Bezug zum Patienten aufweisen, um vom Schutzbereich der Schweigepflicht erfasst zu sein.
  - Dies umfasst nicht Informationen, die bereits der allgemeinen Öffentlichkeit bekannt sind, oder wenn der Patient diese jedem mitteilt und daher offensichtlich kein Geheimhaltungsinteresse aufweist (beispielsweise indem er diese öffentlich einsehbar auf einem Social-Media-Kanal offenlegt).
  - Die von der Schweigepflicht erfassten Tatsachen beziehen sich nicht nur auf unmittelbare Behandlungsinformationen wie Diagnose, Therapie oder Prognose, sondern auch auf die im Rahmen der Behandlung anamnestisch erhobenen Informationen zur privaten Lebenssituation oder zu finanziellen Angelegenheiten.
  - Im Zweifel ist eine Information als von der Schweigepflicht erfasst zu betrachten.
  - Die Bekanntgabe von Informationen, die keinen Rückschluss auf den einzelnen Patienten ermöglichen, wie beispielsweise adäquat anonymisierte Daten, sind nicht erfasst.
- Offenbarungsrechte und -pflichten: Das Offenbaren einer Information im Schutzbereich der Schweigepflicht kann jedoch gerechtfertigt sein.
  - Zunächst kommt eine Rechtfertigung durch Einwilligung des Patienten in Betracht. Diese kann explizit oder konkludent erfolgen.
  - Weiterhin kommt eine mutmaßliche Einwilligung nach den oben dargestellten Maßstäben in Betracht. Zum Ermitteln des mutmaßlichen Willens können Gespräche mit Angehörigen und nahestehenden Vertrauenspersonen erforderlich sein. Diesen dürfen die hierzu erforderlich mitzuteilenden Informationen offenbart werden. Dies gilt nicht, wenn konkrete Verdachtsmomente vorliegen, dass diese Offenbarung nicht dem Willen des Patienten entspricht.
  - Die Hinzuziehung eines unbeteiligten, nicht der Behandlungseinheit zugehörigen Fachkollegen, also beispielsweise eines Niedergelassenen durch einen Klinikarzt, bedarf ebenfalls der Einwilligung durch den Patienten, die nicht grundsätzlich als konkludent gegeben angesehen werden kann.
  - Es sollte, am besten strukturiert im Rahmen des Aufnahmeverfahrens, erfragt und dokumentiert werden, welche Angehörigen ggf. telefonisch über den Gesundheitszustand informiert werden dürfen.
  - Neben einer Rechtfertigung durch Einwilligung bestehen gesetzliche Rechtfertigungsgründe:
    - Offenbarungspflichten bestehen z. B. zur Strafanzeige geplanter schwerer Straftaten (§§ 138, 139 Abs. 3 StGB), im Rahmen der Organspende (§§ 11, 13, 13b TPG) oder der Meldepflicht besonderer infektiöser Erreger (§§ 6–8 IfSG).
    - Weiterhin bestehen Offenbarungsrechte, die eine Weitergabe der Information rechtfertigen, jedoch im Gegenteil zu den Offenbarungspflichten nicht zwingend erfordern (jedoch im Rahmen der Garantenstellung geboten sein können).
    - Eine Weitergabe von Informationen kann aufgrund eines **rechtfertigenden Notstands** (§ 34 StGB) zur Abwendung einer gegenwärtigen und ansonsten nicht anders abwendbaren Gefahr erfolgen. Dabei muss das gefährdete Interesse gegenüber dem geschützten Interesse deutlich überwiegen. Dies kann gegeben sein, wenn ein Patient trotz Aufklärung, Warnung und Androhung der Meldung trotz Alkoholabusus oder Epilepsie am Straßenverkehr teilnimmt.
- Ein Verstoß gegen die Schweigepflicht wird nur auf Antrag des Geschädigten oder der Angehörigen verfolgt (§ 205 StGB).
  - Ohne Strafanzeige dieser Personen findet keine polizeiliche Ermittlung statt.
  - Die Strafe kann erhöht werden, wenn gegen Entgelt, in Bereicherungsabsicht oder zur Schädigung eines anderen die Schweigepflicht gebrochen wird.

66.4.1 Exkurs: Schweigepflicht und Verletzungsdokumentation bei Beteiligten von Gewaltdelikten bzw. nach körperlicher Misshandlung

(Foto-)Dokumentation

- Folgen von körperlicher Gewalt bzw. Misshandlung imponieren nicht immer in Form offensichtlicher Verletzungen. Diese können insbesondere bei Misshandlung vulnerabler Personen wie Kinder, pflegebedürftige Menschen oder bei häuslicher Gewalt zunächst unscheinbar wirken. Diese richtig einzuordnen setzt oftmals rechtsmedizinische Expertise voraus, welche im Zweifel, wenn möglich, konsiliarisch hinzugezogen werden sollte.

- Die Dokumentation von Verletzungsfolgen im unversorgten Zustand kann für mögliche spätere Gerichtsverfahren oder Verfahren des Jugendamtes essenziell sein. Die (Foto-)Dokumentation in der Patientenakte stellt keine Offenbarung gegenüber (Ermittlungs-)Behörden dar. Ob und wann (Ermittlungs-)Behörden informiert werden, kann anschließend oftmals im weiteren Verlauf geklärt werden.
- Wenngleich ein medizinischer Hauptbefund (z. B. eine Messerstichverletzung) in der Versorgung im Fokus stehen kann, ist – soweit möglich – die gesamte Körperoberfläche einschließlich der Mundvorhofschleimhaut und der Augenbindehäute auf Verletzungsfolgen zu untersuchen, da auch aus medizinischer Sicht vermeintlich irrelevante Nebenbefunde für die Rekonstruktion große Bedeutung erlangen können. Bei einer überlebten kreislaufrelevanten komprimierenden Gewalt gegen den Hals können beispielsweise die zur Objektivierung sehr wichtigen petechialen Einblutungen im Bereich der Augenbindehäute bereits nach kürzerer Zeit (einige Stunden bis wenige Tage) nicht mehr nachweisbar sein.
- Eine gute Fotodokumentation setzt neben einer guten Beleuchtung voraus, dass die Fotos eindeutig einem Patienten zugeordnet werden können. Alle Verletzungsbefunde müssen auf einer Übersichtsaufnahme erkennbar sein, aus der sich deren genaue anatomische Lokalisation ergibt. Zudem müssen alle (wesentlichen) Verletzungsbefunde in einer scharfen Detailaufnahme mit Maßstab fotografiert werden. Im Zweifel kann ein EKG-Lineal, eine Münze o. Ä. als Maßstab verwendet werden. Bei einer korrekten Fotodokumentation befindet sich der Maßstab in der Ebene der Verletzung, die Kamera wird senkrecht über der Verletzungsebene gehalten, so dass die Lichtstrahlen annähernd senkrecht von der Verletzungsebene in das Objektiv einfallen. Ein Maßstab wird entlang der Körperachsen ausgerichtet (▶ Abb. 66.1).
- Eine Kamera zur Dokumentation gehört zum Ausstattungsstandard jeder medizinischen Versorgungseinrichtung mit Akutpatienten. Steht ausnahmsweise keine dienstliche Kamera zur Verfügung, kann der einwilligungsfähige Patient gefragt werden, ob eine Fotodokumentation mit dem Smartphone des Patienten oder mit dem privaten Smartphone des Arztes (ggf. Ausschalten von automatischem Cloud-Upload!) erfolgen darf. Bei einwilligungsunfähigen Patienten kann dies ebenfalls gerechtfertigt sein, wenn konkrete Anhaltspunkte bestehen, dass eine Fotodokumentation, auch wenn diese mit dem privaten Smartphone eines Arztes angefertigt wurde, dem mutmaßlichen Patientenwillen entspricht. Hier ist ebenso zu berücksichtigen, dass die Dokumentation von Verletzungen im unversorgten Zustand dem Patienten zu einem späteren Zeitpunkt ermöglicht, selbst zu entscheiden, ob diese Informationen an (Ermittlungs-)Behörden weitergegeben werden dürfen und dies somit dessen Autonomie stärkt. Die Fotos dürfen ausschließlich zur Dokumentation in der Patientenakte verwendet werden.

Schweigepflicht

Merke M!

In allen nachfolgend dargestellten Fällen sind die Entscheidungsgrundlagen, die hinsichtlich einer Offenbarung abgewogen wurden, sorgfältig zu dokumentieren.

Erwachsene

- Die rechtlichen Grundsätze der Schweigepflicht gelten auch für den Umgang mit Beteiligten von Gewaltdelikten. Solange der erwachsene Patient einwilligungsfähig ist und keine weitere Gefahr für Dritte droht, entscheidet ausschließlich der Patient selbst über die Hinzuziehung oder Weitergabe von Informationen an (Ermittlungs-)Behörden. Das Ermöglichen einer Strafverfolgung bereits begangener Straftaten ist weder eine ärzt-

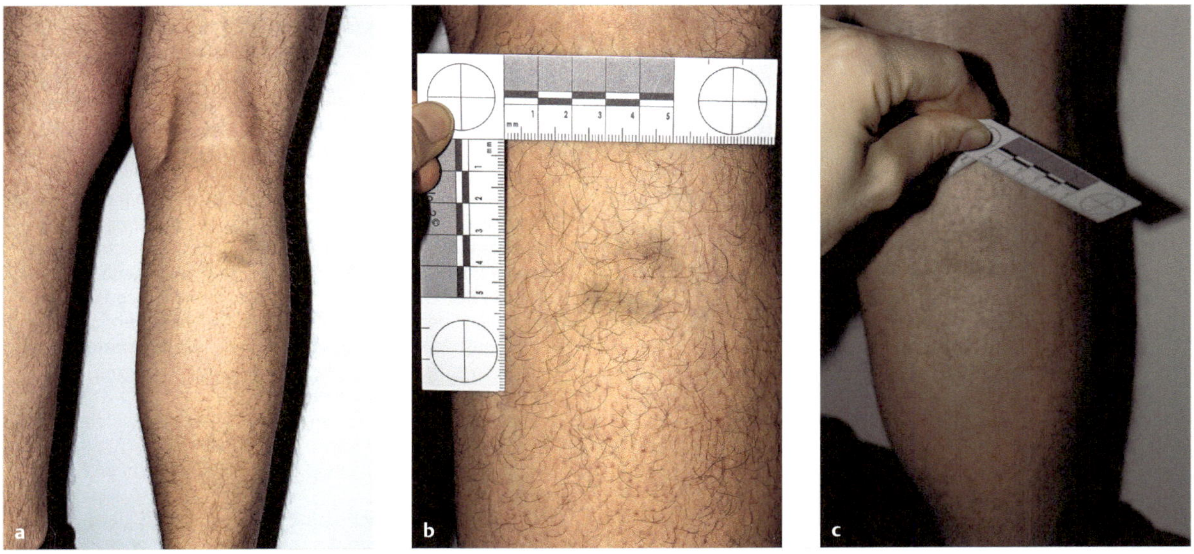

Abb. 66.1 Verletzungsdokumentation.
a Übersichtsaufnahme zur anatomischen Lokalisation der Verletzung (Hämatom an der rechten Unterschenkelrückseite).
b Detailaufnahme mit an den Körperachsen ausgerichtetem Maßstab in der Verletzungsebene.
c Fehler: Fokus nicht auf Befund, schlechte Belichtung, Winkel nicht in der Ebene der Verletzung und nicht entlang der Körperachsen.
(Quelle Dr. Sarah C. Kölzer, Frankfurt)

liche Pflicht noch für sich genommen ein Rechtfertigungsgrund zum Bruch der Schweigepflicht.
- Grundsätzlich ist auch bei einwilligungsunfähigen Patienten eine Offenbarung auf Grundlage des mutmaßlichen Patientenwillens möglich. Hierbei ist jedoch äußerste Zurückhaltung geboten, da sich der mutmaßliche Patientenwille, insbesondere im Hinblick auf ein mögliches Strafverfolgungsinteresse des Patienten, oftmals in der Akutsituation nur sehr schwer ermitteln lässt. Ein aufgrund seiner Verletzungen als vermeintliches Opfer einer Straftat angesehener Patient, könnte beispielsweise selbst Täter gewesen sein und die Verletzungen aufgrund einer Abwehr durch einen anderen Geschädigten erlitten haben. Als Täter wird er mutmaßlich kein Interesse an einer Strafverfolgung haben. Der Stellvertreter des einwilligungsunfähigen Patienten kann unter Beachtung des mutmaßlichen Willens über die Weitergabe von Informationen an Dritte entscheiden oder diese selbst vornehmen.
- Bei weiterhin konkret drohender erheblicher Gefahr für Dritte durch den Patienten kann eine Weitergabe von Informationen nach den dargestellten Maßstäben des rechtfertigenden Notstandes rechtens sein. Oftmals greifen hier (ebenfalls) die öffentlich-rechtlichen Vorgaben aus den Psychisch-Kranken-Gesetzen und den Polizeigesetzen der Länder zum Umgang mit Fremdgefährdung. Ein rechtfertigender Notstand kann ebenfalls gegeben sein, wenn der Patient Hinweise auf eine konkret drohende erhebliche Gefährdung gibt, die von anderen Personen ausgeht – eine Information, die grundsätzlich vom Schutzbereich der Schweigepflicht erfasst ist. Zu denken ist beispielsweise an durch Familienmitglieder angedrohte Gewalttaten. Unbeachtet dessen gilt die Offenbarungspflicht nach §§ 138, 139 Abs. 3 StGB.

Kinder

- Ergeben sich im Rahmen der medizinischen Behandlung (der Eltern oder des Kindes) Hinweise auf eine Kindeswohlgefährdung, kann eine Offenbarung gerechtfertigt sein. Hierbei ist die Meldung an das Jugendamt von der Meldung beispielsweise an Ermittlungsbehörden, zu unterscheiden:
  - Meldung an das Jugendamt: Ergeben sich gewichtige Anhaltspunkte für eine Kindeswohlgefährdung, ermöglicht § 4 KKG einen Einbezug des Jugendamtes. Die Schwelle zum Vorliegen „gewichtiger Anhaltspunkte" ist niedrig und berücksichtigt, dass eine tatsächliche Einschätzung der Gefährdung oftmals erst durch Einbezug verschiedener Fachdisziplinen unter Koordination des Jugendamtes möglich ist. Das Offenbarungsrecht soll gerade bei konkreten Hinweisen ein Tätigwerden des Jugendamtes ermöglichen, um die tatsächliche Gefährdung einschätzen zu können und Maßnahmen zu treffen. Die Offenbarungsrechte des § 4 KKG gegenüber dem Jugendamt folgen einem Stufenschema:
    1. Zuerst ist, soweit möglich, die Situation mit dem Kind oder dem Jugendlichen und den Erziehungsberechtigten zu erörtern und auf die Inanspruchnahme von Hilfen hinzuwirken.
    2. Der Arzt kann sich durch das zuständige Jugendamt beraten lassen und hierfür pseudonymisierte Daten an das Amt übermitteln. Das Jugendamt kann den Arzt beraten, ob es ein Tätigwerden und somit Mitteilung der erforderlichen Daten (Name etc.) nach Schritt (3) für notwendig erachtet.
    3. Falls Maßnahmen nach (1) und (2) nicht möglich oder erfolglos sind und ein Tätigwerden des Jugendamtes als erforderlich erachtet wird, darf der Arzt das Jugendamt unter Angabe der erforderlichen Daten über den Verdacht der Kindeswohlgefährdung informieren. Dies ist den Betroffenen vorab mitzuteilen, sofern keine Gründe dagegensprechen. Im Falle einer unmittelbaren Gefährdung können dem Jugendamt direkt die entsprechenden Daten übermittelt werden.
    4. Das Jugendamt soll dem Arzt eine Rückmeldung zu dessen Einschätzung und Vorgehen geben.
  - Meldung an Ermittlungsbehörden und weitere Einrichtungen: Neben den konkreten Vorgaben des § 4 KKG zur Meldung an das Jugendamt, gelten auch bei einer Kindeswohlgefährdung die allgemeinen Grundsätze des rechtfertigenden Notstandes. Ergeben sich Hinweise auf eine gegenwärtige, erhebliche Gefahr einer Kindesmisshandlung, so kann, falls keine anderen Maßnahmen diese Gefahr ausreichend sicher abwenden können, die Polizei hinzugezogen werden. Eine mildere Maßnahme kann beispielsweise und abhängig vom Einzelfall die Hinzuziehung des Jugendamtes sein. Eine Gegenwärtigkeit ist auch bei einer Dauergefährdung aufgrund einer Wiederholungsgefahr gegeben. Im Unterschied zu § 4 KKG ist die Schwelle zum rechtfertigenden Notstand höher, jedoch insbesondere bei Hinweisen auf eine schwere Kindesmisshandlung, beispielsweise bei misshandlungsbedingten Kopfverletzungen („Schütteltrauma"), und davon ausgehender Wiederholungsgefahr zumeist gegeben.
  - Eine Wiederholungsgefahr ist in der Praxis nach stattgehabter Kindesmisshandlung bzw. sexuellem Missbrauch ohne entgegensprechende Kenntnisse meist gegeben. In der Regel ist die Schwelle für eine gerechtfertigte Offenbarung bei allen Gewalttaten gegen Kinder niedrig.

66.5 Besondere Situationen: Notfälle und interdisziplinäre Zusammenarbeit

66.5.1 Notfallsituationen

In Notfallsituationen bestehen besondere Herausforderungen, um trotz der Dringlichkeit und teils unverzüglich notwendigen lebensrettenden Maßnahmen der Patientenautonomie gerecht zu werden.

- Aufklärung und Einwilligung: Die Unausweichlichkeit einer sofortigen Behandlung kann in Notfällen einen Verzicht auf die sonst obligatorische Aufklärung und Einwilligung des Patienten rechtfertigen. Dies gilt, wenn jede Verzögerung durch Aufklärung das Leben des Patienten gefährden würde. Sobald jedoch eine Möglichkeit zur Aufklärung und folgender Einwilligung besteht, kann dies nicht mit dem Verweis auf die Notfallsituation umgangen werden.
- Einwilligungsunfähigkeit: Verliert der Patient im Rahmen einer Notfallsituation die Einwilligungsfähigkeit, gibt es nicht immer einen (anwesenden) Stellvertreter, welcher Aufklärungen entgegennehmen, und in Maßnahmen einwilligen kann.
  - Bis ein Bevollmächtigter oder vertretungsberechtigter Ehegatte ausfindig gemacht oder ein Eilbetreuer durch das Gericht bestellt wurde, muss der Arzt selbst den mutmaßlichen (oder in einer Patientenverfügung vorausverfügten) Willen ermitteln und berücksichtigen.
  - Zur Ermittlung des (mutmaßlichen) Patientenwillens und der Auslegung einer vorhandenen Patientenverfügung, sollte das Gespräch mit Angehörigen und nahestehenden Personen gesucht werden.
  - Kann der mutmaßliche Willen nicht zuverlässig ermittelt werden, muss im Sinn des „besten Interesses" des Patienten gehandelt werden.
  - In der Regel bedeutet dies die Fortführung lebenserhaltender Maßnahmen, es sei denn, es ergeben sich in der Situation konkrete Zweifel.
  - Wie in allen Fällen ist die ärztliche Indikationsstellung kritisch zu reflektieren. Welche Therapieziele können durch die

zur Verfügung stehenden medizinischen Maßnahmen realistisch erreicht werden?
  - Der Behandelnde sollte so früh wie möglich den mutmaßlichen Willen ermitteln. Soweit möglich, kann beispielsweise während einer laufenden Reanimation mit ausreichend involviertem Rettungsdienstpersonal ein Gespräch mit den Angehörigen bereits zur Ermittlung des mutmaßlichen Willens hinsichtlich der Reanimation genutzt werde.
- Suizidalität: Das Selbstbestimmungsrecht jedes Einzelnen umfasst ebenso ein Recht auf selbstbestimmtes Sterben. Ein von dauerhafter und tiefer Überzeugung im einwilligungsfähigen Zustand gefasster Sterbewille ist grundsätzlich von der Rechtsordnung und somit der Gesellschaft zu akzeptieren.
  - Die Schwierigkeit in suizidalen Notfallsituationen besteht meist darin, die Freiverantwortlichkeit des Suizidentschlusses festzustellen. Ist dies, wie im Regelfall üblich, nicht sicher möglich, so sind lebenserhaltende Maßnahmen durchzuführen.
  - Falls jedoch die Freiverantwortlichkeit, auch nach begonnenen Rettungsmaßnahmen, festgestellt wird, sind alle lebenserhaltenden oder -verlängernden Maßnahmen zu unterlassen.
  - Auch Patientenverfügungen behalten im Suizidgeschehen ihre Gültigkeit.
- Anwendung von Zwang: Freiheitsentziehende Maßnahmen können in Notfallsituationen ohne vorherige Einwilligung eines Stellvertreters und gerichtlicher Überprüfung gerechtfertigt sein, sofern sie, wie bereits näher ausgeführt, verhältnismäßig erfolgen.
  - Es muss eine erhebliche und akute Gefährdung bestehen, die nur durch eine solch eilige Maßnahme abgewendet werden kann und bei der der mögliche Erfolg der freiheitsentziehenden Maßnahme in angemessenem Verhältnis zum Eingriff in das Selbstbestimmungsrecht und die Freiheit des Patienten steht.
  - Eine notfallmäßige Zwangsbehandlung gegen den natürlichen Willen eines (somit *nicht* bewusstlosen) Patienten ist nur in sehr engen Grenzen möglich. Zum einen bei Fremdgefährdung, wenn kein milderes Mittel als eine Zwangsbehandlung geeignet ist, die Gefährdung Dritter zu beseitigen. Zum anderen bei Eigengefährdung, wenn eine unmittelbare und schwerwiegende Gesundheitsgefährdung oder gar Lebensgefahr droht, die nicht anders als durch sofortige Zwangsbehandlung abgewendet werden kann, deren Nutzen die Risiken deutlich überwiegt. Auch hier ist zu versuchen, sofern möglich, den Patienten zuvor von der Notwendigkeit der Behandlungsmaßnahme zu überzeugen.
  - Insofern der bekannte mutmaßliche oder vorausverfügte Wille in einer Patientenverfügung der Zwangsmaßnahme entgegensteht, ist dies zu berücksichtigen.
  - Die landesrechtlichen Vorgaben zu freiheitsentziehenden Maßnahmen und Zwangsmaßnahmen der Psychisch-Kranken-Gesetze und Polizeigesetze sind zu beachten. Es ist unverzüglich im Anschluss zu prüfen, inwiefern das Betreuungsgericht hinzuzuziehen ist.
- Dokumentation: Die ärztliche Dokumentation in Notfallsituationen muss die Entscheidungskonflikte und die Anknüpfungstatsachen, aufgrund derer sich das Behandlungsteam für oder gegen eine Maßnahme entschlossen hat, nachvollziehbar darstellen.
  - Aufgrund des Zeitdrucks und der nur begrenzt zur Verfügung stehenden Informationen im Notfall, wird dem Arzt zumeist ein großer Entscheidungsspielraum zugerechnet.
  - Abseits üblicher Dokumentationspflichten ist eine ausführliche Dokumentation in den dargestellten, herausfordernden Konfliktsituationen im Notfall wesentlich, damit die Entscheidungen auch zu späterem Zeitpunkt nachvollzogen werden können, wenn sich im weiteren Verlauf Erkenntnisse ergeben, die ggf. eine andere Entscheidung erfordert hätten.

66.5.2 Interdisziplinäre Zusammenarbeit

Im Rahmen einer medizinischen Behandlung ist das Zusammenwirken verschiedener Fachdisziplinen oftmals notwendig, um eine umfassende Patientenversorgung zu gewährleisten.

- Dieses interdisziplinäre Vorgehen eröffnet jedoch auch rechtliche Fragestellungen in Bezug auf die Verantwortlichkeiten und Haftungen der beteiligten Ärzte.
  - Grundsätzlich gilt im Rahmen der Zusammenarbeit zwischen Ärzten verschiedener Fachrichtungen, dass Ärzte darauf vertrauen dürfen, dass Kollegen anderer Disziplinen ihre Aufgaben korrekt und nach den Standards ihrer Fachrichtung erfüllen.
  - Dies findet jedoch seine Grenzen, sobald konkrete Anhaltspunkte vorliegen, die darauf hindeuten, dass dieses Vertrauen möglicherweise nicht gerechtfertigt ist.
- Konsilarärzte: In der Zusammenarbeit zwischen einem behandelnden Arzt und einem Konsilarzt bleibt die primäre Behandlungsverantwortung beim anfordernden Arzt, wobei der Konsiliararzt eine eigenständige Verantwortung für die im Rahmen des Konsils erhobenen Befunde trägt. Der Konsiliararzt hat nicht nur die Befunderhebung gewissenhaft durchzuführen, sondern den anfordernden Arzt auch auf möglicherweise erforderliche, jedoch nicht eingeleitete, dringliche Diagnostik oder Therapie hinzuweisen.
- Fehler in der Organisation: Darüber hinaus begründen nicht nur Fehler aus dem unmittelbaren Behandlungskontext eine rechtliche Haftung, sondern auch organisatorische Mängel der horizontalen und vertikalen Zusammenarbeit (fachübergreifend auf gleicher Hierarchie und hierarchieübergreifend).
  - So können etwa durch Einsparungsmaßnahmen bedingte Unterschreitungen einer Personalmindestausstattung, bei darauf zurückzuführenden Fehlern, eine rechtliche Verantwortung der verantwortlichen Führungskraft bzw. der Einrichtung begründen.
  - Beispielsweise wurde dies bei einem fachgebietsübergreifenden Einsatz von Assistenzärzten ohne ausreichende Supervision im Dienst in einem konkreten Fall bejaht.
  - In der Verantwortung der leitenden Ärzte liegt es auch, durch organisatorische Maßnahmen sicherzustellen, dass nur Eingriffe durchgeführt werden, für die eine adäquate anästhesiologische Betreuung garantiert werden kann. Dies beinhaltet unter anderem die Verpflichtung, Patienten im Fall eines Kapazitätsengpasses an andere Einrichtungen zu verweisen und klare Richtlinien für den Umgang mit solchen Engpässen vorzugeben.
- Weiterbildung, Delegation und Hierarchie: Assistenzärzte in Weiterbildung dürfen sich auf die Korrektheit der von einem Facharzt angeordneten Maßnahmen verlassen, solange keine konkreten Anhaltspunkte Bedenken gegen die Angemessenheit dieser Anordnungen begründen. Dies gilt ebenso bei der Übernahme von Patienten auf eine Station. Es darf erwartet werden, dass vor Aufnahme des Patienten eine angemessene Diagnostik durchgeführt wurde.
  - Die Übertragung von Aufgaben auf Assistenzärzte in Weiterbildung hängt von der potenziellen Gefährdung des Patienten ab; je geringer das Risiko, desto eher ist eine Delegation möglich.

- Die eigenständige Ausführung von medizinischen Tätigkeiten durch Assistenzärzte setzt deren Kompetenz voraus, die sie durch Ausbildung und praktische Erfahrung erlangen.
- Die Anwesenheit eines Facharztes ist erforderlich bei zusätzlichen Risiken, für deren Bewältigung der Assistenzarzt noch keine ausreichende Erfahrung hat.
- Ein Assistenzarzt kann ein Übernahmeverschulden begehen, wenn er ohne die nötige Kompetenz oder Unterstützung eine Behandlung übernimmt, deren medizinischer Standard er nicht gewährleisten kann.

66.5.3 Literatur

Literatur zur weiteren Vertiefung

[463] Birngruber CG, Lasczkowski G, Dettmeyer RB. Forensische Verletzungskunde - Rechtssichere Befunderhebung, Dokumentation und Begutachtung äußerer Verletzungsbefunde. Berlin, Heidelberg: Springer; 2020

[464] Chabiera PJ, Duttge G. Ausgewählte juristische Aspekte der Medizin am Lebensende – Sterbehilfe, palliative Sedierung und Notfälle. Med Klin Intensivmed Notfmed 2023; 118: 681–690

[465] Duttge G, Chabiera PJ. Ausgewählte juristische Aspekte der Therapiebegrenzung – Patientenverfügung, Stellvertretung und Indikation. Med Klin Intensivmed Notfmed 2023; 118: 598–608

[466] Herrmann B, Dettmeyer RB, Banaschak S, Thyen U. Kindesmisshandlung - Medizinische Diagnostik, Intervention und rechtliche Grundlagen. 4. Aufl. Berlin, Heidelberg: Springer; 2022

[467] Janda C. Medizinrecht (Lehrbuch). 5. Aufl. Stuttgart: utb; 2022

[468] Spickhoff A. Medizinrecht – Beck´sche Kurz-Kommentare. 4. Aufl. München: C. H. Beck; 2022

Wichtige Internetadressen

- www.vorsorgeregister.de/aerzteeinsichtsrecht-ab-112023
- Praxisleitfaden Dokumentation von Verletzungen (Gesundheitliche Versorgung erwachsener Betroffener von häuslicher und sexualisierter Gewalt in Mecklenburg-Vorpommern) https://www.praxisleitfaden-gewalt.de/index.php/fuer-aerztinnen-und-aerzte/dokumentation-von-verletzungen
- Anleitung für Ärztinnen und Ärzte zur Untersuchung Gewaltbetroffener (intelligentes Gewaltopfer-Beweissicherungs- und Informationssystem Institut für Rechtsmedizin, Universitätsklinikum Düsseldorf) https://gobsis.de/anleitungen/

Sachverzeichnis

A

B

U

V

W

X

Z